Aktuelle Probleme der Nephrologie

H. P. Wolff · F. Krück

Aktuelle Probleme der Nephrologie

IV. Symposion der Gesellschaft für Nephrologie
(Vorsitzende: H. P. Wolff und K. Kramer)

Herausgegeben von F. Krück

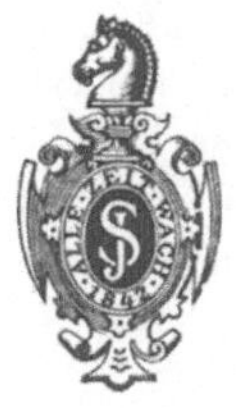

Springer-Verlag Berlin Heidelberg GmbH 1966

ISBN 978-3-642-85521-4 ISBN 978-3-642-85520-7 (eBook)
DOI 10.1007/978-3-642-85520-7

Softcover reprint of the hardcover 1st edition 1966

Titel Nr. 1350

Inhaltsverzeichnis

Verzeichnis der Referenten und Diskussionsredner

ASHCROFT, R., Dept. of Med. and Urol., Newcastle upon Tyne, England

BECKER, B., I. Med. Univ.-Klinik, Heidelberg

BILLER, H., I. Med. Univ.-Klinik, Frankfurt

BOCK, K.D., Med. Univ.-Klinik und Poliklinik, Essen

BOHLE, A., Pathologisches Inst. d. Univ., Tübingen

BOLTE, H.-D., I. Med. Univ.-Klinik, München

BOSS, J., Dept. of Physiology, Bristol, England

BOUCHER, R., Hôtel Dieu de Montréal, Montréal, Canada

BOYLAN, J.W., Dept. of Physiology S.U.N.Y., Buffalo, N.Y. USA

BRASS, H., I. Med. Univ.-Klinik, Frankfurt

BRAUN, H., Med. Univ.-Klinik, Würzburg

BRAUN, H.J., Med. Univ.-Klinik, Bonn

BRAUN, W., Pharmakologisches Inst. d. Univ., Hamburg

BRAUNSTEINER, H., Med. Univ.-Klinik, Innsbruck, Österreich

BRODEHL, J., Univ.-Kinderklinik, Bonn

BROSIG, W., Urologische Klinik d. F.U., Berlin

BROWN, J.J., Medical Unit, St. Mary's Hospital, London, Engl.

BRUCHHAUSEN, F. Fr.v., Pharmakologisches Inst. d. F.U., Berlin

BRUNNER, F., Med. Univ.-Klinik, Zürich, Schweiz

BUCHALI, K., II. Med. Univ.-Klinik der Charité, Berlin

BURCK, H.-Ch., Pathologisches Inst. d. Univ., Tübingen

CERUTTI, A., Med. Univ.-Poliklinik, Bern, Schweiz

CHAMPLAIN, J. de, Hôtel Dieu de Montréal, Montréal, Canada

CORTNEY, M.A., Dept. of Physiology University, Iowa, USA

COTTIER, P., Bezirksspital Interlaken, Schweiz

CUYPERS, Y., Liège, Belgien

DAVIES, D.L., Medical Unit, St. Mary's Hospital, London, England

DECOT, M., Med. Univ.-Klinik, Freiburg

DEETJEN, P., Physiologisches Inst. d. Univ., München

DISTLER, A., II. Med. Klinik und Poliklinik d. Univ. d. Saarlandes, Homburg

DOENECKE, F., I. Med. Klinik d. Univ. d. Saarlandes, Homburg

DUBACH, U.C., Med. Univ.-Poliklinik, Basel, Schweiz

DUTZ, H., II. Med. Klinik der Charité, Berlin

EDEL, H.H., I. Med. Univ.-Klinik, München

EICH, W., I. Med. Univ.-Klinik, Heidelberg

EIGLER, J., I. Med. Univ.-Klinik, München

EISENBURG, J., I. Med. Univ.-Klinik, München

FANKHAUSER, S., Med. Univ.-Poliklinik, Bern, Schweiz

FÅRUP, P., Institute for Experimental Medicine, Copenhagen, Dänemark

FIGDOR, P.P., Urologische Univ.-Klinik, Wien, Österreich

FOGH, J., RIGSHOSPITALET Copenhagen, Dänemark

FRITSCH, H., Med. Univ.-Klinik, Gießen

FRITZ, K.W., Med. Univ.-Klinik, Bonn

FUCHS, G., Pharmakologisches Inst. d. F.U., Berlin

GAYER, J., Med. Univ.-Klinik, Tübingen

GEKLE, D., Physiologisches Inst. d. F.U., Berlin

GELLISSEN, K., Univ.-Kinderklinik, Bonn

GENEST, J., Dept. de Récherches Cliniques, Hôtel-Dieu Hôpital, Montréal, Canada

GERLACH, E., Physiologisches Inst. d. Univ., Freiburg

GERTZ, K.H., Physiolog. Inst. d. F.U., Berlin

GESSLER, U., Med. Univ.-Poliklinik, Freiburg

GROSS, F., Fa. CIBA AG, Basel, Schweiz

GURNEY, C.W., Dept. of Medicine and Physiology University, Chicago, Ill., USA

GURLAND, H.J., I. Med. Univ.-Klinik, München

HAAS, R., Inst. für Biophysik der Univ. d. Saarlandes, Homburg

HAGGE, W., Univ.-Kinderklinik, Bonn

HALLAUER, W., Med. Univ.-Klinik, Freiburg

HARTROFT, Ph., Pathology Dept. Combined Degree Program in Medicine, Indiana University, Bloomington, Ind. USA

HAUFFE, C., I. Med. Univ.-Klinik, München

HEIDENREICH, O., Pharmakologisches Inst. d. Univ., Freiburg

HEIDLAND, A., Med. Univ.-Klinik, Würzburg

HEINTZ, R., I. Med. Univ.-Klinik, Frankfurt

HEINZEL, W., Pathologisches Inst. d. Univ., Tübingen

HEINZE, V., Med. Univ.-Poliklinik, Freiburg

HEUER, K., I. Med. Univ.-Klinik, München

HEWITT, C.B., Cleveland Clinic, Cleveland, Ohio, USA

HIERHOLZER, K., Physiologisches Inst. d. F.U., Berlin

HILLS, G.A., Physiologisches Inst. d. F.U., Berlin

HÖER, P.W., Pathologisches Inst. d. Univ. d. Saarlandes, Homburg

HÖFFLER, D., Med. Univ.-Klinik, Göttingen

HOFMANN, H., I. Med. Univ.-Klinik, München

HOLTZ, M., Med. Univ.-Poliklinik, Rostock

HOSODA, S., Med. Univ.-Klinik, Würzburg

HÜBNER, K., Pathologisches Inst. d. Univ., Frankfurt

HUNGERLAND, H., Univ.-Kinderklinik, Bonn

IMHOFF, M., Med. Univ.-Klinik, Würzburg

JAHNECKE, J., II. Med. Univ.-Klinik und Poliklinik d. Saarlandes, Homburg

JAHRMÄRKER, H., I. Med. Univ.-Klinik, München

JUTZLER, G.A., I. Med. Univ.-Klinik des Saarlandes, Homburg

KAEDING, A., Med. Univ.-Klinik, Rostock

KELLER, H.E., I. Med. Univ.-Klinik d. Saarlandes, Homburg

KELLER, H.M., Bezirksspital, Belp, Schweiz

KERR, D.N.S., Royal Victoria Infirmary, Newcastle upon Tyne, England

KISER, W.S., Cleveland Clinic, Cleveland, Ohio, USA

KLEINSCHMIDT, A., II. Med. Klinik der Akademie, Lübeck

KLINKMANN, H., Med. Univ.-Poliklinik, Rostock

KLÜTSCH, K., Med. Univ.-Klinik, Würzburg

KOCH, E., I. Med. Univ.-Klinik, Frankfurt

KOCZOREK, Kh., I. Med. Univ.-Klinik, München

KÖNIG, M.P., Med. Univ.-Poliklinik, Bern, Schweiz

KOIW, E., Hôtel Dieu de Montréal, Montréal, Canada

KOLFF, W.J., Cleveland Clinic, Cleveland, Ohio, USA

KRAMER, K., Physiologisches Inst. d. Universität, München

KRECKE, H.-J., Med. Univ.-Klinik, Heidelberg

KRIZ, W., Anatomisches Inst. d. Univ., Münster

KRÜCK, F., II. Med. Klinik und Poliklinik d. Univ. d. Saarlandes, Homburg

KURATOWSKA, Z., Instytut Badań Jadrowych, Warschau, Polen

LACHNIT, V., I. Intern. Abtlg. Krankenhaus Wiener Neustadt, Wien, Österreich

LAPP, H., Pathologisches Inst. d. Univ., Frankfurt

LASCH, H.G., Med. Univ.-Klinik, Giessen

LEICHTWEISS, H.P., Physiologisches Inst. d. Univ., Hamburg

LEPPLA, W., I. Med. Klinik d. Univ. d. Saarlandes, Homburg

LEVER, A.F., Medical Unit, St. Mary's Hospital, London, England

LOSSE, H., Med. Univ.-Poliklinik, Münster, Westf.

LOTZ, W., I. Med. Univ.-Klinik, Frankfurt

LOTZEN, H.W., Medizinische Univ.-Klinik, Freiburg

MANGOS, J.A., Physiologisches Inst. d. F.U., Berlin

MANNING, E.L., Hôpital Cantonal de Genève, Genf, Schweiz

MASSON, G.M.C., Cleveland Clinic Foundation, Cleveland, Ohio, USA

MENNINGER, H., I. Med. Univ.-Klinik, München

MERKER, H.J., Pharmakologisches Inst. d. F.U., Berlin

MERTZ, D.P., Med. Univ.-Poliklinik, Freiburg

MEYER, D., Pathologisches Inst. d. Univ., Tübingen

MORELL, B., Med. Univ.-Poliklinik, Bern, Schweiz

MULLER, A.F., Clinique Thérapeutique Hôpital Cantonal, Genf, Schweiz

NAGEL, W., Physiologisches Inst. d. Univ., München

NAKAMOTO, S., Cleveland Clinic, Cleveland, Ohio, USA

NATUSCH, R., II. Med. Univ.-Klinik der Charité, Berlin

NIETH, H., Med. Univ.-Klinik, Tübingen

OELERT, H., Physiologisches Inst. d. F.U., Berlin

PAQUET, K.J., St. Marien-Krankenhaus, Siegen

PEART, W.S., Medical Unit. St. Mary's Hospital, London, England

PETERS, G., Institut de Pharmacologie de l'Université, Lausanne, Schweiz

PHILIPPSON, Ch., Med. Univ.-Klinik, Leipzig

PIPPIG, L., Med. Univ.-Klinik, Würzburg

POLIWODA, H., Med. Klinik der Med. Akademie, Hannover

QUELLHORST, E., Med. Univ.-Klinik, Göttingen

REICH, H., Pathologisches Inst. d. Univ., Tübingen

REMMELE, W., Pathologisches Inst. d. Univ., Kiel

RENNER, D., I. Med. Univ.-Klinik, Frankfurt

RENNER, E., I. Med. Univ.-Klinik, München

RENSCHLER, H., I. Med. Univ.-Klinik, Köln

REUBI, F., Med. Univ.-Poliklinik, Bern, Schweiz

RIECKER, G., I. Medizinische Univ.-Klinik, München

ROBERTSON, J.I.S., Medical Unit, St. Mary's Hospital, London, England

ROBSON, A.O., Dept. of Med. and Urol., Newcastle upon Tyne, England

ROTTER, W., Pathologisches Inst. d. Univ., Frankfurt

RUHENSTROTH-BAUER, G., Max-Planck-Inst. f. Biochemie, München

RUMBRICH, G., Physiologisches Inst. d. F.U., Berlin

SARRE, H., Med. Univ.-Poliklinik, Freiburg

SCHÄFER, H.E., Med. Univ.-Klinik, Würzburg

SCHARMANN, I., Pathologisches Inst. d. Univ., Tübingen

SCHEITLIN, W.A., Med. Univ.-Klinik, Zürich, Schweiz

SCHELER, F., Med. Univ.-Klinik, Göttingen

SCHIRMEISTER, J., Med. Univ.-Klinik, Freiburg

SCHMIDT, A.-W., Urologische Univ.-Klinik d. Saarlandes, Homburg

SCHMIDT, B., Med. Univ.-Klinik, Würzburg

SCHNEEBERG, H., Med. Univ.-Klinik, Würzburg

SCHNEIDER, K.W., Med. Univ.-Klinik, Würzburg

SCHNERMANN, J., Physiologisches Inst. d. Univ., München

SCHOEPPE, W., II. Med. Univ.-Klinik, Frankfurt

SCHOLLMEYER, P., Med. Univ.-Klinik, Tübingen

SCHRÖDER, K., Med. Univ.-Poliklinik, Freiburg

SCHÜTTERLE, G., Med. Univ.-Klinik, Giessen

SCHWARZ, H., Chirurgische Univ.-Klinik A, Zürich, Schweiz

SCHWICK, H.G., BEHRING-Werke AG, Marburg

SENFT, G., Pharmakologisches Inst. d. F.U., Berlin

SENNING, A., Chirurgische Univ.-Klinik A, Zürich, Schweiz

SITTE, H., Institut f. Elektronenmikroskopie d. Univ. d. Saarlandes, Homburg

SÖKELAND, J., Urologische Univ.-Klinik d. Saarlandes, Homburg

STEINHAUSEN, M., Physiologisches Inst. d. Univ., Heidelberg

STEWART, B.H., Cleveland Clinic, Cleveland, Ohio, USA

STRAFFON, R.A., Dept. of Urology and Dept. of artif. Organs Cleveland Clinic Foundation, Cleveland, Ohio, USA

STREICHER, E., Med. Klinik, Katharinen-Hospital, Stuttgart

STOLTE, H., Physiologisches Inst. d. F.U., Berlin

SUTTER, H., I. Med. Univ.-Klinik d. Saarlandes, Homburg

THEISS, H., I. Med. Univ.-Klinik d. Saarlandes, Homburg

THOENES, W., Pathologisches Inst. d. Univ., Würzburg

THURAU, K., Physiologisches Inst. d. Univ., München

ULDALL, R., Dept. of Med. and Urol., Newcastle upon Tyne, Engl.

ULLRICH, K.J., Physiologisches Inst. d. F.U., Berlin
VEYRAT, R., Hôpital Cantonal, Genf, Schweiz
VOGEL, G., Biologisches Inst. MADAUS, Köln-Merheim
VORLAENDER, K.-O., Medizinische Univ.-Klinik, Bonn
WAGNER, H.-D., Med. Univ.-Poliklinik, Rostock
WALTHER, D., II. Med. Univ.-Klinik, Frankfurt
WALVIG, F., Biolog. Station Drøbak d. Univ., Oslo, Norw.
WATSCHINGER, B., Elisabethinenkrankenhaus, Linz, Österr.
WEIDLER, A., I. Med. Univ.-Klinik d. Saarlandes, Homburg
WEISS, Ch., Physiologisches Inst. d. Univ., Hamburg
WEISSEL, W., Wilhelminenspital III. Med. Abtlg., Wien, Österr
WERNZE, H., Medizinische Univ.-Klinik, Würzburg
WETTSTEIN, R., Bezirksspital, Interlaken, Schweiz
WIEDERHOLT, M., Physiolog. Inst. d. F.U., Berlin
WIGGER, W., Medizinische Univ.-Klinik, Göttingen
WILLMANN, H., Medizinische Univ.-Klinik, Freiburg
WILLMS, B., Medizinische Univ.-Klinik, Göttingen
WOLFF, H.P., II. Medizinische Klinik u. Poliklinik d. Univ. des Saarlandes, Homburg
WOLLHEIM, E., Medizinische Univ.-Klinik, Würzburg
ZEYER, J., Medizinische Poliklinik, Bern, Schweiz
ZIEGLER, M., Chirurgische Univ.-Klinik, Heidelberg
ZOLLINGER, H.U., Pathologisches Inst. d. Univ., Freiburg

Aktuelle Probleme der Nephrologie

Einleitung und Problemstellung

WOLFF, H.P.

Das umfangreiche Programm der Tagung spiegelt die Vielfalt der Themenwünsche der aus Klinikern, Pathologen, Pharmakologen und Physiologen zusammengesetzten Gesellschaft für Nephrologie wider. Es deutet zugleich die Schwierigkeiten an, die sich wie diesmal auch in Zukunft bei dem jährlichen Versuch ergeben werden, ein Tagungsprogramm auszuarbeiten, in dem sich wissenschaftliche Aktualität und praktische Empirie sowie die Interessen der Kliniker und Theoretiker die Waage halten.

Der erste Tag ist dem Renin-Angiotensin-System gewidmet. Dieses, in Deutschland in den letzten Jahren nicht abgehandelte Gebiet, schien eine erneute, kritische Betrachtung zu verdienen. Maßgeblich für diesen Wunsch waren die wichtigen Ergebnisse und Probleme, die sich aus zahlreichen neuen Arbeiten über das Renin-Angiotensin-System und seine Funktion unter physiologischen und pathologischen Bedingungen ergeben haben. Einige dieser Beobachtungen lassen erkennen, daß die Abgabe von Renin aus seinen Bildungsstätten und die Konzentration von Renin und Angiotensin im peripheren Plasma durch verschiedene Kontrollsysteme reguliert werden, über deren Organisation und Arbeitsweise unterschiedliche Vorstellungen herrschen. Die Ergebnisse anderer Untersuchungen sprechen dafür, daß Angiotensin mit Hilfe verschiedener Wirkungsmechanismen an der Autoregulation der Nierendurchblutung und an der Kontrolle der renalen Natrium-Ausscheidung teilnimmt. Die Bedeutung des Renin-Angiotensin-Systems für die Regulation der Aldosteronsekretion und bei der Pathogenese des sekundären Aldosteronismus Oedem- und Hochdruckkranker gilt als weitgehend gesichert. Neueste Beobachtungen deuten an, daß der vasokonstriktorische Effekt von Angiotensin durch seine Einwirkung auf prae- und postganglionäre Sympathikusstrukturen - zum Teil über Freisetzung von Noradrenalin - vermittelt wird. Zahlreiche Studien sind auch in jüngster Zeit der Lösung der alten Frage gewidmet worden, ob dem Renin-Angiotensin-System bei der Regulation des Blutdrucks und der Pathogenese experimenteller und spontaner Hochdruckformen eine Bedeutung zukommt. Hiermit kann nur eine Reihe von Problemen angedeutet werden, die zusammen mit hier erstmals vorgetragenen Ergebnissen die Diskussionsgrundlage des ersten Themas liefern sollen.

Der Vormittag des zweiten Tages ist dem Versuch gewidmet, das gegenwärtige Wissen über Erythropoetin und seine physiologische und klinische Bedeutung zu sichten. Es schien uns, daß Erythropoetin, bisher ein Studienobjekt der Hämatologen, auch das Interesse der Nephrologen verdiene. Nachweis und chemische Natur des Erythropoetins, die Regulation seiner Bildung und Abgabe sowie seine Wirkungseigenschaften sollen hierbei besonders zur Sprache kommen.

Während der erste Teil des Programmes die endokrinen Funktionen der Niere zum Gegenstand hat, ist der zweite zahlreichen aktuellen Problemen der Nephrologie gewidmet. Er gibt traditionsgemäß den Mitgliedern der Gesellschaft Gelegenheit, die neuesten Ergebnisse ihrer Arbeit zur Diskussion zu stellen. In diesem Teil soll auch der Versuch gemacht werden, einen Einblick in die gegenwärtigen Erfahrungen und Probleme der Nierentransplantation zu geben. Daran, daß dieser Versuch lediglich eine tour d'horicon der vielschichtigen chirurgischen, nephrologischen, immunologischen und organisatorischen Problematik liefern kann, besteht kein Zweifel.

Am Beginn der Tagung soll besonders denjenigen gedankt werden, die durch ihre aktive Teilnahme oder eine materielle Unterstützung die Durchführung des Symposion ermöglicht haben. Dies gilt besonders für die Referenten aus verschiedenen Ländern, die alle der an sie gerichteten Einladung gefolgt sind.

Der juxtaglomeruläre Apparat der Niere

BOHLE, A. und SITTE, H. unter technischer Mitarbeit von Frl. HELBER, S.

Die ersten grundlegenden Untersuchungen zur Struktur des juxtaglomerulären Apparates (jgA) und seiner Funktion stammen von dem belgischen Pathologen GOORMAGHTIGH (1932, 1939, 194o, 1944, 1951).
Nach seinen Beobachtungen gehören zum jgA die in der Media der Vasa afferentia gelegenen epitheloiden Zellen (Abb. 1) (von RUYTER, 1925 bei der Maus, von OBERLING, 1927 beim Menschen entdeckt) und die sog. GOORMAGHTIGH'schen Zellen (Abb. 1), d.h. die im Winkel zwischen den Hilusgefässen der Nierenkörperchen aufgestapelt gelegenen kleinen protoplasmaarmen Zellen. Damit entspricht der jgA im Prinzip dem Polkissen von K. W. ZIMMERMANN.
Diese e.Z., die bei Maus, Ratte, Katze und anderen Säugern in ihrem Cytoplasma Granula enthalten, die wie Sekretgranula aussehen, verdienen beim Menschen diese Bezeichnung nach GOORMAGHTIGH (1932) vor allem durch ihr im Vergleich mit glatten Muskelzellen voluminöses Aussehen und durch die Chromatinarmut ihrer grossen Kerne (Abb. 1). Cytoplasmagranula fand GOORMAGHTIGH nur selten in menschlichen epitheloiden Zellen.

In den e.Z. und Go-Zellen sah GOORMAGHTIGH ursprünglich ausschließlich ein Rezeptorgan. Von diesem, wie er annahm, reichlich mit Nerven versorgtem Organ ausgehende Impulse sollten über einen im Rückenmark verlaufenden Reflex zur Kontraktion der glatten Muskulatur der Vasa afferentia führen und dadurch die Glomerulumdurchblutung beeinflussen.
Der Stoffwechsel dieses Rezeptorganes sollte von der Macula densa gesteuert werden; dieses folgere aus der Beobachtung, daß Veränderungen an der Macula densa und am jgA unter be-

Mit Unterstützung der Deutschen Forschungsgemeinschaft

stimmten Versuchsbedingungen synchron verlaufen würden.
Mit diesen Befunden und Überlegungen erschöpft sich indessen der Beitrag von GOORMAGHTIGH zur Struktur und Funktion des jgA nicht. Die allgemeine Aufmerksamkeit wurde auf diesen Apparat erst gerichtet, als GOORMAGHTIGH 1939 in dem Cytoplasma der e.Z. der Vasa afferentia einen Sekretionszyklus beschrieb und ausserdem entdeckte (GOORMAGHTIGH und GRIMSON, 1939), daß die e.Z. in den Nieren von Hunden und Kaninchen nach Drosselung der Nierenarterien hypertrophieren und hyperplasieren.
Vor allem dieser letztere Befund sowie die Beobachtungen der Arbeitsgruppen um DUNIHUE und HARTROFT über Beziehungen zwischen dem jgA und der Nebennierenrinde (DUNIHUE, 1941, 1946; HARTROFT und HARTROFT, 1953; PITCOCK und HARTROFT, 1958; PITCOCK, HARTROFT und NEWMARK, 1959; TOBIAN, 1960, 1963, 1964; BARAJAS und LATTA, 1963 a; FISHER und KLEIN, 1963; HARTROFT, SUTHERLAND und HARTROFT, 1964) haben dazu geführt, daß den architektonischen Verhältnissen am Gefäßpol der Nierenkörperchen eine ungewöhnlich grosse Zahl von Untersuchungen gewidmet worden ist.

Überblickt man die heute vorliegenden Befunde zur Struktur des jgA und der Macula densa unter physiologischen und pathophysiologischen Bedingungen, so konnte durch elektronenmikroskopische Untersuchungen an verschiedenen Säugernieren (BOHLE, 1959; BUCHER und REALE, 1961, 1962 und 1965; BUCHER, 1963; BUCHER und RIEDEL, 1965; DUNIHUE und BOLDOSSER, 1963; LATTA und MAUNSBACH, 1962 a und b; BARAJAS und LATTA, 1963 a; BARAJAS, 1964, THOENES, 1961; OBERLING und HATT, 1960; HATT u. Mitarb., 1959, 1961, 1962, 1963; REALE und MARINOZZI und BUCHER, 1963) gezeigt werden, daß die e.Z. der Vasa afferentia auch elektronenoptisch Strukturbesonderheiten mit inkretorisch wirksamen Drüsen gemeinsam haben (Abb. 2 und 3). Diese Gemeinsamkeit besteht nicht nur in dem auffallend gut entwickelten endoplasmatischen Reticulum, die e.Z. bestimmter Säugernieren enthalten vielmehr in ihrem Cytoplasma meist homogene rund-ovale, von einer bzw. zwei Membranen (LATTA und MAUNSBACH, 1962 a) umschlossene Einlagerungen, wie sie ähnlich in anderen inkretorisch tätigen Zellen vorkommen. Der Golgiapparat der e.Z. ist gut entwickelt. Darüber hinaus ergaben elektronenmikroskopische Untersuchungen, daß die e.Z. teilweise von basalmembranartigem Material umgeben werden, das nicht nur an der subendothelialen Basalmembran der Vasa afferentia inseriert, sondern mit gleichartigem Material, das die Go-Zellen umgibt. Dieses basalmembranartige Material zeigt, wie BARAJAS 1964 am Gefäßpol von Affen- und Rattennieren zeigen konnte,und wie wir für die Maus bestätigen können, Kontakt mit zahlreichen marklosen Nervenfasern (Abb. 9), deren Axone im Bereich der Kontaktpunkte bläschenförmige Fortsätze zeigen mit Mitochondrien und kleinen Vesikeln. Die e.Z. der menschlichen Nieren (Abb. 4) (BUCHER und REALE, 1964; BUCHER und RIEDEL, 1965) liegen wie die bisher beschriebenen e.Z. in Fächern von basalmembranartigem Material (Abb. 4). Sie enthalten - wie bereits von GOORMAGHTIGH, 1932 angegeben - seltener als z.B. Mäusenieren Cytoplasmaeinschlüsse und zwar besonders in Kernnähe.

Betrachtet man diese von BUCHER und Mitarb., 1964 und 1965 als Sekretgranula gedeuteten Strukturen, so fällt auf, daß es sich bei diesen Cytoplasmaeinschlüssen, die den von BUCHER und Mitarb. beobachteten entsprechen, um ein heterogenes Material handelt, das teilweise feingranulär bzw. körnig strukturiert ist, teils sog. Myelinfiguren zeigt (Abb. 11). Es entspricht im wesentlichen dem von BJÖRKERUD elektronenmikroskopisch abgebildeten Lipofuscin bzw. dem von BAUDHUIN, HERS und LOEB, 1964 im Cytoplasma der Leberepithelien gefundenen Material (Abb. 4). Die tropfenartigen Einschlüsse, die sich in den gleichen Cytoplasmafeldern befinden, erinnern zwar an die bei der Maus beobachteten Sekretgranula, doch sind derartige homogene rundliche Einschlüsse auch im isolierten Lipofuscin vorhanden.
Dieses heterogene Material liegt zwischen dem in den menschlichen e.Z. nicht besonders gut entwickelten endoplasmatischen Reticulum. Hin und wieder findet es sich in grossen Vacuolen des Cytoplasmas.

Der Beitrag der elektronenmikroskopischen Forschung zu den Go-Zellen läßt sich dahingehend zusammenfassen, daß es sich bei diesen Zellen um modifizierte glatte Muskelzellen handelt, die sich - wie von KROON, 1960 bzw. LATTA und MAUNSBACH, 1962 im Gegensatz zu OBERLING und HATT, 1960 bzw. BUCHER und REALE, 1962 angegeben - in e.Z. umwandeln können. Unter normalen Bedingungen sind die Go-Zellen kleiner als e.Z., protoplasmaarm. Sie werden, wie die e.Z., von einem Geflecht basalmembranartigen Materials umgeben, das nicht nur innigen Kontakt zur subepithelialen Basalmembran der Macula densa aufweist, sondern andererseits in die Nierenkörperchen einstrahlt. In den Nierenkörperchen umgeben diese basalmembranartigen Strukturen die Mesangiumzellen und können hier mit den Basalmembranen der Glomerulumkapillaren verschmelzen. Go-Zellen und Mesangiumzellen besitzen dabei in ihrem Cytoplasma - wie die e.Z. - glatte Muskelfibrillen, die an den Basalmembranstrukturen inserieren.

Zur Macula densa haben schließlich die bisherigen elektronenmikroskopischen Untersuchungen in Ergänzung zu den lichtoptischen Beobachtungen ergeben, daß in diesem Segment des Nephron die basalen Cytoplasmaeinfaltungen weniger stark ausgebildet sein sollen, als im übrigen Zwischenstück (THOENES, 1961). Die Macula-densa-Zellen werden als mitochondrienarm (THOENES, 1961; BUCHER und REALE, 1961) beschrieben. Die Frage, ob die subepitheliale Basalmembran zwischen jgA und Macula densa diskontinuierlich (OBERLING und HATT, 1960) oder kontinuierlich (BARAJAS und LATTA, 1963 a) verläuft, ist noch Gegenstand der Diskussion. Dagegen besteht heute kein Zweifel mehr, daß die subepitheliale Basalmembran im Macula-densa-Bereich Protuberanzen aufweist, die sich gegen das Cytoplasma der Macula-Epithelien vorbuckeln (THOENES, 1961); ein Befund, der bereits lichtoptisch an Dünnschnitten ziemlich regelmäßig zu erheben ist (Abb. 6).

Während unter musterhaften Bedingungen nur die glomerulumnahe gelegenen Mediazellen der Vasa afferentia einen epitheloidzelligen Aufbau erkennen lassen, kann der jgA unter bestimmten

Bedingungen (Drosselung der Nierenarterien, Nebennierenentfernung, allgemeine Blutdrucksenkung, NaCl-Entzug) (GOORMAGHTIGH und GRIMSON, 1939; DUNIHUE, 1941, 1946; BOHLE und Mitarb., 1953; BOHLE, 1954, 1959; DUNIHUE und BOLDOSSER, 1963; FISHER und KLEIN, 1963; TOBIAN, 1960, 1963, 1964 u.a.) einen Strukturwandel durchmachen, der morphologisch dadurch charakterisiert ist, daß die Zahl der e.Z. und auch die Zahl der Granula in ihrem Cytoplasma zunimmt. Dies kommt im wesentlichen dadurch zustande, daß sich glatte Muskelzellen in e.Z. umwandeln, die Go-Zellen Epitheloidzellcharakter annehmen und in extremen Fällen auch die Mesangiumzellen granuläre Cytoplasmaeinschlüsse aufweisen (DUNIHUE und BOLDOSSER, 1963). Bei der Maus läßt sich eine solche Hypertrophie und Hyperplasie der e.Z. mit Zunahme des Granulationsindex leicht durch länger dauernde Esidrix-Behandlung erzeugen (Abb. 5). Der Granulationsindex konnte durch 17 Injektionen von 1 mg Esidrix in 19 Tagen von 59 $\pm$ 21 auf 133 $\pm$ 25 gesteigert werden.
Beim Menschen beobachtet man eine Hypertrophie und Hyperplasie der e.Z. am regelmässigsten bei Fällen von einseitiger Drosselung der Nierendurchblutung (DUNIHUE, 1941; BOHLE, KOHLER und BUROW, 1953; BOHLE, 1964; JUTZLER, 1956; DEMOPOULOS, KALAY und ZWEIFACH, 1961; FISHER, 1961). In derartig gedrosselten Nieren fällt zunächst an vielen, nicht an allen Gefäßpolen, eine deutliche Verdickung der Wand des Vas afferens in Hilusnähe auf (Abb. 6), bedingt durch eine mehrschichtige Lagerung von Zellen, die den Charakter e.Z. zeigen. In derartig umgewandelten Gefäßpolen lassen sich die Go-Zellen nicht mehr von e.Z. abgrenzen, d.h. sie sind wahrscheinlich zu e.Z. geworden. Im Cytoplasma der e.Z. derartig veränderter Gefäßpole sahen wir lichtoptisch - häufiger als normal - Cytoplasmaeinschlüsse. Untersucht man derartige Zellen elektronenoptisch (Abb. 7 und 8), so zeigen diese Einschlüsse nach unseren bisherigen Beobachtungen das gleiche Aussehen wie in nicht gedrosselten Nieren.

Wir möchten nun nicht behaupten, daß die Granula in den e.Z. des Menschen, vor allem wenn sie vermehrt auftreten, wie z.B.

auch bei Lebercirrhosen mit sekundärem Hyperaldosteronismus (GOWENLOCK und WRONG, 1962; GOLDBERG und McCURDEY, 1963), stets ein ähnliches Aussehen zeigen wie oben demonstriert. Dieses Problem ist noch nicht gelöst. Dagegen besteht heute kein Zweifel mehr, daß die e.Z. einiger Säuger unter bestimmten Bedingungen ihre Cytoplasmagranula verlieren können. So fanden wir in Ergänzung der Beobachtungen von DEMOPOULOS u. Mitarb., 1961; FISHER, 1961; HATT u. Mitarb., 1963 in den Nieren NaCl-reich ernährter Mäuse (2%ige NaCl-Lösung als Trinkwasser) eine deutliche Abnahme der Granula der e.Z. nach 18 subcutanen Injektionen von 1 mg Cortiron und 5 Injektionen von 2 mg Cortiron in 26 Tagen. Der Granulationsindex betrug 2,8 $\pm$ 1,8. Die Gesamtfläche des jgA lag signifikant unter der von Kontrolltieren. Elektronenoptisch sehen die degranulierten e.Z. wie glatte Muskelzellen aus (Abb.9). Ihr endoplasmatisches Reticulum erscheint deutlich zurückgebildet. Ganz vereinzelt granuläre Cytoplasmaeinschlüsse erinnern in ihrer Struktur an die in den e.Z. der menschlichen Niere beschriebenen Gebilde.

Fragen wir auf Grund der bisherigen Befunde nach dem möglichen funktionellen Zusammenspiel von jgA und Macula densa, so sprechen die Lagebeziehungen dieser Strukturen zueinander, die histochemischen Befunde von PEARSE, 1958; HESS und GROSS, 1959; HESS und PEARSE, 1961 und schließlich die Tatsache, daß e.Z., Go-Zellen und Mesangiumzellen über das sie umgebende basalmembranartige Geflecht unmittelbaren Kontakt mit einer besonders strukturierten subepithelialen Basalmembran der Macula densa besitzen, für ein funktionelles Zusammenspiel. Über die Art und Weise der gegenseitigen funktionellen Beeinflussung der genannten Strukturen kann der Morphologe keine verbindliche Aussage machen. Er kann nur darauf hinweisen, daß nach Untersuchungen von de CASTRO und de la PENA,1952; LATTA und MAUNSBACH sowie FÅRUP,1963 das Vas efferens einen innigeren Kontakt zur Macula densa besitzt als das Vas afferens. Darüber hinaus sollte bei allen Überlegungen zur funktionellen Beeinflussung der Zellen am Gefäßpol der Nierenkörperchen durch die Macula densa berücksichtigt werden, daß

e.Z., Go-Zellen und Mesangiumzellen modifizierte glatte Muskelzellen sind.
Bezüglich der Steuerung der Funktion der e.Z., soweit sie licht- und elektronenoptisch auch den Charakter inkretorisch aktiver Zellen besitzen, muss hervorgehoben werden, daß vor allem bei Hypergranulierung der e.Z. sich glatte Muskelzellen auch in Provinzen der Vasa afferentia in e.Z. umwandeln können, die keinen Kontakt mit der Macula densa besitzen (Abb. 1o).
Da darüber hinaus e.Z. in bezüglich der Harnausscheidung funktionslosen Nierentransplantaten (HENNEBERT; ENDES und Mitarb., 1963) eine Hypergranulierung der e.Z. zeigen können, e.Z. mit Granula auch in Organkulturen von Nierengewebe auftreten (ROBERTSON und Mitarb., 1965) und schließlich Seewasserteleostier (BOHLE und WALVIG, 1964) sehr viele tropfige Cytoplasmaeinschlüsse in den Mediazellen der Nierenarteriolen aufweisen, scheint die Inkretbildung der e.Z. nicht unbedingt durch Impulse von der Macula densa gesteuert zu werden.

Die Frage, ob die Hypertrophie und Hypergranulierung der e.Z. als Ausdruck einer gesteigerten Sekretion aufgefasst werden muss oder ob es sich hierbei nicht häufig um ein Speicherungsphänomen handelt, muss abgesehen von der Tatsache, daß der Mechanismus der Inkretabgabe noch unbekannt ist, offen bleiben. Es ist indessen auf Grund der bisher an diesem Problem vorliegenden Befunde (RAPP, 1965; HATT und Mitarb., 1963; BING, 1964; ENDES, DÉVÉNYI und GOMBA, 1963; MASSON und Mitarb., 1964; KOLETZKY und PRITCHARD, 1963) nicht ohne weiteres erlaubt, in der Hypergranulierung Ausdruck einer Hypersekretion zu sehen.

Es erscheint deshalb u.a. auch fraglich, ob beim renalen Drosselungshochdruck des Menschen auf Grund des Verhaltens der e.Z. insbesondere ihrer granulären Cytoplasmaeinschlüsse etwas über den potentiellen Operationserfolg ausgesagt werden kann (CROCKER, NEWTON, MAHONEY und HARRISON, 1962; BOUGHTON und SOMMERS, 1963), wie auch Aussagen über Verminderungen der Granula in den e.Z. z.B. beim CONN-Syndrom (KAPLAN, 1963) keine Bedeutung beigemessen werden sollte, da die e.Z. - wie erwähnt - unter normalen Verhältnissen sehr selten Cytoplasmagranula enthalten.

Die weiteren Schritte zur Klärung der noch offenen Fragen zur Funktion des jgA unter physiologischen und pathophysiologischen Bedingungen können nur in Zusammenarbeit von Physiologen, Klinikern und Morphologen vorgenommen werden. Dabei sollte man bedenken, daß der jgA sich für den, der morphologischen Ballast scheute, schon wiederholt den jeweils geltenden Vorstellungen über seine Funktion angepasst hat. Diese morphologischen Adaptationen an Funktionshypothesen haben immer wieder zu Scheinlösungen geführt und damit nicht selten eine Vertiefung unserer Kenntnisse gehemmt.

Zusammenfassung

Es werden licht- und elektronenmikroskopische Untersuchungsergebnisse zur Struktur des jgA und der Macula densa von Maus und Mensch unter physiologischen und pathophysiologischen Bedingungen mitgeteilt.

Im einzelnen werden folgende Befunde herausgestellt:

1. Die epitheloiden Zellen der Maus hypertrophieren und hyperplasieren nach länger dauernder Esidrix-Behandlung. Der Granulationsindex der epitheloiden Zellen nimmt dabei signifikant zu.
2. Nach längerer Cortironbehandlung wandeln sich die epitheloiden Zellen NaCl-reich ernährter Mäuse unter weitgehender Degranulierung ihres Cytoplasmas in glatte Muskelzellen um.
3. In menschlichen Nieren enthalten die epitheloiden Zellen unterschiedlich strukturierte Cytoplasmaeinschlüsse, die nach bisherigen Beobachtungen nicht mit den Cytoplasmagranula der epitheloiden Zellen der Maus verglichen werden

können. Sie zeigen dagegen grosse Ähnlichkeit mit dem Lipofuscin.

4. Bei einseitigem renalem Drosselhochdruck sind in der menschlichen Niere die epitheloiden Zellen hypertrophiert und hyperplasiert. Die granulären Cytoplasmaeinschlüsse zeigen das gleiche Aussehen wie in den menschlichen Nieren bei normalem Blutdruck.
5. Die Frage der möglichen Beeinflussung der Funktion der epitheloiden Zellen durch die Macula densa wird diskutiert.

Abbildungen siehe Bildanhang

Literatur:

BARAJAS, L.: The innervation of the juxtaglomerular apparatus. An electron microscopic study of the innervation of the glomerular arterioles.
Lab. Invest. 13,916, 1964

BARAJAS, L. and LATTA, H.: A three - dimensional study of the juxtaglomerular apparatus in the rat; light and electron microscopic observations.
Lab. Invest. 12, 257, 1963

BARAJAS, L. and LATTA, H.: The juxtaglomerular apparatus in adrenalectomized rats. Light and electron microscopic observations.
Lab. Invest. 12, 1o46, 1963

BAUDHUIN, P., HERS, H.G. and LOEB, H.: An electron microscopic and biochemical study of type II glycogenosis.
Lab. Invest. 13, 1139-1152, 1964

BING, J.: Morphological aspects of the renin-angiotensin-system.
Danish Med. Bull. 11, 24, 1964

BJÖRKERUD, S.: The isolation of lipofuscin granules from bovine cardiac muscle, with observations on the properties of the isolated granules on the light and electron microscopic levels.
Journal of Ultrastructure Research Suppl. 5
Academic Press, New York and London 1963

BOHLE, A.: Kritischer Beitrag zur Morphologie einer endokrinen Nierenfunktion und deren Bedeutung für den Hochdruck.
Arch. f. Kreislaufforsch. 2o, 193, 1954

BOHLE, A.: Elektronenmikroskopische Untersuchungen über die Struktur des Gefäßpols der Niere.
Verh. d. Dtsch. Ges. Path. 43, 219, 1959

BOHLE, A., KOHLER, M. und BUROW, H.: Experimentelle Untersuchungen zur "Endokrinen Niere" (Selye).
Virchows Arch. 323, 1, 1953

BOHLE, A. und WALVIG, F.: Beitrag zur vergleichenden Morphologie der epitheloiden Zellen der Nierenarteriolen unter besonderer Berücksichtigung der epitheloiden Zellen in den Nieren von Seewasserfischen.
Klin. Woschr. 42, 415, 1964

BOUGHTON, R.M. and SOMMERS, S.C.: A new concept of renal hypertension.
J. of Urol. 89, 133, 1963

BUCHER, O. und REALE, E.: Zur elektronenmikroskopischen Untersuchung der juxtaglomerulären Spezialeinrichtungen der Niere.
I. Mitteilung Problemstellung und erste Beobachtungen.
Zeitschrift für Zellforschung 54, 167-181, 1961

BUCHER, O. und REALE, E.: Zur elektronenmikroskopischen Untersuchung der juxtaglomerulären Spezialeinrichtungen der Niere.
II. Über die Macula densa des Mittelstückes.
Zeitschrift für mikroskopisch-anatomische Forschung 67, 4, 514-528, 1961

BUCHER, O. und REALE, E.: Zur elektronenmikroskopischen Untersuchung der juxtaglomerulären Spezialeinrichtungen der Niere.
III. Die epitheloiden Zellen der Arteriola afferens.
Zeitschrift für Zellforschung 56, 344, 1962

BUCHER, O. und REALE, E.: Zur elektronenmikroskopischen Untersuchung der juxtaglomerulären Spezialeinrichtungen der Niere.
IV. Mitteilung. Die GOORMAGHTIGH'schen Zellen.
Zeitschrift für Anatomie und Entwicklungsgeschichte 123, 2o6-22o, 1962

BUCHER, O. und REALE, E.: Über die Ultrastruktur der juxtaglomerulären Spezialeinrichtungen der Niere.
Verh. anat. Ges. (Jena) Erg.-Heft zu Bd. 111, 1962,
Anat. Anz. 1963, 84-93

BUCHER, O. et RIEDEL, B.: L'appareil juxtaglomérulaire du rein.
Bulletin de l'association des anatomistes
5o Réunion, 55-89, 1965

CASTRO, F. de y. la PENA, A. de: Sobre la estructura y significación de la mácula densa y órgano yuxtaglomerular del riñón humano.
Rev. clin. espan. 46, 35o, 1952

CROCKER, D.W., NEWTON, R.A., MAHONEY, M. and HARRISON, J.H.: Hypertension due to primary renal ischemia. A correlation of juxtaglomerular cell counts with clinicopathological findings in twenty-five cases.
New Eng. J. Med. 267, 794, 1962

DEMOPOULOS, H., KALEY, G. and ZWEIFACH, B.W.: Response of granular juxtaglomerular cells and tissue mastcells in various experimental states.
Circulation Res. 9, 845, 1961

DUNIHUE, F.W.: Effect of cellophane perinephritis on the granular cells of the juxtaglomerular apparatus.
Arch. Path. (Chicago) 32, 211, 1941

DUNIHUE, F.W.: The effect of bilateral adrenalactomy on the juxtaglomerular apparatus. Anat. Rec. 96, 536, 1946

DUNIHUE, F.W. and BOLDOSSER, W.G.: Observations on the similarity of mesangial to juxtaglomerular cells.
Lab. Invest. 12, 1228-124o, 1963

ENDES, P., DÉVÉNYI, I., GOMBA, Sz. und DANDA, Gy.: Veränderungen der granulierten Zellen des juxtaglomerulären Apparates bei akuter Salz- und Wasserbelastung.
Z. ges. exp. Med. 137, 396, 1963

ENDES, P., DÉVÉNYI, I. und GOMBA, Sz.: Das Verhalten der granulierten Zellen des juxtaglomerulären Apparates in transplantiertem Nierengewebe.
Virchow's Arch. 336, 485, 1963

FÅRUP, P.: zitiert in BING, J.: Morphological aspects of the renin-angiotensin-system.
Danish Med. Bull. 11, 24, 1964

FISHER, E.: Correlation of juxtaglomerular granulation, pressor activity, and enzymes of macula densa in experimental hypertension.
Lab. Invest. 1o, 7o7, 1961

FISHER, E., and KLEIN, H.Z.: Effect of sodium on juxtaglomerular index and zona glomerulosa in experimental nephrosis.
Proc. Soc. Exper. Biol. and Med. 114, 541, 1963

GOORMAGHTIGH, N.: Les segments neuromyoartériels juxtaglomérulaires du rein.
Arch. de Biol. 43, 575, 1932

GOORMAGHTIGH, N.: Existence of an endocrine gland in the media of renal arterioles.
Proc. Soc. Exper. Biol. and Med. 42, 688, 1939

GOORMAGHTIGH, N.: Le cycle glandulaire de la cellule endocrine de l'artériole rénale du lapin.
Arch. Biol. 51, 293, 194o

GOORMAGHTIGH, N.: La fonction endocrine des artérioles rénales. Son rôle dans la pathogénic de l'hypertension artérielle
1944, Louvain, Fonteyn.

GOORMAGHTIGH, N.: La fonction endocrine des artérioles rénales et sa signification.
J. Urol. Méd. et Chir. 57, 467, 1951

GOORMAGHTIGH, N. et K.S. GRIMSON: Vascular changes in renal ischemia cell mitosis in the media of arteries.
Proc. Soc. Exper. Biol. and Med. 42, 277, 1939

GOWENLOCK, A.H. and WRONG, O.: Hyperaldosteronism secondary to renal ischemia.
The Quarterly J. of Medicine 31, 323, 1962

HARTROFT, P. M. and HARTROFT, W.S.: Studies on renal juxtaglomerular cells.I. Variations produced by sodium chloride and desoxycorticosterone acetate.
J. Exper. Med. 97, 415, 1953

HARTROFT, P.M., SUTHERLAND, LE. and HARTROFT, W.S.: Juxtaglomerular cells as the source of renin. Further studies with fluorescent antibody technique and the effect of passive transfer of antirenin.
Canad.Med. Ass. J. 9o, 163, 1964

HATT, P.Y. et A. DONTCHEFF: Contribution de la microscopie électronique á l'étude du mécanisme de l'hypertension artérielle expérimentale d'origine rénale chez le rat.
Arch. des Malaches du Coeur 5, 49o, 1959

HATT, P.Y.: Cytophysiologie. - Activité sécrétoire de la paroi des artérioles rénales. Démonstration cytologique au cours de l'ischémie rénale expérimentale. Comptes rendus des séances de l'Académie des Sciences, t. 252, 1851-1853, 1961

HATT, P.Y., DUOJAKOWIC, M., CORNET, P. et GROSSETÊTE, J.: Contribution de la microscopie électronique á l'étude du mécanisme de l'hypertension artérielle expérimentale d'origine rénale. II. L'ischémie rénale chez le lapin.
Path. et Biol. 1o, 23, 1962

HATT, P.Y., PERCHERON, F., ALLAIRE, Y., KERNEC, H., LAFON, Y., ROQUES, B., GROSSETÊTE, J. et GUILLEMONT, H.: Contribution de la microscopie électronique á l'étude du mécanisme de l'hypertension artérielle expérimentale d'origine rénale. III. Le rein dans la surcharge en désoxy-corticosterone chez le rat.
Path. et Biol. 11, 417, 1963 a

HATT, P.Y., ALLAIRE, Y., BERJAL, G., CHAUVEAU, J., DUOJAKOVIC, M., KERNEC, H., CLUZEL, B., GROSSETÊTE, J. et GUILLEMONT, H.: L'appareil juxtaglomérulaire dans l'hypertension artérielle expérimentale.
Rev. franç. d'études cliniques et biologiques 8, 358, 1963

HENNEBERT, P.: Les cellules granuleuses du rein.
Rev. Belge de Pathologie et de Médecine Expérimentale 26, 1957, Suppl. 12

HESS, R. und GROSS, F.: Glukose - 6 - phosphate dehydrogenase and renin in kidneys of hypertensive or adrenalectomized rats. Am. J. Physiol. 197, 869, 1959

HESS, R. and PEARSE, A.G.E.: Mitochondrial α-glycerophosphate dehydrogenase activity of juxtaglomerular cells in experimental hypertension and adrenal insufficiency
Proc. Soc. exper. Biol. and Med. 1o6, 895, 1961

JUTZLER, G.A.: Beitrag zur Morphologie des juxtaglomerulären Apparates bei Drosselungshochdruck.
Frankf. Zeitschr. f. Path. 67, 177-195, 1956

KAPLAN, N.M.:Primary aldosteronism with malignant hypertension.
New Engl. J. Med. 269, 1282, 1963

KOLETSKY, S., PRITCHARD, W.H.: Vasopressor Material in Experimental Renal Hypertension.
Circulation Research, Vol. XIII, Dez. 1963

KROON, D.B.: Origin of the PAS-positive granulated E - cells of the juxta-glomerular apparatus
Acta Anatomica 41, 138-156, 196o

LATTA, H. and MAUNSBACH, A.B.: The juxtaglomerular apparatus as studied electron microscopically.
Academic Press, 6, 547-561, 1962 a

MASSON, G.M., KASHII, C., PANISSET, J.-C., YAGI, Sh. and I.H. PAGE: Production of hypertension and vascular disease by kidney extracts.
Circ. Res. 14, 15o-163, 1964

OBERLING, C.: L'éxistence d'une housse neuro - musculaire au niveau des arteres glomérulaires de l'homme.
Compt. rend. Acad. Sc. Paris, 184, 12oo, 1927

OBERLING, C. et P.Y. HATT: Ultrastructure de l'appareil juxtaglomérulaire du rat.
Compt. rend. Acad. Sc. 25o, 929, 196o a

OBERLING, C. et P.Y. HATT: Étude de l'appareil juxtaglomérulaire du rat au microscope électronique.
Annales d'anatomie pathologique 5, 441, 196o b

PEARSE, A.G.E.: Extension of the limits of cellular pathology. The role of enzyme histochemistry.
J. Clin. Path. 11, 52o, 1958

PITCOCK, J.A. and HARTROFT, P.M.: The juxtaglomerular cells in man and their relationship to the level of plasma sodium and to the zona glomerulosa of the adrenal cortex.
Am. J. Path. 34, 863, 1958

PITCOCK, J.A., HARTROFT, Ph.M. and NEWMARK, L.N.: Increased renal pressor activity (renin) in sodium deficient rats and correlation with juxtaglomerular cell granulation.
Proc. Soc. Biol. 1oo, 868-869, 1959

RAPP, J.P.: Alteration of juxtaglomerular index by selective inbreeding.
Endocrinology 76, 486, 1965

REALE, P.E., MARINOZZI, V. et O. BUCHER: A propos de l'ultrastructure de l'appareil juxtaglomérulaire du rein.
Acta Anat. 52, 22, 1963

ROBERTSON, A.L., SMEBY, R.R., BUMPUS, F.M. and PAGE, I.H.: Renin production by organcultures in renal cortex.
Science 149, 65o, 1965

RUYTER, J.H.C.: Über einen merkwürdigen Abschnitt der Vasa afferentia in der Mäuseniere.
Z. Zellforsch. 2, 242, 1925

THOENES, W.: Zur Feinstruktur der Macula densa im Nephron der Maus.
Z. Zellforsch. 55, 468, 1961

TOBIAN, L.: Interrelationship of electrolytes, juxtaglomerular cells and hypertension.
Physiol. Rev. (Wash.) 4o, 28o, 196o.

TOBIAN, L.: Diskussionsbemerkungen zu Ph. M. HARTROFT: Juxtaglomerular cells.
Circ. Res. XII 525, 1963

TOBIAN, L.: Sodium, renal arterial distension and the juxtaglomerular apparatus.
Canad.Med. Ass. J. 9o, 16o, 1964

GOLDBERG, M. and McCURDY, D.K.: Hyperaldosteronism and hypergranularity of the juxtaglomerular cells in renal hypertension. Metabolic studies. Ann. intern. Med. 59, 24 (1963)

Juxtaglomerular cells as the source of renin

HARTROFT, P. M.

As Professor BOHLE has so beautifully illustrated in his presentation, juxtaglomerular (JG) cells are in close anatomical association with macula densa and Polkissen or lacis cells. Both light and electron microscopy have provided evidence for the secretory nature of JG cells and it is assumed that macula densa is intimately involved functionally, but as yet the mechanism is unclear.

At the present time, two secretory products arising from JG cells may be considered - renin and erythropoietin. Erythropoietin, which is known to come from the kidney, is thought by some to be secreted by JG cells implying that these cells secrete two distinct substances. Better evidence must be provided before this possibility can be accepted, but on the other hand, it cannot be ruled out.

Until recently, evidence for renin elaboration was only associative. As you know, GOORMAGHTIGH first proposed the idea when he observed hypertrophy and hypergranulation of JG cells in renal ischemia. Later, Dr. GROSS and his associates renewed the idea, pointing out that conditions in which renin activity (renin content of kidney) was known to increase, granulation JG cells also increased - and vice versa. These comparisons were very indirect because the two parameters were not measured in the same animals and, furthermore, it was known that in sodium deficiency, JG granulation increased but it was not known whether renin activity also increased. This question was answered by a simple experiment using sodium deficient and control rats. Both granulation of JG cells and renin activity (content) of the kidney was higher in the sodium deficient rats than in the controls, yielding a highly significant correlation coefficient. This type of correlation has been demonstrated repeatedly since then.

Other evidence, although indirect in nature, includes effects produced by injections of renin and by antirenin.. Renin extracts of kidneys from sodium deficient and control dogs were partially purified (method of HAAS and GOLDBLATT) and injected into rats over a period of several days. Rats receiving the active extract (from Na deficient kidneys, dose of 5 GU renin/day; the control extract at the same dilution had negligible renin activity) showed progressive degranulation (depression) of JG cells. This effect was interpreted as "disuse" - that is, the result of an exogenous source of an endogenous product.

The opposite result would be expected in the presence of antibodies to renin. Such an effect was indeed demonstrated clearly in dogs by both active and passive immunity, since anti-hog renin cross reacts with the dog's own renin. Directly proportional to the titer of antirenin, varying degrees of hyperplasia and hypergranulation of JG cells resulted, and was interpreted as an increased demand for secretion of renin by JG cells.

More direct evidence has been obtained by microdissection studies (COOK and PICKERING; BING), which have shown renin to be concentrated in the vascular pole of the glomerulus. BING has concluded that macula densa produces renin and deposits some of it in JG cells. The fluorescent antibody technique, on the other hand, shows specific staining only in JG cells, as I will illustrate.

The antirenin used in this procedure is the same as that already described - produced in the dog by immunization against hog renin. The resulting antibodies are specific not only for hog renin but also for dog and rabbit renin. When antiserum from these dogs is conjugated with fluorescein isothiocyanate, its staining characteristics are the same in all three species as far as JG cells are concerned. The difference is greater background "non-specific" staining in hog kidneys than in dog and rabbit kidneys. This is due to the fact that the antigen, renin, is not pure but is contaminated with other hog kidney protein. Judging from fluorescent staining, however, these extraneous antibodies are eliminated from the conjugated antiserum by absorption with hog kidney powder of low renin content. This fact, together with extensive blocking tests, indicate that the staining is highly specific for renin. Thus, the bright staining in JG cells and negative staining of macula densa indicate that the former are the primary site of renin localization. Specific staining of JG cells has also been shown in the meso- and meta-nephros of the hog by the same technique.

Recent studies with the electron microscope have shown morphologic heterogenicity of JG granules. The various forms are interpreted as different stages in formation, storage, and secretion with another possibility that the granules represent more than one secretory product. Attempts are being made to study localization of renin at an ultrastructural level (unpublished), in order to clarify the above interpretation. Although quality of morphologic preservation has not been sufficient to determine which type of granule represents renin, preliminary results with ferritin-labelled antirenin confirm results with the fluorescent antibody technique.

In conclusion, the evidence I have summarized points to the JG cell as the source of both production and secretion of renin. This is in agreement with microdissection studies in so far as the vascular pole of the glomerulus is concerned. But BING believes that macula densa rather than JG cells is the main site of renin elaboration. There is little doubt that macula densa must be functionally important for secretion of renin by JG cells and it is probably only a matter of time before the exact trigger mechanism is clarified.

References

For a more detailed discussion including references and illustrations please see the following recent articles:

HARTROFT, P. M.: Juxtaglomerular Cells. Circ. Res. 12, 525, 1963

BING, J.: Morphological Aspects of the Renin-Angiotensin System. Danish Med. Bull. 2, 24, 1964

HARTROFT, P.M., SUTHERLAND, L. E., and HARTROFT, W. S.: JG Cells as a Source of Renin: Further studies with the fluorescent antibody technique and the effect of passive transfer of antirenin, Canad. Med. Assn. J. 90, 163, 1964

HARTROFT, P. M.: The Juxtaglomerular Complex. Ann. Rev. Med. (in press)

Zur Immunologie des Renins

SCHWICK, H. G.

In zunehmendem Maße werden heute für die Bearbeitung biochemischer und klinisch-wissenschaftlicher Probleme immunologische Techniken herangezogen. Sie eignen sich wegen ihrer hohen Empfindlichkeit vor allem zum Spurennachweis antigener Substanzen in Körperflüssigkeiten und - in Verbindung mit histologischen Methoden - in Zellen und Organen. Die ausgeprägte Spezifität immunologischer Reaktionen macht sie weiterhin geeignet für die Differenzierung naher verwandter Naturstoffe und als Hilfsmittel zur Strukturaufklärung von Protein- und Kohlenhydrat-Antigenen.

Für die Durchführung einer immunologischen Reaktion werden ein Antigen und der homologe Antikörper benötigt. Der Antikörper läßt sich durch Immunisierung beim Tier erzeugen, wenn man über das Antigen verfügt. Das heißt also, daß ein reines Antigen, das möglichst gut charakterisiert sein sollte, die wichtigste Voraussetzung für die Anwendung immunologischer Methoden und für die Interpretation der erhaltenen Ergebnisse ist. Erlauben Sie mir daher zunächst kurz zu referieren, was bisher über die chemisch-physikalische Natur des Renins und über den Reinheitsgrad derzeitiger Präparate bekannt ist.

Die meisten Erfahrungen bezüglich der Reindarstellung liegen von Renin aus Schweinenieren vor. (Abb. 1)

GOLDBLATT und Mitarb. (1, 2) haben ein sehr eingehend beschriebenes Fraktionierungsverfahren mitgeteilt, mit dem, auf Protein bezogen,eine 56000-fache Anreicherung des Renins erhalten wird und ein Endprodukt, dessen spezifische Aktivität bei 7oo E/mg Protein liegt.

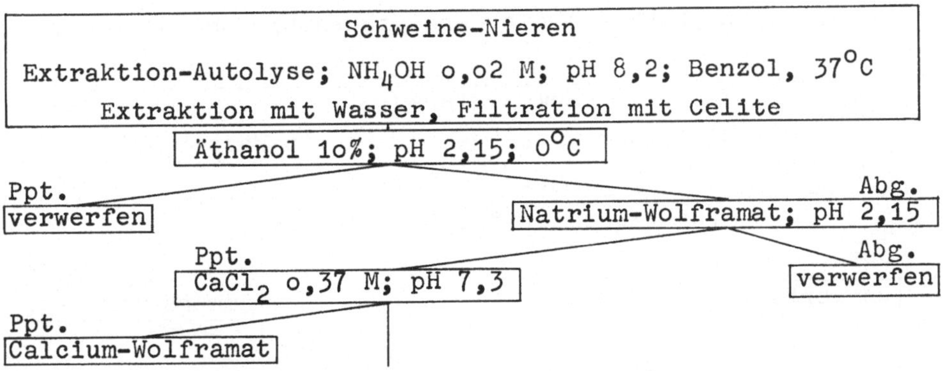

Schweine-Nieren
Extraktion-Autolyse; NH_4OH o,o2 M; pH 8,2; Benzol, 37°C
Extraktion mit Wasser, Filtration mit Celite

Äthanol 1o%; pH 2,15; 0°C

Ppt. → verwerfen | Abg. → Natrium-Wolframat; pH 2,15

Natrium-Wolframat: Abg. → verwerfen | Ppt. → $CaCl_2$ o,37 M; pH 7,3

$CaCl_2$: Ppt. → Calcium-Wolframat

Ammonsulfat; 1,o - 1,7 M; pH 4,3
Aceton 33 - 52%; pH 4,8; 0°C
Ammonsulfat 1,2 - 2,o M; pH 5,5
Dialyse, Euglobulinfällung; pH 3,8
Ammonsulfat 1,5 - 2,o M; 7,5
Ammonsulfat 1,25 - 1,55 M; pH 3,8; 25°C
Ammonsulfat 1,2 - 1,6 M; pH 2,5
Aceton 45 - 6o%; pH 3,5; 0°C
Dialyse, Euglobulinfällung pH 4,3
Aufbewahrung in Pyrophosphatpuffer; pH 5,3

Anreicherung 56.ooo-fach. Spez.Aktivität - 78o E/mg Protein
HAAS, E., LAMFROM, H. u. GOLDBLATT, H.: Arch. Biochem. Biophys. 42, 368 (1953)

Abb. 1. Darstellung von Schweine-Renin

Da Renin zumindest im weniger gereinigten Zustand in einem weiten pH-Bereich relativ stabil ist, lassen sich zu seiner Reinigung saure Extraktionen einschalten. Auch einer kurzfristigen Erwärmung auf 6o°C widersteht das Renin ohne Aktivitätsverlust. In hochgereinigter Form ist Renin allerdings - wie viele Enzyme - wesentlich labiler und es wird empfohlen, Lösungungen bei 0 - 4°C aufzubewahren und Frieren und Auftauen zu vermeiden (3).

Als weitere Reinigungsschritte wurden bei der Darstellung des Renins von NAIRN u. Mitarb. (4) die Adsorption an Kaolin und die Stärkegelelektrophorese angewandt und von PASSANANTI

(5) und von PEART (3) die Chromatographie an DEAE-Cellulose.

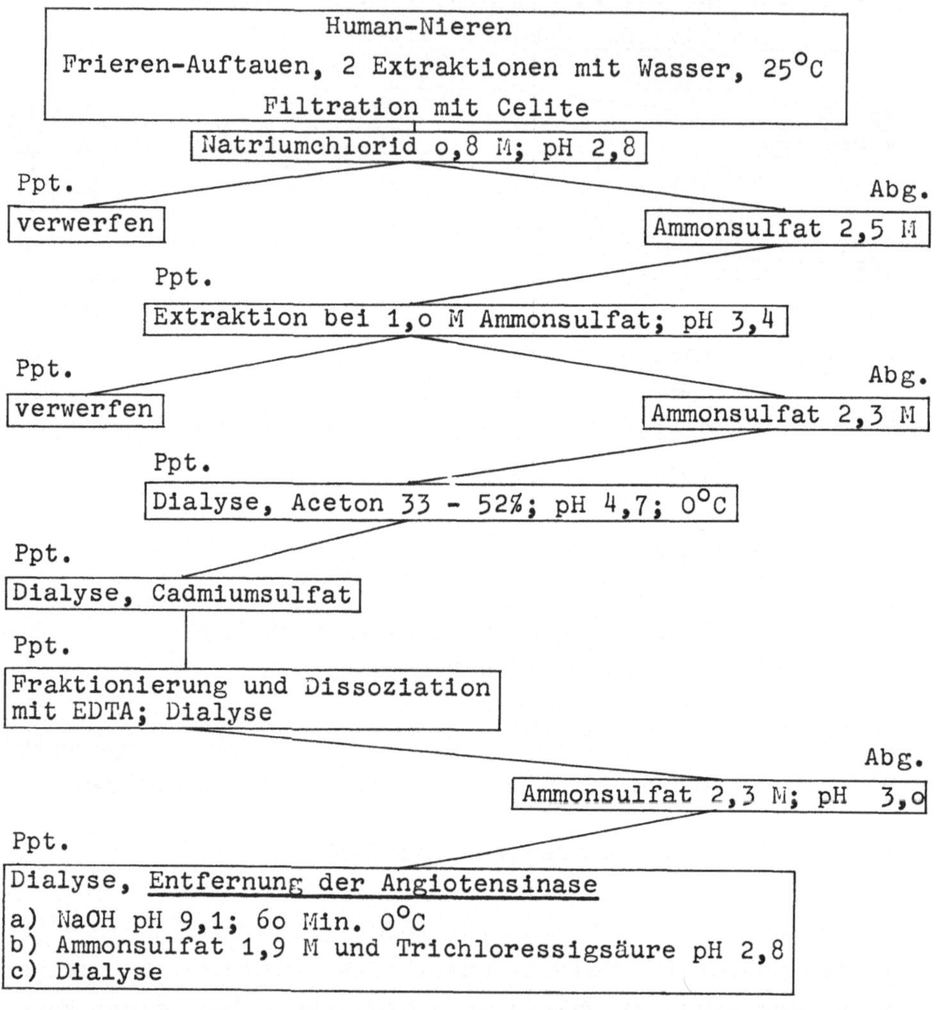

Anreicherung 6oo-fach, Spez. Aktivität - o,93 E/mg Protein

E. HAAS, H. GOLDBLATT u. E.C. GIPSON, Arch.Biochem.Biophys. 11o, 534 (1965)

Abb. 2. Darstellung von Human-Renin

Von PEART konnte auf diese Weise ein Reninpräparat gewonnen werden, das mit Anti-Schweinerenin-Serum vom Kaninchen in einer kombinierten Stärke-Immunoelektrophorese nur noch eine Präzipitatlinie zeigt und nach seinem Verhalten bei der Sephadex-Chromatographie ein Molekulargewicht von 4o- bis

5o.ooo besitzt. Die elektrophoretische Beweglichkeit in der Stärkegelelektrophorese entsprach etwa dem des Präalbumins im menschlichen Serum. Dieser Befund stimmt gut überein mit dem Ergebnis der Fraktionierung von Schweinerenin in der Stärkegelelektrophorese von NAIRN und Mitarb. (4).

Eine Fraktionierungsvorschrift für menschliches Renin wurde kürzlich ebenfalls von dem Arbeitskreis von GOLDBLATT (6) beschrieben. (Abb. 2)

Zum Teil kommen ähnliche Verfahrensschritte, wie bei der Darstellung von Schweinerenin, zur Anwendung. Darüber hinaus wird in einem besonderen Fraktionierungsgang die Angiotensinase entfernt.

Wie Sie aus dem Vergleich der beiden Fraktionierungsergebnisse von Schweine- und Menschen-Renin ersehen, liegt der Reinheitsgrad des menschlichen Renin-Präparates noch weit unter dem aus Schweinenieren gewonnenen. Das dürfte zum grossen Teil seine Ursache in dem vergleichsweise nur sehr geringen Reningehalt der menschlichen Niere haben.

So entspricht beispielsweise die Enzymaktivität von etwa 11 mg Kaninchenniere der von 8oo mg menschlicher Niere (2).

Zusammenfassend läßt sich also sagen, daß wir zwar schon über relativ gereinigte Renine, vor allem aus Schweinenieren, verfügen, daß der Reinheitsgrad dieser Präparate, verglichen mit dem anderer Enzyme und Serumproteine, über die wir zum Teil sehr viel eingehendere physikalisch-chemische Daten kennen, sicher noch nicht optimal ist. Das sollte bei der nun folgenden Besprechung von immunologischen Versuchsergebnissen mit Renin berücksichtigt werden.

Vor etwa 25 Jahren wurden die ersten Versuche zur Gewinnung von Immunantikörper gegen Renin durchgeführt (7 - 1o). Zunächst wurde mit nicht weiter gereinigten Nierenextrakten immunisiert. Die Wirksamkeit der Antikörper wurde an der Neutralisation der blutdrucksteigernden Wirkung von Nierenextrakten und später von gereinigten Reninpräparaten geprüft.

Species:	Nierengewebe (R_1) $\frac{\text{g Nierengewebe}}{\text{indirekte Einh. Renin}}$	Renin ($\frac{1}{R_1}$) $\frac{\text{indirekte Einh. Renin}}{\text{g Nierengewebe}}$
Mensch	o,8o	1,2
Pferd	o,16	6,2
Hund	o,o36	28
Huhn	o,o35	29
Katze	o,o29	35
Schwein	o,o28	36
Rind	o,o19	53
Ratte	o,o19	53
Kaninchen	o,o11	91

E. HAAS and H. GOLDBLATT: Biochem.Ztschr. 338, 164 (1963)
Tabelle 1. Reningehalt der Nieren verschiedener Spezies

Wir haben also im Renin ein Enzym, dessen biologische Aktivität durch seinen homologen Antikörper gut gehemmt wird. Das ist bei Enzym-Antikörper-Reaktionen durchaus nicht immer der Fall.

Wie aus Tabelle 2 hervorgeht, werden einige Enzyme nicht oder nur partiell durch ihre homologen Antikörper gehemmt. Es besteht nach den Untersuchungen von CINADER (11) eine gewisse Abhängigkeit in der Hemmung der Enzyme durch Antikörper vom Molekulargewicht des spezifischen Substrates der Enzyme. So werden Enzyme, die relativ niedermolekulare Substrate spalten, im allgemeinen durch Antikörper weniger stark gehemmt. Renin besitzt in einem α_2-Globulin des Serums mit einem Molekulargewicht von etwa 57.ooo (12) ein ausgesprochen hochmolekulares Substrat.

Enzym		Substrat		%Hemmung
Bezeichnung	Gewonnen aus	Bezeichnung	Molekulargewicht	
Katalase	Rinderleber	Wasserstoffperoxyd	34	3 - 6 (in Präzipitation 27-28)
Urease	Jack-Bohnen	Harnstoff	60	66 -78
alkal. Phosphatase	Hundedarm Mäusedarm	β-Glycerophosphat	172	0
Penicillinase	Bac. subtilis	Penicillin	254-366	90
Lactatdehydrogenase	Kaninchenmuskel	DPNH + Pyruvat	693 + 80	60 -73
Hyaluronidase	Bienengift	Hyaluronsäure	< 10000	100
Lysozym	Eiweiß	Micrococcus Lysodeicticus	<10000	100

Tabelle 2. Hemmung der biologischen Aktivität von Enzymen durch Antikörper bei Substraten mit verschiedenen Molekulargewichten

Gerade bei Enzymen und Hormonen treffen wir häufig nur eine geringe Artspezifität an. So konnten wir kürzlich zeigen, daß ein Antiserum gegen 1,6-Diphospho-Fruktose-Aldolase aus Kaninchenmuskel auch mit dem entsprechenden Enzym aus menschlichem Gewebe reagiert (13). Auch Antiseren gegen Insuline tierischer Herkunft binden menschliches Insulin (14).

Antiseren gegen Schweinerenin oder ein anderes Renin tierischer Herkunft geben zwar nach den Untersuchungen verschiedener Autoren (2, 9, 15, 16) auch Kreuzreaktionen mit heterologen Reninen, nicht aber mit dem Renin des Menschen, wie aus Tabelle 3 zu entnehmen ist (2). Eine Ausnahme bildet Affenrenin (15, 17, 18). Zu beachten ist auch, daß in Abhängigkeit von der Herkunft des Anti-Schweinerenin-Serums sehr verschiedene Mengen Antiserum zur vollständigen Neutralisierung einer Einheit Renin benötigt werden.

Da eine Kreuzreaktion zwischen Anti-Schweinerenin und Hunderenin besteht, wurden verschiedentlich aktive Immunisierungsversuche mit Schweinereninen bei Hunden mit experimentellem renalem Hochdruck vorgenommen (2, 8, 9, 15, 19, 2o).

	Anti-Schweinerenin vom:		
	Hund	Mensch	Ratte
Renin:	Einh. Renin die durch 1 Einh. Antirenin neutralisiert werden		
Schwein	1,oo	1,oo	1,oo
Hund	o,5o	o,67	o,24
Kaninchen	o,45	o,2o	o,23
Rind	o,3o	o,21	o,o7
Schaf	o,o8	o,1o	o,o2
Ratte	o,o8	o,o7	o,o5
Mensch	o	o	o

E. HAAS and G. GOLDBLATT: Biochem.Ztschr.: 338, 164 (1963)
Tabelle 3. Spezifität von Anti-Schweinerenin-Seren

Bei diesen Untersuchungen konnte nach wiederholter Injektion von Renin mit dem Anstieg des Antirenin-Titers der Blutdruck normalisiert werden. Beim Menschen ergab sich bei Immunisierung mit Schweinerenin trotz Antikörperbildung erwartungsgemäß keine Beeinflussung des Blutdruckes (2, 19, 21). Die vom Menschen gewonnenen Anti-Schweinerenin-Seren zeigten aber bei entsprechend hohem Antikörper-Titer eine Wirkung gegenüber Renin vom Hund, Katze, Kaninchen, Schaf, Pferd und Ratte (19).

Die zwischen Human- und Affenrenin bestehende immunologische Kreuzreaktion konnte auch im aktiven Immunisierungsversuch mit menschlichem Renin beim Affen mit experimentellem renalem Hochdruck gezeigt werden. Entsprechend dem zuvor beschriebenen Versuch bei Hunden stellte sich mit dem Anstieg von Antikörpern ein Abfall des Blutdruckes ein. Renine tierischer Herkunft waren beim Affen wirkungslos (17, 18).

Die besten, beim Tier erzeugten Antirenin-Seren sind imstande pro Milliliter 65-7o GOLDBLATT-Einheiten Renin zu neutralisieren, wobei für den Immunisierungserfolg die Verwendung von FREUND'schem Adjuvans wesentlich ist. Ohne Adjuvans konnte GOLDBLATT und Mitarbeiter in vergleichenden Immunisierungsversuchen bei der Ratte mit Schweine-Renin nur etwa 1/7 der Antikörperaktivität erhalten (16).

Der Antikörper scheint die enzymatischen Eigenschaften des Renins irreversibel zu inaktivieren. Bei Dissoziationsversuchen war eine teilweise Rückgewinnung von bindungsfähigem Antikörper aus dem Antigen-Antikörper-Komplex möglich, nicht aber von aktiven Enzymen (16).

Interessant ist eine Untersuchung von GOULD, SHEGGE und KAHN (22), die zeigen konnten, daß aus der Adventitia und Media von Schweineaorten isolierte Präparate mit Reninaktivität durch ein Anti-Schweinerenin-Serum inaktiviert werden konnten. Dies zeigt die Wichtigkeit von spezifischen Renin-Antiseren für die Identifizierung von Renin aus anderen Organen als der Niere auf.

Nachdem gefunden wurde, daß homologe Renine nicht zur Antikörper-Bildung führen, hat es nicht an Versuchen gefehlt, durch verschiedene Modifizierungen des Reninmoleküls seine Immunogenität zu verändern (16, 23). Erfolgreich war die Azetylierung (24), die bereits bei anderen Proteinen, so bei Kaninchen-Albumin (25), das nach seiner Azetylierung Antikörper ergab, die nicht nur mit dem homologen Antigen sondern auch mit azetyliertem Human- und Rinder-Albumin reagierten, angewandt wurde.

Tatsächlich hat auch die Immunisierung mit verschiedenen azetylierten Reninen, die von DEODHAR, HAAS und GOLDBLATT

(26, 27) vorgenommen wurde, zur Bildung von Renin-Antikörpern im jeweils homologen Tier geführt. Die erhaltenen Antikörper reagierten auch mit den nicht azetylierten Reninen.

ANTIGEN:	Injiziert bei:	Anti-Renin Einh./ml Serum	
		Für unbehandeltes homologes Renin	Für Human-Renin
Acetyliertes Ratten-Renin	Ratte	3,5	o,o
Acetyliertes Kaninchen-Renin	Kaninchen	5,3	o,o
Acetyliertes Hunde-Renin	Hund	8,3	6,6

Sh. D. DEODHAR, E. HAAS and H. GOLDBLATT: Canad. Med. Ass. J. 9o, 236 (1964)

Tabelle 4. Immunologische Kreuzreaktionen von Human-Renin mit Anti-Reninseren gegen acetylierte homologe Renine

Darüber hinaus konnte bei der Immunisierung mit acetyliertem Hunderenin beim Hund ein Antikörper erhalten werden, der auch mit menschlichem Renin reagiert (26).

Auch in aktiven Immunisierungsversuchen konnte die immunogene Wirkung von acetyliertem Renin im homologen Tier mit experimentellem renalem Hochdruck gezeigt werden. (Abb. 3)

Mit dem Antikörperanstieg kommt es zum Abfall des Blutdruckes, eine Immunisierung mit nicht acetyliertem Renin bleibt wirkungslos. Inzwischen haben kürzlich GOLDBLATT und Mitarbeiter (6) auch menschliches Renin acetyliert und entsprechende Immunisierungsversuche beim Menschen angekündigt.

Fast alle der erwähnten Versuche wurden mit Antiseren durchgeführt, die keine präzipitierenden Antikörper gegen Renin besaßen. In den Fällen, in denen eine Präzipitation beobachtet wurde, konnte sie als gegen unspezifische Begleitproteine der Nieren gerichtet identifiziert oder nicht mit Sicherheit dem Renin zugeschrieben werden (4).

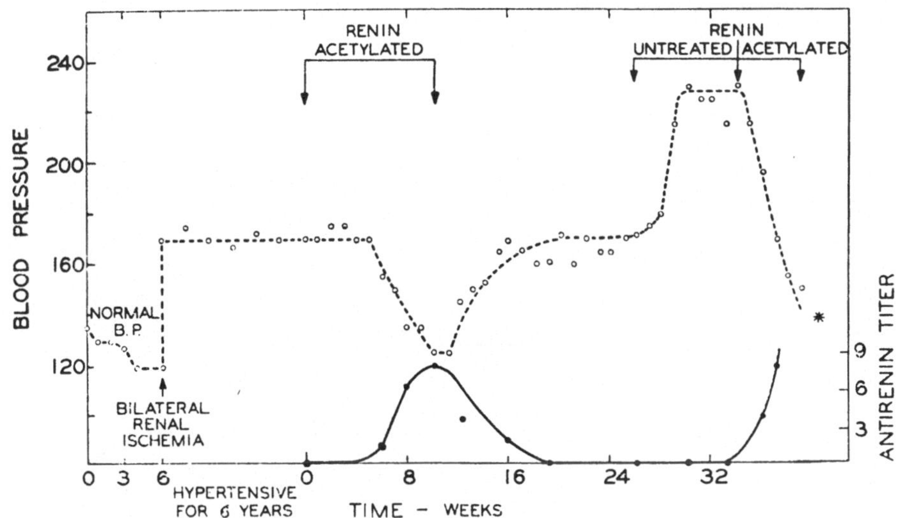

SH. D. Deodhar, E. Haas a. H. Goldblatt: J. Exp.Med. 119, 430 (1964)

Abb. 3. Immunisierung mit acetyliertem Hunde-Renin beim Hund

In gemeinsamen, mit Herrn Professor WOLFF und seinen Mitarbeitern aufgenommenen Versuchen, die zur Herstellung von spezifischen Antiseren gegen Renine aus menschlicher-, Affen- und Hundeniere führen sollen, mit denen wir vor allem versuchen wollen, quantitative Reninbestimmungen durchzuführen, hat ein Vorversuch, bei dem wir mit Schweinerenin beim Kaninchen immunisiert haben, auch zu einem Antiserum geführt, das die enzymatische Aktivität des Renins hemmt. Die im Geldiffusionstest mit diesem Antiserum beobachteten Präzipitationslinien waren aber ausnahmslos gegen Nierenproteine gerichtet, die mit dem Renin nicht identisch sind.

Kürzlich haben LANG, RITZMAN und GREGORY (28) mitgeteilt, daß es ihnen gelungen ist, ein im Geldiffusionstest präzipitierendes Anti-Schweinerenin-Serum zu entwickeln, das wahrscheinlich noch den Nachweis von o,oo3 GOLDBLATT-Einheiten Renin erlaubt.

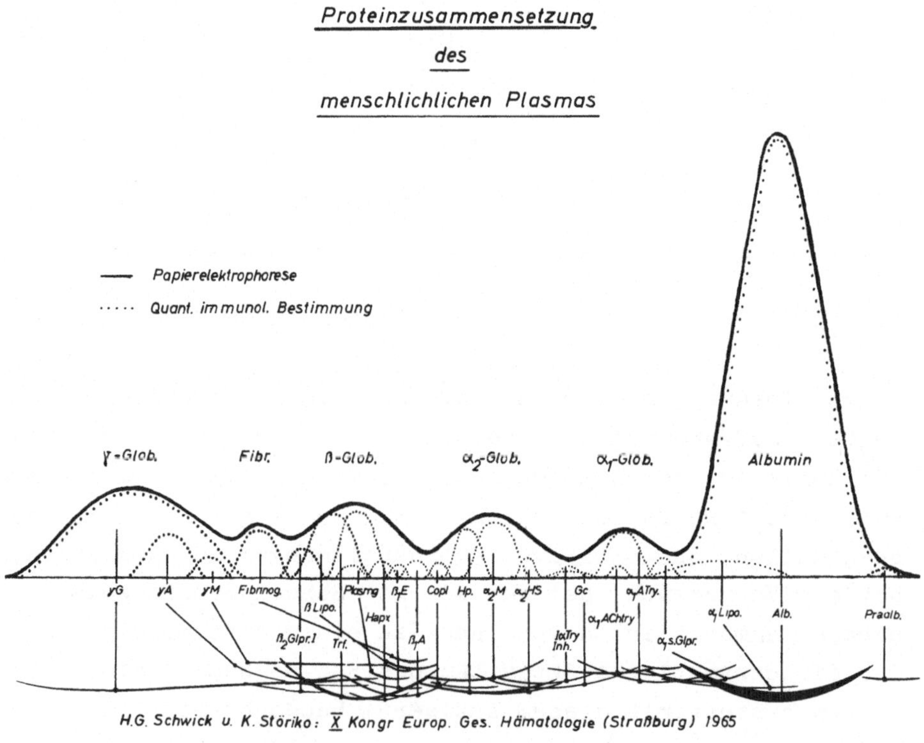

Proteinzusammensetzung des menschlichlichen Plasmas

— Papierelektrophorese
····· Quant. immunol. Bestimmung

H.G. Schwick u. K. Störiko: X Kongr Europ. Ges. Hämatologie (Straßburg) 1965

Abb. 4. Proteinzusammensetzung des menschlichen Plasmas

Natürlich würde ein spezifisch präzipitierendes Antirenin-Serum die quantitative Bestimmung des Renins stark vereinfachen. So können wir mit Hilfe von Präzipitationsmethoden und unter Verwendung spezifischer Antiseren heute bereits

23 verschiedene Serumproteine, darunter einige Enzyme, von denen ein Teil nur in Mengen von 1-2o mg% vorkommen, quantitativ bestimmen (29). (Abb. 4)

In dem von YALOW und BERSON (3o) entwickelten "Immunoassay" haben wir einen Test, mit dem sehr spezifisch und auch mit nicht präzipitierenden Antiseren kleinste Antigenmengen nachgewiesen werden können.

J^{131}-Antigen + Antikörper ⇌ J^{131}-Antigen/Antikörper

+

nicht markiertes Antigen

⇅

Antigen/Antikörper

Abb. 5. Prinzip des "Immunoassay" von YALOW und BERSON

Dieser Test wurde inzwischen mit Erfolg für den Nachweis verschiedener Hormone (31), wie z.B. des Insulins (14) und Wachstumshormons (32), im Serum eingesetzt, wobei noch Mengen in der Grössenordnung von $\frac{2}{1000}\gamma$ Hormon bestimmt werden konnten. Wir werden versuchen, mit spezifischen Renin-Antiseren dieses Prinzip für die quantitative Bestimmung von Renin im Serum zu verwenden.

Literatur

1. HAAS, E., LAMFROM, H. and GOLDBLATT, H.: Isolation and Purification of Hog Renin. Arch.Biochem.Biophys. 42, 368 (1953)

2. HAAS, E. and GOLDBLATT, H.: Studies on Renin. Biochem. Zeitschr. 338, 164 (1953)

3.a) PEART, W.S.: The Renin-Angiotensin-System. Pharmacological Reviews 17, 143 (1965)

3.b) PEART, W.S., Lloyd, A.M., THATCHER, G.N., PAYNE, N., STONE, N. and LEVER, A.F.: Purification of Pig Renin. Biochem. J. 96, 31c (1965)

4. NAIRN, R.C., CHADWICK, C.S. and FRASER, K.B.: Purification of Renin by Electrophoresis, Adsorption and Immunological Methods. Brit. J. Exp. Pathol. 41, 214 (196o)

5. PASSANANTI, G.Th.: The Purification of Renin by use of ion-exchange chromatography. Biochem. et Biophys. Acta 34, 246 (1959)

6. HAAS, E., GOLDBLATT, H. and GIPSON, E.C.: Extraction, Purification and Acetylation of Human Renin and the Production of Anti-Renin to Human Renin. Arch. of Biochem. a. Biophys. 11o, 534 (1965)

7. JOHNSON, C.A. and WAKERLIN, G.E.: Antiserum for renin. Proc. Soc. Exp. Biol. a. Med. 44, 277 (194o)

8. WAKERLIN, G.E. and JOHNSON, C.A.: Reductions in Blood Pressures of Renal Hypertensive Dogs by Hog Renin. Proc. Soc. Exp. Biol. a. Med. 46, 1o4 (1941)

9. JOHNSON, C.A., WAKERLIN, G.E. and SMITH, E.L.: Antirenin. J. of Immunol. 48, 79 (1944)

1o. HELMER, O.M., PEIRCE, J.D. and KOHLSTAEDT, K.G.: Antibodies against Renin and"sustained pressor principle" produces by injections of kidney extracts. J. Lab. Clin. Med. 33, 1484 (1948)

11. CINADER, B.: Immunochemistry of Enzymes in: CINADER, B.: Antibody to Enzymes - A Three-Component System. Anales of the New York Acad. of Sciences 1o3, 495 (1963)

12. SKEGGS, L.T., LENTZ, K.E., HOCHSTRASSER, H. and KAHN, J.R.: The Chemistry of Renin Substrate. Canad. Med. Ass. J. 9o, 185 (1964)

13. GLOBIG, W., MATZELT, D., SCHWICK, H.G. und STÖRIKO, K.: Über die Organ- und Artspezifität von Antikörpern gegen Kaninchen-Muskel-Aldolase. Clin. Chim. Acta: im Druck

14. YALOW, R.S. and BERSON, S.A.: Immunoassay of Insulin in: D. GLICK: Methods of Biochemical Analysis.Interscience Publishers, New York 1964, Vol. XII p. 69

15. WAKERLIN, G.E.: Antibodies to Renin as Proof of the Pathogenesis of Sustained Renal Hypertension. Circulation 17, 653 (1958)

16. HAAS, E., GOLDBLATT, H. and GIPSON, E.C.: A Study of Enzymatic and Antigenic Properties of Renin. J. Immunol. 91, 17o (1963)

17. FRANK, M.H., GRAHAM, L. and WAKERLIN, G.E.: Treatment and prophylaxis of experimental renal hypertension in monkeys with renin and antirenins. Fed. Proc. 15, 66 (1956)

18. FRANK, H.: Renin in experimental renal hypertension in monkeys. Circulation Res. 12, 241 (1963)

19. HELMER, O.M.: Studies on Renin in Antibodies. Circulation 17, 648 (1958)

2o. SCHMID, H.E., GRAHAM, L., BRENNAN, B.B. and WAKERLIN, G.E.: Renin Concentration of Normotensive and Hypertensive Dog Kidney-its Relation to serum Antirenin Titer. Circulation 1o, 696 (1962)

21. GOLDBLATT, H., HAAS, E. and LAMFROM, H.: Antirenin in man and animals. Tr. A. Am. Physicans 64, 122 (1951)

22. GOULD, A.B., SKEGGS, L.T. and KAHN,JR.: The Presence of Renin Activity in Blood Vessels Walls. J. Exp. Med. 119, 389 (1964)

23. HAAS, E. and GOLDBLATT, H.: Antigenicity, Solubility and Chemical Stability of Renin Complexes. J. Immunol. 87, 472 (1961)

24. FRAENKEL-CONRAT, H., BEAN, R.S. and LINEWEAVER, H.: Essential Groups for the Interaction of Ovomucoid and Trypsin, and for tryptic Activity. J. Biol. Chem. 177, 385 (1949)

25. RAM, J.S. and MAURER, P.H.: Immunochemical Studies on some Acetylated Proteins: Acetylated Rabbit Serum Albumin, an Antigen in Rabbits. Arch. Biochem. a. Biophys. 72, 119 (1957)

26. DEODHAR, Sh.D., HAAS, E. and GOLDBLATT, H.: Induced Changes in the Antigenicity of Renin and the Production of Antirenin to homologous Renin and to Human Renin. Canad. Med. Ass. J. 9o, 236 (1964)

27. DEODHARD, Sh.D., HAAS, E. and GOLDBLATT, H.: Production of Antirenin to homologous Renin and its Effect on Experimental Renal Hypertension. J. of Exp. Med. 119, 425 (1964)

28. LANG, P.A., RITZMANN, St. E. and GREGORY, R.L.: Studies on the Immunologic Determination of Renin. Clinic. Res. 13, 52 (1965)

29. SCHWICK, H.G. und STÖRIKO, K.: Ergebnisse der quantitativen immunologischen Bestimmung von Human-Plasmaproteinen. X. Congr. Europ. Gesellsch. f. Haematol., Straßburg, 1965

3o. BERSON, S.A., YALOW, R.S., GLICK, S.M. and ROTH, J.: Immunoassay of Protein and Peptide Hormones in E.B. ASTWOOD and J.C. BECK: Proteins and Polypeptides. Grune a. Stratton Publ., New York, 1964, p. 171

31. WOLSTENHOLME, G.E.W. and CAMERON, M.P.: CIBA Foundation-Colloquia on Endocrinology Immunoassay of Hormones. J. & A. Churchill Ltd., London, 1962

32. GLICK, S.M., ROTH, J., YALOW, R.S. and BERSON, S.A.: Immunoassay of Human Growth Hormone in Plasma. Nature 199, 784 (1963)

Diskussion:

KRAMER: Herr BOHLE hat gezeigt, daß in den von ihm untersuchten Teleostiern, die ja wohl Salzwasserfische gewesen sind, Granula vorhanden sind. Sie haben keine Macula und kein Schleifensystem. Es wurde diskutiert, daß aus diesem Grunde diese Granula gar nichts mit dem Renin zu tun haben. Es wäre aber denkbar, daß die Renin-produzierenden Zellen schon frühzeitig in der Evolution angelegt sind, ohne die umfangreiche Funktion zu besitzen, die man ihnen in der Warmblüterphysiologie zuschreibt. Ich möchte Herrn BOHLE fragen, ob er hierzu etwas sagen kann und, ob er etwas über die Embryologie dieser Zellen weiß. Es ist z. B. notwendig, daß man schon vollkommen entwickelte Nieren haben muß, um einen iuxtaglomerulären Apparat und auch iuxtaglomeruläre Granula zu haben.

BOHLE: Die Seewasserteleostier zeigen tatsächlich besonders zahlreiche Granula in den Epithelzellen der Vasa afferentia, z. T. auch in den vorgeschalteten Arteriolen. Diese Tiere besitzen keine Macula densa.
Seit den immunologischen Versuchen von Frau HARTROFT wird allgemein angenommen, daß diese Tropfen Renin sind. Man darf aber dennoch die sorgfältigen Untersuchungen von BING, der in den subkapsulären Zonen foetaler Nieren, in denen iuxtaglomeruläre Zellen und Granula sicher nicht vorhanden sind, Renin nachweisen konnte, nicht vernachlässigen. Kürzlich haben ENDES u. Mitarb. aus Debrecen bei Vergleichsuntersuchungen keinen Unterschied in der Reninaktivität der Niere zwischen foetalen und erwachsenen Ratten feststellen können. Die foetalen Nieren besaßen keine Granula in den

epitheloiden Zellen. Diese Beobachtungen stimmen uns etwas vorsichtig, zumal wir beim Menschen vergleichbare Sekretgranula nur vereinzelt gesehen haben, und solche Tropfen auch in anderen Zellen vorkommen können, so daß man diese tropfigen Einschlüsse nicht unbedingt als "Sekretgranula", sondern höchstens als "Gebilde, die wie Sekretgranula aussehen", ansprechen kann.

PETERS: Zweifel am Zusammenhang zwischen Granula und der Reninaktivität ergeben sich aus den Untersuchungen an normalen Meerschweinchen, die wir zusammen mit BUCHER und RIEDEL ausführten. Normale Meerschweinchen haben im Cortex etwa 1/4 bis 1/5 der Reninaktivität von Ratten, also wesentlich mehr als Menschen. Sie haben aber keinerlei erkennbare Granula oder Tröpfchen in den epitheloiden Zellen. Wenn man bei normalen Meerschweinchen die Nierenarterie durch eine Klammer einengt, so nimmt - wie bei der Ratte - auf der geklammerten Seite die Reninaktivität stark zu, auf der anderen Seite ab. Auf der geklammerten Seite tauchen dann vereinzelte Granula auf. Es hat also den Anschein, als ob es eine Schwelle der Reninaktivität gäbe, von der ab man etwas sehen kann. Interessant scheint mir die Frage, wo die Reninaktivität unterhalb dieser Schwelle liegt.

HARTROFT: It is difficult to be certain about the absence of iuxtaglomerular granules by conventional microscopy. Have you studied the iuxtaglomerular cells by electron microscopy?

PETERS: Not yet, but it will be done in the next future.

HARTROFT: In our experience, of course, there is a great variation of iuxtaglomerular granules among different species, both in number and size. As you saw in Dr. BOHLE's discussion. the mouse has very large granules whereas in human, for example, they are small and easily missed. By electron microscopy, it should be possible to settle, whether or not the ginea pig has granules. It least they must have iuxtaglomerular cells because their existence has been demonstrated in almost every species studied.

PETERS: There are certainly iuxtaglomerular cells in the ginea pig. The point is, that they do not contain granules or droplets.

HARTROFT: In reference to the other part of your question concerning the embryo kidney, we have not studied the rat embryo. Howewer, in the dog embryo, iuxtaglomerular granules can be demonstrated both in the Bowie and the fluorescent antibody technique, as I described.

THOENES zu BOHLE: Sie zeigten in dem Bereich der Lipofuscindepots homogene Körperchen. In Lipofuscindepots anderer Muskelzellen kommen solch homogene Körperchen desöfteren vor. Es ist also zu fragen, ob sie nicht auch zum Lipofuscin gehören. Würden Sie unter dieser Voraussetzung sagen, daß die menschlichen epitheloiden Zellen im Gegensatz zu denen der Maus etwa frei von Granula sind?

BOHLE: Ich habe mich, wie Sie wohl merkten, bei meinem Vortrag sehr vorsichtig ausgedrückt. Herr SITTE hat elektronenmikroskopisch im Lipofuscin im Uterus, auch in glatten Muskelzellen, ebenfalls solche tropfigen Einschlüsse gesehen, BJOEKERUD, der Lipofuscin am isolierten Material untersucht hat, beschreibt auch innerhalb des Lipofuscin zumindest Vesikel. Ob sie Material enthalten, das dem von uns beobachteten entspricht, weiß ich nicht. Wenn man verschiedene Färbungen anwendet, auch am Gefäßpol der menschlichen Niere, dann sind einige der Granula PAS-positiv, während Lipofuscin PAS-negativ ist. Dagegen sind die anderen Eigenschaften der epitheloiden Zellen, z.B. die positive Esterase-Reaktion oder das Sudan-positive Verhalten mit Eigenschaften des Lipofuscin vereinbar.

ROTTER: Ist die These von der tubulären Reninsekretion eigentlich erledigt oder wird sie noch diskutiert?

BOHLE: Sie wird von BING aufgrund von Reninextraktionsstudien an glomerulumfreien Nierenpräparaten, in denen zwar ein Äquivalent zum Zwischenstück vorhanden ist, bis in die neueste Zeit immer noch behauptet. Daraus würde ich folgern, mich BING anschließend, daß man nicht sagen kann, wenn Renin in der Niere gebildet wird, es wird obligatorisch in den epitheloiden Zellen gebildet. Ich würde vielmehr annehmen, daß es <u>auch</u> in der Macula densa gebildet werden kann, d.h. in dem ganzen Feld am Glomerulum, das ja entwicklungsgeschichtlich gleichzeitig entsteht. Die Macula densa bleibt ja am Gefäßpol. Ich komme zu diesen Überlegungen auch deshalb, weil man gerade im Macula densa-Bereich diese endophytischen Einsprossungen der Tubulusepithelien sieht. FEYRTER hat seinerzeit aufgrund des endophytischen Wachstumstyps, z.B. bei den gelben SCHMIDT'schen Zellen, den inkretorischen Charakter dieser Zellen vorausgesagt, und LEMBECK hat es bestätigt. Er hat ja auch den endokrinen Charakter dieser Epithelsprossen, die zu den BECHER'schen Zellen gehören, behauptet. Dies ist zwar nicht bewiesen, aber ich halte es durchaus für möglich, daß auch von diesen Zellen Renin gebildet wird. Man müsste die BECHER'schen Zellen elektronenmikroskopisch vor allem unter bestimmten Zuständen untersuchen, um festzustellen, ob sich ihr Charakter gegenüber normalen Zwischenstückepithelien ändert und ob Zeichen inkretorischer Aktivität vorhanden sind.

VORLAENDER: Dr. HARTROFT, wie weit sind Ihre Fluoreszenzuntersuchungen über die Lokalisation der Reninbildung wirklich spezifisch? Wenn ich richtig verstanden habe, arbeiten Sie mit Nierenextrakten. Nierenextrakte enthalten nach meiner eigenen Erfahrung mit Immunisierungsversuchen eine ganze Zahl von Antigenen. KAPLAN hat zwei im Bereich der Glomerula lokalisiert. Im Bereich der Tubuli ist eins bekannt, es gibt sicher noch mehr. Es gibt also eine ganze Reihe korrespondierender Antikörper, die mit Reninantikörpern sicher nichts zu tun haben. Wenn wir sicher sein wollen, daß eine Fluoreszenzmarkierung über einen bestimmten Ort der Reninbildung etwas aussagt, müssen wir ein spezifisches Antigen, einen spezifischen Antikörper, haben. Wie sind Ihre Extrakte gereinigt worden und wie sind die verschiedenen korrespondierenden Antikörper voneinander getrennt worden?

HARTROFT: It is true that the renin preparation was not pure. It was partially purified and had a specific activity of about 1o units per mg. When this was injected into dogs, antibodies were of course produced in response to other kidney antigens in addition to renin. But there were several reasons why we could be quite sure that the reaction was actually the renin-antirenin complex and not the result of extraneous antibodies. It cannot be proven with certainity but I think we can be fairly safe in our assumptions. For one thing, the staining satisfies several blocking tests and control serum, also conjugated with fluorescence, does not produce this staining. But probably the best evidence was the type of staining that we got in the hog kidney compared to that in the dog and rabbit. In the hog, there was more background staining, especially in tubules, presumably as the result of non-specific antibodies to dog kidney protein. These antibodies apparently do not react with dog and rabbit kidney, although anti-hog serum reacts with dog and rabbit renin, a well known species cross reaction. This is one illustration that we are dealing with a specific reaction. Another indication was the use of hog kidney powder of low renin content to absorb the antiserum. This procedure eliminated almost all the background staining, that we were getting in the hog, while bright fluorescent staining persisted in juxtaglomerular cells.

THURAU zu BOHLE: Gibt es morphologische Anhaltspunkte, daß die Struktur der Macula densa-Zelle mit Änderung der Salzbelastung des Organismus eine Abwandlung durchmacht? Wie stellen sich die epitheloiden Zellen, die ja sehr unterschiedlich darstellbar sind, bei hoher im Vergleich zu niedriger Salzbelastung dar? Eine zweite Frage: Was ist das Charakteristikum der besonderen Struktur der Macula densa-Zellen im Vergleich zu den anderen Tubuluszellen, die ebenfalls die Tubuluswand an dieser Stelle bilden? Es ist ja nur ein kleines Wandsegment, das als Macula densa-Zelle bezeichnet wird.

BOHLE: Ob sich die Macula densa-Struktur bei unterschiedlicher Salzbelastung ändert, ist meines Wissens bisher nicht untersucht. Es ist auch sehr mühsam, das wirklich verbindlich zu untersuchen. Zur besonderen Struktur der Macula densa gibt es eine Reihe von Untersuchungen. Ich habe ein Bild gezeigt, das mit den bisherigen Befunden nicht übereinstimmt. Ich würde sagen, daß das, was bisher ausgesagt ist, einschl. der eigenen Aussage, nicht allgemein verbindlich ist. Das sind Einzelaufnahmen, die nicht verallgemeinert werden dürfen. Ich hoffe, Herr THOENES ist mit mir einer Meinung. Es wäre zu prüfen, ob sie wirklich mitochondrienärmer sind. Es ist kompliziert, quantitative Aussagen an Ultrastrukturen zu machen. Ob sich die basalen Einfaltungen wirklich so verhalten, wie wir uns das vorstellen, kann ich ebenfalls nicht sagen. Ich finde in der Literatur keine ausreichenden vergleichenden Untersuchungen über die basalen Einfaltungen proximal und distal von der Macula densa.

GROSS zu THURAU: Wir haben in der Macula densa zwar nicht morphologisch, aber histochemisch Unterschiede gefunden, die einem erhöhten oder verminderten Salzangebot parallel gehen: Zusammen mit HESS haben wir beobachtet, daß die Glukose-6-Phosphatdehydrogenase bei hoher Kochsalzzufuhr stark zurückging, während sie bei Salzmangel stark anstieg. Das Enzym verhielt sich also genau so, wie die Zahl der Granula in den iuxtaglomerulären Zellen. Die Glukose-6-Phosphatdehydrogenase ist besonders in der Macula angereichert. Aber wir finden dieselbe parallele Veränderung auch gleichzeitig in anderen Strukturen des Organismus, z.B. in den Ausführungsgängen der Speicheldrüse. Wir haben das auf eine Änderung im Natriumhaushalt zurückgeführt: Bei Retention kommt es zur Verminderung, bei Salzmangel zur Erhöhung dieser Aktivität.

BOHLE zu GROSS: In diesem Zusammenhang ist auch eine soeben beschriebene Arbeit von BING interessant, daß bei der Maus die Renin-Aktivität in den Speicheldrüsen höher ist als in der Niere.

THOENES: Der "Kernreichtum" der Macula densa ist schon lange hervorgehoben worden. Aufgrund eigener Untersuchungen an der Macula densa der Mäuseniere glaube ich sicher sagen zu können, daß dieses Phänomen darauf beruht, daß die Zytoplasma-Masse der Macula-Zelle vergleichsweise klein ist. Dies beruht darauf, daß das Chondriom der Macula-Zellen deutlich kleiner ist als das der übrigen Epithelien im distalen Tubulus. Ausserdem sind die basalen Einfaltungen wesentlich geringer ausgeprägt als sonst im distalen Tubulus.

KRAMER: Ist jemals beobachtet worden, daß ein solches Granulum die Zelle verlässt? Finden sich Beziehungen z.B. zu dem Sekretionsprozeß im Pankreas, wo die Sekretgranula oft als Ganzes sezerniert werden? Ist eine starke Anreicherung von Granula in den epitheloiden Zellen Ausdruck einer maximalen sekretorischen Aktivität oder einer höheren Speicherfähigkeit? Ich meine, das müsste man in Analogie zu anderen sekretorischen Drüsen ermitteln können.

WOLLHEIM: Ich glaube, die Frage von Herrn KRAMER ist sehr wichtig, für uns jedenfalls, die wir funktionell uns um diese Dinge bemühen. Wir haben bisher nach dem Morphologischen keine letzte Evidenz, daß diese Granula nur das Renin bilden. Daß sie es mitbilden, dürfte sicher sein, aber ob sie es allein

sind, die es bilden, ist noch nicht 1oo%ig sicher. Noch weniger ist sicher, daß sie nichts anderes bilden.
Auch die Frage, ob die Anreicherung von Granula Ausdruck einer Hypersekretion oder einer Speicherungsfähigkeit ist, sollte doch geklärt werden.

SITTE: Ich habe nicht gesehen, wie diese Sekretionsprodukte die Zelle verlassen, ich glaube, das darf man auch nicht ohne weiteres erwarten. Wenn der Ausschleusungsprozeß u.U. im Vergleich zum Bildungsprozess relativ kurz sein kann, ist die Wahrscheinlichkeit, daß man ein Granulum austreten sieht, sehr gering. Es ist natürlich auch etwas schwierig, Vergleiche mit den Sekretionsvorgängen im Pankreas vorzunehmen. Ich würde mich nicht ohne weiteres trauen, Analogien herzustellen.

THOENES: Vielleicht sollte man Analogien eher bei echt inkretorischen Zellen suchen. In der Hypophyse kann man in der Tat eine Ausschleusung von kleinen Sekretgranula in das Blut, d.h. zunächst in den subendothelialen Spaltraum und von dort aus in das Blut beobachten. Zur Beziehung zwischen Granula-Gehalt und sekretorischer Leistung einer Zelle kann man vom allgemein-zytologischen Standpunkt aus sagen, daß eine Granula-reiche Zelle speichert, also im Moment vergleichsweise wenig ausschüttet, und daß umgekehrt eine Granula-freie Zelle keineswegs inaktiv sein muß, sondern daß sie ausgesprochen aktiv sein kann. Ein sehr eindeutiger Hinweis ist die Beobachtung, daß sich z.B. an der Pankreaszelle nach Pilocarpin-Gabe praktisch kein Granulum, sondern nur noch ein hochaktives Ergastoplasma findet, während nach Atropin-Gabe,zur Hemmung der Sekretabgabe, die Zellen mit Sekretgranula angefüllt sind.
Ergänzend möchte ich noch sagen, daß wir in degranulierten Zellen auch eine Rückbildung des endoplasmatischen Retikulums finden, und daß man heute wohl nach allen Befunden annehmen darf, daß die Anzahl der Ribosomen, alsodie Anzahl der Ribonukleidpartikel in der Zelle letztlich widerspiegelt, was die Zelle sekretorisch oder überhaupt bei der Proteinbildung der Synthese leisten kann, nicht leisten muß. Wenn kein endoplasmatisches Retikulum mit entsprechendem Besatz an Ribosomen vorhanden ist, dann kann man fast annehmen, daß nicht viel gebildet wird.

HARTROFT: I believe there is a question about which cells are hyperactive and which are underactive. One of the answers was that the number of ribosomes could reflect the activity of the cell, especially protein synthesis. Electron microscopy has helped to settle this problem in other ways also, revealing prominence of GOLGI elements and more variation in structur of secretory granules in iuxtaglomerular cells in conditions associated with hypergranulation. In other words,it is assumed that hypergranulation can be equated to hyperactivity in the case of iuxtaglomerular cells. But this conclusion has to be qualified. It is undoubtedly true in most chronic situations, but acutely, iuxtaglomerular cells may become degranulated under condition of hyperactivity. We demonstrated this a number of years ago in acute sodium deficiency in which degranulation preceeded hypergranulation of iuxtaglomerular cells. This is what you would expect with stimulation of a secretory cell. Other indications of hyperactivity include hyperplasia and metaplasia. The converse follows. Chronic degranulation of iuxtaglomerular cells means depression, as with high salt intake, for example. Again, electron microscopic observations are consistent with this interpretation.

SCHÄFER zu HARTROFT: JOHNSON u. WAKERLIN haben einen Renin-Antikörper beschrieben, der weder agglutinierte noch präzipitierte, und ebenfalls kein Komplement fixieren konnte. Zum Sichtbarmachen von Renin benötigen Sie bei Ihrer Methode im gewissen Sinn eine Präzipitation. Geht diese Präzipitation mit oder ohne Komplementverbrauch einher bzw. fixiert dieses Immunaggregat bei der Anwendung der Sandwich-Technik Komplement? Wenn Sie in diesen Arealen Komplement finden, wäre die Ansicht von Herrn VORLAENDER sehr wahrscheinlich, daß dort tatsächlich noch andere immunologische Reaktionen ablaufen als nur die alleinige Reaktion gegen Renin. Denn jede zellzerstörende Immunreaktion geht ja mit einem Komplementverbrauch einher, wobei das Komplement im Immunpräzipitat fixiert wird. Finden Sie aber kein Komplement in diesen Arealen, dann dürfte Ihre Ansicht wahrscheinlich sein, daß hier lediglich eine Reaktion zwischen Renin und Antirenin stattgefunden hat, die ja kein Komplement verbraucht, da keine Zellzerstörung vonstatten geht.

HARTROFT: I am not sure, how well I can answer this, but I don't think, that the fact that the renin-antirenin complex is not precipitating interferes with the interpretation of the fluorescent antibody technique. It is analogous to localization of insulin in beta-cells of the pancreatic islets by fluorescine labelled anti-insulin.

MERTZ: In welchem Ausmaß haben andere niereneigene Kininhormone vom Typ des Bradykinin oder Kallidin einen Einfluß auf den Sekretionsmodus von Renin, die z.B. auch bei der Sekretion und Funktion der Speicheldrüsen eine Rolle spielen.

WOLLHEIM: Ich habe vor ungefähr 2o Jahren Versuche gemacht, bei denen Kallikrein die Angiotensinbildung nicht hemmte, sondern Renin hat in Gegenwart von Kallikrein Angiotensin gebildet. Das thermostabile Depressin dagegen hat die Bildung gehemmt. Diese Stoffe sind beide in der Niere vorhanden. Das sagt aber nichts über die Sekretion, sondern nur etwas über die Enzym-Substrat-Reaktion aus. Ausserdem sind die Versuche sehr alt. Sie könnten wiederholt werden.

HEINZEL zu SCHWICK: Wir stellten mit einem vergleichsweise sehr unreinen, in Amerika käuflichen Renin-Präparat ein Kaninchen-Antiserum her und sahen an der Heidelberger Kurve, daß es aus einer unendlichen Zahl von Antigenen oder Antigengruppen besteht. Die erste Antigengruppe ergab ein Präzipitat, das nach Lösung in saurem Puffer eine ganz eindeutige Reninwirkung an der Ratte zeigte. Sind wir einem Irrtum anheim gefallen, einer unspezifischen Adsorption oder ist es vielleicht so, wie es vom Insulin bekannt ist, daß ab und zu ein Tier einen präzipitierenden Antikörper bildet?

SCHWICK: Es ist natürlich möglich, daß Sie einen präzipitierenden Antikörper gegen Renin hatten. Der Erfolg solcher Immunisierungen hängt leider noch allzu sehr von Zufälligkeiten ab, insbesondere von der Qualität des zu immunisierenden Tiermaterials. Es muß weiterhin berücksichtigt werden, daß bei stark unspezifischen Präzipitationen eine Copräzipitation von Enzym stattfinden kann.

KURATOWSKA: Dr. HARTROFT, have you some experiences with the ultracentrifugation of the kidney cells? In which subcellular fraction are these secretory granulas spinning down? Are they spinning down with microsomal fraction during the high speed centrifugation in sucrose medium?

HARTROFT: A number of years ago we tried to determine this and found renin in the supernatant after the microsomal fraction was spun down. More recently in SKELTON's laboratory in Buffalo BERNARDIS et al. obtained what they called a liquid pellet by centrifugation at very high speeds. By electron microscopy they were able to identify particles that correlated roughly to the size of subgranules in the iuxtaglomerular granules seen by electron microscopy. Apparently the membrane of the granule is not preserved intact in this procedure.

WOLLHEIM: Ich habe den Eindruck, daß die Referate und die Diskussion uns gezeigt haben, daß eine Reihe von hoffnungsvollen und vielleicht sogar beinahe erfolgreichen Versuchen über die Frage der Lokalisation der Reninbildung vorliegt, daß aber erfreulicherweise die Kritik ebenso rasch fortschreitet. Ein Teil der Forschung auf diesem Gebiet in den ersten 3o oder 25 Jahren ist vielleicht dadurch beschattet worden, daß aus zu wenigen Befunden zu weitreichende Schlüsse gezogen worden sind, und es ist zu wünschen, daß die nächsten 25 Jahre eben haltbare Ergebnisse bringen.

The control of plasma renin concentration

BROWN, J.J., DAVIES, D.L., LEVER, A.F., ROBERTSON, J.I.S.

Introduction

The demonstration that renin and angiotensin are capable of stimulating the production of aldosterone (GENEST et al., 1960; LARAGH et al., 1960; MULROW & GANONG, 1961; CARPENTER et al., 1961; BARTTER et al., 1961; BLAIR-WEST et al., 1962; BROWN et al., 1965a; FRASER et al., 1965a) has provided further support for the suggestion (GROSS, 1958) that the renin-angiotensin system is involved in the control of sodium balance. In such a hypothetical mechanism (Fig. 1), sodium loss leads in some way to an increase in plasma renin concentration. This in turn raises the concentration of angiotensin in blood, stimulates the secretion of aldosterone, and thereby limits the extent of sodium loss.

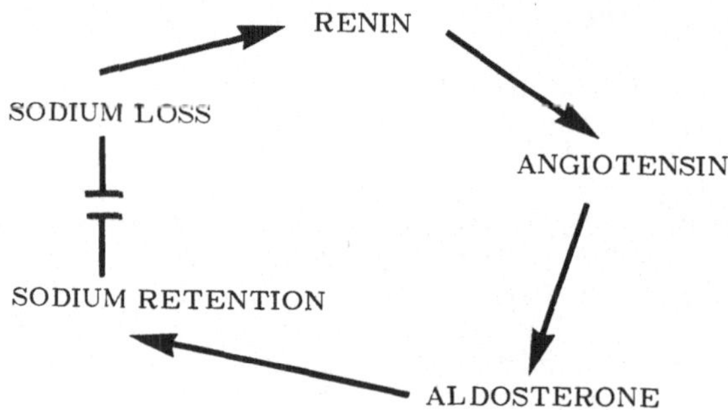

Fig. 1. A hypothetical feedback mechanism by which renin and aldosterone may in part control sodium balance (From GROSS, 1958). Other intra and extrarenal effects of the renin-angiotensin system have not been illustrated.

The present paper is concerned with one aspect of this cycle- the relation between sodium loss and plasma renin concentration.

Changes in plasma renin following sodium loss.

In normal man, restriction of dietary sodium intake leads within three days to a small negative sodium balance and a rise of plasma renin (BROWN et al., 1963a, 1964a).

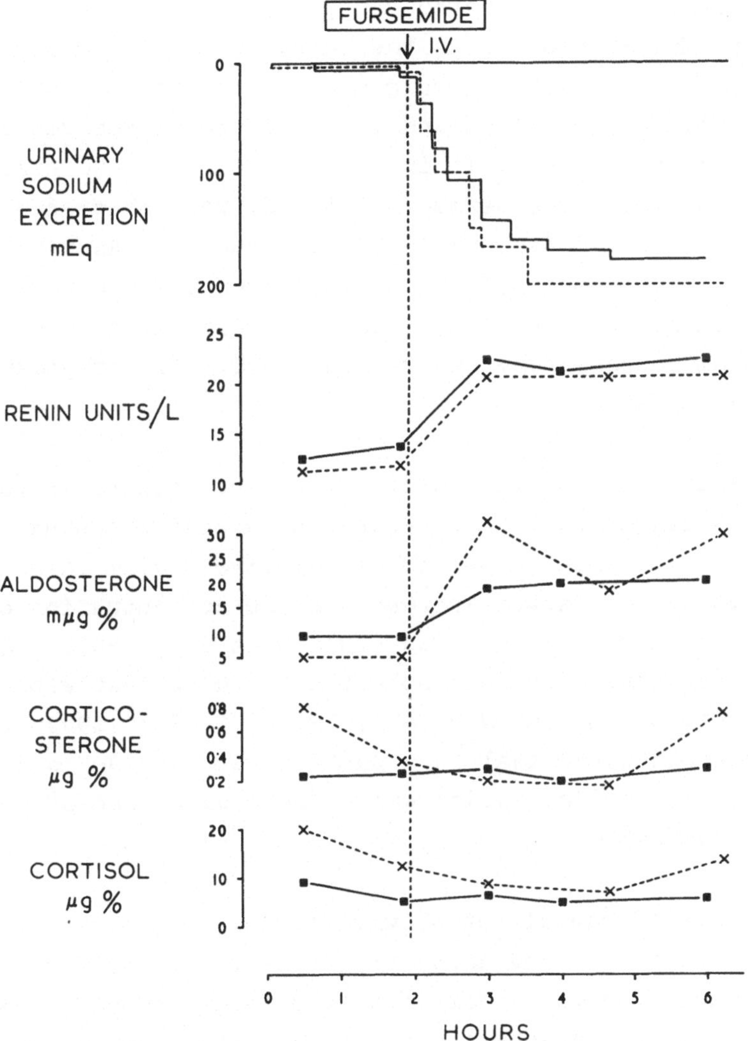

Fig. 2. Changes in sodium balance and in the plasma concentrations of renin, aldosterone, cortisol and corticosterone before and after the intravenous injection of 5o mg of fursemide in two normal subjects.

When sodium loss is induced more rapidly by intravenous fursemide (FRASER et al., 1965a) the rise of plasma renin occurred within one hour (Fig. 2). Plasma aldosterone concentration also increased during the same period. These findings are compatible with the hypothesis (Fig. 1) that negative sodium balance had stimulated the production of renin and that this in turn had led to the increase in aldosterone. Under some circumstances, renin and angiotensin may stimulate the production of cortisol and corticosterone (see discussion by SLATER et al., 1965). It is of interest that the rise of renin in the present experiment (Fig. 2) was associated with changes in aldosterone in the absence of measurable change in either cortisol or corticosterone. The possibility that the unchanging levels of these steroids might have resulted from compensatory changes in A.C.T.H. is at present under investigation.

Plasma renin may also be related to sodium balance in pathological circumstances. In a patient with sodium losing renal disease, for example, a period of negative sodium balance was associated with a marked increase in the concentration of both renin and aldosterone in blood (FRASER et al., 1965b). Similarly, sodium loss induced by spironolactone in a patient with primary aldosteronism (BROWN et al., 1963b, 1964 u. 1965b), and by steroid withdrawal in a patient with ADDISON's disease (BROWN et al., 1963b, 1964c) was followed by a rise of plasma renin concentration.

Whether induced rapidly or slowly, sodium loss can therefore lead in both normal and abnormal states to an increase in plasma renin. The mechanism of this effect, however, remains far from clear. The actual stimulus by which sodium loss produces the change is unknown, as is the site within the juxtaglomerular apparatus at which the stimulus acts (see discussion by BROWN et al., 1964a; THURAU, 1964; LEVER, 1965). Furthermore, it is not certain that the increase in plasma renin is necessarily the result of an increase in its rate of release from the kidney, since the alternative possibility of a reduction in its rate of clearance from blood has not been excluded.

Possible stimuli to the mechanism controlling plasma renin concentration

A <u>Reduction of Plasma or E.C.F. Volume.</u> Early studies of the factors affecting aldosterone secretion (BARTTER et al., 1956) showed that a reduction of plasma or E.C.F. volume was associated with an increase in aldosterone production. These experiments suggested that hypovolaemia might also be a stimulus to renin, particularly as the concentration of renin in plasma is increased in a variety of states where plasma volume is known to be reduced. Such instances include severe haemorrhage (BROWN et al., 1965c), tilting into the upright position (BROWN et al., 1965d), uncontrolled ADDISON's disease (BROWN et al., 1963b, 1964c) and sodium depletion (BROWN et al., 1964a; FRASER et al., 1965).

An inverse relation between plasma volume and plasma renin concentration is not, however, invariable, as both plasma volume (see HYTTEN & PAINTIN, 1963) and renin concentration (BROWN et al., 1963c) are increased during normal pregnancy. The relative reduction of plasma volume which occurs in pre-eclampsia (see MacGILLIVRAY, 1961) moreover, is not associated with the increase in renin that would be anticipated if hypovolaemia were the only stimulus to renin (BROWN et al., 1965e).

B <u>Hyponatraemia.</u> The alternative possibility that hyponatraemia may represent the stimulus to renin is suggested by the inverse relation between plasma renin and plasma sodium concentration in patients with hypertension (BROWN et al. 1965f) and sodium losing renal disease (FRASER et al., 1965b). Hyponatraemia is not, however, invariably associated with an increased plasma renin concentration. For example, in two

Patient	Clinical	ADH Assays+	Plasma Osmolality mOsmols/ KG	Urine Osmolality mOsmols/ Kg	Plasma Sodium mEq/L.	Plasma Renin Units/ Litre
Male 64	Pulmonary opacity	Urine Excretion 55 milli units/24 hrs	1	-	12o	-
			28o	465	124	15
Female 5o	Ca Bronchus with metastases	Urine Excretion 35 milli units/24 hrs	-	54o	133	11,o
	Primary tumour removed		286	6oo	118	14,5
		Plasma 2,5 μUnits/ ml	-	-	12o	15,o
			26o	58o	131	15,o
		Tumour 75 μUnits/ mg dried tissue	-	-	-	1o,o

Table 1.
Data from 2 patients with an inappropriate over secretion of ADH-like material in association in the first case with a probable pulmonary neoplasm and in the second with a histologically confirmed carcinoma of the Bronchus.

+ADH estimations by J. LEE.

patients with an inappropriate release of A.D.H.-like material and probable carcinoma (BROWN et al., 1965g and Table I), normal renin values were found in association with marked hyponatraemia. Conversely, no detectable change in plasma sodium occurred in the experiments where plasma renin concentration rose after fursemide (FRASER et al., 1965a).

C Reduction of Renal Artery Pressure. The observation that renal artery constriction increased both the renin-like activity of renal vein blood (BRAUN-MENENDEZ et al., 1946; SKINNER et al., 1964) and the difference between the concentration of renin in the renal vein and artery (SKINNER et al., 1965) (in the absence, in some experiments, of a major change in renal blood flow) strongly suggests that some haemodynamic factor may affect renin release from the kidney. A way in which a reduction in renal medullary blood pressure may influence the release mechanism has been discussed elsewhere (LEVER, 1965). Changes in blood pressure are not, however, invariably associated with changes in plasma renin, in that both severe hypotension without change in renin, and, the converse situation of an increase in plasma renin without change in blood pressure were encountered in studies of haemorrhage in the dog (BROWN et al., 1965c).

Multiple stimuli or an unidentified common stimulus.

Changes in plasma volume, in plasma sodium concentration and in renal artery pressure can, therefore, be related in individual instances to changes in plasma renin concentration. As has been discussed, however, exceptions to each of these relationships exist. These observations suggest, therefore, either that the renin mechanism is susceptible to multiple stimuli (such as change in plasma volume, plasma sodium or blood pressure) or that some as yet unidentified common stimulus exists.

A widely held view of such a 'common stimulus' derives from

the suggestion of TOBIAN (1960) that the release of renin from the kidney is determined by the degree of stretch of the afferent glomerular arteriole.

An alternative concept has developed from the proposal of GOORMAGHTIGH (1937) that the macula densa might act as a signalling device from the renal tubule to the closely related vascular pole of the glomerulus. Under these circumstances, changes in the molality of sodium concentration at the macula densa might constitute the 'Common stimulus' to the renin release mechanism (see discussion by HESS & GROSS, 1959; FISHER, 1961; LATTA et al., 1962; GUYTON, 1963; BROWN et al., 1964a; THURAU, 1964; VANDER & MILLER, 1964). Changes in the molality or fluid in contact with the macula densa are known to occur during sodium loading (GOTTSCHALK & MYLLE, 1959), a state in which plasma renin concentration has also been shown to change (BROWN et al., 1964a). Generally, however, these theories have little experimental basis, as the necessary measurements of changes of early distal tubular fluid in relation to changes of plasma renin have not been made.

Other actions of the renin angiotensin system.

As has been described, much recent evidence suggests that the renin-angiotensin system is involved in the regulation of sodium balance. It should, however, be emphasized that the earliest observations on renin (TIGERSTEDT & BERGMAN, 1898) were concerned with its powerful pressor effect. The possibility that renin may also be related to the control of blood pressure is not excluded by the demonstration of a close association between sodium balance and plasma renin, particularly as the response of the blood pressure to injected angiotensin varies in relation to sodium or steroid balance (see JOHNSTON & JOSE, 1963; KUCHEL et al., 1964; Ames et al., 1965).

Renin may also subserve some function within the kidney. THURAU (1964) has suggested that glomerular filtration may be influenced by the direct vascular effect of locally released renin, an observation which raises the interesting possibility that renin may act within the kidney close to its site of release, and also as a circulating hormone with effects on aldosterone secretion and possibly vasomotor tone.

References

AMES, R.P., BORKOWSKI, A.J., SICINSKI, A.M. & LARAGH, J.H. (1965): J. Clin. Invest. 44, 1171

BARTTER, F.C., LIDDLE, G.W., DUNCAN, L.E., BARBER, J.K. & DELEA, C. (1956): J. Clin. Invest. 35, 1306

BARTTER, F.C., CASPER, A.G.T., DELEA, C.S. & SLATER, J.D.H. (1961): Metabolism. 10, 1006

BLAIR-WEST, J.R., COGHLAN, J.P., DENTON, D.A., GODING, J.R., MUNRO, J.A., PETERSON, R.E., WINTOUR, M. (1962): J. Clin. Invest. 41, 1606

BRAUN-MENENDEZ, E., FASCIOLO, J.C., LELOIR, L.F., MUNOZ, J.M. & TAQUINI, A.S.: Renal hypertension - Charles C. THOMAS, Springfield

BROWN, J.J., DAVIES, D.L., LEVER, A.F., ROBERTSON, J.I.S. (1963a): Lancet 2, 278

BROWN, J.J., DAVIES, D.L., LEVER, A.F., ROBERTSON, J.I.S. (1963b): Boerhaave Course "Hypertension": Ed. J. de Graeff. pp. 40,44 & 216

BROWN, J.J., DAVIES, D.L., DOAK, P.B., LEVER, A.F. & ROBERTSON, J.I.S. (1963c): Lancet 2, 900

BROWN, J.J., DAVIES, D.L., LEVER, A.F., ROBERTSON, J.I.S. (1964a): J. Physiol. 173, 408

BROWN, J.J., DAVIES, D.L., LEVER, A.F., PEART, W.S. & ROBERTSON, J.I.S. (1964b): Brit. Med. J. 2, 1636

BROWN, J.J., DAVIES, D.L., LEVER, A.F., ROBERTSON, J.I.S. (1964c): Canad. Med. Ass. J. 90, 201

BROWN, J.J., DAVIES, D.L., LEVER, A.F., ROBERTSON, J.I.S. (1965a): C.I.H.T.A. Symposium. Ed. P. Tcherdakoff, Paris

BROWN, J.J., DAVIES, D.L., LEVER, A.F., PEART, W.S. & ROBERTSON, J.I.S. (1965b): J. Endocrinol. 33, 279

BROWN, J.J., DAVIES, D.L., LEVER, A.F., ROBERTSON, J.I.S., VERNIORY, A. (1965c): J. Physiol, in press

BROWN, J.J., DAVIES, D.L., LEVER, A.F., McPHERSON, D. & ROBERTSON, J.I.S. (1965d): Clin. Sci., in press

BROWN, J.J., DAVIES, D.L., DOAK, P.B., LEVER, A.F. & ROBERTSON, J.I.S. (1965e), in press

BROWN, J.J., DAVIES, D.L., LEVER, A.F. & ROBERTSON, J.I.S. (1965 f): Brit. Med. J. 2, 144

BROWN, J.J., DAVIES, D.L., LEVER, A.F. & ROBERTSON, J.I.S. (1965g): J. Endocrinol. 32 v

CARPENTER, C.C.J., DAVIS, J.O., AYERS, C.R. & CASPER, A. (1961): J. Clin. Invest. 4o, 2o26

FISHER, E.R. (1961): Fed. Proc. 2o, 4o4

FRASER, R., JAMES, V.H.T., BROWN, J.J., ISAAC, P., LEVER, A.F. & ROBERTSON, J.I.S. (1965a): To be published

FRASER, R., JAMES, V.H.T., BROWN, J.J., DAVIES, D.L., LEVER, A.F., ROBERTSON, J.I.S. (1965b): To be published

GENEST, J., KOIW, E., NOWACZYNSKI, W. & SANDOR, T. (196o): Acta Endocr.(Kbh). Supp. 51. p. 173

GOORMAGHTIGH, N. (1937): C.R. Soc. de Biol. 124, 293

GOTTSCHALK, C.W. & MYLLE, M. (1959): Amer. J. Physiol. 196, 927

GROSS, F. (1958): Klin. Wschr. 36, 693

GUYTON, A.C. (1963): The physiologist. 6, 194

HESS, R. & GROSS, F. (1959): Amer. J. Physiol. 197, 869

HYTTEN, F.E. & PAINTIN, D.B. (1963): J. Obstet. Gynaec. Brit. Comm. 7o, 4o2

JOHNSTON, C.I. & JOSE, A.D. (1963): J. Clin. Invest. 42, 1411

KUCHEL, O., HORKY, K., PAZOUREK, M., GREGOROVA, I. (1964): Lancet. 2, 1316

LARAGH, J.H., ANGERS, M., KELLY, W.G. & LIEBERMAN, S. (196o): J. Amer. Med. Assoc. 174, 234

LATTA, H., MAUNSBACH, A.B. & COOK, M.L. (1962): J. Ultrastructure Res. 6, 547

LEVER, A.F. (1965): Acta Med. Scand. Sup. 434

MacGILLIVRAY, I. (1961): Water & Electrolyte Metabolism. p. 124. Ed. Stuart, C.P., Strengers, T. Amsterdam

MULROW, P.J. & GANONG, W.F. (1961): Yale J. Biol. Med. 33, 386

SKINNER, S.L., McCUBBIN, J.W. & PAGE, I.H. (1964): Circulat. Res. 15, 522

SKINNER, S.L., BROWN, J.J., DAVIES, D.L., LEVER, A.F. & ROBERTSON, J.I.S. (1965): To be published

SLATER, J.D.H., BARBOUR, B.H., HENDERSON, H.H., CASPER, A.G.T. & BARTTER, F.C. (1965): Clin. Sci. 28, 219

THURAU, K. (1964): Amer. J. Med. 36, 698

TIGERSTEDT, R. & BERGMAN, P. (1898): Skand. Arch. Physiol. 8, 223

TOBIAN, L. (1960): Ann. Intern. Med. 52, 395

VANDER, A.J. & MILLER, R. (1964): Amer. J. Physiol. 207, 537

Das Renin-Angiotensin-System

KRÜCK, F.

Probleme und Theorien der naturwissenschaftlichen Forschung sind dauerndem Wandel und Fortschritt unterworfen. Die Entwicklung neuer Methoden gestattet eine zunehmende Präzisierung der Fragestellungen, die ihrerseits wiederum zur Vervollkommnung der Theorien führen kann.

Dies trifft in besonderem Maß auch für das Renin-Angiotensin-System zu. 1898 erstmals als Blutdruck-steigernde Substanz von TIGERSTEDT und BERGMANN (59) nachgewiesen, in der Folgezeit zunächst wenig beachtet, gewann Renin vor 3o Jahren sehr stark an Interesse, als es GOLDBLATT (24) und auch der VOLHARD'schen Schule (29) gelang, durch Drosselung der Nierenarterie experimentell eine Hypertension zu erzeugen, die durch ein vermehrtes Auftreten von Renin gekennzeichnet zu sein schien (27, 56). Man glaubte nun, den für die klinische Betrachtung so wichtigen Schlüssel der Hochdruckkrankheit gefunden zu haben.

Bald aber meldeten sich Zweifel an der Identität zwischen Renin-Hypertension und dem klinischen Bild der renalen Hypertension (58), die so berechtigt erschienen, daß wir heute erneut nach der Bedeutung des in der Niere gebildeten Enzyms Renin fragen müssen.

Uns Kliniker interessiert natürlich in erster Linie, ob sich mit dem Renin-Angiotensin-System bestimmte Krankheitseinheiten verbinden lassen. Dabei bieten sich zwei verschiedene Möglichkeiten der Beantwortung an: Einmal die Beurteilung der Aktivität des endogenen Systemes unter definierten Bedingungen, die lange Zeit wegen des Fehlens geeigneter Methoden sehr erschwert war; zum anderen die Beobachtung der Reaktionen des Organismus auf exogene Applikation der Stoffe, die seit der Entwicklung synthetischer Angiotensine auf breiterer Basis möglich wurde. Diese zweite Betrachtungsweise muß ebenfalls der endogenen Aktivität Rechnung tragen, wenn Fehlbeurteilungen vermieden werden sollen. Unter diesen Voraussetzungen ist auch sie geeignet, richtungweisende Aufschlüsse zu geben.

Die einzige Eigenschaft des Renin, die als sicher nachgewiesen bezeichnet werden kann, ist der proteolytische Effekt:

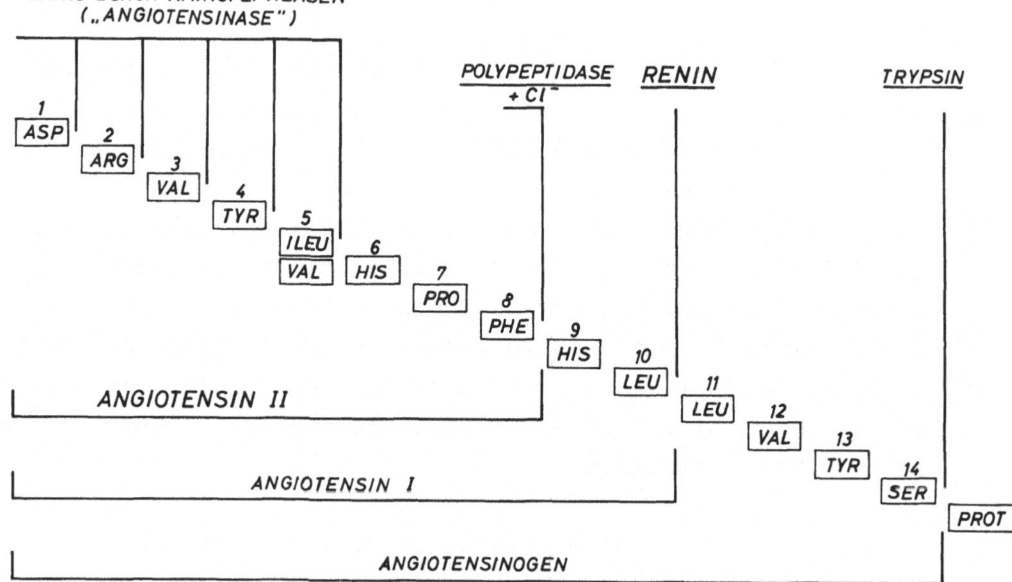

Abb. 1. Freisetzung von Angiotensin I aus Angiotensinogen durch Renin; Bildung von Angiotensin II durch "Converting encyme"; Abbau von Angiotensin II durch Angiotensinase.

Renin wirkt auf ein in der Leber gebildetes Polypeptidsubstrat, das der α-2-Globulin-Fraktion des Plasma angehört, und es setzt das Dekapeptid Angiotensin I frei. Mit Hilfe eines durch Chlorid aktivierten "converting encyme" (57) entsteht durch Abspaltung eines Dipeptides das biologisch aktive Angiotensin II, das seinerseits wiederum durch Aminopeptidasen ("Angiotensinase"), die das Molekül von der anderen Seite her angreifen, unwirksam gemacht wird. Alle weiteren peripheren Effekte, die unter dem Einfluss von

Renin auftreten, lassen sich durch Angiotensin II erzeugen. Zwischen beiden Substanzen besteht eine gekreuzte Tachyphylaxie (4).

Am längsten bekannt ist die Beobachtung, daß Renin - auf dem Weg über Angiotensin II - zu einer Zunahme des Gefäßtonus ("Angiotonin", 47) und somit zum Anstieg des Blutdruckes ("Hypertensin", 8) führen kann. Es hat sich aber herausgestellt, daß durch diesen Vorgang allein nicht alle Auswirkungen des Systems auf den Organismus erklärt werden können. So muß ausserdem noch eine mögliche Beeinflussung des Natriumtransportes der Tubuluszelle und der Aktivität der Nebennierenrinde diskutiert werden.

Die Vasoaktivität des Hormones, die sich von einer Schwellendosis an am Blutdruckanstieg erkennen läßt, hat Ähnlichkeit mit der des Noradrenalins. Sie ist jedoch je nach Spezies 3-1o mal stärker, wenn auch der Anstieg etwas langsamer eintritt und die Rückkehr zum Ausgangswert nach Absetzen etwas länger dauert.

Trotz anscheinender Unterschiede lassen sich aber auch enge Beziehungen zwischen dem Renin-Angiotensin-System und der endogenen Aktivität der Katecholamine erkennen: So führen z.B. sympathomimetische Reize, wie Tyramin, Ganglienstimulantien, teilweise auch Carotisverschluß zu einer stärkeren Freisetzung von Katecholaminen, wenn der Organismus unter dem Einfluß von Angiotensin steht. Dieser Effekt bleibt nach Ganglienblockade aus und hängt somit von einem intakten Sympathikussystem ab (43).

Bereits in minimalen Dosen kann Angiotensin spezifische Adrenalinwirkungen imitieren (39), die ebenfalls nicht auslösbar sind, wenn die Nebenniere entfernt wird.

Die daraus resultierende Frage, ob nicht auch die Gefäß-tonisierenden Effekte des Angiotensin durch Vermittlung der Katecholamine zustande kommen können, gab einer unserer Arbeitsgruppen Veranlassung, die Auswirkungen des synthetischen Oktapeptides auf den Noradrenalingehalt der Gefäßwand zu untersuchen (2o): Dabei zeigt sich, daß ein Bespülen der Gefäßwand mit Angiotensin in vitro ($1o^{-7}$ g/ml; 2 ml/min bei 37° über 2 Std.) den Noradrenalingehalt des Gefäßhomogenates um 46,7% signifikant herabsetzt.

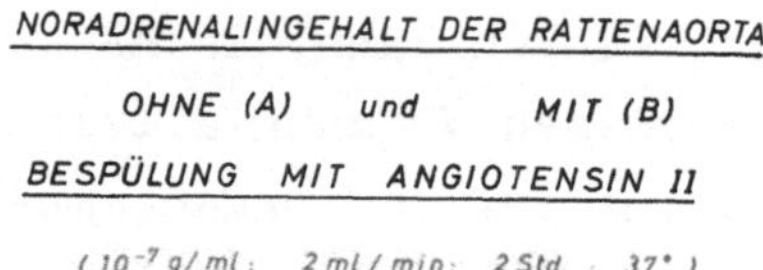

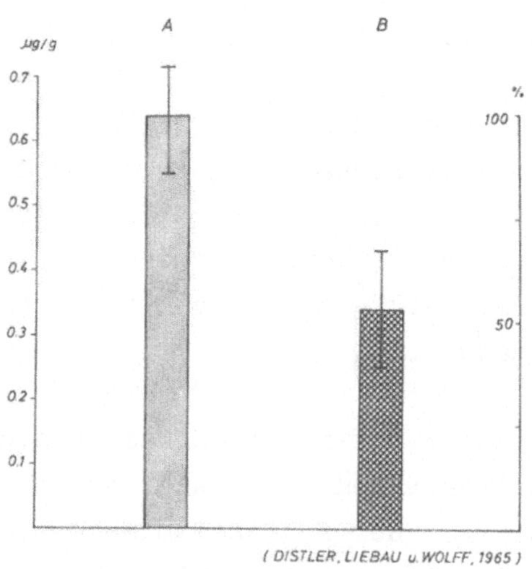

Abb. 2. Noradrenalingehalt der Rattenaorta ohne und mit Bespülung mit Angiotensin II
DISTLER u. Mitarb., 1965

Die wiederholte Angiotensineinwirkung auf die Gefäßpräparate bedingt ausserdem eine exponentielle Abnahme der Kontraktionsfähigkeit, als deren Ursache sich ebenfalls die dargestellte Verminderung des Noradrenalingehaltes diskutieren läßt, da die Wiederauffüllung der Katecholaminspeicher den Gefäß-tonisierenden Angiotensineffekt wiederherstellt.

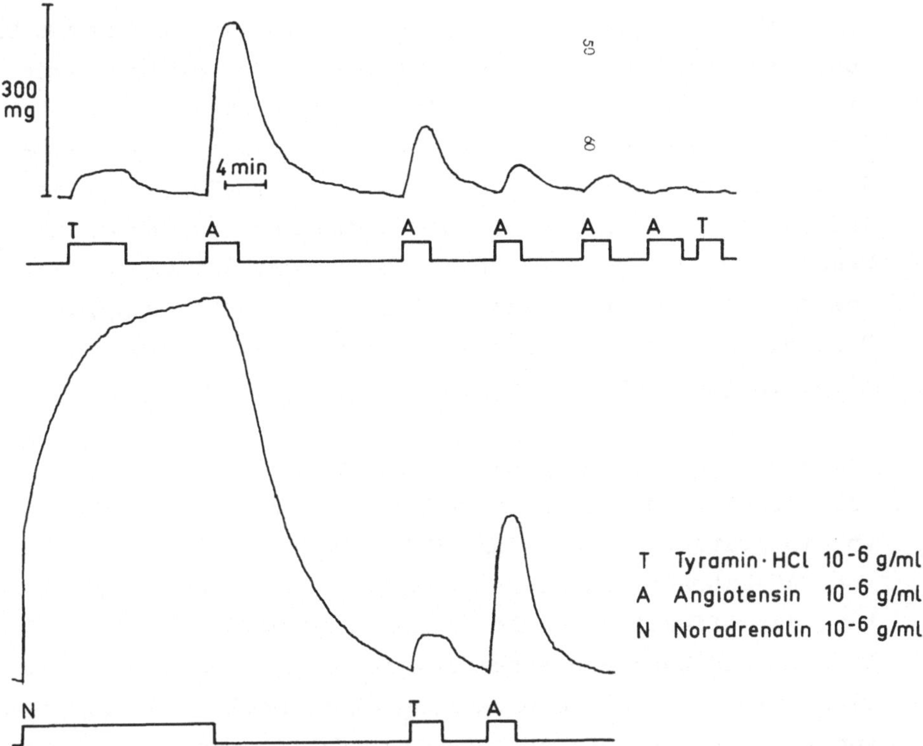

Abb. 3. Abnahme der Kontraktionsfähigkeit des isolierten Gefäßpräparates bei wiederholter Angiotensineinwirkung (A). Nachweis der gekreuzten Tachyphylaxie zwischen Angiotensin und Tyramin (T). Wiederherstellung des Angiotensineffektes durch Auffüllung der Katecholaminspeicher (N). DISTLER u. Mitarb., 1965

Die Ergebnisse lassen daran denken, daß Angiotensin eine Freisetzung von Katecholaminen bewirken kann, und daß möglicherweise die Gefäßwirkung des Oktapeptids wenigstens zum Teil durch Noradrenalin vermittelt wird, zumal Cocain die Wirkung von Angiotensin am Gefäß-Streifen verhindert und sich eine gekreuzte Tachyphylaxie zwischen Angiotensin und Tyramin nachweisen läßt.

Diese Befunde gewinnen an besonderer Bedeutung im Hinblick auf die klinische Beobachtung, daß bei Natriummangel (3), bei chronischer Nebennierenrindeninsuffizienz (33), aber auch (35) bei Leberzirrhose, bei nephrotischem Syndrom und schwerer cardialer Dekompensation (32) der pressorische Effekt exogener Angiotensindosen häufig abgeschwächt ist. Der gemeinsame Nenner dieser Zustände ist eine gesteigerte Aktivität des endogenen Renin-Angiotensin-Systems, dem Änderungen im Haushalt und der Verteilung von Natrium und Wasser zugrunde liegen. Es erscheint der Schluß berechtigt, daß die Abnahme des Pressoreffektes durch tachyphylaktische Vorgänge bedingt ist, zumal der der Katecholamine meist nicht in gleichem Maße verringert ist.

Von den Gefäßwirkungen wird auch die renale Haemodynamik betroffen: Unter der Einwirkung von Angiotensin gehen Filtrationsrate und - wie JAHNECKE u. Mitarb. (31) an Hand von PAH-Extraktionsuntersuchungen am Menschen zeigen konnten, der effektive renale Plasmastrom zurück. Da die Elektrolyt- und Wasserausscheidung durch diese Grössen beeinflußt wird, ist die Beurteilung einer möglichen Auswirkung von Angiotensin auf den tubulären Natriumtransport wesentlich erschwert.

Untersuchungen an isolierten Nierenschnitten (4o), eindeutiger noch die Beobachtung der Okklusionszeit am Tubulus der Rattenniere (41) machen eine Verringerung der tubulären Natrium-Reabsorption durch Angiotensin wahrscheinlich. Auch in Stop-Flow-Untersuchungen an Hund (6o) und Mensch (31) kommt dieser Effekt zum Ausdruck. Es liegt daher Grund zur Annahme vor, daß die Abnahme des Urinvolumens und der Natriumausscheidung an Normotensiven unter Angiotensin, die von BOCK u. Mitarb. (1958) (5, 6), von PEART (1959) (48) und GENEST u. Mitarb. (1961) (23) beschrieben wurde, einen globalen Effekt darstellt, der z.T. durch Änderungen der renalen Haemodynamik mit beeinflußt ist, zumal selbst nur mäßige Senkungen der Filtrationsrate zu einem unverhältnismäßig starken Abfall der Natriumausscheidung führen können (44, 54).

Im Gegensatz dazu kommt es bei Hochdruckpatienten unter Angiotensin zur Natriurese und Diurese (21), selbst (9) dann, wenn die Filtrationsrate unverändert bleibt oder sogar abfällt. Wenn der Blutdruck normalisiert wird, verschwindet allmählich diese natriuretische Angiotensinwirkung.

Dabei drängt sich die Frage auf, ob diese Diskrepanz im Verhalten der renalen Natriumausscheidung einen unterschiedlichen Perfusionsdruck mit Änderungen der Nierenmarkdurchblutung und somit auch des Natriumtransportes zur Ursache haben könnte (55). Im akuten Versuch gelingt es aber DENGLER u. Mitarb. (17) (1965) nicht, bei mäßiger artifizieller Blutdrucksteigerung an Gesunden durch Angiotensin eine Natriurese zu erzeugen.

Umgekehrt ist zu beobachten, daß bei Hypertension durch einseitige Nierenarterienstenose nicht nur die dem hohen Druck ausgesetzte kontralaterale, sondern auch die erkrankte Niere, bei der der Druck distal der Stenose häufig normal ist, unter Angiotensin ebenfalls mit Natriurese reagieren kann (1o). Überdies geht aus Befunden von del GRECO (25) hervor, daß Angiotensin selbst bei Hochdruckpatienten zur Natrium-Retention führt, wenn eine negative Natriumbilanz induziert wird.

Da der natriuretische Effekt des Angiotensin aber nicht nur auf den Hochdruck beschränkt ist, sondern z.B. auch Ascites auftritt, müssen andere Ursachen in Frage kommen. Er kann auch nicht unbedingt artspezifisch sein; denn sowohl Retention (51, 53) als auch Mehrausscheidung von Natrium (26, 3o, 6o, 61) sind je nach Versuchsbedingungen am gleichen Tier bekannt. So führt zum Beispiel Angiotensin in Untersuchungen von PETERS (49) an normal ernährten wachen Ratten ohne Hochdruck während einer ziemlich raschen Kochsalzinfusion zur Diurese und vermehrten Natriumausscheidung. Der Effekt geht verloren, wenn die Tiere adrenalektomiert werden; er stellt sich nach Gaben von Nebennierenrindensteroiden wieder ein

(5o). In unseren eigenen Versuchen an natriumverarmten wachen Ratten, die sich während einer isotonen Mannitolinfusion und bei gleichzeitiger Gabe von Aldosteronantagonisten im Flüssigkeitsgleichgewicht befinden, bewirkt dagegen eine Angiotensin-Infusion keine Natriurese, sondern einen initialen Abfall der Natriumausscheidung, der etwas grösser ist als die gleichzeitig einsetzende Abnahme der Filtrationsrate (34).

RENALE WIRKUNGEN VON ANGIOTENSIN II AN DER Na^+- VERARMTEN RATTE

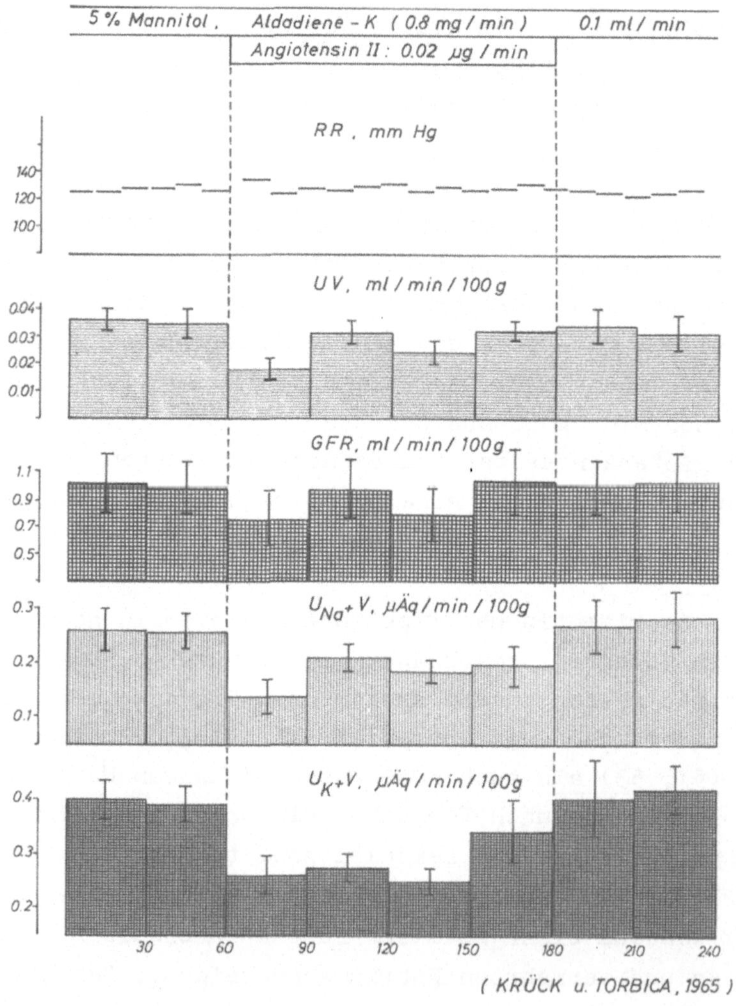

Abb. 4. Renale Wirkungen von Angiotensin II an der natriumverarmten Ratte. KRÜCK u. TORBICA, 1965

Wenn in der Vorperiode statt Mannitol isotone Kochsalzlösung infundiert wird, kommt bei gleichbleibender Filtrationsrate ein leichter natriuretischer Effekt zustande, der allerdings nicht angedeutet so ausgeprägt ist wie in den Beobachtungen von PETERS (49) oder von LARAGH (7), denen eine stark positive Natriumbilanz vor der Angiotensininfusion zugrunde liegt.

Infusionen mit isotoner Kochsalzlösung können zwar als solche schon, unabhängig von Änderungen der Filtrationsrate, die fraktionale Natrium- und Wasserreabsorption im proximalen Tubulus senken (19). Es muß daher gefragt werden, ob dem Angiotensin ein zusätzlicher Effekt auf den tubulären Natriumtransport zukommt.

Aufgrund der eigenen Befunde und der Auswertung der Ergebnisse verschiedener Arbeitsgruppen glauben wir uns zu dem Schluß berechtigt, daß die Reaktion des Nephron auf exogene Angiotensingaben weitgehend durch den Status des Natriumhaushaltes in der Vorperiode unddamit auch durch die endogene Renin-Angiotensin-Aktivität determiniert wird: Zustände mit positiver Natriumbilanz, zu denen auch Hochdruck (12) und Oedemkrankheiten zu rechnen sind, reagieren auf Angiotensin mit Natriurese, während bei negativer Natriumbilanz der Haupteffekt in einer Natriumretention liegt, der aber wahrscheinlich durch die Haemodynamik mitbedingt ist. Die Retention verstärkt sich mit Zunahme des Natriummangels; denn es geht aus Befunden von LARAGH u. Mitarb. (37) hervor, daß gesunde Versuchspersonen bei Natriumentzug mit einem relativ stärkeren Rückgang der Natriumausscheidung reagieren als bei normaler Kost.

Die enge Beziehung zwischen Natriumhaushalt und Nebennierenrinde veranlasste GROSS (28) bereits 1958 - die gleiche Vermutung klingt auch bei BOCK (5) u. Mitarb. an - zu der Hypothese, daß dem Renin-Angiotensin-System eine regulierende Funktion auf die Aldosteronsekretion zukommen könne, zumal schon seit 1951 bekannt war, daß die Verabreichung von Reninpräparationen zu einer Verbreiterung der Zona glomerulosa führt (16, 52).

Bald darauf konnte gezeigt werden, daß der aldosteronotrope Effekt einer akuten Verkleinerung des intra-vaskulären Volumens durch Blutentzug beim hypophysektomierten Hund ausbleibt (13), wenn die Nieren entfernt werden. Er tritt sofort wieder ein, wenn Nierenrindenextrakte, Renin oder Angiotensin injiziert werden (2, 11, 14, 15, 45, 46). Eine passive Immunisierung mit Antirenin-haltigem γ-Globulin der gleichen Spezies beeinflußt am Hund die Aldosteronsekretion nur nach Natriumentzug, hat aber keine Wirkung auf die Aldosteron-Basalsekretion an normal ernährten Tieren (38).

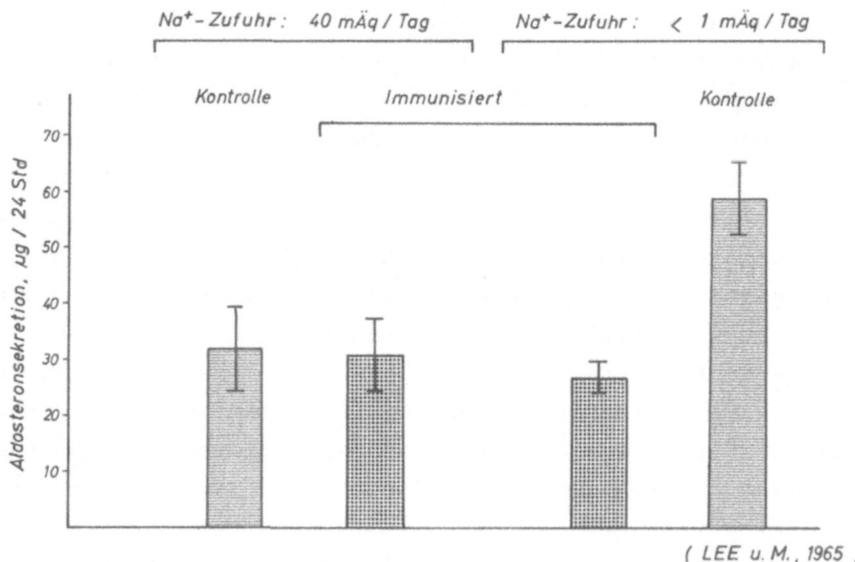

Abb. 5. Aldosteron-Sekretionsrate während passiver Immunisierung mit Antirenin beim Hund.
LEE u. Mitarb., 1965

In enger Anlehnung an die Pressorwirkung (1) steigern intravenöse Angiotensingaben auch beim gesunden Menschen Ausscheidung (22) und Sekretion (36) von Aldosteron in gleicher Weise wie im Experiment nach akutem Blutverlust. Bei Natriummangel und bei Leberzirrhose, bei denen die Basalsekretion von Aldosteron bereits erhöht ist, sind die gleichen Angiotensindosen viel weniger wirksam (1).

Daraus kann man vorsichtig schließen, daß dem Renin-Angiotensin-System unter den geschilderten Umständen eines Natrium- oder Volumen-Mangels eine Regulationsfunktion auf die Aldosteronsekretion zukommt. Allerdings müssen darüber hinaus noch extrarenale Steuerungsfaktoren vorliegen; denn andere aldosteronotrope Reize, z.B. intrazelluläre Elektrolytverschiebungen, können trotz Entfernung der Nieren wirksam bleiben (18). Das Renin-Angiotensin-System ist somit eine von mehreren Möglichkeiten zur Regulation der Sekretion des Mineralocorticoids unter bestimmten Voraussetzungen.

In welchen biochemischen Vorgang der Steroidsynthesekette jedoch Angiotensin unter diesen Umständen fördernd eingreift, muß noch offen bleiben. Im Gegensatz zu ACTH läßt sich durch Angiotensin in vitro nach Ergebnissen von LOMMER und WOLFF (42) (1965) keine signifikante Beeinflussung der Aldosteronsynthese bei Inkubation mit den Radiopräkursoren C^{14}-Cholesterin und C^{14}-Progesteron nachweisen. Eine Einwirkung in Synthesebereiche vor der Cholesterinbildung oder auf Synthesewegen, die unter Umgehung von Cholesterin und Progesteron direkt zu den Corticosteroiden führen, ist jedoch nicht auszuschließen.

Aus der Gesamtheit der neueren Untersuchungen läßt sich folgern, daß das Renin-Angiotensin-System eine Rolle bei der Konstanthaltung der Natrium- und Flüssigkeitshomoiostase des Organismus spielt: Ob seine Bedeutung aber nur in einer kompensatorischen Anpassung als Reaktion auf bereits vorhandene Störungen besteht, oder ob es selbst zu einem für den

Kliniker wichtigen pathogenetischen Prinzip werden kann, muß noch dahin gestellt bleiben.

Literatur

1. AMES, R.P., BORKOWSKI, A.J., SICINSKI, A.M. and LARAGH, J.H.: Prolonged infusions of angiotensin II and Norepinephrine and blood pressor, electrolyte balance and aldosterone and cortisol secretion in normal man and in cirrhosis with ascites. J. Clin. Invest. 44, 1171 (1965)

2. BARTTER, F.C., CASPER, A.G.T., DELEA, C.S. and SLATER, J.D.H.: On the role of the kidney in control of adrenal steroid production. Metabolism 1o, 1oo8 (1961)

3. BLAIR-WEST, J.R., COGHLAN, J.P., DENTON, D.A., GODING, J.R., MUNRO, J.A. and WRIGHT, R.D.: The reduction of the pressor action of angiotensin II in sodium-deficient conscions sheep. Austral. J. Exp. Biol. Med. Sci. 41, 369 (1963)

4. BOCK, K.D. and GROSS, F.: Renin and angiotensin tachyphylaxis. Circulat. Res. 9, 1o44 (1961)

5. BOCK, K.D. und KRECKE, H.J.: Die Wirkung von synthetischem Hypertensin II auf die PAH- und Inulin-Clearance, die renale Hämodynamik und die Diurese beim Menschen. Klin. Wschr. 36, 69 (1958)

6. BOCK, K.D., DENGLER, H., KRECKE, H.J. und REICHEL, G.: Untersuchungen über die Wirkung von synthetischem Hypertensin II auf Elektrolythaushalt, Nierenfunktion und Kreislauf beim Menschen. Klin. Wschr. 36, 8o8 (1958)

7. BORKOWSKI, A.J., HOWARDS, S.S., LARAGH, J.H.: Angiotensin and electrolyte excretion in renovascular hypertension. Am. J. Physiol. 2o8, 1o87 (1965)

8. BRAUN-MENENDEZ, E., FASCIOLO, J.C., LELOIR, L.F. and MUNOZ, J.M.: Substance causing renal hypertension. J. Physiol. 98, 283 (194o)

9. BROWN, J.J. and PEART, W.S.: The effect of angiotensin on urine flow and electrolyte excretion in hypertensive patients. Clin. Sci. 22, 1 (1962)

1o. BROWN, J.J., MATTHEW, G.K. and ROBERTSON, J.I.S.: The effect of angiotensin on the function of the separate kidneys in patients with unilateral renal artery stenosis. Clin. Sci. 26, 381 (1964)

11. CARPENTER, C.C.J., DAVIS, J.O. and AYERS, C.R.: Relation of renin, angiotensin II and experimental renal hypertension to aldosterone secretion. J. Clin. Invest. 4o, 2o26 (1961)

12. DAHL, L.K., SMILAY, M.G., SILVER, L. and SPRARAGEN: Evidence for a prolonged biological half-life of Na^{22} in patients with hypertension. Circulat. Res. 1o, 313 (1962)

13. DAVIS, J.O.: Symposion on aldosterone 1st Int. Congr. Endocrinol. (Copenhagen),196o

14. DAVIS, J.O., AYERS, C.R. and CARPENTER, C.C.J.: Renal origin of an aldosterone-stimulating hormone in dogs with thoracic caval constriction and in sodium depleted dogs. J. Clin. Invest. 4o, 1466 (1961)

15. DAVIS, J.O., CARPENTER, C.C.J., AYERS, C.R., HOLMAN, J.E. and BAHN, R.C.: Evidence for secretion of an aldosterone-stimulating hormone by the kidney. J. Clin. Invest. 4o, 684 (1961)

16. DEANE, H.W. and MASSON, G.M.C.: Adrenal cortical changes in rats with various types of experimental hypertension. J. Clin. Endocrin. 11, 193 (1951)

17. DENGLER, H.J., KRECKE, H.J. und BUSCH, G.: Die Wirkung einer kombinierten Infusion von L-Noradrenalin und Angiotensin II auf die renale Wasser- und Elektrolytausscheidung. Beitrag zum Wirkungsmechanismus des Angiotensin bei Hypertension. Klin. Wschr. 43, 3oo (1965)

18. DENTON, D.A.: Angiotensin, electrolytes and aldosterone. Austral. Ann. Med. 13, 121 (1964)

19. DIRKS, J.H., CIRKSENA, W.J. and BERLINER, R.W.: The effect of saline infusion on sodium reabsorption by the proximal tubule of the dog. J. Clin. Invest. 44, 116o (1965)

2o. DISTLER, A., LIEBAU, H. and WOLFF, H.P.: Action of angiotensin on sympathetic nerve endings in isolated blood vessels. Nature (London) 2o7, 764 (1965)

21. DUSTAN, H., NIJENSOHN, C. and CORCORAN, A.C.: Natriuretic-diuretic effect of angiotonin in essential hypertension. J. Clin. Invest. 34, 931 (1955)

22. GENEST, J., KOIW, E., NOWACYNSKI, W. and SANDOR, T.: Large spectrum of adrenocortical hormones in urines of normal subjects and hypertensive patients (abstr.). Circulation 2o, 7oo (1959)

23. GENEST, J., BIRON, P., KOIW, E., NOWACZYNSKI, W., CHRETIEN, M. and BOUCHER, R.: Adrenocortical hormones in human hypertension and their relation to angiotensin. Circulat. Res. 9, 775 (1961)

24. GOLDBLATT, H., LYNCH, J., HANZAL, R.F. and SUMMERVILLE, W.W.: Studies on experimental hypertension: I. The production of persistant elevation of systolic blood pressure by means of renal ischemia. J. exp. Med. 59, 347 (1934)

25. del GRECO, F.: Effects of Valine-5-angiotensin on excretion of water and salt in primary and secondary hypertension. Proc. Soc. Exp.Biol.Med.(N.Y.)1o7,943 (1961)

26. del GRECO, F., CORCORAN, A.C. and PAGE, I.H.: Renal effects of renin in normal and buffer-nerve sectioned dogs. Proc. Soc. Exp. Biol. Med. (N.Y.) 111, 3 (1962)

27. GOLLAN, F., RICHARDSON, E. and GOLDBLATT, H.: Hypertensin in the systemic blood of animals with experimental renal hypertension. J. exp. Med. 88, 389 (1948)

28. GROSS, F.: Renin und Hypertensin physiologische oder pathologische Wirkstoffe? Klin. Wschr. 36, 693 (1958)

29. HARTWICH, A.: Experimentelle Hypertension. Verh. Dtsch. Ges. Inn. Med. 44, 76 (1932)

3o. HEALY, J.K., BARCENA, C., BRIAN O'CONNELL, J.M. and SCHREINER, G.E.: Renal and pressor action of angiotensin in the normal dog. Am. J. Physiol. 2o8, 1o93 (1965)

31. JAHNECKE, J., SÖKELAND, J., SCHMIDT, A.F. und KRÜCK, F.: Stop-flow-Untersuchungen über die Wirkung von Angiotensin auf die Natriumausscheidung des Menschen. In Vorbereitung.

32. JOHNSTON, C.I. and JOSE, A.D.: Reduced vascular response to angiotensin II in secondary aldosteronism. J. Clin. Invest. 42, 1411 (1963)

33. KOCZOREK, Kh.R. und AVENHAUS, H.: Der Pressoreffekt von synthetischem Angiotensin II bei primärer chronischer Nebennierenrindeninsuffizienz. Klin. Wschr. 43, 277 (1965)

34. KRÜCK, F. und TORBICA,M.: Renale Wirkungen von Angiotensin an der natriumverarmten Ratte. In Vorbereitung

35. KÜCHEL, O., HORKY, K., PAZOUREK, M. and GREGOROVA, J.: Pressor hyporeactivity to angiotensin in ADDISON's disease. Lancet 1964 II, 1316

36. LARAGH, J.H., ANGERS, M., KELLY, W.G. and LIEBERMAN, S.: Hypotensive agents and pressor substances. J. Am. Med. Ass. 174, 234 (196o)

37. LARAGH, J.H., CANNON, P.C., BENTZEL, C.J., SICINSKY, A.M. and MELTZER, J.I.: Angiotensin II, Norepinephrine, and renal transport of electrolytes and water in normal man and in cirrhosis with ascites. J. Clin. Invest. 42, 1179 (1963)

38. LEE, T.C., BIGLIERI, E.G., van BRUNT, E.E. and GANONG, W.F.: Inhibition of aldosterone secretion by passive transfer of antirenin antibodies to dogs on a low sodium diet. Proc. Soc. Exp. Biol. Med. (N.Y.) 119, 315 (1965)

39. LEWIS, G.P.: A comparison of angiotensin and bradykinin. Canad. Med. Ass. J. 9o, 3o2 (1964)

4o. LEYSSAC, P.P., LASSEN, U.V. and THAYSEN, J.H.: Inhibition of sodium transport in isolated renal tissue by angiotensin. Biochim. Biophys. Acta 48, 6o2 (1961)

41. LEYSSAC, P.P.: The in vivo effect of angiotensin on the proximal tubular reabsorption of salt in rat kidney. Acta physiol. scand. 62, 436 (1964)

42. LOMMER, D. and WOLFF, H.P.: Effects of angiotensin II and ACTH on corticosteroid biosynthesis in slices of bovine adrenal cortex. Acta endocrin. Suppl. 1oo, 69 (1965)

43. McCUBBIN, J.W. and PAGE, J.H.: Renal pressor system and neurogenic control of arterial pressure. Circulat. Res. 12, 553 (1963)

44. MUELLER, C.B., SURTSHIN, A., CARLIN, M.R. and WHITE, H.L.: Glomerular and tubular influences on sodium and water excretion. Am. J. Physiol. 165, 411 (1951)

45. MULROW, P.J. and GANONG, W.F.: Stimulation of aldosterone secretion by angiotensin II. Yale J. Biol. Med. 33, 386 (1961)

46. MULROW, P.J. and GANONG, W.F.: Role of the kidney and the renin-angiotensin system in the response of aldosterone secretion to hemorrhage. Circulat. 25, 213 (1962)

47. PAGE, I.H. and HELMER, O.M.: Crystalline pressor substance, angiotonin, resulting from the reaction of renin and renin inactivator. Proc. Centr. Soc. Clin. Res. 12, 17 (1939)

48. PEART, W.S.: Hypertension and the kidney. Brit. Med. J. 1959 II, 1421

49. PETERS, G.: Renal tubular effect of Val 5-angiotensin II amide in rats. Proc. Soc. Exp. Biol. Med. (N.Y.) 112, 771 (1963)

5o. PETERS, G.: Etude de l'effect natriurétique de l'angiotensine chez le rat. Helvet. physiol. pharmacol. acta 22, C 34 (1964)

51. PICKERING, G.W. and PRINZMETAL, M.: Experimental hypertension of renal origin in the rabbit. Clin. Sci. 3, 357 (1938)

52. PITCOCK, J.A. and HARTROFT, P.M.: The juxtaglomerular cells in man and their relationship to the level of plasma sodium and to the zona glomerulosa of the adrenal cortex. Am. J. Path. 34, 863 (1958)

53. SCHMID, H.E. jr.: Electrolyte and renal hemodynamic changes in normal and adrenalectomized dogs infused intravenously with angiotensin II. Fed. Proc. 23, 3o6 (1964)

54. SELKURT, E.E. and POST, R.S.: Mechanism for renal clearance of sodium in the dog: Effect of decreased and increased load on reabsorptive mechanism. Am. J. Physiol. 159, 589 (1949)

55. SELKURT, E.E., WOMACK, I. and DAILEY, W.N.: Mechanism of natriuresis and diuresis during elevated renal arterial pressure. Am. J. Physiol. 2o9, 95 (1965)

56. SKEGGS, L.T., KAHN, J.R. and SHUMWAY, N.P.: The isolation of hypertensin from circulating blood of normal dogs with experimental hypertension by dialysis in the artifical kidney. Circulation 3, 384 (1951)

57. SKEGGS, L.T., KAHN, J.R. and SHUMWAY, N.P.: The preparation and function of the hypertensin converting enzyme. J. exp. Med. 1o3, 295 (1956)

58. TAGGART, J. and DRURY, D.R.: The action of renin on rabbits with renal hypertension. J. exp. Med. 71, 857 (194o)

59. TIGERSTEDT, R. und BERGMAN, P.C.: Niere und Kreislauf: Scand. Arch. Physiol. 8, 223 (1898)

6o. VANDER, A.J.: Inhibition of distal tubular sodium reabsorption by angiotensin. Am. J. Physiol. 2o5, 133 (1933)

61. VILLAREAL, H., NIETO de PASCUAL, J., ARCILA, H., LOPEZ, VINAS, C. and SIERRA, P.: The action of angiotensin on renal transport of sodium in the dog. Nephron 1, 338 (1964)

Diskussion:

KLÜTSCH: Dr. LEVER, the various causes of increase in renin concentration in plasma, you mentioned, can be easily reduced to one factor and that is the decrease of renal circulation, because sodium loss as well as diuretic therapy decreases renal plasma flow. The same applies to hemorrhagic shock and also to certain degree of pregnancy. That renin concentration is still increased after reinfusion in hemorrhaged dogs does not surprise because renal circulation does not restore to normal level following reinfusion.

LEVER: We have not, of course, measured renal plasma flow in all these circumstances and, therefore we are not in the position to show that plasma renin concentration is always related to renal plasma flow. But I think that what you say as a generalisation, it may be true. I am not so sure, however, about pregnancy. What about renal plasma in the normal pregnant women in whom renin is increased to an considerable extent.

KLÜTSCH: At certain stage it may also be decreased.

LEVER: Yes, but it is a big increase in renin, too.

KLÜTSCH: As a matter of fact, we have measured the renal plasma flow in these states, I have mentioned, and there was a generalized decrease.

LEVER: Yes, but preeclampsy is associated with a decrease in renal plasma flow relative to normal pregnant women. If reduction in renal plasma flow were the stimulus to the release mechanism then preeclamptic patients should have high renin. In fact, the opposite occurs. There is however, the proviso with pregnancy that we are not certain that renin in maternal blood is derived from the kidney. It might under these circumstances be controlled by a different release mechanism. A further experiment which suggested that renal plasma flow may not be the important variable was the effect of renal activity constriction where renin changed without change in renal blood flow.

PETERS: Zum tubulären Effekt von Angiotensin bei der normalen Ratte, der vielleicht dem beim hypertonen Menschen analog ist: Wir haben ebenso wie Herr KRÜCK gefunden, daß in ausgeprägter Mannitdiurese der Effekt nicht nachweisbar ist, allerdings unter Umständen, unter denen der diuretische Effekt von Thiaziden auch nicht mehr nachgewiesen werden kann. Eine Antidiurese, wie man sie beim normalen Menschen unter diesen Umständen findet, haben wir auch gelegentlich gesehen, sie war aber nicht dosisabhängig,und wir würden sie deshalb als Pharmakologen nicht als Angiotensineffekt bezeichnen. Daß dieser natriuretische Effekt von Angiotensin von einer positiven Natriumbilanz abhängen könnte, ist sehr unwahrscheinlich; denn man kann ihn in ebenso starkem

Maße bei Wasserdiurese, d.h. bei Tieren, die eine Wasserbelastung bekommen haben und nachher dauernd mit einer sehr stark hypotonen Lösung perfundiert werden, auslösen. Ich würde es allerdings für möglich halten, wie es Herr THURAU glaubt, daß eine gewisse Expansion des extrazellulären Raumes eine Bedingung für das Auftreten des Effektes ist. Allerdings reichen schon sehr geringfügig positive Wasserbilanzen aus, um den Effekt eindeutig nachzuweisen. Ich hatte schon früher gesagt, daß beim dehydrierten Tier in der Antidiurese sich der Angiotensineffekt nicht nachweisen läßt. Daß es sich bei dem Angiotensineffekt auf die Natriumausscheidung möglicherweise um einen indirekten Effekt handelt, ist durchaus möglich. Das Ergebnis ist allerdings ein tubulärer Effekt, den man deutlich zeigen kann.
Dr. LEVER, when discussing the primary stimulus to renin secretion you generally admit that there was an increase renin secretion when you found a rise in plasma concentration. Now, is that wise, as long as you do not know anything about the rate of disappearance (half-life etc.) of renin in these different clinical conditions?

LEVER: Perhaps I was wrong to make this oversimplification. As I pointed out earlier, we cannot assume that the rise in plasma renin concentration is necessarily produced by an increase in the rate at which renin is released from the kidney, unless both renal blood flow and the A/V difference of renin across the kidney were also measured. This was done in one of the experiments reported. An alternative explanation for an increase in plasma renin is a decrease in its rate of clearance from blood.

KRÜCK zu PETERS: Bei Ihren Versuchen befindet sich aber doch eine deutliche Differenz im Ausmaß der Angiotensin-bedingten Natriumausscheidung zwischen Wasser- und Kochsalzdiurese. Ausserdem zeigen unsere kochsalzarm ernährten Tiere in der Vorperiode, erkenntlich an einem sehr kleinen Na/K-Quotienten, eine deutliche Natriumretention, die meines Erachtens als Ursache des unterschiedlichen Effektes nicht vernachlässigt werden darf.

MULLER: Renal blood flow changes influence renin production and hence aldosterone secretion. However I should make one restriction, that total renal blood flow is certainly not the stimulus. We have done acute experiment in dogs by measuring renal blood flow with a magnetic flow meter placed over the renal artery. In general, there was a nice correlation between renal plasma flow, plasma renin activity and adrenal aldosterone production, measured in the adrenal vein blood. But there are situations where one sees a progressive decrease in renal blood flow without a consistent change in renin activity nor in aldosterone production. It is therefore most likely, that the intrarenal distribution of blood flow acts as the regulatory factor.
Dr. LEVER, how do you explain why in your experiments angiotensin increases selectively aldosterone? Whereas we know that angiotensin can stimulate aldosterone, cortico-

sterone and compound F in vivo and in vitro?

LEVER: I think that the implication to this question was a change in ACTH may maintain the stability of cortisol during angiotensin infusions. We have not measured ACTH during such a situation, but we hope to do so in the future together with further experiments in which ACTH is suppressed by dexamethasone.

Die intrarenale Rolle des Renin-Angiotensin-Systems für die Regulation des Glomerulumfiltrates und der Natriumausscheidung

THURAU, K.

Im Gegensatz zu früheren Ansichten, daß die Menge des zirkulierenden Renins bzw. Angiotensins für die Höhe des arteriellen Blutdruckes besonders in pathologischen Fällen bestimmend ist, besteht heute besonders durch die Ergebnisse der Arbeitsgruppen in Basel, Montreal und London eine weitgehende Einigkeit darin, daß dieses humorale System in die Homeostase primär über eine Einflußnahme auf die Elektrolytbilanz, insbesondere auf die Natriumbilanz des Organismus eingeschaltet ist.

Im Folgenden möchte ich die direkte Wirkung des Renin-Angiotensinsystems auf die renale Elektrolytbehandlung besprechen; indirekte Wirkungen des Systems auf den Na-Stoffwechsel insbesondere über die Hormone der Nebenniere werden in Verbindung mit anderen Vorträgen diskutiert werden.

In der Niere bestehen grundsätzlich 2 Möglichkeiten, die Natriumbilanz des Organismus zu beeinflussen: (1) durch eine Änderung der tubulären Natriumresorption und (2) durch eine Änderung des Glomerulumfiltrates und dadurch der filtrierten Na^+-Menge. Während es sich im 1. Fall um einen Angriff des Angiotensins an den Tubulusepithelzellen handeln würde, wäre die Beeinflussung des Filtrates durch die vasomotorische Wirkung des Angiotensins möglich.

1. Zur Wirkung des Angiotensins auf den tubulären Na^+-Transport. Bei der in vieler Hinsicht großen funktionellen Ähnlichkeit transportaktiver biologischer Membranen untereinander lag es nahe, die Wirkung des Angiotensins auch auf den Na^+-Transport der Froschhaut zu untersuchen. An der

Froschhaut von Rana temp. haben NAGEL und BENDER in unserem Labor weder eine Veränderung des Kurzschlußstromes, noch des transmembranalen Potentials durch Angiotensin (Hypertensin, Ciba, Konz. in beidseitigen Badlösungen 4o - 8oo x $1o^{-9}$ g/ml) gefunden. Zu gleichen Resultaten sind BARBOUR, GILL und BARTTER (2) gekommen, die auch keine Beeinflussung der ADH-bedingten Steigerung des Natriumtransportes durch Angiotensin sahen (Abb. 1). Wir haben somit keinen Anhalt, daß Angiotensin den aktiven Natriumtransport oder die Natriumpermeabilität der Froschhaut verändert.

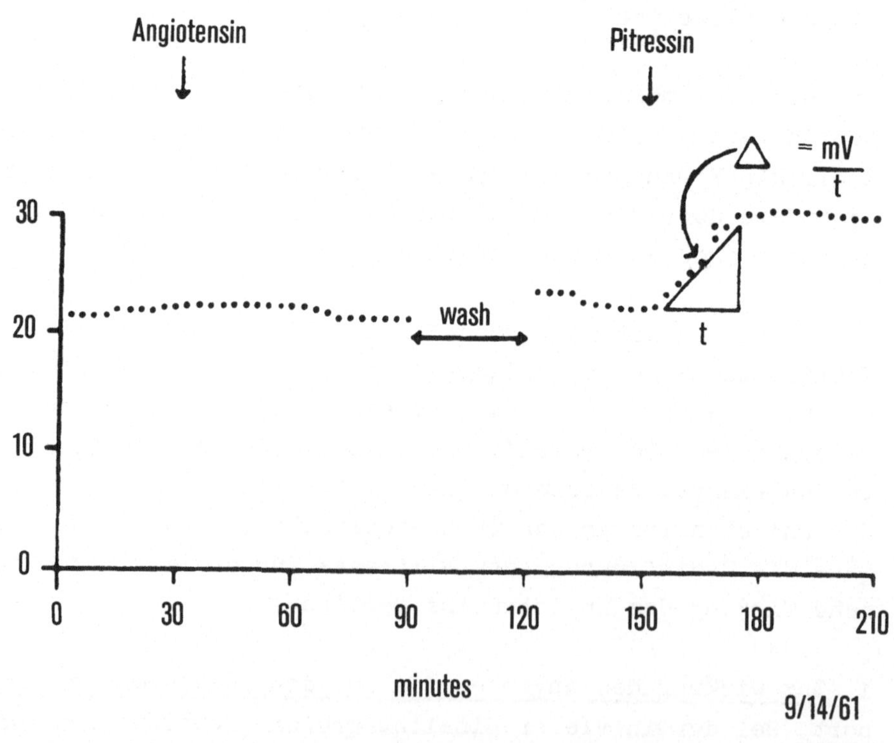

Abb. 1. Der Einfluss von Angiotensin und ADH auf das transmembranale Potential der Bauchhaut der Kröte.
BARBOUR, GILL und BARTTER

Die in der Literatur mitgeteilten Ergebnisse über einen tubulären Angriff des Angiotensin beruhen in erster Linie auf Clearance-Untersuchungen (3, 13, 15, 16, 2o, 22, 24). Ergebnisse aus Stop-Flow-Versuchen und Mikropunktionsversuchen liegen bisher nur vereinzelt vor.

An gesunden Versuchspersonen wird angenommen, daß die tubuläre Natriumresorption durch Angiotensindauerinfusion gesteigert wird, da die Natriumausscheidung bei nahezu unverändertem Glomerulumfiltrat sinkt. (3, 16, 2o, 24). Die Schwierigkeit,die verminderte Natriumausscheidung sicher auf eine gesteigerte tubuläre Resorption zu beziehen, beruht auf der Geringfügigkeit der Änderungen. Aus den Werten von SCHRÖDER (24) läßt sich berechnen, daß die tubuläre Natriumresorption unter Angiotensin größenordnungsmäßig um 1% zugenommen hat, um die verminderte Ausscheidung zu erklären. Selbst geringgradige Abnahmen des Glomerulumfiltrates, wie sie nahezu in allen Versuchen unverkennbar enthalten sind oder Änderungen der intrarenalen Hämodynamik, könnten diesen Befund erklären. Der Beweis eines gesteigerten aktiven Natriumtransportes des Tubulusepithels durch Angiotensin am Menschen ist zumindest noch nicht sicher erbracht.

Im Gegensatz dazu gibt es Befunde, die an normalen Versuchstieren auf eine Hemmung der tubulären Natriumresorption weisen.

PETERS (22) hat an nicht narkotisierten Ratten in isotoner Expansion einen Anstieg des Harnvolumens und der Natriumausscheidung unter Angiotensin (o,2 µg/kg/min)gefunden, wobei das Glomerulumfiltrat mit 9,9 gegen 9,8 ml/kg/min in den Kontrollen praktisch unverändert war. Eine Korrelation zum pressorischen Effekt des Angiotensins bestand dabei nicht.

Eine Hemmung der proximalen Natriumresorption durch Angiotensin wurde von LEYSSAC (18) aus Versuchen an narkotisierten Ratten gefolgert, in denen die sog. Tubulusverschlußzeit nach Abklemmung der Nierenarterie gemessen wurde. Die Geschwindigkeit, mit der die Tubulusflüssigkeit nach unterbrochener Filtration resorbiert wird, wird dabei als Maß für die Intensität der Natriumresorption betrachtet. Nach Angiotensin (0,1 µg/kg i.v.) wurde die Nierenarterie im Augenblick des Blaßwerdens der Niere abgeklemmt. Die Occlusionszeit war unter Angiotensin besonders bei großem Ausgangsfiltrat verlängert. Parallelversuche mit Noradrenalin ergaben zum Zeitpunkt des Blaßwerdens der Niere keine Verlängerung der Resorptionszeit.

Gegen diese Methode der Resorptionsmessung im proximalen Konvolut sind zweifellos Einwände erhebbar, so daß wir mit der von GERTZ (6) ausgearbeiteten Methode des gespaltenen Öltropfens am proximalen Tubulus der Rattenniere die Resorptionsgeschwindigkeit unter Angiotensin noch einmal gemessen haben. Bei einer intratubulären Angiotensinkonzentration von $o,25 \times 1o^{-6}$ g/ml hat Herr Dr. HORSTER keine Änderung der Resorptionsgeschwindigkeit gemessen. In 84 Einzelmessungen betrug die Halbwertszeit im Mittel 1o,1 sec und war damit nicht signifikant verlängert gegenüber den von GERTZ angegebenen Normalwerten von 9,8 sec. Erst bei unphysiologisch hohen intratubulären Angiotensinkonzentrationen von etwa $1o^{-2}$ g/1oo ml hat GERTZ eine Verlängerung der Resorptionszeit im proximalen Konvolut gefunden (7).

Da LEYSSAC Angiotensin intravenös verabreicht hatte, war zu prüfen, ob die Erhöhung der Angiotensinkonzentration im peritubulären Blut eine Verlängerung der Halbwertszeit bewirkt. Bei einer intravenösen Angiotensininfusion von o,18 - $1,8 \times 1o^{-6}$ g/kg/min, die im unteren Bereich mit der von PETERS (22) infundierten Menge vergleichbar ist, haben wir keine Verlängerung der Resorptions-Halbwertszeit feststellen können, wie aus der Tab. 1 ersichtlich ist.

Half time for s

Half time for reabsorption in the proximal tubule of rats (split droplet method)

	n	sec
Controls (GERTZ)	48	9,8
Intratubular Angiotensinconc. o,25·1o^{-6}g/ml	84	1o,1
Intravenous Angiotensininf. o,18·1o^{-6}g/min/kg	18	9,9
1,8 ·1o^{-6}g/min/kg	19	9,6

Tab. 1. Resorptionshalbwertszeiten im proximalen Tubulus der Rattenniere unter Angiotensin.
HORSTER und THURAU, unveröffentlicht

In der HENLE'schen Schleife der Rattenniere haben wir einen Einfluß auf die Natriumresorption durch Angiotensin ebenfalls nicht nachweisen können, worauf Herr NAGEL morgen ausführlicher eingehen wird. Bei isolierter Mikroperfusion einzelner Schleifen in vivo mit verschiedenen Stromstärken wurde die Natrium-Nettoresorption gemessen. Bei einer intratubulären Angiotensinkonzentration von o,5 x 1o^{-6} g/1oo ml wurden unveränderte Natriumresorptionen verglichen zu Kontrollen bei gleichen Perfusionsstromstärken gefunden. Diese Befunde stimmen mit der Ansicht von BARTTER u. Mitarb. (9) überein, die die Abnahme der freien Wasserclearance unter Angiotensin mit der Verminderung des Glomerulumfiltrates erklären.

Befunde über eine Verminderung der Natriumresorption im distalen Tubulus durch Angiotensin sind von VANDER (26) mit der Stop-Flow-Technik am Hund erhoben worden. Das distale $[Na^+]$-Minimum war bei Infusion von Angiotensin (28-75 mμg/kg/min) in die Nierenarterie im Mittel um $4,3 \pm 2,5$ me_q/l erhöht.

Noradrenalin mit vergleichbarer Wirkung auf das Glomerulumfiltrat und die Nierenplasmadurchströmung hat die Erhöhung des distalen [Na^+]-Minimums nicht gezeigt. Hier scheint eine Nachprüfung dieses Einzelbefundes mit anderer, direkter Technik erforderlich, zumal die gefundenen Na^+-Konzentrationsänderungen äußerst klein sind.

Ein Beweis einer Hemmung der tubulären Natriumresorption durch Angiotensin liegt somit nicht vor. Besondere Schwierigkeiten bereitet die Vorstellung einer Resorptionshemmung schließlich auch dann, wenn man den Vorstellungen folgen will, wonach Angiotensin eine stimulierende Wirkung auf die Aldosteronausscheidung besitzen soll.

2. Zur Bedeutung des Angiotensins für das Glomerulumfiltrat und die filtrierte Natriummenge. Wie der Name "Angiotensin" schon sagt, handelt es sich um eine vasomotorisch hoch wirksame Substanz, die durch Änderungen des renalen Gefäßwiderstandes Einfluß auf das Glomerulumfiltrat und das tubuläre Natriumload gewinnen kann (1, 11, 21). Zu der Frage, wieweit diese Möglichkeit für die Regulation des Natriumbestandes im Organismus nutzbar gemacht ist, möchte ich Befunde vortragen, die im letzten Jahr in unserem Laboratorium gemeinsam mit Herrn Dr. SCHNERMANN und Herrn NAGEL gewonnen wurden (23, 25).

Frau Dr. HARTROFT und Herr Professor BOHLE sind heute morgen auf die anatomischen Besonderheiten des juxtaglomerulären Apparates eingegangen und die Befunde, die dafür sprechen, daß das angiotensinbildende Enzym Renin in den Epitheloidzellen am Gefäßpol lokalisiert ist. Die Analyse einer Filtratregulation durch das Renin-Angiotensinsystem muß diese besondere Zuordnung des juxtaglomerulären Apparates zur Nephroneinheit berücksichtigen, die in Abb. 2 schematisch dargestellt ist. Der direkte Kontakt der Macula densa-Zellen auf der tubulären Seite mit der aus der HENLE'schen Schleife ausströmenden Tubulusflüssigkeit und auf der peritubulären Seite mit den reninhaltigen Epitheloidzellen ließ einen funktionellen Zusammenhang vermuten, worauf schon GOORMAGHTIGH (1o) und nach ihm andere hingewiesen haben.

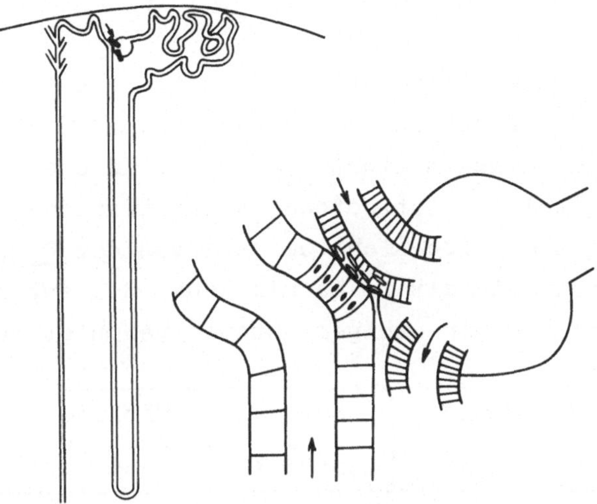

Abb. 2. Schema der Einzelnephroneinheit. Der Pfeil im linken Teil der Abbildung deutet auf die afferente Glomerulumarteriole. Im rechten Teil schematische Darstellung des Kontaktes zwischen Ende der HENLE'schen Schleife und glomerulärem Gefäßpol. Die Tubuluswand wird an dieser Stelle von den Macula-densa-Zellen gebildet.

Die Natriumkonzentration der Tubulusflüssigkeit an den Macula densa-Zellen ist normalerweise stark hypoton. Etwa 5oo μ entfernt, am Beginn des distalen Konvolutes liegt sie im Bereich von 2o-5o meq/l. Dies ist eine Folge der Natriumresorption im dicken aufsteigenden Teil der HENLE'schen Schleife bei relativ schlechter Wasserpermeabiltität. Erhöht man in Mikropunktionsversuchen die Natriumkonzentration im Macula densa-Segment eines Nephrons maximal bis auf Isotonie, dann wird die glomeruläre Filtration dieses einen Nephrons unterbrochen, was daran zu erkennen ist, daß innerhalb von 1o sec das dazugehörige proximale Konvolut vollständig kollabiert. Nach Unterbrechung der Mikroinjektion öffnet sich das proximale Konvolut innerhalb 6o sec wieder vollständig. Diese Reaktion ist an reninreichen Nieren (NaCl-freie Diät) bis zu 2o mal am gleichen Nephron hintereinander auslösbar, an reninverarmten Tieren (einseitig nephrektomiert und NaCl-Belastung) dagegen gar nicht oder sehr schnell erschöpfbar.

Für das Zustandekommen der Reaktion ist die Natrium-Ionenkonzentration entscheidend, da NaCl und NaBr gleicherweise wirksam sind, dagegen nicht Cholinchlorid oder elektrolytfreies Mannitol in blutisotonen Konzentrationen (s.Tab. 2). Somit handelt es sich nicht um eine von der Osmolarität der Tubulusflüssigkeit im Macula densa-Segment abhängige Reaktion, wie es von einigen Autoren vermutet wurde (4, 12).

	NaCl 15omMol/l	NaBr 15omMol/l	Choline chloride 15omMol/l	Mannitol 3oomMol/l
		High Renin		
Total Number	43	8	7	14
positive	4o	7	1	1
negative	3	1	6	13
		Low Renin		
Total Number	26	8		
positive	1	1		
negative	25	7		

Tab. 2. Häufigkeit proximaler Tubulusreaktionen in reninreichen und reninverarmten Rattennieren auf Injektion verschiedener Testlösungen in das Macula densa-Segment des Nephrons.
Positiv = vollständiger proximaler Tubuluskollaps
Negativ = keine Veränderung des proximalen Tubulusdurchmessers
THURAU und SCHNERMANN

Die strenge Lokalisation dieser Reaktion nur auf ein Nephron und die Abhängigkeit vom Reningehalt der Niere macht die Beteiligung des juxtaglomerulären Apparates und des Renin-Angiotensinsystems sehr wahrscheinlich. Die Filtratunterbrechung kann theoretisch durch 3 Möglichkeiten erfolgen:

1. Eine praeglomeruläre Vasokonstriktion aufgrund einer lokalen Angiotensinfreisetzung in der afferenten Arteriole. LEVER und PEART (17) haben in der Lymphe der Niere höhere Reninkonzentrationen als im Nierenvenenblut und "angiotensin-like activity" gefunden, was dafür spricht, daß das Enzym Renin nicht primär in die Blutbahn sezerniert wird, sondern in die interstitielle Flüssigkeit gelangt, somit auch in der interstitiellen Flüssigkeit der Arteriolenwand anwesend ist.

2. Eine Permeabilitätsabnahme oder Vasomotorik der glomerulären Gefäßschlingen. Nachdem Herr Professor BOHLE heute auf die Ähnlichkeit epitheloider Zellen mit glatten Muskelzellen im Glomerulum der Mäuseniere verwiesen hat, sollte man diese Möglichkeit nicht mehr von vornherein ausschliessen.

3. Eine Vasodilatation der efferenten Glomerulumarteriole. Hinweise für diese dritte Möglichkeit liegen nicht vor.

Gleichwie die Filtratsunterbrechung auch zustandekommt, die Befunde zeigen, daß ein Na^+-spezifischer Rückkoppelungsmechanismus zwischen Macula densa-Segment und Glomerulumfiltrat existiert.

Die Bedeutung dieses Mechanismus für die Bilanz des Natriumbestandes im Organismus möchte ich an einem Beispiel erläutern: Die Erniedrigung der Natriumkonzentration im Macula densa-Segment auf normalerweise hypotone Werte ist eine tubuläre Zell-Leistung, insbesondere des aufsteigenden Schleifenschenkels. Da die Resorption des gefilterten Natriums mengenmäßig als auch hinsichtlich des oxydativen Energieaufwandes in der Niere an erster Stelle steht, wird eine tubuläre Schädigung vornehmlich diese Teilfunktion herabsetzen. Es läßt sich berechnen, daß bei normalem Glomerulumfiltrat und einer um 5o% verminderten Natrium-Resorptionsfähigkeit der

Niere in 3-4 Stunden das gesamte im extrazellulären Raum enthaltene Natrium mit dem Urin ausgeschieden sein würde.

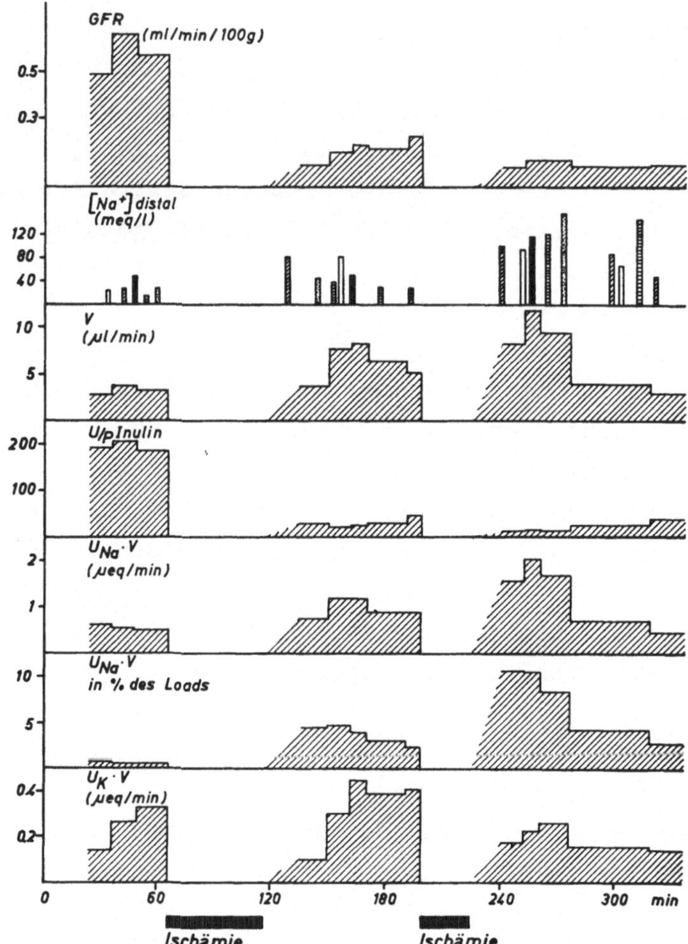

Abb. 3. Glomerulumfiltrat (GFR), früh-distale Natriumkonzentration und Ausscheidungsfunktion vor und nach einer zweimaligen renalen Ischämie von 5o bzw. 3o min. Gleichartige Markierung der Säulen der distalen $[Na^+]$ beziehen sich auf das gleiche Segment eines Nephrons.
SCHNERMANN, NAGEL und THURAU; Pflügers Arch., im Druck

Ein solcher Natriumverlust läßt sich dadurch verhindern, daß das tubuläre Na^+-Load durch Filtratabnahme der eingeschränkten Resorptionsfähigkeit angepaßt wird. Die Frage war daher zu prüfen, ob bei einer Nierenschädigung die Natriumkonzentration im Macula densa-Segment ansteigt und dadurch über den Rückkoppelungsmechanismus die renale Vasokonstriktion auslöst, durch die das glomeruläre Filtrat und tubuläre Na^+-Load herabgesetzt werden.

In der Abbildung 3 sind die Ergebnisse eines Versuches aufgetragen, in dem Glomerulumfiltrat, Ausscheidungsfunktion und die Natriumkonzentration im früh-distalen Tubulus (als Maß für die Natriumkonzentration im Macula densa-Segment) vor und nach zweimaliger Ischämie gemessen wurden. Die Analyse intratubulärer Natriumkonzentrationen im distalen Tubulus geschädigter Nieren mit niedrigem Filtrat wurde durch eine flammenphotometrische Methode ermöglicht, die Bestimmungen in o,5 ml Flüssigkeit (o,5 x $1o^{-6}$ ml) gestattet (5, 19). Die früh-distale Natriumkonzentration in 5 Nephren ist nach der ersten Ischämie im Mittel von 25 auf 49 meq/l und nach der zweiten Ischämie auf 1oo meq/l angestiegen. Das Glomerulumfiltrat sank auf 3o % und nach der zweiten Ischämie auf 2o % ab. Das verminderte U/P_{Inulin} und die erhöhte Harn- und Natriumausscheidung bei reduziertem Filtrat zeigen die Schädigung der tubulären Natriumresorption. Der arterielle Druck ist während der Versuchsdauer nahezu konstant geblieben.

Die Korrelation zwischen früh-distaler Natriumkonzentration und Glomerulumfiltrat vor und nach renaler Ischämie ist in der letzten Abbildung aufgetragen. Am Einzelnephron war die früh-distale Natriumkonzentration regelmäßig gegenüber dem prae-ischämischen Wert erhöht. Die post-ischämische Filtratserniedrigung betrug maximal 9o% und war in denjenigen Fällen am geringsten, in denen die früh-distale Natriumkonzentration am wenigsten angestiegen war. In das begrenzte Feld der Abb. 4 fallen 81 von 94 Messpunkten (86%). Die hyperbelähnliche Beziehung enthält möglicherweise auch eine Erklärung für das lange Überdauern einer renalen Vasokonstriktion im Anschluß an eine Nierenschädigung. Der flache Verlauf der Beziehung bei Natriumkonzentrationen über 9o meq/l besagt, daß ein Wiederanstieg des Filtrates erst dann erfolgen kann, wenn die Funktion des aufsteigenden Schleifenschenkels soweit wiederhergestellt ist, daß transtubuläre Natriumkonzentrationsgradienten von etwa 5o meq/l (intratubulär 9o meq/l, peritubulär 14o meq/l) erzeugt werden können.

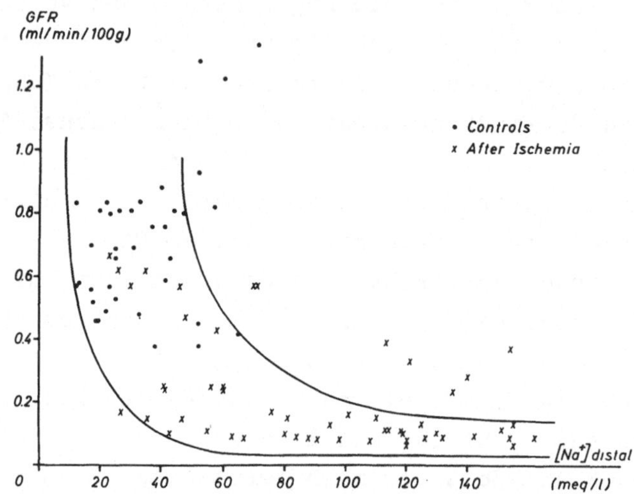

Abb. 4. Beziehung zwischen früh-distaler Natriumkonzentration und Glomerulumfiltrat der Gesamtniere vor und nach renaler Ischämie
SCHNERMANN, NAGEL und THURAU: Pflügers Arch., im Druck

Der Nachweis eines Na^+-empfindlichen Rückkoppelungsmechanismus zwischen Tubulusflüssigkeit im Macula densa-Segment und Glomerulumfiltrat innerhalb des einzelnen Nephrons und der Befund einer maximal auf Isotonie erhöhten Natriumkonzentration nach tubulärer Schädigung führen zu der Vorstellung, daß die renale Vasokonstriktion und die Filtrateinschränkung im Anschluß an eine Nierenschädigung eine regulative Anpassung an eine verminderte Na^+-Resorptionsfähigkeit des tubulären Apparates darstellt. Die Funktion des juxtaglomerulären Apparates, die mit grosser Wahrscheinlichkeit diese Anpassung ermöglicht, ist daher als <u>natriumkonservierender Mechanismus</u> zu klassifizieren.

Literatur

1. BARAC, G.: C.R.Soc.Biol. (Paris), 153, 7o4 (1959)

2. BARBOUR, B.H., GILL, J.R. and BARTTER, F.C.: Proc.Exptl. Biol. Med. 116, 8o6 (1964)

3. BOCK, K.D., DENGLER, H., KRECKE, H.-J. und REICHEL, G.: Klin.Wschr. 36, 8o8 (1958)

4. BROWN, J.J., DAVIES, D.L., LEVER, A.F. and ROBERTSON, J.I.S.: J. Physiol. (Lond.),173, 4o8 (1964)

5. CORTNEY, M., NAGEL, W. and THURAU, K.: Pflügers Arch. ges. Physiologie (im Druck)

6. GERTZ, K.H.: Pflügers Arch. ges. Physiologie 276, 336 (1963)

7. GERTZ, K.H.: 22. Inter.Congr.Physiol.Sci.,Inter.Congr. Series 43, Excerpta Medica Fd. (I) p. 37o

8. GIEBISCH, G., KLOSE, R.M. and WINDHAGER, E.E.: Am. J. Physiol. 2o6, 687 (1964)

9. GILL, J.R., BARBOUR, B.H., SLATER, J.D.H. and BARTTER, F.C.: Am. J. Physiol. 2o6, 75o (1964)

1o. GOORMAGHTIGH, N.: C.R.Soc.Biol. (Paris), 124, 293 (1937)

11. del GRECO, F. and PAGE, I.H.: Circ. 24, 917 (1961)

12. GUYTON, A.G., LANGSTONE, J.B. and NAVAR, G.: Circ. Res. 15, Suppl. I, 187 (1964)

13. HEALY, J.K., BARCENA, C., O'CONNEL, J.M.B. and SCHREINER, G.E.: Am.J.Physiol. 2o8, 1o93 (1965)

14. KASHGARIAN, M., STÖCKLE, H., GOTTSCHALK, C.W. and ULLRICH, K.J.: Pflügers Arch. ges. Physiologie 277, 89 (1963)

15. LARAGH, J.H.: Circ. 25, 2o3 (1962)

16. LARAGH, J.H., CANNEN, P.J., BENTZEL, C.J., SICINSKY, A.M. and MELTZER, J.I.: J. Clin. Invest. 42, 1179 (1963)

17. LEVER, A.F. and PEART, W.S.: J.Physiol. 16o, 548 (1962)

18. LEYSSAC, P.P.: Acta physiol. scand. 64, 167 (1965)

19. MALNIC, G., R.M. KLOSE and GIEBISCH, G.: Am. J. Physiol. 2o6, 674 (1964)

2o. McQUEEN, E.G. and MORRISION, R.B.I.: Brit. Heart. J. 23, 1 (1961)

21. PEART, W.S.: Brit. Med. J. II, 1421 (1959)

22. PETERS, G.: Proc.Soc.Exptl.Biol. Med. 112, 771 (1963)

23. SCHNERMANN, J., NAGEL, W. und THURAU, K.: Pflügers Arch. ges. Physiologie (im Druck)

24. SCHRÖDER, R.: Klin.Wschr. 41, 62o (1963)

25. THURAU, K. und SCHNERMANN, J.: Klin.Wschr. 43, 41o (1965)

26. VANDER, A.J.; Am.J.Physiol. 2o5, 133 (1963)

Die Abhängigkeit der Autoregulationsfähigkeit der isolierten Rattenniere von der Natriumkonzentration des Perfusionsmediums

DISTLER, A., LEICHTWEIß, H.-P. und WEISS, Ch.

Nach einer von uns bereits beschriebenen Methode (1) wurden Rattennieren isoliert und künstlich durchströmt. Zur Perfusion wurde eine auch kolloidosmotisch isotone, gepufferte haemaccelhaltige + (3,5%) Nährlösung verwendet, die bei 37°C mit Sauerstoff unter Atmosphärendruck gesättigt war. Sie enthielt ausserdem (in mMol/l): NaCl 145,o; Na-Acetat 5,o; KCl 5,o; $MgCl_2$ o,5; $CaCl_2$ 1,2; Phosphatpuffer (pH 7,35) 4,o; Glukose 4,o; Albumin 1g/1ooo ml; Inosin o,5; Adenin o,25; Guanosin o,25; Na-Ketoglutarat o,o5; Na-Malat o,1; Harnstoff 4o mg%; Pitressin (Parke Davis) 12o mE/1ooo ml; Aldosteron (Aldocorten CIBA) 1,o µg/1ooo ml.

Zur Erzeugung des Perfusionsdruckes diente eine Schlauchperistaltikpumpe, zur Messung der Perfusionsstromstärke ein elektromagnetischer Flußmesser.

Zur Untersuchung der Beziehung zwischen Perfusionsdruck und Perfusionsstromstärke wurde der Druck in Schritten von 2omm Hg verändert. Die jeweils erzielten Perfusionsstromstärken wurden erst 1 min nach Einstellung eines neuen Druckes abgelesen. Im Druckbereich der Autoregulation beobachtet man nämlich unmittelbar nach einer Druckänderung zunächst eine etwa druckproportionale schnelle, dann aber eine gegenläufige langsame Änderung der Stromstärke, bis der Strömungswiderstand nach etwa 3o-4o sec einen stabilen neuen Wert erreicht.

+Der Firma Behringwerke AG, Marburg, sind wir für die Überlassung von elektrolytarmem Trockenhaemaccel dankbar.

Trägt man auf diese Weise gewonnene Daten von Druck und Stromstärke gegeneinander auf, so erhält man typische Autoregulationskurven: Bis zu einem Perfusionsdruck von etwa 8o mm Hg besteht eine annähernd lineare Beziehung zwischen Druck und Stromstärke, während im Bereich höherer Drucke die Stromstärke deutlich weniger zunimmt als der Druck. Bei Drucken über 2oo - 25o mm Hg steigt die Stromstärke dann wieder annähernd linear mit dem Druck.

Die Autoregulationsfähigkeit bleibt bis zu 2 Stunden nach Perfusionsbeginn erhalten. Papaverin in der Perfusionslösung bewirkt eine völlige Aufhebung der Autoregulation. Diese Wirkung deutet darauf hin, daß die beobachtete Autoregulation Ausdruck der Reaktion aktiver Elemente in der Niere ist und nicht auf Grund irreversibler Permeabilitäts- oder Widerstandsänderungen nach dem Mechanismus der "Gewebsdruckhypothese" (2,3) zustandekommt.

Nach einer zur Zeit diskutierten Hypothese (4) beruht die Autoregulation der Nierendurchblutung auf einem Rückkopplungsmechanismus, der das Tubuluslumen am Ende der HENLE'schen Schleife und das zum Glomerulum des gleichen Nephrons führende Vas afferens über den sog. juxtaglomerulären Apparat funktionell verbindet. Dabei soll die Na^+-Konzentration am Ende der HENLE'schen Schleife die den Strömungswiderstand des Vas afferens bestimmende Variable sein.

Da sich an der isolierten künstlich perfundierten Niere die Na^+-Konzentration der Perfusionslösung beliebig einstellen läßt, erscheint dieses Präparat zur Untersuchung der Rolle des Na^+ bei der Autoregulation besonders geeignet.

Ersetzt man Na^+ in der Perfusionslösung durch $Cholin^+$ oder $Tris^+$, so läßt sich die in Abb. 1 dargestellte lineare Druck-Stromstärke-Beziehung, in den Versuchen mit Cholin ausserdem eine Vasokonstriktion, nachweisen. Austausch des Na^+ gegen seinen nahen Verwandten Li^+ (Abb. 1) hebt ebenfalls die Autoregulation auf. Offenbar handelt es sich also um eine spezifische Wirkung des Na^+ bei der Autoregulation.

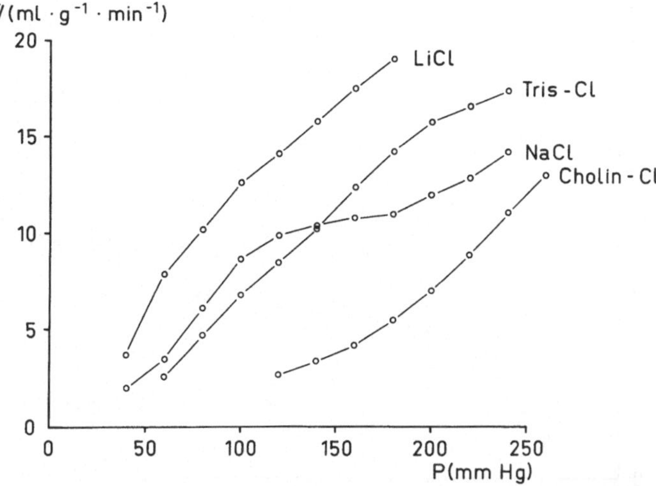

Abb. 1. Druck-Stromstärke-Beziehung an isolierten Rattennieren bei Perfusionen mit Lösungen, in denen NaCl durch LiCl, Tris-Cl oder Cholin-Cl ersetzt war. Die Kurven wurden an jeweils verschiedenen Präparaten gewonnen. Ordinate: Perfusionsstromstärke ($\dot{V}$) in ml Perfusionslösung pro Gramm Niere und Minute, Abszisse: Perfusionsdruck (P) in mm Hg.

Bei Perfusion mit Lösungen, in denen Cl^- durch $CH_3SO_4^-$ ersetzt ist, erhält man Autoregulationskurven, die von den mit Normallösung gewonnenen nicht zu unterscheiden sind. Bei Perfusion mit NaBr-haltiger Lösung ist jedoch die Autoregulationsfähigkeit aufgehoben.

Der Befund, daß ein Ersatz von Cl^- im Perfusionsmedium durch $CH_3SO_4^-$ die Autoregulation nicht beeinträchtigt, spricht gegen eine spezifische Rolle des Cl^- bei diesem Vorgang. Für das Verschwinden der Autoregulation bei Perfusion mit Lösungen, in denen NaCl durch NaBr ersetzt war, besitzen wir noch keine befriedigende Erklärung.

Nach der oben erwähnten Rückkopplungstheorie der Autoregulation sollte man bei s c h r i t t w e i s e r Senkung der Na^+-Konzentration im Perfusionsmedium bei osmotischem

Ersatz von Na^+ durch $Cholin^+$ oder $Tris^+$ eine fortschreitende Abnahme der Autoregulation und schließlich ihren Verlust beobachten.

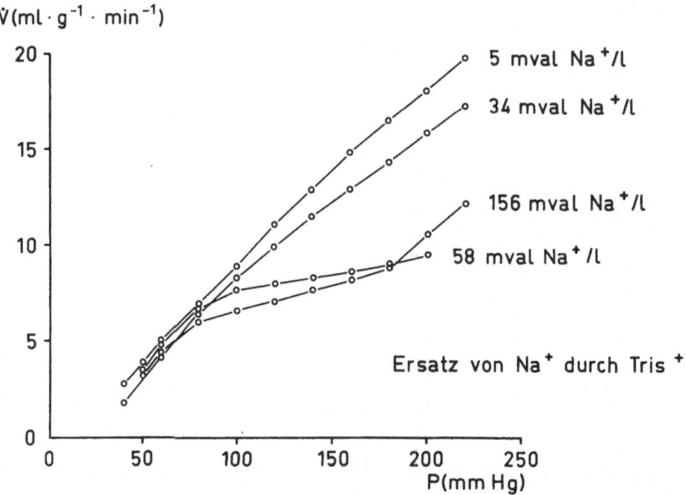

Abb. 2. Verminderung und Verschwinden der Autoregulationsfähigkeit der isolierten Rattenniere bei schrittweiser Senkung des Na^+-Gehaltes des Perfusionsmediums und Ersatz von Na^+ durch osmotisch äquivalente Mengen $Tris^+$. Alle Kurven wurden an demselben Präparat gewonnen. Koordinatenbezeichnung wie in Abb. 1.

In Abb. 2 sind die Druck-Stromstärke-Beziehungen solcher Versuche wiedergegeben. In der Tat führt eine Senkung der Na^+-Konzentration zu der erwarteten Verminderung bzw. zum Verschwinden der Autoregulation. Während der Durchströmung mit einer 47 mMol Na^+/l (3o%) enthaltenden Lösung ist die Autoregulation bereits völlig aufgehoben. Nach Erhöhung der Na^+-Konzentration kehrt die Autoregulationsfähigkeit in vollem Ausmaß zurück.

Um zu prüfen, ob das Verschwinden der Autoregulation bei Perfusionen mit Na^+-armen Lösungen nicht einfach auf einem Verlust der Reaktionsfähigkeit der Vasomotoren beruht, haben wir die Ansprechbarkeit der Gefäße auf Angiotensin (Hypertensin CIBA, $2{,}5 \times 1o^{-8}$ g/ml) und Noradrenalin (Arterenol Hoechst, $1o^{-7}$ g/ml) geprüft. Auch bei den niedrigsten verwendeten Na^+-Konzentrationen (5mMol/l) ließ sich eine maximale Konstriktionswirkung erzielen. Während der Perfusion mit Papaverin ($2x1o^{-5}$ g/ml) hatten Noradrenalin oder Angiotensin in den gleichen Konzentrationen dagegen keine Wirkung.

Die Ergebnisse der vorliegenden Untersuchungen zeigen, daß die Anwesenheit von Na^+ in der Perfusionslösung eine Voraussetzung für die Autoregulationsfähigkeit der isolierten Rattenniere darstellt,und daß eine quantitative Beziehung zwischen der Na^+-Konzentration der Perfusionslösung und der Intensität der Autoregulation besteht.

In seiner Wirkung auf diesen Regelmechanismus ist das Kation Na^+ weder durch $Cholin^+$ oder $Tris^+$ noch durch Li^+ vertretbar. Das Chloridanion im Medium läßt sich dagegen ohne Beeinträchtigung der Autoregulation durch $CH_3SO_4^-$ ersetzen.

Literatur

1. WEISS, Ch., PASSOW, H. and ROTHSTEIN, A.: Autoregulation of flow in isolated rat kidney in the absence of red cells. Am. J. Physiol. 196, 1115 (1959)

2. HINSHAW, L.B., FLAIG, R.D., LOGEMANN, R.L. and CARLSON,C. H.: Intrarenal venous and tissue pressure and autoregulation of blood flow in the perfused kidney. Am. J. Physiol. 198, 891 (196o)

3. RODBARD, S.: Autoregulation, passive phenomenon of enclosed, permeable soft walled vessels. Fed. Proc. 21, 11o (1962)

4. THURAU, K.: Renal Hemodynamics. Am. J. Med. 36, 698 (1964)

Stop-flow-Untersuchungen über die Wirkung von Angiotensin auf die Natriumausscheidung des Menschen

JAHNECKE, J., SÖKELAND, J., SCHMIDT, A.-W. und KRÜCK, F.

Bei Hochdruckkranken (2, 7, 8) und Patienten mit Leberzirrhose (13, 14) führt die intravenöse Applikation von synthetischem Angiotensin II zur Natriurese, während kreislaufgesunde Menschen unter gleichen Bedingungen mit verminderter Natriumausscheidung reagieren (1, 2, 3, 5, 6, 9, 1o, 19, 21). Zur Frage dieser eigentümlichen "Wirkungsumkehr" wurden kombinierte Clearance- und Stop-flow-Untersuchungen an Kreislaufgesunden und Hochdruckkranken in ausgeglichener Flüssigkeits- und Elektrolytbilanz durchgeführt.

Exogen zugeführtes synthetisches Angiotensin II scheint auch beim Menschen die renale Natriumausscheidung auf drei verschiedenen Wegen beeinflussen zu können:

1. Über vaskuläre Angriffspunkte durch Veränderung von Glomerulumfiltrat, Nierenplasmastrom und Nierenmarkdurchblutung.
2. Auf dem Wege über eine Stimulierung der Sekretion des natriumretinierenden Aldosterons.
3. Möglicherweise durch direkte Einwirkung auf die tubulären Natriumtransportmechanismen.

Die Versuchsanordnung wurde so gewählt, daß unter weitgehender Ausschaltung der übrigen Angriffspunkte möglichst nur die direkte tubuläre Wirkung von Angiotensin zum Ausdruck kommen sollte: Der Effekt von Angiotensin auf die renale Hämodynamik wurde aufgrund der folgenden Beobachtung mit Mannit aufgehoben: Infundiert man normotensiven Menschen (ebenso wie Hunden oder Schweinen) eine hypertone Mannitlösung, so führt die Applikation von synthetischem Angiotensin II in Dosen, die nach den Untersuchungen von BOCK u. Mitarb. (5) Inulin- und PAH-Clearance mit Sicherheit einschränken müssten, nicht zu einer messbaren Beeinflussung der Clearancewerte.

S. H. ♀ 27 J. NORMAL
Re. Niere
MANNIT 20 %
20 mg/kg/min
Angiotensin
1,5 mμg/kg/min
RR mm Hg
140
100
60
STOP links
A
B
C IN (ml/min)
50
30
C PAH (ml/min)
180
140
E PAH (%)
90
80
V U (ml/min)
5
4
3
2
1
0
U Na · V (μÄq/min)
400
200
0
R Na (% F Na)
93
90
87
min
0
30
75
105

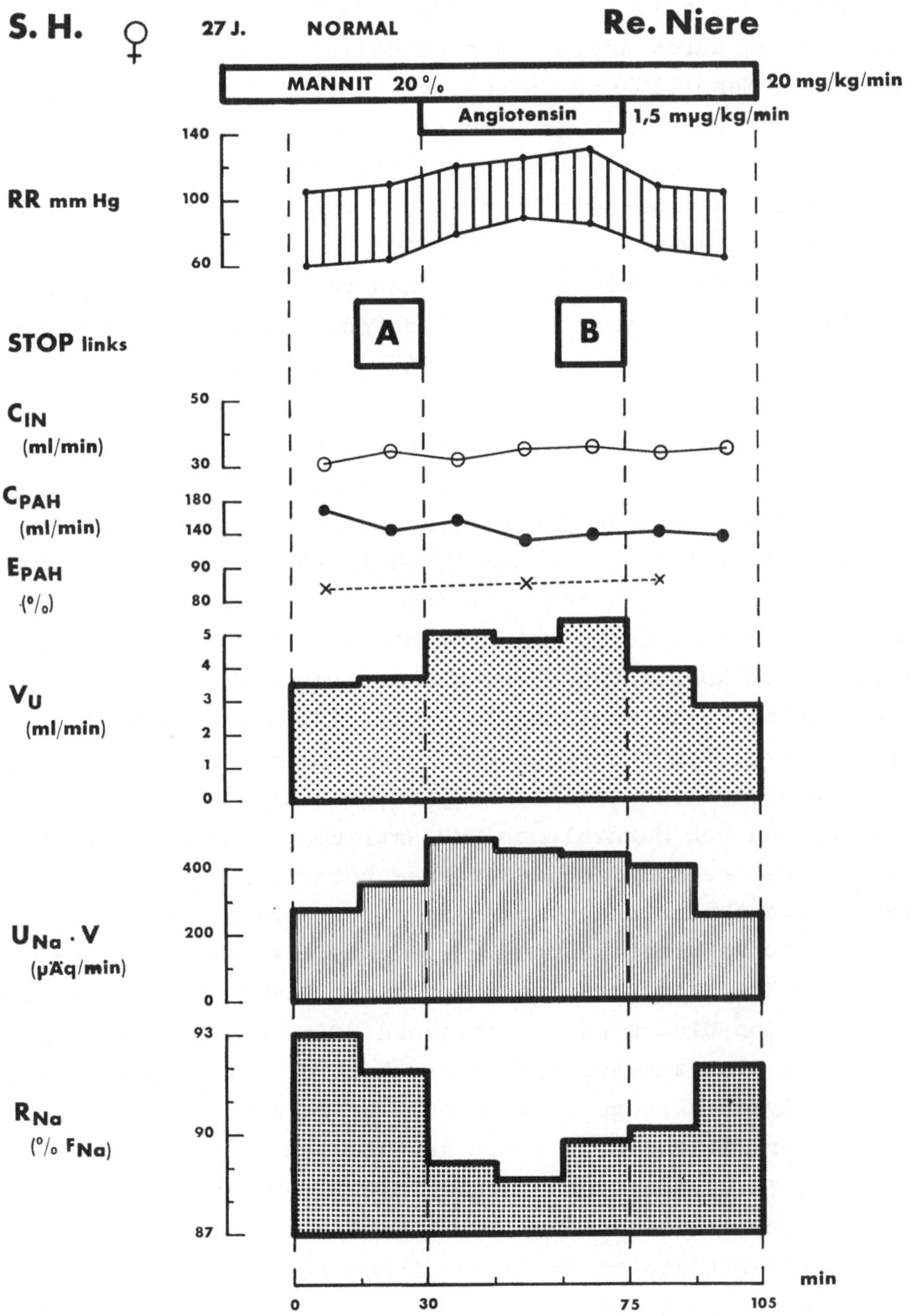

Abb. 1.

Dieser Effekt zeigt sich besonders deutlich, wenn man zuerst GFR und RPF durch Angiotensin erheblich drosselt und dann hypertone Mannitlösung infundiert, worauf fast schlagartig die Diurese wieder in Gang kommt (während Angiotensin in unveränderter Dosis weiter zugeführt wird!). Um eine renale Wirkung des Angiotensin über eine Stimulierung der Aldosteronsekretion auszuschalten, bekamen unsere Patienten vor und während der Untersuchung Infusionen von Aldadiene-Kalium. Für die Stop-flow-Analysen wurde eine Modifikation der Methode von MALVIN, SULLIVAN und WILDE (17) angewandt.

Die Ergebnisse der Untersuchungen an normotensiven Probanden sollen anhand eines Beispiels demonstriert werden (Abb. 1). Bei einer 27-jährigen Kreislaufgesunden steigen auf intravenöse Zufuhr von 1,5 mμ/kg/min Angiotensin II die Blutdruckwerte deutlich an, dagegen bleiben Inulin- und PAH-Clearance unbeeinflusst. Dabei entspricht die unveränderte PAH-Clearance einem konstanten Nierenplasmastrom - die PAH-Extraktion bleibt durch Angiotensin in der von uns gewählten Dosis unverändert. Während bei einer normotensiven Patientin unter einer pressorisch wirksamen Angiotensindosis mit einer starken Abnahme von Harnvolumen und Natriumausscheidung zu rechnen wäre, kommt es überraschenderweise unter den von uns gewählten Versuchsbedingungen sogar zu einer geringen Zunahme des Harnminutenvolumens und der ausgeschiedenen Natriummenge - die tubuläre Natriumreabsorption nimmt etwas ab. Zur genaueren Lokalisation dieses natriuretischen Effektes wurde während der 2. und 5. Clearanceperiode an der kontralateralen Niere Stop-flow-Analysen durchgeführt. Abb. 2 zeigt die Stop-flow-Tubulogramme der Patientin (A 3 vor Angiotensin, B 3 unter Angiotensin). Im Bereich des distalen Natrium-Minimum sinken die Natriumkonzentrationen vor der Gabe von Angiotensin weiter ab als unter Angiotensin, ein Zeichen für verminderte Natrium-Reabsorption im distalen Tubulus, wie auch beispielsweise von der Arbeitsgruppe um WOLLHEIM am Hund unter der Einwirkung von Furosemid gefunden wurde (22, 23). Vermehrte distale Natriumrejektion unter Angiotensin konnte auch VANDER 1963 am normotensiven Hund durch Angiotensin-Infusion in die Nierenarterie einer Seite bei doppelseitigen Stop-flow-Analysen im Vergleich rechts-links nachweisen (24).

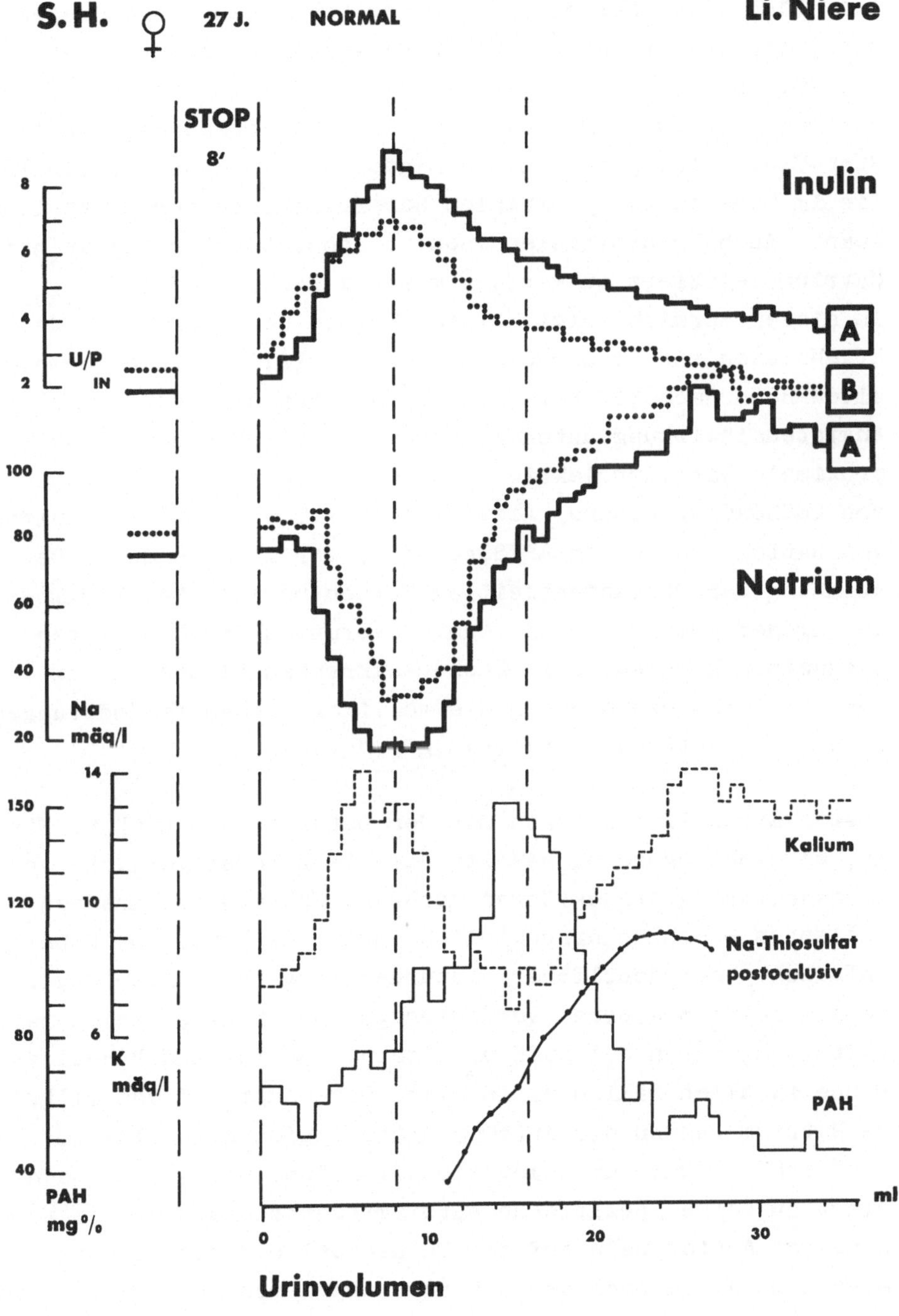

Abb. 2.

Für die Beurteilung der proximalen Natrium-Reabsorption am Stop-flow-Bild ist die Natriumkonzentration aus methodischen Gründen kein verlässlicher Parameter. Nach KESSLER u. Mitarb. (11) läßt sich aber eine vermehrte proximale Natriumrejektion, wie z.B. unter dem Einfluss von Quecksilberdiuretika (4, 25) oder Chlorothiazid (12, 26) am verminderten Wasseraustransport aus dem proximalen Konvolut erkennen, der im Stop-flow-Tubulogramm als verminderter U/P-Quotient für Inulin im Bereich der proximalen Harnfraktionen zur Darstellung kommt. Auch im proximalen Tubulus scheint unter Angiotensin Natrium rejiziert zu werden, wie das Absinken des U/P_{Inulin} in diesem Bereich zeigt. Dieser Befund deckt sich mit den Ergebnissen von VILLARREAL u. Mitarb. (27), die am normotensiven Hund nach Eintreten einer Tachyphylaxie der vaskulären Angiotensinwirkung unter weiteren Angiotensingaben eine proximale Natriumrejektion fanden, sowie mit den Befunden von LEYSSAC u. Mitarb. (16), die in vitro an Nierenschnitten von Ratten, sowie von LEYSSAC (15), der in vivo durch Bestimmung der Okklusionszeit am Rattentubulus eine Verminderung der proximalen Natriumreabsorption durch Angiotensin nachweisen konnten. Beim Hochdruckkranken finden wir mit unserer Versuchsanordnung die völlig gleichen Veränderungen, wenn auch deutlich stärker ausgeprägt.

Unsere Ergebnisse stimmen mit den Befunden von BOCK u. Mitarb. (5, 6) nicht überein, was wir auf die unterschiedliche Versuchsanordnung zurückführen möchten. Während bei unseren Patienten - sehr wahrscheinlich durch die hypertone Mannitinfusion - bei deutlicher Blutdrucksteigerung unter Angiotensin keine messbaren Veränderungen der renalen Hämodynamik auftraten, waren bei BOCK u. Mitarb. Inulin- und PAH-Clearance in allen Fällen erniedrigt. Berechnet auf das filtrierte Natrium fanden die Autoren unter Angiotensin eine um 1,4% erhöhte Natrium-Resorptionsfraktion, was jedoch noch nicht auf eine spezifische natriumresorptionsfördernde Wirkung von Angiotensin auf die Tubuluszelle zurückgeführt werden muss, da nach den Untersuchungen von SELKURT (2o) und

MUELLER u. Mitarb. (18) jede Verminderung der glomerulären Filtrationsrate per se mit einer prozentual vermehrten tubulären Natriumreabsorption einhergeht. Ferner fällt an den Befunden von BOCK u. Mitarb. auf, daß es bei ihren normotensiven Probanden unter Angiotensin stets zu einer Zunahme der Kalium-Konzentration im Urin kam, wobei der Na/K-Quotient im Mittel um mehr als die Hälfte abnahm und je nach Ausgangslage Werte unter 1 erreichte. Diese Änderungen der Elektrolytausscheidung, die, wie BOCK u. Mitarb. (5) 1958 bereits bemerkten, "denen, die durch Aldosteron hervorgerufen werden, richtungsmäßig gleichen", fanden wir bei Aldosteronblockade nicht. Es ist daher zu diskutieren, ob bei den Versuchen von BOCK u. Mitarb. unter den Angiotensininfusionen, die in der Regel 5o - 6o Minuten dauerten, nicht schon ein aldosteronstimulierender Effekt mit im Spiel war.

Unsere Befunde lassen vermuten, daß auch beim normotensiven Menschen bei ausgeglichener Elektrolytbilanz exogen zugeführtes Angiotensin II zu einer Verminderung der tubulären Natriumreabsorption führen kann. Diese direkte Beeinflussung der tubulären Natriumtransportfunktion, die sich offenbar nur quantitativ von der beim Hochdruckkranken unterscheidet, wird jedoch normalerweise durch die vasokonstriktorischen und aldosteronotropen Effekte von Angiotensin verdeckt, die insgesamt zu einer verminderten Natriumausscheidung führen.

Literatur

1. BARRETT, J.C., McNEIL, J.H. and MURDAUGH jr., H.V.: Effect of angiotensin on renal hemodynamics. Clin. Res. 9, 34 (1961)

2. BIRON, P., CHRETIEN, M., KOIW, E. and GENEST, J.: Effects of angiotensin infusions on aldosterone and electrolyte excretion in normal subjects and patients with hypertension and adrenocortical disorders. Brit. Med. J 5292, 1569 (1962)

3. BIRON, P., KOIW, E., NOWACZYNSKI, W., BROUILLET, J. and GENEST, J.: The effects of intravenous infusions of valine-5-angiotensin II and other pressor agents on urinary electrolytes and cortico steroids, including aldosterone. J. clin. Invest. 4o, 338 (1961)

4. BISNO, A., ROLF, D., TOSTESON, D.C. and WHITE, H.L.: Effect of a mercurial diuretic on sodium flux across proximal tubular epithelium. Fed. Proc. 19, 365 (196o)

5. BOCK, K.D., DENGLER, H., KRECKE, H.-J. und REICHERT, G.: Untersuchungen über die Wirkung von synthetischem Hypertensin II auf Elektrolythaushalt, Nierenfunktion und Kreislauf beim Menschen. Klin. Wochenschr., 36, 8o8 (1958)

6. BOCK, K.D. und KRECKE, H.-J.: Die Wirkung von synthetischem Hypertensin II auf die PAH- und Inulin-Clearance, die renale Hämodynamik und die Diurese beim Menschen. Klin. Wochenschr., 36, 69 (1958)

7. BROWN, J.J. and PEART, W.S.: The effect of angiotensin on urine flow and electrolyte excretion in hypertensive patients. Clin. Sci., 22, 1,(1962)

8. DUSTAN, H., NIJENSOHN, C. and CORCORAN, A.C.: Natriuretic-diuretic effect of angiotensin in essential hypertension. J. Clin. Invest., 34, 931 (1955)

9. GENEST, J., BIRON, P., KOIW, E., NOWACZYNSKI, W., CHRETIEN, M. and BOUCHER, R.: Adrenocortical hormones in human hypertension and their relation to angiotensin. Circul. Res., 9, 775 (1961)

1o. del GRECO, F.: Effects of Valine-5-angiotensin on excretion of water and salt in primary and secondary hypertension. Proc. Soc. Exp. Biol. Med. (N.Y.) 1o7, 943 (1961)

11. KESSLER, R.H., HIERHOLZER, K., GURD, R.S. and PITTS, R.F.: Localisation of diuretic action of chlormerodrin in the nephron of the dog. Am. J. Physiol., 194, 54o (1958)

12. KESSLER, R.H., HIERHOLZER, K., GURD, R.S. and PITTS,R.F.: Localization of action of chlorothiazide in the nephron of the dog.Am. J. Physiol., 196, 1346 (1959)

13. LARAGH, J.H.: Interrelationships between angiotensin, norepinephrine, epinephrine, aldosterone secretion, and electrolyte metabolism in man. Circul. 25, 2o3 (1962)

14. LARAGH, J.H., CANNON, P.J., AMES, R.P., SICINSKI, A.M., BENTZEL, C.J. and MELTZER, J.I.: Angiotensin II and renal sodium transport: natriuresis and diuresis in patients with cirrhosis and ascites. J. Clin. Invest., 41, 1375 (1962)

15. LEYSSAC, P.P.: The in vivo effect of angiotensin on the proximal tubular reabsorption of salt in rat kidneys. (Hemmung der proximalen tubulären Reabsorption bei Ratten) Acta physiol. scand., 62, 436 (1964)

16. LEYSSAC, P.P., LASSEN, U.V. and THAYSEN, J.H.: Inhibition of sodium transport in isolated renal tissue by angiotensin. Biochim. Biophys. Acta, 48, 6o2 (1961)

17. MALVIN, R.L., SULLIVAN, L.P. and WILDE, W.S.: Stop-flow-Analysis of renal tubule localization. The Physiologist, 1, 58 (1957)

18. MUELLER, C.B., SURTSHIN, A., CARLIN, M.R. and WHITE, H.L.: Glomerular and tubular influences on sodium and water excretion. Am. J. Physiol., 165, 411, (1951)

19. NICKEL, J.F., SMYTHE, C.Mc.C., PAPPER, E.M. and BRADLEY, S.E.: A study of the mode of action of the adrenal medullary hormones on sodium, potassium and water excretion in man. J. Clin. Invest., 33, 1687 (1954)

2o. SELKURT, E.E. and POST, R.S.: Mechanism for renal clearance of sodium in the dog: effect of decreased and increased load on reabsorptive mechanism. Am. J. Physiol., 159, 589 (1949)

21. STATIUS van EPS, L.W., SMOORENBERG'SCHOORL, M.E., ZURCHER-MULDER, A., de VRIES, L.A. and BORST, J.G.G.: Identical changes in renal excretion pattern induced by angiotensin and orthostasis in normal and adrenalectomized subjects. Acta med. Scand., 171, 153 (1962)

22. SUZUKI, F., KLÜTSCH, K., HEIDLAND, A. und WOLLHEIM, E.: The action of a new diuretic on intratubular sodium and potassium handling studied by stop-flow-analysis. Atti della Accademia Medica Lombarda, 18, 943 (1963)

23. SUZUKI, F., KLÜTSCH, K. und HEIDLAND, A.: Stop-flow-Untersuchungen zum Wirkungsmechanismus von Fursemid. Klin. Wochenschr., 42, 569 (1964)

24. VANDER, A.J.: Inhibition of distal tubular sodium reabsorption by angiotensin II Nephron 1, 252, 1965. Am. J. Physiol., 2o5, 133 (1963

25. VANDER, A.J., MALVIN, R.L., WILDE, W. and SULLIVAN, L.P.: Localization of the site of action of mercurial diuretics by stop-flow-analysis. Am. J. Physiol., 195, 558 (1958)

26. VANDER, A.J., MALVIN, R.L., WILDE, W. and SULLIVAN, L.P.: Localization of the site of action of chlorothiazide. J. Pharmacol. and Exper. Therap., 125, 19 (1959)

27. VILLARREAL, H., NIETO de PASCUAL, J., ARCILA, H., LOPEZ VINAS, C. and SIERRA, P.: The action of angiotensin on renal transport of sodium in the dog. Nephron 1, 338 (1964)

Diskussion:

REUBI: Die Ausführungen von Herrn THURAU waren sehr komplex und interessant. Habe ich recht verstanden, daß Sie sagten, die Zunahme der Natriumkonzentration im Tubulus bewirkt einen Kollaps des Glomerulum?

THURAU: Nein, der Anstieg im distalen Nephron bewirkt einen Kollaps des proximalen Tubulus des gleichen Nephron.

REUBI: Das führen Sie auf eine Abnahme der glomerulären Filtration zurück?

THURAU: Ja.

REUBI: Es fragt sich, in welchen klinischen und physiologischen Situationen dieses Phänomen eine Rolle spielt. Wahrscheinlich kann man eine Erhöhung der Natriumkonzentration im distalen Tubulus oder am Ende der HENLE'schen Schleife dadurch erwirken, daß entweder die proximale Rückresorption abnimmt, oder - vielleicht ist das mit dem anderen Phänomen gekoppelt - daß die Serumkonzentration des Natrium zunimmt. Das wäre etwa das gleiche. Wenn Sie beim Tier isotone oder hypertone Kochsalzlösung infundieren, werden Sie im allgemeinen eine Zunahme der glomerulären Filtration beobachten, keine Abnahme. Ich gebe zu, daß die Ratte wahrscheinlich anders reagiert als der Mensch. Es ist bekannt, daß die glomeruläre Filtration der kleinen Säugetiere im allgemeinen etwas empfindlicher ist. Es mag sich um die Ratte, um das Kaninchen, sogar um den Hund handeln. Am Menschen jedoch, z.B. bei chronischer Pyelonephritis, aber auch bei hypertoner Kochsalzinfusion, oder unter der Einwirkung von Furosemid, kommt es im allgemeinen zu einer Vermehrung der glomerulären Filtration. Man kann wohl einwenden, es sei ein komplexer Mechanismus, zu dem noch die Volumenregulationsvorgänge kommen. Herr THURAU, können Sie diese Diskrepanzen erklären?

THURAU: Ich danke Ihnen für diesen Einwand, weil ich das in meinem Vortrag nicht mehr bringen konnte. Bei Infusion mit hypertoner Kochsalzlösung steigt die frühdistale Natriumkonzentration nicht an. Das ist von GIEBISCH in Mikropunktionsuntersuchungen gemessen worden. Wir haben die Vorstellung - das ist aber jetzt eine Theorie - daß sich die Natriumresorption bei Erhöhung der Plasma-Na-Konzentration im aufsteigenden Schenkel ändern kann. Es ist gesichert, daß die Natrium-Konzentration bei hypertoner Kochsalzbelastung im frühdistalen Segment genau so niedrig ist, wie unter normalen Umständen. Daher steht das hohe Filtrat, vielleicht sogar die Steigerung des Filtrates bei Kochsalzbelastung mit diesen Werten und mit der Rückkoppelungstheorie in Einklang.

KLÜTSCH: Wie verhält sich die distale Na-Konzentration nach Mannitinfusion und nach akuter Gabe von Diuretika? Dort finden wir nämlich im akuten Versuch einen Anstieg der glomerulären Filtration und keinen Abfall.

THURAU: Auf Mannitol, das ist von ULLRICH zusammen mit den Arbeitsgruppen in Chapel Hill und Durham gemessen worden, fällt die frühdistale Natriumkonzentration ab. Die Zunahme der renalen Durchblutung würde damit ohne weiteres in Einklang stehen. Häufig allerdings fällt bei Mannitol die glomeruläre Filtration ab. Das liegt aber nicht daran, daß die Niere konstringiert, sondern weil durch Mannitol der intratubuläre Druck, der ja ebenfalls ein Parameter für die Filtration ist, ansteigt.
Diuretika wirken unterschiedlich: Nach Chlorothiazid und Hydrochlorothiazid findet man beim Hund und beim Menschen häufig eine Verminderung der Nierendurchblutung. Da die Diuretika die tubuläre Natrium-Reabsorption hemmen, passt das doch sehr gut zueinander.

MERTZ: Sie haben verschiedene eigene und fremde in vitro und in vivo erhobene Befunde vorgetragen, die keine Beeinflussung der intratubulären Natrium-Reabsorption unter Angiotensin erkennen lassen. Ich glaube, man sollte aus diesen Befunden noch keine weitreichenden Schlüsse ziehen hinsichtlich einer möglichen Verminderung der Reabsorption; denn gerade die in vitro Versuchstechniken sind ja zum Teil anfechtbar. Es ließe sich auch eine ganze Reihe von Untersuchungen anführen, die gezeigt haben, daß bei vergleichbarer glomerulärer Filtration eine Mehrausscheidung von Natrium zustande kommt. Dieses Natrium muß ja irgendwo herkommen. Ich glaube, daß die Interpretation der Angiotensinwirkung auf die Natrium-Reabsorption mit einem direkten hemmenden Einfluß und einem indirekten, über Aldosteron wirksamen, fördernden Einfluß keine Schwierigkeit bedeutet. Es könnte ja sein, daß unter ganz bestimmten Bedingungen Angiotensin in Dosen freigesetzt wird, die nur intrarenal, nicht aber systemisch wirksam sind.

THURAU: Ich möchte mich Herrn PETERS Meinung anschließen. Was wir untersucht haben ist ja die transtubuläre Natrium-Resorption. Es können ganz andere Mechanismen z.B. die intrarenale Hämodynamik dann die Resorption noch beeinflussen. Aber der aktive Transport ist in unseren Versuchen unter Angiotensin unverändert.

PETERS: Unter bestimmten Bedingungen wird bei der normalen Ratte unter Einwirkung von Angiotensin mehr Natrium ausgeschieden. Das Glomerulumfiltrat steigt dabei nicht an. Diese Natriurese muß auf einem verringerten Rücktransport beruhen, der sicher mit Mikropunktionsversuchen entweder proximal oder distal oder in den Schleifen nachgewiesen werden könnte. Unter anderen Bedingungen wirkt das Angiotensin nicht diuretisch. Unter diesen anderen Bedingungen findet man, wie Herr THURAU gezeigt hat, nichts. Nach einer sehr alten Diskussionsbemerkung hängen die Nürnberger keinen, sie hätten ihn denn zuvor.
Was die "physiologische Dignität" dieses Effektes anbetrifft, so ist es mehr ein versicherungsärztliches Problem, ob eine nicht narkotisierte Ratte mit einer Nadel in der Schwanzvene und einem etwas erweiterten Extrazellulärraum, oder eine gut narkotisierte Mikropunktionsratte gerade als gesünder anzusehen ist.

CUYPERS: The direkt tubular action of angiotensin can easily be demonstrated in chicken. Chickens have a functioning renal portal circulation. Blood from the leg vein drains directly into the postglomerular peritubular vessels on the same side, by-passing the glomerulus in the first circulation. It is possible, to investigate drugs or hormones which have a direct tubular effect by infusing these substances into one leg vein and comparing urine excretion of the infused kidney with that of the contralateral kidney. This type of experiment has been performed with angiotensin. Angiotensin infused into one leg vein immediately increases urine excretion (urine volume, Na, Cl) in both kidneys. However, the increase is much more pronounced on the infused side than on the contralateral side. These results are a proof of the direct tubular action of angiotensin: angiotensin decreases the tubular reabsorption of Na, Cl and water.

STEINHAUSEN: Meine erste Frage betrifft die Erschöpfbarkeit dieses von Ihnen beschriebenen Effektes. Wenn dieser Effekt eine wirkungsvolle Schutzfunktion bei gestörter Reabsorption im proximalen Konvolut darstellt, dann müsste eine Konstriktion des Vas efferens so lange bestehen bleiben, wie die tubuläre Insuffizienz anhält. Haben Sie auch Perfusionsexperimente in der HENLE'schen Schleife über längere

Zeiten durchgeführt und dabei einen anhaltenden Tubuluskollaps gesehen? Oder öffnet sich im Verlauf der Perfusion, also im Verlauf der Natrium-Konzentration im Bereich des distalen Konvolutes oder der Macula densa dann doch wieder das proximale Konvolut und setzt dann doch die Filtration wieder ein. Eine weitere Frage: Wie erklären Sie die von LEYSSAC erhobenen Befunde der verlängerten Occlusionszeiten unter Angiotensin?

THURAU: Der Tubuluskollaps bleibt so lange erhalten, wie man NaCl-Lösung in das Macula densa-Segment injiziert. Wir haben dies bis zu 3-5 Minuten getan; über längere Reaktionszeiten kann ich nichts sagen. Der von Herrn STEINHAUSEN vorgeschlagene Versuch der isolierten Perfusion einer Schleife und die gleichzeitige Beobachtung des dazugehörigen proximalen Konvolutes ist technisch nicht durchführbar, da man bei der Schleifenperfusion den proximalen Tubulus mit Öl blockieren muß.
LEYSSAC hat ja eine Verlängerung der Verschlußzeit nur bei hohem Ausgangsfiltrat gefunden. Die Verschlußzeit wurde gemessen, nachdem das Angiotensin eine Abblassung der Niere erzeugt hatte, also nachdem das gesamte peritubuläre Blutkompartment durch die pharmakologische Konstriktion verkleinert wurde. Bei hohem Ausgangsfiltrat ist naturgemäß das intratubuläre Flüssigkeitsvolumen grösser als bei kleinem Filtrat. Dieses Volumen muß in das peritubuläre Kompartment während Natrium-Resorption verschoben werden. Es ist nicht verwunderlich, daß bei reduziertem peritubulärem Kapillarvolumen diese Resorption völlig anders verlaufen muß als bei normal gefüllten peritubulären Kapillaren. Wo soll denn schließlich das Resorbat hingelangen, wenn die Kapillaren vom Blut befreit sind. Insofern ist es nicht verwunderlich, daß die Verlagerung grösserer intratubulärer Volumina langsamer vonstatten geht als kleinere Volumina bei niedrigem Filtrat.

WOLFF: Wir sehen in der Klinik doch viele Situationen, Orthostase z.B., in denen das Glomerulumfiltrat abnimmt, In diesen Situationen ist dann offensichtlich zunächst die Natrium-Konzentration an der Macula densa erhöht und die Abnahme des Glomerulumfiltrates ein Sekundärvorgang, oder wie würden Sie das, Herr THURAU, zeitlich in Beziehung setzen?

THURAU: Ich muss noch einmal betonen, daß es sich bei dem von uns gezeigten Rückkoppelungsmechanismus um <u>eine</u> Möglichkeit der Regulation des Glomerulumfiltrates handelt. Zahlreiche andere Parameter können natürlich die Filtration auch verändern, z.B. der Einfluß des sympathischen Nervensystems auf die Niere. Ich möchte den biologischen Sinn des Natrium-konservierenden Rückkopplungsmechanismus noch einmal an einem Beispiel erklären: Nimmt man an, daß bei einer durch tubuläre Schädigung um 50% verminderten tubulären Natrium-Resorptionsfähigkeit das Glomerulumfiltrat normal bleiben würde, dann kann man ausrechnen, daß etwa in 2-3 Stunden das gesamte im extrazellulären Raum befindliche Natrium mit dem Harn ausgeschieden sein würde. Dieser Natriumverlust kann allein durch eine Abnahme des Glomerulumfiltrates und dadurch der Verminderung des tubulären Natriumangebotes verhindert werden. Wir haben keinen Anhalt, daß die Filtratabnahme in Orthostase über einen Anstieg der Natrium-Konzentration im Macula densa-Segment zustande kommt. Ich würde hierfür vielmehr eine neurogene Beeinflussung verantwortlich machen wollen.

ROTTER: Wir müssen uns darüber im klaren sein, daß die Stimulation einer Arteriole in der Regel nicht zu einer dauernden Vasokonstriktion führt. Vielmehr werden die rhythmisch aufeinander folgenden Kontraktionen und Dilatationen, wie man aus den Untersuchungen der CLARK'schen Kammer weiß, dahingehend beeinflusst, daß die Dauer der Kontraktion verlängert, die Phase der Dilatation dagegen verkürzt wird. Ich kann mir vorstellen, daß es am Vas afferens der Niere genau so ist, wie dies auch aus den Druckmessungen von SCHOEPPE hervorgeht. Bei anhaltender Konstriktion müsste es zu einer Nekrose der Tubuli kommen, das wollte ja wohl auch Herr STEINHAUSEN andeuten.

SCHOEPPE: Wir haben die LEYSSAC'schen Versuche mit der Bestimmung der Occlusionszeit nachgemacht, und in Übereinstimmung mit Herrn THURAU's Annahme bei kurzfristiger Ischämie von 1/2 bis 1 Minute eine Verlängerung der Occlusionszeit in ähnlicher Grössenordnung wie nach Angiotensin gefunden.

SENFT zu THURAU: Sie haben gefunden, daß Hypertensin die Halbwertszeit der tubulären Reabsorption einer isotonen Kochsalzlösung nicht verändert. Dieser Feststellung stehen Befunde gegenüber, nach denen das Polypeptid die Natrium-Ausscheidung fördert. Dieses muß nicht unbedingt ein Widerspruch sein. Sie haben mit der Methode von GERTZ Werte erhalten, die man umrechnen könnte auf resorbierte Natriummenge pro Flächeneinheit und Sekunde. Wie ist nun die Passagezeit unter diesen Bedingungen? Würde sie verkürzt sein, so würde die Resorption absolut verringert und damit der natriuretische Effekt erklärt sein. Meine Frage konkret: ist dieses gemessen?

THURAU: Nein, dies wurde nicht gemessen.

LEVER: In his paper on autoregulation and sodium concentration Dr. WEISS was able to correct the defect produced by low sodium perfusion using angiotensin in single injections. I wonder if in fact he also infused angiotensin with the perfusion mixture of low sodium content and was able to reastablish the"S-shaped" autoregulation curve. In other words, can angiotensin correct the defect produced by low sodium perfusion?

WEISS: We have added angiotensin to the perfusion fluid, even in low sodium concentration and we could not produce an autoregulation.

LEVER: Did you test for the presence of angiotensin in your perfusate?

WEISS: No.

LEVER: The angiotensin might not survive biologically during perfusion of the kidney.

WEISS: Yes, I know.
Zu THURAU: Sie haben kurz die Frage nach dem Verbleib des Angiotensin erwähnt, ob es in grossen Mengen in das Gefäß hineindiffundiert, oder ob es im Interstitium bleibt, um von dort aus an die Media zu gelangen. In diesem Zusammenhang möchte ich einen unserer Befunde erwähnen: wir hatten eine zweite Niere mit dem Perfusat einer im Autoregulationsbereich perfundierten Niere durchströmt. Wenn viel von dieser hypothetischen Substanz, sei sie Angiotensin oder was auch immer, in das Perfusat, also in die Arteriole hineinkäme, dann sollte man erwarten, daß die zweite Niere, die zunächst mit einem Druck, der unterhalb des Autoregulationsbereiches liegt, perfundiert wurde, mit einer Vasokonstriktion antwortet. Es gibt aber keine solche Widerstandsänderung. Man kann die zweite Niere mit hohen und niedrigen Drucken perfundieren, ohne daß eine Vasokonstriktion eintritt: Das heißt, Sie bekommen aus einer maximal autoregulierenden Niere nichts heraus, was eine zweite Niere veranlasst, vasomotorisch zu reagieren. Wir hatten uns gefragt, wie überhaupt diese Niere so lange autoregulieren kann, zumal ihrem Perfusat kein Plasmafaktor zugeführt wird. In früheren Untersuchungen, als wir noch mit eiweißfreier Lösung perfundierten, verschwand die Autoregulationsfähigkeit schon nach einer Perfusionsdauer von 2o Minuten. Auf Zugabe von Eiweiß in ganz geringen Mengen (1oo mg% Rinderalbumin) blieb die Autoregulation bis zu 2 Stunden erhalten. Wir sind der Meinung, daß ein "Coating Effect" - um eine andere Wirkung kann es sich bei dieser geringen Konzentration nicht handeln - das Interstitium gegenüber dem Gefäßsystem besser abdichtet.

KRAMER: Es wird sehr kompliziert in letzter Zeit. Aber ich glaube, wir sollten wirklich das Thema THURAU's abschließen und uns jetzt der Autoregulation zuwenden.
Herr WEISS, in Ihren Versuchen wird Natrium durch eine andere Substanz ersetzt, deren Wirkung ja auch in Rechnung gesetzt , werden muss. Ich bin deshalb nicht überzeugt, daß diese Versuche schlüssig sind und beweisen, daß es das Fehlen des Natrium ist, das die Autoregulation aufhebt. Es könnte ja ebenso gut die Wirkung einer neuen Substanz, nämlich die des Cholin sein, die die Autoregulation aufhebt. Wir haben ja in den Versuchen gesehen, daß mit abnehmender Natrium-, d.h. also mit zunehmender Cholinkonzentration eine Konstriktion zustande kommt.

WEISS: Uns hat natürlich auch die Cholinkonstriktion gestört. Deshalb haben wir auch noch Tris anstatt Cholin genommen.

KRAMER: Sie haben entweder einen dilatatorischen oder einen konstringierenden Faktor.

WEISS: Nein, wenn wir Natrium-frei mit Tris-Cl perfundierten, blieb die zur Autoregulation gehörende Vasokonstriktion aus; unterhalb dieses Druckbereiches der Autoregulation trat jedoch keine Vasodilatation ein. Eine Natrium-freie Perfusion mit Cholinchlorid führte zur starken Konstriktion, wobei eine Autoregulation fehlte. Wenn man annimmt, daß Cholin in hoher Konzentration eine Konstriktion macht, dann muß diese Vasokonstriktion stärker werden, je mehr Cholin und je weniger Natrium im Perfusionsmedium vorhanden ist. Mit Tris haben wir jedoch niemals eine Vasokonstriktion gesehen.

KRAMER: Aber eine Dilatation?

WEISS: Nein. Nur im Autoregulationsbereich. Bei Drucken zwischen 5o und 8o mm Hg, also unterhalb des Autoregulationsbereiches ist die Zunahme der Stromstärke bei Ersatz mit Tris dieselbe wie bei den Normalversuchen. Es tritt also keine Dilatation auf.

BOHLE zu JAHNECKE: Es bleibt zu diskutieren, ob man den Effekt auf die Natrium-Ausscheidung nicht eventuell darauf zurückführen kann, daß nach Mannitolgaben morphologische Veränderungen im proximalen Tubulus, im Sinne der sogenannten osmotischen Nephrose mit intracytoplasmatischen Vacuolenbildungen auftreten können. Ich könnte mir denken, daß das für den Natrium-Rücktransport nicht ganz gleichgültig ist.

JAHNECKE: Noch Stunden nach Absetzen der Mannitinfusion, wenn also die Plasmaosmolalität längst wieder die Ausgangslage erreicht hat, ist ein natriuretischer Mannit-Effekt nachweisbar, der auf den morphologischen und funktionellen Alterationen der Tubuluszelle beruhen dürfte. Die bei unseren Untersuchungen durch Angiotensin erzielte Zunahme der Natriurese verschwand nach Absetzen des Angiotensin innerhalb kürzester Zeit wieder.

KOCZOREK zu JAHNECKE: Wie lange und in welcher Menge wurde Spirolacton zur Ausschaltung eines eventuellen Aldosteron-Effektes gegeben? Wenn man einer Normalperson z.B. 3 Tage hindurch höhere Mengen von Spirolacton gibt, blockiert man zwar die Aldosteron-Wirkung, erreicht bekanntlich aber auch in der Folge einen reaktiven Hyperaldosteronismus. Es könnte also sein, daß unter Umständen bei Ihren Versuchen Aldosteron doch wirksam war.

JAHNECKE: Unsere Patienten bekamen vor der Untersuchung 2oo mg Aldadiene-Kalium in einer einstündigen Dauertropfinfusion und während der Untersuchung nochmals 1oo mg in der Clearance-Infusion, so daß bei unserer Versuchanordnung noch nicht mit einem reaktiven Hyperaldosteronismus zu rechnen ist.

KOCZOREK: Es ist aus Messungen der Natrium-Ausscheidung bekannt, daß die Wirkung von Aldadiene-Kalium bei intravenöser Gabe in 2-6 Stunden einsetzt. Damit hätten Sie allerdings die Frage von vorher in positivem Sinne beantwortet.

BOCK zu JAHNECKE: Ich bin der Meinung, daß die Differenzen zwischen Ihren und unseren Befunden mit der gleichzeitigen Mannitol-Infusion zusammenhängen. Unsere Befunde sind ja von den verschiedensten Seiten und in allen Einzelheiten bestätigt worden. Auch ist aus verschiedenen Gründen nicht wahrscheinlich, daß die akuten Effekte des Angiotensin auf die Nierenfunktion mit einer Aldosteronwirkung erklärt werden können. Einmal setzt der antinatriuretische Effekt innerhalb von ganz wenigen Minuten nach dem Beginn der Angiotensininfusion ein, so daß man sich schwer vorstellen kann, daß das über die Nebennierenrinde gehen soll. Vor allem aber ist der antinatriuretische Effekt auch an nebennierenlosen Patienten vorhanden, wie verschiedentlich nachgewiesen ist. Zur Frage eines etwa schon vorhandenen Hyperaldosteronismus haben wir jetzt in Versuchen an Gesunden, denen Aldosteron zum Teil akut, zum Teil im subakuten Versuch über 5-7 Tage in hoher Dosierung gegeben wurde, gefunden, daß vor und nach Aldosteron die Effekte des Angiotensin auf die Nierenfunktion, auf die Elektrolytausscheidung und den Blutdruck unverändert sind. Zumindest in den subakuten Versuchen war eine Aldosteronwirkung sicher vorhanden; denn das gesamte Blutvolumen dieser Versuchspersonen hatte um etwa 1 Liter zugenommen.

KOCZOREK zu BOCK: In welcher Form haben Sie Aldosteron bei den akuten Versuchen gegeben?

BOCK: 5 - 1o mg intravenös.

GENEST: In relation to stop-flow analysis, there may be one observation made in our laboratory by Dr. de CHAMPLAIN about a year and a half ago, on the effects of the ureter occlusion for studies of stop-flow analysis. These observations show that within 15-2o minutes after ureter occlusion there is a very large degranulation of the JG cell which is accompanied by a large release of renin in the renal venous blood.

MERTZ: Eigene, noch unveröffentlichte Beobachtungen und die von GOLDBERG und Mitarb. (J. Clin. Invest. 44, 182, 1965) mitgeteilten Ergebnisse machen es wahrscheinlich, daß Mannit auch die Reabsorption im aufsteigenden Schenkel der HENLE'schen Schleife beeinflusst. Ich glaube, daß die unter Mannit gemessene Rückgewinnungsphase von osmotisch freiem Wasser doch nur ein Pseudomaximum darstellt, das von der Rückgewinnungsphase osmotisch freien Wassers während Kochsalzdiurese absolut unterschieden werden muß.

KRAMER: Die Diskrepanzen, die ja in den einzelnen Mitteilungen evident sind, scheinen hier durch das sehr verschiedene methodische Vorgehen entstanden zu sein. Ich finde, daß wir eine methodische Verbesserung haben, die wir nicht nur auf die Ratte allein anwenden können, nämlich die Mikroperfusion und Mikropunktion; diese methodische Verbesserung sollte eigentlich ein Ansporn sein für uns, uns doch etwas stärker mit diesen Methoden auch in den Fragestellungen der klinischen, experimentellen Pathologie zu beschäftigen. BERLINER und seine Gruppe hat neuerdings gezeigt, daß man auch an Hundenieren mikropunktieren kann. Man würde also die umfangreichen Erfahrungen mit den klassischen Clearance-Methoden, über die man am Hund bereits verfügt, mit den modernen Mikromethoden ergänzen und damit die Extrapolation auf die menschliche Niere mit etwas besserem Gewissen vornehmen können als man es bisher im Hinblick auf die Ergebnisse an Rattennieren getan hat.

Renin-induced Hypertension

MASSON, G.M.C.

The possibility that hypertension could be reproduced by renin was first explored by HESSEL (1) who in 1938 reported that daily intravenous injections of crude rabbit renin into rabbits lead to sustained hypertension which in one animal lasted 7 months after cessation of treatment. Hypertension developed in spite of tachyphylaxis and was accompanied, as in severe renal hypertension, by proteinuria and urinary casts and red blood cells. However, these results could not be confirmed by STREHLER and SUTER (2), who attributed the sustained hypertension to chronic nephritis, either as a naturally-occuring disease or as the result of infection caused by bacterial contamination of kidney extracts. In 1939 HILL and PICKERING (3) observed that intravenous infusion into rabbits of small doses of rabbit renin caused a rise in pressure which was maintained only for the duration of the infusion. With larger doses there was a more pronounced rise, which was, however, followed by a return toward normal levels in spite of the continued infusion. Even when the period of infusion was extended up to 18 days, hypertension did not become self-sustained and no hypertensive vascular lesions were observed (4, 5). Similar observations were made by TAGGART and DRURY (6) who further noted that the high blood pressure level of hypertensive animals could not be equated with renin infusion, that the response to renin of hypertensive animals differed quantitatively and qualitatively from that in normal animals and finally that renin tachyphylaxis did not alleviate hypertension. On this basis they concluded that established renal hypertension was not due to renin. Subcutaneous like intravenous administration of renin to uninephrectomized rats caused massive diuresis but only a slight rise in pressure and no vascular lesions (7). To these observations one should add the unsuccessful attempts to transfer hypertension by massive blood transfusion from hypertensive into normal or bilaterally nephrectomized animals (8, 9). The investigations of WINTERNITZ et al. (1o) and of LEITER and EICHELBERGHER (11) were concerned with acute hypertension as it occurs after bilateral ligation or severe clamping of renal arteries. Intravenous injections of kidney extracts into bilaterally nephrectomized animals or animals with reduced excretory function caused a prolonged rise in pressure and vascular lesions reminiscent of malignant hypertension. Since these results could not be obtained in normal animals, it was evident that renal insufficiency had some sensitizing effect. Subcutaneous like intravenous administration of renin to bilaterally nephrectomized dogs given 1% saline to drink also caused a sustained rise in pressure accompanied by hemorrhages and vascular necrosis (12).

It is clear that the over-all impression produced by the above papers is one of doubt about the participation of renin in hypertension. The only successful experiments were performed under such extreme situations (e.g. nephrectomy) that it was uncertain whether they had any relevance to the problem of renal hypertension. Renin preparations even when semipurified were still so crude that impurities acting directly or through anaphylactic reactions may have been responsible for some of the effects attributed to renin especially after intravenous administration; unfortunately this could not be tested because of the unavailability of sufficient amounts of angiotensin. Such was our knowledge when we decided to reinvestigate this problem, and in doing so to use methods which had been so fruitful in the early days of endocrinology.

Transfer of renal hypertension

The fact that renin preparations administered to normal animals were ineffective in causing hypertensive vascular disease did not necessarily exclude renin as the causative factor of renal hypertension. It might have been that without knowledge of the exact pattern of renin secretion by a clamped kidney, adequate conditions were not found. On the other hand, there was also the possibility that the active principle was not renin; it was either absent from normal kidneys from which renin is usually prepared or destroyed during renin extraction. Therefore, keeping in mind all these possibilities, we decided to use kidneys from severely hypertensive animals, to prepare unfractionated crude kidney extracts, and to have an animal test preparation resembling as nearly as possible the hypertensive kidney donor. The rat with an endocrine kidney was chosen as kidney donor; the technic is fairly reproducible, involves only one kidney, results in the elimination from the extracts of possible interfering substances such as the enzymes associated with urine formation, and most important, causes a fulminating type of hypertensive vascular disease. Therefore, by administering extracts of endocrine kidneys to uninephrectomized rats, one should expect theoretically to mimic the course of the hypertensive disease which occurs in the endocrine kidney preparation where one kidney is made "ischemic" while the other remains intact (Figure 1).

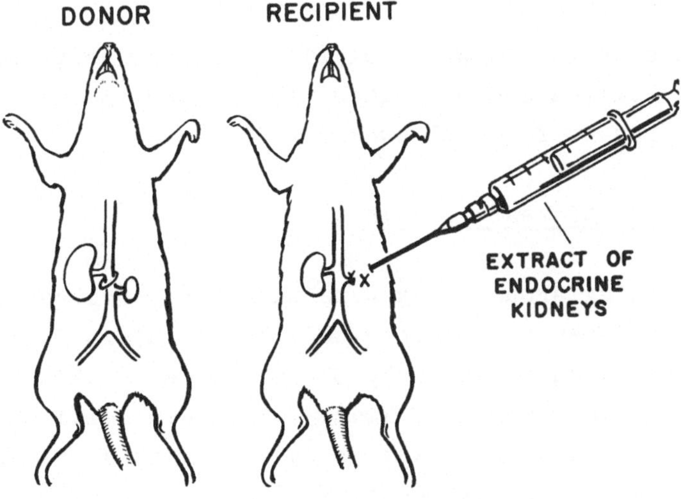

Fig. 1.Sohema of experimental technique.

Preparation of endocrine kidneys

SELYE and STONE (13) have shown that by constricting partially the aorta between the origins of the 2 renal arteries so that the perfusion pressure in the left kidney is equal to or lower than filtration pressure, the latter kidney atrophies, loses its excretory function and acquires a purely endocrine function. Animals with an endocrine kidney become rapidly hypertensive with vascular lesions which can already be identified macroscopically around the 5th day.

All through the experiments reported in this paper, female Sprague-Dawley rats were used. They weighed around 15o g. Aortic stenosis was produced according the method of SELYE and STONE by a silk ligature around the aorta and a stylet that is subsequently withdrawn.

Since blood pressure cannot be measured from the tail because of aortic stenosis, the following criteria were used to select hypertensive rats as kidney donors: weight loss of about 2o%, heart weight over 4oo mg per 1oo g body weight, cardiac hemorrhages or necrosis, nephrosclerosis of the right and atrophy of the left kidney and gross arteritis on the branches of the hepatic artery.

When these criteria were fulfilled, both kidneys were immediately removed and extracted with saline in the cold. Full details can be found elsewhere (14).

Preparation of test animals

Rats weighing around 15og were uninephrectomized and received their first injection 3 to 4 hours later. Extracts were administered subcutaneously 3 times a day at a daily dose equivalent to 1 and half kidney. Rats were divided into 3 groups treated as follows: group I, extracts of endocrine kidneys; group II, extracts of kidneys contralateral to endocrine kidneys and group III, extracts of normal kidneys. An extra group was used as control. Blood pressure was measured indirectly by tail sphygmography or directly through an indwelling catheter in the aorta.

Results

Only rats which received injection of endocrine kidney extracts showed the same manifestations as those seen in the hypertensive kidney donors: a rapid rise in pressure, loss of body weight, nephrosclerosis and cardiac and vascular lesions (Figure 2). Also, the lone kidney, like the kidney contralateral to an endocrine kidney, was almost completely depleted of renin.

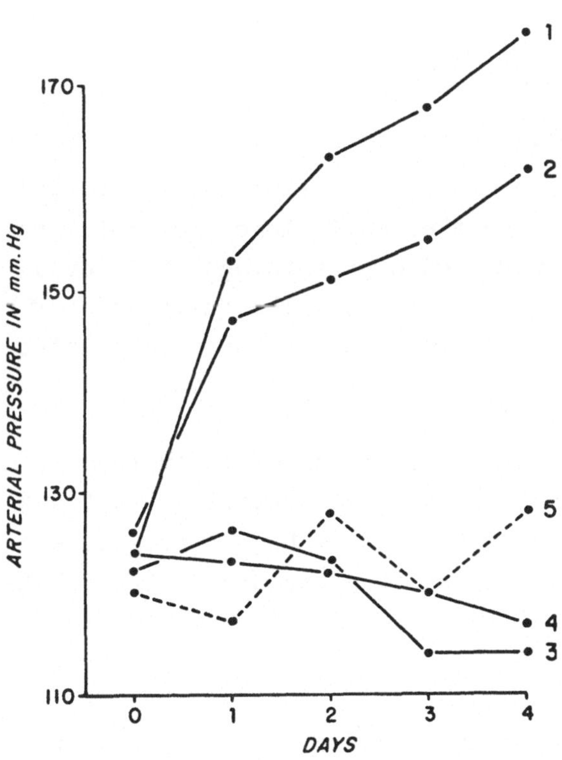

Fig. 2. Blood pressure curves in rats with endocrine kidneys (1), in uninephrectomized rats which received extracts of endocrine kidneys (2), of kidneys contralateral to endocrine kidneys (3), and of normal kidneys (4). Curve (5) was obtained from normal rats.

Although these experiments demonstrated that renal hypertension resulted from hyperfunction of the endocrine kidney, they did not throw any light on the nature of the hormone involved. In view of the lack of activity of hog renin adminstered to rats under the same experimental conditions, renin did not seem to be the etiologic factor. On the other hand, values of renin-like activity in extracts of endocrine, contralateral and normal kidneys averaged respectively 1oo, 5 and 1o GOLDBLATT units per gram of tissue, thus suggesting a cause-effect relationship. If this relationship were real, differences between present and previous experiments could provide some explanation. These differences were: the use of homologous as compared with heterologous renin and the use of crude saline extracts of rat kidneys as compared with semipurified hog renin. These 2 possibilities were tested in the following experiments, in which we compared the effects of crude renin prepared from rat and hog kidneys with those of semipurified hog renin.

Renin-induced hypertension

I. Effects of crude renin

In a first series of experiments, rats were uninephrectomized and divided into 4 groups treated as follows: group I, crude hog renin; group 2, semipurified hog renin; group 3, crude rat renin. Group 4 was kept as control. The daily dose of about 8o GOLDBLATT units was given in 3 subcutaneous injections, one every 8 hours. Animals were killed on the 12th day.

Semi-purified hog renin was obtained commercially from Princeton Laboratories, Princeton, N.Y. It contained about o,8 unit per mg of solids. Crude renin from hog or rat kidneys was prepared according to the short procedure of HAAS, LAMFROM and GOLDBLATT (15).

Results

Only animals of groups which received crude renin either from hogs (group 1) or from rats (group 3) became hypertensive (16). Starting on the 3rd or 4th day, pressure rose gradually to average 2o4 and 2o6 mm Hg respectively. On the other hand animals treated with semi-purified hog renin (group 2) showed only a slight elevation of pressure with variations between 12o and 137 mm Hg (Figure 3+). These results are in agreement with those from heart weights which averaged 4o4 ± 54, 378 ± 21, 4o6 ± 22 and 316 ± 12 mg per 1oo g of body weight respectively. Renal, myocardial and vascular lesions were present only in animals which received crude renin, with an incidence of 66% in group 1 and of 1oo% in group 3.

Thus the fact that crude hog renin was as active as crude rat renin showed that species specifity was not the immediate cause for the relative lack of activity of semi-purified hog renin. Two possibilities remained: either presence of an active principle other than renin or retarded resorption of renin from injection sites by the impurities in the crude preparations. Since semi-purified hog renin caused a slight but definite increase in pressure the latter possibility seemed the most likely. Therefore instead of looking for an hypothetical substance, we decided to see whether addition of retarding substances to semipurified hog renin would intensify its hypertensive effects.

II. Effects of long acting renin

Uninephrectomized rats were divided into 4 groups treated with various types of semi-purified hog renin: group 1, hog renin plus rat liver proteins; group 2, hog renin in a gel; group 3, hog renin suspended in oil and group 4, hog renin plus cholesterol in the form of pellets. Animals of group 5 received liver proteins. The daily dose of renin was 8o units, subdivided in 3 injections given every 8 hours. Animals of group 4 received instead one pellet of 8o units implanted subcutaneously every day. Animals were killed on the 12th day.

Liver proteins extracted with saline from rat liver were added to semipurified renin so that protein concentration was equal to that present in crude renin prepared by direct extraction (3g per 1oo ml). Renin was suspended in oil in an homogenizer. Renin gel was prepared by adding a slightly warm 7% gelatin solution to a concentrated renin solution. Pellets containing 2o% cholesterol were prepared with a hydraulic press. They were implanted under ether anesthesia.

Results

All the experimental animals became hypertensive. Averages of blood pressure obtained during the last 3 days in the respective 4 groups were: 172 ± 2o, 185 ± 22, 176 ± 11 and 194 ± 25 mm Hg with the corresponding heart weights of 428 ± 21, 516 ± 18, 464 ± 41 and 551 ± 13 mg per 1oo g of body weight. In the control group blood pressure averaged 125 ± 9 mm Hg and heart weight 333 ± 13 mg. Incidence of vascular disease varied from 66 to 83% (Figures 4+). Other observations showed a decrease in renal renin to about 1/4 of normal values and a stimulation of the zona glomerulosa as indicated by an increase in width (Table 1). These experiments strongly suggest that the effectiveness of renin in causing hypertensive disease is directly related to the speed at which it is resorbed from subcutaneous injection sites. This was accomplished by adding retarding substances and by equal spacing of injections. Thus, there is not need to postulate any further the existence of an active principle other than renin.

	Body Wt. g.	Heart Wt. mg.%	Zona glomerulosa µ	Renal Renin U/g.
Renin gel	132 ± 8	516 ± 18	73 ± 8	1,7 ± 0,6
Renin Pellets	116 ± 9	551 ± 13	7o ± 12	1,1 ± 0,2
Control	179 ± 11	333 ± 13	53 ± 6	5,6 ± 1,1

Tab. 1. Effects of retarding substances on hypertension induced by hog renin.

+Fig. 3 u. 4: s.Bildanh.

Discussion

These experiments demonstrate that renin reproduces the manifestations of hypertension and vascular disease including the decrease in renal renin and the increase in the width of the zona glomerulosa seen in rats with unilateral clamping of the renal artery.

They further show that a slow and sustained release of renin is necessary for the development of hypertension. Subcutaneous administration and addition of retarding substances very likely intensified the duration of action so that a constant and sustained effect was obtained over a 24-hour period. The significance of such a mechanism is supported by previous observations showing that bilateral nephrectomy or treatment with adrenal steroids plus salt which increases and prolongs the pressor response to renin (17), permits the development of hypertension in rats treated with semi-purified hog renin (18).

Although the best renin preparations are still chemically impure, the present results are consistent with the view that hypertension is due to renin, through the formation of its effector, angiotensin, and not to any specific factor other than renin. All the pharmacologic effects described for renin have been reproduced with angiotensin. Also, angiotensin, like renin, elicits hypertension and stimulation of the zona glomerulosa (19, 21).

In attempting to define the mechanism involved in the pathogenesis of renin-induced hypertension, it is logical to think first of a possible relationship between acute pressor effect and hypertension. In this situation each injection would elicit a pressor response which added to the previous one would gradually contribute to a steady increase in base pressure until hypertension is established. From the present and previous experiments there is no evidence for such a mechanism. Blood pressure in the renin-treated animals does not rise until the 3rd or 4th day. Preliminary experiments on direct pressure measurement indicate not only the absence of an initial rise but a state of temporary vascular refractoriness.

On the basis of this observation and the fact that subpressor doses of angiotensin elicit hypertension, we would like to suggest that renin through angiotensin causes 2 types of pressor effects: an acute pressor effect and an hypertensive effect.

The first effect, which occurs immediately, requires relatively large doses of angiotensin; the other is delayed and is initiated by doses which are not necessarily acutely pressor. The second effect is not necessarily related to the first one since it takes place in the presence of subpressor doses of angiotensin or of renin tachyphylaxis. According to this hypothesis, renal hypertension would develop as follows: after compression of the renal artery there is an immediate and intense discharge of renin accompanied by an acute pressor response, which in turn tends to increase the renal perfusion pressure and decrease renin release. From this interplay emerges an equilibrium associated with a slight elevation of pressure and renin secretion. In the meantime the angiotensin formed initiates mechanisms which gradually become sufficiently intense to increase pressure to hypertensive levels. During the initial phase of hypertension the direct acute pressor effect of angiotensin is predominant and tend to mask the slow-developing hypertensive effect. The acute pressor effect of angiotensin would be mainly related to the development of malignant hypertension and the hypertensive component to benign hypertension.

This hypothesis would explain some of the apparent inconsistencies of the present renin theory. Renal hypertension could occur with small but sustained increases in renin secretion.

Also it would explain why tachyphylaxis prevents the acute pressor effects of infused renin (22) but does not affect blood pressure during early and chronic hypertension (23), while antirenin which blocks all the renin effects lowers pressure to normal levels (24). As to the mechanisms responsible for the development of the hypertensive effect, they may be direct or involve the adrenal cortex and/or the nervous system. Further work will be necessary to define their exact nature.

References

1. HESSEL, G.: Klin. Wochenschr. 17, 843 (1938
2. STREHLER, E. and SUTER, E.: Ztschr. ges. exper. Med. 115, 436 (195o)
3. HILL, J.R. and PICKERING, G.W.: Clin.Sci. 4, 2o7 (1939)
4. BLACKET, R.B., DEPOORTER, A., PICKERING, G.W., SELLERS, A.L. and WILSON, G.M.: Clin.Sci. 9, 223 (195o)
5. PUGH, R.C.B., PICKERING, G.W. and BLACKET, R.B.: Clin. Sci. 14, 241 (1952)
6. TAGGART, J. and DRURY, D.R.: J. Exper. Med. 71, 857 (194o)
7. MASSON, G.M.C., CORCORAN, A.C. and PAGE, I.H.: Amer. J. Physiol. 162, 379 (195o)
8. COLLINS, D. A. and HOFFBAUER, F.W.: Proc. Soc. Exp. Biol. & Med. 35, 539 (1937)
9. GOVAERTS, M.P. and VERNIORY, M.A.: Bull. Acad. Roy. Med. Belg. 14, 325 (1949)
1o. WINTERNITZ, M.C., MYLON, E., WATERS, L.L. and KATZENSTEIN, R.; Yale J. Biol. Med. 12, 623 (194o)
11. LEITER, L. and EICHELBERGER, L.: J. Clin. Invest. 22, 11 (1943)
12. MASSON, G.M.C., PLAHL, G., CORCORAN, A.C. and PAGE, I.H.: Arch. Pathol. 55, 85 (1953)
13. SELYE, H. and STONE, H.: J. Urol. 56, 399 (1946)

14. MASSON, G.M.C., Ch. KASHII, PANISSET, J.C., Yagi, Sh. and PAGE, I.H.: Circul. Res. 14, 150 (1964)

15. HAAS, E., LAMFROM, H. and GOLDBLATT, H.: Arch. Biochim. Biophys. 48, 256 (1954)

16. MASSON, G.M.C., KASHII, Ch., MATSUNAGA, M. and PAGE, I.H.: Science 145, 178 (1964)

17. MASSON, G.M.C., del GRECO, F., CORCORAN, A.C. and PAGE, I.H.: Am. J. Physiol. 180, 337 (1955)

18. MASSON, G.M.C., MIKASA, A. and YASUDA, H.: Endocrin. 71, 505 (1962)

19. MASSON, G.M.C., CORCORAN, A.C., PAGE, I.H. and del GRECO, F.: Proc.Soc.Exp. Biol. and Med. 84, 284 (1953)

20. DICKINSON, C.J. and LAWRENCE, J.R.: Lancet 1354, 1963-1

21. MARX, A.J., DEANE, H.W., MOWLES, T.F. and SHEPPARD, H.: Endocrin. 73, 329 (1963)

22. SHAPIRO, S., GORDON, D.B. and DRURY, D.R.: Am. J.Physiol. 185, 543 (1956)

23. DEODHAR, S.D., HAAS, E. and GOLDBLATT, H.: J. Exp. Med. 119, 425 (1964)

Diskussion:

SCHÄFER zu MASSON: The delayed development of hypertension in your experiments with the rise of blood pressure during the fourth day suggests that the hypertension might be caused by immunological processes. The histological picture you demonstrated showed a large perivascular infiltration. According to my own experiments most of these vascular inflammations are basically immunological. Don't you think that this inflammation may be the cause of the hypertension you showed?

MASSON: I agree that the vascular lesions seen in renal hypertension are similar to those of periarteritis nodosa. But since they are manifestations of hypertension, and that periarteritis nodosa is very difficult to produce in the rat, I assume that there is a relationship between these lesions and the development of hypertension and that there is no need to postulate an immunologic origin.

Renin-Angiotensin-System und Pathogenese des renalen Hochdruckes

GROSS, F.

Jeder Versuch, im heutigen Zeitpunkt die Bedeutung des Renin/Angiotensin-Systems für die Pathogenese des Hochdruckes zu beurteilen, muß berücksichtigen, daß unsere Kenntnisse noch lückenhaft sind. Dies gilt sowohl für das System selbst und seine Kinetik als auch für die ihm unter physiologischen Bedingungen zukommenden Aufgaben. Insbesondere ist nicht bekannt, wo die Reaktion zwischen Enzym und Substrat stattfindet, ob noch zusätzliche Faktoren - Inhibitoren oder Aktivatoren - daran beteiligt sind und in welcher Form Renin oder Angiotensin im Plasma transportiert wird. Verwirrend ist weiterhin, daß verschiedene Arbeitsgruppen einander anscheinend widersprechende Befunde erhoben haben. Versucht man jedoch, diese Diskrepanzen zu analysieren und ihren Ursachen nachzugehen, so findet sich häufig, daß Resultate miteinander verglichen werden, die unter ganz verschiedenen Bedingungen erhalten wurden. Es ist daher notwendig, zunächst die wichtigsten Unterschiede in den Versuchsanordnungen sowie bei der Bestimmung der Renin/Angiotensin-Aktivität einander gegenüberzustellen und sie bei der Interpretation der Befunde zu berücksichtigen. Es handelt sich in erster Linie um die folgenden:

a) Akute Versuche, meist am narkotisierten Tier vorgenommen, sind nicht direkt vergleichbar mit chronischen Experimenten am wachen Tier, die sich über Wochen und Monate erstrecken (GROSS et al., 1965). Hinzu kommt die Ausschaltung reflektorischer und anderer nervös gesteuerter Reaktionen in der Narkose, so daß auch im akuten Versuch am wachen Tier die Reaktion auf bestimmte Eingriffe anders ist als am narkotisierten (BOCK und GROSS, 1961).

b) Zur Bestimmung von Renin und von Angiotensin im Plasma werden verschiedene Methoden verwendet, deren Ergebnisse nicht direkt zueinander in Beziehung zu setzen sind, da für Renin keine Referenzsubstanz zur Verfügung steht. Die erhaltenen Werte für Renin-Aktivität werden teils auf Angiotensin II-amid (Hypertensin CIBA), teils auf andere Bezugssubstanzen umgerechnet. Einzelne Laboratorien arbeiten nach "Hausstandards", und käuflich erhältliche Reninpräparate variieren stark in ihrer Aktivität, auch wenn sie von der gleichen Firma hergestellt werden (z.B. Renin der Nutritional Biochemicals Corporation, Cleveland/Ohio). Die biologische Dosierung von Renin in Einheiten führt notgedrungen zu Ungenauigkeiten, die oft grösser sind als die auftretenden Veränderungen.

c) Es ist notwendig, zwischem dem Gehalt der Niere an Renin, bestimmt in Nierenextrakten, dem auf Grund morphologischer Kriterien ermittelten juxtaglomerulären Index (Granula in den epitheloiden Zellen) (HARTROFT, 1953) und der Reninkonzentration im Plasma zu unterscheiden. Dabei ist es zweckmäßig, nur von Renin- bzw. Angiotensin-ähnlicher Aktivität zu sprechen, da noch kein Beweis für die Identität der im Plasma nachgewiesenen Substanzen mit Renin oder Angiotensin vorliegt (Tab. 1). Dies gilt besonders für Angiotensin, von dem nicht feststeht, ob es überhaupt in freier Form im Plasma vorkommt. Schließlich ist die sekretorische Kapazität für Renin als die eigentlich für die Abgabe von Renin aus der Niere verantwortliche Grösse in Betracht zu ziehen, jedoch besteht bisher keine Möglichkeit, Aussagen darüber zu machen (PEART, 1965).

d) Es ist nicht möglich, Effekte, die durch exogenes Angiotensin, das während kürzerer oder längerer Zeit zugeführt wird, hervorgerufen werden, mit den Wirkungen zu vergleichen, die endogen abgegebenes Renin und dadurch freigesetztes Angiotensin auslösen. Die langdauernde Infusion von Angiotensin kann zwar als Hilfsmittel dienen, um Einblicke in die Bedeutung des Renin/Angiotensin-Systems bei der Regulation bestimmter physiologischer Vorgänge sowie über die unter besonderen pathologischen Bedingungen auftretenden Abweichungen zu gewinnen. Die dabei erhaltenen Resultate dürfen jedoch nicht ohne weiteres verallgemeinert und auf endogenes Renin übertragen werden.

Aktivität des Renin/Angiotensin-Systems

1. Gehalt von Renin in der Niere —— juxtaglom. Index
   Nierenextrakt

2. Konzentration von Renin (Angiotensin)
   a) Nierenvenenblut
   b) peripheres Venenblut
   c) (Lymphe)

3. Sekretorische Kapazität der Niere für Renin

Tab. 1. Möglichkeiten zur Beurteilung der Aktivität des Renin/Angiotensin-Systems.

Will man die Rolle beurteilen, die das Renin/Angiotensin-System für die Pathogenese des renalen Hochdruckes spielt, so muß man von den bekannten Wirkungen dieses Systems ausgehen. Damit ergeben sich prinzipiell die folgenden beiden Möglichkeiten für seine Beteiligung an der Entwicklung eines Hochdruckes:

- Eine Erhöhung des peripheren Widerstandes aufgrund seiner direkten vasokonstriktorischen Wirkung.

- Eine Beeinflussung des Natriumhaushaltes, entweder über Aldosteron oder über direkte Effekte auf die Niere.

1. Die Bedeutung der direkten vasokonstriktorischen Wirkung

Ein experimentell renaler Hochdruck kann mit erhöhtem, mit normalem oder mit vermindertem Reningehalt in der Niere oder im Plasma einhergehen (GROSS et al., 1964). Drosselt man bei der Ratte den Blutzufluss zu einer Niere durch Anlegen einer Klammer an die zugehörige Arterie und läßt die kontralaterale Niere unberührt, so steigt innerhalb weniger Tage der Reningehalt in der gedrosselten Niere auf etwa das Drei- bis Vierfache der Norm an (REGOLI et al., 1962). Gleichzeitig nimmt die Konzentration von Renin im Plasma in ähnlichem Maße zu (SCHÄCHTELIN et al., 1963). In der kontralateralen, nicht gedrosselten Niere fällt der Reningehalt mit einer Latenzzeit von einigen Tagen auf nicht messbare Werte ab (Abb. 1).

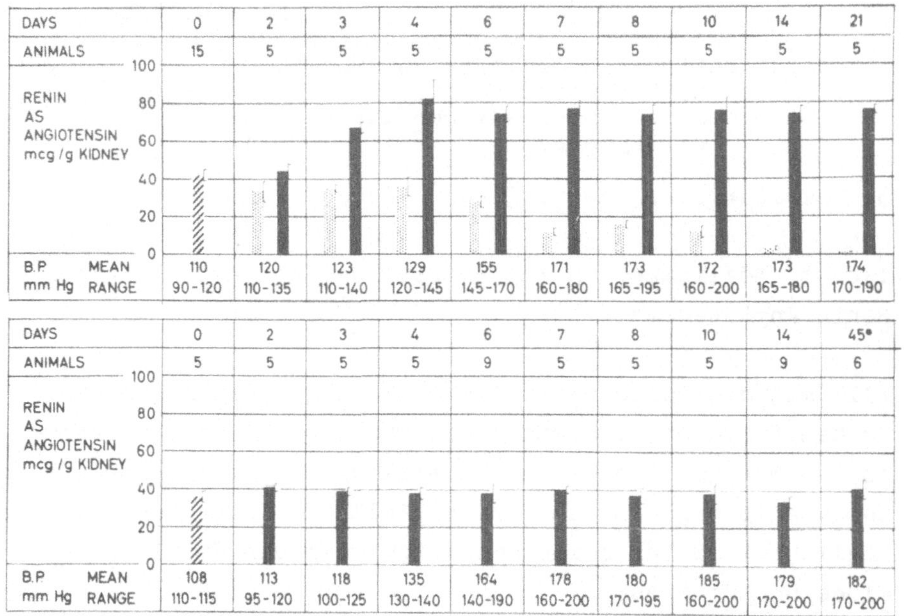

Abb. 1. Reningehalt der Nieren von Ratten nach Drosselung einer Nierenarterie. Drosselung der linken Nierenarterie bei erhaltener kontralateraler Niere (oberer Teil der Abbildung) und nach vorgängiger Entfernung der rechten Niere (unterer Teil). Schwarze Säulen: Reningehalt der gedrosselten Niere, schraffierte Säulen: Reningehalt der kontralateralen Niere. Gestreifte Säulen: Reningehalt unbeeinflusster Niere. Über den Kurven sind die Tage nach Anlegen der Klammer an der Nierenarterie und die Zahl der Tiere pro Versuchsgruppe angegeben, unter den Kurven die mittleren Blutdruckwerte sowie die niedrigsten und höchsten Werte für die einzelnen Tiere.

Sowohl in der gedrosselten Niere als auch im Plasma erreichen der Gehalt bzw. die Konzentration von Renin innerhalb von drei bis vier Tagen Maximalwerte, die in der Folgezeit beibehalten werden und nach einem halben bis einem Jahr noch in gleicher Weise nachweisbar sind. Der Blutdruck steigt etwas langsamer an als die Reninwerte in der Niere oder im Blut und ist nach zwei bis drei Wochen auf hypertonischen Werten angelangt, die während der folgenden Wochen und Monate im allgemeinen nur noch unbedeutend zunehmen.

Wird dagegen gleichzeitig mit der Verminderung der Blutzufuhr zu einer Niere die kontralaterale Niere entfernt, so ändert sich weder der Gehalt an Renin in der verbliebenen, gedrosselten Niere noch dessen Konzentration im Plasma (SCHÄCHTELIN et al., 1963). Innerhalb einiger Wochen nach Anlegen der Drossel und auch noch nach einem halben bis einem Jahr enthält diese Niere gleich viel Renin wie eine normale Niere. Der Blutdruck steigt dabei eher etwas rascher und stärker an als bei Vorliegen einer intakten kontralateralen Niere.

Auch bei vermindertem Reningehalt der Niere führt Drosselung einer Nierenarterie zum Hochdruck. Bei der Ratte ließ sich nach Vorbehandlung mit DOCA und Salz in Dosen, die keinen Hochdruck, aber eine Abnahme des Reningehaltes in der Niere hervorrufen, durch Anlegen einer Drossel an der Nierenarterie ein Hochdruck auslösen (BING, 1962), und dasselbe war beim Kaninchen der Fall (VERNIORY und POTVLIEGE, 1964). Aus diesen Befunden geht eindeutig hervor, daß für die Entstehung eines renalen Hochdruckes die Zunahme von Renin in den Nieren oder im Plasma keine Voraussetzung ist (Abb. 2). Das gleiche gilt auch für den bei der Ratte beobachteten spontanen Hochdruck (SOKABE, 1965).

Umgekehrt ist aber auch ein erhöhter Gehalt der Nieren oder des Plasmas nicht notwendigerweise von einem Hochdruck begleitet. Negative Natriumbilanz, z.B. nach Adrenalektomie oder länger anhaltender kochsalzarmer Ernährung, ruft eine Zunahme von Renin in den Nieren und im Plasma hervor, ohne daß der Blutdruck ansteigt (GROSS et al., 1964). Dasselbe ist der Fall bei pathologischen Zuständen, die von einem sekundären Hyperaldosteronismus begleitet sind, z.B. der Leberzirrhose, bei der die Reninaktivität im Plasma sehr hoch ist. Auch bei der normalen Schwangerschaft findet sich vermehrt Renin im Plasma ohne Zunahme des Blutdruckes (BROWN et al., 1963).

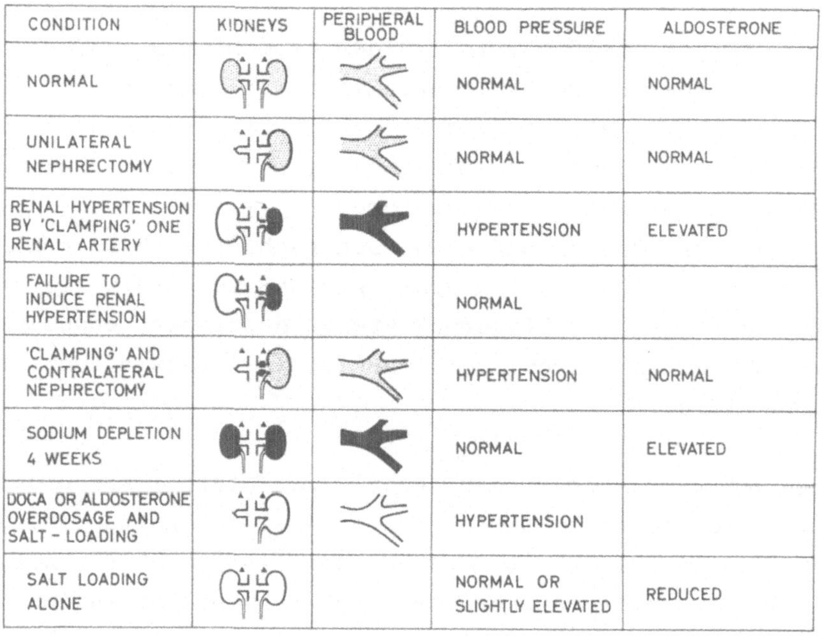

CONDITION	KIDNEYS	PERIPHERAL BLOOD	BLOOD PRESSURE	ALDOSTERONE
NORMAL			NORMAL	NORMAL
UNILATERAL NEPHRECTOMY			NORMAL	NORMAL
RENAL HYPERTENSION BY 'CLAMPING' ONE RENAL ARTERY			HYPERTENSION	ELEVATED
FAILURE TO INDUCE RENAL HYPERTENSION			NORMAL	
'CLAMPING' AND CONTRALATERAL NEPHRECTOMY			HYPERTENSION	NORMAL
SODIUM DEPLETION 4 WEEKS			NORMAL	ELEVATED
DOCA OR ALDOSTERONE OVERDOSAGE AND SALT - LOADING			HYPERTENSION	
SALT LOADING ALONE			NORMAL OR SLIGHTLY ELEVATED	REDUCED

□ NO RENIN
□ NORMAL CONCENTRATION OF RENIN
■ CONCENTRATION OF RENIN INCREASED MORE THAN TWOFOLD

Abb. 2. Reningehalt der Nieren, Reninaktivität im Plasma, Blutdruck und Aldosteronsekretion unter verschiedenen Versuchsbedingungen. Weiß: kein Renin nachweisbar; schraffiert: normale Konzentration von Renin; schwarz: erhöhte Reninkonzentration (mehr als zweifach normal).

Ebensowenig wie die experimentellen Befunde lassen die Beobachtungen beim Menschen eine Korrelation zwischen dem Reningehalt im Blut und der Höhe des Blutdruckes erkennen. Die heute vorliegenden Resultate über die Bestimmung der Reninkonzentration im Plasma bei verschiedenen Formen von Hochdruck zeigen, daß bei der Nierenarterienstenose zwar vereinzelt erhöhte, mehrheitlich aber normale Werte gefunden werden (BROWN et al., 1964, PEART, 1965a, GENEST et al., 1964). Bei allen anderen Hochdruckformen, eingeschlossen den essentiellen Hochdruck, liegen ähnliche Schwankungen der Reninkonzentration vor, die nicht mit der Blutdruckhöhe korreliert sind (Abb. 3).

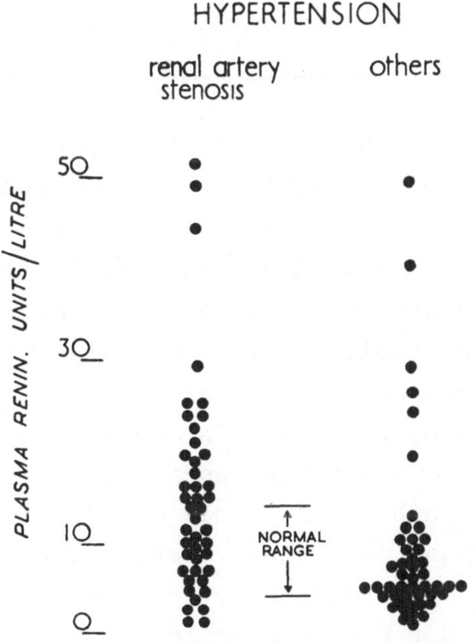

Abb. 3. Reningehalt des Plasmas bei Hypertonie mit Nierenarterienstenose (links) und anderen Formen des Hochdrucks. BROWN et al., 1963

Ist die Reninkonzentration bei Patienten mit Hypertonus erhöht, so sind die Werte im allgemeinen nur um das Zwei- bis Dreifache der "normalen" gesteigert, während bei Patienten mit Leberzirrhose oder mit Nebenniereninsuffizienz, bei denen der Blutdruck normal oder sogar leicht erniedrigt ist, die Reninkonzentration das Zehn- bis Zwanzigfache der Norm erreichen kann (PEART, 1965b).

Alle diese Befunde sprechen dafür, daß für die Pathogenese des Hochdruckes nicht einfach eine Zunahme der Reninbildung und -abgabe verantwortlich zu machen ist, und daß keine Korrelation zwischen Blutdruckhöhe und Gehalt von Renin in der Niere oder im Plasma besteht. Weder beim experimentellen Hochdruck noch bei der Hypertension des Menschen kann der erhöhte periphere Widerstand auf die direkte vasokonstriktorische Wirkung des Renin/Angiotensin-Systems zurückgeführt werden. Dies gilt sowohl für die Anfangsphase des Blutdruckanstieges als auch für die Aufrechterhaltung des Hochdruckes.

2. Die Bedeutung der gedrosselten Niere für den Hochdruck

Trotz der fehlenden Korrelation zwischen Hochdruck und Reningehalt der Niere spricht ein Befund eindeutig dafür, daß die vermindert durchblutete Niere verantwortlich für die Entwicklung und Erhaltung des Hochdruckes ist. Es handelt sich um den raschen Druckabfall auf normale Werte nach Entfernung der gedrosselten Niere oder Wegnahme der Klammer von der Nierenarterie. Unabhängig davon, wie lange der Hochdruck besteht und, gleichzeitig, ob die kontralaterale, nicht gedrosselte Niere vorhanden ist, fällt der erhöhte Blutdruck innerhalb einer Stunde zur Norm ab, wenn man die vermindert durchblutete Niere exstirpiert. Das gleiche ist der Fall, wenn beide Nieren herausgenommen werden, während die Entfernung der kontralateralen, nicht gedrosselten Niere nur zu vorübergehender geringgradiger Drucksenkung führt, die als eine Folge des Eingriffes und der Narkose anzusehen und am folgenden Tag wieder aufgehoben ist (Abb. 4a,b). Verschiedene Autoren haben gefunden, daß nach Entfernung der gedrosselten Niere die kontralaterale, nicht gedrosselte Niere in der Lage ist, den Hochdruck aufrechtzuerhalten, vorausgesetzt, daß die Gefäße schwer geschädigt sind (WILSON und BYROM, 1941, BYROM und DODSON, 1949, FLOYER, 1951). Ausserdem wurde beschrieben, daß beim unilateral nephrektomierten Tier der Druck auch nach Entfernung der gedrosselten Niere erhöht bleibt, bis zum Auftreten einer Urämie

(PICKERING, 1945). Extrarenale Veränderungen, die sich infolge des Hochdruckes entwickelt haben, können somit auch nach Wegfall der auslösenden Noxe den Druck auf erhöhten Werten halten. Dies spricht jedoch nicht dagegen, daß die Niere mit herabgesetzter Durchblutung primär für die Entwicklung und Erhaltung des Hochdruckes verantwortlich ist, und daß dieser Mechanismus auch bei lange bestehender Hypertension noch eine Rolle spielt. Welches die Veränderungen sind, die durch Verminderung der Nierendurchblutung hervorgerufen werden, und auf welche Weise sie zum Hochdruck führen, ist aufgrund der heutigen Kenntnisse nicht anzugeben.

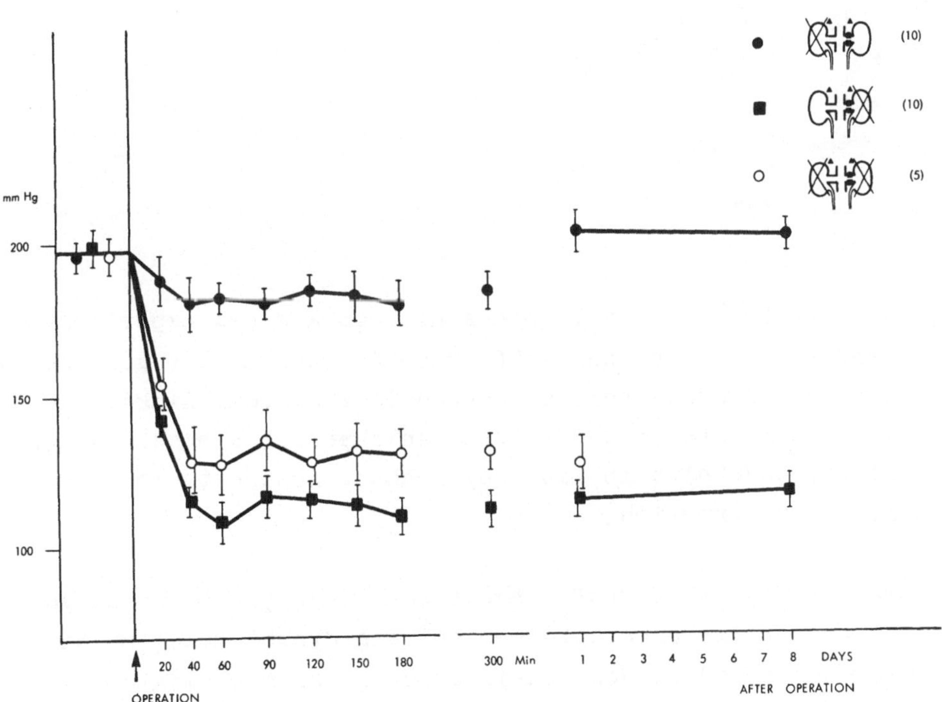

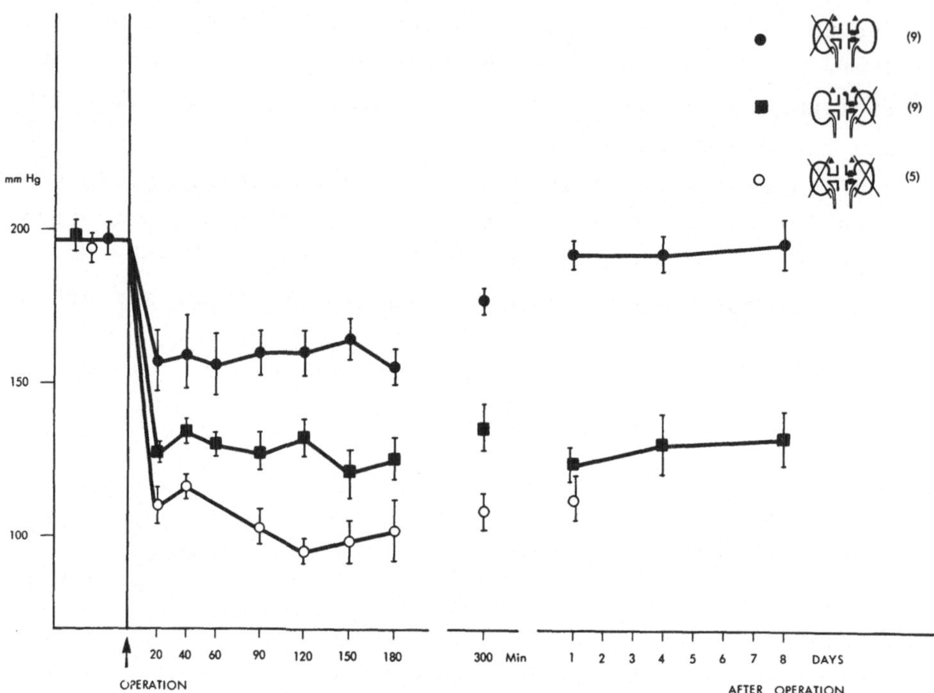

Abb. 4a und b. Verhalten des Blutdruckes bei experimentell renalem Hochdruck der Ratte nach Entfernung der gedrosselten, der kontralateralen oder beider Nieren. Links: 4-5 Wochen, rechts: 35 Wochen nach Anlegen der Klammer. Abscisse: Linker Abschnitt in Minuten, rechter Abschnitt in Tagen nach Nierenexstirpation.

Wiederholt ist darauf hingewiesen worden, daß die an der Nierenarterie angelegte Drossel die distal gelegene Niere vor den schädigenden Einwirkungen eines pathologisch erhöhten Blutdruckes schützt, während die kontralaterale Niere dem vollen Druck ausgesetzt ist und daher häufiger schwere Veränderungen, vor allem an den Gefässen aufweist. Der Druckgradient an der stenosierten Arterie kann jedoch sehr gering sein, und einige Zeit nach Anlegen der Drossel sind oft kaum Unterschiede im Druck vor und hinter der Stenose zu messen. So war an der hypertonischen Ratte der hinter der Stenose in der Nierenarterie gemessene Druck nur um ca. 5 - 1o mm Hg niedriger als der systemische Blutdruck (BRUNNER, persönl. Mitt., GROSS et al., 1965). Zweifellos kann bei Vorliegen eines Hypertonus auch hinter der Stenose der Druck auf Werte ansteigen, die wesentlich höher sind als die normalen. Es dürfte somit weniger der absolute Druck hinter der Stenose oder der Wert des Druckgradienten für die in der gedrosselten Niere auftretenden Veränderungen maßgebend sein, als Regulationsstörungen, die aufrechterhalten bleiben, so lange die Drossel an der Nierenarterie liegt (siehe Abb. 5).

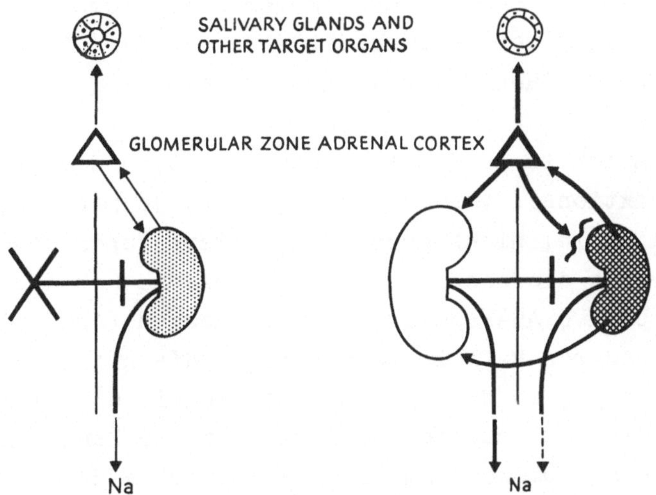

Abb. 5. Reningehalt der Nieren, Aldosteronsekretion und Glukose-6-phosphat-Aktivität in den Ausfuhrgängen der Speicheldrüsen bei experimentell renalem Hochdruck der Ratte. Die Intensität der Schraffierung der Nieren gibt den Reningehalt an, die Dicke der Pfeile die normale oder erhöhte Sekretion. Die Glukose-6-phosphat-Aktivität in der Speicheldrüse geht der Aktivität dieses Fermentes in der Macula densa parallel. Sie ist bei Natriumretention vermindert, bei Natriummangel erhöht.

Für das Beispiel der einseitig gedrosselten Nierenarterie bei unberührter kontralateraler Niere ist charakteristisch, daß der Gehalt an Renin in der gedrosselten Niere ansteigt, während er in der kontralateralen Niere abnimmt. Es ist zu vermuten, daß die Abnahme des Reningehaltes in der nicht gedrosselten Niere die Folge einer gesteigerten Sekretion von Aldosteron ist, die durch das in der gedrosselten Niere vermehrt gebildete Renin (via Angiotensin) angeregt wird (Abb. 5). Auf eine bisher nicht erklärbare Weise verhindert die Drossel, daß die vermindert durchblutete Niere ebenfalls ihren Reningehalt reduziert. Welche Bedeutung dieser ungenügenden oder fehlenden Anpassung an eine vermehrte Aldosteronproduktion für die Hochdruckentstehung zukommt, ist nicht zu entscheiden. Da jedoch beim unilateral nephrektomierten Tier, bei dem die Arterie der verbliebenen Niere gedrosselt wurde, Renin weder in der Niere noch im Plasma erhöht ist, kann der Reningehalt allein weder direkt noch indirekt für den Hochdruck verantwortlich sein.

Weiterhin ist zu berücksichtigen, daß sich die gedrosselte Niere funktionell verschieden verhält, je nachdem, ob eine kontralaterale, nicht gedrosselte Niere vorhanden ist oder nicht. Fehlt die kontralaterale Niere, so hat die gedrosselte die gesamte Ausscheidung zu übernehmen (Abb. 5), während dies im anderen Fall im wesentlichen die nicht gedrosselte Niere besorgt, so daß die gedrosselte Niere kaum exkretorisch tätig ist. Möglicherweise hängt der Reningehalt nach Anlegen einer Drossel an die Nierenarterie davon ab, in welchem Maße diese Niere an der Harnbildung beteiligt ist. Der verschiedene Reningehalt bei An- oder Abwesenheit der ungedrosselten kontralateralen Niere deutet unter anderem darauf hin, daß das Renin/Angiotensin-System eine Rolle bei der Harnbereitung spielt.

3. Renin/Angiotensin-System und Natriumhaushalt

Die Aufgaben, die dem Renin/Angiotensin-System bei der Regulation des Natriumhaushaltes zukommen, sind ebensowenig geklärt wie seine Bedeutung für die Einstellung des Blutdrukkes. Bei langdauernder, negativer Natriumbilanz mit erhöhtem

Gehalt an Renin in der Niere und im Plasma gelingt es nicht, einen experimentell renalen Hochdruck hervorzurufen, und ein bereits bestehender Hochdruck normalisiert sich bei stark eingeschränktem Salzgehalt der Nahrung (GROLLMAN und HARRISON, 1945; FRIEDMAN et al., 1952).

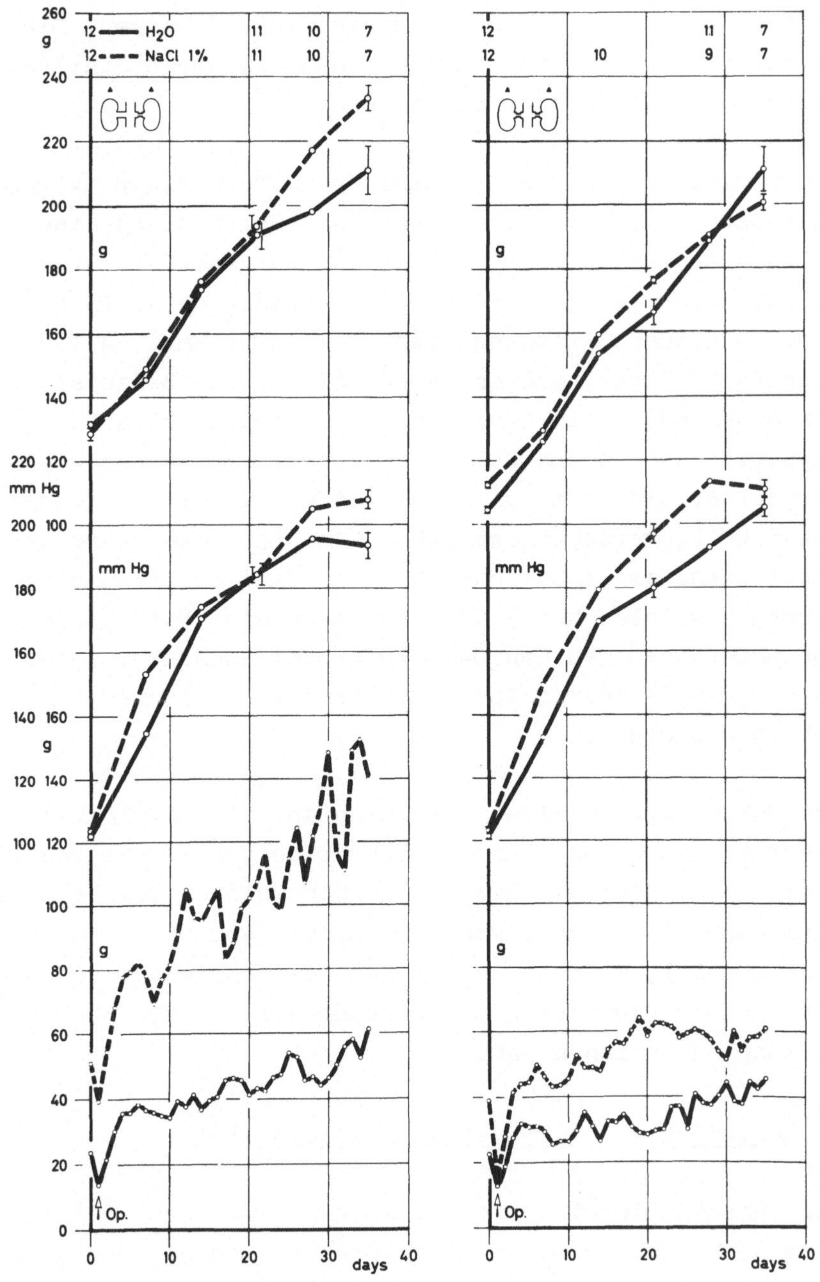

(Legende s. nächste Seite)

Abb. 6. Entwicklung eines experimentell renalen Hochdruckes bei der Ratte nach Anlegen einer Drossel an eine (links) oder beide Nierenarterien (rechts) und Gabe von Wasser (o——o) oder 1% NaCl Lösung (o-----o) als Trinkflüssigkeit. Von oben nach unten: Gewicht in g, Blutdruck in mm Hg, Trinkmenge pro Tag in g. Abscisse: Zeit in Tagen. Die zusätzliche Gabe von Kochsalz ist ohne sicheren Einfluss auf die Entwicklung des Hochdruckes.

Andererseits vermag Natriumzufuhr in Form einer 1%igen Kochsalzlösung als Trinkflüssigkeit die Entwicklung eines renalen Hochdruckes nicht wesentlich zu verstärken (GROSS, 1960). Dafür genügt offenbar die normalerweise in der Nahrung vorhandene Salzmenge (Abb. 6). Natriumretention kann zu Hochdruck führen, muß es jedoch nicht, zum Beispiel beim Kaninchen oder beim Hund, deren Blutdruck bei Gabe von Desoxycorticosteron und Salz nicht ansteigt. Ebenso wie bei der Ratte, die unter gleichen Bedingungen einen Hochdruck entwickelt, verschwindet dabei Renin aus den Nieren. Bei der Entwicklung eines Salzhochdruckes - und anderen Hochdruckformen - spielen hereditäre Faktoren eine Rolle, wie aus den Untersuchungen von DAHL (DAHL und SCHACKOW, 1964; DAHL et al., 1965) über salzempfindliche und salzunempfindliche Ratten hervorgeht.

Das Renin/Angiotensin-System kann auf die Natriumbilanz entweder über die Anregung der Sekretion von Aldosteron wirken oder direkt über die Niere. Wahrscheinlich liegt ein kombinierter Effekt vor, wobei im Einzelfall oft nicht zu entscheiden ist, welcher Anteil des Gesamteffektes auf den Einfluß von Aldosteron und welcher auf die direkte tubuläre Wirkung zu beziehen ist.

4. Renin/Angiotensin-System und Aldosteron

Verschiedentlich ist die Auffassung geäussert worden, daß beim Hochdruck vermehrt Aldosteron sezerniert und ausgeschieden wird (GENEST, 1961, VENNING et al., 1961), jedoch haben ausgedehnte Untersuchungen bei verschiedenen Hochdruckformen keine Korrelation zwischen der Sekretion von Aldosteron und der Blutdruckhöhe ergeben (LARAGH et al., 1960). Heute lassen sich folgende drei Formen von Hyperaldosteronismus beim Hochdruck voneinander abgrenzen:

a) Der primäre Hyperaldosteronismus (CONN, 1955) bei Vorliegen eines Nebennierenadenoms, gelegentlich auch einer Hyperplasie der Zona glomerulosa. Dabei ist die Aldosteronsekretion erhöht. In der Niere findet sich wenig oder gar kein Renin, und die Reninkonzentration im Plasma ist auf nicht messbare Werte abgefallen. Diese Form des Hochdruckes entspricht dem an der Ratte durch Überdosierung von Aldosteron bzw. Desoxycorticosteron und Kochsalz auslösbaren. Es ist somit anzunehmen, daß beim primären Hyperaldosteronismus die vermehrte Abgabe von Aldosteron primär für den Hochdruck verantwortlich ist, vorausgesetzt, daß die Nahrung genügend Salz enthält, damit es zu einer ausgesprochenen Natriumretention kommt. Unklar bleibt allerdings, warum es bei der vermehrten endogenen Sekretion von Aldosteron nicht zum "escape" Phänomen kommt, wie dies bei mehrtägiger exogener Zufuhr von Aldosteron der Fall ist (AUGUST, 1958).

b) Der sekundäre Hyperaldosteronismus im Verlaufe eines malignen Hochdruckes (LARAGH et al., 1960). Dabei ist die Reninkonzentration im Plasma im allgemeinen erhöht (GENEST et al., 1960, PEART, 1965). Ebenso wie bei anderen Formen von sekundärem Hyperaldosteronismus, die nicht mit Hochdruck einhergehen (Leberzirrhose), besteht keine Korrelation zwischen Höhe des Reningehaltes im Plasma und der Blutdruckhöhe. Die vermehrte Sekretion von Aldosteron stellt offenbar den Versuch einer homoeostatischen Regulation im Dienste der Erhaltung des intravaskulären Volumens dar.

c) Der Hyperaldosteronismus bei Nierenarterienstenose, der als Folge einer vermehrten Abgabe von Renin/Angiotensin anzusehen ist. Die Sekretion von Aldosteron normalisiert sich, wenn die Niere entweder entfernt oder die stenosierte Arterie korrigiert wird. Vereinzelt wurde beobachtet, daß der Hyperaldosteronismus auch nach Rekonstruktion der Nierenarterie bestehen blieb, so daß anzunehmen ist, daß die langanhaltende Stimulation der Aldosteronsekretion durch Renin zu einer Nebennierenrindenhyperplasie und zu einer Autonomie der Aldosteronsekretion führen kann (PEART, 1965a). In der Mehrzahl der Fälle geht jedoch nach Beseitigung der Stenose die Aldosteronsekretion wieder auf normale Werte zurück bzw. folgt dann der normalen Regulation.

Beim experimentell renalen Hochdruck der Ratte nimmt unter den Bedingungen, unter denen die Reninsekretion gesteigert ist (bei einseitiger Drosselung der Nierenarterie und normaler kontralateraler Niere) auch die Aldosteronsekretion zu. Dagegen bleibt beim unilateral nephrektomierten Tier, nach Drosselung der verbliebenen Niere, die Aldosteronsekretion normal (SINGER, 1963). Die Aldosteronsekretion verhält sich somit gleich wie der Reningehalt der Niere bzw. die Reninkonzentration im Plasma.

Mit Ausnahme des primären Aldosteronismus (Morbus CONN) kann somit Aldosteron als solches nicht für den Hochdruck verantwortlich sein. Wohl vermag es durch zusätzliche Natriumretention einen Hochdruck zu verschlechtern, doch genügt die Steigerung der Sekretion nicht, um eine Hypertension auszulösen, vor allem nicht bei normalem Salzgehalt der Nahrung. Für den Morbus CONN ist die starke Abnahme des Plasma-Kaliums charakteristisch, jedoch kann auch beim sekundären Hyperaldosteronismus eine Hypokaliaemie auftreten, die allerdings meistens weniger ausgesprochen ist als beim primären. Die negative Kaliumbilanz scheint für die Entwicklung und Erhaltung des Hochdruckes ohne Bedeutung zu sein.

Neuerdings vertritt CONN die Auffassung, daß bei ca. 2o% der Fälle von essentiellem Hochdruck eine Hyperplasie oder ein Adenom der Nebennierenrinde vorliegt, das verantwortlich für eine gesteigerte Aldosteronabgabe ist. Diese Annahme gründet sich auf Reninbestimmungen im Plasma, die bei diesen Fällen niedrige oder nicht nachweisbare Werte ergeben und auf Befunde bei Autopsien von Patienten mit essentiellem Hochdruck, bei denen sich in einem derartig hohen Prozentsatz Veränderungen in der Zona glomerulosa der Nebennieren fanden (CONN et al., 1965). Auffallend bleibt jedoch, daß in diesen Fällen keine Hypokaliämie wie beim echten primären Hyperaldosteronismus vorhanden ist. Ehe derartig weitreichende, für die Diagnostik und Behandlung der essentiellen Hypertonie bedeutsame Schlußfolgerungen gezogen werden dürfen, ist es notwendig, über exaktere Bestimmungsmethoden für Renin zu verfügen; im jetzigen Zeitpunkt ist die Behauptung von CONN eine interessante Hypothese - nicht mehr.

5. Renale Beeinflussung des Natriumhaushaltes durch das Renin/Angiotensin-System

Vergleiche zwischen der Ausscheidung der Niere mit Arterienstenose und der kontralateralen Niere haben beim Menschen ein herabgesetztes Glomerulumfiltrat, ein stark vermindertes Harnvolumen und eine erhöhte Inulinkonzentration im Urin der stenosierten Niere ergeben (STAMEY, im Druck). Bereits bei geringer Einschränkung des Glomerulumfiltrats und der Nierendurchblutung ist eine vermehrte Rückresorption von Wasser und Natrium in der ischämischen Niere nachweisbar (Abb. 7). Geringgradige Änderungen dieser beiden Grössen sind somit für starke Abweichungen im renalen Transport von Natrium und Wasser verantwortlich. An welcher Stelle im Nephron die vermehrte Rückresorption stattfindet, ist nicht sicher anzugeben. Aus Mikropunktionsversuchen an der Ratte, bei der eine Nierenarterie gedrosselt war, geht hervor, daß bei vermindertem Glomerulumfiltrat, zumindest innerhalb eines bestimmten Bereiches, die Natriumresorption im proximalen Tubulus der Natriumkonzentration des Filtrates proportional ist (GLABMAN et al., 1965). Damit liegen bei verminderter Durchblutung ähnliche Verhältnisse vor wie unter anderen Versuchsbedingungen, bei denen sich ebenfalls ergab, daß im proximalen Tubulus ein konstanter Prozentsatz der filtrierten Natriummenge rückresorbiert wird (GIEBISCH et al., 1964; LASSITER et al., 1964). Es ist daher anzunehmen, daß die Zusammensetzung des Harns im distalen Tubulus Veränderungen erfährt, die für die erhöhte Konzentration auf der stenosierten Seite verantwortlich sind.

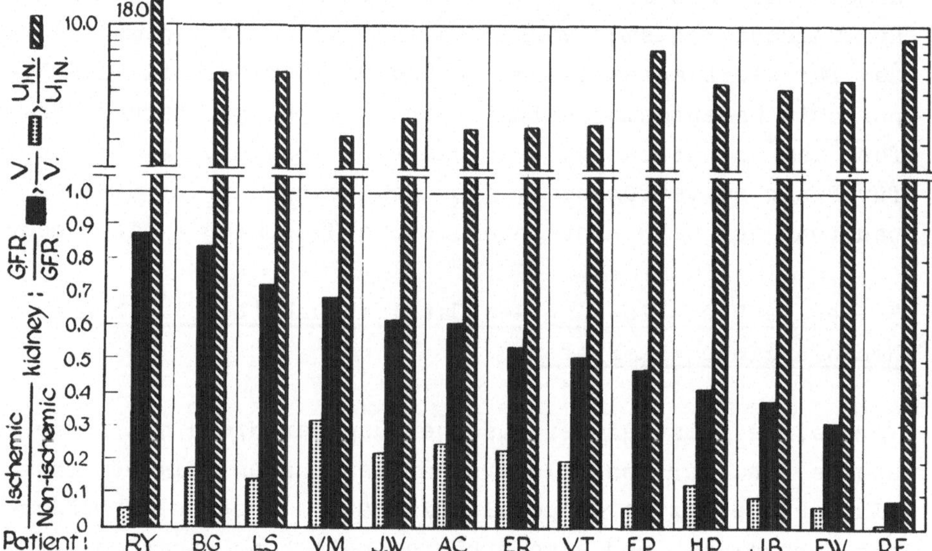

Abb. 7. Verhältnis von Glomerulumfiltrat (GFR), Harnvolumen (V) und Inulinkonzentration im Urin zwischen stenosierter und kontralateraler Niere bei Patienten mit einseitiger Nierenarterienstenose und Hochdruck. Während Glomerulumfiltrat und Harnvolumen der stenosierten Niere niedriger sind als in der kontralateralen (Verhältnis < 1), ist die Inulinkonzentration im Harn als Ausdruck vermehrter Rückresorption von Wasser erhöht.
STAMEY, T.A., 1965

Die vermehrte Rückresorption von Natrium in der gedrosselten Niere kann zu einer anhaltenden positiven Natriumbilanz führen und im Gefolge davon zu einer Zunahme des intravaskulären Volumens, wie sie sich gelegentlich beim renovaskulären Hochdruck findet. Wahrscheinlich sind dies diejenigen Fälle von renalem Hochdruck, bei denen es gelingt, lediglich durch Saluretika eine Senkung oder sogar Normalisierung des Druckes zu erzielen. Andererseits ist sicher nicht bei allen Formen von renovaskulärem Hochdruck ein erhöhtes Volumen von ausschlaggebender pathogenetischer Bedeutung, jedoch kann es die Entwicklung des Hochdruckes begünstigen, wahrscheinlich in ähnlicher Weise wie bei der renopriven Hypertension (DUSTAN und PAGE, 1964; GIOVANNETTI et al., 1965).

6. Angiotensin-Infusion als Hilfsmittel für die Aufklärung der pathogenetischen Bedeutung des Renin/Angiotensin-Systems

Der blutdrucksteigernde Effekt von Angiotensin hängt weitgehend von der Ausgangssituation ab, die im Natriumhaushalt vorliegt. Natriumretention führt zu Verstärkung, Natriumverlust zu Verminderung der pressorischen Wirkung von zugeführtem Angiotensin. Eine negative Natriumbilanz, die bereits eine starke endogene Stimulation des Renin/Angiotensin/Aldosteron-Systems verursacht, bedingt somit eine reduzierte pressorische Wirkung von exogenem Angiotensin, während umgekehrt Einschränkung der endogenen Sekretion die Reaktion auf exogenes Angiotensin intensiviert. Am Menschen hat kürzlich LARAGH (AMES et al., 1965) Angiotensin während mehrerer Tage infundiert unter verschiedenen Bedingungen, unter anderem vei veränderter Natriumaufnahme. Dabei fand sich bei normaler Natriumaufnahme, daß Angiotensin beim Normotoniker eine zunehmende Natriumretention hervorruft, die eine verstärkte Druckreaktion gegenüber Angiotensin zur Folge hat. Gleichzeitig nimmt das intravaskuläre Volumen zu. Nach einigen Tagen kommt es jedoch zu einem "escape" Phänomen, weil die gesteigerte tubuläre Natriumresorption infolge der durch Angiotensin angeregten Aldosteronsekretion durch die pressorisch bedingte Natriurese (erhöhte Empfindlichkeit gegenüber zugeführtem Angiotensin) überspielt wird. Es kommt also ähnlich wie bei kontinuierlicher oder wiederholter Aldosterongabe zu einem "escape". Ob die von LARAGH vermutete Zunahme des Glomerulumfiltrates infolge erhöhtem Filtrationsdruck oder vielmehr eine Resistenz des tubulären Systems gegenüber Aldosteron und Angiotensin massgebend für das "escape" ist, ist nicht zu entscheiden.

Bei Patienten mit Leberzirrhose ist trotz Natriumretention die Reaktion auf zugeführtes Angiotensin vermindert, da Natrium hier vorwiegend extravaskulär in der extrazellulären Flüssigkeit gespeichert wird. Das Renin/Angiotensin/Aldosteron-System ist daher in ähnlichem Maße stimuliert wie beim Natriummangel. Infolge der stark erhöhten Aktivität des endogenen Renin/Angiotensin/Aldosteron-Systems liegt hier bereits eine maximale tubuläre Natriumretention vor. Zusätzliche Angiotensin-Infusion vermag die tubuläre Resorption von Natrium nicht mehr zu steigern. Gleichzeitig ist die pressorische Wirkung abgeschwächt, und es sind sehr hohe Dosen von Angiotensin notwendig, um überhaupt einen Druckanstieg zu erzielen. Diese Dosen sind nicht in der Lage, die bereits durch endogenes Angiotensin maximal angeregte Aldosteronsekretion noch zu steigern, jedoch fördern sie die Sekretion von Cortisol. Unter Angiotensin-Infusion treten sofort eine Diurese und eine Natriurese auf, die wohl nur zu einem geringen Teil pressorisch bedingt sind, möglicherweise aber durch die vermehrte Sekretion von Cortisol gefördert werden (AMES et al., 1965).

Die an einer Nierenarterie angelegte Drossel oder eine Nierenarterienstenose können das "escape" gegenüber endogenem Renin/Angiotensin und Aldosteron verhindern, und zwar auch dann, wenn bereits die normale Reaktion auf exogenes Angiotensin in einer Diurese und Natriurese besteht, wie beim Kaninchen oder bei der Ratte, die auf Angiotensin nicht wie der Mensch mit Natriumretention reagieren. Das verhinderte "escape" Phaenomen tritt vor allem dann an der gedrosselten Niere auf, wenn eine normale kontralaterale Niere vorhanden ist, welche die Ausscheidung zum grössten Teil übernimmt

(s. Abb. 5). Auf diese Weise ließe sich eine anhaltend gesteigerte Rückresorption von Natrium in der gedrosselten Niere erklären und als Folge davon eine Natriumretention.

Im Gegensatz zum Normotoniker, der während einer Angiotensin-Infusion Natrium retiniert, reagiert der Hypertoniker auf gleiche Dosen meist mit einer Natriurese und Diurese (PEART, 1960; PEART und BROWN, 1961). Auch langdauernde Infusion von Angiotensin beeinflusst die Natriumbilanz in verschiedener Weise, je nachdem, ob ein normaler oder ein erhöhter Blutdruck vorliegt. Der Hypertoniker spricht mit einer Natriurese an, und zwar sowohl bei normalem als auch bei sehr niedrigem Natriumgehalt der Nahrung (Abb. 8). Als Folge davon kommt es zu negativer Natriumbilanz, Abnahme der Natriumkonzentration im Plasma und vermehrter Aldosteronsekretion (die allerdings gleichzeitig auch durch das zugeführte Angiotensin gefördert wird). Im Gegensatz zum Normotoniker, bei dem die langdauernde Infusion von Angiotensin infolge der dadurch hervorgerufenen Natriumretention zu einer erhöhten Empfindlichkeit gegenüber Angiotensin führt, hat die Natriurese beim Hypertoniker eine leichte Abnahme der vasopressorischen Wirkung von Angiotensin zur Folge. Die verschiedene Beeinflussung der Natriumausscheidung durch Angiotensin bei normalem und erhöhtem Blutdruck weist auf eine grundlegend veränderte Regulation des Natriumhaushaltes beim Hypertoniker hin, ohne daß es möglich wäre, Angaben über den Mechanismus zu machen, der dieser Veränderung zugrunde liegt.

7. Renin/Angiotensin und sympathisches System

Neue Untersuchungen sprechen dafür, daß das sympathische System, das unter dem Eindruck der vielfältigen Befunde über das Renin/Angiotensin-System fast in Vergessenheit geraten war, für die Entstehung des renalen Hochdruckes von Bedeutung ist. Seit einigen Jahren ist bekannt, daß Angiotensin die pressorische Wirkung von Tyramin verstärkt, dagegen nicht diejenige von Noradrenalin (McCUBBIN und PAGE, 1963).

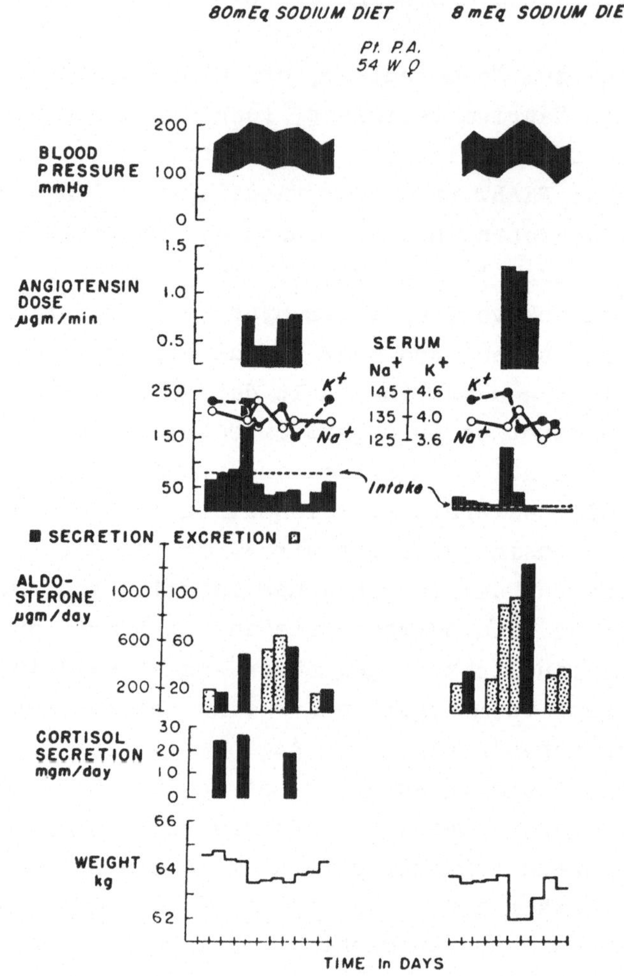

Tab. 8. Mehrtägige Infusion von Angiotensin bei einem Patienten mit essentiellem Hochdruck bei normalem (links) und niedrigem (rechts) Salzgehalt der Nahrung. In beiden Fällen führt Angiotensin zu Natriurese trotz erhöhter Aldosteronsekretion bzw. -ausscheidung. Die Natriumkonzentration im Plasma nimmt während der Infusion ab.
AMES, R.P. et al., 1965

Da Tyramin endogenes Noradrenalin freisetzt und auf diese Weise den Blutdruck steigert, muß angenommen werden, daß Angiotensin den Effekt von endogenem Noradrenalin, das als Überträgerstoff in adrenergischen Nerven wirkt, verstärkt. Vor kurzem gelang es PAGE u. Mitarb. (OLMSTED und PAGE, 1965) zu zeigen, daß am nicht narkotisierten Hund die langanhaltende Infusion niedriger, noch nicht pressorisch wirkender Dosen von Angiotensin innerhalb von acht bis zehn Tagen zu einem Hochdruck führt. Dabei können sehr hohe Druckwerte auftreten, wenn die Hunde alltäglichen Reizen ausgesetzt sind, während der Druck im Schlaf oder in einem gegen Umweltseinflüsse abgeschirmten Raum zur Norm abfällt. Diese Befunde deuten darauf hin, daß die humoralen Wirkstoffe renalen Ursprungs und die sympathischen Faktoren bei der Kontrolle der Gewebsdurchblutung zusammenwirken, und daß Störungen dieser humoral-neurogenen Regulation zum Hochdruck führen können. Die Beteiligung des sympathischen Systems an der Pathogenese des renalen Hochdruckes ergibt sich auch aus dem drucksenkenden Effekt, den Pharmaka wie Guanethidin oder α-Methyldopa besitzen, welche die Übertragung im efferenten peripheren Sympathikus beeinträchtigen.

8. Renaler Hochdruck als Regulationsstörung

Die bisherigen Bemühungen, die Rolle des Renin/Angiotensin-Systems in der Pathogenese des renalen Hochdruckes zu definieren, gingen im allgemeinen davon aus, einen erhöhten Gehalt von Renin in den Nieren oder im Blut nachzuweisen. Anstatt nach einer absolut erhöhten Konzentration von Renin zu suchen, ist es jedoch richtiger festzustellen, ob der Gehalt von Renin im Blut oder besser die Sekretion von Renin und die Bildungsrate von Angiotensin den jeweiligen Erfordernissen angepasst sind. Eine an sich normale Reninkonzentration im Plasma kann im Zustand einer Natriumretention pathologisch sein, und erhöhte Werte im Verlaufe eines Salzmangels sind als Ausdruck einer normalen Regulation anzusehen. Die Plasmakonzentration von Renin gibt jedoch noch keinen Aufschluß über die Sekretion von Renin pro Zeiteinheit, die allein maßgebend für die Beurteilung der Aktivität der Renin-bildenden und sezernierenden Zellen ist. So lange noch keine Methoden für die Bestimmung der Reninsekretion zur Verfügung stehen, ist es nicht möglich, exakte quantitative Angaben über eine vermehrte oder verminderte Aktivität des Renin/Angiotensin-Systems zu machen.

Nachdem heute als sicher anzunehmen ist, daß das Renin/Angiotensin-System an der physiologischen Regulation des Natriumhaushaltes beteiligt ist, muß jeder Versuch - seine mögliche pathogenetische Bedeutung bei der Entstehung des renalen Hochdruckes zu klären - davon ausgehen, daß dabei eine Störung der normalen Regulation vorliegt. Natriumbilanz und Natriumverteilung beeinflussen die Reaktivität der Widerstandsgefässe in wesentlichem Maße und sind damit für die Einstellung der Blutdruckhöhe von entscheidender Bedeutung. Es ist möglich, daß das Renin/Angiotensin-System trotz seiner direkten vasokonstriktorischen Eigenschaften erst über den Natriumhaushalt auf den Blutdruck einwirkt, jedoch genügen die heute vorliegenden Befunde noch nicht, um diese Annahme zu beweisen.

Zusammenfassung

Versuche, die Rolle des Renin/Angiotensin-Systems bei der Pathogenese des renalen Hochdruckes zu klären, müssen davon ausgehen, daß nur unter ähnlichen Bedingungen erhobene Befunde miteinander verglichen werden können. Die heute verfügbaren Methoden für die Reninbestimmung erlauben noch keine quantitativen Aussagen über die Sekretion von Renin oder die Bildungsrate von Angiotensin in vivo.

In verschiedenen Versuchsanordnungen fand sich keine Korrelation zwischen Blutdruckhöhe und Reningehalt in den Nieren oder Reninkonzentration im Plasma. Experimentell renaler Hochdruck kann mit erhöhtem, normalem oder vermindertem

Renin in den Nieren und im Blut einhergehen.

Ein experimentell renaler Hochdruck hängt von der Anwesenheit einer Niere mit verminderter Durchblutung ab. Entfernung der gedrosselten Niere führt auch bei lange bestehendem renalem Hochdruck zur Normalisierung des Blutdruckes.

Zwischen Reningehalt in den Nieren oder im Plasma und dem Natriumhaushalt besteht eine enge Korrelation. Negative Natriumbilanz geht mit erhöhter Reninbildung und -sekretion, Natriumretention mit Abnahme des Reningehaltes einher. Die Aldosteronsekretion geht der Aktivität des Renin/Angiotensin-Systems im allgemeinen parallel.

Das Renin/Angiotensin-System beeinflusst den Natriumhaushalt nicht nur indirekt über die Aldosteronsekretion, sondern auch direkt über die Niere. Der Angriffspunkt von Renin/Angiotensin im Nephron ist bisher nicht geklärt, jedoch hängt die Richtung der Wirkung wahrscheinlich von der Situation im Natriumhaushalt ab.

Langdauernde Infusion von Angiotensin ist ein zweckmäßiges Hilfsmittel für die Analyse der Angiotensinwirkung unter verschiedenen Bedingungen. Sie kann jedoch nicht den Wirkungen von endogen abgegebenem Renin/Angiotensin gleichgesetzt werden.

Neue Befunde sprechen dafür, daß das sympathische System an der Pathogenese des renalen Hochdruckes beteiligt ist, und daß Beziehungen zwischen den humoralen Faktoren renalen Ursprungs und dem efferenten Sympathikus bestehen. Der renale Hochdruck wird als eine Regulationsstörung aufgefasst, bei der das Zusammenspiel zwischen humoralen und neurogenen Faktoren, die im Dienste des Natriumhaushaltes stehen, beeinträchtigt ist.

Literatur

AMES, R.P., BORKOWSKI, A.J., SICINSKI, A.M. u. LARAGH, J.H.: Prolonged infusions of angiotensin II and norepinephrine on blood pressure, electrolyte balance, and aldosterone and cortisol secretion in normal man and in cirrhosis with ascites. J. Clin. Invest. 44, 1171 (1965)

AUGUST, J.T., NELSON, D.H. u. THORN, G.W.: Response of normal subjects to large amounts of aldosterone. J. Clin. Invest. 37, 1549 (1958)

BING, J.: Renal hypertension in renin depleted rats. Acta path. microbiol. scand. 56, 362 (1962)

BOCK, K.D. u. GROSS, F.: Venendruckänderungen nach Gabe von Renin, Angiotensin und Noradrenalin. Arch. exp. Path. Pharmakol. 242, 188 (1961)

BROWN, J.J., DAVIES, D.L., DOAK, P.B., LEVER, A.F. u. ROBERTSON, J.I.S.: Plasma-renin in normal pregnancy. Lancet 1963/II, 9oo

BROWN, J.J., DAVIES, D.L., LEVER, A.F. u. ROBERTSON, J.I.S.: Variations in plasma-renin concentration in several physiological and pathological states. Canad. Med. Ass. J. 9o, 2o1 (1964)

BRUNNER, H.: Persönl. Mitteilung

BYROM, F.B. u. DODSON, L.F.: Mechanism of vivious circle in chronic hypertension. Clin. Sci. 8, 1,(1949)

CONN, J.W.: Primary aldosteronism. J. Lab. Clin. Med. 45, 661 (1955)

CONN, J.W., ROVNER, D.R. u. COHEN, E.L.: Normal and altered function of the renin-angiotensin-aldosterone system in man. Applications in clinical and research medicine. Ann. Int. Med. 63, 266 (1965)

DAHL, L.K. u. SCHACKOW, E.: Effects of chronic excess salt ingestion: experimental hypertension in the rat. Canad. Med. Ass. J. 9o, 155 (1964)

DAHL, L.K., HEINE, M. u. TASSINARI, L.: Effects of chronic excess salt ingestion. Further demonstration that genetic factors influence the development of hypertension: Evidence from experimental hypertension due to adrenal regeneration. J. Exp. Med. 122, 533 (1965)

DUSTAN, H.P. u. PAGE, I.H.: Some factors in renal and renoprival hypertension. J. Lab. Clin. Med. 64, 948 (1964)

FLOYER, M.A.: The effect of nephrectomy and adrenalectomy upon the blood pressure in hypertensive and normotensive rats. Clin. Sci. 1o, 4o5 (1951)

FRIEDEN, J., STAMLER, J., HWANG, W., KURAMOTO, K. u. KATZ, L.N.: Effect of chronic salt depletion on blood pressure of renal hypertensive dogs. Am. J. Physiol. 168, 5o1 (1952)

GENEST, J.: Angiotensin, aldosterone, and human arterial hypertension. Canad. Med. Ass. J. 84, 4o3 (1961)

GENEST, J., NOWACZYNSKI, W., KOIW, E., SANDOR, T. u. BIRON, P.: Nebennierenrindenfunktion bei essentieller Hypertonie. In "Essentielle Hypertonie". Berlin etc.: Springer 196o, S. 143

GENEST, J., BOUCHER, R., de CHAMPLAIN, J., VEYRAT, R., CHRETIEN, M., BIRON, P., TREMBLAY, G. u. CARTIER, P.: Studies on the renin-angiotensin system in hypertensive patients. Canad. Med. Ass. J. 9o, 263 (1964)

GIEBISCH, G., KLOSE, R.M. u. WINDHAGER, E.E.: Micropuncture study of hypertonic sodium chloride loading in the rat Am. J. Physiol. 2o6, 687 (1964)

GIOVANNETTI, S., BIGALLI, A. u. BALESTRI, P.L.: On the pathogenesis of renoprival hypertension. Experientia 21, 288 (1965)

GLABMAN, S., AYNEDJIAN, H.S. u. BANK, N.: Micropuncture study of the effect of acute reductions in glomerular filtration rate on sodium and water reabsorption by the proximal tubules of the rat.

GROLLMAN, A. u. HARRISON, T.R.: Effect of rigid sodium restriction on blood pressure and survival of hypertensive rats. Proc. Soc. Exp. Biol. Med. 6o,52 (1945)

GROSS, F.: Nebennierenrindenfunktion und renale Pressor-Mechanismen bei experimenteller Hypertension. In "Essentielle Hypertonie". Berlin etc.: Springer 196o, S. 1o5

GROSS, F., SCHÄCHTELIN, G., BRUNNER, H. u. PETERS, G.: The role of the renin-angiotensin system in blood pressure regulation and kidney function. Canad. Med. Ass. J. 9o, 258 (1964)

GROSS, F., BRUNNER, H. u. ZIEGLER, M.: Renin-angiotensin system, aldosterone, and sodium balance. Rec. Progr. Horm. Res. 21, 119 (1965)

HARTROFT, P.M. u. HARTROFT, W.S.: Studies on renal juxtaglomerular cells: I. Variations produced by sodium chloride and desoxycorticosterone acetate. J. Exp. Med. 97, 415 (1953)

LARAGH, J.H., ANGERS, M., KELLY, W.G. u. LIEBERMAN, S.: Hypotensive agents and pressor substances. The effect of epinephrine, norepinephrine, angiotensin II, and others on the secretory rate of aldosterone in man. J. Am. Med. Ass. 174, 234 (196o)

LARAGH, J.H., ULICK, S., JANUSZEWICZ, V., DEMING, Q.B., KELLY, W.G. und LIEBERMAN, S.: Aldosterone secretion and primary and malignant hypertension. J. Clin. Invest. 39, 1o91 (196o)

LASSITER, W.E., MYLLE, M. u. GOTTSCHALK, C.W.: Net transtubular movement of water and urea in saline diuresis. Am. J. Physiol. 2o6, 669 (1964)

McCUBBIN, J.W. u. PAGE, I.H.: Renal pressor system and neurogenic control of arterial pressure. Circulat. Res. 12, 553 (1963)

OLMSTED, F. u. PAGE, I.H.: Hemodynamic aspects of prolonged infusion of angiotensin into unanesthetized dogs. Circulat. Res. 16, 14o (1965)

PEART, W.S.: Mögliche Beziehungen zwischen Salzstoffwechsel und dem Angiotensin-System. In "Essentielle Hypertonie". Berlin etc.: Springer 196o, S. 127

PEART, W.S.: The functions for renin and angiotensin. Rec. Progr. Horm. Res. 21, 73 (1965a)

PEART, W.S.: The renin-angiotensin system. Pharmacol. Rev. 17, 143 (1965 b)

PEART, W.S. u. BROWN, J.J.: Effect of angiotensin on urine flow and electrolyte excretion in hypertensive patients. Lancet 1961/I,28

PICKERING, G.W.: The role of the kidney in acute and chronic hypertension following renal artery constriction in the rabbit. Clin. Sci. 5, 229 (1945)

REGOLI, D., HESS, R., BRUNNER, H., PETERS, G. u. GROSS, F.: Interrelationship of renin content in kidneys and blood pressure in renal hypertensive rats. Arch. int. pharmacodyn. 14o, 416 (1962)

SCHÄCHTELIN, G., REGOLI, D. u. GROSS, F.: Bioassay of circulating renin by isovolemic cross circulation. Am. J. Physiol. 2o5, 3o3 (1963)

SINGER, B., LOSITO, C. u. SALMON, S.: Aldosterone and corticosterone secretion rates in rats with experimental hypertension.

SOKABE, H.: Renin-angiotensin system in the spontaneously hypertensive rat. Nature 2o5, 9o (1965)

STAMEY, T.A.: Some observations on the filtration fraction, on the transport of sodium and water in the ischemic kidney, and on the prognostic importance of RPF to the contralateral kidney in renovascular hypertension. In "Antihypertensive therapy". Berlin etc.: Springer, im Druck

VENNING, E.H., DYRENFURTH, I., DOSSETOR, J.B. u. BECK, J.C.: Essential hypertension and aldosterone. Circulation 23, 168 (1961)

VERNIORY, A. u. POTVLIEGE, P.: Effects of cortexone and salt on renin content, juxtaglomerular index and renal hypertension in rabbits. Proc. Soc. Exp. Biol. Med. 115, 18 (1964)

WILSON, C. u. BYROM, F.B.: Vicious circle in chronic Bright's disease. Experimental evidence from hypertensive rat. Quart. J. Med. 1o, 65 (1941)

The activity of the renin-angiotensin-aldosterone system in hypertensive and hydropic diseases

GENEST, J., de CHAMPLAIN, J., VEYRAT, R., KOIW, E. and BOUCHER, R.

Many recent studies have shown 1) that aldosterone secretion and excretion and renin activity measurements vary in the same direction in response to the same stimuli, and b) that renin levels are under the control of at least four factors (1, 2). First, renin activity levels are closely, but inversely related to the sodium intake. This relationship is highly significant ("p"$<$o,o1) and is present also for urinary sodium excretion. Secondly, angiotensin infusions, at non-pressor or at pressor rates, have a marked suppressive effect on renin levels. This inhibitory action is not due to the stress of the infusion, nor to the vasopressor effect of angiotensin, nor to its acute stimulation of aldosterone, since similar acute infusions of glucose 5% in water, nor-epinephrine and aldosterone will not affect blood renin levels. Thirdly, upright posture will result in a slight, but significant, increase in blood renin activity. Fourthly a prolonged and excessive aldosterone secretion, such as is seen in patients with primary aldosteronism due to adrenocortical adenoma will result in a marked suppression of blood renin activity levels.

In this presentation, we wish to describe the results of our studies concerning measurements of renin activity and arterial angiotensin levels in patients with various types of hypertension and of generalized edema.

+This work was generously supported by grants from the National Institutes of Health (U.S.P.H.S. Grant No. HE-o642o-o4 (Endo)), the Ministries of Health of Ottawa and Quebec (Federal-Provincipal Plan), the Medical Research Council of Ottawa, the Life Insurance Medical Research Fund, Rosemont, Penna., and the Ciba Company, Montreal.

Methods

The procedures used for measurement of arterial angiotensin and peripheral blood renin activity levels have been previously described by BOUCHER et al. (3). The two procedures involve: 1) rapid cooling of blood within 4-8 seconds to +5-0°C in order to inhibit the activities of both renin and angiotensinases. 2) Use of ethylenediaminetetraacetic acid (EDTA) as anti-coagulant and also for partial or total inhibition of angiotensinases activity. 3) Use of Dowex resin 5oW-X2 (NH_4+) which adsorbs angiotensin.

For the measurement of circulating arterial angiotensin levels, partial purification is achieved by column chromatography on a Dowex resin 5oW-X2 (NH_4+) and by an ascending paper chromatography. The purified angiotensin fraction obtained is measured in a rat pressor assay, using the 4 point assay method, in nephrectomized rats. Mean levels of arterial angiotensin in 2o healthy subjects is 6,25 ng/1oo ml of plasma (S.D. ± 9, range: from undetectable levels to 35 ng%).

Measurement of peripheral blood renin activity is essentially based on the summation of all factors involved in the renin-substrate reaction leading to formation of angiotensin, under carefully controlled conditions of pH, temperature and time of incubation. Since renin and angiotensinogen have never been isolated in pure form, they cannot therefore be measured as such, but only by the product of the enzymatic activity. By incubating identical aliquots of plasma for 1, 2 and 3 hours, at 37°C, at pH 5,5, in presence of Dowex resin 50W-X2 (NH_4+),it is possible to express the results as the initial velocity of angiotensin formation, in nanograms of angiotensin formed per liter of plasma, per minute of incubation. Several modifications of this method have been made and are described in detail elsewhere (4).

The two procedures have a high degree of reproducibility,

give excellent recoveries of added angiotensin and their sensitivity is based on the rat bioassay in which only sensitive rats responding to five nanograms of angiotensin by a rise of at least 15 mm Hg (mean pressure) are used for the assay, so that o,5 ng of angiotensin can be easily detected.

The Dowex resin adsorbs angiotensin as it is liberated during incubation and protects it from the proteolytic action of the angiotensinases. Incubation time is limited to 3 hours for practical reasons, although it is possible to demonstrate the presence of minimal or small amounts of renin by prolonging this incubation time to 48, and even 96 hours.

All blood samples for renin activity measurements were taken with patients or subjects in recumbent position. Renin activity levels are identical in peripheral venous or arterial blood. Mean levels in 27 healthy subjects on unrestricted diets, are 9,5 ng angiotensin liberated per minute of incubation per liter of plasma (S.D. $\pm$ 6,7; range: from undetectable levels for an incubation time of 3 hours, to 32 ng/min/liter+).

Mean value of renin activity in renal venous blood obtained by catheterization in 5 cardiac patients with valvular diseases, but without edema or hypertension, is 37 ng/min/liter of plasma, with a range of 0 to 115. A linear correlation is obtained between renal venous blood renin activity and granularity of the juxtaglomerular cells expressed as the total number of granular cells of types 2 and 3 (5), per 25 juxtaglomerular apparatus. (The normal juxtaglomerular cell count is 19o $\pm$ 21 per 25 juxtaglomerular apparatus, with a percentage of granular cells of types 2 and 3 of 4%).

The procedure used for measurement of urinary aldosterone excretion is that of NOWACZYNSKI et al. (6).

+This isolated value is 3 standard deviations above the mean. An upper normal range of 24 ng/L/min would probably be more accurate.

Subjects

All hypertensive patients studied were submitted to detailed physical, psychosomatic and functional investigation, including plasma electrolytes, studies of cardiac and renal functions and renal angiography. Except for a few patients who were maintained on a standard diet containing 135 mEq of sodium and 9o mEq of potassium per day, the great majority of hypertensive patients werde receiving an unrestricted diet. None were taking any natriuretic agents, nor were edematous.

Hypertension was classified as "essential", when no specific cause could be detected to explain the increase in diastolic pressure. Hypertension was labelled secondary to renal parenchymatous diseases in cases in whom it followed the appearance of glomerulonephritis, pyelonephritis, or was associated with polycystic kidneys or hydronephrosis. The criteria for malignant hypertension were a diastolic pressure usually above 125 mm Hg, papilledema and slight proteinuria.

Edematous patients with congestive heart failure, nephrotic syndrome or cirrhosis of the liver with ascites were placed in the metabolic war, before and during treatment by low sodium diet and/or administration of natriuretic agents.

A Hypertension

Results of determinations of arterial angiotensin levels in 32 patients with essential hypertension are given in Fig. 1. No significant difference is found in mean levels of arterial angiotensin of this group in comparison to that of healthy subjects. Only 18% had levels above normal range. Ten determinations of arterial angiotensin in 8 patients with malignant hypertension were within normal limits in all instances, except one. Six patients with primary aldosteronism due to adrenocortical adenoma (confirmed by surgery) had undetectable or minimal levels of arterial angiotensin. This finding led us to propose in August 1963, at the International Congress of Nephrology in Prague, the determination of renin activity, since this latter method is much simpler and more rapid, as the best way to differentiate primary aldosteronism caused by an adrenocortical adenoma, versus that due to a renal artery obstruction (7).

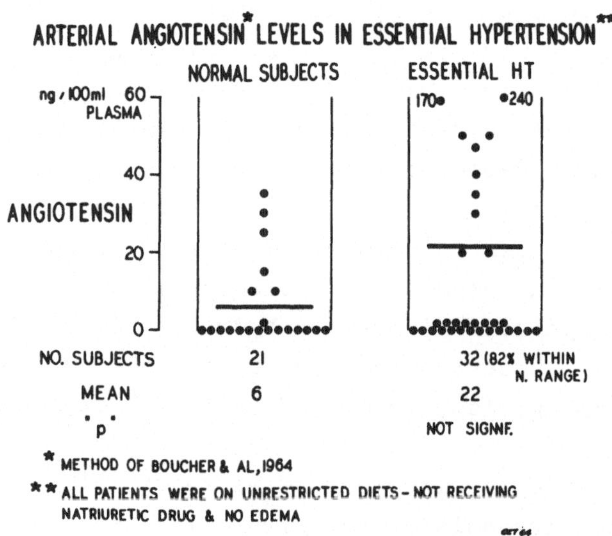

Fig. 1. Individual and mean results of arterial angiotensin levels in 32 patients with essential hypertension, compared to those of a group of normal subjects.

Renin activity in peripheral blood was determined in 49 patients with essential hypertension, 24 patients with renal hypertension due to parachymatous diseases (polycystic kidneys in 4, chronic glomerulonephritis in 7, pyelonephritis in 1o, and hydronephrosis in 3) and in 28 patients with hypertension associated with renal arterial obstruction. Results are illustrated in Fig. 2. As for angiotensin, no significant difference is found between mean levels of renin activity in the group of patients with essential hypertension when compared to that of the group of healthy subjects. These findings are therefore wholly concordant.

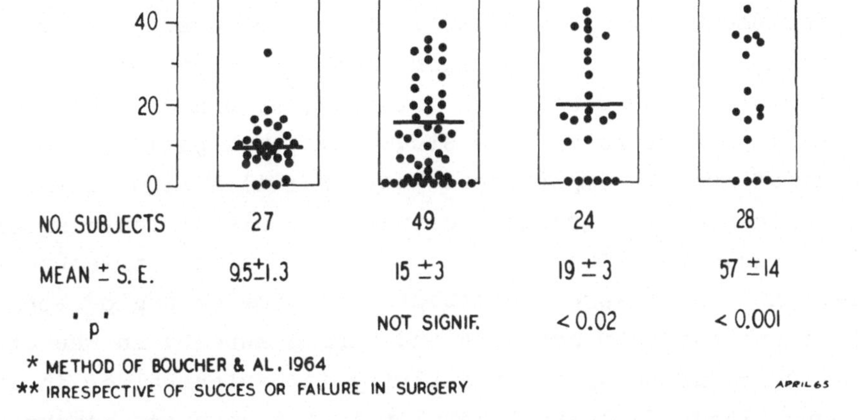

Fig. 2. Individual and mean results of peripheral blood renin activity levels in 49 patients with essential hypertension, 24 patients with hypertension secondary to renal parenchymatous diseases and 28 patients with hypertension associated with renal arterial obstruction (irrespective of success or failure of surgery).

Mean renin activity levels in the group of patients with hypertension secondary to a renal parenchymatous disease is higher than that of the group of healthy subjects and significant at a "p" < o,o5. Twenty-five percent of these patients have levels above normal range. This difference becomes even more significant ("p" < o,o1) when renin activity is measured in the peripheral blood of patients with hypertension associated with renal arterial obstruction (irrespective of success or failure of corrective surgery).

It is in this latter group that we have been more deeply interested (8), since the presence of renal arterial obstructive lesions, whatever their nature, does not indicate per se that such lesions are the cause of the hypertensive process in a given patient. The major problem facing physiologists and diagnosticians is to how one can establish that the renal obstructive lesion is truly the cause of the hypertensive process in the individual patient and by way of consequence, how to prevent unnecessary surgery. It is therefore of the utmost importance to improve and define better the diagnostic criteria of true renovascular hypertension, that is, hypertension secondary to an occlusive lesion of one or more renal arteries, or branches of. Four of many parameters we have studied in such patients appear to us of greater importance. They are: 1) a significant systolic pressure gradient between the distal renal artery of the involved kidney and the aorta. Systolic pressure gradient was measured by catheter at time of angiography in about one third of patients and during surgery in the others, 2) determination of renin activity in peripheral or in renal venous blood, 3) juxtaglomerular cell counts and measurement of their granularity (5) and 4) the presence or absence of arteriolar lesions in the involved kidney (9).

From the larger number of patients operated in this hospital for hypertension associated with renal artery obstruction, 37 patients are included in this report because at least three of the above parameters were measured in each case. This study permits us to confirm what other groups have reported, that there is at the present time, no single parameter or factor which permits the accurate diagnosis of true renovascular hypertension. But the association of three of these parameters permits a greatly improved diagnosis and prognosis of surgery in patients with hypertension associated with renal artery obstruction.

Groups	No. of patients	Systolic pressure gradient	Renin activity	JGC Granularity	Arteriolar lesions
Group I	14	++++	++++	++++	0
Group II	8	++++	++++	++++	+ to ++++
Group III	1o	++++	N	N	+ or 0

June 1965

Table 1. Hypertension associated with renal artery obstruction.

The 37 patients were divided into 4 groups (Table 1). The first group includes 14 patients with significant systolic pressure gradient, a high blood renin activity and/or a high juxtaglomerular cell count with increased percentage of granular cells of types 2 and 3, and absence of any renal arteriolar changes in the involved kidney. Group 2 consists of 8 patients with the same characteristics, as those of group 1, but with the presence of significant renal arteriolar changes in the involved kidney. Group 3 includes 1o patients with significant pressure gradient, but without any increase in blood renin activity at time of blood sampling or in juxtaglomerular cells granularity. In all the patients of the 3 groups, systolic pressure gradient was above 5o mm Hg. As shown previously by GUPTA and WIGGERS (1o) and as confirmed by HAIMOVICI and ESCHER (11), a decreased systolic pressure beyond the stenosis, of 5o mm Hg or more, indicates a reduction in cross-sectional area of the arterial lumen of 75% or more. It therefore means severe stenosic lesions. In group 4, there are 5 patients in whom no systolic pressure gradient was found beyond stenosis and who had normal renin activity and juxtaglomerular cell count and granularity.

Groups	No. of patients	Cured+	Improved++	Follow-up post - surgery (in months) Average	Range
Group I	14	12	2	27	(7-84)
Group II	8	2	0	9	(2-2o)
Group III	1o	1	0	11	(1-2o)

June 1965

+ B.P. below 14o/9o mm Hg

++ Mean decrease in diastolic pressure of 25 mm Hg

Table 2. Results of surgery in patients with hypertension associated with renal artery obstruction.

The overall results of surgery (nephrectomy or arterioplasty) in the first 3 groups are shown in Table 2. Two of the 5 patients in group 4, were operated upon without any improvement of their hypertensive state. By cure, we mean a fall of blood pressure, after surgery, to or below 14o/9o mm Hg persisting without any antihypertensive medication for the entire period of observation. Improvement means an average fall of diastolic pressure of 25 mm Hg or more.

Of the 14 patients of group 1 (Table 3), 12 are cured and 2 are improved for an average period of observation following surgery of 27 months with a range of 7 to 84 months. In patients with a high systolic pressure gradient, a high renin activity level and increased juxtaglomerular cells granularity, the presence or absence of arteriolar lesions in the involved kidney appears to be most important in determining whether the hypertensive process was primary or secondary to the arteriosclerotic occlusive lesion. In many patients in whom detailed studies were done (Tables 3, 4 and 5) there was a good correlation between levels of renin activity in peripheral blood, renal venous blood and in the

Name	Age	Sex	Systolic pressure gradient	Renin activity renal-vein	Renin activity peripheral	JGCC total	Percent Types 2-3	Result of surgery		Follow-up period post surgery (months)
L.L.	33	M	Thrombosis	525	120	250	36	Cured	Nephrex (partial)	14
J.M.	13	F				427	17	"	"	22
R.P.	37	M	100	1390	278	440	14	Improved	Arterioplasty	24
P-A.P.	39	F	Thrombosis	617	67	310	17	"	Nephrex	12
A.R.	40	M	100	250	41	361	6	Cured	Arterioplasty	24
SrA.P.	49	F	80			220	6	"	Nephrex	24
C.T.	48	M	Severe stenosis			616	30	"	"	42
F.P.	35	F	"			537	15	"	"	36
E.M.	46	M	"			225	64	"	"	60
G.T.	59	M	"			320	33	"	"	84
A.R.	35	M	"		333	258	21	"	"	7
R.M.	19	M	110	L310	445	216	1,5	"	Arterioplasty	12
G.R.	36	F	107	R840 L241 R737	417	295 172 225	20 0 15	"	"	12
W.R.	58	F	5 - 40		50			"	"	11

June 1965

Table 3. Group I: Significant pressure gradient, increased renin activity and/or JGCC, no arteriolar changes.

Table 4. Group II. Significant pressure gradient increased renin activity and/or JGCC, arteriolar lesions.

Name	Age	Sex	Systolic pressure gradient	Renin activity renal vein	- peripheral	JGCC total	Percent types 2-3	Arteriolar lesions	Result of surgery	Follow-up period post surgery (months)
A.B.	66	F	Thrombo-sis	3o7	281	25o	7	2	Failure - Nephrex	17
J-C.P.	55	M	"			31o	14	2	" "	5
A.L.	65	F	Severe stenosis			265	23	4	Cured "	12
M.H.	59	F	Thrombo-sis	L78	12o	L245^{+}	13,7	2	" "	7
				R117		17o^{++}	4,6			
						237^{+++}	19			
						R15o	34	2		
M.D.	45	M	14o	144	15o			1	Failure - Arterio-plasty	2
J.M.	52	F	Thrombo-sis		87	285	2o	1	Failure - Nephrex (Part)	6
						193	2			
P-E.R.	41	F	1o5L	77	85	19o	4	2	Failure - Arterio-plasty	2o
			85R	274		237	3	3		
6.C.	62	F	Thrombo-sis	763	1o4	23o	32	2	Failure - Nephrex	2
						214	1			

$^{+}$ Upper pole
$^{++}$ Middle region
$^{+++}$ Lower pole

June 1965

Table 5. Group III: Significant pressure gradient, normal renin activity and/or JGCC, arteriolar lesions, present or absent.

Name	Age	Sex	Systolic pressure gradient	Renin activity renal vein	- peripheral	JGCC total	Percent types 2-3	Arteriolar lesions	Result of surgery	Follow-up period post surgery (months)
J-P.R.	43	M	34	21				0	Failure - Arterio-plasty	12
A.R.	51	F	6o	22	27	25o	3	1	" "	2o
H.P.	49	M	7o	55	56	147	4	2	" "	18
E.M.	6o	M	9o		25	L1oo	0	0	" "	1
						R1o3	0	2		
G.B.	51	M	Severe stenosis			211	3	3	" Nephrex	4
E.C.	57	F	"	9	6	235	1,5	2	" "	3
M.B.	26	F	9o	L82		L162	2	3	" Arterio-plasty	12
				R228		R147	4	1		
E.L.	24	M	Severe stenosis			284	1	1	" Nephrex	12
A.W.	48	M	"	71	43	143	1,5	0	" Arterio-plasty	8
G.G.	44	M	6o	L1o6	76	16o	6	2	Cured Arterio-plasty	17
				R132						

June 1965

homogenates of the involved kidney and with the granularity and cellularity of the juxtaglomerular apparatus.

Some of the studies we have made in many patients will be illustrated by two cases from group 1 and one from group 2. The first is a 4o year old bus driver with a 2-week history of severe hypertension at 24o/14o mm Hg. His mother was hypertensive. Renal angiography revealed a severe constriction of left renal artery with a post-stenotic dilatation. Detailed data and course of this patient are illustrated in Fig. 3.

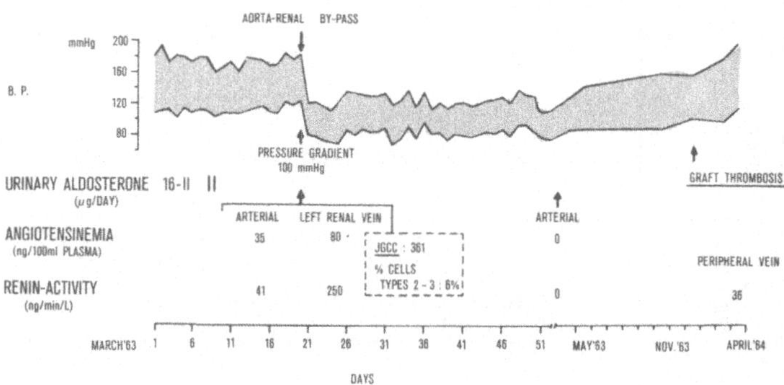

Fig. 3. Forty-year old bus driver with severe hypertension known for the last 2 weeks. Mother hypertensive and hemiplegic. Serum potassium 4,3 mEq/l, sodium 142 and bicarbonates 24. P.S.P. excretion 24% in 15 min., 53% in 6o min. Creatinine clearance 129 ml/min. No visualization of left kidney during intravenous pyelography. Note, at the time of surgery, the high systolic gradient, with the increased levels of renin activity and angiotensin in left renal venous blood and a JGCC of 361.

Renal function was normal and serum potassium was 4,3 mEq/l. Urinary aldosterone was just slightly above upper limits of normal range by NOWACZYNSKI's method. Arterial angiotensin levels were in the upper range of normal and definitely excessive in the left renal venous blood. Renin activity in both arterial and left renal venous blood was above normal limits.

Systolic pressure gradient was 100 mm Hg at time of surgery. Biopsy of left kidney showed a total juxtaglomerular cell count of 361 with 6% granular cells of types 2 and 3. Following aorto-renal by-pass with a saphenous vein graft, blood pressure came down rapidly to normal levels and both renin activity and arterial angiotensin fell to undetectable levels. After one year of normotension, patient's blood pressure rose again to hypertensive levels. He was readmitted to hospital where a renal angiography revealed a complete graft thrombosis. Peripheral venous renin activity rose again to 36 ng/min/L of plasma. It is of interest to emphasize that, during this year of normotension and adequate renal blood supply, the size of the kidney increased by 1,8 x 1,3 cms. One year after removal of the graft thrombus, the patient was still normotensive until sudden death in July 1965 due to a clinically diagnosed myocardial infarction.

The second patient is a 33 year old man with a six months history of hypertension. His mother was also hypertensive. Renal angiography revealed a complete thrombosis of inferior branch of the left renal artery with an aneurysmal dilatation. The absence of any vascularization of the lower pole was most evident in the venous phase of the angiogram. Following sub-total nephrectomy, blood pressure fell to normal level and remained so, since the last 15 months. Studies done on the part of the kidney which was removed and which included some healthy tissue along with the ischemic part are illustrated in Fig. 4. These studies illustrate that the high amounts of renin in the renal venous and arterial blood came from the lower pole which showed very marked ischemic tubular atrophy, greatly increased granularity of the juxtaglomerular cells and a high renin concentration in contrast to the findings obtained in the normal renal tissue.

L.L. ♂ 33YRS A65140 RENOVASCULAR HYPERTENSION (BRANCH OBSTRUCTION)

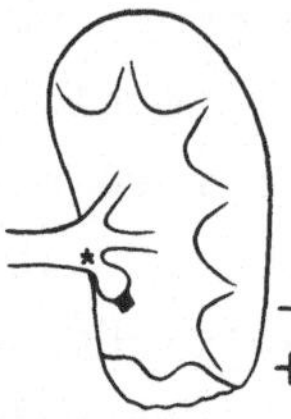

	ISCHEMIC TUBULAR ATROPHY	ARTERIOLAR CHANGES**	JGCC	% CELLS TYPES 2-3	RENIN ACTIVITY ng/min/g
	—	0	242	6	158
*	+ + +	0	250	36	1141
RENIN ACTIVITY	RENAL ARTERY 120 RENAL VEIN 525 ng/min/L PLASMA				

* THROMBOSIS SECONDARY TO CONGENITAL ANEURYSM

** CLASSIFICATION OF CASTLEMAN & SMITHWICK, 1943

Fig. 4. Patient L.L. was submitted to a left hemi-nephrectomy which included enough normal renal tissue for comparison with the ischemic lower pole. In this Fig., the whole kidney is drawn for illustration purposes. Studies done on this patient demonstrate the relationship between the hypergranularity of juxtaglomerular cells and the high levels of renin activity both in kidney tissue and renal venous blood.

The third patient is a 62 year old woman who complained of severe intermittent claudication and of hypertension known for the previous 15 years. The angiotensin infusion test required 13,6 ng of angiotensin/kg/min to raise diastolic pressure by 2o mm Hg. Renal angiography revealed a complete thrombosis of the main right renal artery and the presence of a patent accessory artery over the lower pole of the same kidney. This kidney was atrophic and measured 9,4 x 6 cms on pyelographic films. Nephrectomy revealed marked ischemic tubular atrophy and greatly increased juxtaglomerular cell granularity over the middle and upper part of the right kidney renin content of this part was about 55 times higher than that of the lower pole of the kidney which did not show any ischemic tubular atrophy and had a low juxtaglomerular cell granularity (Fig. 5). Measurement by Dr. Cameron STRONG of a crude fraction containing the "vaso-depressor lipid" (after extraction by chloroform-methanol and acetone precipitation of phospholipids)showed a marked vaso-depressor activity in the upper part of the kidney when compared to the lower part. Nephrectomy had no effect on blood pressure levels. The right kidney presented diffuse grade 2 arteriolar lesions.

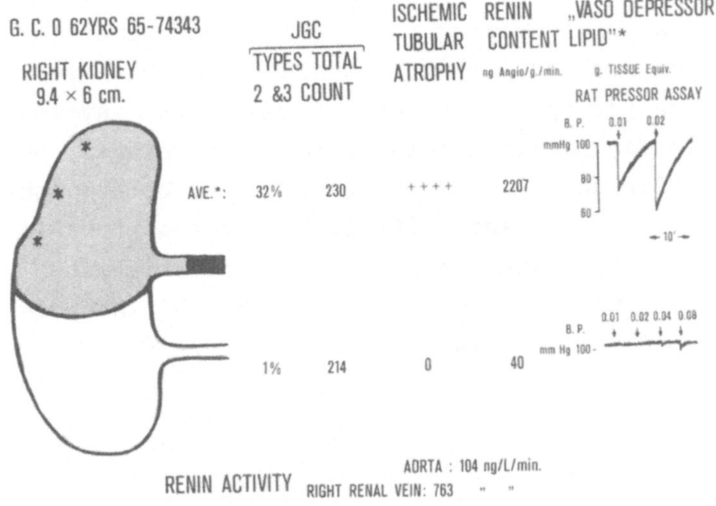

Fig. 5.

Sixty-two year old woman G.C. admitted because of hypertension and marked intermittent claudication. Fundi showed filiform arteries. Pulsations were minimal over left lower limb. Creatinine clearance was 77 ml/min/1,73 sq.m. of body surface. P.S.P. excretion was 24% in 15 min and 49% in 6o min. Angiotensin infusion test required 13,6 ng/kg/min to raise diastolic pressure by 2o mm Hg, indicating a renovascular origin to the hypertensive disease. (It is worth-while noting that, 2 months after nephrectomy, there was no improvement in B.P.). The right kidney measured 8x5x3 cms, weighed 78 gms and presented marked atrophy of upper pole.

In cases where peripheral blood renin activity is within normal range, as illustrated in patient R.M. (Fig. 6) in whom 5 determinations done on 5 different days were within normal range before operation, it becomes necessary to determine renin activity in renal venous blood obtained by catheterization, as suggested by the studies of HELMER and JUDSON (12) and more recently by KIRKENDALL et al. (13). If renin activity is within normal range also in renal venous blood of the involved kidney decision for arterioplasty must be primarily based on hemodynamic considerations, for the purpose of improving kidney function and saving this organ from further atrophy and disuse. We have refrained from doing pre-operative open biopsy of the involved kidney in search for possible renal arteriolar changes, because of added suffering and risks to patient and because the indications of surgery are sufficient if the obstruction is severe enough to produce a systolic gradient greater than 3o mm Hg, (indicating a decrease of 55-65% in cross-sectional area of the arterial lumen (1o).

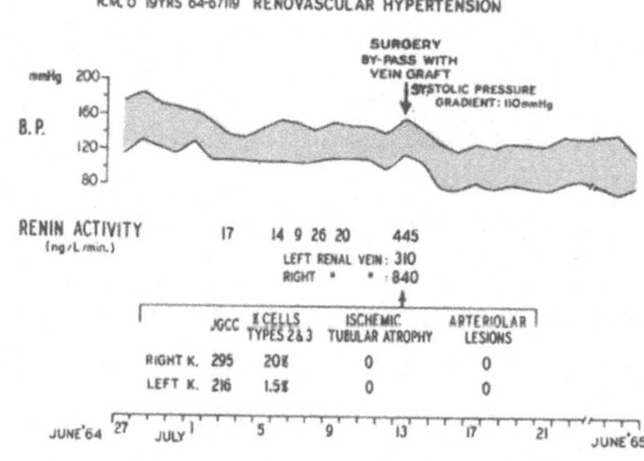

Fig. 6

Nineteen year old patient R.M. with asymptomatic hypertension of 7 years duration. Normal fundi. Serum potassium was 4,3 mEq/L, sodium 14o and total CO_2 24,5. Creatinine clearance was 16o ml/min and P.S.P. excretion was 4o% in 15 minutes and 71% in 6o minutes. On five different days prior to operation and while on a constant diet containing 135 mEq Na and 9o mEq K per day, peripheral blood renin activity was every time within normal limits. Such a finding may occur in a patient with true renovascular hypertension and points to the necessity to increase renin activity in renal venous blood as shown in this case and as emphasized by HELMER and JUDSON (12) and by KIRKENDALL et al (13).

The importance of renin activity determinations in patients with the clinical features of primary aldosteronism must be emphasized, following the demonstration of undetectable or minimal arterial angiotensin levels in cases due to adrenocortical adenoma (14, 15). Such determinations of renin activity, because of its simplicity and rapidity, were suggested by us (7), KIRKENDALL et al (16), LARAGH (17) and CONN (18a, b) for differential diagnosis of this condition versus that secondary to renal arterial obstruction.

B Relationship of peripheral blood renin activity and urinary aldosterone

In 11 healthy subjects and in 8 patients with essential hypertension studied on various intakes of salt, "simultaneous" results (n = 43 for normal subjects and 28 for patients with essential hypertension) of peripheral blood renin activity levels and urinary aldosterone excretion were examined for possible correlation. It should be noted that the blood samples for renin activity measurements were taken at the beginning or at the end of the 24 hour urine collection for aldosterone. A highly significant ("p" < o,o1) correlation between these two parameters is found for both groups. But what appears to be even more significant is the fact that the difference in regression lines of the group of patients with essential hypertension as compared to that of normal subjects, is also highly significant ("p" = o,o1).

C Generalized edema

1. Patients with edema secondary to congestive heart failure due to arteriosclerotic, valvular or hypertensive disease.

Previous findings from our laboratory have shown markedly increased levels of arterial angiotensin in almost all patients with congestive heart failure (19). Following partial or total relief of edema by administration of a low sodium diet and/or natriuretic agents, these levels fell significantly, often to undetectable range. The present report includes also those patients previously reported.

Twelve patients had determinations of arterial angiotensin levels before and after partial or total relief of edema; three of these also had simultaneous measurement of peripheral renin activity (Fig. 7). Thirteen out of 14 determinations of arterial angiotensin levels and all five determinations of renin activity were above normal range before treatment was initiated. Urinary aldosterone excretion was above the upper limits of normal range in the four patients in whom this parameter was measured. After total or partial relief of edema, 9 out of the 12 patients so studied had a fall in arterial angiotensin, most of them to undetectable or normal levels. Two patients showed increase in angiotensin levels, one being slight and not significant and the other marked. Both patients had edema secondary to hypertensive cardiovascular disease. Renin activity decreased markedly in all patients after treatment.

Metabolic studies done on a 55 year old man with congestive heart failure with anasarca and sub-acute pulmonary edema demonstrate that prior to any treatment, renin activity was 3oo ng/L/min, and arterial angiotensin 61 ng/1oo ml of plasma. An abdominal paracentesis with removal of 2 liters of ascitic fluid, did not modify renin activity levels. Following relief of edema by digitalization, restriction of sodium intake to 17 mEq per day and administration of Fursemide (HOECHST R_x) renin activity, arterial angiotensin and urinary aldosterone fell to normal levels.

2. Patients (8) with edema secondary to nephrotic syndrome (Fig. 8).

Only one of 6 patients had excessive levels of arterial angiotensin levels before treatment. Three of the six patients were studied again following partial or total relief of edema and in all three, arterial angiotensin levels increased from undetectable amounts to 2o, 3o and 4o ng/1oo ml of plasma. Four of these six patients had simultaneous measurements of peripheral blood renin activity levels which were above normal range before treatment. All four patients responded to sodium restriction and/or depletion by a marked increase in renin activity.

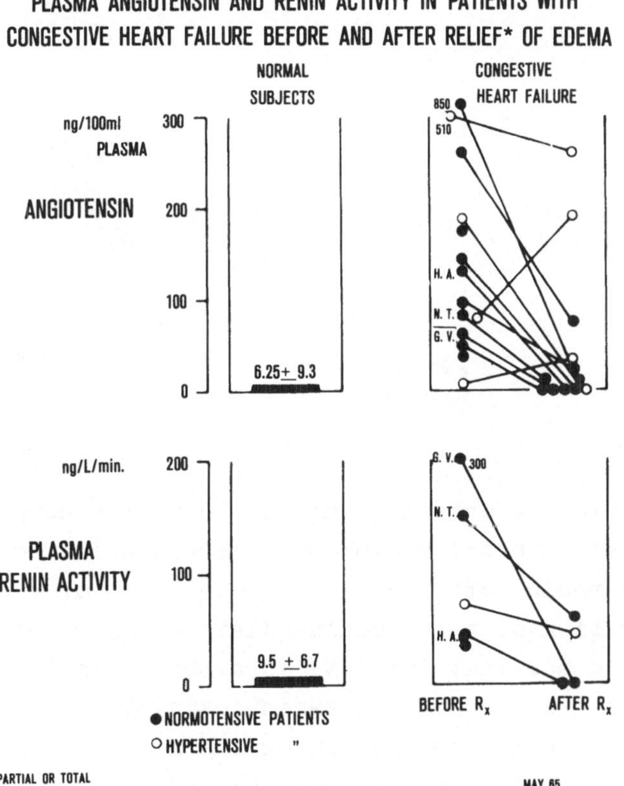

Fig. 7. In comparison to normal subjects, all, but one, of 16 patients with congestive heart failure and peripheral edema, have plasma angiotensin and renin activity levels above normal range. In contrast to normal subjects and patients with nephrotic syndrome, patients with congestive cardiac failure respond to sodium restriction and administration of natriuretic agents by a marked decrease in arterial angiotensin and renin activity levels.

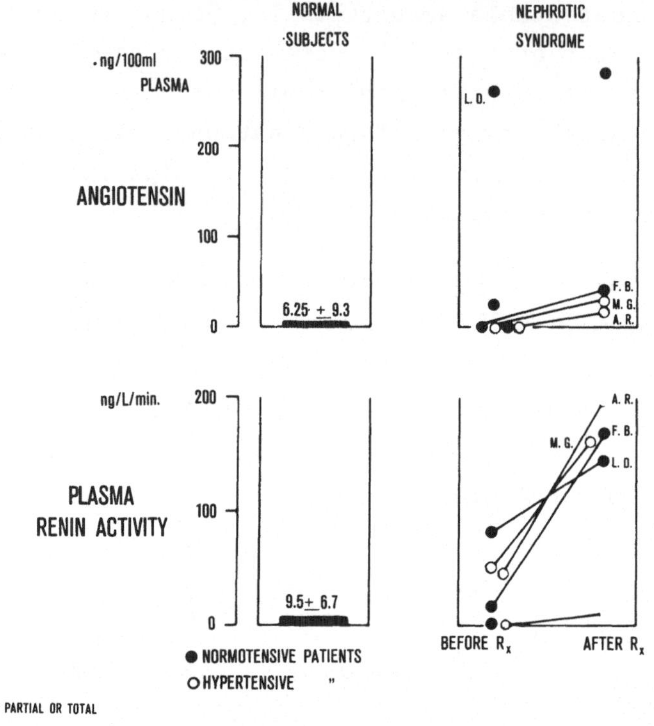

Fig. 8. Before treatment, only one out of 6 nephrotic patients, had arterial angiotensin levels above normal range while the renin activity was high in 3 out of 6 patients. Administration of a low sodium diet and natriuretic agents resulted in a slight increase in arterial angiotensin levels and a much greater rise in renin activity. Until we know more about the factors governing the kinetics of the renin-substrate reaction, we have no explanation for this apparent discrepancy.

3. Patients (8) with edema secondary to liver cirrhosis (Fig. 9)

Only one of 7 patients studied had arterial angiotensin levels above normal range, whereas 3 out of 4 patients had blood renin activity levels definitely above normal limits. Following treatment, changes in angiotensin and renin activity levels were not consistent, neither marked in most cases. Combined administration of Prednisone (80 mg/day), Spironolactone "A" (100 mg/day) and Meralluride (80 mg i.m./day) in a 36 year old patient with Laennec cirrhosis and anasarca, resulted in a 7 kg of weight loss, a marked natriuresis accompanied by a decrease in renin activity levels from 68 to 38 ng/L/min).

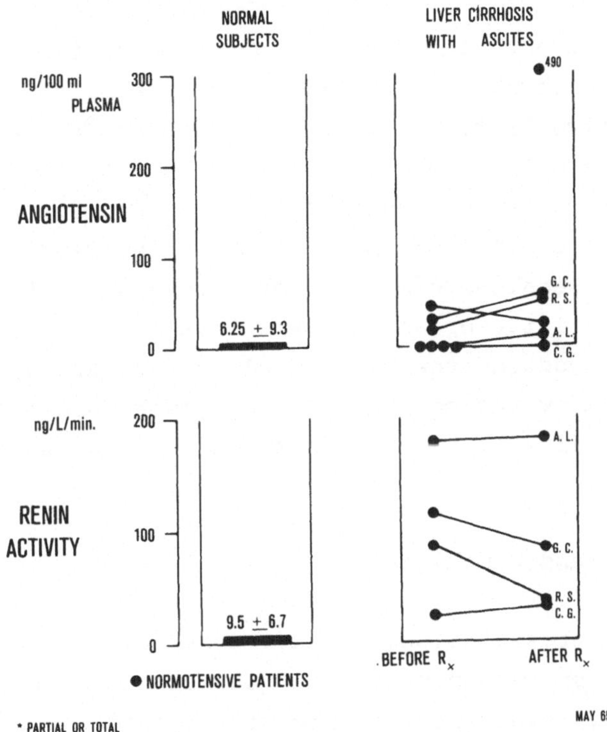

Fig. 9. Before the initiation of any treatment, all cirrhotic patients studied, but one, had arterial angiotensin levels within normal range, while 3 out of 4 had a high plasma renin activity. Note the absence of concordant or of significant changes in these patients during treatment with low sodium diets and natriuretic agents.

Despite these changes, urinary aldosterone remained at very high levels suggesting a different mechanism of edema formation in these patients.

To summarize these studies, arterial angiotensin levels were increased in all, but one, patients with congestive heart failure, were normal in 5 of 6 nephrotic patients and in 6 of 7 patients with cirrhosis of the liver and ascites. On the other hand, renin activity was excessive in all patients with edema secondary to cardiac or to liver cirrhosis and ascites and in 3 of 6 patients with nephrotic syndrome.

The difference in response to severe sodium restriction and/or administration of natriuretic agents, of patients with congestive heart failure as compared to normal subjects and patients with nephrotic syndrome, are of fundamental importance for our knowledge of the mechanism of edema formation in those conditions. Also of great interest is the presence of normotension in most of our edematous patients with high renin activity or angiotensin levels. The study of the factors preventing the rise in blood pressure in these patients is as important as that of those responsible for the increased tonicity of arteriolar smooth muscle caused by angiotensin.

Summary and conclusion

In this presentation, we have described the results of our studies on measurements of arterial angiotensin and renin activity levels in patients with hypertension of various etiologies and in patients with generalized edema secondary to congestive heart failure, nephrotic syndrome and cirrhosis of the liver with ascites.

Our findings show: a) no significant difference between mean levels of arterial angiotensin and renin activity in groups of patients with essential hypertension as compared to that of healthy subjects. b) The great value of renin activity determinations in the diagnosis of true renovascular hypertension and in the differential diagnosis of primary aldosteronism syndrome due to adrenocortical adenoma versus that secondary to renal arterial obstruction. c) Markedly increased arterial angiotensin and renin activity levels in almost all patients with edema secondary to congestive heart failure, despite normotension in the great majority of patients studied. Our data also demonstrate a marked decrease of these two parameters in these patients following administration of natriuretic agents and/or low sodium diet in contrast to the marked increase found in normal subjects and patients with nephrotic syndrome under similar conditions. d) A significant correlation between peripheral blood renin activity levels and urinary aldosterone excretion in groups of normal subjects and patients with essential hypertension. The difference between the regression lines obtained in these 2 groups is also significant.

Acknowledgments

It is a pleasure to acknowledge the collaboration of the following: Mr. Roland PAQUETTE, Chief Statistician, Ayerst, McKenna & Harrison Company, Montreal; Misses Fernande SALVAIL, r.n., and Lorraine DAGENAIS, r.n.; Miss Isabelle MORIN for illustrations; Mrs. Anne BROSSARD, dietitian; Mr. Claude GRISE, Misses Jean TEW, Lyse LANCTOT, Lucille TREMBLAY, Mrs. Pierrette DESROSIERS and Mrs. Suzanne OLIVIERI, for technical collaboration.

References

1. GENEST, J., de CHAMPLAIN, J., VEYRAT, R., BOUCHER, R., TREMBLAY, G.Y., STRONG, C., KOIW, E., MARC-AURÈLE, J.: Role of the renin-angiotensin system in various physiological and pathological states. Proceedings, Meeting Council for High Blood Pressure Research, Cleveland, November 13, 1964, Circulation Research, in press

2. de CHAMPLAIN, J., GENEST, J., VEYRAT, R.: Factors controlling renin in man. Trans. Ass. Amer. Phys. 1965, to be published.

3. BOUCHER, R., VEYRAT, R., de CHAMPLAIN, J. and GENEST, J.: New procedures for measurement of human plasma angiotensin and renin activity levels. Can. Med. Ass. J. 9o, 194 (1964)

4. BOUCHER, R. and GENEST, J.: Improvement in methodology for measurement of plasma renin activity. Can. J. Physiol. 1965, in press

5. TURGEON, C., SOMMERS, S.C.: Juxtaglomerular cell count in human hypertension. Amer. J. Pathol. 38, 227 (1961)

6. NOWACZYNSKI, W., KOIW, E. and GENEST, J.: Chemical method for the determination of urinary aldosterone. Can. J. Biochem. 35, 425 (1957)

7. GENEST, J.: International Symposium on Aldosterone, Prague, 1963. A report. Can. Med. Ass. J. 9o, 43o (1964)

8. TREMBLAY, G.Y., VEYRAT, R., de CHAMPLAIN, J., BOUCHER, R., LEFEBVRE, R., ROY, P., CARTIER, P. and GENEST, J.: Criteria for success of surgery in renovascular hypertension. Trans. Ass. Amer. Phys. 77, 2o1 (1964

9. CASTLEMAN, B. and SMITHWICK, R.H.: The relation of vascular disease to the hypertensive state. J.A.M.A. 121, 1256 (1943)

1o. GUPTA, T.C. and WIGGERS, C.J.: Basic hemodynamic changes produced by aortic coarctation of different degrees. Circulat. 3, 17 (1951)

11. HAIMOVICI, H. and ESCHER, D.J.W.: Aorto-iliac stenosis. Arch. Surg. 72, 1o7 (1956)

12. HELMER, O.M. and JUDSON, W.E.: Presence of vasoconstrictor and vasopressor activity in renal vein plasma of patients with arterial hypertension. In: Hypertension, Vol. 8, Proceedings, Council for High Blood Pressure Research, American Heart Association, 196o

13. KIRKENDALL, W.N., FITZ, A.E., LAWRENCE, A.S. and CULP, D.A.: Detection of patients with renal hypertension and results of surgery at University of Iowa Hospital. Abstract, American Heart Association Meeting, Miami Beach, October 1965; and personal communication

14. GENEST, J. NOWACYNSKI, W., KOIW, E., BOUCHER, R., BIRON, P. and CHRETIEN, M.: Participation of the adrenal gland and the kidneys in human arterial hypertension. Memorias del IV Congresio Mundial de Cardiologia, Tome IV-A, Galvé Mexico, October 1962

15. GENEST, J., BIRON, P., CHRETIEN, M., BOUCHER, R. and KOIW, E.: Blood angiotensin levels in normal subjects and hypertensive patients. J. Clin. Invest. 41, 1360 (1962). Also: Aldosterone, A Symposium 1963, Blackwell, Oxford, 1964, p. 404

16. KIRKENDALL, W.N., FITZ, A., ARMSTRONG, M.L.: Hypokalemia and the diagnosis of hypertension. Dis. of Chest, 45, 337 (1964)

17. LARAGH, J.H., CANON, T.J. and AMES, R.T.: Aldosterone secretion and various forms of hypertensive vascular diseases. Ann. Int. Med. 59, 117 (1963)

18a) CONN, J.W.: Plasma renin activity in primary aldosteronism. J.A.M.A. 190, 134 (1964)

18b) CONN, J.W., ROVNER, D.R. and COHEN, E.L.: Normal and altered function of the renin-angiotensin-aldosterone system in man. Ann. Int. Med. 63, 266 (1965)

19. de CHAMPLAIN, J., BOUCHER, R. and GENEST, J.: Arterial angiotensin levels in edematous patients. Proceedings, Soc. Exper. Biol. Med. 113, 932 (1963)

Reninaktivität im Plasma und klinische Hypertonieform

LOTZ, W., BILLER, H. und HEINTZ, R.

Verbesserte Methoden zur Bestimmung des Renins (2, 3) haben in jüngster Zeit vor allem in angelsächsischen Ländern die Aufmerksamkeit auf die Zusammenhänge zwischen Renin, Aldosteron, Natrium und Blutdruck gelenkt. In der vorliegenden Untersuchung wurde die Reninaktivität im peripheren Plasma von Patienten mit hypo-, normo- und hypertonen Blutdruckwerten gemessen. Es interessierten dabei folgende Fragen:

1. Ist auch unter physiologischen Bedingungen mit grösseren Schwankungen der Reninaktivität zu rechnen.

2. Kann mit Hilfe der Reninaktivitätsbestimmungen im Plasma die oftmals schwierige Frage renale oder nicht renal bedingte Hypertonie entschieden werden.

3. Besteht eine Beziehung zwischen Reninaktivität und Schweregrad einer Hypertonie.

Methode

Die Reninaktivität wurde nach der von BOUCHER, VEYRAT, CHAMPLAIN und GENEST 1964 (2) angegebenen Methode bestimmt. Hierbei wird das zu untersuchende Plasma inkubiert und darauf Angiotensin II extrahiert. Der Extrakt wird der Ratte injiziert und an Hand des erzielten Blutdruckanstieges die Reninaktivität errechnet. In folgendem haben wir die Methode von BOUCHER verändert:

+ Mit Unterstützung der DEUTSCHEN FORSCHUNGSGEMEINSCHAFT.

1. Wir führten die Bestimmungen im venösen, statt im arteriellen Blut durch.

2. Die Reninaktivität wird angegeben in ng Angiotensin/ 1oo ml Plasma und nicht in Vollblut.

3. Zur Austestung der Pressoraktivität haben wir die Ratten vorher nicht nephrektomiert.

4. Die Testsubstanz wurde nach der chemischen Aufbereitung in 2,o ml physiol. NaCl-Lösung, statt in Äthanol, gelöst.

Davon wurden jeweils o,5 ml innerhalb von 15 sec in die Ratte injiziert.

Die Untersuchungen wurden bei 68 Personen vorgenommen. Die Blutentnahmen erfolgten - wenn nicht anders erwähnt - morgens, wenn die Probanden das Bett noch nicht verlassen hatten. Blutdrucksenkende Medikamente, Saluretica, Spirolactone wurden vorher abgesetzt, NaCl-haltige Kost vorher ad libitum gegeben.

Ergebnisse

Wir bestimmten die Reninaktivität in 4 Untersuchungsgruppen:

Gruppe 1 bildeten 3o Personen mit normalem Blutdruck. Diese Gruppe umfasst leicht kranke Patienten ohne Gefäßleiden und 9 Normalpersonen. Das Alter der Versuchspersonen lag zwischen 21 und 68 Jahren. Als niedrigsten Wert fanden wir 0, als höchsten Wert 386 ng% Angiotensin. Der Mittelwert beträgt 216 ng% Angiotensin (s = 99).

In der Gruppe 2 wurde die Reninaktivität bei 9 gesunden Personen nach mindestens 3 Stunden Liegen und anschließend nach mindestens 3 Stunden normaler körperlicher Aktivität bestimmt. Der Blutdruck dieser Versuchspersonen lag zwischen 125/8o und 11o/7o mm Hg, das Alter zwischen 23 und 36 Jahren.

Nach 3 Stunden Ruhe lag die Reninaktivität zwischen 0 bis 352 ng% Angiotensin, bei einem Mittelwert von 186 ng% Angiotensin (s = 73,4).

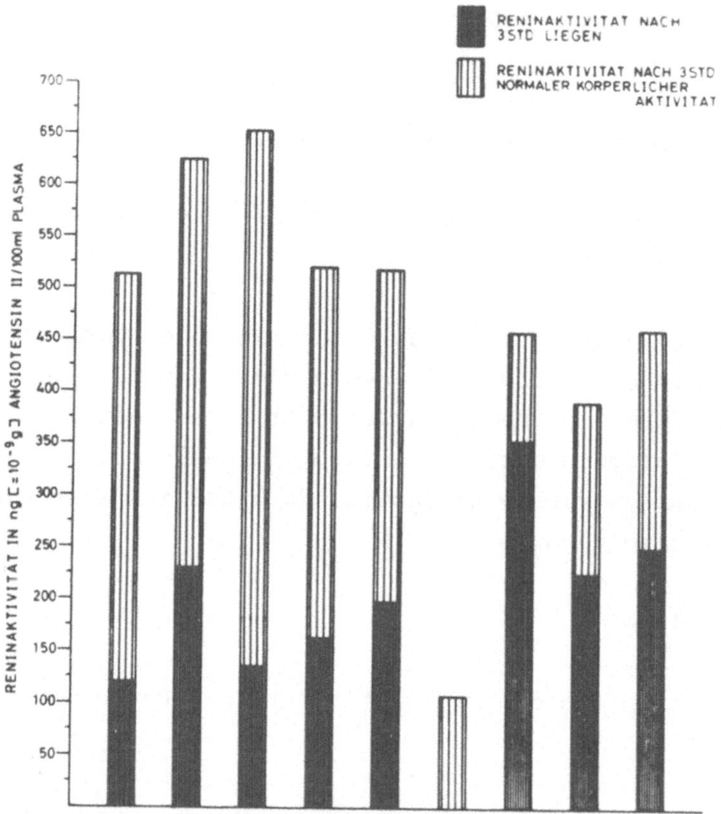

Abb. 1. RENINAKTIVITÄT IM PERIPHEREN VENÖSEN BLUT BEI GESUNDEN NACH 3STD. LIEGEN UND NACH 3STD NORMALER KÖRPERLICHER AKTIVITÄT IN ng ANGIOTENSIN II / 100ml PLASMA

Nach 3 Stunden körperlicher Aktivität lag die Reninaktivität zwischen 1o7 und 653 ng% Angiotensin, Mittelwert betrug 471 ng% Angiotensin (s = 123,7).

Der Anstieg der mittleren Reninaktivität von 186 ng% in Ruhe auf 471 ng% nach körperlicher Belastung ist statistisch signifikant (p < o,o1). (Abb. 1).

In der <u>Gruppe 3</u> bestimmten wir die Reninaktivität bei 9 Patienten mit essentieller Hypertonie. Der diastolische Blutdruck in dieser Gruppe lag zwischen 7o und 15o mm Hg, das Alter zwischen 21 und 55 Jahren. Die Reninaktivität liegt in einem Bereich von 119 bis 1712 ng % Angiotensin. Der Mittelwert beträgt 547 ng % Angiotensin. (s = 522). Die höhere, mittlere Reninaktivität dieser Gruppe ist im Vergleich zur Gruppe mit normalem Blutdruck statistisch signifikant (p <o,o5).

Die <u>4. Gruppe</u> besteht aus 16 Patienten mit renalem Hochdruck. (8 x chronische Glomerulonephritis, 4 x Art. renalis Stenosen, 2 x chronische Pyelonephritis, 1 x subakute Glomerulonephritis und 1 x diabetische Nephropathie). Der diastolische Blutdruck dieser renalen Hypertoniker lag zwischen 1oo und 17o mm Hg, das Alter zwischen 15 und 64 Jahren.

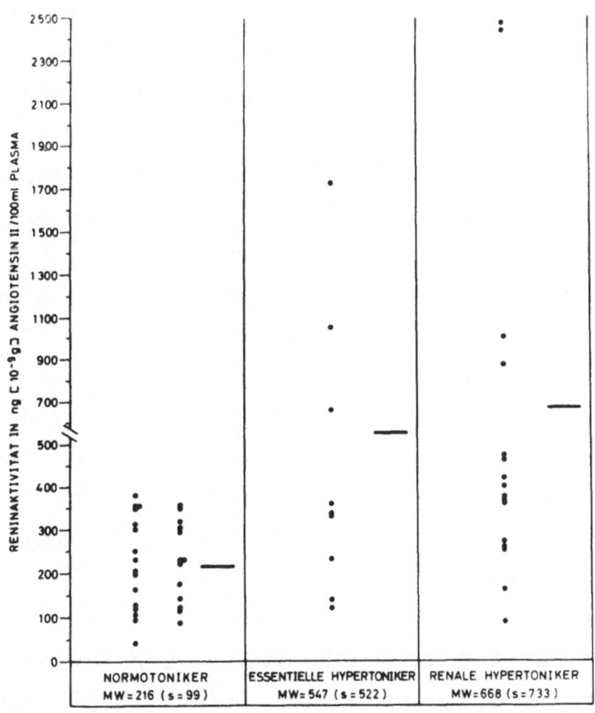

RENINAKTIVITÄT IN ng ANGIOTENSIN II AEQUIVALENTEN IN VENÖSEN BLUT BEI NORMALEM BLUTDRUCK, ESSENTIELLER UND RENALER HYPERTONIE

Abb. 2.

Wir fanden einen Mittelwert der Reninaktivität von 668 ng % Angiotensin, der niedrigste Wert war 91 ng %, der höchste Wert 247o ng % Angiotensin.

Die mittlere Reninaktivität in dieser Gruppe ist im Vergleich zu dem Mittelwert der Gruppe mit normalem Blutdruck statistisch signifikant höher ($p < o{,}o5$). Dagegen besteht keine Signifikanz gegenüber dem Mittelwert bei der essentiellen Hypertonie (Abb. 2).

Nimmt man als Maß für den Schweregrad einer Hypertonie den diastolischen Blutdruckwert und vergleicht diesen mit der dazugehörigen Reninaktivität, so finden wir keine enge Korrelation.

Bei zwei weiteren Patienten wurden wegen der interessanten Krankheitsbilder Reninbestimmungen durchgeführt.
Bei einer 5o-jährigen Patientin mit einem primären Hyperaldosteronismus (CONN, M.; 89 gamma Aldosteronausscheidung im 24-Std.-Harn) und einer Hypertonie von 175/9o mm Hg bei einer Hypokaliämie im Serum von 2,2 mval/l fanden wir eine Reninaktivität von 5o ng % Angiotensin, das entspricht also dem untersten Bereich des Normalen (6).
Nach Entfernung des Aldosteron-produzierenden Tumors sank der jahrelang bestehende hohe Blutdruck auf 12o/8o mm Hg ab. Gleichzeitig stieg die Reninaktivität auf das 1o-fache, nämlich 5oo ng % Angiotensin. Die intraoperativ durchgeführte Nierenprobeexzision ergab histologisch eine erhebliche Arterio-Arteriolosklerose ohne Gefäßwandnekrosen (Prof. Dr. W. LAPP, Patholog. Institut der Univ. Ffm., Dir.: Prof. Dr. ROTTER).

Der zweite Patient hatte ebenfalls einen Hyperaldosteronismus (1o2 gamma Aldosteronausscheidung im 24 Stundenharn), allerdings einen sekundären, mit ausgeprägter hypokaliämischer Alkalose, einer Hypotonie mit Blutdruckwerten von 8o/5o mm Hg und einer ausgesprochenen Unempfindlichkeit

gegenüber Infusionen von synthetischem Angiotensin II. Es handelt sich bei ihm also um ein sogenanntes BARTTER-Syndrom (1).
Die Bestimmung der Reninaktivität gab bei diesem Patienten mit 5o6 ng % Angiotensin einen deutlich erhöhten Wert.

Zusammenfassend fand sich sowohl bei der essentiellen wie bei der renalen Hypertonie gegenüber den Personen mit normalem Blutdruck im Kollektiv eine statistisch signifikante Erhöhung der Reninaktivität im Plasma und zwar bei der renalen stärker als bei der essentiellen Hypertonie. Die geringe Erhöhung der Reninaktivität bei der renalen Hypertonie gegenüber der essentiellen Hypertonie konnte dagegen statistisch nicht gesichert werden.
Gegenüber den statistisch signifikanten Unterschieden im Mittelwert gelten aber für den Einzelfall starke Einschränkungen. So wird auch bei stark ausgeprägten Hypertonieformen - unabhängig von ihrer Ätiologie - eine normale Reninaktivität im Plasma gefunden. Damit stehen unsere Ergebnisse in Einklang mit den jüngsten Ergebnissen der Arbeitsgruppe BROWN 1965 (3), die allerdings mit einer anderen Methode gearbeitet hat. Im Einzelfall besteht also nicht unbedingt eine Korrelation zwischen Ätiologie und Schweregrad einerseits und der Reninaktivität andererseits. Die Bestimmung der Reninaktivität mit den bisher bekannten Methoden kann somit in der Klinik für die Differentialdiagnose einer renalen oder nicht renalen Hypertonie nicht benutzt werden.
Die Variationsbreite für die Reninaktivität ist bei der essentiellen und renalen Hypertonie bedeutend grösser als bei der Gruppe mit normalem Blutdruck. Für die Variationsbreite der Reninaktivität innerhalb der einzelnen Gruppen könnte u.E. die individuell unterschiedliche Ansprechbarkeit des Gefäßsystems auf Angiotensin II mit verantwortlich sein. Es sei auf den extremen Fall des sogenannten BARTTER-Syndroms verwiesen, bei dem trotz hoher Reninaktivität ein hypotoner Blutdruck von 8o/5o mm Hg bestand. Ähnlich könnte

auch bei Hypertonie eine hohe Reninaktivität durch relativ geringe Angiotensinempfindlichkeit, eine niedrige Reninaktivität durch gute Angiotensinempfindlichkeit des Gefäßsystems mit bedingt sein.

Zusammenfassung

Die Reninaktivität im venösen Plasma wurde nach der von uns modifizierten Methode von BOUCHER et al. bei 68 Personen bestimmt (Personen mit normalem Blutdruck, mit essentieller und renaler Hypertonie).
Als Mittelwerte der Reninaktivität fanden wir:
1. Bei Normalpersonen: 216 ng % Angiotensin (s = 99)
2. Bei essentieller Hypertonie: 547 ng % Angiotensin (s = 522)
3. Bei renaler Hypertonie: 668 ng % Angiotensin (s = 733)

Die Mittelwerte für essentielle und renale Hypertonie sind im Vergleich zu den Mittelwerten für Personen mit normalem Blutdruck statistisch signifikant ($p < o,o5$).
Ausserdem fand sich bei Normalpersonen im Vergleich zu Ruhe nach körperlicher Belastung eine signifikante Erhöhung der Reninaktivität.
Es ist hervorzuheben, daß in zahlreichen Fällen die Reninaktivität von Patienten mit essentieller und renaler Hypertonie im Normalbereich liegen.

Literatur

1. BARTTER, F.P., PRONOVE, P., GILL, J.R. and MacCARDLE: Amer.J.Med. 33, 811 (1962)

2. BOUCHER, R., VEYRAT, R., de CHAMPLAIN, J. and GENEST, J.: Canad. Med. Ass. J.: 9o, 194 (1964)

3. BROWN, J.I., DAVIES, D.L., LEVER, A.F. and ROBERTSON, J.I.S.: Brit. Med. J. 2 1965, II 144-148

4. CONN, J.W., COHEN, E.L. and ROVNER, D.: J. Am. Med. Ass. 19o, 213-221 (1964)

5. CONN, J.: J. Am. Med. Ass. 19o, 222-225 (1964)

6. LOTZ, W.: Vortrag vor der Nervenärztl. Ges. in Ffm. am 4.12.1964

7. SHIBAGAKI, M., HAAS, E., KOLF, W.J. and GOLDBLATT, H.: Lancet 1965, 1247

Diskussion:

FRITZ zu GROSS: Welche Erklärungsmöglichkeiten gibt es für das Autonomwerden der Nebennierenrindenfunktion bei sekundärem Hyperaldosteronismus? Soviel ich weiß, hat keiner der Autoren, die diese Ansicht äussern (z.B. WRONG u.a.), einen Erklärungsversuch gegeben.
Warum kann man nicht annehmen, daß es sich in diesen Fällen nicht um einen primären Aldosteronismus handelte, bei dem eben zufällig eine Nierenarterienstenose vorhanden war oder sekundär durch eine Gefäßschädigung entstanden ist? Wir hatten unter 5 Fällen von operativ gesichertem primären Aldosteronismus eine Patientin mit doppelseitiger Stenose und eine Patientin mit einer einseitigen Stenose. Bei der Patientin mit der einseitigen Stenose ließ sich ein seit 2o Jahren bestehender Hochdruck bereits praeoperativ nur durch Aldactone völlig normalisieren und blieb auch nach der operativen Entfernung des Adenomes auf die Dauer verschwunden, jedenfalls jetzt seit über einem Jahr. Bei der anderen Patientin, die eine doppelseitige Stenose hatte, auch WRONG zitiert unsere Publikation über diese Patientin für seine Theorie, normalisierte sich zunächst nur die Elektrolytverschiebung, die Hypertonie ging zwar etwas zurück, verschwand aber im ersten halben Jahr nach der Operation noch nicht völlig. Bei einer Kontrolle nach zwei Jahren war der Hochdruck auch ohne antihypertensive Behandlung verschwunden, obwohl vorher ein Fundus hypertonicus III bestanden hatte und bereits zwei Schlaganfälle abgelaufen waren. Nach der Auffassung von TONUTTI ist man bei der Entscheidung der Frage, ob ein primäres Adenom oder eine adenomatöse Hyperplasie der Nebennierenrinde vorgelegen hat, ja nicht nur

auf den funktionellen Erfolg angewiesen. Nach TONUTTI lassen sich beide Formen histologisch sehr wohl unterscheiden: Bei der adenomatösen Hyperplasie sieht man nicht nur im Adenom, sondern auch in der übrigen Nebenniere die Zeichen der - wie er sich ausdrückt - progressiven Transformation, während bei Adenomen das übrige Nebennierenrindengewebe eindeutig Zeichen der Atrophie erkennen läßt. Soviel ich weiß, wird im anglo-amerikanischen Schrifttum diese Unterscheidung meist nicht gemacht.

GROSS: Ich kann dazu nicht sehr viel sagen. Es ist sicher im Einzelfall nicht leicht, zu entscheiden, was Ursache und was Folge ist. Besteht zuerst eine Hyperplasie oder ein Adenom der Nebennierenrinde, das vermehrt Aldosteron produziert, oder liegt evtl. primär eine Nierenarterienstenose vor? Kennzeichnend für diese Fälle mit Nierenarterienstenose ist die Tatsache, daß auch nach Korrektur der Stenose noch vermehrt Aldosteron sezerniert wird. Daß dabei zumindest zu Beginn vermehrt Renin produziert wird, schließt nach dem Postulat von CONN, das vielleicht in dieser Hinsicht etwas übertrieben sein mag, einen primären Hyperaldosteronismus, bei dem praktisch kein Renin nachweisbar sein soll (CONN), aus. Allerdings hat auch CONN darauf hingewiesen, daß die Unterscheidung zwischen echtem primären und sekundären Aldosteronismus oft nicht einfach ist. Vor allen Dingen dann nicht, wenn eine ausgesprochene Hypokaliämie besteht. Den Fall der Schule von PEART, bei dem nach Korrektur einer Nierenarterienstenose die Nebenniere weiter autonom Aldosteron produziert hat, sollte wohl Herr LEVER kommentieren.

LEVER: Yes, this was a patient in whom renal artery stenosis was successfully corrected surgically. After the operation, however, blood pressure remained high and evidence of hyperaldosteronism persisted. I think the remarkable coincidence of two very rare conditions occurring in the same patient does raise the question suggested by Dr. GROSS of whether one condition might cause the other. The further cases described today of renal artery stenosis and adrenal cortical tumors recall a similar combination of features in patients described by LAIDLAW, and I think by WRONG. Dr. WRONG and we have certainly suggested that overproduction of renin - a possible trophic hormone to the zona glomerulosa - might lead to the establishment of suprarenal autonomy and possible tumour formation.

REUBI zu GENEST: Dr. GENEST, you have certainly read with great interest the paper of J. CONN who believes that about 1/4th of all cases with so called essential hypertension are primary aldosteronisms. The way he proposed for detecting these cases is just measuring renin activity in the blood. Now, he is investigating renin activity in the blood under conditions, such as to produce a maximal increase in renin activity. All papers read this afternoon brought data pertinent to renin activity under normal conditions. I would like to ask Dr. GENEST: What do you believe is best? Should we determine renin activity under standard conditions - if possible basal conditions - as you have done yourself or according to the suggestion of CONN under stress conditions? My other question to Dr. GENEST: Which method is the best for measuring renin activity in the blood? Is that yours i.e. the method of BOUCHER, is it the aortic strip method of HELMER, or do you know any other methods, perhaps an immunological one?

GENEST: I agree with Prof. CONN's hypothesis concerning the possibility that a certain number of patients with essential hypertension and normokalemia may be patients with pre-primary aldosteronism, especially in view of the fact that it fits with the work we have done for the past 12 years on urinary aldosterone excretion. We have demonstrated that, out of 193 determinations in 91 patients with essential hypertension (whether benign or complicated with retinopathy) about 60% of such patients had increased aldosteronuria. On the other hand, aldosterone secretion rate, as Dr. LARAGH and others have measured, is normal in almost all patients in the benign phase of the disease, although there are a few in whom aldosterone secretion rate is higher than normal. We interpret the discrepancy between results of measurements of secretion rate and those of urinary excretion as indicating a disturbance in aldosterone metabolism in benign essential hypertension. On the basis of suppressed renin activity in some patients with essential hypertension, Dr. CONN has proposed, with the help of a "selective" bibliography, that about 20% of patients with essential hypertension may be in fact patients with preprimary aldosterism. This is based on the findings of suppressed renin activity on one hand and on the other on the report of SHAMMA and SOMMERS whereby 20% of patients with essential hypertension have adrenal adenomas.
The criteria for diagnosis, proposed by Dr. CONN, are undetectable or minimal renin activity levels and lack of significant rise following a severe sodium restriction and upright position and about for 4 hours. Dr. CONN uses our method which is based on a 3-hour incubation period. This is an important point since one can increase sensitivity further by incubating plasma up to 96 hours and obtaining more renin. But one has also to stay within practical limits and within the limits of our knowledge at the present time. If renin activity levels are undetectable,or minimal, and do not rise significantly following severe sodium restriction and upright posture and about for 4 hours, the diagnosis is sufficiently established to justify adrenal exploration. I agree with Prof. CONN on this concept. I would nonetheless, disagree on the question of incidence of adrenal adenoma in hypertensive patients. An extensive review of literature failed to reveal a 20% incidence of adenoma in patients with essential hypertension. Except for the report of SHAMMA and SOMMERS, this incidence appears quite lower in other studies. Last week, I was in Strasbourg where I was told of the experience of Prof. FONTAINE who has done over 300 sympathectomies with sub-total adrenalectomies in patients with essential hypertension and who has

found a 4% incidence of adenomas in these patients.
Now, coming to the second question concerning methodology, I wonder if the audience is interested in this highly technical aspect. If so, I would say that on the whole, the aortic strip method is time-consuming and is mostly a qualitative method for vaso-constrictive activity. The method established by BOUCHER is based on the overall summation of all the variable factors involved in the renin-angiotensin system, where the reaction is carefully controlled for pH, time of incubation and so forth. It gives the overall response to the system. No one has ever isolated renin, neither angiotensinogen so far. No one has ever characterized the factors involved in the kinetics of the renin-angiotensin system. Neither has anyone ever shown the factors involved in the kinetics of the transformation of angiotensin I into angiotensin II. Nobody has also done any real fundamental work on the inactivation of angiotensin or of its degree of uptake by the peripheral receptors. These are some reasons why we prefer the approach designed by BOUCHER. In passing, I must say that using some of the concepts put forward by Dr. LEVER, BOUCHER has recently succeeded in setting up a micro-procedure which may become extremely useful and for which only 0,1 ml of plasma is needed. This new micro-procedure has excellent reproducibility, recovery and accuracy and will be of great advantage in sequential studies in mice, in rats, in rabbits and even in humans.

HEINTZ: Wir haben bei Normalpersonen deutliche Differenzen der Reninaktivität im Blut zwischen Ruhe und körperlicher Belastung nachweisen können. Bei ambulanter Untersuchung eines Hypertoniepatienten z.B. kann man eine Konzentration von 6oo ng% Angiotensin feststellen. Das ist für einen Mann in Bewegung noch normal und wäre nur in der Ruhe erhöht. Daher muß man bei vergleichenden Untersuchungen an zwei verschiedenen Personenkollektiven die Reninaktivität unter Standardbedingungen analysieren. Schließlich ist noch einmal zu unterstreichen, daß bei den klinischen Hypertonieformen keine direkte Beziehung zwischen Reninaktivität und Ätiologie oder Schweregrad einer Hypertonie festzustellen ist.

Kaliumverlierende Tubulopathie oder BARTTER-Syndrom?

REUBI, F., CERUTTI, A., BOHLE, A. u. VEYRAT, R.

Mit Ausnahme der medikamentös bedingten Hyperkaliurien (Saluretica, Corticosteroide) sind renale Kaliumverluste wesentlich seltener als die enteralen Hypokaliämien. Extrarenal bedingte Hyperkaliurien finden sich hauptsächlich beim Hyperaldosteronismus. Unter den kaliumverlierenden Nephropathien sind zu erwähnen: die diuretische Phase der Schockniere, gewisse tubuläre Syndrome (hyperachlorämische Azidose), toxische Läsionen (Tetracyclin-Nephropathie), gewisse Pyelonephritiden und die schlecht bekannte idiopathische kaliumverlierende Nephropathie (4). Dazu wäre auch zu rechnen die 1962 von BARTTER und Mitarb. (1) beschriebene sog. primäre Hyperplasie des juxtaglomerulären Apparates.

Ein kürzlich beobachteter Fall gibt uns Gelegenheit, zum Problem der Abgrenzung der idiopathischen kaliumverlierenden Nephritis und des BARTTER-Syndromes Stellung zu nehmen.

Pat. H.H., geb. 1935. Das jetzige Leiden begann im Alter von 9 Jahren mit tetanischen Krampfanfällen und Parästhesien in den Extremitäten, die 2-3 mal im Jahr auftraten. Dazu bestand oft eine abnorme Müdigkeit, eine gewisse Polyurie und ein vermehrtes Durstgefühl. Erst im Sommer 1964 wurde als Ursache dieser Störungen von Herrn Kollege SCHÜTZ, Burgdorf, eine hypokaliämische Alkalose entdeckt. Darauf wurde der Patient zunächst im Krankenhaus Burgdorf, dann - seit Januar 1965 - bei uns untersucht.

Blutchemische Untersuchungen ergaben eine Hypokaliämie von 2,0-2,6 mAeq/l und eine erhöhte Alkalireserve von 28-32 mAeq/l bei sonst normalen Calcium-, Harnstoff- und Kreatinin-Werten. Gastrointestinale Symptome bestanden nicht. Der Blutdruck war normal (120/80). Der Urin enthielt keine pathologischen Bestandteile. Inulin- und PAH-Clearances ergaben normale Werte: C_{In} 135-160 ml/min, C_{PAH} 620-834 ml/min. Dagegen war die Kalium-Clearance stark erhöht (Abb. 1), was bei der bestehenden Hypokaliämie die renale Genese der Kaliumverluste eindeutig bewies (6). Bilanzuntersuchungen bestätigten diese Tatsache.

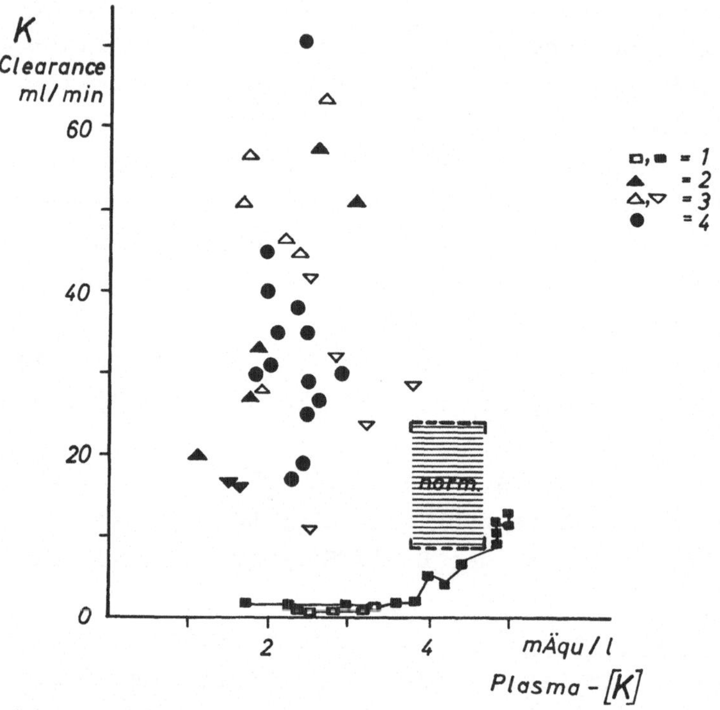

Abb. 1. Kaliumclearance im Verhältnis zum Plasmakalium im Fall H.H. (4), sowie in anderen Fällen von Hypokaliämie verschiedener Genese (1, 2, 3). Die Clearance ist erniedrigt bei enterogener Hypokaliämie (1); sie ist erhöht beim BARTTER-Syndrom (3, 4) und bei kaliumverlierender Nephropathie (2). No. = Normaler Bereich.

In der Annahme, es könnte sich um einen Fall von BARTTER-Syndrom handeln, wurden Aldosteron- und Renin-Bestimmungen durchgeführt. Sowohl die Aldosteronurie als auch die Renin-Aktivität im Plasma waren leicht, aber deutlich erhöht: Aldosteron 19 und 20 µg pro 24 Std ; Reninaktivität (Methode nach BOUCHER (2), Normalwert 9 ± 8 ng/l/min): 25, 28 und 29 ng/l/min. Ein Angiotensintest nach KAPLAN fiel pathologisch aus, indem ein diastolischer Blutdruckanstieg von 2o mm Hg erst mit 13,3 ng/kg/min Angiotensin produziert wurde.

Während 3 Wochen erhielt der Patient relativ grosse Mengen Kalium (15o-2oo mAeq/24 Std), z. T. in der Diät, z. T. als Kalium-Chloridzulage von 6 g. Das Serum-Kalium schwankte während dieser Periode zwischen 2,o und 2,6 mAeq/l, der Ausgangswert betrug 2,3 mAeq/l.

Es wurde ferner versucht, die renale Kalium-Ausscheidung durch salzreiche und salzarme Kost, durch Ansäuerung mit Ammonium-Chlorid und durch Gabe von Spironolacton zu beeinflussen. Keine dieser Maßnahmen erwies sich unter kurzfristigen Bedingungen als sicher wirksam. Vor Ansäuerung mit Ammonium-Chlorid fand sich bereits eine stark gesteigerte Produktion von Ammoniak. Nach 5-tägiger Ansäuerung nahm die Ammoniogenese nicht weiter zu, das Urin-pH sank ungenügend ab, die Säureausscheidung blieb wegen der gesteigerten Ammoniakausscheidung normal. Dieses Syndrom der inkompletten Azidose findet sich aber bei jeder Art von Hypokaliämie und ist demzufolge nicht spezifisch (7).

Therapeutisch wurde versucht, da die Kaliumzulage von 6 g KCl täglich sich als ungenügend erwies, Kaliumzulage mit Spironolacton zu kombinieren, und dies, obschon Spironolacton allein im kurzfristigen Experiment (8 Tage) keine signifikante Wirkung entfaltete. Der Patient erhielt täglich 15o mg Aldacton-A und eine Kaliumchlorid-Zulage von 4 g. Nach 11 Tagen betrug das Serum-Kalium bereits 3,65 mAeq/l (Ausgangswert 2,o mAeq/l). Nach 5 Wochen Behandlung betrug die Kaliämie 4,o mAeq/l. Die Therapie wurde seither ambulant fortgesetzt, und bis heute blieb das Serum-Kalium im Bereich der Norm.

Eine Nadelbiopsie der Niere wurde auch vorgenommen. Das Präparat zeigte je nach Ebene bis 26 Glomerula. Der erste

Eindruck einer juxtaglomerulären Hyperplasie konnte bei sorgfältiger Betrachtung nicht bestätigt werden (Abb. 2+). Jedenfalls sind die epitheloiden Zellen nicht vermehrt und enthalten keine Granula. Möglicherweise ist die Wand der Arteriolen etwas verdickt. Glomerula, Tubuli und Interstitium sind normal.

Diskussion:

Eine organische Nephropathie besteht in diesem Fall nicht. In Frage kommen nur

1. ein primärer Aldosteronismus,
2. ein sog. BARTTER-Syndrom und
3. eine idiopathische Tubulopathie ohne sichtbare anatomische Läsionen.

Gegen primären Aldosteronismus sprechen der normale Blutdruck, sowie die erhöhte Renin-Aktivität im Plasma (3). Gegen primären Aldosteronismus und gegen BARTTER-Syndrom spricht das fehlende Ansprechen der Kaliumausscheidung auf Änderungen der Natrium-Zufuhr und die träge Antwort auf die Verabreichung von grossen Aldacton-Dosen. Gegen ein BARTTER-Syndrom spricht ferner das Fehlen einer Hyperplasie des juxtaglomerulären Apparates. Gegen eine primäre kaliumverlierende Tubulopathie spricht - mindestens theoretisch - die Hyperaldosteronurie bei erhöhter Renin-Aktivität im Plasma. Das Problem scheint somit recht komplex zu sein.

Am ehesten läßt sich aus den angeführten Gründen ein primärer Aldosteronismus ausschließen. Zur Diskussion steht vielmehr ein BARTTER-Syndrom oder eine Tubulopathie. Das Syndrom von BARTTER sollte deshalb näher definiert werden. Beide 1962 von ihm beschriebenen Fälle (1) wiesen eine Hypokaliämie, einen normalen Blutdruck, eine Hyperaldosteronurie, eine vermehrte Renin- bzw. Angiotensin-Aktivität im Plasma und angeblich eine bioptisch nachgewiesene Hyperplasie des

+siehe Bildanhang

juxtaglomerulären Apparates auf. In einem Fall (C.J.) ließ sich das Plasma-Kalium durch Spironolacton normalisieren, im anderen Fall war der Anstieg nicht signifikant. Die histologischen Befunde waren ebenfalls uneinheitlich und mehrere Bilder lassen sich u. E. anders deuten als dies BARTTER getan hat. Auf Abb. 15 und 16 der Originalarbeit (1) sind die epitheloiden Zellen nicht vermehrt, nur auf Abb. 19 ist eine Hyperplasie zu sehen. Die Abb. 21 und 22 stellen im Gegensatz zur Ansicht von BARTTER unreife und nicht atrophische Glomerula dar. Das in Abb. 23 dargestellte Glomerulum weist glomerulonephritische Läsionen auf. Nur im Fall M.W. scheint eine deutliche Hyperplasie des juxtaglomerulären Apparates zu bestehen.

Seit der Veröffentlichung von BARTTER ist uns kein einziger Fall aus der Literatur bekannt, welcher der ursprünglichen Beschreibung entsprechen würde. Beim Fall von MACH (5) liegt kein histologischer Befund der Niere vor. Einer von uns (A.B.), der Gelegenheit hatte, die Niere eines weiteren Falles von sog. BARTTER-Syndrom zu untersuchen, fand ebenso wenig wie im vorliegenden Fall H.H. eine Hyperplasie des juxtaglomerulären Apparates.

Ist es noch berechtigt, das sog. BARTTER-Syndrom von der gewöhnlichen kaliumverlierenden Nephropathie scharf zu trennen? Drei Argumente sprechen u.E. zugunsten einer unitarischen Auffassung:

1. Das geringe Ansprechen der Nierentubuli auf Spironolacton im Fall M.W. von BARTTER.
2. Das Fehlen von juxtaglomerulärer Hyperplasie bei unserem und einem weiteren Fall von sog. BARTTER-Syndrom.
3. Die grosse Ähnlichkeit der klinischen Symptome bei beiden Krankheitsbildern.

Da solche Fälle doch recht selten sind, ist nicht bekannt, ob bei der sog. kaliumverlierenden Tubulopathie Reninaktivität und Aldosteronurie regelmäßig vermehrt sind. Wenn es sich dabei um eine primäre Störung der Nierenzellen handeln würde, sollte man theoretisch aus Gründen der Gegenregulation eher eine Verminderung erwarten. Die Frage muß vorläufig offen bleiben. Beachtenswert ist in unserem Fall die Vermehrung der Reninaktivität bei fehlender Hypergranularität des juxtaglomerulären Apparates. Diese Tatsache weist darauf hin, daß möglicherweise auch bei intakter Nierenhistologie die Ursache der sog. kaliumverlierenden Nephropathie in einer Vermehrung der Reninproduktion liegen könnte. Daß Renin an sich nicht pressorisch zu wirken braucht, beweist die Tatsache, daß bei Salzmangel die vermehrte Reninproduktion den Blutdruck kaum beeinflusst.

Ein Punkt sollte noch betont werden. In unserem Fall spricht die Normalisierung des Serum-Kaliums infolge protrahierter Anwendung von Spironolacton und Kalium nicht unbedingt dafür, daß die Hyperkaliurie auf Hyperaldosteronismus beruht. Auch bei normaler endogener Aldosteronproduktion kann Spironolacton den tubulären Transport von Kalium beeinflussen und eine vorhandene Hypokaliämie korrigieren. Nach MACH (5) läßt sich übrigens die Hypokaliämie des BARTTER-Syndroms auch mit dem Diureticum Triamteren korrigieren.

Zusammenfassung

Ein Fall von Hypokaliämie infolge Hyperkaliurie bei normalem Blutdruck, normalem Glomerulumfiltrat und normaler Nierenhistologie wird beschrieben. In diesem Fall waren Aldosteronurie und Reninaktivität im Plasma erhöht. Es bestand jedoch keine Hyperplasie des juxtaglomerulären Apparates. Die Frage wird diskutiert, ob es sich um ein BARTTER-Syndrom handelt oder um eine primäre Tubulopathie.

Literatur

1. BARTTER, F.C., PRONOVE, P., GILL, J.R. u. McCARDLE, R.C.: Amer. J. Med. 33, 811 (1962)

2. BOUCHER, R. u. Mitarb.: Canad. Med. Ass. J. 9o, 194 (1964)

3. CONN, J.W., COHEN, E.L., ROVNER, D.R. u. NESBIT, R.M.: J. Amer. Med. Ass. 193, 2oo (1965)

4. EARLE, D.P., SHERRY, S., EICHNA, L.W. u. CONAN, N.J.: Amer. J. Med. 11, 283 (1951)

5. MACH, R.S.: Helv. med. Acta 31, 298 (1964)

6. REUBI, F.: Clearance tests in clinical medicine. C.C. Thomas, Springfield, Ill. (U.S.A.), 1963

7. SCHWARTZ, W. u. RELMAN, A.S.: J. clin. Invest. 32, 258 (1953)

Diskussion:

WOLFF: Die von Herrn REUBI beschriebene Befundkonstellation entspricht einer Aktivitätssteigerung des Renin-Angiotensin-Systems mit sekundärem Aldosteronismus und Kalium-Mangelsyndrom, wie man sie als unspezifische Reaktion auf verschiedene, mit chronischer Hypovolämie und/oder Natrium-Mangel einhergehenden, normotonen, nicht oedematösen Krankheitszuständen beobachten kann. Wir haben ähnliche Zustände bei polyurischen primären Tubulopathien und bei okkultem Laxantienabusus mit chronischen Verlusten der Natrium- und Kaliumreichen Intestinalsekrete gesehen. In dem beschriebenen Falle wäre die Bestimmung des Plasmavolumens und des austauschbaren Natriums von Interesse gewesen, ebenso die Beobachtung, ob sich die gesteigerte Produktion von Renin und Aldosteron durch adäquate Reize - Infusionen von Kochsalzlösungen bzw. Plasmaexpandern - normalisieren ließ. Bei Vorliegen eines echten BARTTER-Syndroms wäre ein refraktäres Verhalten der Renin- und Aldosteronregulation gegenüber Natrium-Belastung bzw. Expansion des Intravaskulärraumes zu erwarten. Eine herabgesetzte Angiotensinempfindlichkeit des Gefäßsystems ist ein unspezifisches Phänomen, sie findet sich bei verschiedenen Zuständen mit chronisch gesteigerter Renin-Angiotensin-Aldosteronaktivität, z. B. chronischer Hypovolämie oder Leberzirrhose mit Aszitesbildung. Ich möchte mit Herrn REUBI Zweifel daran äussern, ob die von Herrn BARTTER beschriebenen Fälle eine selbstständige nosologische Einheit darstellen.

LEPPLA: In Ergänzung zu dem Kommentar von Prof. WOLFF möchte ich noch fragen: Wurde die Kaliumzufuhr durch Analyse der Diät bestimmt? Wurde Kalium auch i.v. zugeführt? Wie war die

Beschaffenheit der Faeces? Wurde evtl. die Kaliumausscheidung mit den Faeces gemessen? Konnte ein okkulter Laxantienabusus mit hinreichender Sicherheit ausgeschlossen werden? Der Objektivierung oder dem Ausschluß enteraler Kaliumverluste käme in solchen Fällen eine entscheidende Bedeutung zu. Bei Patientinnen mit zunächst nicht eingestandenem Laxantienabusus fanden wir mehrfach bis zu 2oo mÄq Kalium/Tag im Stuhl.

HEINTZ: Zum sog. BARTTER-Syndrom wird häufig noch angeführt, daß meistens eine Hypotonie besteht. Auch soll eine herabgesetzte Reaktionsfähigkeit des Gefäßsystems auf Angiotensin vorhanden sein. Wir haben in unserem Fall die Angiotensindosis beim i.v. Belastungstest um das 25-fache der "Normaldosis" erhöht und dennoch keinen Blutdruckanstieg erhalten. Ich möchte fragen, ob dies in dem Fall von Herrn REUBI untersucht wurde.

MULLER: Herr REUBI hat auf unseren Fall hingewiesen, den wir nun über 4 Jahre verfolgt haben, aber nie publizierten, weil wir keine Hyperplasie des iuxtaglomerulären Apparates gesehen haben. Das Krankheitsbild war so schwer, daß wir zu einer einseitigen Adrenalektomie und einer subtotalen Adrenalektomie auf der anderen Seite gegriffen haben. Wir beobachteten dann während 14 Monaten ein komplett symptomloses Intervall, anschließend kamen aber alle Symptome wieder zum Vorschein, und die Aldosteronproduktion, die natürlich nach der Operation sehr tief war, stieg beim Auftreten der Symptome wieder an, so daß jetzt dauernd eine erhöhte Ausscheidung von Aldosteron, Renin und Angiotensin besteht. Die Kaliumausscheidung konnten wir mittels Aldactone, ACTH und Änderung der Salzzufuhr variieren.

KLEINSCHMIDT: Ich habe auf Wunsch meines früheren Mitarbeiters HÄNZE, Mainz, eine Frau punktiert, die das typische BARTTER-Syndrom mit den Zeichen renaler Kaliumverluste und einem Nichtansprechen auf hohe Dosen von Aldactone bot. Der Biopsiezylinder ist vom ROTTER'schen Institut, Frankfurt, untersucht worden. Dort wurde eine Hyperplasie des iuxtaglomerulären Apparates eindeutig nachgewiesen. Ich glaube, das ist ein Fall, der strengen Kriterien standhält, und bei dem die Beweise eindeutig für die Existenz des BARTTER-Syndroms bei dem entsprechenden morphologischen Substrat sprechen.

LAPP: Nach unserer Meinung war in diesem Präparat eine eindeutige und ganz zweifelsfreie Hyperplasie des iuxtaglomerulären Apparates vorhanden. Ich habe die Befunde mit den BARTTER'schen Bildern verglichen. Zwar sind die Areale nicht so extrem wie bei BARTTER vergrössert, aber doch auf das Vier- bis Fünffache. Die Hyperplasie betraf besonders die kleinen GOORMAGHTIGH'schen Zellen in der Nische zwischen dem Vas afferens und der Macula densa. Und noch eine Besonderheit, die man gelegentlich bei der chronischen Nephritis sehen kann: Es reichten die epitheloiden Zellen bis in das

Glomerulum hinein, bis in die beiden Hauptäste des Vas afferens, so daß wir hier glauben, sicher eine Hyperplasie diagnostizieren zu können.

KOCZOREK: Bei unserem Fall, den Herr REUBI erwähnte, fanden wir eine schwere hypokaliämische metabolische Alkalose mit Werten bis zu 1,9 mÄq/l Kalium und 42 mÄq/l Bicarbonat. Die Aldosteronausscheidung betrug etwa 6o gamma/24 h. Im Angiotensin-Infusionstest zeigte diese Patientin eine extreme Refraktärität gegen zugeführtes exogenes Hypertensin II. Das Blutvolumen, um Herrn LEPPLA zu antworten, war bei der Patientin niedrig normal. Es wurde von Herrn AVENHAUS mit 3,4 l (91,5 ml/kg Körpergewicht) gemessen. Ein Laxantienabusus lag nicht vor. Vor der Veröffentlichung dieses Falles als BARTTER-Syndrom bewahrte uns nur das Ergebnis der nierenbioptischen Untersuchung durch Herrn BOHLE, der freundlicherweise die Bilder demonstrieren will.

BOHLE: Um zu zeigen, daß das BARTTER-Syndrom ohne Hyperplasie der iuxtaglomerulären Zellen nicht auf einem, sondern bereits auf zwei Beinen steht, möchte ich Ihnen einen zweiten Fall demonstrieren, der laut Angaben von Herrn KOCZOREK die klinischen Symptome eines BARTTER-Syndromes geboten hat. Auch bei diesem Fall fanden wir weder eine Hyperplasie des iuxtaglomerulären Apparates noch eine Granulierung des Cytoplasma. In dem Punktionszylinder waren allerdings nur 3 Glomerula mit Gefäßpolen, von denen wir nach Plexiglaseinbettung Serienschnitte herstellten.
Vielleicht gestatten Sie mir, noch einige Bemerkungen zu den beiden von BARTTER und Mitarb. publizierten Fällen. Die BARTTER'schen Abbildungen sind erstens für einen Morphologen ungenügend. Zum anderen sind die Angaben über die Zahl der Vasa afferentia in dem untersuchten Zylinder nicht eindeutig. BARTTER gibt an, er hätte einen Zylinder mit 12 Glomerula untersucht und in diesem Zylinder 12 Vasa afferentia gefunden. Wenn man vielleicht 1o.ooo Glomerula zufällig untersucht, das haben Doktoranden von mir gemacht, dann finden Sie etwa an jedem 18. Glomerulum einen Gefäßpol. 12 Gefäßpole an 12 Glomerula zu finden, ist also zumindest sehr ungewöhnlich. Darüber hinaus sind die meisten Hyperplasien, die BARTTER abgebildet hat, keine Hyperplasien. Bei einem Fall sind zwei wahrscheinlich hyperplastisch. Sie zeigen Granula, daran ist wohl kein Zweifel. Aber gerade diese Niere ist sicher eine vorgeschädigte Niere, das sieht man an den übrigen abgebildeten Glomerula, von denen zwei embryonale Strukturen zeigen, und das dritte, von dem BARTTER behauptet, es sei atrophisch, zeigt sicher eine Glomerulitis.

MERTZ zu REUBI: Für die Diagnosestellung eines BARTTER-Syndroms ist es wichtig, sich daran zu erinnern, daß es sich dabei um einen inborn error of metabolism handelt, und, daß diese Erkrankung oft auch mit anderen Störungen, z. B. Zwergwuchs, einhergeht. Waren in Ihrem Fall ebenfalls derartige Veränderungen vorhanden?

Die Bedeutung des intravenösen Hypertensintestes nach KAPLAN für die Diagnose der renovaskulären Hypertonie

COTTIER, P., WETTSTEIN, R., VEYRAT, R. und REUBI, F.

I. Einleitung

KAPLAN und SILAH (16, 17) beschrieben 1964 einen Test, mit dem es möglich sein soll, renovaskulär bedingte Hypertonien von anderen Hypertonieformen zu unterscheiden. Die Autoren fanden bei Patienten mit renovaskulärer Hypertonie und maligner Hypertonie ein vermindertes Ansprechen der am peripheren Widerstand beteiligten Gefäße auf intravenös zugeführtes Hypertensin. Bei essentiellen Hypertonikern werden angeblich weniger als 6,5 ng/kg/min Hypertensin, welches als Dauertropfinfusion oder mit einer Infusionspumpe verabreicht wird, benötigt, um einen Anstieg des diastolischen Blutdruckes um 2o mm Hg zu erzielen. In Fällen von renovaskulärer Hypertonie oder maligner Hypertonie liege der Hypertensinbedarf deutlich höher als 6,5 ng/kg/min. Es ist verständlich, daß dieser Test mit grossen Hoffnungen aufgenommen worden ist, da er als Suchtest für die Erfassung von Nierenarterienstenosen hätte in Frage kommen können. Er hätte zudem darüber aussagen sollen, ob eine arteriographisch nachgewiesene Nierenarterienstenose für den hohen Blutdruck verantwortlich sei oder nicht. Der Hypertensintest sollte damit eine wichtige Lücke in der Reihe unserer diagnostischen Möglichkeiten zur Erfassung einer pressorisch (8) wirksamen Nierenarterienstenose schließen.

Die bisherige Beurteilung des Hypertensintestes im noch spärlichen Schrifttum ist recht unterschiedlich. DÉROT u. Mitarb. (1o) fanden in allen Fällen von Nierenarterienstenose einen pathologischen Testausfall, d.h. einen gesteigerten Hypertensinbedarf. BRECKENRIDGE (4) hat den Test auf Grund seiner Untersuchungsergebnisse als wertlos bezeichnet. In ähnlicher Weise haben sich LARAGH (21) und MILLIEZ (22) geäussert.

Unsere Untersuchung befasst sich mit folgenden Fragen:

1. Ist der Hypertensintest auch bei der Wahl grösserer Zeitintervalle zwischen den einzelnen Tests reproduzierbar?
2. Lassen sich essentielle und renovaskulär bedingte Hypertonieformen mit Hilfe des Hypertensintestes tatsächlich unterscheiden?
3. Besteht eine Beziehung zwischen Hypertensinbedarf und Reninkonzentration im venösen Blut, welches meist der Vena brachialis, in einzelnen Fällen auch der Vena renalis mittels Katheter entnommen worden ist (13, 23)?
4. Einfluss eines neuen renalen Vasodilatators CIBA 31531-Ba auf den Ausfall des Hypertensintestes (9).
5. Wirkung einer mehrtägigen intravenösen Fursemidmedikation auf den Hypertensintest.

II Methodik

1. Patienten: Die Untersuchung erfolgte an 69 Patienten mit freier Kochsalzdiät. Davon litten 6o an Hypertonie verschiedenen Schweregrades. Die Verteilung der Affektionen ist Tab. 1 zu entnehmen. Bei 42 Patienten wurden i.v. Pyelogramme, bei 19 Arteriogramme angefertigt. 29 Reninbestimmungen konnten bei 22 Patienten ausgeführt werden.

2. Hypertensintest: Die Patienten erhielten zunächst eine Infusion von 25o ml NaCl o,9% während 3o Minuten. Direkt anschließend erfolgte eine Infusion von Glukose 5% (ca. 1oo ml) bis ein konstanter diastolischer Blutdruck während 3o Minuten gemessen werden konnte. Mittels einer Infusionspumpe der Fa. BRAUN, Melsungen, wurde das Hypertensin (o,4 γ Hypertensin/ml Glukose 5%) verabreicht. Die Dosen pro Kg. und Minute wurden nach je 1o Minuten stufenweise erhöht (z.B. 2,7, 4,o, 5,3, 8,o, 1o,7, 2o ng/min/kg). Die Dosisstufen ergaben sich aus den bei der BRAUN'schen Pumpe

zur Verfügung stehenden Infusionsgeschwindigkeiten. Der arterielle Blutdruck wurde alle 2 1/2 Minuten am Gegenarm mit der Riva Rocci Manchettenmethode und dem Erkameter indirekt gemessen. Die Hypertensinlösung wurde vor jedem Test neu hergestellt.

Art der Affektion	Pat.No.	Zahl der Pat.
1. Essentielle Hypertonie	1 - 34	34
2. Chronische Pyelonephritis	35 - 45	11
3. Glomerulonephritis, subakute und chronische	46 - 48	3
4. Hydronephrose Nephrolithiasis Cystennieren Glomerulosklerose KIMMELSTIEL-WILSON	49 - 55	7
5. Nierenarterienstenosen	56 - 63	8
6. Spezialfälle:		
- LERICHE-Syndrom	64	1
- Status nach maligner Hypertonie, Spontanremission der Hypertonie nach Encephalorrhagie	65	1
- chron. Glomerulonephritis Agenesis der rechten Niere	66	1
- Hypokaliämie⁺ nach Laxantienabusus	67	1
- BARTTER-Syndrom ⁺	68	1
- Hyperosmolares Coma diabeticum ⁺	69	1
	Total:	69

⁺ keine Hypertonie

Tab. 1. Verteilung der verschiedenen Affektionen unter den 69 untersuchten Patienten.

Kurztest: Alle 15 - 2o Minuten wurde der Blutdruck zur Feststellung des diastolischen Ausgangswertes gemessen. Anschließend erfolgte die Injektion von 4 ng/kg/min Hypertensin in 5% Glukose während 5 Minuten. Der Test wurde als normal beurteilt, wenn der diastolische Blutdruck im Verlaufe dieser Zeit um mindestens 2o mm Hg angestiegen ist. Der Kurztest kam nur bei 15 Patienten mit essentieller Hypertonie zur Anwendung. Bei pathologischem Kurztest wurde ein Langtest angeschlossen.

3. Reninbestimmungen: Die Aktivitätsbestimmung des Renins im Plasma wurde nach BOUCHER u. Mitarb. (3) ausgeführt. Die Blutentnahmen für die Reninbestimmungen erfolgten in den meisten Fällen unmittelbar vor Ausführung des Hypertensintestes. Das heparinisierte Blut wurde sofort gekühlt, zentrifugiert und eingefroren. In einigen Fällen wurde Nierenvenenblut mit Hilfe eines Nierenvenenkatheters entnommen. Der Nierenvenenkatheter wurde unter radioskopischer Kontrolle (Bildverstärker) eingeführt, und dessen richtige Lage nach erfolgter Blutentnahme durch Messung der Na-PAH-Extraktion kontrolliert.

4. Die Arteriogramme+ wurden mit SELDINGER-Katheter in 19 Fällen ausgeführt. Wir verzichteten aus Sicherheitsgründen auf die Durchführung von Arteriogrammen, wenn klinisch kein Verdacht auf eine Nierenarterienstenose bestanden hat oder der Patient eine solche Untersuchung verweigert hat.

5. Clearance: In der Mehrzahl der Fälle wurde die Nierenfunktion mit der üblichen Clearance-Methode bestimmt: Clearances von Inulin, endogenem Kreatinin und Na-thiosulfat als Maß des Glomerulumfiltrates, die Clearance von Na-PAH als Maß des renalen Plasmastromes.

III Ergebnisse

1. Reproduzierbarkeit des Hypertensintestes

Bei 12 Patienten konnte der Test mehr als einmal durchgeführt werden (2-5 mal). Dabei ergab sich unter gleichen Be-.

+Wir verdanken Herrn PD Dr.W.FUCHS,Oberarzt am Röntgeninstitut der Universität Bern (Dir.:Prof.A.ZUPPINGER) die Ausführung und Beurteilung der renalen Angiogramme bestens.

dingungen eine unbefriedigende Reproduzierbarkeit, die unabhängig vom zeitlichen Intervall zwischen den einzelnen Tests (2-18o Tage) und von der Ursache des Hochdruckes zu sein scheint. In 4 von 12 Fällen wurde der kritische Hypertensingrenzwert von 6,5 ng/kg/min in beiden Richtungen überschritten. Von diesen 4 Patienten war einer Träger einer Nierenarterienstenose (Abb. 1).

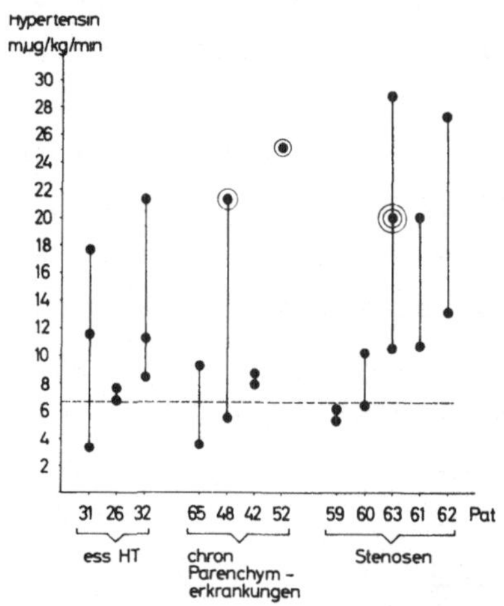

Abb. 1. Reproduzierbarkeit des Hypertensintestes unter gleichen Bedingungen bei 12 Patienten mit essentieller Hypertonie, chronischen Parenchymerkrankungen der Nieren und Nierenarterienstenose. Das Intervall zwischen den einzelnen Tests beträgt minimal 2 Tage und maximal 18o Tage.

2. Zur Frage der Spezifität des Hypertensintestes

Von 34 Patienten mit essentieller Hypertonie - die Diagnose wurde in den meisten Fällen klinisch, ohne Arteriographie gestellt - wiesen 25 einen negativen Test auf, d.h. sie entsprachen den Befunden von KAPLAN und SILAH (16, 17) bei essentieller Hypertonie. 9 Individuen benötigten mehr als 6,5 ng/kg/min Hypertensin für die geforderte Steigerung des diastolischen Blutdruckes um 2o mm Hg. 5 Patienten hatten bis 8-1o Tage vor der Durchführung des Hypertensintestes Hygroton eingenommen. Es ist denkbar, daß das protrahiert wirkende Saluretikum Hygroton bei diesen 5 Fällen den Ausfall des Testes verfälscht hat. Von den restlichen 4 Patienten wurden 3 arteriographisch untersucht. 2 Patienten wiesen ein normales renales Angiogramm auf. Der 3. Patient mit labiler Hypertonie (T.E. No 31) zeigte angiographisch an beiden Nierenarterien arteriosklerotische Veränderungen ohne relevante Stenose an den Hauptarterien. Der in der Zeit von 12 Tagen dreimal ausgeführte Hypertensintest ergab folgende Werte: 11,7, 17,6 und 3,5 ng/kg/min. Das Plasma war ohne Reninaktivität, der Blutdruck z. Zt. der Untersuchung mit 12o/75 mm Hg normal.

Pat. G.N. No 32 lieferte im Verlaufe von 14 Tagen folgende Testwerte: 21,4, 8,6, 11,4 ng/kg/min. Obwohl die rechte Niere 2 cm kürzer war als die linke, konnte angiographisch keine Stenose erkannt werden. Die normalen Reninwerte (Abb. 2) sprachen gegen die Vermutung einer möglicherweise orthograd getroffenen Stenose rechts, die sich nicht dargestellt hätte.

Beim Pat. B.G. No 34 konnte leider weder eine Angiographie noch eine Reninbestimmung ausgeführt werden, um eine Nierenarterienstenose mit Sicherheit auszuschließen. Das i.v. Pyelogramm dieses Patienten war unauffällig, die Clearances zeigten eher hochnormale Werte.

Von den 9 Patienten haben demnach mindestens 4, maximal 9, einen falsch positiven Hypertensintest aufgewiesen.

Von den 11 Patienten mit chronischer Pyelonephritis wiesen 4 Individuen mit unterschiedlich eingeschränkter Nierenfunktion einen pathologischen Test auf. Es ergab sich keine Beziehung zwischen Blutdruckhöhe, Glomerulumfiltrat und Hypertensinbedarf. Segmentäre Stenosen der kleinen Nierenarterien, wie sie von KINCAID-SMITH (19) im Rahmen der chronischen Pyelonephritis mit Hypertonie beschrieben worden sind, könnten auch in diesen Fällen den pathologischen Hypertensintest als Ausdruck einer renovaskulären Hypertonie erklären. Wegen der z.T. schlechten Nierenfunktion haben wir

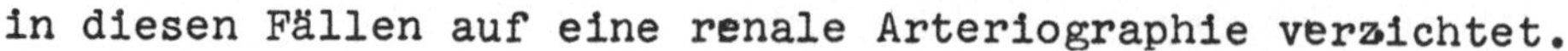
in diesen Fällen auf eine renale Arteriographie verzichtet.

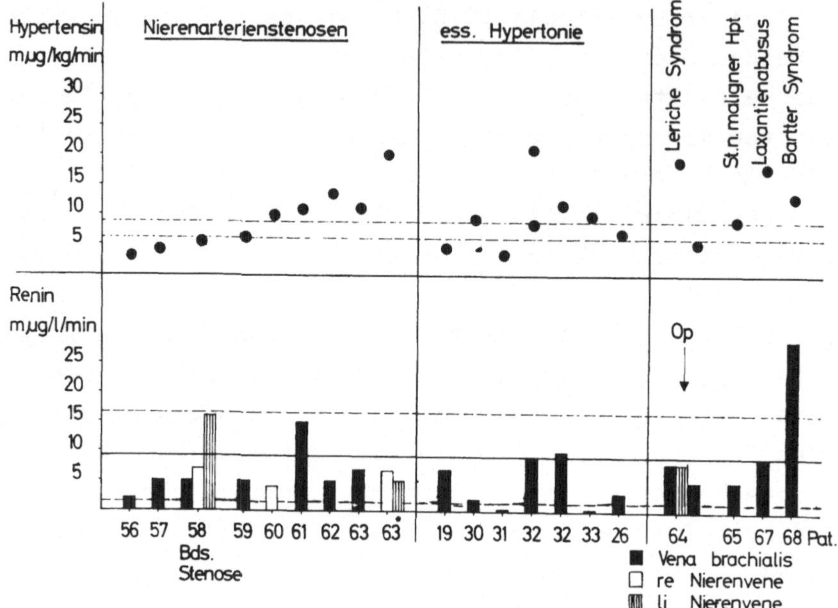

Abb. 2. Hypertensinbedarf und Reninaktivität bei 8 Fällen von Nierenarterienstenose, 7 Fällen von essentieller Hypertonie und bei je 1 Fall von LERICHE-Syndrom, BARTTER-Syndrom, Status nach maligner Hypertonie und Hypokaliämie nach Laxantienabusus.

Plasma aus Vena brachialis
Plasma aus rechter Nierenvene
Plasma aus linker Nierenvene
Plasma aus Vena cava inf. oberhalb Einmündung der Venae renales

Von Interesse sind die zweimal pathologisch ausgefallenen Hypertensintests (2 x 21,4 ng/kg/min) beim Patienten G.F. No 48 mit akuter Glomerulonephritis, bei dem sich 86 Tage später mit Absinken des Blutdruckes in den Normbereich und möglicher Ausheilung der Glomerulonephritis der Hypertensintest normalisiert hat. Das Arteriogramm ließ in diesem Fall eine Stenose ausschließen. Im Falle W.A. No 47 lag eine chronische Glomerulonephritis mit Status nach Nephrocalcinose und Pyelonephritis vor. Das Arteriogramm ergab im rechten Unterpol eine gestörte Vaskularisation bei Schrumpfung, so daß auch in diesem Fall eine renovaskuläre Komponente bei segmentärem Arterienbefall an der Hypertonie beteiligt sein könnte. Unter 7 weiteren Patienten mit chronischer Paranchymerkrankung zeigte Patient Z.F. No 52 mit doppelseitiger Nephrolithiasis und Hydronephrose einen stark erhöhten Hypertensinbedarf. Das renale Arteriogramm ergab eine gestörte Vaskularisation am rechten Nierenunterpol, so daß auch in diesem Fall eine segmentäre Ischämie nicht auszuschließen ist.

Von den 21 Patienten mit chronischer Parenchymerkrankung zeigten demnach 7 einen pathologischen Hypertensintest. In 3 Fällen kam ein segmentärer Arterienbefall in Frage, in 3 Fällen lag eine Niereninsuffizienz vor und in einem Fall handelte es sich um eine akute Glomerulonephritis.

Bei 8 Patienten mit einer Hypertonie unterschiedlichen Schweregrades konnten angiographisch einseitige oder doppelseitige Arterienstenosen eruiert werden. In 4 Fällen gab der pathologische Hypertensintest den Anstoß zur renalen Angiographie.

In 4 Fällen ist der Hypertensintest normal ausgefallen. Bei 4 Patienten war der Test pathologisch. Es fand sich allerdings keine Korrelation zwischen Hypertensinbedarf und Reninaktivität im peripheren, bzw. renalen Venenblut. Beim Patienten H.K. No 58 wurde in der linken Nierenvene ein hochnormaler Renintiter gefunden, der Hypertensintest lag mit 5,45 ng/kg/min jedoch im Normbereich. Patient R.U. No 63 mit 5 mal verifiziertem pathologischem Hypertensintest wies im venösen Blut aus der rechten Nierenvene und aus der Vena cava inf. oberhalb der Einmündung der linken Nierenvene - dieselbe konnte nicht katheterisiert werden - normale Reninwerte auf (Abb. 2).

Von besonderem Interesse sind die 5 folgenden Beobachtungen:

Bei Patient S.W. No 64 lag ein LERICHE-Syndrom vor. Das Aortogramm ergab eine leichte Wandunregelmäßigkeit der linken Nierenarterie jedoch ohne Stenosierung. Präoperativ war der Hypertensintest mit 18,7 ng/kg/min pathologisch, der Renintiter mit 8 ng/l/min jedoch normal. Bei der Operation (Prof. A. SENN, Chir. Abt. Anna SEILER Haus, Bern) wurde die linke Nierenarterie durchgängig gefunden, so daß auf eine rekanalisierende Operation an diesem Gefäß verzichtet werden konnte. Es wurden nur die Aorta abdominalis und die Iliacalarterien durch einen plastischen Eingriff rekanalisiert. Der Reningehalt des während der Operation aus der linken Nierenvene entnommenen Blutes war mit 8 ng/l/min normal. Postoperativ sank der Blutdruck unbeträchtlich von 18o/1oo auf 17o/85 mm Hg ab, der Hypertensintest war mit 5,3 ng/kg/min im Normbereich. Die Reninaktivität im peripheren Blut war auf 5 ng/l/min gefallen. Ohne operative Maßnahme an der linken Nierenarterie hat sich, sofern nicht eine Verbesserung des Kollateralkreislaufes dafür verantwortlich gemacht werden kann, der Hypertensinbedarf normalisiert. Ein zweiter Fall Z.H. No 65 wurde wegen Encephalorhagie mit linksseitiger Hemiparese bei maligner Hypertonie eingewiesen. Ohne hypotensive Therapie hat sich der Blutdruck in der Folge spontan normalisiert (Ausfall zentraler Vasomotorenzentren?). Der zu dieser Zeit ausgeführte Hypertensintest war mit 3,7 ng/kg/min normal. Renin wurde damals nicht bestimmt. Die Clearancewerte betrugen 5o% der Norm. In der Folge zeigte der Blutdruck wiederum Tendenz zum Ansteigen, so daß Aldomet (2 x o,25 tgl.) intermittierend verabreicht werden musste. Mit einem Zeitintervall von 167 Tagen wurde ein zweiter Hypertensintest nach Aldometpause durchgeführt. Er war dieses Mal leicht pathologisch (9,2 ng/kg/min) bei einem Ausgangsblutdruck von 145/95 mm Hg. Patient S.W. No 66 litt an maligner Hypertonie bei chronischer azotämischer Glomerulonephritis und Agenesie der rechten Niere. Der Hypertensintest war deutlich pathologisch (28,6 ng/kg/min), der Renintiter wurde nicht bestimmt. Patient B.H. No 67 litt an Hypokaliämie wegen Laxantienabusus. Blutdruck

1o5/75 mm Hg. Clearances 5o% der Norm. Hypertensintest: 17,7 ng/kg/min. Renin 9 ng/l/min. Aldosteronurie 16γ/24h. Dieser Fall zeigt mit Deutlichkeit das Fehlen einer Beziehung zwischen Hypertensinbedarf, Reninaktivität und Aldosteronausscheidung. Patient H.H.R. No 3o wies ein wahrscheinliches BARTTER-Syndrom auf (26). Bei normalen Clearances und normalem Blutdruck war der Hypertensintest mit 13,3 ng/kg/min pathologisch. Renin war mit 29 ng/l/min deutlich erhöht, Aldosteronsekretion: 25 ng/l/min. In diesem Fall bestand eine Konkordanz zwischen Hypertensinbedarf, Reninaktivität und Aldosteronsekretion.

3. Hypertensinbedarf und Reninaktivität

Mit Ausnahme des Falles mit wahrscheinlichem BARTTER-Syndrom konnte keine konstante Beziehung zwischen Hypertensindosis und Reninaktivität im peripheren und renalen Venenblut nachgewiesen werden (Abb. 2).

4. Einfluss eines neuen renalen Vasodilatators CIBA 31531-Ba auf den Hypertensintest

Unter akuter Wirkung von CIBA 31531 - Ba (o,35 i.v.) eines Pyrazolderivates mit vasodilatierender Eigenschaft an den Nieren (9) wurde trotz kurzfristigem Abfall des diastolischen Blutdruckes der Hypertensinbedarf beim Patienten R.U. No 63 nicht beeinflusst(Abb. 3).

5. Wirkung von Fursemid (Lasix) auf den Verlauf des Hypertensintestes

Unter akuter und protrahierter Wirkung von Fursemid (Lasix) o,o1 i.v. tgl. während 1o Tagen kam es zu einem deutlichen Abfall des Hypertensinbedarfes beim Patienten R.U. No 63 mit arteriographisch gesicherter Nierenarterienstenose. (Abb. 4). Dieser Befund steht im Gegensatz zu der von KAPLAN und SILAH (16) beschriebenen Zunahme des Hypertensinbedarfes unter oraler Chlorothiazidmedikation.

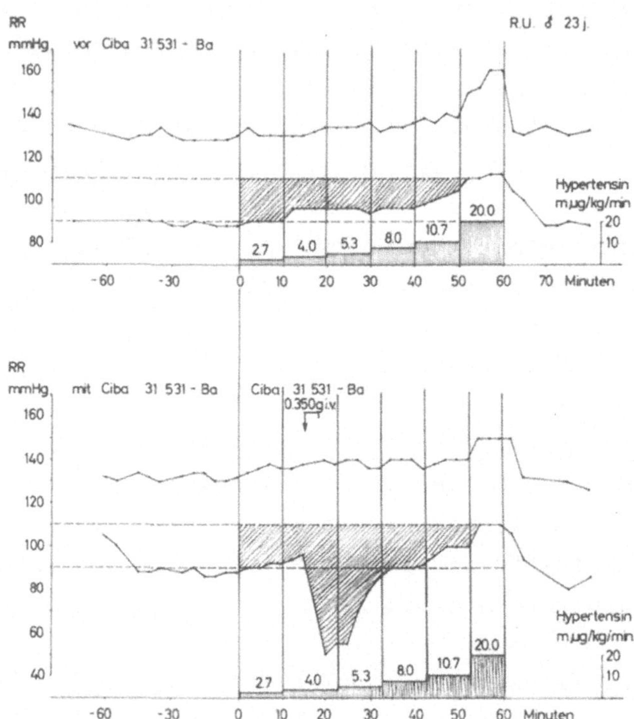

Abb. 3. Hypertensinbedarf bei Patient R.U. ♂ 23 j. mit Nierenarterienstenose links vor und unter CIBA 31531-Ba.

IV Diskussion

Unsere Patienten wurden nicht auf eine standardisierte NaCl Diät gesetzt, da wir entsprechend den Vorschriften von KAPLAN und SILAH (16, 17) nachweisen wollten, ob der Hypertensintest auch ohne diätetische Standardbedingungen, die den Test nur komplizieren würden, in der Lage sei, essentielle und renovaskuläre Hypertoniker voneinander zu unterscheiden.

Die Reproduzierbarkeit des Testes bei der Wahl längerer Zeitintervalle (bis 18o Tage) aber gleicher Bedingungen ist nicht befriedigend. In den 3 Gruppen - essentielle Hypertonie, chronische renale Parenchymerkrankungen, Nierenarterien-

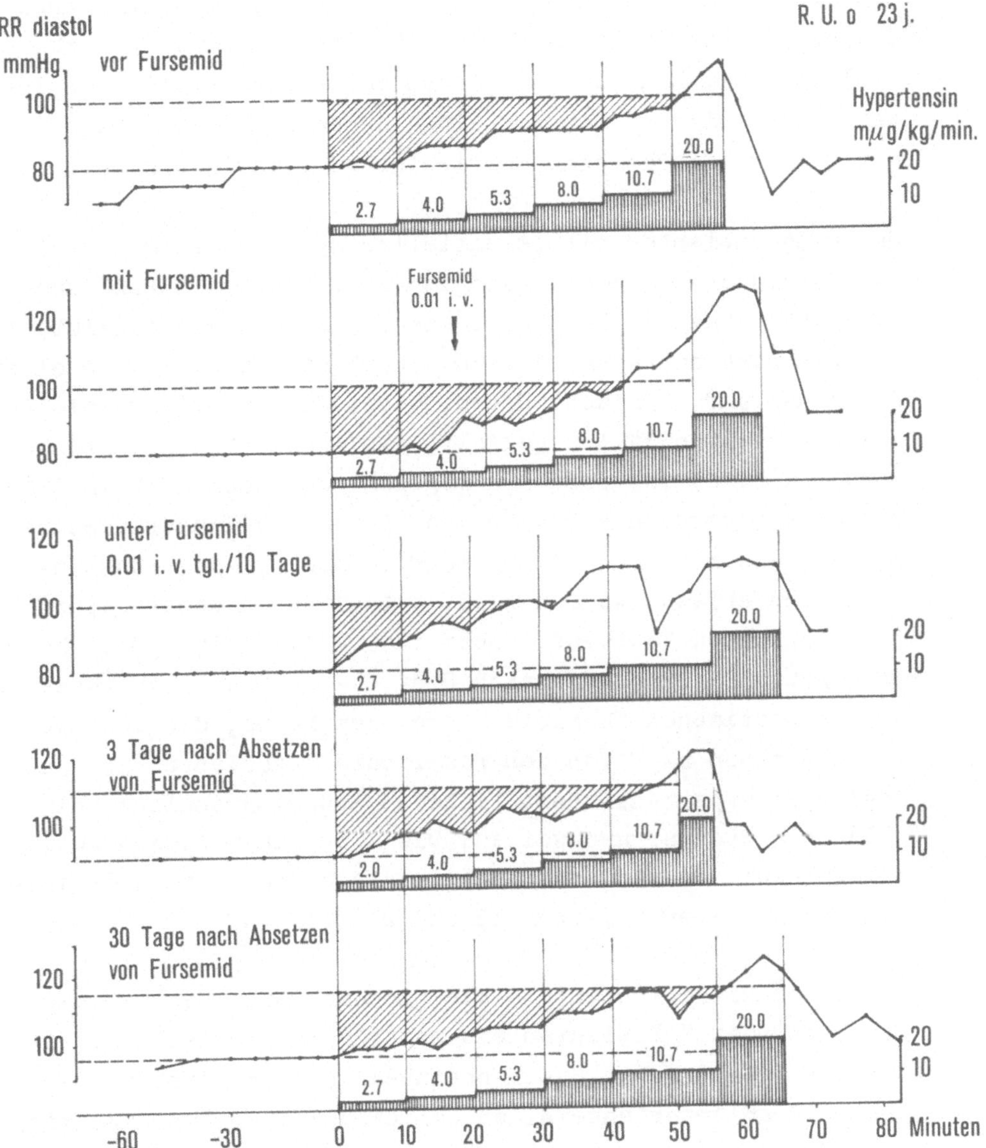

Abb. 4. Hypertensinbedarf bei Patient R.U. ♂ 23 J. vor, unter und nach Fursemidbehandlung (0,01 täglich i.v. während 10 Tagen).

stenosen - fanden sich Patienten mit starker Streuung der einzelnen Testresultate, so daß eine Gruppierung auf Grund mehrerer Tests nicht mehr möglich wäre. DÉROT u. Mitarb. (1o) und BRECKENRIDGE (4) fanden bei kurzen zeitlichen Intervallen zwischen den einzelnen Hypertensintests beim gleichen Patienten eine befriedigende Übereinstimmung.

Unter 34 Patienten mit essentieller Hypertonie fanden sich 25 Individuen mit einem nach den Kautelen von KAPLAN und SILAH für essentielle Hypertonie typischen Hypertensintest. Die Diagnose der essentiellen Hypertonie stützte sich allerdings nur auf klinische Daten, wobei die Arteriographie nur in vereinzelten Fällen gezielt, mit Indikation ausgeführt worden ist. Es ist durchaus möglich, daß sich auch in dieser Gruppe verkannte Träger von Nierenarterienstenosen befinden, die mit dem i.v. Pyelogramm und dem Hypertensintest nich erfasst worden sind. 9 Individuen wiesen einen pathologischen Test auf, wobei in 5 Fällen eine protrahierte Hygrotonwirkung, die sich über 8 - 1o Tage nach Absetzen der saluretischen Therapie hingezogen hätte, den Test verfälscht haben mag. Von den restlichen 4 Patienten mit pathologischem Hypertensintest ließen 3 arteriographisch keine relevante Stenose nachweisen. Die Häufigkeit falsch positiver Resultate würde demnach in der Gruppe der essentiellen Hypertoniker zwischen 12 und 27% liegen.

Unter den 21 Patienten mit chronischen Paranchymerkrankungen fand sich bei 7 Patienten ein pathologischer Test, wobei in 6 Fällen der erhöhte Hypertensinbedarf durch Annahme eines segmentären Arterienbefalles bei chronischer Pyelonephritis oder durch die Niereninsuffizienz erklärt werden kann. In einem Fall war der Test während des akuten Stadiums einer Glomerulonephritis bei hochnormalen Clearances pathologisch und nach Abheilung derselben normal ausgefallen. In dieser Gruppe sind demnach bei großzügiger Beurteilung keine falsch positiven Reaktoren zu verzeichnen.

In der Gruppe von 8 Patienten mit angiographisch verifizierter Nierenarterienstenose ist der Hypertensintest nur in 4 Fällen pathologisch ausgefallen. Man wäre berechtigt anzunehmen, daß nur in den Fällen mit pathologischem Hypertensintest die Arterienstenose ursächlich für die Hypertonie verantwortlich sei. Es ist ja füglich bekannt, daß Nierenarterienstenosen nicht obligat zu einer Hypertonie führen müssen (14). Wir fanden indessen bei unseren Fällen keine sichere Beziehung zwischen äquipressorischer Hypertensindosis und Reninaktivität im peripheren bzw. renalen Venenblut. Patient H.K. No 58 wies im Plasma aus der linken Nierenvene eine hochnormale Reninaktivität von 16 ng/l/min auf, sein Hypertensintest ist jedoch mit 5,4 ng/kg/min normal ausgefallen. Ein Patient G.L. No 61 wies ebenfalls einen hochnormalen Reninwert von 15 ng/l/min bei einem Hypertensintest von 1o ng/kg/min auf.

Diese ungenügende Korrelation zwischen Hypertensintest und Reninaktivität bestätigt die Befunde von VEYRAT u. Mitarb. (29) an einem gemischten Krankengut und von FITZ und Mitarb. (11) bei Fällen mit Nierenarterienstenose und Hypertonie. Der Hypertensintest ist demnach im Einzelfall nicht in der Lage, Verbindliches über die Reninaktivität im peripheren und renalen Venenblut auszusagen.

Während DEROT u. Mitarb. eine befriedigende Übereinstimmung zwischen Ausfall des Hypertensintestes und arteriographischem Befund beschrieben haben, sprach BRECKENRIDGE (4) auf Grund seiner Erfahrungen dem Hypertensintest jeglichen diagnostischen Wert ab. Unter 6 Patienten mit schweren Arterienstenosen (weniger als 3 mm) fielen 4 Individuen in die Gruppe mit normaler Ansprechbarkeit auf Hypertensin (negativer Test), und nur 2 Individuen wiesen einen pathologischen Test auf. Er fand unter 16 essentiellen Hypertonikern bei 5 Individuen einen pathologischen Test (falsch positive Tests in 31% der Fälle). Auch FITZ und Mitarb. (11) fanden bei 9 Patienten keine Korrelation zwischen Hypertensintest und Renintiter. Nach Ansicht dieser Autoren spiegelt der Hypertensintest nur in Fällen von primärem Aldosteronismus die Reninaktivität wieder,sie erachten den Test jedoch als wertlos für die Erfassung einer renovaskulären Hypertonie.

Bei Berücksichtigung der zahlreichen Faktoren, welche die Gefäßreaktion beeinflussen können, scheint es auch naheliegend zu sein, nicht nur im endogenen Renin-bzw. Angiotensintiter den entscheidenden Faktor für die Empfindlichkeit der Arteriolen gegenüber exogen zugeführtem Hypertensin zu erblicken. Neurale (24a), strukturelle (7), humorale (endogene Katecholamine 24) Faktoren, sowie Veränderungen der Elektrolytverteilung in den Gefäßwänden (2, 27) stellen weitere Variablen dar, die in komplexer Weise die Gefäßreaktivität bestimmen. Zudem ist mit einem individuell unterschiedlichen Abbau von Hypertensin wegen wechselnder Aktivität der Aminopeptidasen zu rechnen (6), oder der Metabolismus d.h. die Umsatzrate des Angiotensins II (18, 25) könnte sich beim gleichen Individuum ändern. BROWN und Mitarb. (5) fanden bei statistischer Auswertung eines grösseren Untersuchungsgutes eine umgekehrt proportionale Beziehung zwischen Serum-Natriumkonzentration und Renintiter, ein Hinweis dafür, daß die Reninsekretion auch stark vom NaCl Stoffwechsel abhängig ist. Zweifelsohne ist bei fehlender Standardisierung der NaCl Zufuhr dauernd mit einer Änderung der Reninsekretion und Hypertensinbildung zu rechnen.

Aus theoretischen Überlegungen wird somit verständlich, daß mit dem Hypertensintest eine multifaktoriell bedingte Gefäßreaktivität getestet wird, und es wäre demzufolge falsch, diesen Test als zuverlässigen Indikator nur eines Faktors, nämlich des endogenen Angiotensin- bzw. Renintiters, der zur Gefäßreaktion beiträgt, aufzufassen.

Immerhin ist es möglich, daß in den seltenen Fällen von Nierenarterienstenose mit sekundärem Hyperaldosteronismus und maligner Hypertonie, sowie in Fällen von Niereninsuffizienz bei irgendwelchen Parenchymerkrankungen eine bessere und zuverlässige Korrelation zwischen Hypertensintest, Renin- und Aldosteronsekretion nachzuweisen ist (12, 15, 2o, 3o). Inwieweit in Fällen von sekundärem Hyperaldosteronismus bei Nierenarterienstenose der maligne Charakter der Hypertonie mit Arteriolonekrose und multiplen ischämischen Bezirken in der Niere ohne Stenose und nicht so sehr die Arterienstenose für die erhöhte Reninaktivität verantwortlich ist, kann nicht entschieden werden. Es ist auch denkbar, daß in diesen besonderen Fällen mit hohen Renin-, Angiotensin- und Aldosterontitern die Sättigung mit Angiotensin an den Arteriolen dergestalt hoch ist, daß die übrigen Faktoren, welche die Gefäßreaktivität mitbedingen, quantitativ nicht mehr ins Gewicht fallen.

Es ergab sich im weiteren keine Abhängigkeit des Hypertensinbedarfes von der Höhe des arteriellen Blutdruckes zu Beginn des Tests.

Es ist bemerkenswert, daß der neue renale Vasodilatator CIBA 31531-Ba die Gefäßreaktivität gegenüber Hypertensin nicht verändert hat, obwohl der diastolische Blutdruck während des Hypertensintestes deutlich abgesunken ist als Ausdruck einer wohl generalisierten Vasodilatation. (Abb. 3). Es scheint, daß dieser Dilatator die Gefäßreaktion nur kurzfristig beeinflusst.

Überraschend war der Effekt des intravenös verabreichten Fursemids (Lasix). Es kam zu einer signifikanten Zunahme der Hypertensinempfindlichkeit (Normalisierung des Hypertensintestes) unter täglicher i.v. Injektion von o,o1 Fursemid bei einem Patienten mit gesicherter Nierenarterienstenose. Nach Absetzen des Medikamentes wurde die ursprüngliche verminderte Hypertensinempfindlichkeit allmählich wieder erreicht. Diese Wirkung steht im Widerspruch zu den Befunden von KAPLAN und SILAH (16, 17), welche eine Abnahme der Hypertensinempfindlichkeit unter oraler Chlorothiazidgabe fanden. Diese Wirkung des Chlorothiazids auf verschiedene Pressoren wurde auch von BOCK (1) beschrieben. Der interessante Befund ist an weiteren Fällen mit Nierenarterienstenose zu reproduzieren und es ist darauf zu achten, ob dieser Effekt nur in Fällen von Nierenarterienstenose auftritt. Es würde weiterhin bedeuten, daß dergestalt verabreichtes Fursemid die Hypertensinwirkung auf den Blutdruck potenzieren kann, was von therapeutischem Interesse bei therapierefraktären Kollapszuständen sein könnte. Ob es sich bei dieser Wirkung des Fursemids im Gegensatz zum Chlorothiazid um eine quantitativ oder qualitativ andere Beeinflussung der Gefäßwandelektrolyte mit Veränderung der Gefäßreaktivität handelt, konnte noch nicht abgeklärt werden.

Unseres Erachtens vermag auch der einst vielversprechende Hypertensintest von KAPLAN die Lücke in der Reihe der zur Verfügung stehenden Methoden für die Erfassung einer renovaskulären Hypertonie nicht zu schließen. Es ist denkbar, daß sich dieser Test in Fällen von Nierenarterienstenose mit sekundärem Hyperaldosteronismus bewähren kann. Die systematische Untersuchung dieser eher seltenen Fälle ist deshalb notwendig.

Zusammenfassung

An 34 Patienten mit essentieller Hypertonie, 21 Patienten mit chronischen Parenchymerkrankungen der Nieren, 8 Patienten mit ein- bzw. doppelseitiger Nierenarterienstenose und 6 besonderen Fällen wurde der von KAPLAN und SILAH (16, 17) vorgeschlagene intravenöse Hypertensintest auf seine Reproduzierbarkeit und Spezifität geprüft.

Bei der Wahl längerer Zeitintervalle (bis 18o Tage) zwischen den einzelnen Tests aber gleicher Bedingungen war die Reproduzierbarkeit unbefriedigend.

In der Gruppe der essentiellen Hypertoniker fanden sich falsch positive Resultate in mindestens 12% - 27% der Fälle. Unter den 21 Patienten mit chronischen Parenchymerkrankungen fanden sich keine falsch positiven Reaktoren. Unter den 8 Fällen mit arteriographisch verifizierter Nierenarterienstenose fiel der Test bei 4 Individuen negativ aus. Es kann sich bei diesen Patienten um nicht pressorisch wirksame Stenosen handeln. Es fand sich jedoch keine genügende Beziehung zwischen äquipressorischen Hypertensindosen und Renintitern im peripheren und renalen Venenblut, so daß der Hypertensintest u.E. in Fällen von leichter und mittelschwerer renovaskulärer Hypertonie keine Aussage über die Reninaktivität erteilen kann. Eine eindeutige Unterscheidung zwischen essentieller und renovaskulärer Hypertonie scheint mit Hilfe des Hypertensintestes nicht möglich zu sein. In den seltenen Fällen von Nierenarterienstenose mit sekundärem Hyperaldosteronismus sind möglicherweise regelmäßigere Beziehungen zwischen Hypertensintest, erhöhten Renin-, Hypertensin-bzw. Aldosterontitern zu erwarten. Wir verfügen über keine solche Beobachtung.

Ein neuer renaler Vasodilatator CIBA 31531-Ba hat den Ausfall des Hypertensintestes nicht verändert. Im Gegensatz zu Chlorothiazid bewirkte intravenös verabreichtes Fursemid in einem Fall von Nierenarterienstenose eine Steigerung der Gefäßreaktivität gegenüber Hypertensin.

Der Hypertensintest von KAPLAN und SILAH scheint auch aus theoretischen Überlegungen keine zuverlässige Methode für die eindeutige Erfassung renovaskulärer Hypertonien zu sein.

Literatur

1. BOCK, K.D. und GROSS, F.: Naunyn-Schmiedebergs Arch. exper. Pathol. 238, 339 (196o)

2. BOHR, D.F., BRODIE, D.C. und CHEU, D.H.: Circulation 17, 746 (1958)

3. BOUCHER, R., VEYRAT, R., de CHAMPLAIN, J. und GENEST, J.: Canad. med. Ass. J. 9o, 194 (1964)

4. BRECKENRIDGE, A.: Lancet II, 2o9-211 (1965)

5. BROWN, J.J., DAVIES, D.L., LEVER, A.F. und ROBERTSON, J.I.S.: Canad. med. Ass. J. 9o, 2o1-2o6 (1964)

6. BRUNNER, H. und REGOLI, D.: Experientia (Basel) 18, 5o4-5o6 (1962)

7. CONWAY, J.: Circulation 17, 8o7 (1958)

8. COTTIER, P. und MONTANDON, A.: Bibl. Gastroenterol. 8, 185-194 (1965)

9. COTTIER, P., GINGOLD, J., VORBURGER, C., KELLER, H.M. und REUBI, F.: Helv. Med. Acta,im Druck (1965)

1o. DEROT, M., GUÉDON, J. und TZAD, J.: J. Urol. Néphrol. 7o, 723-73o (1965)

11. FITZ, A.E., VALENCA, M. und KIRKENDALL, W.M.: Clin. Res. 13, 2o6 (1965) abstract

12. GENEST, J., BOUCHER, R., de CHAMPLAIN, J., VEYRAT, R., CHRETIEN, M., BIRON, P., TRAMBLAY, G., ROY, P. and CARTIER, P.: Canad. med. Ass. J. 9o, 263-268 (1964)

13. HELMER, O.M.: Can. med. Ass. J., 9o, 221-225 (1964)

14. HOLLEY, K.E., HUNT, J.C., BROWN, A.L., KINCAID, O.W., SHEPS, S.G.: Am. J. Med. 37, 14-22 (1964)

15. JOHNSTON, C.I., JOSE, A.D.: J. clin. Invest. 42, 1411-142o (1963)

16. KAPLAN, N.M. und SILAH, J.G.: J. clin. Invest. 43, 659-669 (1964)

17. KAPLAN, N.M. und SILAH, J.G.: New. Engl. J. Med. 271, 536-541 (1964)

18. KHAIRALLAH, P.A., PAGE, I.H., BUMPUS, F.M. und SMEBY, R.R.: Science 138, 523 (1962)

19. KINCAID-SMITH, P.: Lancet II (1955) 1263-1269

2o. LARAGH, J.H.: Circulation 25, 2o3 (1962)

21. LARAGH, J.H.: Mitteilung (Zit. nach F. GROSS, CIBA, Basel)

22. MILLIEZ, P. und TSCHEIDAKOFF, Ph.: persönliche Mitteilung

23. MORRIS, R.E., ROBINSON, P.R. und SCHEELE, G.A.: Canad. med. Ass. J. 9o, 272 (1964)

24. McCUBBIN, J.W. und PAGE, I.H.: Circulation Res. 12, 553 (1963)

24a) McCUBBIN, J.W. und PAGE, I.H.: Amer. J. Physiol. 17o, 3o9-32o (1952)

25. MENDLOWITZ, M., NAFTCHI, N.E., WOLF, R.L. und GITLOW, St. E.: Amer. J. Cardiol. 9, 68o-684 (1962)

26. REUBI, F., CERUTTI, A. und VEYRAT, J.: IV. Symp. der Gesellschaft für Nephrologie 1965, Saarbrücken und Homburg-Saar

27. TOBIAN, L. und BINION, J.: J. clin. Invest. 33, 14o7 (1954)

28. VEYRAT, R.: Rev. Med. 84, 36o-368 (1964)

29. VEYRAT, R., BRUNNER, H.R., MANNING, E.L. und MULLER, A.F.: Helv. Med. Acta 1965, im Druck

3o. VEYRAT, R.: persönliche Mitteilung

Vergleich der Resultate des Angiotensintestes nach KAPLAN und der Plasma-Renin Aktivität beim Menschen

VEYRAT, R., BRUNNER, H.R., MANNING, E.L. und MULLER, A.F.

Nach der Hypothese von KAPLAN und SILAH (1, 2) hängt die Gefäßreaktivität einer gegebenen Person auf eine intravenöse Angiotensin-Infusion vom entsprechenden Grad der Aktivität des Renin-Angiotensin-Systems ab. Die zu einer Erhöhung des diastolischen Blutdruckes um 2o mm Hg notwendige Dosis exogenen Angiotensins (mμg/kg/min) ist klein oder groß je nachdem ob die Aktivität des endogenen Renins niedrig oder erhöht ist.

Besteht diese Beziehung wirklich?

Betrachten wir zuerst eine Normalperson, die unter zwei extremen Bedingungen untersucht werden kann; bei freier Kost oder bei salzarmer Diät. Im ersten Falle ist das Natrium-Kapital normal, die Plasma-Renin-Aktivität und die Aldosteronsekretion sehr niedrig. Im zweiten Falle ist das Natrium-Kapital vermindert, die Plasma-Renin-Aktivität und die Aldosteronsekretion erhöht.

Unter diesen beiden, extremen Bedingungen ist die Gefäßreaktivität bei derselben Person vollkommen verschieden. Die zu einer Erhöhung des diastolischen Druckes von 2o mm Hg nötige Angiotensin-Menge ist gering bei Normal-Personen mit freier Kost und erhöht bei Normal-Personen mit streng kochsalzarmer Diät (3).

+Diese Arbeit wurde mit Unterstützung des schweizerischen Nationalfonds zur Förderung der wissenschaftlichen Forschung ausgeführt.

Die Abbildung 1 veranschaulicht ein solches Experiment. Der abrupte Übergang von freier auf streng kochsalzarme Kost, sowie die einmalige Verabreichung eines Salidiureticums führen zu einer Gewichtsabnahme von fast 4 kg, einem Natriumdefizit von mehr als 4oo mEq und zu einem Absinken der Natriumausscheidung im Urin auf 5 mEq/24 Std vom vierten Tage der Salzbeschränkung an.

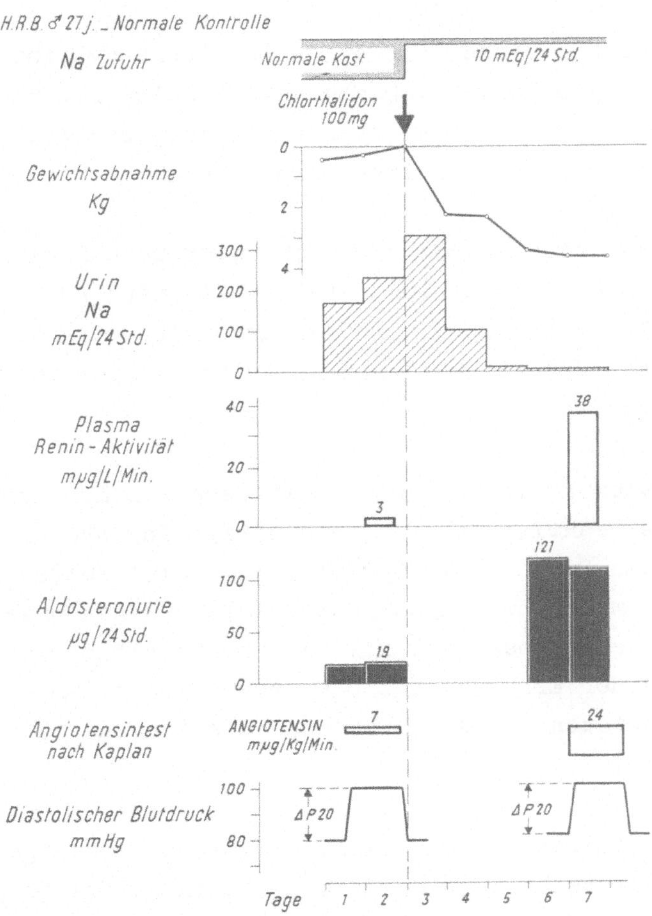

Abb. 1. Die Gefäßreaktivität einer Normalperson ist groß bei salzhaltiger Kost und vermindert nach einem Salzverlust.

Gleichzeitig mit diesen Änderungen der Natrium-Bilanz steigt die Plasma-Renin-Aktivität (bestimmt nach der Methode von BOUCHER (4)) von 3 auf 38 mµg/l/min, sowie die Aldosteronausscheidung im Urin (bestimmt nach der Methode von KLIMAN und PETERSON (5)), von 19 auf 121 ug/24 Std an. Die zu einer Erhöhung des diastolischen Blutdruckes um 2o mm Hg benötigte Menge Angiotensin beträgt 7 mug/kg/min bei freier Kost und 24 mµg/kg/min nach Salzverlust.

In diesem Experiment ist die KAPLAN'sche Hypothese bestätigt: Die benötigte Dosis exogenen Angiotensins ist niedrig, wenn die Plasma-Renin-Aktivität niedrig ist, sie ist erhöht, wenn die Plasma-Renin-Aktivität erhöht ist.

Findet man diese Beziehung auch unter pathologischen Bedingungen bei geänderter Gefäßreaktivität? Auf der Abbildung 2 wird bei 4 Hypertonikern das Ergebnis des Angiotensintestes mit der Plasma-Renin-Aktivität im peripheren Blut verglichen.

Beim ersten Patienten (L.S.) mit essentieller Hypertonie ist die Gefäßreaktivität groß, die nötige Angiotensin-Menge und die Plasma-Renin-Aktivität niedrig; beim zweiten Kranken (C.M.) - wahrscheinliche renovaskuläre Hypertonie - bei Nierenarterienstenose, ist die Gefäßreaktivität sehr schwach, die zu einer Erhöhung des Blutdruckes um 18 mm Hg benötigte Menge Angiotensin sehr gross und die Plasma-Renin-Aktivität stark erhöht.

Die vollkommene Übereinstimmung zwischen dem Ergebnis des Angiotensintestes und der Plasma-Renin-Aktivität bei diesen zwei Patienten besteht nicht immer. So stimmen bei den zwei anderen Hypertonikern (H.H. und J.L.) der Abbildung 2 die Werte dieser beiden Parameter nicht überein.

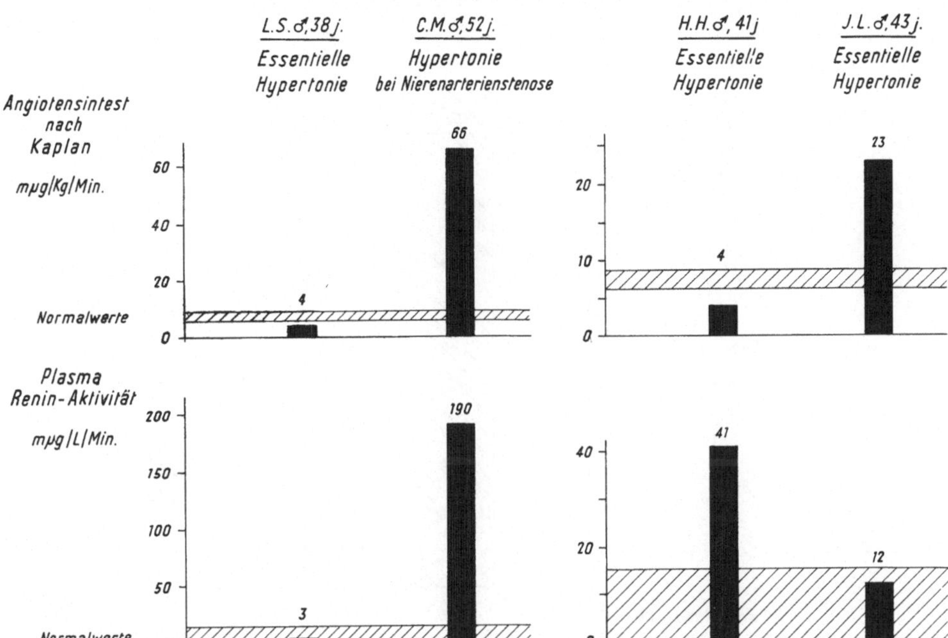

Abb. 2. Bei gewissen Hypertonikern (L.S.; C.M.) besteht eine eindeutige Übereinstimmung zwischen dem Resultat des Angiotensintestes nach KAPLAN und der Plasma-Renin-Aktivität; bei anderen Hypertonikern (H.H.; J.L.) stimmen diese Werte nicht überein.

Auf der Abbildung 3 sind die Werte der Plasma-Renin-Aktivität bei 41 Angiotensin-Infusionen zusammengestellt. Die Resultate sind aufgeteilt in 5 verschiedene Gruppen nach dem Grad der Gefäßreaktivität: erhöht (I), normal (II), vermindert (III), stark vermindert (IV) und sehr stark vermindert (V).

In der ersten Gruppe (erhöhte Gefäßreaktivität) ist der mittlere Wert der Plasma-Renin-Aktivität nicht kleiner als bei der Norm (Gruppe II). In den Gruppen III, IV und V nehmen die Mittelwerte der Plasma-Renin-Aktivität progressiv zu, entsprechend der fortschreitenden Abnahme der Gefäßreaktivität.

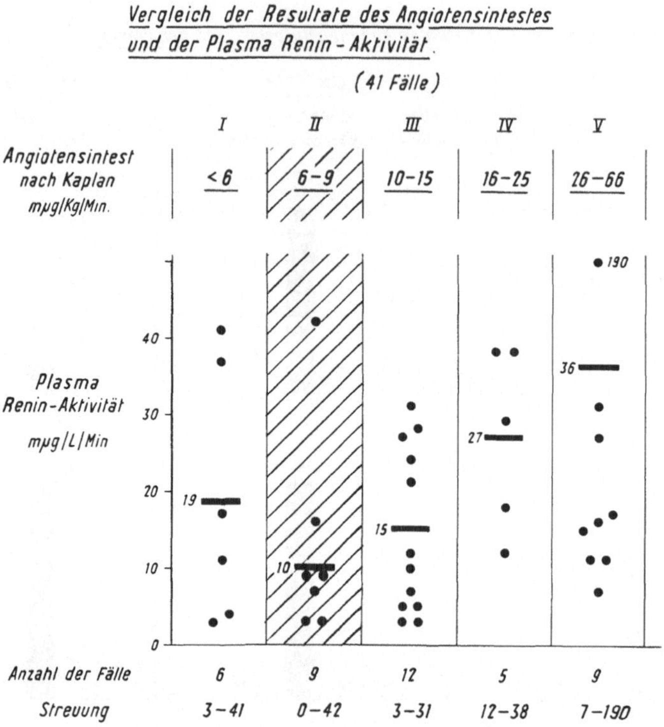

Vergleich der Resultate des Angiotensintestes
und der Plasma Renin-Aktivität.
(41 Fälle)

	I	II	III	IV	V
Angiotensintest nach Kaplan mμg/Kg/Min.	<6	6-9	10-15	16-25	26-66
Plasma Renin-Aktivität mμg/L/Min (Mittelwert)	19	10	15	27	36
Anzahl der Fälle	6	9	12	5	9
Streuung	3-41	0-42	3-31	12-38	7-190

Abb. 3. Werte der Plasma-Renin-Aktivität bei 41 Angiotensintests nach KAPLAN. Der Mittelwert der Renin-Aktivität ist erhöht bei stark verminderter Gefäßreaktivität (Gruppen IV und V). Indessen sind zu beachten: in Gruppe I einige hohe Werte (falsch negative Resultate) und in Gruppe V einige tiefe Werte (falsch positive Resultate).

Immerhin ist die Streuung in jeder Gruppe gross, sowohl erhöhte Werte der Plasma-Renin-Aktivität mit erhöhter Gefäßreaktivität (falsch negative Resultate) wie auch niedrige Werte der Plasma-Renin-Aktivität mit abgeschwächter Gefäßreaktivität (falsch positive Resultate) wurden gefunden.

Daraus folgt: Die Bestimmung der Gefäßreaktivität auf exogenes Angiotensin erlaubt keinen verbindlichen Schluss auf die Plasma-Renin-Aktivität.

Literatur

1. KAPLAN, N.M. and SILAH, J.G.: The Effect of Angiotensin II on the Blood Pressure in Human with Hypertensive Disease. J. Clin. Invest., 43, 659-669 (1964)

2. KAPLAN, N.M. and SILAH, J.G.: The Angiotensin-Infusion Test: A New Approach to the Differential Diagnosis of Renovascular Hypertension. New Engl. J. Med., 271, 536-541 (1964)

3. JOHNSTON, C.J. and JOSE, A.D.: Reduced Vascular Response to Angiotensin II in Secondary Hyperaldosteronism. J. Clin. Invest., 42, 1411-142o (1963)

4. BOUCHER, R., VEYRAT, R., de CHAMPLAIN, J. and GENEST, J.: New Prodedures for Measurement of Human Plasma Angiotensin and Renin Activity Levels. Canad. Med. Ass. J., 9o, 194-2o1 (1964)

5. KLIMAN, B. and PETERSON, R.E.: Double Isotope Derivative Assay of Aldosterone in Biological Extracts. J. biol. Chem., 235, 1639-1648 (196o)

Der Angiotensin-Infusions-Test bei der renalen Hypertonie

ZIEGLER, M.

Eine Wertung des von KAPLAN und SILAH (1) beschriebenen Angiotensin-Infusionstestes ist nur dann möglich, wenn die Aussage des Testes über die Genese einer arteriellen Hypertonie durch andere Kriterien geprüft werden konnte. Dies trifft im Falle einer nephrogenen Hypertonie zu, wo man nach chirurgischer Intervention das prä- und postoperative Testergebnis mit dem postoperativen Blutdruckverhalten vergleichen kann. An der Chirurgischen Universitätsklinik Heidelberg wurde der Test bisher 28 mal durchgeführt. 6 mal war es möglich, das Testergebnis mit dem postoperativen Blutdruckverhalten zu vergleichen. Der Test wurde nach der von KAPLAN angegebenen vereinfachten Methode mit steigenden Hypertensinmengen + pro Infusion durchgeführt bis eine Zunahme des diastolischen Blutdruckwertes von 2o mm Hg erreicht war. Die pro Infusion verwendeten Hypertensinmengen betrugen 4, 6, 1o und 15 ng Hypertensin/kg x min x 4 ml. Nach KAPLAN war der Test positiv, d.h. eine renale Genese der bestehenden Hypertonie anzunehmen, wenn höhere Dosen als 6 ng Hypertensin/kg x min für eine diastolische Blutdrucksteigerung von 2o mm Hg erforderlich waren.

Bei drei Fällen mit arterieller Hypertonie verhielt sich der Blutdruck nach chirurgischer Intervention eindeutig im Sinne der Aussage des präoperativen Testergebnisses: Einmal nach Nephrektomie einer pyelonephritischen und hydronephrotischen rechtsseitigen Schrumpfniere mit Nierenbeckenstein, in einem anderen Fall nach Entfernung eines am linken Nierenbeckenausgang sitzenden Konkrementes mit Resektion des chronisch entzündlich veränderten Harnleiterabganges und Harnleiterreimplantation ins linke Nierenbecken (Abb. 1).

+ Hypertensin- CIBA

21.6.65: A.B. ♀, 52 JAHRE, Nierenbeckenstein links
RR 200/100 mmHg

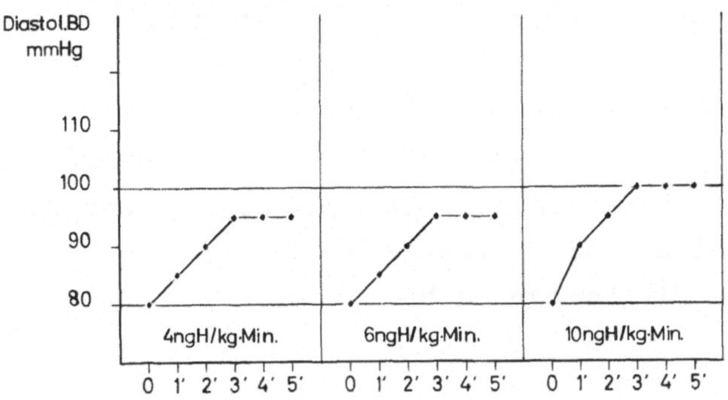

23.6.65: Operation: Pyelolithotomie und Harnleiterneuimplantation links

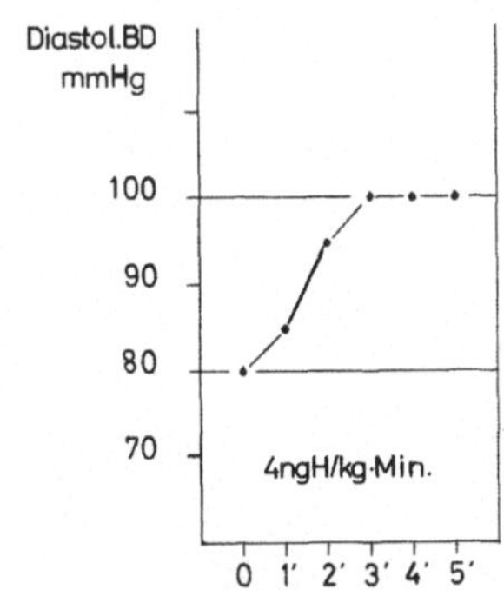

21.7.65: RR 145/75 mmHg

Abb. 1. Der Verlauf des diastolischen Blutdruckes bei einer 52-jährigen Frau mit einem am linken Nierenbeckenausgang sitzenden Konkrement und Stenose des Harnleiterabganges infolge chronischer Entzündung. Ordinate: diastolischer Blutdruck. Abszisse: Zeit. Die waagrechten Linien begrenzen eine Zunahme des diastolischen Blutdruckes von 2o mm Hg.
Obere Kurven: Präoperativ.
Untere Kurve: Nach Entfernung des Konkrementes am linken Nierenbeckenausgang mit Resektion des Harnleiterabganges und Harnleiterreimplantation ins linke Nierenbecken.

In beiden Fällen lag der Blutdruck postoperativ im Normbereich; der präoperativ positive Angiotensin-Infusionstest war postoperativ negativ. Bei einem Fall mit Hypertonie und Stenose der linken Nierenarterie (Abb. 2) sprach sowohl die seitengetrennte Nierenfunktionsprüfung nach STAMEY (2) als auch der Angiotensin-Infusionstest gegen eine renale Genese der Hypertonie. Nach Beseitigung der Stenose durch Anlegen einer PATCH-Plastik an der linken Nierenarterie blieb der Bluthochdruck bestehen.

24.2.65: G.R.♀, 36 JAHRE. Nierenarterienstenose links
RR 220/145 mmHg

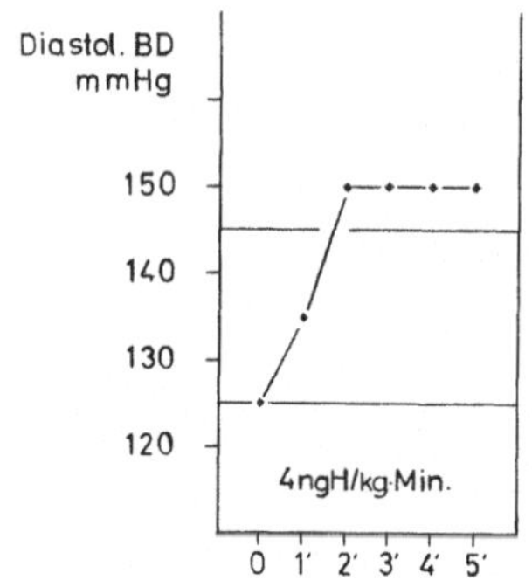

7.4.65: Operation: Patchplastik an der linken Nierenarterie
RR postoperativ: 160/105 – 180/125 mmHg

Abb. 2. Der Verlauf des diastolischen Blutdrucks bei einer 36-jährigen Frau mit linksseitiger Nierenarterienstenose während einer Hypertensininfusion mit 4 ng Hypertensin/kg x min x 4 ml.
Bezeichnung wie in Abbildung 1.

Bei einem Fall mit beiderseitigen Cystennieren konnte die renale Genese der bestehenden Hypertonie als sicher angenommen werden. Nach zweizeitiger, beidseitiger Ignipunktur fiel der Blutdruck nur vorübergehend auf Normalwerte. Drei Wochen nach der letzten Operation bestand bereits wieder eine Hypertonie. Der präoperativ positive Angiotensin-Infusionstest war auch jetzt wieder positiv.

Der folgende Fall erlaubt uns noch kein endgültiges Urteil. Nach Nephropexie einer rechtsseitigen Senkniere mit Resektion eines bindegewebigen Stranges, der sich um die rechte obere Polarterie legte, normalisierte sich der Blutdruck; der präoperativ positive Angiotensin-Infusionstest war postoperativ negativ. Die präoperativ gefundene Seitendifferenz der Nierenfunktion, die nach den Kriterien von STAMEY für eine renale Genese der Hypertonie infolge Minderdurchblutung der rechten Niere sprach, war postoperativ nicht mehr nachweisbar. Drei Monate nach der Operation hatte der Blutdruck wieder hypertonische Werte erreicht, der Angiotensin-Infusionstest war wieder positiv.

Anders als nach dem präoperativen Ergebnis des Angiotensin-Infusions-Testes zu erwarten war, verhielt sich der Blutdruck bei einem Fall mit Hypertonie und rechtsseitiger Nierenarterienstenose. Vier Monate nach Normalisierung der Nierendurchblutung durch einen aortorenalen Bypass mit einer Kunststoffprothese war die nach den Kriterien von STAMEY präoperativ beobachtete Seitendifferenz der Nierenfunktion nicht mehr nachweisbar. Der Angiotensin-Infusionstest war prä- und postoperativ positiv. Der Bluthochdruck bestand weiterhin. Zusammenfassend können wir sagen, daß die präoperative Aussage des Testes über die Genese einer Hypertonie durch das postoperative Blutdruckverhalten in 3 Fällen eindeutig bestätigt wurde. Nimmt man bei dem Fall mit beiderseitigen Cystennieren die renale Genese der Hypertonie als sicher an, so haben wir in 4 von 6 Fällen eine Bestätigung des Testergebnisses. Nach diesen wenigen Fällen ist es selbstverständlich nicht möglich, sich ein eindeutiges Urteil über den Wert der Methode zu erlauben. Sollte jedoch das Ergebnis bei den noch nachzuuntersuchenden Fällen ähnlich sein, dann glauben wir, daß dem Test bei der Aussage über die Genese einer Hypertonie eine Bedeutung zukommen wird.

Zum Schluß möchten wir noch auf eine Beobachtung hinweisen, die wir bei der Durchführung des Angiotensin-Infusionstestes machten. Bei 7 Hypertonikern, bei denen mehr als 6 ng Hypertensin/kg x min für eine diastolische Blutdrucksteigerung von 2o mm Hg erforderlich waren, sahen wir vor Durchführung des Testes ein RUMPEL-LEEDE-Phänomen und nur einmal bei einem Hypertoniker, bei dem die diastolische Blutdrucksteigerung von 2o mm Hg mit 6 ng Hypertensin/kg x min erzielt wurde. In den Fällen, bei denen für die diastolische Blutdrucksteigerung von 2o mm Hg weniger als 6 ng Hypertensin/kg x min erforderlich waren, fanden wir niemals ein RUMPEL-LEEDE-Phänomen. Vielleicht kommt es bei Vermehrung von Renin-Angiotensin im systemischen Kreislauf zu einer Zunahme der Gefäßpermeabilität.

Literatur

1. KAPLAN, N.M. and SILAH, J.G.: New Engl. J. Med.: 271, 536 (1964)

2. STAMEY, T.A.: Postgrad. Med.: 3o, 496 (1961)

Die seitengetrennten Nierenfunktionsprüfungen nach STAMEY wurden von Herrn Dr. O. HALLWACHS, Chirurgische Universitätsklinik Heidelberg, durchgeführt.

Diskussion:

SCHEITLIN: Wir haben ebenfalls beim KAPLAN-Test zahlreiche falsch positive Resultate beobachtet, jedoch keine falsch negativen. Alle untersuchten Fälle mit funktionell wirksamer Nierenarterienstenose zeigten einen pathologischen KAPLAN-Test. Es erstaunt mich deshalb, daß 4 der 8 von Herrn COTTIER untersuchten Patienten mit renal vaskulärer Hypertension normale Verhältnisse zeigten.

COTTIER: Tatsächlich haben wir in 4 von 8 Fällen keinen pathologischen Hypertensintest gefunden. Es könnte sich bei diesen 4 Patienten um Fälle gehandelt haben, bei denen die Stenose nicht pressorisch aktiv war. Dies kommt ja in einem erheblichen Prozentsatz der Fälle mit Nierenarterienstenose vor. Wir haben nicht jedesmal den HOWARD-Test durchgeführt, dessen Ergebnisse aber nur fraglich waren. Die Stenose wurde angiographisch in allen Fällen verifiziert, sie war signifikant. Der HOWARD-Test gibt ja nur Auskunft über den durch die Stenose bedingten Druckgradienten und dessen Auswirkung auf die Ausscheidung und Konzentration des Urins, nicht aber darüber, ob die Stenose für den erhöhten Blutdruck verantwortlich ist oder nicht. Unsere Patienten wurden nicht operiert, weil wir, vielleicht mit Ausnahme eines Falles, nicht überzeugt waren, daß die Stenose für die Hypertonie verantwortlich war.

MERTZ: Diese sehr diskrepanten Befunde überraschen mich eigentlich gar nicht, da mir auffiel, daß bei allen Vorträgen über Reninaktivität und Angiotensintest kein Wort darüber erwähnt wurde, ob diätetische Standardisierung bestanden hat oder nicht. Dies spielt ja sicherlich eine große Rolle. Ich glaube, daß durch diese unterschiedlichen Behandlungen eben dieser Pseudotest noch weiter verfälscht wird.

COTTIER: Ich habe erwähnt, daß die Patienten absichtlich nicht auf eine Natriumchlorid-Standarddiät gesetzt wurden, da ja KAPLAN behauptet hat, es sei dies nicht notwendig. Durch die Einführung einer Standarddiät würde der Test komplizierter und weniger praktisch. Es ist möglich, daß der Angiotensintest in Fällen von Nierenarterienstenose mit schwerer Hypertension und Hyperaldosteronismus seine Gültigkeit behalten wird. Ich glaube, es ist angezeigt, daß wir besonders in solchen Fällen diese Untersuchungen mit dem KAPLAN-Test fortsetzen. Die Patienten, die wir untersucht haben, hatten in der Mehrzahl nur eine leichte oder mittelschwere Hypertonie. Es ist denkbar, daß in Fällen von Nierenarterienstenose mit schwerer maligner Hypertonie und sekundärem Hyperaldosteronismus diese Beziehungen eindeutiger sind. Man kann sich vorstellen, daß unter solchen Bedingungen die endogene Hypertensinaktivität oder Reninaktivität so hoch ist, daß die anderen, die Gefäßreaktivität bedingenden Faktoren durch das Hypertensin überspielt werden.

LOTZ zu MERTZ: Auch wir haben in unserem Vortrag ausdrücklich darauf hingewiesen, daß die Probanden vorher mit kochsalzreicher Kost ad libitum ernährt wurden, und, daß ausserdem Diuretica und Spirolactone vorher abgesetzt waren.

Sind die Veränderungen der Hämodynamik unter Angiotensin ein Modell für die renale Hypertonie?

SCHNEIDER, K.W.

Aufgabe dieses Vortrages ist es zu erörtern, ob die Veränderungen der Hämodynamik bei renaler Hypertonie den durch Zufuhr von exogenem Angiotensin ausgelösten entsprechen. Die Frage nach der Krankheitseinheit der essentiellen Hypertonie wird von vielen Autoren offen gelassen. WOLLHEIM weist jedoch darauf hin, daß die meist nachweisbare Vererbung, der charakteristische Verlauf in 3 Stadien, typische der exakten hämodynamischen Analyse zugängliche Befunde ausreichende positive Merkmale zur Abgrenzung eines eigenen Krankheitsbildes darstellen. Im einzelnen wurde darüber auf dem Kongreß der Deutschen Gesellschaft für Kreislaufforschung in Bad Nauheim 1962 diskutiert. Demgegenüber ist die renale Hypertonie sicherlich nach verschiedenen pathogenetischen Gesichtspunkten einzuteilen. Im Gegensatz zur essentiellen Hypertonie soll das verbindende Glied dieser Vielzahl von Krankheiten darin bestehen, daß in jedem Fall die Niere am Zustandekommen und an der Aufrechterhaltung der Hypertonie beteiligt ist, ohne daß wahrscheinlich der Mechanismus bei den verschiedenen Formen der gleiche ist. Die Versuche,die renale Hypertonie von der essentiellen auf klinischer Basis abzugrenzen,sind vielgestaltig und meist unbrauchbar, wie z.B. die Beurteilung des diastolischen Druckes.

REINDELL sieht eine Unterscheidungsmöglichkeit zwischen renaler und essentieller Hypertonie im Verhalten des Herzvolumens, das bei renaler klein, bei essentieller auch ohne myokardiale Insuffizienz groß sein soll.

Die Tagesschwankungen des arteriellen Blutdruckes, die schon wiederholt Gegenstand eingehender Untersuchungen waren, wurden von BOCK und KREUZENBECK neu aufgegriffen und auf Grund der hierbei gemachten Erfahrungen zunächst eine Einteilung in primäre und sekundäre Hypertonien versucht. Die definitive Auswertung ermöglicht nur eine Unterscheidung in stabile ohne und labile mit nächtlicher Blutdrucknormalisierung. Schwierigkeiten der Auftrennung in primäre und sekundäre Hypertonien ergeben sich aus den Arbeiten von LIEBEGOTT, nach denen beim Hypertoniker, unabhängig von der Genese der chronischen Blutdruckerhöhung, eine besonders schwere und periphere Form der Arteriosklerose zur Entwicklung kommt.

Die von GOLDBLATT immer wieder vorgetragene Ansicht, daß in der Pathogenese der renalen und essentiellen Hypertonie kein grundlegender Unterschied besteht, sondern auch bei den essentiellen Störungen der Nierenfunktion allerdings in sozusagen verschlüsselter Art vorliegen, wurde von SCHWAB auf Grund seiner Studien über die seitengetrennte Nierenfunktion bei essentieller Hypertonie erneut diskutiert. Ähnlich wie bei Fällen mit Nierenarterien-Stenose fand er bei Hypertonien ohne speziellen röntgenologischen Nachweis einer arteriellen Stenose ebenfalls seitendifferente Harnvolumenreduktion mit Konzentrationsanstieg nicht rückresorbierbarer Stoffe. Diese Befunde könnten durch einen verstärkten Renin-Angiotensin-Gehalt entlang verschieden durchbluteter Nephren bedingt sein, und damit die essentielle Hypertonie pathogenetisch in einen engeren Zusammenhang mit der renovaskulären bringen.

Die physikalische Kreislaufanalyse mit der Sphygmographie erweckte die Hoffnung, bei Hochdruckkranken eine Differenzierung in Fälle mit Volumen-, Elastizitäts- und Widerstandshochdruck zu ermöglichen und über eine rein deskriptive Betrachtungsweise zu einer ätiologischen Aufschlüsselung vorzudringen, in dem Sinn, daß nur beim Widerstandshochdruck renale Faktoren mitwirken. Den aus unserem Arbeitskreis mit den Herren PIPPIG, GATTENLÖHNER, BECKER und HOCHREIN über hämodynamische Untersuchungen bei essentiellen

Hypertonien vor einigen Jahren, zuletzt von WOLLHEIM auf dem Hochdrucksymposion in Freiburg, berichteten Befunde, werden jetzt Untersuchungen an sogenannten renalen Hochdruckpatienten gegenübergestellt. Es handelt sich um pyelonephritische Hypertoniker, chronische Glomerulonephritiden. 18 Hypertoniker wurden als besondere Gruppe abgegrenzt und als renalisierte Hochdruckformen zusammengefasst, da sie eine erhebliche Einschränkung der PAH-Clearance unter 3oo ml und des Glomerulumfiltrates unter 5o ml hatten (wie die Untersuchungen der Herren HEIDLAND und KLÜTSCH aus unserer Klinik zeigten).

2 Fälle aus der letztgenannten Gruppe waren einseitig renale Hypertonien.

Um das Problem der Hämodynamik bei der Hypertonie noch besser zu beleuchten, wurden noch 1o labile Hypertoniker mit während der hämodynamischen Untersuchung normalen Blutdruckwerten herangezogen. Letztere Gruppe zeigte jedoch im Verlauf der mehrwöchigen Krankenhausbehandlung einen häufigen Wechsel von hypertonen zu normotonen Werten (Tab. 1).

Mittelwerte

	Zahl d.Fälle	Alter	HMV	SV	RR	Herz Index	PW	Fr.
Essent. Hypertonie	8o	51	5,58	72,8	164/94	2,98	193o	8o
Labile ess. Hypertonie	1o	29	5,84	78,o2	14o/86	3,14	1588	82
Renale Hypertonie (chron.Glom. Nephritis)	18	42	5,98	74,6	175/97	3,14	1845	81
Renale Hypertonie (Pyelonephritis)	15	55	5,58	71,5	174/98	2,97	2o67	83
Renalisierte Hypertonie	18	55	5,48	72,o	197/118	2,95	24o2	77
Normalfälle	37	48	6,2o	79,o	122/78	3,45	13oo	78

(HMV = Herzminutenvolumen; SV = Schlagvolumen; PW = Pheripherer Widerstand).

Tab. 1.

Zur Anwendung kam das Indikatorverdünnungsprinzip, wobei teils Evans blue, Cardio green oder $Chrom^{51}$ benutzt wurde. Paralleluntersuchungen der 3 Methoden ergaben eine hinreichende Übereinstimmung, so daß das Gesamtmaterial einer Pauschalbeurteilung zugeführt wurde.

Der Mittelwert des HMV der jetzt 8o Fälle betragenden Gruppe der essentiellen Hypertoniker lag um 6oo ml niedriger als bei gesunden Normotonikern und entspricht damit dem Ergebnis früherer Untersuchungen bei 4o essentiellen Hypertonikern mit einem Mittelwert von 5,4 l für das HMV und 71 ml für das SV, also etwa 1o% unter der Norm liegend. 1/3 der Fälle gehörte dem 6.-7. Lebensjahrzehnt an, 1/4 dem 5.-6., die anderen verteilten sich gleichmäßig auf die übrigen Lebensabschnitte. 3o% dieser essentiellen Hypertoniker zeigten HMV-Werte über 6 l, der Rest hatte einen Mittelwert von 4,29 l für das HMV und 66,2 ml für das SV. Bis jetzt ist nicht sicher feststellbar, warum ein Teil der Fälle hohe HMV aufweist, obwohl auch bei diesen der PW über der Norm liegt. Da in der Hälfte der Fälle der Beginn des Hochdruckes nicht sicher eruierbar war, konnte trotz der relativ grossen Zahl von Einzeluntersuchungen über die Beziehung der Hämodynamik zur Dauer der krankhaften Blutdrucksteigerung keine Aussage gemacht werden. Immerhin ergibt sich bei Zugrundelegung der Fälle mit bekannter Anamnese, daß sowohl in der Gruppe mit hohem wie in der mit niedrigem HMV etwa 1/4 der Patienten eine kurzfristige Anamnese haben. Eine gewisse Abhängigkeit der Höhe des HMV vom Lebensalter scheint bei essentiellen Hypertonikern zu bestehen. Die Fälle mit HMV über 6 l hatten ein mittleres Lebensalter von 48 Jahren, die unter 6 l von 53 Jahren.
Das mittlere HMV der 1o labilen Hypertoniker entsprach dem von Normalpersonen, während der periphere Widerstand mit 16oo dyn gegenüber 12oo erhöht war.
Die labile Hypertonie kann ihrer Entstehung demnach keineswegs als Volumenhochdruck aufgefasst werden.
Die hämodynamischen Untersuchungen bei 18 chronischen Glo-

merulonephritiden ergaben gegenüber den eben besprochenen bei essentieller Hypertonie nur unbedeutende Abweichungen. Die etwas höheren Werte für das HMV, SV und Herzindex konnten gegenüber dem Mittelwert bei der essentiellen Hypertonie nicht statistisch gesichert werden. Das mittlere Lebensalter dieser Patientengruppe lag mit 42 Jahren unter dem der Hypertonikergruppe. Ein Teil der Fälle hatte Anämien, ohne daß eine Beziehung zwischen Höhe des HMV und dem Grad der Anämie aufzudecken war.

Bei einem Vergleich der 18 Fälle von chronischer Glomerulonephritis mit 15 Patienten mit chronischer Pyelonephritis zeigte sich, daß die letzteren Fälle in ihrer Hämodynamik den Werten bei essentieller Hypertonie entsprechen. Auch das mittlere Lebensalter und die prozentuale Verteilung eingeschränkter und überhöhter HMV sind in beiden Krankheitsgruppen identisch.

Die stärkste Einschränkung der hämodynamischen Werte, also des HMV und des SV und gleichzeitig die deutlichste Erhöhung des peripheren Widerstandes weisen die 18 renalisierten (Tab. 1) Hypertoniker auf.
Zusammenfassend muß aber festgestellt werden, daß alle mit dem Hochdrucksymptom einhergehenden Krankheitsbilder von der hämodynamischen Betrachtungsweise her ein einheitliches Verhalten zeigen, vor allem in Bezug auf die Erhöhung des peripheren Widerstandes. Für keine Gruppe kommt der oft diskutierte Volumenhochdruck in Frage, ebensowenig wie der Elastizitätshochdruck.

Seit der Entdeckung des Renin-Angiotensin ist immer wieder die Frage aufgetaucht, ob das Renin-Angiotensinsystem in der Pathogenese wenn nicht der essentiellen, so doch der renalen Hypertonie eine Rolle spielen könnte. Um aus hämodynamischer Sicht zu diesem auch heute noch offenen Problem Stellung nehmen zu können, sollen die hämodynamischen Befunde, die wir nach Angiotensininfusionen bei Normotonikern erhalten haben, den eben gezeigten Ergebnissen bei den verschiedenen Hypertonieformen gegenübergestellt werden. Um eine Blutdrucksteigerung zu erhalten, die etwa der bei den einzelnen Hochdruckformen gefundenen entspricht, mußte im Mittel o,o4 bis o,o7 mikro-g/kg/min Angiotensin (Abb. 1) infundiert werden. Hierbei kam es zu einer Abnahme des HMV um 21 %; das SV blieb unverändert und die Herzfrequenz sank um 22 % ab. Beim Vergleich dieser Ergebnisse mit den Befunden bei der Hypertonie fallen die stärkere Reduktion des HMV, die fehlende SV-Abnahme und die stärkere Pulsfrequenzverlangsamung auf. Es muß allerdings berücksichtigt werden, daß eine Gegenüberstellung dieser unter kurzfristigen pharmakodynamischen Einwirkungen zur Entwicklung gekommenen Veränderungen mit denen bei über Jahrzehnte verlaufenden hypertonen Krankheitsbildern nur bedingt statthaft ist. Ebenso selbstverständlich ist es, daß die Zufuhr von Angiotensin II auf parenteralem Weg natürlich nur mit grösster Vorsicht mit der endogenen Freisetzung verglichen werden kann. Aber die Tatsache, daß es nach Angiotensininfusion bei Normalpersonen sowohl zum Anstieg des Systemdruckes wie des peripheren Venendruckes kam, während Hypertoniker aller Kategorien,soweit sie nicht herzinsuffizient bzw. urämisch sind, nur eine periphere arteriolärc Konstriktion ohne parallel verlaufende Veränderungen an den Venen zeigten, spricht gegen die Mitwirkung des Renin-Angiotensinsystems am Mechanismus dieser krankhaften Blutdrucksteigerungen. Befunde,nach denen einige Autoren nach Angiotensingaben beim essentiellen Hypertoniker eine Stimulierung der Aldosteronexkretion und der Natriumausscheidung im Gegensatz zu Normotonikern beobachtet haben, läßt einen gewissen Unterschied in der Reaktionsweise zwischen Normotonikern und Hypertonikern gegenüber dieser Pressorsubstanz erkennen. Wie vorsichtig man aber in der Deutung dieser Befunde sein muß, zeigen die hämodynamischen Untersuchungen bei Normalpersonen und Hypertonikern nach Angiotensingaben, die um eine Zehnerpotenz niedriger lagen als die vorher demonstrierten Dosen zur Steigerung des Blutdruckes von normotonen auf hypertone Werte des Niveaus der Krankheitsbilder mit pathologischer Blutdrucksteigerung.

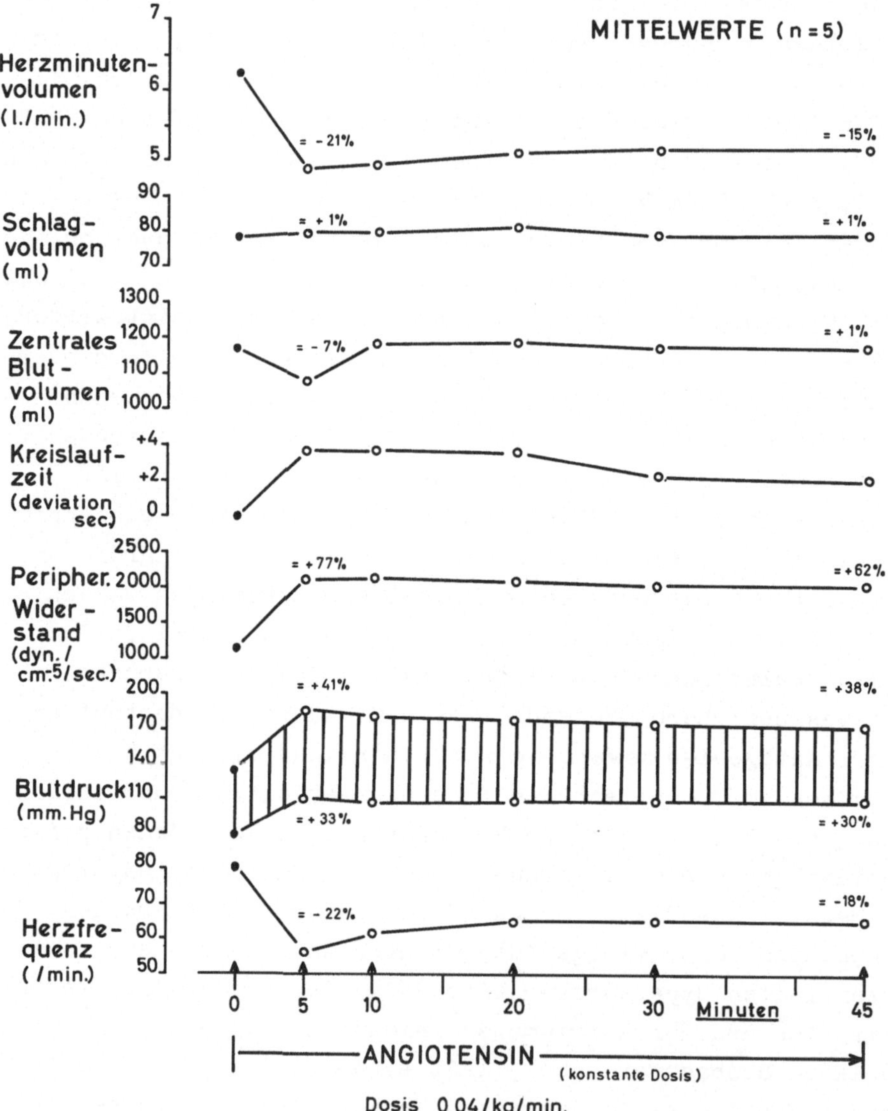

Abb. 1. Veränderungen der hämodynamischen Grössen nach Angiotensin-Infusion o,o4γ/kg/min.

Während sich bei Normotonikern und renalen Hypertonikern keine wesentliche Veränderung von SV und HMV nachweisen ließ, (Abb. 2 a) und b)) kam es beim essentiellen Hypertoniker zu einer signifikanten Steigerung von SV und HMV ·(Abb. 2c)).

NORMALFÄLLE

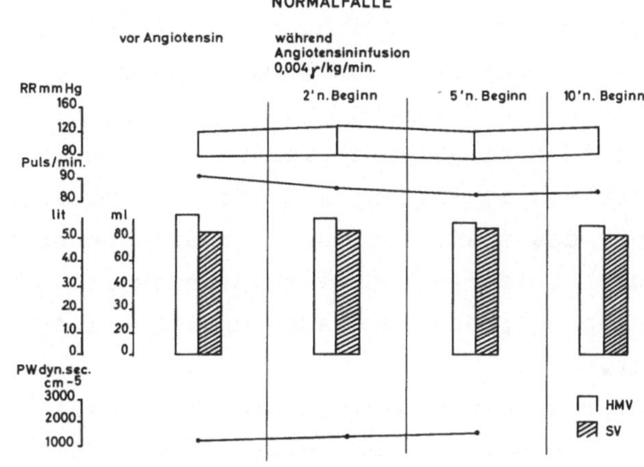

RENALE HYPERTONIEN

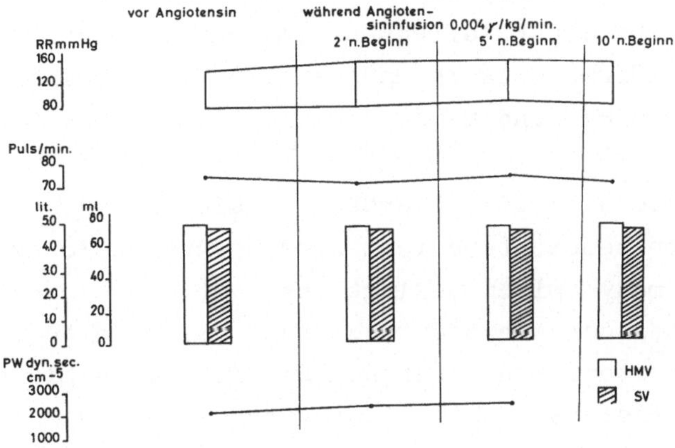

ESSENTIELLE HYPERTONIEN

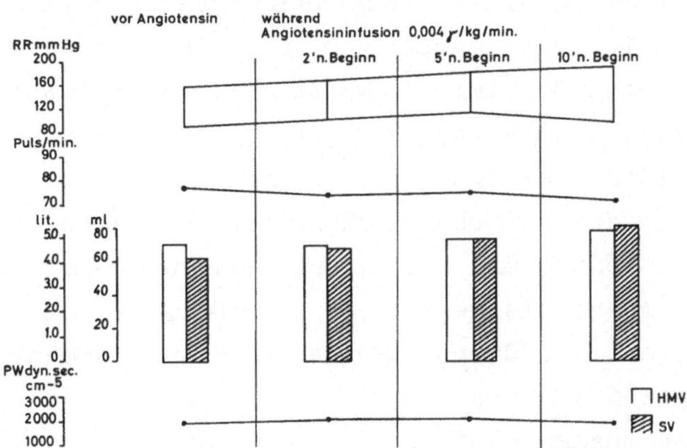

(Legende s. n. S.)

Abb. 2.

a) Veränderungen von Blutdruck und Puls unter sehr niedrig dosierter Angiotensin-Infusion. Mittelwert von 1o Normal-Fällen, keine wesentlichen Veränderungen von HMV und SV.

b) Veränderungen der hämodynamischen Grössen nach Angiotensin-Infusion geringster Dosierung bei renalen Hypertonikern. Mittelwert von 1o Fällen, mäßiger Blutdruckanstieg, der nicht über das Ausmaß der bei Normalen beobachteten Werte hinausgeht. Puls-Frequenz-Verminderung ist weniger deutlich ausgeprägt; aber die Ausgangswerte liegen bereits niedriger.

c) Veränderungen der hämodynamischen Grössen nach Infusion von Angiotensin bei essentiellen Hypertonikern. Mittelwert von 1o Fällen. Deutlicherer Anstieg von Blutdruck als bei renalen Hypertonikern und Normalpersonen. Kein eindeutiger Effekt auf die Pulsfrequenz im Gegensatz zu den Kollektiven von Normotonikern und renalen Hypertonikern. Hier Zunahme von HMV und SV.

Es müsste diskutiert werden, ob die bei essentiellen Hypertonikern beobachtete vermehrte Na-Ausscheidung nicht zum Teil hämodynamisch bedingt ist.
Messungen der Nierendurchblutung bei renalen und essentiellen Hypertonikern unter dem Einfluß von Angiotensin sind meines Wissens bisher nicht durchgeführt worden.

Die hier mitgeteilten Untersuchungen sind als Ergänzung bzw. Modifikation des sogenannten i.V. Angiotensin- oder KAPLAN-Testes durch Bestimmung der Herzauswurfleistung aufzufassen. (Abb. 3 a) u. b); 4 a) u. b)). Als besondere Beobachtung sollen hier noch die hämodynamischen Veränderungen, die unter der von uns gewählten Versuchsanordnung bei einem Patienten mit Morbus ADDISON gewonnen wurden, erwähnt werden. Als weitere Beispiele fügen wir je einen Fall an, der aus der Gruppe der renalen und essentiellen Hypertonie genommen wurde. Bei der von uns hier als renale Hypertonie zusammengefassten Gruppe handelt es sich nicht nur um einseitige Arterienstenosen (2), also renovaskuläre Erkrankungen, sondern um Glomerulonephritiden (3), Pyelonephritiden (3) und maligne Hypertonien (2). Die Patienten waren vor der Untersuchung weder antihypertensiv behandelt, noch kochsalzarm ernährt worden. Aus der Tatsache, daß renale Hypertoniker nach Zufuhr geringer Mengen synthetischen Angiotensins keine Blutdrucksteigerung aufweisen, schließt KAPLAN, daß die zirkulierende Renin-Angiotensinmenge bei diesen Patienten zumindest über der Norm liegt. HELMER fand, daß bei der essentiellen Hypertonie der Reningehalt im Blut ausserordentlich niedrig ist, und er deutet diesen Befund durch Unterdrückung der Reninfreisetzung über einen Rückkoppelungsmechanismus. Herr HEINTZ hat eben mitgeteilt, daß bei seinen Untersuchungen der Reningehalt keinen signifikanten Unterschied zwischen essentiellen und renalen Hypertonikern aufweist. Die verschiedene Reaktionsweise von Normalpersonen, essentiellen Hypertonikern und renalen Hypertonikern kann auf Grund der vorliegenden Befunde besser durch eine besondere Reaktionsbereitschaft des Gefäßbettes der essentiellen Hypertoniker erklärt werden als durch Konzentrationsunterschiede des Renins oder Angiotensins im Blut. Diese Vermutung wird durch die Untersuchung von MENDLOWITZ unterstützt, der zeigen konnte, daß bei essentieller Hypertonie die Gefäße des Fingerbettes auf Angiotensin und auf Noradrenalin besonders empfindlich waren, während bei renaler Hypertonie ein derartiger Befund nicht zu erheben war.

Abb. 3a) und b). Ruhewerte von HMV und SV bei einem 53-jährigen Patienten mit Morbus ADDISON: Untersuchung mit der Indikator-Verdünnungsmethode nach Cardio green. Kontrolluntersuchungen 2', 5', 1o', 2o' nach Beginn der Infusion mit Angiotensin. Unter der Infusion Puls-Frequenz-Anstieg und leichte Zunahme von HMV und SV.

Abb. 3 s. n. Seite

V. B. 53 Jahre Diagn.: MORBUS ADDISON

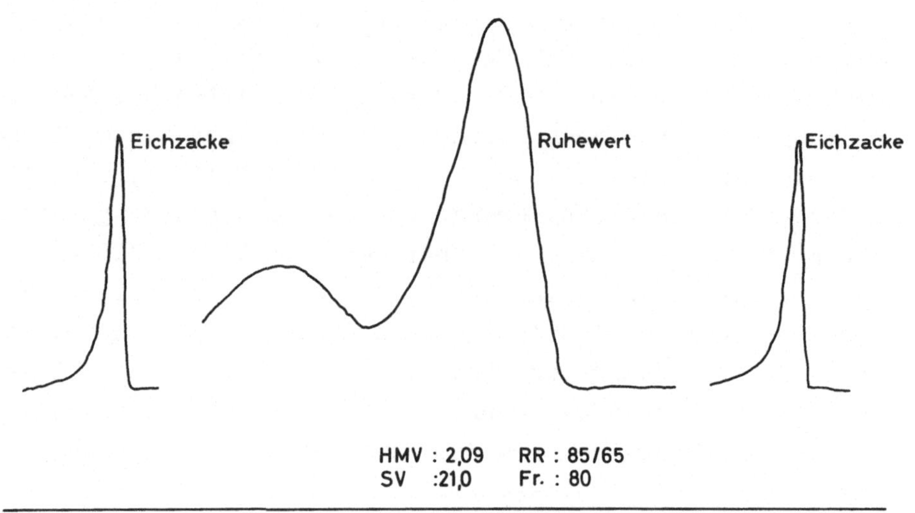

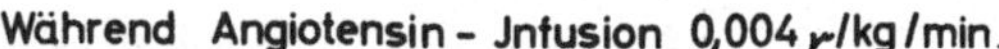

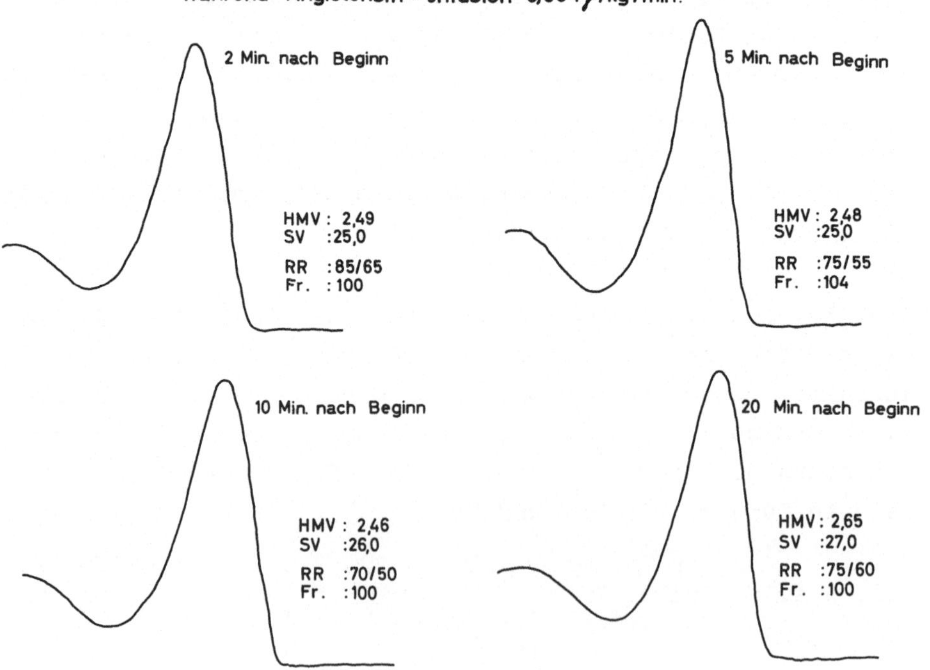

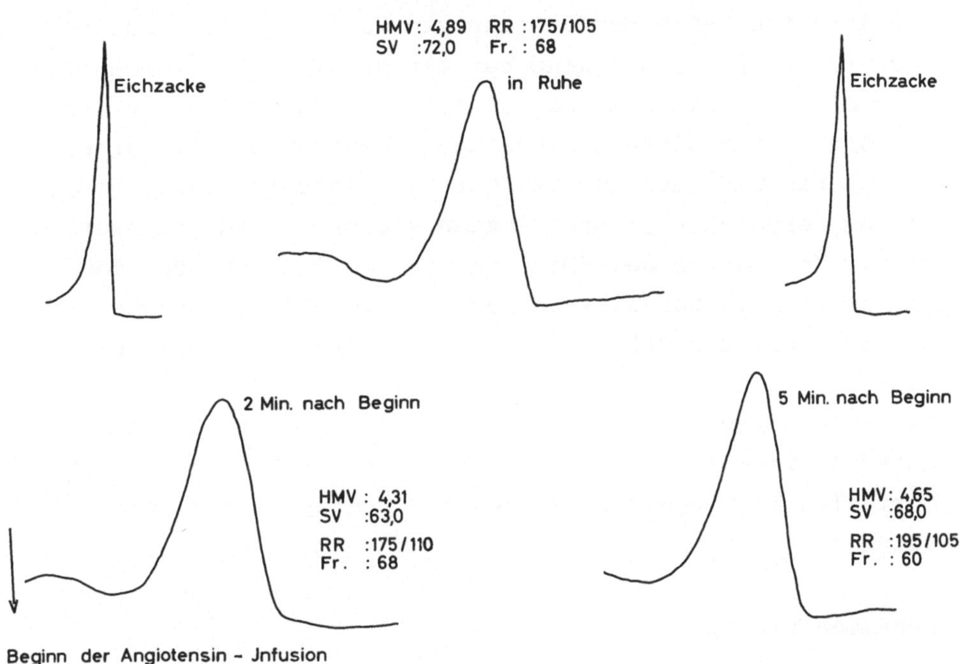
V. E. 43Jahre Diagn.: RENALE HYPERTONIE
HMV: 4,89 RR :175/105
SV :72,0 Fr. : 68
Eichzacke
in Ruhe
Eichzacke
2 Min. nach Beginn
HMV : 4,31
SV :63,0
RR :175/110
Fr. : 68
5 Min. nach Beginn
HMV: 4,65
SV :68,0
RR :195/105
Fr. : 60
Beginn der Angiotensin - Jnfusion
0,004γ/kg/min.

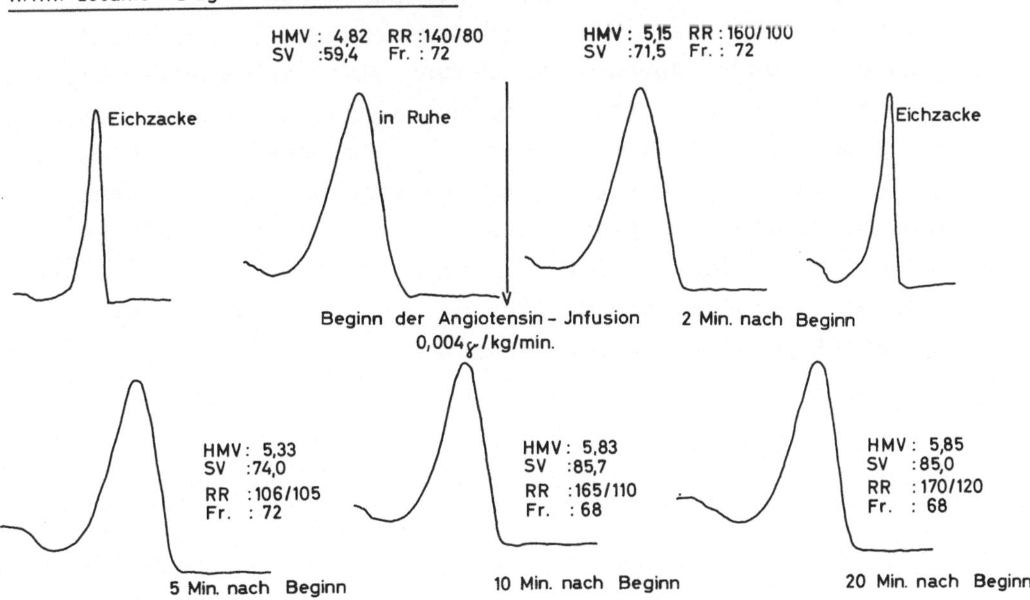
K. HK. 25Jahre Diagn.: LABILE HYPERTONIE
HMV : 4,82 RR :140/80
SV :59,4 Fr. : 72
HMV : 5,15 RR : 160/100
SV :71,5 Fr. : 72
Eichzacke
in Ruhe
Eichzacke
Beginn der Angiotensin - Jnfusion
0,004γ/kg/min.
2 Min. nach Beginn
HMV: 5,33
SV :74,0
RR :106/105
Fr. : 72
HMV: 5,83
SV :85,7
RR :165/110
Fr. : 68
HMV: 5,85
SV :85,0
RR :170/120
Fr. : 68
5 Min. nach Beginn
10 Min. nach Beginn
20 Min. nach Beginn

Abb. 4.

a) Veränderungen der hämodynamischen Größen nach Angiotensin-Infusion bei einer 43-jährigen Patientin mit renaler Hypertonie; 2' nach Beginn nur geringfügige Steigerung des diastolischen Blutdruckes, 5' nach Beginn Steigerung des systolischen Blutdruckes bei unverändertem diastolischen Druck. Das HMV, das unmittelbar nach Infusion geringgradig abnahm, erreichte 5' nach Beginn wieder die Ausgangswerte. Die Veränderungen des HMV sind aus der Flächengröße der Farbstoffindikator-Kurve ablesbar. Das HMV ist umgekehrt proportional der Grösse der von der Kurve umschriebenen Fläche.

b) 25-jähriger Patient mit labiler Hypertonie, bei dem es unter Angiotensininfusion sowohl zu einer Zunahme des arteriellen Blutdruckes, wie des Herzschlag- und Herzminutenvolumens kam.

Zusammenfassung

Die hämodynamischen Befunde liefern uns keinen Beweis für eine Mitwirkung des Renin-Angiotensinsystems an der Entwicklung und am Fortbestehen der renalen Hypertonie. Langfristige Angiotensininfusionsuntersuchungen am Normotoniker sind nicht durchführbar. Der Befund einer verstärkten Wirksamkeit selbst geringer Angiotensinmengen auf die Hämodynamik des essentiellen Hypertonikers im Gegensatz zum Normotoniker oder zum renalen Hypertoniker läßt daran denken, daß die besondere Empfindlichkeit gegenüber pressorischen Reizen eine wesentliche Rolle bei der Entwicklung der essentiellen Hypertonie spielt, während die Genese der renalen Hypertonie nach wie vor unbekannt ist.

Literatur

1. BOCK, K.D. und KREUZENBECK, W.: Über die Tagesschwankungen des arteriellen Blutdrucks: in Hochdruckforschung S 72 (1964) G. Thieme, Stgt.

2. DOYLE, A.E. and FRASER, R.E.: Vascular Reactivity in Hypertension. Circulation Res. 9, 755 (1961)

3. GENEST, J., BIRON, P., KOIW, E., NOWACZYNSKI, W., CHRÉTIEN, M. and BOUCHER, R.: Adrenocortical Hormones in Human-Hypertension and their Relation to Angiotensin. Circulation Res. 9, 775 (1961)

4. GENEST, J., BOUCHER, R., de CHAMPLAIN, J., VEYRAT, R., CHRÉTIEN, M., BIRON, P., TREMBLAY, G., ROY, P. and CARTIER, P.: Studies on the renin-angiotensin-system in hypertensive patients. Canad. Med. Ass. J. 90, 263 (1964)

5. GOLDBLATT, H.: Studies on experimental hypertension: V. The pathogenesis of experimental hypertension due to renal ischemia. Am. int. Med. 11, 69 (1937) Experimental renal hypertension. Mechanism of produktion and maintenance. Circul. 17, 642 (1958)

6. HELMER, O.M., GRIFFITH, R.S.: Endocrinology 49, 154 (1951)
51, 421 (1952)

7. HELMER, O.M.: Renin Activity in Blood from Patients with Hypertension. Presence of Renin in Plasma of Patients with Arterial Hypertension. Am. Heart Ass. 3, 169 (1962), New York

8. HOCHREIN, H., SCHNEIDER, K.W. und SELL, R.: Die Wirkung von Persantin beim suffizienten und insuffizienten Herzen (Untersuchungen mit Farbstoffverdünnungskurven). Naunyn-Schmiedebergs Arch. exp. Path. Pharmak. 243, 119 (1962)

9. HOCHREIN, H., SCHNEIDER, K.W., SCHULTE-TIGGES, G.: Das Verhalten des HMV und SV, des Herzminuten- und Schlagvolumens sowie des peripheren Gesamtwiderstandes bei der essentiellen Hypertonie. Z. Kreisl.-Forsch. 52, 779 (1963)

1o. KRÜCK, F.: Pathophysiologie und Klinik der renalen Hypertension. Wildunger Hefte 11, 197 (1964)

11. LIEBEGOTT, G.: Die Gefäßveränderungen beim Hochdruck: in Hochdruckforschung S 1o2 (1964) G. Thieme, Stgt.

12. MENDLOWITZ, M., WOLF, R.L., GITLOW, St.E. and NAFTCHI, N.E.: Angiotensin II Studies in Hypertension Symposion on Angiotensin. Am. Heart Ass. Monograph. 3, 231 (1962) New York

13. REINDELL, H.: In Diskussion in Hochdruckforschung. S. 369, 37o, 371, 383, 386, 387, 388, 389

14. SCHNEIDER, K.W., HOCHREIN, H.: Die Anwendung von Farbstoffverdünnungskurven zur Erfassung verschiedener hämodynamischer Größen. Arch. Kreisl.Forsch. 39, 21 (1962)

15. SCHNEIDER, K.W., HASSENSTEIN, P.: Probleme der Herzminutenvolumenbestimmung bei Verwendung von Indocyanin-Indikatoren. Arch. Kreisl.Forsch. 42, 84 (1963)

16. SCHNEIDER, K.W. und BECKER, G.: Bestimmungen des Herzminutenvolumens mit Cr^{51}-markierten Erythrozyten und J^{131}-Albumin. Ärztl.Forsch. 19, 198 (1965)

17. SCHWAB,M., KUHLMANN,H. und DISSMANN,Th.: Seitengetrennte Nierenfunktionsstudien bei essentieller Hypertonie: in Hochdruckforschung. S. 61 (1964) G. Thieme, Stgt.

18. WOOD, J.E.: Peripheral Venous and Arteriolar Responses to Infusions of Angiotensin in Normal and Hypertensive Subjects Circulation Res. 9, 768 (1961)

19. WOLLHEIM, E., MOELLER, J.: Hypertonie, Hypotonie: In Handbuch der Inneren Medizin 4. Aufl. 9/5, Springer, Berlin - Hdb. N.Y. - (1964)

2o. WOLLHEIM, E.: Verh. dtsch. Ges. Kreisl.Forschung, 28. Tagung 59, (1963)

21. WOLLHEIM, E.: Hämodynamik und Organdurchblutung beim Hochdruck: Hochdruckforschung, II. Symposion in Freiburg, G. Thieme, Stgt. (1964)

Zum Angiotensin-Abbau bei experimenteller Hypertonie

WERNZE, H. und HOSODA, S.

Die aktuelle Angiotensin-Konzentration im strömenden Blut wird im wesentlichen durch drei Faktoren bestimmt: die Freisetzung, die Fixation an den Effektoren in der Gefäßbahn und die Abbaurate. Die für die Inaktivierung in Blut und Geweben maßgeblichen "Angiotensinasen" stellen verschiedene Enzyme mit unterschiedlichem Angriffspunkt dar (1, 2, 3). Seit den älteren Untersuchungen der Arbeitsgruppen um BRAUN-MENENDEZ (4, 5) sowie DEXTER und HAYNES (6, 7) ist das Problem eines möglicherweise gestörten Angiotensin-Abbaues bei den verschiedenen Formen der Hypertonie in den letzten Jahren neu bearbeitet worden. Befunden über eine verminderte Angiotensin-Inaktivierung im Plasma bei der essentiellen Hypertonie (8, 9) stehen Angaben über eine unveränderte (1o, 11, 12) oder erhöhte (13) Spaltung gegenüber. Bei der renalen Hypertonie vom GOLDBLATT-Typ fanden HICKLER et al. (13) neuerdings in allen Fällen eine eindeutig gesteigerte, BIRON und Mitarb. (12) dagegen in 14 Fällen eine normale Inaktivierungsrate.
Die Frage, ob bei der renalen Hypertonie auch in Hinblick auf den aktivierten Renin-Angiotensin-Aldosteron-Mechanismus Veränderungen des Angiotensin-Abbaues in der Niere vorliegen, ist umstritten. BLAQUIER und Mitarb. (14) fanden 1961 bei einseitig renalem Hochdruck bei Ratten keine Beeinflussung der Angiotensin-Spaltung im Nierenhomogenat, BING (15) dagegen 1962 eine deutliche Verminderung in der geklammerten sowie ungeklammerten Niere.

Wir haben die Frage der Veränderungen des Angiotensin-Abbaues in Plasma und Niere bei der Ratte unter gleichartigen experimentellen Bedingungen geprüft, d.h. nach Anlage einer linksseitigen Drossel der A. renalis mittels Silberklemmen. Die Resultate an Nierenhomogenaten erlauben naturgemäß keine Rückschlüsse, in welchem Umfang die intrazelluläre Enzymaktivität an der Angiotensin-Spaltung "in vivo" beteiligt ist. Immerhin ist aber gesichert, daß das Nierengewebe in besonders hohem Maße Angiotensin inaktivieren kann (16, 17). Zum anderen zeigen auch die jüngsten Versuche von BUMPUS und Mitarb. (18), daß Tritium-markiertes Angiotensin in der Rattenniere mit am stärksten konzentriert wird, obwohl es nicht oder ganz unbedeutend in den Harn ausgeschieden wird (18, 19).

Methodisches

Verwendet wurden Sprague-Dawley-Ratten (Gewicht am Operationstag zwischen 125 und 160 g), der Innendurchmesser der Klemmen betrug 0,3 mm. Die Blutdruckmessung am Ende der Versuchszeit erfolgte in oberflächlicher Äthernarkose mit einem Quecksilbermanometer. Die Tiere wurden anschließend aus der Carotis-Kanüle entblutet, die Nieren- und Herzgewichte sofort bestimmt. Homogenisation der ganzen Niere mit dem "Ultra-Turrax"[+] 2 Minuten unter Eiskühlung. Blutdruckerhöhungen über 145 mm Hg wurden als hypertone Werte angesehen. Tiere mit partieller Nekrose der geklammerten Niere blieben in dieser Serie unberücksichtigt. (Gesamtzahl der geklammerten Versuchstiere: n = 33). Die Angiotensinase-Aktivität in Plasma und Nierenhomogenat wurde mit einem von uns modifizierten chromatographischen Verfahren nach KLAUS und Mitarb. (10) bestimmt. Hierbei werden die bei der enzymatischen Hydrolyse aus synthetischem Angiotensin-II-amid[++] freigesetzten Aminosäuren dünnschichtchromatographisch auf Zellulose getrennt, von denen Valin mit Hilfe einer einfachen Anfärbe- und Eluierungstechnik (20) quantitativ kolorimetrisch bestimmt werden kann. Die Fehlerbreite der Bestimmungsmethode liegt bei ± 5,5%. Es zeigt sich, daß die Freisetzung von Valin und die Blutdruckreaktion im Ansatz verschiedener Nierenhomogenate gut miteinander korreliert sind (Abb. 1).

[+] JAHNKE und KUNKEL/Staufen/Br.
[++] Hypertensin (CIBA) Wehr/Baden

Die Bestimmung des löslichen Proteins im Überstand des Nierenhomogenats erfolgte nach LOWRY et al. (21).

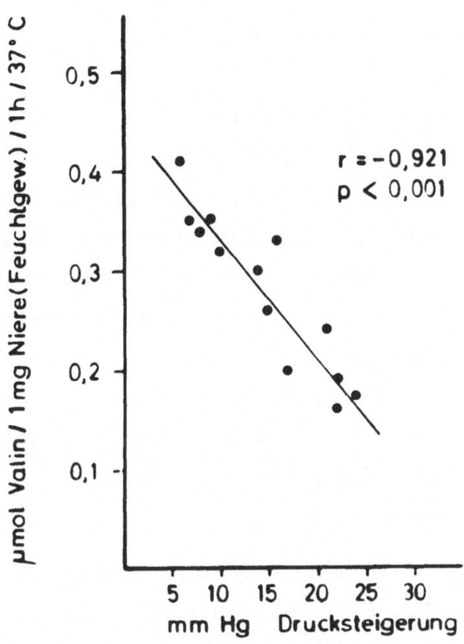

Abb. 1. Vergleich der chromatographischen und biologischen Angiotensinase-Bestimmung.
(Ordinate : freigesetztes Valin in µ mol/1mg Niere (Feuchtgewicht)/1 Std./37°C)
Abszisse : Abnahme der Blutdruckreaktion des Inkubates bei Testung an der urethannarkotisierten Ratte.)

Ergebnisse

Die Nieren von gesunden Kontrollratten zeigen in der Regel eine gleiche Angiotensinase-Aktivität. In der leicht gewichtshöheren rechten Niere kann die Aktivität gegenüber links bis + 16% differieren. Vergleicht man hiermit die Enzymaktivität 14 Tage nach Klammerung (n = 8), so finden sich keine sicheren Abweichungen, obwohl sämtliche Tiere eine Hypertonie mit Druckwerten zwischen 145 und 22o mm Hg entwickelt haben. In der weiteren Folge tritt nach 28 Tagen ein statistisch eben signifikanter Seitenunterschied hervor, d.h. eine Verminderung der Angiotensin-Inaktivierung in der geklammerten, eine Zunahme in der ungeklammerten Niere (Abb. 2). In der Prozent-Änderung ausgedrückt beträgt die Abnahme in der Clip-Niere im Durchschnitt 19,3 %, die Zunahme gegenüber der Vergleichsniere von Kontrollratten 14,2 %. Die seitendifferente Veränderung der Angiotensinase-Aktivität geht auch bei den Tieren mit den Extremwerten nicht mit der Höhe des Blutdrucks parallel. Das Fehlen eines Zusammenhangs zwischen Hochdruckentwicklung und Angiotensin-Abbau wird besonders deutlich, wenn man das Tiermaterial in Vergleich zieht, bei dem sich keine Hypertonie manifestiert hatte. Nach 14 Tagen ergeben sich in der jeweiligen Versuchsgruppe (n = 8) keine, nach 28 Tagen im wesentlichen gleichsinnige Veränderungen der Nierenangiotensinase wie bei der Hypertonie-Gruppe (Abb. 2).

Als Ursache der unterschiedlichen Angiotensin-Inaktivierung liegt es nahe, die Atrophie und kompensatorische Hypertrophie der Nieren in Betracht zu ziehen. Mit den Enzymaktivitätsänderungen gehen die Gewichtsunterschiede der Nieren weitgehend parallel. Aus eigenen Untersuchungen zur Frage der Lokalisation des Angiotensin-Abbaus im Nierengewebe der Ratte wissen wir, daß die Inaktivierung zu mehr als 2/3 in der Rindenzone erfolgt. Es ist bekannt, daß die Atrophie der Niere bei Durchblutungsdrosselung vorwiegend zu einer Atrophie der Rinde führt. Für die Abnahme der am Peptidabbau beteiligten Enzymaktivität der durchblutungsgedrosselten Niere spricht des weiteren, daß auch die Leucinaminopeptidase-Aktivität (bestimmt nach 22) in der geklammerten Niere eine ganz gleichsinnige Verminderung wie die Angiotensinase aufweist.

Was das Verhalten der Plasma-Angiotensinase bei den renal hypertonen Tieren betrifft, ergeben sich (Tab. 1) keine Unterschiede gegenüber Kontrollratten. Damit finden die klinischen Untersuchungen von HICKLER und Mitarb. (13) bei einseitig renalem Hochdruck keine Bestätigung, daß entsprechend der von den Autoren formulierten Hypothese erhöhte endogene

Angiotensin-Spiegel einen erhöhten Abbau zur Folge haben. In Übereinstimmung zu unseren experimentellen Befunden stehen ausserdem Vergleichsuntersuchungen der Serum-Angiotensinase bei Hochdruckerkrankungen des Menschen. Bei insgesamt 29 Bestimmungen (in 2o Fällen bei essentieller Hypertonie, in 9 Fällen bei renaler Hypertonie) waren keine quantitativen Abweichungen der Angiotensin-Spaltung im Plasma gegenüber Kontrollpersonen erkennbar. Dies entspricht ganz den Befunden wie sie bereits 1963 von KLAUS und Mitarb. sowie 1964 von BIRON und Mitarb. erhoben wurden.

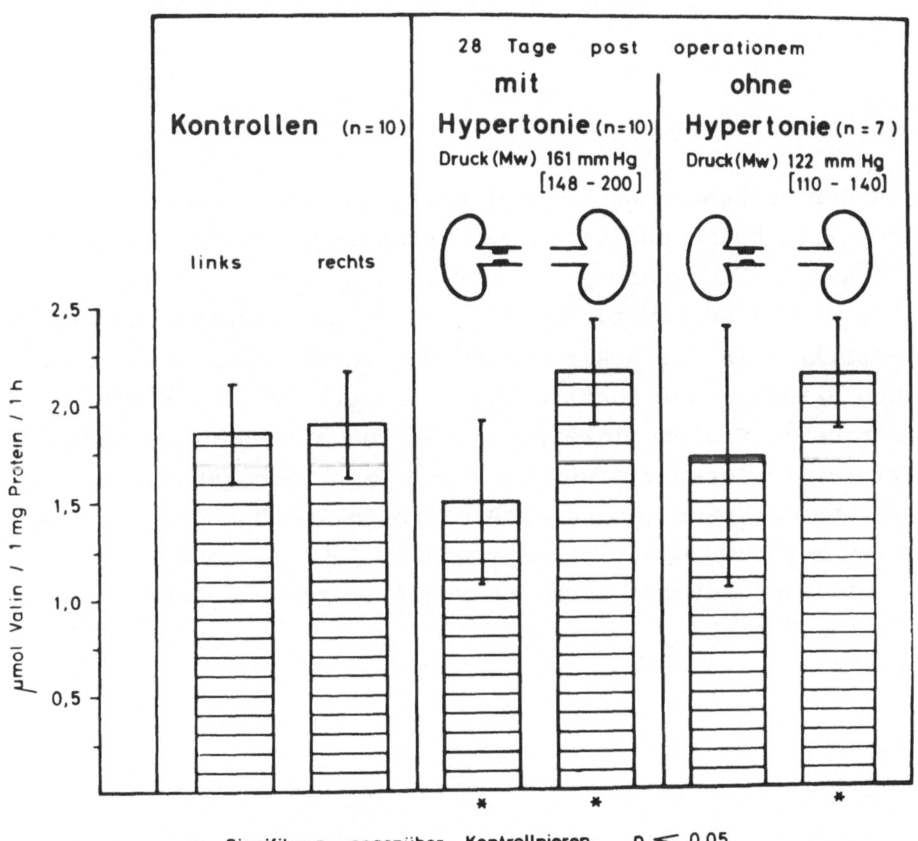

Abb. 2. Angiotensinase-Aktivität (ausgedrückt in µ mol Valin/ 1 mg Protein/1 Std./37°C) im Nierenhomogenat von Kontrolltieren sowie 28 Tage nach linksseitiger Drosselung der Nierenarterie bei Ratten mit und ohne Hochdruck.

Kontrollen (n = 18)	14 Tage nach Klammerung (n = 7)	28 Tage nach Klammerung (n = 8)
o,o71 ± o,o18	o,o74 ± o,o17	o,o73 ± o,o26

Tab. 1. Plasma-Angiotensinase (berechnet in µmol Valin/1 ml/1 Std./37°C) bei Kontrollratten und Tieren mit renovaskulärem Hochdruck.

Zusammenfassung

In der Frühphase des experimentellen renalen Hochdrucks lassen sich keine quantitativen Veränderungen des Angiotensin-Abbaus im Nierenhomogenat der Versuchstiere feststellen. Die nach 4 Wochen sich entwickelnden Unterschiede der Enzymaktivität in der geklammerten und ungeklammerten Niere gehen offenbar der funktionellen Minder- bzw. Mehrleistung der betreffenden Niere parallel. Für eine herabgesetzte Angiotensin-Inaktivierung im Plasma als pathogenetischem Teilfaktor des renalen und auch essentiellen Hochdrucks, wie auch auf dem Angiotensin-Symposium 1963 in Canada von verschiedenen Autoren vermutet wurde, ergeben unsere Befunde keinen Hinweis.

Literatur

1. PLENTL, A.A. and PAGE, I.H.: J. exp. Med. 79, 2o5 (1944)

2. REGOLI, D., RINIKER, B. and BRUNNER, H.: Biochem. Pharmacol 12, 637 (1963)

3. KHAIRALLAH, P.A., BUMPUS, F.M., PAGE, I.H. and SMEBY, R.R.: Science 14o, 672 (1963)

4. BRAUN-MENENDEZ, E., FASCIOLO, J.C., LELOIR, L.E. and MUNOZ, J.M.: Rev. Soc. argent. de biol. XVI, 398 (194o)

5. FASCIOLO, J.C., LELOIR, L.F., MUNOZ, J.M. and BRAUN-MENENDEZ, E.: Rev. Soc. argent. de biol. XVI, 643 (194o)

6. DEXTER, L.: Ann. Intern. Med. 17, 447 (1942)

7. QUINBY, W.C., DEXTER, L., SANDMEYER, J.A. and HAYNES, F.W.: J. Clin. Invest. 24, 69 (1945)

8. WOOD, J.E.: Circulation 25, 225 (1962)

9. MENDLOWITZ, M., WOLF, R.L., GITLOW, S.E. and NAFTCHI, N.E.: Circulation 25, 231 (1962)

1o. KLAUS, D., KAFFARNIK, H. und PFEIL, H.: Klin.Wschr. 41, 376 (1963)

11. KLAUS, D., KAFFARNIK, H. und PFEIL, H.: Klin.Wschr. 41, 38o (1963)

12. BIRON, P., LANDESMAN, R. and HUNT, J.C.: Nature 2o4, 1o96 (1964)

13. HICKLER, R.B., D.P. LAULER and THORN, G.W.: J. Clin. Invest. 42, 635 (1963)

14. BLAQUIER, P., BOHR, D.F., TAQUINI, A.C. jr. and HOOBLER, S.B.: Proc. Soc. exp. Biol. 1o8, 711 (1961)

15. BING, J.: Acta Path. microbiol. Scand. 56, 385 (1962)

16. WOLLHEIM, E. und MOELLER, J.: Handb. d.Inn.Med. Bd. IX/5, Hypertonie u. Hypotonie, Berlin, Göttingen, Heidelberg 196o, S. 1o4

17. DENGLER, H. und REICHEL, G.: Experientia 16, 36 (196o)

18. BUMPUS, F.M., R.R. SMEBY, I.H. PAGE and KHAIRALLAH, P.A.: Canad. Med. Ass. J. 9o, 19o (1964)

19. LEWIS, G.P.: Zusammenfassende Diskussion in: Proceedings-Intern.Symposium on Angiotensin, Sodium and Hypertension. Quebec 1963, Canad. Med. Ass. J. 9o, 194 (1964)

2o. WERNZE, H. und WERNZE, K.: Quantitative Aminosäurenbestimmung auf Dünnschichtchromatogrammen. In Vorbereitung

21. LOWRY, D.H., ROSENBROUGH, N.J., FARR, A.L. and RANDALL, R.J.: J. biol. chem. 193, 265 (1951)

22. MILLER, A.L. and WORSLEY, L.: Brit. Med. J. 2, 1419 (196o)

Schlußbemerkung

WOLFF, H.P.

Ich möchte die letzten Minuten dieses Tages nicht dazu benutzen, das heute Gesagte zu wiederholen, sondern für den Versuch hieraus einige Schlussfolgerungen zu ziehen. Daß deren Gültigkeit nur vorübergehend und ihr Inhalt nicht frei von Verallgemeinerungen und Spekulationen sein kann, liegt in der Natur des heutigen Themas.

Entscheidende Durchbrüche in der jahrelang stagnierenden Reninforschung hat die Identifizierung des juxtaglomerulären Apparates mit der Bildungsstätte des Renins durch die Arbeitsgruppen um HARTROFT, BING und PICKERING sowie die Entwicklung neuer quantitativer Methoden erbracht, unter denen der enzym-kinetische Reninnachweis von LEVER und Mitarb. und der direkte Angiotensinnachweis der GENEST'schen Arbeitsgruppe strengen Ansprüchen am ehesten zu genügen scheinen. Die Isolierung menschlichen Renins und die Gewinnung eines artspezifischen Antirenins durch HAAS und GOLDBLATT läßt die baldige Ergänzung dieser Methoden durch einen immunochemischen Reninnachweis erhoffen.
Die Diskussion über die Regulationsmechanismen der Reninsekretion hat verschiedene Arbeitshypothesen, jedoch keine endgültigen Klarheiten geliefert. Die Aktivierbarkeit der Reninsekretion durch Salzmangel, Hypovolämie, Orthostase, Adrenalektomie und Drosselung der Nierenarterie ließ auf den ersten Blick als niedrigsten gemeinsamen Nenner einen hämodynamischen Parameter vermuten. Dr. LEVER's Referat hat gezeigt, daß wir noch nicht in der Lage sind, ihn eindeutig zu definieren. Dass der gesuchte hämodynamische Stimulus der Reninsekretion durch Änderungen der intrarenalen Blutverteilung geliefert wird, ist das äusserste, was wir z. Zt. begründet annehmen können. Vieles spricht dafür, daß auch mit der Existenz eines Elektrolytstimulus

und damit mit einer Multifaktorkontrolle der Reninsekretion gerechnet werden muss.
Herr THURAU hat die experimentellen Unterlagen für die Formulierung eines Rückkoppelungssystems geliefert, in dem die Natriumkonzentration des Urines an der Macula densa als Stimulus, diese selbst als Rezeptor, das Renin-Angiotensin-System als Effektor und der afferente Arteriolenturnus und durch ihn das Glomerulumfiltrat als Regelgrösse fungieren. Ein wichtiges Ergebnis seiner Beobachtungen scheint mir darin zu liegen, daß sie einige Auswirkungen endogener Änderungen der Renin-Angiotensin-Aktivität erkennen lassen, nämlich eine Teilnahme des Systems an der Autoregulation der Nierendurchblutung und an der Natriumkonservierung des Organismus. Die Erfahrung, daß Nephrektomie ebenso wie eine passive Immunisierung mit Antirenin die Auslösung eines sekundären Aldosteronismus durch adäquate Reize verhindert, zeigt, daß das Renin-Angiotensin-System auch auf einem zweiten Wege an der Steuerung der Natriumausscheidung teilnimmt, indem es die Aldosteronsekretion stimuliert. Diese Befunde gehören zu den wenigen, die ohne exogene Angiotensinzufuhr eine Beteiligung des Systems an der Kontrolle des Natrium-Haushaltes und der Aldosteronsekretion dokumentieren. Hier melden sich bei mir Zweifel an der Berechtigung der Selbstverständlichkeit, mit der heute vielfach die Auswirkungen pharmakologischer Angiotensindosen mit physiologischen Effekten gleichgesetzt werden. Unter verschiedensten Versuchsbedingungen hinsichtlich Species, Blutdruck, Natriumbilanz, endogener Reninaktivität, Aldosteronaktivität, Nierendurchblutung sowie Dauer, Dosis und Lösungsmittel können Angiotensininfusionen ja einerseits eine antinatriuretische und andererseits eine natriuretische Wirkung hervorrufen, wobei wir das jeweilige Ergebnis als Summationseffekt aus vaskulärer und tubulärer Wirkung des Oktapeptids auffassen. Die Suche nach einem gemeinsamen niedrigsten Nenner für gleiche Wirkungen bei verschiedenen Versuchsanordnungen hat bisher keine befriedigenden Rückschlüsse auf die Natur derjenigen Faktoren zugelassen, die

ein jeweiliges Überwiegen des vaskulären bzw. des tubulären Angiotensineffektes gestatten. Von den Ergebnissen dieser pharmakologischen Angiotensinversuche bis zum Verständnis des physiologischen Zusammenspiels renaler Partialfunktionen der Substanz scheint daher noch ein weiter Weg zu liegen.

Für den Kliniker von besonderem Interesse ist die Bedeutung des Renin-Angiotensin-Systems für die Regulation des systemischen Blutdruckes und für die Pathogenese des renalen Hypertonus. Neueste Beobachtungen deuten einen Angriff des Angiotensins an zentralen und/oder peripheren Strukturelementen des sympathischen Nervensystems an. Es erscheint möglich, daß das Renin-Angiotensin-System auf diese Weise in physiologischen und/oder pathologischen Situationen an der Einstellung des Blutdruckes teilnimmt. Der Streit über eine Beteiligung des Systems an der Entstehung des renalen Hochdruckes ist seit den Beobachtungen von GOLDBLATT, PAGE, VOLHARD u.a. niemals abgerissen. Wenig Spielraum für eine derartige Vorstellung läßt auf den ersten Blick die Feststellung von Herrn GROSS zu, daß Vermehrung des renalen und zirkulierenden Renins sowohl ohne Hochdruck - z.B. nach Adrenalektomie, im Salzmangel oder Schock - wie mit Hochdruck - z.B. bei Nierenarteriendrosselung - einhergehen kann und ferner, daß ein experimenteller Hypertonus sowohl bei vermehrter wie bei normaler Reninsekretion als auch bei praktisch abwesender Renin-Aktivität - z.B. nach Cortexon oder Aldosterongaben - auftreten kann. Diesen tierexperimentellen Beobachtungen entsprechen die Ergebnisse einiger klinischer Untersuchungen. Dr. GENEST hat uns gezeigt, daß zwischen dem Verhalten der Renin- bzw. Angiotensinaktivität im Blut von Kranken mit essentieller Hypertonie und im Verhalten ihres diastolischen Blutdruckes im allgemeinen keine Korrelation besteht. Anders scheinen die Verhältnisse bei dem renalen Drosselungshochdruck des Menschen zu liegen. Hier ließ sich in einem beträchtlichen Prozentsatz der Fälle eine gesteigerte Renin-Angiotensinaktivität nachweisen. Eine Beziehung zwischen ihrer Höhe und dem jeweiligen Grade der Stenosierung und deren Dauer ist zu vermuten, bisher jedoch nicht bewiesen. Daß Nieren mit gedrosselter Durchblutung beim Menschen einen Hochdruck erzeugen und unterhalten können, geht aus den Beobachtungen hervor, daß:

1. Entfernung der gedrosselten Niere den Blutdruck normalisieren kann und
2. Injektionen von Extrakten endokriner Nieren bei Versuchstieren einen Hochdruck erzeugen kann, wie Dr. MASSON gezeigt hat.

Ob in diesem Falle das Renin-Angiotensin-System an der Entstehung des Hochdruckes ursächlich beteiligt ist, und, wenn ja, ob durch einen anderen Effekt als durch seine vasokonstriktorischen, bleibt vorerst offen. Möglicherweise sind zur Manifestation eines hypertensiven Angiotensineffektes bestimmte konditionierende Faktoren notwendig. Derartige Faktoren sind in dem jeweiligen Zustand der Natriumbilanz und der jeweiligen Aldosteronaktivität gesucht worden.

Damit ist natürlich nur ein kleiner Teil der Probleme gestreift, den wir heute bei der Beschäftigung mit dem Renin-Angiotensin-System begegnet sind, und deren Klärung wir von zukünftigen Beobachtungen und Diskussionen erhoffen.

Die Niere als Bildungsstätte von Erythropoietin

REMMELE, W.

Hätte das Symposion über "endokrine Funktionen der Niere" 1955 und nicht erst 1965 stattgefunden, so wäre es früher zu Ende gegangen. Das erste Thema des heutigen Vormittages wäre mit Sicherheit ausgefallen. Von einer Substanz namens "Erythropoietin" wusste man damals wenig, von ihrer Beziehung zur Niere nichts. Inzwischen füllen Arbeiten über "Niere und Erythropoiese" die Fachzeitschriften der Physiologen, Kliniker und Pathologen, und die Erwähnung endokriner Einflüsse der Niere auf die Blutbildung hat längst nichts Sensationelles mehr an sich.

Drei Fakten haben zu dieser Erweiterung unserer Kenntnisse beigetragen.

1. Die eingehenden Untersuchungen der vergangenen Jahre über den als "Erythropoietin" bezeichneten Stoff, der bei Zuständen vermehrten Erythrozytenbedarfes im Blut nachgewiesen werden kann, und dessen erythropoietische Wirkung sowohl in vivo als auch in vitro zweifelsfrei erwiesen ist, Die Entdeckung dieser Substanz geht auf das Jahr 1906 zurück (CARNOT und DEFLANDRE). Nachdem sie lange Zeit nahezu vergessen war, wurde sie 1943 von KRUMDIECK gleichsam zu neuem Leben erweckt. Seit über 1o Jahren ist sie Gegenstand eingehender Untersuchungen. In Deutschland beschäftigte sich als erster RUHENSTROTH-BAUER (195o) mit dem Erythropoietin. Herr KELLER wird anschließend ausführlicher über Natur, Wirkungsweise und Nachweismethoden des Erythropoietins sprechen.

2. Die Erfahrungen der Klinik. Seit langem ist bekannt, daß die chronische Glomerulo- und Pyelonephritis nahezu regelmäßig mit einer Anämie einhergehen. Inzwischen haben wir

dazugelernt, daß auch bei Zuständen akuten Nierenversagens eine starke Hypo- bzw. Aplasie der Erythropoiese eintreten kann (RICHET et al. 1954). Schließlich wissen wir seit der ersten Mitteilung von BARATH (1943)+, daß bestimmte Nierenerkrankungen wie z.B. Nierengeschwülste, Cystennieren und Nierencysten sowie Hydronephrosen mit einer Polyglobulie vergesellschaftet sein können.

3. Die experimentellen Untersuchungen über eine mögliche Bildung des Erythropoietins in der Niere. Die Anregung zu diesen Untersuchungen ergab sich nahezu zwangsläufig aus der Verknüpfung der klinischen Daten mit den Ergebnissen der vor einigen Jahren einsetzenden umfangreichen Arbeiten über das Erythropoietin. Als erste vermuteten JACOBSON und Mitarb. (1957) sowie ERSLEV (1958)und NAETS (1958) aufgrund tierexperimenteller Studien einen endokrinen Einfluß der Niere auf die Erythropoiese.

Lassen Sie mich bitte kurz die klinischen Beobachtungen referieren und danach ausführlicher auf die tierexperimentellen Resultate eingehen. Bei der Diskussion der klinischen Erfahrungen werde ich, soweit möglich, versuchen, die Korrelation zu den Ergebnissen der Erythropoietin-Forschung herzustellen.

A Klinik

1. Anämie bei chronischer Glomerulo- und Pyelonephritis:

Zu dieser Frage wird Herr NIETH ausführlich Stellung nehmen. Zweifellos sind Störungen des Erythrozytenstoffwechsels in der Pathogenese der renalen Anämie von entscheidender Bedeutung. Daß aber auch ein Mangel an Erythropoietin eine Rolle spielen kann, ist aus Tab. 1 zu ersehen.Danach enthält das Blut bzw. der Harn von Patienten mit renaler

+ Die gelegentlich in fälschlicher Weise als Erstmitteilung zitierte Arbeit von MEDVEI (1934) betrifft einen Kombinationsfall von Nierentumor mit Polycythämia vera rubra und nicht mit reaktiver Polyglobulie, worauf MEDVEI selbst ausdrücklich hinweist.

Anämie weitaus seltener Erythropoietin in nachweisbarer Menge als bei vergleichbar schweren hämolytischen oder hypoplastischen Anämien anderer Genese.

Autoren	Chronische Glomerulonephritis +	Chronische Glomerulonephritis -	Chronische Pyelonephritis +	Chronische Pyelonephritis -
GURNEY et al. (1957)	-	1	-	-
GALLAGHER et al. (196o)	3	1o	1	4
KELLER (196o)	1	1o	2	21
HIRASHIMA (1961)	2	3	-	-
PENINGTON (1961)	1	2	1	2
GÖLTNER und FRIEDERICI (1962)	-	-	-	7
KORST et al. (1962)	-	3	-	-
NAETS und HEUSE (1962)	-	12	1	9
BOIVIN et al. (1963)	4	4	-	-
SCHRETLEN (1963)	-	2	-	-
	11 (18,9 %)	47	5 (1o,4 %)	43
	Hypoplastische Anämien +	**Hypoplastische Anämien -**	**Hämolytische Anämien +**	**Hämolytische Anämien -**
REMMELE (1965)	24	1	47	19
HIRASHIMA (1961)	7	1	1	-
NOYES et al. (1962)	14	2	-	-
BOIVIN et al. (1963)	7	-	2	2
	52 (92,9 %)	4	5o (7o,4 %)	21

(Legende s.n.S.)

Tab. 1. Erythropoietin im Blutserum (Blutplasma, Harn) von Kranken mit Anämie bei chron. Glomerulo- und Pyelonephritis sowie mit sonstigen hypoplastischen und hämolytischen Anämien.

2. Erythroblastopenie bei akutem Nierenversagen:

Die Knochenmarksschädigung bei akutem Nierenversagen betrifft nach den Untersuchungen von RICHET und Mitarb. (1954), von NAETS und Mitarb. (1960) sowie von KELLER (1959) elektiv die Erythropoiese. Sie tritt in der Regel am 5. Tage nach Einsetzen der Anurie auf, kann einen Monat oder länger andauern und wird von einer bisweilen schweren Anämie gefolgt. In einigen Fällen gelang es nicht, im Blut den Nachweis von Erythropoietin zu führen (KELLER 1959; NAETS und HEUSE, 1962).

3. Polyglobulie bei Nierenerkrankungen:

Am häufigsten sind hypernephroide Nierenkarzinome mit einer Polyglobulie kombiniert (1-4%, Lit. bei REMMELE, 1965). Statistiken über die Häufigkeit des Vorkommens einer Polyglobulie bei Hydronephrose oder Cystennieren bzw. Nierencysten sind mir nicht bekannt.

Die Polyglobulie bei hypernephroidem Nierenkarzinom und sonstigen Nierenerkrankungen verschwindet in der Regel nach operativer Beseitigung des erkrankten Organs oder nach Exstirpation der Cyste. Sie kann beim Auftreten von Metastasen des Nierenkarzinoms wiederkehren. Abb. 1 zeigt die Blutbildveränderungen bei 42 Fällen von Nierenerkrankungen mit Polyglobulie binnen 12 Tagen bis 9 Jahren nach dem operativen Eingriff. Bei den Fällen mit unzulänglicher Normalisierung der Erythrozytenzahlen handelt es sich nahezu ausnahmslos um Karzinome, bei denen nicht klar ersichtlich ist, ob durch die Operation das gesamte Geschwulstgewebe aus dem Organismus entfernt worden war.

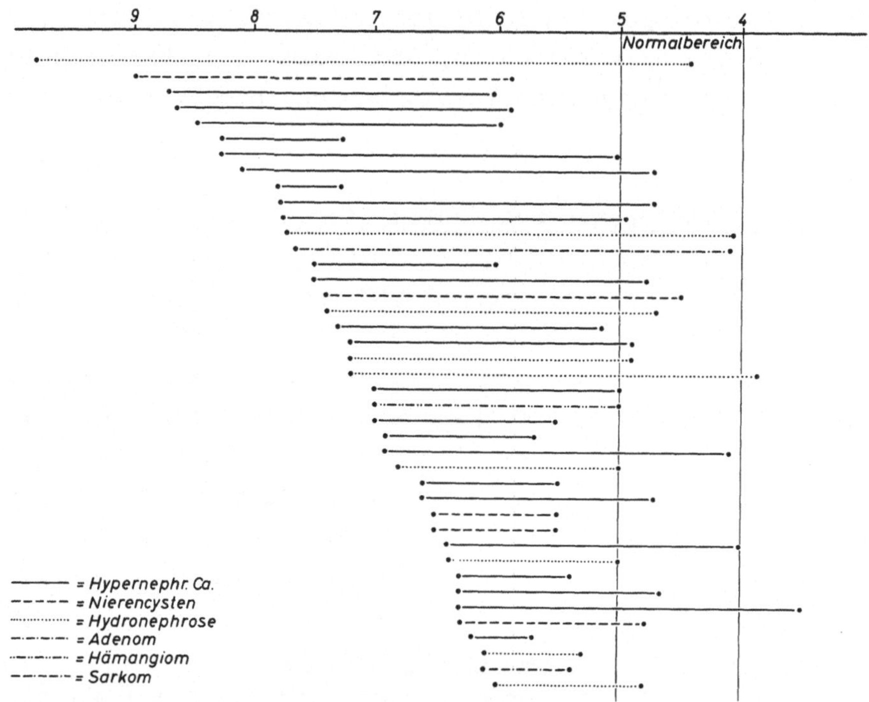

Abb. 1. Veränderungen der Erythrozytenzahl (Abszisse, in Mill./cmm) bei 41 Fällen von Nierenerkrankungen mit Polyglobulie vor und nach operativer Entfernung des erkrankten Organs bzw. Exstirpation der Cyste (Lit. bei REMMELE 1961, durch einige neuere Arbeiten ergänzt).

Die Gesamtzahl der bis heute publizierten Fälle von Nierenerkrankungen mit Polyglobulie liegt bei 150-200 (Lit. bis 1962 s. bei REMMELE 1963).

Untersuchungen über den Erythropoietingehalt des Blutes, des Tumorgewebes, des Inhaltes der Hydronephrose bzw. der Nierencysten und der Wände der Nierencysten bei Kranken mit gleichzeitiger Polyglobulie liegen bis heute in zu geringer Zahl vor, als daß sie eine zuverlässige Schlußfolgerung zuließen (Tab. 2). Zwei Befunde verdienen jedoch mit allem Vorbehalt, der sich aus der kleinen Zahl an Fällen ergibt, herausgestellt zu werden, damit sie in künftigen Fällen besondere Beachtung finden: Erstens ließ sich bisher bei hypernephroiden Nierenkarzinomen nur im Extrakt des Tumors, nicht hingegen im Extrakt der Restniere Erythropoietin nachweisen; zweitens enthielten Nierencysten meist sowohl in der Wand als auch in der Cystenflüssigkeit Erythropoietin. Auf die Folgerungen, die sich hieraus für den Bildungsort des Erythropoietins innerhalb der Niere ergeben, werde ich weiter unten zurückkommen.

Krankheit	Untersuchungsgut	Ges. Zahl	Erythropoietin	
			+	Ø
Hypernephroides Nierenkarzinom	Blut, Harn	11	7	4
	Extrakt Tumor	5	3	2 ←
	Extr. Restniere	2	-	2 ←
Nierencysten	Blut	4	2	2
	Cystenwand	2	2	-
	Cysteninhalt	6	5	1 ←
Hydronephrose	Blut, Harn	6	4	2
	Flüssigkeit	2	1	1

Tab. 2. Erythropoietin im Blut, Harn, Tumorgewebe, Gewebe der tumorfreien Restniere, Cystenwand und Cysteninhalt von Nierencysten sowie Flüssigkeit in Hydronephrosen (Lit. bei REMMELE 1961, ergänzt durch neuere Arbeiten).

Wir haben uns bemüht (gemeinsam mit GILLE), durch katamnestische Auswertung der Krankenblattunterlagen von 95 Fällen mit Nierentumoren, Nierencysten und chronischen Nephritiden festzustellen, ob die durchschnittlichen Erythrozytenzahlen höher lägen als bei Patienten mit Magenulcus, Magenkarzinom oder Uterus myomatosus.

Soweit aus den Krankenblättern ersichtlich, wurden die Fälle mit makroskopisch gesicherter Blutung von denjenigen ohne Blutung getrennt, um damit eine mögliche Fehlerquelle zu eliminieren.

Die erhoffte Rechtsverschiebung der Erythrozytenzahlen zu höheren Werten hin bei den Fällen mit Nierengeschwülsten und Nierenzysten war nicht zu beobachten (Abb. 2). Damit ist sie jedoch nicht widerlegt, da das Untersuchungsgut aus mehreren Krankenanstalten Schleswig-Holsteins stammte und die sehr unterschiedlichen Methoden der Erythrozytenzählung zweifellos beträchtliche Fehlerquellen beinhalteten. Wir sind jetzt bemüht, durch prospektive Untersuchungen unter Anwendung einheitlicher Bestimmungsmethoden der Erythropoiese in den kommenden Jahren ein zuverlässigeres Material zu sammeln, das uns die Beantwortung dieser noch offenen Frage gestattet.

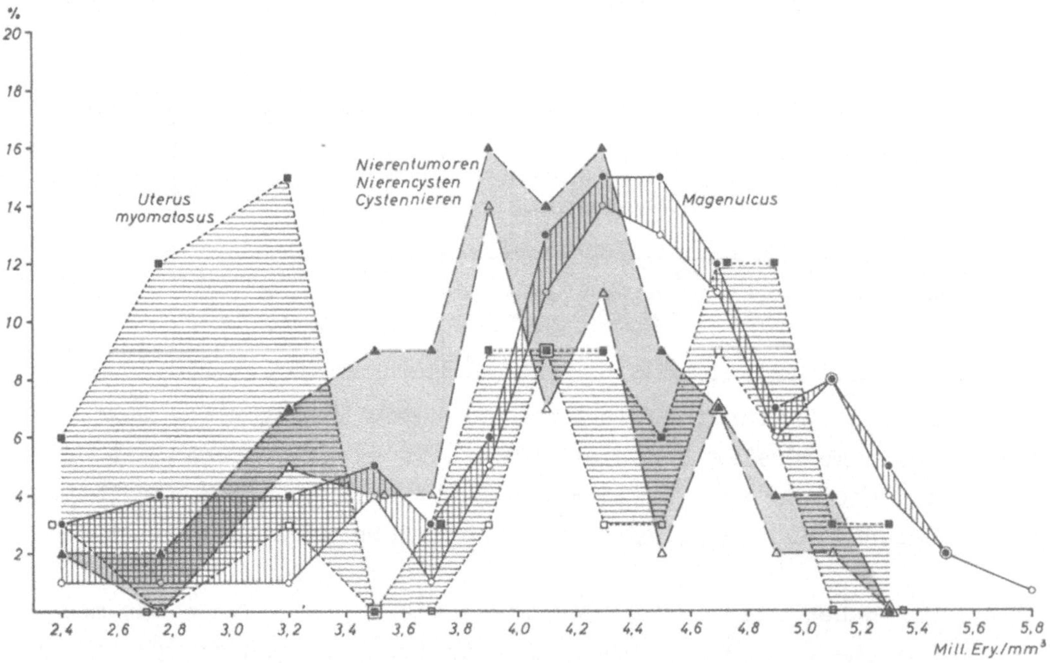

Abb. 2. Verteilung der Erythrozytenwerte bei 44 Fällen von Nierentumoren, Zystennieren und Nierenzysten (grau getönte Kurve), 33 Fällen von Uterus myomatosus (quer schraffiert) und 228 Fällen von Ulcus ventriculi (längs schraffiert).Obere Begrenzung der Kurve: Fälle mit klinisch nachgewiesener Blutung; untere Begrenzung der Kurve: Fälle ohne nachgewiesene Blutung. Weitere Erläuterungen s.Text.

(Forts. s. n. S.!)

Zur Erhaltung der Übersichtlichkeit wurden die an 51 Fällen von chronischer Glomerulo- und Pyelonephritis sowie an 157 Fällen von Magenkarzinom ermittelten Kurven nicht eingezeichnet. Beide liegen etwa im Bereich der Kurve aus den 44 oben erwähnten Fällen von Nierentumoren, Cystennieren und Nierencysten.

FRIEND u. Mitarb. (1961) konnten am Krankengut des Peter Bent Brigham-Hospitals in Boston der Jahre 1935-1958 ebenfalls kein unterschiedliches Verhalten der Erythropoiese bei chronischen Nephritiden und Cystennieren ermitteln. Angesichts der Streuung über 24 Jahre gelten jedoch die gleichen methodischen Einwände wie für unsere eigenen bisherigen Untersuchungen.

Zum Vergleich dienten uns u.a. Patientinnen mit Uterus myomatosus, da von dieser Geschwulst ebenso wie vom Hämangioblastom des Kleinhirns bekannt ist, daß sie relativ oft mit einer Polyglobulie einhergeht. Tatsächlich ist die Kurve der Erythrozytenzahlen bei den Frauen mit Uterus myomatosus geringfügig nach rechts verschoben, was umso bemerkenswerter ist, als es sich ausschließlich um Frauen handelt, während unter den Fällen der Nierengruppe beide Geschlechter vertreten sind und daher an sich eine höhere durchschnittliche Erythrozytenzahl erwartet werden sollte. Ob diese Rechtsverschiebung den tatsächlichen Gegebenheiten entspricht oder durch die erwähnten methodischen Unzulänglichkeiten bedingt ist, wird sich hoffentlich in unseren weiteren Untersuchungen klären lassen.

Eine Polyglobulie kann bekanntlich bei nahezu allen Formen maligner Geschwülste auftreten (Lit. bei REMMELE 1961). Ihre Ursache ist ebenso wie diejenige der Polyglobulie bei Uterus myomatosus und beim Hämangioblastom des Kleinhirns noch ungeklärt.

B Tierexperimentelle Ergebnisse

1. Das einfachste und zugleich schlüssigste Experiment, das auf eine enge Beziehung der Niere zur Erythropoiese hinweist, ist der Vergleich der Erythropoiese bzw. Erythropoie-

tinbildung bei doppelseitig nephrektomierten und doppelseitig ureterligierten Tieren (Abb. 3a)). Die Reststickstoffwerte im Blutserum beider Versuchsgruppen liegen nach eigenen Untersuchungen im gleichen Bereich (REMMELE, 1961). Dennoch verhält sich die Erythropoiese different: Während die meisten Autoren (z.B. ERSLEV,1958; NAETS und HEUSE,1962) nach doppelseitiger Nephrektomie einen Verlust der Reaktionsfähigkeit der Erythropoiese gegenüber stimulierenden Maßnahmen sahen, erwies sie sich bei ureterligierten Tieren meist als normal (DURAND und SCIAINI, 1960; REISSMANN et al., 1960; REMMELE, 1961).

Für die bisweilen ungestörte Erythropoiese bei nephrektomierten Tieren ohne Stimulierung der Erythropoiese (z.B. REMMELE, 1961) gibt es verschiedene Erklärungsmöglichkeiten: Einmal könnte hierfür das noch im Blute enthaltene Erythropoietin verantwortlich sein, da derartige Versuche nur eine Laufzeit von 24-48 Stunden aufweisen. Zum anderen ist zu bedenken, daß ausser der Niere offenbar auch andere Organe - speziell die Leber - zur Bildung erythropoietisch aktiver Stoffe befähigt sind (s.u.). Schließlich ist noch nicht erwiesen, ob die Niere für die physiologisch ablaufende Erythropoiese die gleiche Bedeutung hat wie für deren Reaktion gegenüber stimulierenden Maßnahmen (Abb. 7).

Bei doppelseitig ureterligierten und partiell nephrektomierten Tieren zeigt die Erythropoiese in der Regel keine Abweichung von der Norm (NAETS, 1958-1960; SUKI u. GROLLMAN, 1960; REMMELE, 1961 u.a.A.).

2. Eigene Parabioseversuche (REMMELE, 1961), die später von ROSSE u. WALDMANN (1962) im Prinzip mit etwas anderer Methodik bestätigt wurden, zeigen ebenfalls die Bedeutung der Niere für eine adäquate Reaktion der Erythropoiese gegenüber stimulierenden Maßnahmen (Abb. 3b)). Blutentzug bei Parabiosepaaren mit einem bilateral nephrektomierten Partner steigerte die Erythropoiese weitaus geringer als bei Parabiosepaaren mit zwei gesunden Partnern. Bei sauerstoffarmer Beatmung war die Reaktion der Erythropoiese bei Paaren mit einem bilateral ureterligierten Partner normal, bei Paaren mit einem bilateral nephrektomierten Partner stark herabgesetzt.

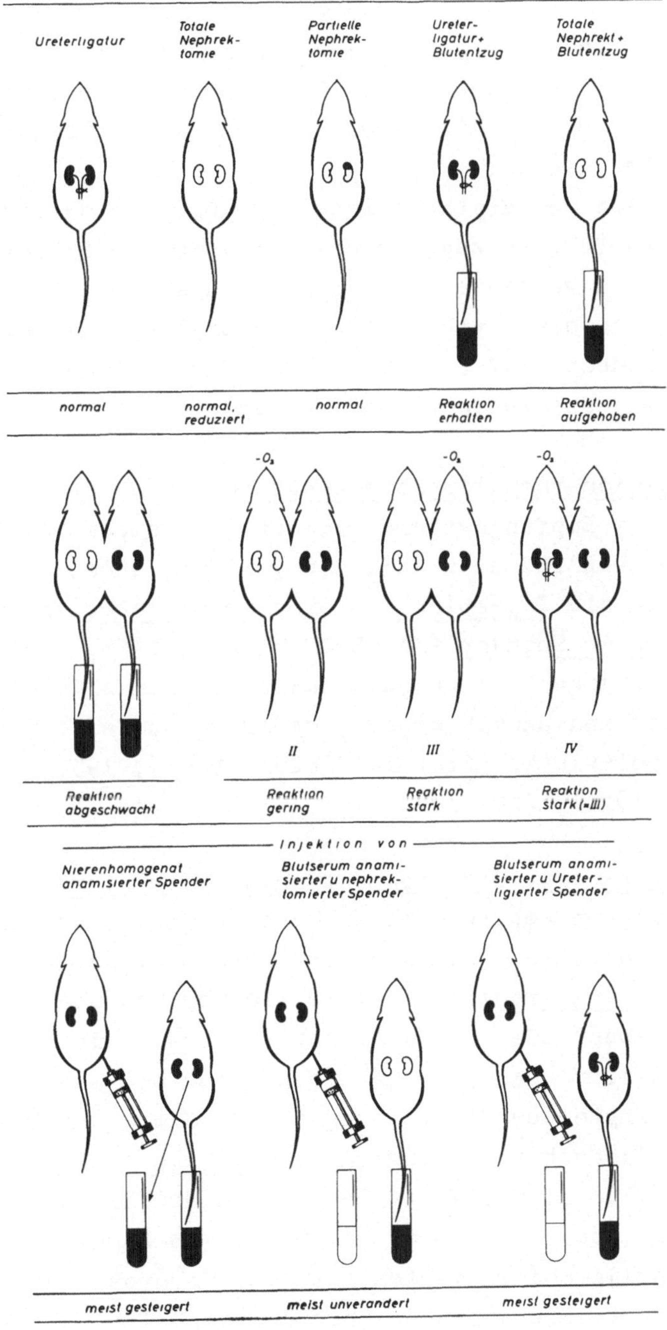
Ureterligatur
Totale Nephrektomie
Partielle Nephrektomie
Ureterligatur + Blutentzug
Totale Nephrekt + Blutentzug
normal
normal, reduziert
normal
Reaktion erhalten
Reaktion aufgehoben
II
III
IV
Reaktion abgeschwacht
Reaktion gering
Reaktion stark
Reaktion stark (=III)
Injektion von
Nierenhomogenat anamisierter Spender
Blutserum anamisierter u nephrektomierter Spender
Blutserum anamisierter u Ureterligierter Spender
meist gesteigert
meist unverandert
meist gesteigert

Abb. 3. Beziehungen zwischen Niere und Erythropoiese auf Grund tierexperimenteller Resultate (Lit. u. Erläterung s. Text).

a) Verhalten der Erythropoiese nach Ureterligatur, totaler (bilateraler) und partieller Nephrektomie sowie nach Blutentzug bei bilateral ureterligierten und nephrektomierten Tieren.
b) Reaktion der Erythropoiese gegenüber stimulierender Maßnahmen (Blutentzug, Sauerstoffmangel) bei Parabioseratten nach verschiedenen Eingriffen an der Niere.
c) Reaktion der Erythropoiese von Empfängertieren (jeweils links oben) auf Injektion von Nierenhomogenat bzw. Blutserum verschiedener Spendertiere (jeweils rechts unten).

3. Injektion von Nierenhomogenat anämisierter Spendertiere erhöht bei Empfängertieren die Erythropoiese meist ebenso sehr (GOLDWASSER u. DUKES, 1960; NAETS, 1960; PIHA u. HYRSKE, 1961) wie die Injektion von Blutserum ureterligierter und anämisierter Spender (JACOBSON et al., 1957; MIRAND et al., 1957). Demgegenüber enthält das Blutserum bilateral nephrektomierter und anämisierter Spender meist keine nachweisbare Erythropoietinaktivität (JACOBSON et al., 1957; MIRAND et al., 1957) (Abb. 3c)).

4. Röntgen- bzw. Betatronbestrahlung der Nieren von Mäusen und Kaninchen bewirkt bei noch normalen Reststickstoffwerten eine deutliche Hemmung der Erythropoiese (Abb. 4). Die Ligatur der A. renalis läßt im Tierversuch die Eryhtropoiese unbeeinflusst oder steigert sie (Abb. 4), ein Befund, auf den im Zusammenhang mit der Frage nach dem adäquaten Reiz für die Erythropoietinbildung in der Niere zurückzukommen sein wird. Nach Erzeugung einer experimentellen Hydronephrose fanden MITUS u. TOYAMA (1964) in 60% der Tiere eine Polyglobulie (Abb. 4). Dieser Befund ist in Hinblick auf die Polyglobulie bei Patienten mit Hydronephrose besonders beachtenswert. Die Versuche über das Verhalten der Erythropoiese bei bilateral nephrektomierten Ratten (ARDAILLOU

u. Mitarb., 1960) bzw. Hunden (KORST et al., 1962) mit Autotransplantaten von Nierengewebe auf dem Peritoneum führten zu uneinheitlichen Ergebnissen; ARDAILLOU et al. sahen bei den Ratten mit Nierentransplantaten einen höheren Einbau von Fe^{59} in die Erythrozyten, als bei Ratten ohne Transplantate, während KORST et al. im Blutserum anämisierter Hunde mit Autoexplantaten von Nierengewebe kein Erythropoietin nachweisen konnten.

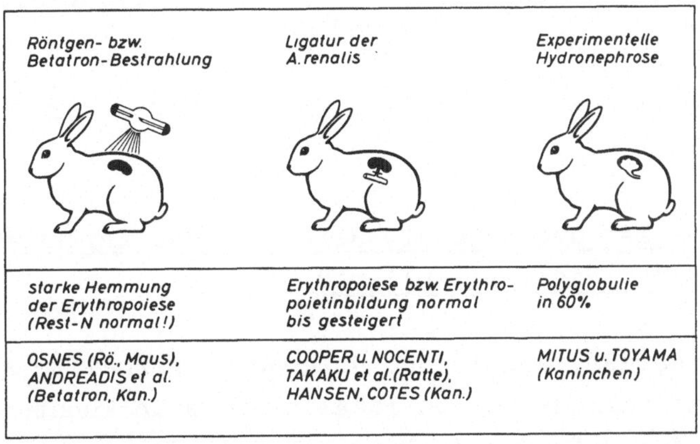

Röntgen- bzw. Betatron-Bestrahlung	Ligatur der A. renalis	Experimentelle Hydronephrose
starke Hemmung der Erythropoiese (Rest-N normal!)	Erythropoiese bzw. Erythropoietinbildung normal bis gesteigert	Polyglobulie in 60%
OSNES (Rö., Maus), ANDREADIS et al. (Betatron, Kan.)	COOPER u. NOCENTI, TAKAKU et al. (Ratte), HANSEN, COTES (Kan.)	MITUS u. TOYAMA (Kaninchen)

Abb. 4. Reaktion der Erythropoiese auf verschiedene Nierenschädigungen im Tierexperiment.

Fassen wir die Vielzahl der bis heute vorliegenden Befunde am Menschen und im Tierexperiment zusammen, so scheint es mir berechtigt, daraus die Folgerung zu ziehen, daß die Niere auf hormonalem Wege in die Erythropoiese eingreift, d.h., daß sie den als"Erythropoietin" bzeichneten Wirkstoff bildet.

Grundsätzlich müssten noch folgende Möglichkeiten erwogen werden, die zur Erklärung des Einflusses der Niere auf die Erythropoiese dienen könnten:

1. Die Störung der Erythropoiese bei nephrektomierten Tieren sei die Folge der Urämie. Diese Hypothese kann als unzutreffend angesehen werden; die vergleichenden Untersuchungen der Blutbildung bei bilateral nephrektomierten und ureterligierten Tieren liefern dafür den Beweis.
2. Die Niere inaktiviere einen hypothetischen Eryhtropoiese-Hemmstoff. Hiergegen spricht, daß die Erythropoiese - wie oben erwähnt - bei bilateral nephrektomierten Tieren häufig

ungestört abläuft, obgleich der Hemmstoff hier verstärkt wirksam sein müsste.
3. Die Niere bilde nicht das vollaktive Erythropoietin, sondern einen Faktor, der erst im Zusammenwirken mit einem weiteren, im Blutserum enthaltenen Faktor, das Erythropoietin erzeuge. Dies ist nach den heutigen Kenntnissen möglich, vielleicht sogar wahrscheinlich. Die Beteiligung der Niere an der hormonalen Steuerung der Erythropoiese wird durch diese Hypothese nicht bestritten; vielmehr resultiert lediglich eine Frage bezüglich der Nomenklatur, nämlich, ob man schon den Teilfaktor der Niere als "Erythropoietin" (etwa als "Erythropoietin I", s. Abb. 6) bezeichnen oder ob dieser Name dem vollaktiven Wirkstoff ("Erythropoietin II", s. Abb. 6) vorbehalten bleiben soll.

Damit rücken einige spezielle Fragen in den Vordergrund des Interesses:

1. Welches ist der adäquate Reiz, der die Erythropoietinbildungin der Niere stimuliert?

Hinweise darauf, daß in der unteren Körperhälfte sauerstoffmangelempfindliche Zellen lokalisiert sein könnten, ergaben sich aus den Befunden an Patienten mit Polyglobulie bei offenem Ductus arteriosus BOTALLI (STOHLMAN et al., 1954; SCHMID u. GILBERTSEN, 1955), Inzwischen haben sich umfangreiche tierexperimentelle Ergebnisse angesammelt, die darauf hindeuten, daß diese Zellen in der Niere selbst lokalisiert sind.

Nach Ligatur der A. renalis beobachteten mehrere Autoren eine erythropoietische Aktivität des Blutplasmas oder -serums aus der V. renalis bzw. eine gesteigerte Erythropoiese bei dem operierten Tier selbst (Abb. 4). Ähnliche Resultate wurden nach Ligatur der V. renalis beim Hund (van LESSEN et al., 1958) und bei der Ratte (MANTZ et al., 1960) gewonnen. In den Versuchen von MANTZ et al. enthielt nur das Blut der Nierenvene, nicht dasjenige der V. cava caud. distal der Einmündung der V. renalis, erythropoietische Aktivität. Auch nach temporärer Torsion des Nierenstiels sahen MANTZ et al. bei den operierten Tieren selbst sowie bei Empfängertieren, denen Serum der operierten Ratten injiziert worden war, eine deutliche Retikulozytose.

Von besonderer Bedeutung sind die Perfusionsversuche an isolierten Nieren in situ und nach Entnahme aus dem Körper.(Abb.5).

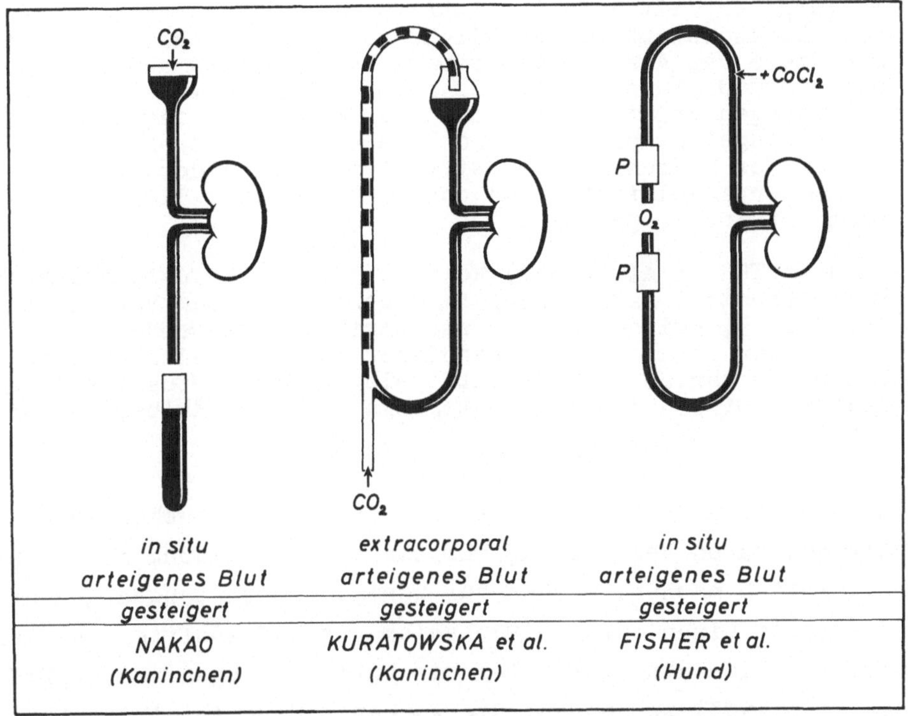

Abb. 5. Reaktion der Erythropoiese von Empfängertieren auf Injektion von Blut nach Perfusion der Niere von Spendertieren in situ oder in vitro (Erläuterung s. Text).

Sowohl KURATOWSKA et al. (1961) als auch NAKAO (1962) fanden im Nierenvenenblut eine starke Erythropoietinaktivität, während die Perfusionsflüssigkeit anderer Organe (Leber, Milz, Lunge) in den Versuchen von KURATOWSKA et al. inaktiv war. FISHER et al. (1961) setzten dem Perfusionsblut Cobaltchlorid (10 µM) zu und registrierten im Perfusionsblut eine deutliche Vermehrung des Erythropoietin-Gehaltes. Da Cobalt nach Untersuchungen von WESLEY (1951), BURK u. Mitarb. (1946) sowie HEARON u. Mitarb. (1947) den Sauerstoffverbrauch sowohl des Gesamtorganismus als auch einzelner Gewebeschnitte hemmt, ist im Ergebnis der Perfusionsversuche von FISHER et al. ein weiterer Hinweis auf die Bedeutung der Anoxie für die Erythropoietinbildung in der Niere zu erblicken.

In jüngster Zeit konnten THORLING u. JENSEN (1964) zeigen, daß das Isoenzymbild der Milchsäuredehydrogenase (LDH) in der Niere bei Agarelektrophorese sowohl unter den Bedingungen einer Blutungsanämie als auch nach Gabe von Cobalt Verschiebungen erleidet, die denjenigen einer anaeroben Stoffwechsellage entsprechen. Die Veränderungen waren im Enzymmuster der Nierenrinde am stärksten ausgebildet. Das Blutserum der anämisierten und cobaltbehandelten Tiere enthielt vermehrt Erythropoietin.

Auch WARTER et al. (1962) konnten in der Perfusionsflüssigkeit (physiol. NaCl-Lösung im Gegensatz zu den Versuchen der Abb. 5, bei denen Blut zur Perfusion verwendet wurde) isolierter anoxischer Kälbernieren in vitro eine signifikant höhere Erythropoietinaktivität als in der Perfusionsflüssigkeit von Milzen bzw. im Blutplasma gesunder Kälber nachweisen.

Diesen Befunden, die eine Anoxie des Nierengewebes selbst als adäquaten Reiz für die Erythropoietinbildung sehr wahrscheinlich machen, stehen nur wenige Beobachtungen gegenüber, die einen solchen Mechanismus zweifelhaft erscheinen lassen. Hier sind vor allem die Untersuchungen von HARDWICK et al. (1963) zu nennen. Sie wurden jedoch an einer sehr kleinen Zahl von Tieren ausgeführt und sind bis heute unbestätigt.

2. Welche Zellen der Niere bilden das Erythropoietin?

Tierexperimentelle Untersuchungen über die Bedeutung der Nierenrinde bzw. des Nierenmarkes für den Ablauf der Erythropoiese brachten kein einheitliches Ergebnis. Nach Autotransplantation von Nierenmark- bzw. Nierenrindengewebe beobachteten MUIRHEAD u. KOSINSKI (1964) einen starken Rückgang der Inkorporation von Fe^{59} in die Erythrozyten nur bei den Hunden, die peritoneale Nierenrindenexplantate besaßen, während die Tiere mit Markexplantaten eine normale Erythropoiese aufwiesen. Offensichtlich unterblieb jedoch die histologische Untersuchung der Explantate am Versuchsende, da MUIRHEAD u. KOSINSKI angeben, es könne sein, daß die Rindenexplantate nicht überlebten. SOKABE u. GROLLMAN (1962) beschritten einen anderen Weg: Sie entfernten die Nierenrinde bzw. das Nierenmark bei Ratten und zerstörten bei weiteren Tieren das Markgewebe durch Vinylamin. Im Gegensatz zu MUIRHEAD u. KOSINSKI sahen sie die stärkste Störung der Erythropoiese bei den corticektomierten Tieren.

Unter den verschiedenen Zellen der Nierenrinde werden gegenwärtig vor allem die Tubulusepithelien und die epitheloiden Zellen der Vasa afferentia als Bildungszellen des Erythropoietins diskutiert.

a) Tubulusepithelien

BIALESTOCK (196o) vermutet den Ort der Erythropoietinbildung in den Tubulusepithelien u.zw. in den Zellen der HENLE'schen Schleifen. Die Mikrodissektion der Nephrone eines 4 Monate alten Kindes mit schwerer, seit Geburt bestehender Anämie ergab eine variable Form und Grösse der Glomerula, eine Hypertrophie der proximalen Tubuli, atrophische und blindendigende Sammelrohre sowie cystische und sehr kurze HENLE'sche Schleifen. Die Veränderungen der HENLE'schen Schleifen wurden in der ganzen Niere angetroffen.

REISSMANN et al. (196o) vergifteten Ratten mit Sublimat und sahen danach eine deutlich schwächere Reaktion der Erythropoiese auf Phenylhydrazin-Hämolyse als bei Kontrollratten bzw. bilateral ureterligierten Ratten. Die Werte lagen nur wenig höher als bei bilateral nephrektomierten Tieren.

BURKE u. MORSE (1962) erzeugten bei Ratten eine Aminonucleosidnephrose. Mit zunehmender Ausbildung der Nephrose (Versuchsdauer 13 Tage) ging die Reaktionsfähigkeit der Tiere gegenüber einem Blutentzug signifikant zurück; die Inkorporation von Fe^{59} sank in diesem Zeitraum von ca. 5o% auf 1% ab.

Diese Befunde legen nahe, daß die Tubulusepithelien der Niere das Erythropoietin bilden. Eine Stütze dieser Ansicht ergibt sich aus der Polyglobulie bei hypernephroiden Nierenkarzinomen und Cystennieren bzw. Nierencysten. Die hypernephroiden Nierenkarzinome nehmen nach neuesten elektronenmikroskopischen Untersuchungen mit grösster Wahrscheinlichkeit ihren Ausgang von den Tubulusepithelien (SELJELID u. ERICSSON, 1965); die Nierencysten entstehen ebenfalls aus Harnkanälchen. Die bei diesen Nierenveränderungen auftretende Polyglobulie ist also gewissermaßen ein Naturexperiment, das die Bedeutung der Tubulusepithelien als Bildungsstätte des Erythropoietins unterstreicht (vgl. ZOLLINGER, 1965).

Die Steuerung der Erythropoietinbildung in den Tubulusepithelien versucht NAETS (1960) mit Hilfe der "cell separation" - Theorie von PAPPENHEIMER u. KINTER (1956) zu erklären. Diese Theorie besagt, daß wegen der Lage der Erythrozyten im Axialstrom die am spätesten aus der Interlobulararterie abzweigenden Vasa afferentia den höchsten Hämatokritwert aufweisen; ferner, daß sich das Blut der Vasa efferentia in zwei Kreisläufe teilt: Der erste entspricht dem peritubulären Kapillarnetz, der zweite besteht aus Gefäßanastomosen zwischen den Vasa efferentia und den Interlobularvenen. Da das peritubuläre Kapillarnetz quasi im Nebenschluß gelegen ist, erhält es das erythrozytenarme Blut, während das erythrozytenreiche Blut den Anastomosen folgt. Dies bedingt, daß die Anoxie der Tubulusepithelien umso schwerer wird, je geringer die Zahl der Erythrozyten bzw. die Sauerstoffsättigung des Hämoglobins ist. Die Voraussetzungen für eine sehr differenzierte Regulation der Erythropoietinbildung in den Tubuluszellen über die Zusammensetzung des Blutes im peritubulären Kapillarsystem sind damit gegeben.

b) Epitheloide Zellen der Vasa afferentia

Die Ergebnisse von Untersuchungen über die Veränderungen an den epitheloiden Zellen nach Eingriffen an der Niere bzw. an der Blutbildung sind in Tab. 3 zusammengefaßt. Sie erlauben folgende Feststellungen:

1. Erzeugt man in der Niere eine lokale Anoxie, so steigt der juxtaglomeruläre Index (JGI: HARTROFT u. HARTROFT, 1953) nach übereinstimmender Angabe aller Autoren auf höhere Werte an;

2. Maßnahmen, die eine Steigerung der Erythropoiese bewirken - Blutentzug, Hämolyse, Sauerstoffmangel in der Atemluft - erhöhen ebenfalls den JGI;

3. Erythropoiese-hemmende Eingriffe reduzieren den JGI oder lassen ihn unverändert.

Autoren	Methode	J.G.I.
A Eingriffe an der Niere		
HIRASHIMA u. TAKAKU (1962)	Ligatur der Arteria renalis	erhöht
NAKAO (1962)	" " "	erhöht
HANSEN (1964)	" " "	erhöht
B Stimulierung der Erythropoiese		
OSNES (1958)	Chron. Blutentzug	erniedrigt
HIRASHIMA u. TAKAKU (1962)	Akuter Blutentzug, akute Hämolyse	erhöht
GOLDFARB u. TOBIAN (1962)	Hypoxie (19000 ft)	unverändert
NAKAO (1962)	Akuter Blutentzug	erhöht +++
	Chron. Blutentzug	erhöht ++
MITUS u. TOYAMA (1964)	Exp. Hydronephrose mit Polyglobulie	erniedrigt
DEMOPOULOS et al. (1965)	Hypoxie (30000 ft)	erhöht
C Hemmung der Erythropoiese		
HIRASHIMA u. TAKAKU (1962)	Hypertransfusion	erniedrigt
NAKAO (1962)	" " "	erniedrigt
GOLDFARB u. TOBIAN (1963)	Hyperoxie (80 % O_2 in d.Atemluft)	unverändert

Tab. 3. Veränderungen des "juxta glomerular index" (J.G.I.) bei Tieren nach Eingriffen an der Niere bzw. verschiedenartiger Stimulierung oder Hemmung der Erythropoiese.

Diese Befunde werden durch folgende Beobachtungen ergänzt:

4. Die Nieren von anämisierten Mäusen zeigten nach Injektion von Tritium-Thymidin (24 Std. nach dem Blutentzug) autoradiographisch eine starke Anhäufung von Silberkörnern im Bereich der epitheloiden Zellen (NAKAO, 1962).

5. Die Bausteinhistochemie der Granula in den epitheloiden Zellen nach erythropoiesesteigernden Eingriffen und von Bluteiweißfraktionen mit erythropoietischer Aktivität ergab

eine teilweise Übereinstimmung: Granula und aktives Plasma zeigten eine positive PAS-, Gentianaviolett- und Pyroninfärbung; mit Toluidinblau färbten sich beide metachromatisch. Danach verhalten sich die Granula der epitheloiden Zellen zumindest teilweise färberisch ähnlich wie aktive Plasmafraktionen; bekanntlich gehört das Erythropoietin nach unseren heutigen Kenntnissen zur Gruppe der Mucoproteide, was dem färberischen Verhalten entspricht.

6. Nach den sehr gründlichen Untersuchungen von DEMOPOULOS et al. (1965) steigt der Erythropoietingehalt des Blutes nach mehrstündigem Sauerstoffmangel an, während der JGI absinkt und erst in den folgenden Stunden hohe Werte erreicht. Degranulation der epitheloiden Zellen und Erythropoietingehalt des Blutes verhielten sich parallel.

7. Die gleichen Autoren konnten zeigen, daß anaerob aufbereitete Nierenhomogenate gesunder Ratten mit einem JGI von 37 eine deutliche Erythropoietinaktivität enthielten, während Extrakte aus DOCA-hypertensiven Nierenrinden (JGI = 3) und Nierenrinden nach vermehrter NaCl-Zufuhr (JGI = 8) erythropoietisch inaktiv waren. Bei sorgfältiger histologischer Untersuchung wiesen die Nieren der beiden letztgenannten Gruppen keine Veränderungen an den Tubulusepithelien auf.

Die Frage: Welche Zellen bilden das Erythropoietin, die Tubulusepithelien oder die epitheloiden Zellen? ist somit noch nicht sicher zu beantworten. Wohl aber scheint es gerechtfertigt, die epitheloiden Zellen mit einem etwas höheren Grad an Wahrscheinlichkeit als Bildungsstätte des Erythropoietins anzusehen.

Sind Renin und Erythropoietin identische Substanzen? Diese Frage drängt sich nach dem Vorhergesagten geradezu auf, und ihre Berechtigung wird nach den im folgenden Abschnitt enthaltenen Angaben noch deutlicher. Leider gibt es bislang hierzu nur wenige Untersuchungen, die zudem kein einheitliches Bild liefern.

NAKAO (1962) vermisste nach Erythropoietingabe bei bilateral nephrektomierten Ratten einen vasopressorischen Effekt und schloß hieraus auf eine unterschiedliche Natur beider Substanzen. Auch die Befunde von KALEY und DEMOPOULOS (1963) sprechen gegen die Identität der beiden Wirkstoffe, da die Gabe hoher Renindosen bei der Ratte nicht immer eine vermehrte Inkorporation von Fe^{59} in die Erythrozyten zur Folge hatte. Erythropoiesesteigende Maßnahmen (Hämolyse mit Phenylhydrazin, Cobaltgaben, Hypoxie) führten jedoch zu einem Anstieg auch des extrahierbaren Renins, so daß die Möglichkeit diskutiert wurde, der gleiche Reiz bewirke eine vermehrte Bildung von Renin und Erythropoietin. Angiotensin erzeugte bei hypophysektomierten-adrenalektomierten Ratten eine signifikante Steigerung des Hämatokrit und des zirkulierenden Erythrozytenvolumens (FISHER u. CROOK, 1962), ohne den Sauerstoffverbrauch zu beeinflussen. Die Frage nach der Identität von Erythropoietin und Renin ist somit noch offen.

3. Bildet die Niere das vollaktive Erythropoietin oder einen erythropoietischen Faktor, der, ähnlich wie das Renin, auf einen Serumeiweißkörper einwirkt und ihn zum Erythropoietin aktiviert?

Diese Frage, die allein schon wegen der noch ungeklärten Beziehung zwischen Erythropoietin und Renin besondere Beachtung verdient, ist neuerdings von KURATOWSKA et al. (1964) eingehender bearbeitet worden. Zwar hatten bereits ERSLEV (1958) sowie GALLAGHER et al. (1960) gefunden, daß die Injektion des Serums urämischer anämisierter Tiere bei gesunden Empfängertieren die Erythropoiese steigert, jedoch nur in begrenztem Umfange. Die Ergebnisse von Frau KURATOWSKA zeigen, daß die Perfusionsflüssigkeit anoxischer Nieren bei subcutaner Injektion in Empfängerratten nur dann erythropoietische Aktivität aufwies, wenn sie zuvor mit Blutplasma oder bestimmten Eiweißfraktionen inkubiert worden war; unter den verschiedenen Eiweißfraktionen war α-Globulin am wirksamsten.

Die übrigen, oben erwähnten Perfusionsversuche sprechen keineswegs gegen die Annahme, daß der Nierenfaktor erst im Zusammenwirken mit einem Bluteiweißkörper seine Aktivität erlangt, da in allen einschlägigen Untersuchungen die Nieren mit Blut durchströmt worden waren. Der einzige mir bekannte Perfusionsversuch, in dem physiologische NaCl-Lösung als Perfusionsflüssigkeit verwendet wurde (WARTER et al., 1962), stellt ebenfalls keinen Gegenbeweis dar, da hierbei den Empfängertieren die Perfusionslösung intravenös injiziert worden war.

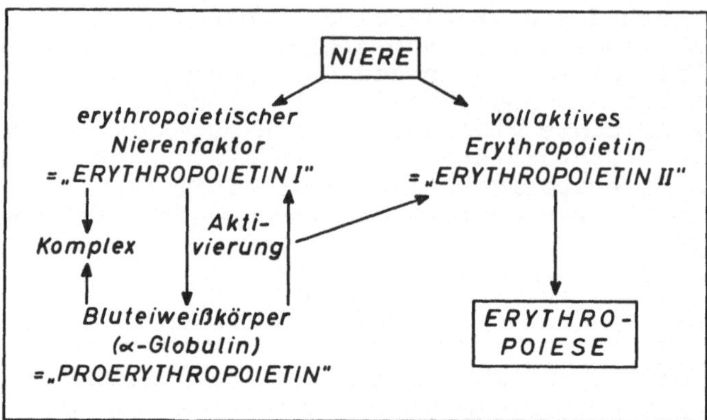

Abb. 6. Schematische Darstellung der endokrinen Beeinflussung der Erythropoiese durch die Niere (Erläuterung s. Text).

In Abbildung 6 sind die beiden grundsätzlich gegebenen Möglichkeiten der endokrinen Beeinflussung der Erythropoiese durch die Niere schematisch dargestellt. Zur Erleichterung künftiger Diskussionen erscheint es mir zweckmäßig, den hypothetischen inkompletten erythropoietischen Nierenfaktor (Renin?) als "Erythropoietin I", den vollwirksamen Faktor als "Erythropoietin II" zu bezeichnen. Unter "Proerythropoietin" verstehe ich den in der Fraktion der α-Globuline enthaltenen Bluteiweißkörper, über dessen Natur und Herkunft noch völlige Unklarheit herrscht. KURATOWSKA et al. halten es für am wahrscheinlichsten, daß der erythropoietische Nierenfaktor ("Erythropoietin I") mit dem Proerythropoietin einen Komplex bildet, der dem Erythropoietin II unserer Nomenklatur entspricht. Die weiteren Möglichkeiten (Aktivierung des Erythropoietins I durch das Proerythropoietin bzw. umgekehrt Aktivierung des Proerythropoietins durch das Erythropoietin I) kommen nach Ansicht dieser Autoren weniger in Betracht.

4. Ist die Niere das einzige Organ, das zur Bildung erythropoietischer Substanzen befähigt ist?

Nach unserer heutigen Kenntnis ist diese Frage zu verneinen. Zweifellos steht die Niere im Mittelpunkt der hormonalen Regulation der Erythropoiese, jedoch gibt es sicher auch andere Organe, die einen hormonalen Einfluß auf die Erythropoiese auszuüben vermögen. Dabei seien die endokrinen Drüsen, die eine "unspezifische hormonale Beeinflussung der Erythropoiese" (REMMELE, 1961) bewirken, von der weiteren Erörterung ausgeklammert.

Der Beweis für die Bildung des Erythropoietins oder anderer erythropoietisch aktiver Stoffe in anderen Organen als in der Niere wurzelt in zwei Befunden: Einmal wurde von einigen Autoren bei nierenlosen Tieren - und neuerdings auch Menschen - eine bisweilen ungestörte und auch reaktionsfähige Erythropoiese beobachtet; zum anderen erbrachte das Tierexperiment positive Anhaltspunkte dafür, daß andere Organe ausser der Niere erythropoietisch wirkende Stoffe produzieren können.

a) Befunde an nierenlosen Tieren und Menschen

In Versuchen an bilateral nephrektomierten Kaninchen und Ratten konnten MIRAND et al. (1957-1959), ERSLEV (1958, 1959) sowie KELLER u. KHALIFA (1963) nach Sauerstoffmangel, Blutentzug, Phenylhydrazin-Hämolyse bzw. Cobaltchloridgaben eine Steigerung der Erythropoiese bzw. einen vermehrten Erythropoietingehalt des Blutes nachweisen. Serum urämischer anoxischer Tiere hatte bei Injektion in gesunde Tiere eine gewisse erythropoietische Aktivität (ERSLEV, 1958, 1959; GALLAGHER et al., 1960). Parabiosepaare mit einem bilateral nephrektomierten Partner zeigten bei Sauerstoffmangel des nephrektomierten Tieres eine geringe erythropoietische Aktivität (ROSSE u. WALDMANN, 1962, s.Abb. 3b)).

NATHAN et al. (1964) fanden bei vier nierenlosen Patienten 2-520 Tage nach Entfernung der Nieren Hämoglobinwerte von 6,7-9,2 g%; der Hämatokrit betrug 12-28 %, die Retikulozytenzahlen 8-30 ‰. Das hypoplastische Knochenmark enthielt Erythroblasten in verminderter Zahl.

RICHET et al. (1961) beschrieben eine 44-j. Frau mit Schrumpfnieren bei interstitieller Nephritis und erhöhten Erythrozytenzahlen bis zu 6 Mill./cmm. Allerdings bestand eine stark vermehrte Hämolyse mit Verkürzung der Erythrozytenlebensdauer auf 25 Tage, so daß die Steigerung der Erythropoiese auf dem Wege des in Abb. 7 dargestellten Rückkopplungsmechanismus zustandegekommen sein könnte.

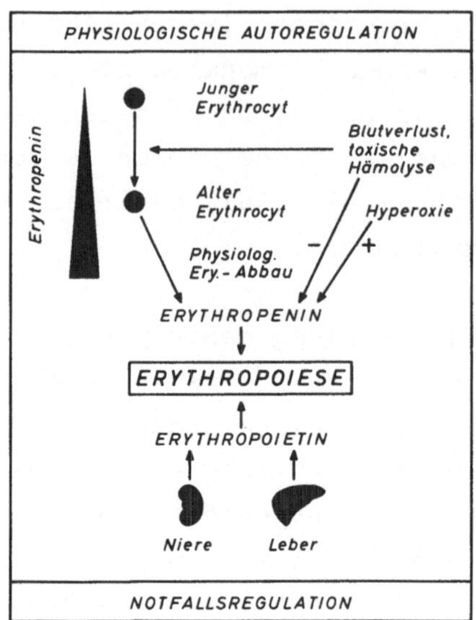

Abb. 7. Schematische Darstellung der Regulation der Erythropoiese.
Oben: Physiologische Autoregulation durch das in den alternden Erythrozyten entstehende, bei ihrem Abbau freigesetzte Erythropenin.
Unten: Notfalls-Regulation durch das Erythropoietin der Niere und evtl. der Leber.
Weitere Erläuterungen s. Text.

Schließlich sind die erhöhten Erythropoietinwerte bei 18,9 % der Fälle mit chronischer Glomerulonephritis + Anämie und bei 1o,4 % der Fälle von chronischer Pyelonephritis + Anämie (Tab. 1) sowie die gesteigerte Erythropoiese im Knochenmark bei chronischen und akuten Nierenerkrankungen (HASHIMOTO, 1961; REMMELE et al., 1965) zu erwähnen.

b) Befunde an anderen Organen

In der Anfangszeit der Erythropoietinforschung wurden vor allem die Milz und die Hypophyse als Bildungsstätte des Erythropoietins diskutiert (Lit. bei REMMELE, 1961, 1963). Die Milz, deren Funktion als erythropoietinbildendes Organ vor allem von RUHENSTROTH-BAUER (195o) erwogen worden war, hat offensichtlich nicht die ursprünglich vermutete Bedeutung für die hormonale Regulation der Erythropoiese (Neuere Arbeiten: KURATOWSKA et al., 1961; WARTER et al., 1962). Für die Hypophyse gilt das Gleiche, wenn auch noch nicht zweifelsfrei geklärt ist, ob das ACTH neben seiner adrenocorticotropen auch eine renotrope Wirkung ausübt und die Erythropoiese durch Stimulierung der Erythropoietinbildung in der Niere erhöht (OSNES, 1960; NAKAO, 1962).

In jüngster Zeit wurden konkrete Anhaltspunkte dafür gewonnen, daß speziell die Leber auf humoralem Wege die Erythropoiese zu fördern vermag. Die Perfusion der Vena portae von Kaninchen mit O_2-armem und O_2-reichem Blut ergab im Blut der Vena hepatica eine hohe Erythropoietinaktivität (REISSMANN u. NOMURA, 1962), als deren Ursache ein vermehrter Gehalt des Blutes an hämolysierenden Stoffen und Gallenfarbstoffen ausgeschlossen werden konnte. In diesem Zusammenhang ist auch erwähnenswert, daß 3-10% aller Fälle von Leberkarzinom mit einer Polyglobulie einhergehen sollen (SCHONFELD et al., 1961; McFADZEAN et al., 1958) und, daß es gelang, im exstirpierten Tumor erythropoietisch wirkende Stoffe nachzuweisen (BRADLEY et al., 1961).

Andererseits vermag die Leber nach sorgfältigen Perfusionsstudien von BURKE u. MORSE (1962) Erythropoietin zu inaktivieren.

In großen Zügen wird man sagen können, daß die Niere eine wichtigere Stellung in der Steuerung der Erythropoiese einnimmt als die übrigen Organe. GURNEY (1960) schätzt, daß etwa 10% des zirkulierenden Erythropoietins extrarenaler Herkunft seien. Es ist selbstverständlich, daß mit dieser Zahl nur die ungefähren Dimensionen abgesteckt werden, innerhalb denen die Niere und die extrarenalen Bildungsstätten auf humoralem Wege in die Erythropoiese eingreifen.

Ich komme zur letzten Frage, die mit der soeben erörterten in enger Beziehung steht:

5. Gibt es neben der Steuerung der Erythropoiese durch das renale und extrarenale Erythropoietin sowie durch sonstige Hormone eine Autoregulation der roten Blutbildung?

Diese Frage sei nur am Rande kurz angeschnitten, da sie nicht mehr in den engeren Rahmen des mir gestellten Themas gehört. Die Existenz sog. "kompensierter hämolytischer Syndrome" und die Fähigkeit des Organismus, kleinste Blutverluste zu kompensieren, die nicht zu einer Anoxie der Körperzellen führen, veranlassten STOHLMAN (1962 a,b) zu der Konzeption, daß ein negativer Rückkopplungsmechanismus vorliege, der von den peripheren Blutzellen selbst seinen Ausgang nehme. In diesen häufe sich mit zunehmender Alterung ein Erythropoiese-Hemmstoff an. Beim Eintritt von Blutverlusten oder bei vorzeitiger Hämolyse falle weniger Hemmstoff an, und die Erythropoiese werde deswegen gesteigert. Dem Erythropoietin komme im wesentlichen eine Bedeutung für Notfalls-Situationen ("panic" mechanism, STOHLMAN, 1962 a) zu. In den Rahmen dieser Vorstellungen fügt sich gut unsere eigene Beobachtung, daß Rinderserum unter den Bedingungen der Hyperoxie die Erythropoiese hemmt (REMMELE, 1961). Dies würde bedeuten, daß der von uns in Anlehnung an STEINBERG et al. (1959) als "Erythropenin" bezeichnete Hemmstoff im Serum durch Sauerstoff aktiviert würde und damit die Erythropoiese drosselte. Die Grundzüge der Regulation der Erythropoiese durch das Erythropoietin und der hypothetischen physiologischen Autoregulation sind in Abb. 7 zusammengefaßt.

1962 haben BURKE u. MORSE eine Arbeit über die Beziehungen zwischen Niere, Leber und Blutbildung unter das Zitat aus einem Werk des englischen Dichters und Philosophen Alexander POPE gestellt: "Who shall decide when experts disagree?" Dieser Satz gilt noch heute. Der wissenschaftliche Streit über die renale Beeinflussung der Erythropoiese ist keineswegs beendet. Er hat sich jedoch vom Grundsätzlichen auf Einzelprobleme verlagert. Die Bildung eines Erythropoiese-stimulierenden Wirkstoffes in der Niere ist ein Faktum, an dem nicht mehr zu rütteln ist.

Literatur

ANDREADIS, P., BROMIG, G. u. SCHARZ, J.: Experimentelle Untersuchungen über die Bildung eines erythropoetischen Faktors in der Niere. Z. exp. Med. 138, 62-72 (1954)

ARDAILLOU, R., NAJEAN, Y., ALTMAN, J. u. RICHET, G.: Étude de l'érythropoiese chez les rats néphrectomiesés et porteurs d'une autogreffe de rein. Rev. franc. clin. biol. 5, 189-19o (196o)

BARATH, E.: Über den Hochdruck bei Nebennierenkrankheiten. (Braune und weiße Hypertonie. Pseudo-CUSHING-Syndrom). Wiener klin. Wschr. 56, 295-298 (1943)

BIALESTOCK, D.: Anaemia of renal origin, studied by microdissection of the kidney. Australasian Ann. Med. 9, 44 (196o), zit. nach LEIKIN, 1964

BOIVIN, P., LAGRUE, G. u. FAUVERT, R.: L'activité érythropoiétique du plasma humain au cours de quelques affections hématologiques et autres. Nouv. Rev. franc. Hématol. 3, 35-5o (1963)

BRADLEY, J.E., YOUNG, J.D., jr., und LENTZ, G.: Polycythemia secondary to pheochromocytoma. J. Urol. (Baltimore) 86, 1-6 (1961)

BURK, D., SCHADE, A.L., HESSELBACH, M.L. u. FISCHER, C.: Fed. Proc. 5, 126 (1946), zit. nach LEVY, LEVISON und SCHADE (195o)

BURKE, W.T. u. MORSE, B.S.: Studies on the production and metabolism of erythropoietin in rat liver and kidney. In: Erythropoiesis. Edit. by L.O. JACOBSON and DOYLE, M. New York and London: Grune & Stratton (1962)

CARNOT, M.P. u. DEFLANDRE, Cl.: Sur l'activité hémopoiétique des différents organes au cours de la régénération du sang. C.R. Acad. Sci. (Paris) 143, 432-435 (19o6)

CARNOT, M.P.: Sur le mécanisme de l'hyperglobulie provoquée par le sérum d'animaux en rénovation sanguine. C.R. Soc. biol. 61, 344-346 (19o6)

COOPER, G.W. u. NOCENTI, M.R.: Unilateral renal ischaemia and erythropoietin. Proc. Soc. exp. Biol. (N.Y.) 1o8, 546-549 (1961)

COTES, M.: Persönliche Mitteilung an P. HANSEN

DEMOPOULOS, H.B., HIGHMAN, B., ALTLAND, P.D., GERVING, M.A. u. KALEY, G.: Effects of high altitude on granular juxtaglomerular cells and their possible role in erythropoietin production. Amer. J. Path. 46, 497-5o9 (1965)

DURAND, D. u. SCIAINI, G.: Ricerche sperimentali sui rapporti tra rene et eritropoiesi. Pathologica 52, 499-5o6 (196oa)

ERSLEV, A.J.: Erythropoietic function in uremic rabbits. Arch. Int. Med. 1o1, 4o7-417 (1958)

ERSLEV, A.J.: In: Discussion of identity of erythropoietin and its site of production. In: The kinetics of cellular proliferation. New York and London: Grune & Stratton (1959), S. 361-363

FISHER, J.W. and CROOK, J.J.: Influence of several hormones on erythropoiesis and oxygen consumption in the hypophysectomized rat. Blood 19, 557-565 (1962)

FISHER, J.W., SANZARI, N.P., BIRDWELL, B.J. u. CROOK, J.J.: The role of the kidney in erythropoietin production. In: JACOBSON and DOYLE, Erythropoiesis. New York and London: Grune & Stratton (1962)

FRIEND, D.G., HOSKINS, R.G. u. KIRKIN, M.W.: Relative erythrocythemia (polycythemia) and polycystic kidney diseases, with uremia: report of a case with comments on frequency of occurrence. New Engl. J. Med. 264, 17-19 (1961)

GALLAGHER, N., McCARTHY, J.M., HART, K.T. u. LANGE, R.D.: Evaluation of plasma erythropoietic-stimulating factors in anemic uremic patients. Blood 14, 662-667 (1959)

GALLAGHER, N., McCARTHY, J.M. u. LANGE, R.D.: Observations on erythropoietic-stimulating factor (ESF) in the plasma of uremic and nonuremic anemic patients. Ann. Int. Med. 52, 12o1-1212 (196o)

GÖLTNER, E. u. FRIEDERICI, L.: Die erythropoetische Aktivität des Blutserums nach Blutverlusten bei Karzinomen ohne und mit Urämie. Med. Welt (Stuttg.) 1962, 586-589

GOLDFARB, B. u. TOBIAN, L.: Effect of high oxygen concentrations on erythropoietin and the renal juxtaglomerular cell. Proc. Soc. Exper. Biol. Med. 113, 35-36 (1963)

GOLDWASSER, E. u. DUKES, P.P.: Unveröff., zit. nach JACOBSON, GURNEY u. GOLDWASSER: Adv.int.med. 1o, 297-327 (196o)

GURNEY, C.W.: Erythropoietin, erythropoiesis and the kidney. J.A.M.A. 173, 1828 (196o)

GURNEY, C.W., GOLDWASSER, E. u. PAN, C.: Studies on erythropoiesis. VI. Erythropoietin in human plasma. J. Lab. clin. Med. 5o, 534-542 (1957)

HANSEN, P.: Polycythemia produced by constriction of the renal artery in a rabbit. Acta path. microbiol. scand. 6o, 465-472 (1964)

HARDWICK, D.F., STRAUSS, J. u. MISRAHY, G.A.: Kidney oxygen availability. Amer. J. Physiol. 2o5, 322-324 (1963)

HARTROFT, Ph.M. u. HARTROFT, W.S.: Studies on renal juxtaglomerular cells. I. Variations produced by sodium chloride and desoxycorticosterone acetate. J. Exper. Med. 97, 415 (1953)

HASHIMOTO, M. u. N. NAKAMURA: Study on bone marrow of autopsy cases in renal diseases, especially in chronic glomerulonephritis. J. Kyushu Hematol. Soc. 11, 158-192 (1961)

HEARON, J., SCHADE, A.L., LEVY, H. u. BURK, D.: Cobalt inhibition of tumor respiration and protection by histidine. Cancer Res. 7, 713 (1947)

HIRASHIMA, K.: Study on erythropoietic factor in plasma. Effects of human plasmas on the in vitro biosynthesis of heme by avian erythrocytes. Acta haemat. (Basel) 26, 2o9-223 (1961)

HIRASHIMA, K. u. TAKAKU, F.: Experimental studies on erythropoietin. II. The relationship between juxtaglomerular cells and erythropoietin. Blood 2o, 1-8 (1962)

JACOBSON, L.O., GOLDWASSER, E., FRIED, W. und PLZAK, L.: Role of the kidney in erythropoiesis. Nature 179, 633-634 (1957)

JACOBSON, L.O., GOLDWASSER, E., FRIED, W. u. PLZAK, L.: Studies on erythropoiesis. VII. The role of the kidney in the production of erythropoietin. Trans. Ass. Am. Physic. 7o, 3o5-317 (1957)

KALEY, G. u. DEMOPOULOS, H.B.: Effect of erythropoietic stimuli on renin content and juxtaglomerular cells. Fed. Proc. 22, 664 (1963)

KELLER, H.M.: La signification des hématopoiétines dans le développement des anémies observées au cours de néphropathies. I. Congr. Internat. Néphrol., Evian, 196o

KELLER, H.M.: Diskussion zu C. GASSER: In: Hämolyse und hämolytische Erkrankungen. VII. Freiburger Symposium, Berlin-Göttingen-Heidelberg: Springer 1961

KELLER, H.M. u. KHALIFA, K.: Untersuchungen über Erythropoetin bei nephrektomierten Ratten. Acta haemat. (Basel) 29, 336-339 (1963)

KORST, E., FRENKEL, E.P., COUSINEAU, L. u. MUIRHEAD, E.E.: Erythropoietin studies in human renal abnormalities. Correlative renal explant attempts in the rat and dog. In: Erythropoiesis. Edit. By L.P. JACOBSON and M. DOYLE. New York and London, Grune & Stratton, 1962, p.374-385

KRUMDIECK, N.: Erythropoietic substance in the serum of anemic animals. Proc. Soc. Exper. Biol. Med. 54, 14-17 (1943)

KURATOWSKA, Z., LEWARTOWSKI, B. u. LIPINSKI, B.: Chemical and biological properties of an erythropoietin generating substance obtained from perfusates of isolated anoxic kidneys. J. Lab. Clin. Med. 64, 226-237 (1964)

KURATOWSKA, Z., LEWARTOWSKI, B. u. MICHALAK, E.: Studies on the site of erythropoietin productin. Proc. VIII. Europ. Congr. Hematol. Wien,1961

KURATOWSKA, Z., LEWARTOWSKI, B. u. MICHALAK, E.: Studies on the production of erythropoietin by isolated perfused organs. Blood 18, 527-573 (1961 b)

LEIKIN, S.L.: Hematologic aspects of renal disease. Ped. Clin. North Amer. 11, 667-684 (1964)

LESSEN, G.H. van, STEFANINI,M.,SMITH, F.E.: Erythropoiesis after unilateral partial ligation of renal vein in dogs. Clin. Res. 6, 193 (1958)

MANTZ, J.M., CHOLEVAS, M. u. WARTER, J.: Études sur l'hémopoiétine chez le rat blanc. II. Arguments en faveur de son origine rénale. C.R. Soc. Biol. 154, 1068 (1960)

Mc.FADZEAN, A.J.S., DODD, D. u. TSANG, K.C.: Polycethemia in primary carcinoma of the liver. Blood 13, 427-435 (1958)

MEDVEI, C.V.: Über ein bemerkenswertes Zusammentreffen von Arthritis urica, Erythrämie Typ Vaquez und Hypernephroma malignum. Wiener Arch. inn. Med. 24, 417-426 (1934)

MIRAND, E.A. u. PRENTICE, T.C.: Presence of plasma erythropoietin in hypoxic rats with or without kidney(s) and/or spleen. Proc.Soc. Exper. Biol. Med. 96, 49-51 (1957)

MIRAND, E.A. u. PRENTICE, T.C.: The ability of hypophysectomized or hypophysectomized and nephrectomized rats to produce erythropoietin. Anat. Record 181, 581 (1958)

MIRAND, E.A., PRENTICE, T.C. u. SLAUNWHITE, W.R.: Current studies on the role of erythropoietin in erythropoiesis. Ann. N.Y. Acad. Sci. 77, 677-72o (1959)

MITUS, W.J. u. TOYAMA, K.: Role of juxtaglomerular apparatus in production of erythrocystosis in experimental hydronephrosis. X. Internat. Congr. Hematol. Stockholm, 1964

MUIRHEAD, E.E. u. KOSINSKI, M.: Renomedullary origin of erythropoietin. X. Internat. Congr. Hematol. Stockholm, 1964

NAETS, J.P.: Erythropoiesis in nephrectomized dog. Experentia 14/2, 74 (1958 a)

NAETS, J.P.: Erythropoiesis in nephrectomized dogs. Nature 181, 1134-1135 (1958)

NAETS, J.P.: The kidney and erythropoiesis. Nature 182, 1516-1517 (1958)

NAETS, J.P.: The role of the kidney in erythropoiesis. J. Clin. Invest. 39, 1o2-11o (196o)

NAETS, J.P., BRAUMAN, H. u. KRAYTMAN, M.: Étude de l'érythropoièse au cours de l'insuffisance rénale aigue et chronique. Acta haemat. 24, 169-185 (196o)

NAETS, J.P. u. HEUSE, A.F.: Measurement of erythropoietic stimulating factor in anemic patients with or without renal disease. J. Lab. clin. Med. 6o, 365-374 (1962 a)

NAKAO, K.: Studies on erythropoietin. Acta haemat. japon. 25, 253-279 (1962)

NATHAN, D.G., SCHUPAK, E., STOHLMAN, F. jr., MERRILL, J.P.: Erythropoiesis in anephric man. J. Clin. Invest. 43, 2158-2165 (1964)

NOYES, W.D., DOMM, B.M. u. WILLIS, L.C.: Regulation of erythropoiesis. I. Erythropoietin assay as a clinical tool. Blood 2o, 9-18 (1962)

OSNES, S.: Influence of the pituitary on the erythropoietic principle produced in the kidney. Brit. Med. J. 196o I, 1153-1157

PAPPENHEIMER, J.R. u. KINTER, W.B.: Hematocrit ratio of blood within mammalian kidney and its significance for renal hemodynamics. Amer. J. Physiol. 185, 377-39o (1956)

PENINGTON, D.G.: The role of the erythropoietic hormone in anaemia. Lancet 1961 I, 3o1-3o6

REISSMANN, K.R. u. NOMURA, T.: Erythropoietin formation in isolated kidneys and liver. In: Erythropoiesis. Edit. by L.O. JACOBSON and M. DOYLE. New York and London: Grune & Stratton, 1962, p. 71-77

REISSMANN, K., NOMURA, T., GUNN, R.W. u. BROSIUS, F.: Erythropoietic response to anemia or erythropoietin injection in uremic rats with or without functioning renal tissue. Blood 16, 1411-1423 (1960)

REMMELE, W.: Die humorale Steuerung der Erythropoiese. Habil.-Schrift Heidelberg 1961, Berlin-Göttingen-Heidelberg: Springer 1963

REMMELE, W.: Hämopoietin. Verhandl.Dtsch.Ges.Path.,Saarbrücken, 1965

REMMELE, W., MUELLER, K. u. WEBER, J.: In Vorbereitung (1965)

RICHET, G., ALAGILLE, D. u. FOURNIER, E.: L'érythroblastopénie aigue de l'anurie. Presse méd. 62, 50-53 (1954)

RICHET, G., ARDAILLOU, R., NAJEAN, Y. u. MÉRY, J.-Ph.: Polyglobulie survenue au cours de l'évolution d'une urémie chronique avec atrophie rénale. Etude isotopique de l'érythropoièse. Rev. franc. etud. clin.biol. 6, 909-912 (1961)

ROSSE, W.F., WALDMANN, T.A.: The role of the kidney in the erythropoietic response to hypoxia in parabiotic rats. Blood 19, 75-81 (1962)

RUHENSTROTH-BAUER, G.: Versuche zum Nachweis eines spezifischen erythropoetischen Hormons. Arch. exp. path. Pharm. 211, 32-56 (1950)

SCHMID, R. u. GILBERTSEN, A.S.: Blood 10, 247 - (1955)

SCHONFELD, A., BABBOT, D. u. GUNDERSEN, K.: Hypoglycemia and polycythemia associated with primary hepatoma. New Engl. J. Med. 265, 231-233 (1961)

SCHRETLEN, E.D.A.M.: Erythropoietine. Centrale Drukkerij N.V. Nijmegen, 1963

SELJELID, R. u. ERICSSON, J.L.E.: Electron microscopic observations on specializations of the cell surface in renal clear cell carcinoma. Lab. Invest. 14, 435-447 (1965)

SOKABE, H. u. GROLLMAN, A.: Localization of blood pressure regulating and erythropoietic functions in rat kidney. Amer. J. Physiol. 203, 991-994 (1962)

STEINBERG, B., DIETZ, A.A. u. ATAMER, M.A.: Mechanism of hematopoiesis. Hematopoietic regulators in serum albumin. Arch. Path. 67, 496-5o4 (1959)

STEINBERG, B., DIETZ, A.A. u. MARTIN, R.A.: Mechanism of hematopoiesis. Hematopoietic effects of whole human and bovine serum. Lab. Invest. 7, 458-467 (1958)

STEINBERG, B., DIETZ, A.A. u. MARTIN, R.A.: Mechanism of hematopoiesis: hemacytopoietic factors in human plasma. Acta haemat. 21, 78-91, (1959)

STOHLMAN, F. jr.: Regulation of erythropoiesis. Trans. N.Y. Acad. Sci. Ser. II, 24, 312-316 (1962a)

STOHLMAN, F. jr.: Erythropoiesis. New Engl. J. Med. 267, 342-348 u. 392-399 (1962 b)

STOHLMAN, F. jr., RATH, C.E. u. ROSE, J.C.: Evidence for a humoral regulation of erythropoiesis. Studies on a patient with polycythemia secondary to regional hypoxia. Blood 9, 721-733 (1954)

SUKI, W. u. GROLLMAN, A.: Role of the kidney in erythropoiesis. Am. J. Physiol. 199, 629-632 (196o)

THORLING, E. u. JENSEN, K.: The effect of anemia and cobalt on lactic dehydrogenase isoenzymes and erythropoietin in kidney tissues of rabbits. X. Internat. Congr. Hematol. Stockholm, 1964

WARTER, J., MANTZ, M.M. und HAMMANN, B.: Recherches sur l'hémopoiétine (érythropoiétine). I. Pouvoir érythropoiétique du liquide de lavage du rein isolé et hypoxique de veau. C.R.Soc. Biol. 156, 897 (1962)

WESLEY, I.: A contribution to the problem of the mechanism of cobalt polycythemia. Arch. int. Physiol. 58, 412-414 (1951)

ZOLLINGER, H.: Diskussion zu REMMELE, 1965

Natur, Nachweis und Wirkungsweise des Erythropoietins

KELLER, H.M.

1. Einleitung

Wie aus den Ausführungen von Herrn REMMELE zu entnehmen ist, spielt die Niere eine wesentliche Rolle in der Regulation der Erythropoiese. Diesem Organ wird die Hauptproduktion an Erythropoietin zugeschrieben. Ich möchte versuchen, hier einen kurzen Überblick über die Natur, die Wirkungsweise und die Nachweismöglichkeiten dieses humoralen Faktors zu geben.

Wie allgemein bekannt ist, wird die Erythropoiese durch eine Reihe von Faktoren beeinflusst. Wir können dabei vorerst 2 Gruppen unterscheiden, nämlich Stoffe, die von aussen zugeführt werden (exogene Faktoren) und Stoffe, welche im Körper selbst gebildet werden (endogene Faktoren). Aus der ersten Gruppe seien als Beispiele das Eisen, das Vitamin B_{12}, das Vitamin B_6, die Folsäure und verschiedene Spurenelemente erwähnt. Von grösserem Interesse sind im Zusammenhang mit meinen Ausführungen über Erythropoietin die endogenen Faktoren, die die Erythropoiese günstig zu beeinflussen vermögen.

Bei einer ganzen Reihe von endokrinen Störungen finden wir Veränderungen des Blutbildes, wobei der Ausfall verschiedener Hormone zu einer Anämie führt, die auf eine Substitutionstherapie günstig reagiert. Ich denke dabei z. B. an die Anämie beim Morbus ADDISON oder bei der Hypothyreose. Die Wirkung der meisten Hormone auf die Erythropoiese ist als indirekt aufzufassen, d.h. sie reagieren nur im Gesamtorganismus wahrscheinlich über eine allgemeine Steigerung

+Die Arbeit wurde mit Unterstützung des Schweiz. Nationalfonds durchgeführt.

der Stoffwechselvorgänge. Eine Ausnahme machen hier das Wachstumshormon und das Testosteron, mit welchem es gelingt, das Knochenmark auch in der Kultur und im Perfusionsversuch zu stimulieren. Wir können hier von einer direkten Wirkung dieser beiden Hormone sprechen.

Das Erythropoietin ist ebenfalls unter die direkt wirkenden Stoffe einzureihen, ihm kommt aber keine andere Organwirkung zu, d.h. es stellt einen ganz spezifisch auf die rote Blutbildung gerichteten Stoff dar.

Wenden wir uns nach diesen einleitenden Bemerkungen nun der Besprechung des Erythropoietins zu.

2. Bildung und Natur des Erythropoietins

Bevor ich auf die Natur des Erythropoietins zu sprechen komme, möchte ich kurz auf die Bedingungen,die zur Bildung dieses Stoffes führen, eingehen.

Ein normal reaktionsfähiges Knochenmark beantwortet jede Anämisierung, sei es durch Blutverlust oder Hämolyse, mit einer Hyperplasie der Erythropoiese. Ein gleiches Verhalten finden wir bei Sauerstoffmangel, was sich beispielsweise im Auftreten der Höhenpolyglobulie manifestiert. Da nun auch jede Anämie zu einem relativen Sauerstoffmangel führt, ist es naheliegend, diesen Mangelzustand ganz allgemein für die Hyperplasie der Erythropoiese verantwortlich zu machen. Demgegenüber konnte an in vitro-Versuchen gezeigt werden, daß dem Sauerstoff allein keine Wirkung zukommt. Es braucht also offenbar eine Vermittlersubstanz, die unter den erwähnten Bedingungen (Anämie, O_2-Mangel) gebildet wird, um die Erythropoiese zu stimulieren.

CARNOT und DEFLANDRE haben in ihren Versuchen aus dem Jahre 1906 erstmals gezeigt, daß ein solcher Faktor von einem Tier auf das andere übertragbar ist und damit die Existenz

eines humoralen Stoffes - sie nannten ihn Haemopoietin - bei anämischen Tieren aufzeigt. Dieser sehr wesentlichen Erkenntnis wurde zunächst kaum Beachtung geschenkt und erst vor ca. 15 Jahren haben die Arbeiten von BONSDORFF u. JAVALISKO (1948) den Anstoß zu ausgedehnten Untersuchungen auf diesem Gebiet gegeben, die heute noch bei weitem nicht abgeschlossen sind.
Da es sich in der Folge gezeigt hat, daß dem CARNOT'schen Haemopoietin eine selektive Wirkung auf die Erythropoiese zukommt, kam man zu der heute allgemein üblichen Bezeichnung Erythropoietin.

Es handelt sich beim Erythropoietin um die früher erwähnte Vermittlersubstanz zwischen Sauerstoffmangel und Steigerung der Erythropoiese. Mit anderen Worten führt der Sauerstoffmangel zu einer vermehrten Bildung von Erythropoietin, welches seinerseits die Stimulation der roten Blutbildung bewirkt. Ausser dieser Ursache kommt es auch nach Injektion von Cobalt zu einer Vermehrung des Erythropoietins im Blut. Es wird heute angenommen, daß Cobalt zu einer allgemeinen Gewebshyposie führt, so daß wir letzten Endes auch hier die Ursache für die vermehrte Bildung in einem relativen Sauerstoffmangel zu suchen haben.
Wenden wir uns nun der Natur des Erythropoietins zu. Trotz ausgedehnten Untersuchungen besonders amerikanischer Gruppen ist es bis heute noch nicht gelungen, die chemische Natur des Erythropoietins genau aufzuklären. Wir verfügen nur über einzelne physikalische und chemische Angaben, die in der Folge kurz erörtert werden sollen.
Betrachten wir vorerst die physikalischen Eigenschaften. Erythropoietin erwies sich als relativ stabil gegen kurzes Kochen, bei längerem Erhitzen geht aber die Aktivität verloren. Eine erhebliche Empfindlichkeit besteht dabei gegenüber pH-Veränderungen, wobei sich ein pH von 5,5 als optimal zur Erhaltung der Aktivität herausgestellt hat (BORSOOK, 1954). Mehrfach wurde auf eine O_2-Empfindlichkeit hingewiesen (KELLER, 1955/56). Die diesbezüglichen Resultate sind

aber sehr unterschiedlich und möglicherweise stark vom gewählten Parameter (vergl. Nachweis) abhängig. So ist es heute noch unsicher, ob und in welchem Maße eine solche Empfindlichkeit wirklich besteht.
Ähnlich steht es mit der Dialysierbarkeit. Diese wird allgemein abgelehnt.
Gegenüber Fällung mit Alkohol erwies sich das Erythropoietin als stabil. Es wird erst bei hohen Alkoholkonzentrationen ausgefällt ohne seine Aktivität zu verlieren. Die Untersuchung über die elektrophoretischen Eigenschaften hat ergeben, daß die höchste Aktivität an der Stelle der α_2-Fraktion gefunden wurde (RAMBACH 1957).
Betrachten wir nun die Ergebnisse der chemischen Untersuchungen, so finden wir auch hier nur sehr dürftige Angaben. Die Analyse des von RAMBACH(1960)angereicherten Erythropoietins hat folgende Bestandteile ergeben: Eiweiß, Hexosen (keine Glukose), Glucosamin und Neuraminsäure.
Eine besondere Bedeutung wird dabei der Neuraminsäure zugeschrieben, da durch Neuraminidase die Aktivität zerstört wird (LOWY und BORSOOK, 1958). Demgegenüber hat Neuraminsäure allein keine Erythropoietinwirkung.
Es wird heute allgemein angenommen, daß es sich beim Erythropoietin um ein Gluko-proteid von relativ kleinem Molekulargewicht handelt. Genaue Angaben über die Struktur fehlen aber z. Zt. noch.
Mit der Proteid-Natur im Einklang stehen auch die Ergebnisse von GARCIA (1962), wonach dem Erythropoietin Antigen-Charakter zukommt. So ist es gelungen, beim Kaninchen ein Antierythropoietin-Serum zu erzeugen, das das Erythropoietin zu neutralisieren vermag.

3. Wirkungsweise des Erythropoietins

Ähnlich wie über die Natur ist auch über die Wirkungsweise des Erythropoietins noch wenig bekannt. Es steht fest, daß eine Vermehrung zu einer Stimulation der Erythropoiese führt, vorausgesetzt, daß das Knochenmark zu einer Mehrproduktion an roten Zellen befähigt ist. So finden wir eine Hyperplasie bei hämolytischen Anämien und nach Blutverlusten. Bei aplastischen Anämien dagegen läßt sich wohl eine starke Vermehrung des Erythropoietins nachweisen, im Knochenmark fehlt aber die entsprechende Reaktion, da die Schädigung hier offenbar im Erfolgsorgan, also dem Knochenmark selber liegt. Für den Normalfall wird ein Gleichgewicht zwischen Bildung und Verbrauch postuliert, wobei nur ganz geringe Mengen Erythropoietin in der Zirkulation verbleiben, die sich den heute gebräuchlichen Bestimmungsmethoden entziehen. Durch einen entsprechenden Stimulus (Anämie, Hypoxie) kommt es zu einer nachweisbaren Mehrproduktion, die vom reaktionsfähigen Knochenmark mit der erwähnten Hyperplasie beantwortet wird. Kann das Knochenmark nicht entsprechend reagieren, fehlt also der Verbrauch an Erythropoietin, wie bei der aplastischen Anämie, kommt es zu einer starken Vermehrung im Blut.

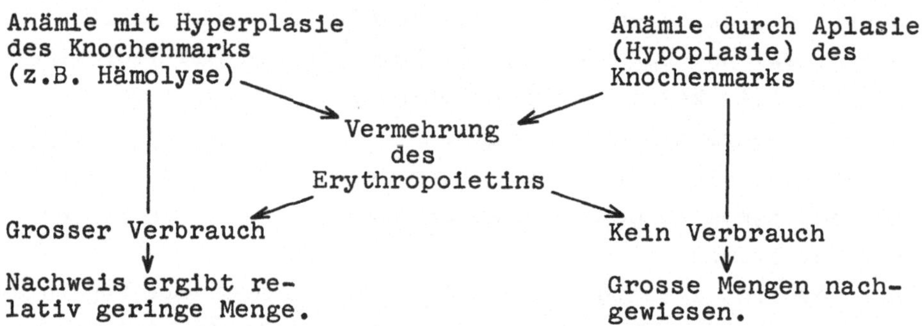

Tatsächlich konnten wir die höchsten Erythropoietinaktivitäten bei Patienten mit aplastischen Anämien nachweisen (KELLER, 1963). Umgekehrt ist es auch denkbar, daß trotz entsprechendem Stimulus zu wenig oder gar kein Erythropoietin gebildet wird. Solche Verhältnisse haben wir offenbar bei den renalen Anämien vor uns mit der Folge einer mangelhaften oder fehlenden Stimulation des Knochenmarkes, was zu der relativen oder absoluten Hypoplasie der Erythropoiese führt.

Unklarheit herrscht insbesondere heute noch über den Angriffspunkt des Erythropoietins am Knochenmark. Wahrscheinlich kommt es zu einer raschen Differenzierung von Stammzellen zu Proerythroblasten. Daneben ist aber auch ein frühzeitiges Ausschwemmen von jungen Erythrozyten bzw. Retikulozyten möglicherweise Folge einer Erythropoietinvermehrung.

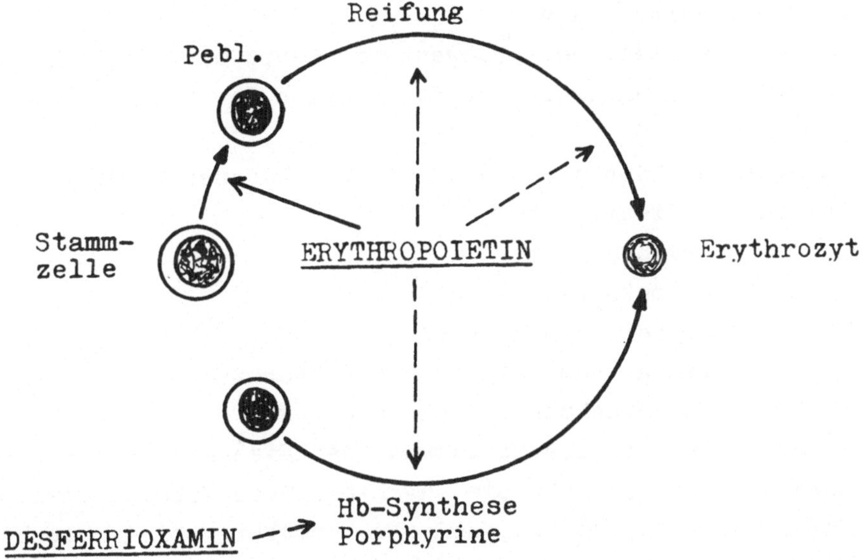

Die spezifische Wirkung des Erythropoietins findet ihren Ausdruck darin, daß weder die Granulopoese noch die Thrombopoese durch diesen Stoff beeinflusst wird.

4. Nachweis für Erythropoietin

Zum Schluß meiner Ausführungen möchte ich noch auf die Bestimmungsmethoden für Erythropoietin zu sprechen kommen. Da, wie erwähnt, die chemische Natur des Erythropoietins noch unbekannt ist, und ein immunologischer Nachweis trotz des Antigencharakters noch nicht gelungen ist, kommt für die Bestimmung nur ein biologischer Test in Frage. Dabei können wir entweder die Stimulation der Erythropoiese am Ganztier messen oder den Nachweis einer Wirkung auf isoliertes Knochenmark in der Kultur oder im Perfusionsverfahren herbeiziehen.

Was diese 2. Gruppe von Nachweisverfahren betrifft, fehlen mir eigene Erfahrungen, so daß ich ihren Wert nicht voll beurteilen kann. Immerhin sei in Bezug auf die Knochenmarkskultur erwähnt, daß es sich dabei um eine sehr heikle Methode, die viele Fehlerquellen aufweisen kann, handelt. So wird das Wachstum durch viele exogene Faktoren beeinflusst, was bei der Interpretation der Resultate Schwierigkeiten bereiten kann.

Von der Mehrzahl der Autoren wird heute eine Methode am Ganztier zum Nachweis der Stimulation der Erythropoiese verwendet.

Die Wirkung läßt sich an Hand verschiedener Parameter beurteilen:

- Retikulozyten
- Erythrozyten
- Haematokrit
- Erythrozytenvolumen
- Einbau von Fe^{59} in die Erythrozyten
- Untersuchung des Knochenmarkes

Hiervon hat sich die Bestimmung des Eiseneinbaues nach standardisierter Zeit als die zuverlässigste Methode erwiesen. Dabei hat sich gezeigt, daß das Normaltier ein schlechtes Testobjekt darstellt, und daß man weit bessere Resultate erzielt, wenn beim Testtier die Erythropoese primär unterdrückt, d.h. vermindert wird. Auch dazu stehen verschiedene Möglichkeiten offen

- Übertransfusion, d.h. Erzeugen einer Transfusionspolyglobulie mit reaktiver Verminderung der Erythropoiese
- Erzeugen einer Polyglobulie durch O_2-Mangel, was zuerst zu einer Hyperaktivität, einige Tage nach Absetzen der Hypoxie aber zu einem Stillstand der Erythropoiese führt
- Hypophysektomie] allg. Stoffwechselverminderung
- Hunger]
- (Röntgenbestrahlung)

Alle diese Methoden liefern gute Resultate. Als Testtiere werden besonders Ratten und Mäuse verwendet.

Als empfindlichster Test gilt heute der Nachweis einer Stimulation mit Hilfe des Fe^{59}-Einbaues bei der polyglobulischen Maus. Dabei stößt die Erzeugung einer konstanten Polyglobulie noch auf gewisse Schwierigkeiten. Wir führen immer noch den etwas weniger empfindlichen Test an der Hungerratte durch. Ich möchte Ihnen kurz hier unsere Versuchsanordnung am folgenden Schema darstellen.

Versuchsanordnung für den Erythropoietinnachweis

Fe^{59}-Einbau

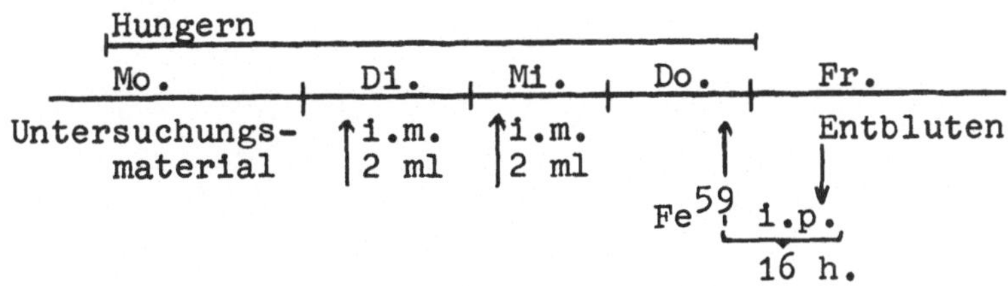

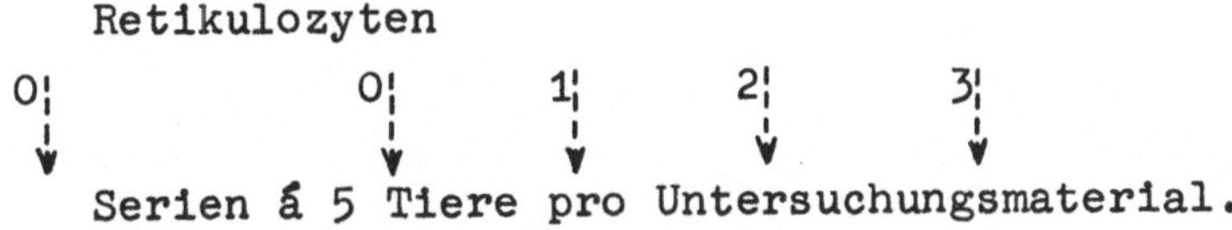

Nachdem die Tiere 1 Tag ohne Nahrung (nur mit Wasser) gehalten werden, erhalten sie unter den gleichen Bedingungen am 2. und 3. Tag je 1 Injektion des zu testenden Materials i.m. Am 4. Tag geben wir ca. o,5 µc Fe^{59} mit hoher spez. Aktivität (ca. 5 C/gr) i.p. und nach 16 h werden die Tiere getötet. Die Aktivität wird in 1 ml Vollblut gemessen, auf das Gesamtvolumen umgerechnet und daraus der prozentuale Einbau bestimmt. Die Methode hat sich als einfach erwiesen und liefert recht gut reproduzierbare Werte. Zur Kontrolle injizieren wir Normalplasma oder NaCl, sowie sicher aktives Plasma (meist von Phenylhydrazin-Kaninchen). Für eine Bestimmung verwenden wir im allgemeinen 5 Tiere.

Sie ersehen aus diesen Ausführungen, daß die Bestimmung, die uns nur semiquantitative Werte liefert mit einem recht erhéblichen Aufwand an Zeit und Material verbunden ist, und daß sich noch keine Methode für Routineuntersuchungen eignet.

Ich hoffe, Ihnen die Problematik um die Steuerung der Erythropoiese, speziell um das Erythropoietin - dem mutmaßlichen humoralen Regulator - aufgezeigt zu haben. Es bedarf noch vieler Untersuchungen um Klarheit zu schaffen, sei es in Bezug auf die chemische Konstitution, die Wirkungsweise und auch den Bildungsort dieses Stoffes.

Literatur

RAMBACH, W.A., ALT, H.L. and COOPER, J.A.D.: The mode of action and nature of a heat stable plasma erythropoietic factor. Blood 12, 11o1 (1957)

RAMBACH, W.A., COOPER, J.A.D. and ALT, H.L.: Erythropoietic effect of tissue homogenates. J. Lab. & Clin. Med. 56, 938 (196o)

LOWY, P.H., KEIGHLEY, G., BORSOOK, H. and GRAYBIEL,A.: Isolation of an erythropoietic fraction from the Plasma of rabbits made severely anemic with Phenylhydrazine. Nature 181, 18o2 (1958)

GARCIA, J.F. and SCHOOLEY, J.G.: An immunological study of human urinary erythropoietin. Erythropoiesis. Grune & Stratton, 56-57 (1962)

BORSOOK, H., GRAYBIEL, A., KEIGHLEY, G. and WINDSOR, E.: Polycythemic response in normal adult rats to a nonprotein plasma extract from anemic rabbits. Blood 9, 734 (1954)

KELLER, H.M., APPELS, A.: Tierexperimenteller Nachweis eines erythropoetisch wirksamen Stoffes bei der Polycythaemia vera. V. Kongress der Europ. Ges. Hämat. Freiburg i.Br., S. 79o (1955)

KELLER, H.M.: Hämopoietisch aktive Substanzen des Blutserums bei der Polycythaemia vera und bei verschiedenen Anämien. Trans. VI. Congr. Europ.Hemat. Copenhagen (1957)

KELLER, H.M.: Erythropoietin. Schweiz. med. Wschr. 94, 1773-1778 (1964)

Zur Frage der Regelgröße des Erythropoese-Regelkreises

RUHENSTROTH-BAUER, G.

Ihre freundliche Einladung, an dieser Erythropoese-Diskussion teilzunehmen, hat mich sehr gefreut, war doch das Problem der Erythropoese gewissermaßen meine erste wissenschaftliche Liebe. Die Einladung hat mich aber auch in einen Zwiespalt gebracht: beschäftige ich mich doch schon seit etwa 1o Jahren nicht mehr experimentell mit diesem Problem. Alte Liebe rostet aber bekanntlich nicht,und so habe ich seit jener Zeit die Fortschritte auf diesem Gebiet intensiv verfolgt, soweit dies durch Literaturstudium möglich ist. Deshalb bin ich jetzt zwar nicht in der Lage, Ihnen einen neuen experimentellen Beitrag zu dem Problem der Erythropoese zu liefern, möchte aber Ihre Aufmerksamkeit auf eine theoretische Schwierigkeit lenken, die meines Erachtens trotz aller Fortschritte des letzten Jahrzehntes noch nicht überwunden ist.

Ich meine das Problem, auf welche Größe der Fühler des Erythropoeseregelkreises anspricht. Der Fühler der Erythropoese liegt in der Niere, mutatis mutandis dürften aber die folgenden Überlegungen auch für mögliche andere Fühler gelten. Die Schwierigkeit des Problems liegt nun in folgendem: Eine Erythropoese wird physiologisch auf 2 Arten gesteigert: a) durch eine Verminderung der Erythrozytenmasse, die normalerweise mit einer Verminderung der Erythrozytenkonzentration im Blute verbunden ist und b) durch eine Verminderung der Sauerstoffkonzentration der Luft. Da es sehr unwahrscheinlich ist, daß der Erythropoesemechanismus bei diesen beiden Reizen auf verschiedenen Wegen gesteigert wird, muß für den Regelkreis der Erythropoese ein Modell gesucht werden, das für beide Reize gilt.

Es ist klar, daß die Erythropoese in irgend einer Weise

mit der Sauerstoffversorgung des Körpers gekoppelt ist, und es soll nun diskutiert werden, auf welche Größe der Sauerstoffversorgung der Fühler des Erythropoeseregelkreises reagiert. Im Fall der verminderten Erythrozytenkonzentration des Blutes ist die Sauerstoffspannung des *arteriellen* Blutes bzw. Plasmas - und nur dieses ist unmittelbar für die Sauerstoffversorgung der Gewebe verantwortlich - normal. Infolge der verminderten Erythrozytenkonzentration ist aber die Gesamtmenge des Sauerstoffangebotes kleiner; deshalb nimmt die Sauerstoffspannung des Plasmas beim Durchtritt durch die Gewebe schnell ab, so daß die venöse Sauerstoffspannung gegenüber der Norm verringert ist. Im zweiten Fall des verringerten Sauerstoffangebotes aus der Luft ist schon die arterielle Sauerstoffspannung vermindert, dementsprechend ist auch die venöse Sauerstoffspannung kleiner. Diese experimentellen Befunde sprechen ganz entschieden dagegen, daß die arterielle Sauerstoffspannung als solche der Auslöser des Erythropoesekreises sein kann.- Zwar ist bei beiden physiologischen Reizen der Erythropoesesteigerung die *gesamtvenöse* Sauerstoffspannung verringert, trotzdem ist es aber unwahrscheinlich, daß diese Größe entscheidend für die Steuerung des Erythropoese-Regelkreises sein soll, müßte man dann doch eine vermehrte Muskelarbeit, die ebenfalls zu einer Verminderung der gesamtvenösen Sauerstoffspannung führt, eine Erhöhung der Erythropoese führen. Das ist aber bekanntlich nicht der Fall.

Im folgenden möchte ich Ihnen nun eine theoretische Lösung dieses Problemes vorschlagen, die in Übereinstimmung mit den bisherigen experimentellen Ergebnissen steht und vielleicht zu weiteren Experimenten Anlaß gibt.

Wir stellen uns einen Gewebszylinder vor, der durch ein Zentralgefäß mit Sauerstoff versorgt wird. Wovon hängt die Sauerstoffversorgung unmittelbar am Anfang (C_{O_2A}) und gegen Ende ($C_{O_2\Omega}$) dieses Gewebszylinders ab? Für die Versorgung des Anfangsstücks ist die Sauerstoffsättigung des arteriellen Blutes (C_{O_2A}) entscheidend, während die Blutgeschwindigkeit (V_B) und die Erythrozytenkonzentration (C_{Eryth}) erst im weiteren Verlauf des Gewebszylinders eine Bedeutung für dessen Sauerstoffversorgung gewinnen. In diesem Verlauf bestimmen dann 3 Größen die Sauerstoffversorgung: Die Sauerstoffsättigung der Erythrozyten beim Eintritt in den Gewebszylinder, die Durchflußgeschwindigkeit des Blutes und die Erythrozytenkonzentration. Diese Abhängigkeit ist in Abbildung 1 gezeigt, bei der in üblicher Weise eine direkt proportionale Abhängigkeit durch ausgezogene Pfeile, eine invers proportionale Abhängigkeit durch gestrichelte Pfeile wiedergegeben ist. Dieses Bild macht unmittelbar anschaulich, daß der Fühler der Erythropoese nicht im Anfang eines sauerstoffversorgten Gewebebereichs liegen kann, sondern nur im Verlauf einer solchen Strecke, denn nur hier wird die Sauerstoffversorgung sowohl durch eine Verminderung der Erythrozytenkonzentration als auch eine Verminderung der arteriellen Sauerstoffversorgung gleichsinnig verändert, wie dies eingangs für den Fühlerbereich des Erythropoese-Regelkreises gefordert wurde.

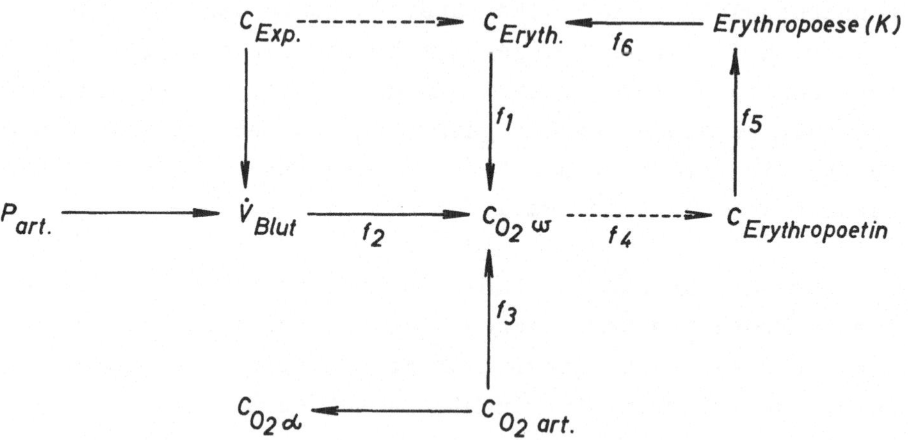

Abb. 1.

Der eigentliche Regelkreis ist in der rechten Seite der Abbildung zu sehen: die Verminderung der Sauerstoffversorgung in dem Fühlerbereich führt zu einer Erhöhung der Erythropoetinerzeugung, diese zu einer Erhöhung der Erythrozytenproduktion im Knochenmark und diese zu einer Vermehrung der Erythrozytenkonzentration des Blutes. Die erhöhte Erythrozytenkonzentration schließlich normalisiert die Sauerstoffversorgung des Fühlers, und damit ist der Regelkreis geschlossen.

Erwähnt sei, daß ein Reiz einer Erythropoesesteigerung nur kurzfristig zu dauern braucht, um zum Erfolg zu führen. Dies geht aus folgendem Versuch hervor: Wird bei einem Kaninchen an einem Ohr ein Aderlaß gemacht, gleichzeitig am anderen Ohr eine Expanderinfusion so durchgeführt, daß das Blutvolumen konstant bleibt und anschließend das entnommene Blut wieder rückinjiziert, so genügt dieser kurzfristige Reiz, um eine Erythropoesesteigerung in Gang zu setzen. In dem oben gezeigten Schema braucht demnach auf die Dauer der Verminderung der Erythrozytenkonzentration nicht Rücksicht genommen zu werden.

Anders ist es, wenn eine Blutvolumensvermehrung mittels eines Expanders vorgenommen wird. Aus Versuchen von ERSLEV und eigenen unveröffentlichten Versuchen geht zwar hervor, daß auch eine starke Erhöhung des Blutvolumens über Stunden bis wenige Tage keinen Einfluß auf die Erythropoese hat. Wird dagegen eine solche Scheinanämie über viele Tage hinaus mittels eines Expanders aufrechterhalten, kommt es doch zu einer Erythropoesesteigerung, wie kürzlich von BECKER jr. gezeigt wurde. Offenbar ist der Organismus bei einer solchen Scheinanämie während kürzerer Zeit in der Lage, durch eine Erhöhung des Herzminutenvolumens die Verminderung der Erythrozytenkonzentration zu kompensieren; nach einigen Tagen jedoch versagt diese Kompensation und die Verminderung der Erythrozytenkonzentration wirkt sich am Fühler der Erythropoese aus.

Ich glaube, das dargestellte Schema macht die Beziehungen zwischen den genannten Größen anschaulich und stellt insbesondere einen Lösungsvorschlag des eingangs dargestellten Problems dar, wieso sowohl ein Aderlaß als auch eine Verminderung des Sauerstoffangebotes der Luft zu einer Erythropoesesteigerung führt. Es macht auch verständlich, wieso gerade die Niere geeignet ist, einen Fühler des Erythropoeseregelkreises zu enthalten: Sie ist ein stark durchblutetes Organ, das auf Grund ihrer Funktion eine große Sauerstoffzehrung zeigt. So müßte der Fühler des Erythropoesekreises mehr auf der venösen Seite des Gefäßbereiches liegen. Darüber hinaus zeigt das Schema die 6 Funktionsbeziehungen des Erythropoeseregelkreises (f_1-f_6); wenn es einmal gelungen sein wird, alle 6 Beziehungen in genauen Formeln wiederzugeben, sollte es möglich sein, ein genaues Modell des Regelkreises der Erythropoese zu erstellen.

Diskussion:

FOGH: The biological action of erythropoietin has not yet been fully elucidated. General agreement, however, exists on one point, that ESF acts upon the stemcell, stimulating the differentiation into the red cell compartment.
In the polycythaemic mouse the influx of stemcells into the erythroid population is completely stopped. A reactivation of the erythropoiesis in this animal can only be explained as a result of renewed influx from the stemcell pool.
The polycythaemic mouse assay seems to be the only present assay in which the well-known ESF action of the stemcell is specifically recorded. Furthermore the sensitivity of the polycythaemic mouse assay is 1o to 2o times to that of the starved rat assay.
Compared with assays using nutrient depleted animals, the polycythaemic mouse assay is rather insensitive to haemolytic substances, which might be present in the samples to be assayed, and which could provoke false positive response due to an endogenous stimulation of the erythropoiesis. We investigated the spontaneous 66-hours incorporation of Fe-59 into the red cells of mice. To induce various degree of haemolysis, erythraemic mice with initial haemocrit about 8o% received various doses of Phenylhydrazin. Two days after the last injection, Fe-59 was given intravenously. The animals with haematocrits above or equal to 55% had a spontaneous incorporation of Fe-59 of less than 0,3% of the dose. At lower haematocrit values a rather steep increase in the incorporation was observed.
The experiment shows, that the endogenous stimulation of the erythropoiesis in mice does not set in before the haematocrit has decreased to less than 55%.
Polycythaemia in mice can be produced by hypertransfusions with packed homologous red cells. This technique is laborious and time consuming, since it is necessary to exsanguinate

2-3 donor mice in order to induce the required erythraemia. A similar degree of erythraemia can be induced by placing the animals in a decompression chamber at half an atmosphere for about 3 weeks.
A very high degree of plethora can be obtained by exposing the animals to mixtures of carbon monoxide and air at normal pressure. This method does not call for elaborate equipment and has been used by us in the past 3 years.
The animals are placed in an air-tight zincbox with a capacety of around 8o l. Oxygen are supplied from a balloon. Carbondioxide is removed from the closed system by soda lime. Increasing amounts of carbon monoxide 4o-15o ml are added as the mice get acclimatized to the hypoxia. The box has only to be opened and cleaned once a week.
During the hypoxic period occurs an increase in haematocrit values of the animal. After 17-2o days the haematocrit has risen to around 8o%. Measurements of the carbon monoxide concentration are unnecessary for the routine assays. When the erythraemic mice are removed from the box, a rapid decrease of the erythropoisis can be demonstrated. Minimum values for the spontaneous incorporation of Fe-59 is reached 7-8 days after the termination of the hypoxic period. From the 3rd to the 7th day after cessation of hypoxia 2 daily injections of the test material are given intraperitoneally. 6 hours after the last test-injection (i.e. 7 1/4 days after termination of hypoxia) Fe-59 is injected intravenously. 66 hours later blood is sampled for determination of the incorporation of Fe-59 into the red blood cells. Results from mice with haematocrit less than 55% are discarded. The log dose-response curve for the assay. With erythropoietin standard B as ESF-solution shows a sigmoidal shape although it seems to be nearly a straight line between o,25 and 2 units. The sensitivity of the assay is at least o,o6 units of ESF standard B.

KURATOWSKA: Dr. REMMELE mentioned in his report our previous results with the perfusion of isolated rabbit kidney by Tyrode solution. As you could catch the erythropoetic factor released by the kidney in hypoxic condition is active after the incubation with alpha globuline only. Thus we suppose that the factor released by the kidney is a free unbound erythropoetin which combines with alpha globulines to form active plasma erythropoetin. Basing on this results we tried to find out the erythropoetic factor so called by us "renal factor" in kidney tissue itself. Since we could not find the erythropoetic activity in whole kidney homogenate we looked for this factor in subcellular fractions of kidney tissue.
3 groups of animals were used:
1. Normal adult rabbits
2. Rabbits pretreated before removing the organs by 2 injections of 5o μM $CoCl_2$ on 2 consecutive days
3. Rabbits exsanguinated 2o hrs before removing the organs.
We called the kidneys obtained from pretreated rabbits as stimulated kidneys. The erythropoetic activity was measured by the fasted rat assay based on the calculation of Fe-59 incorporation into red blood cells in each subfraction before

and after the incubation with alpha globulines. The results are presented in figure 1.

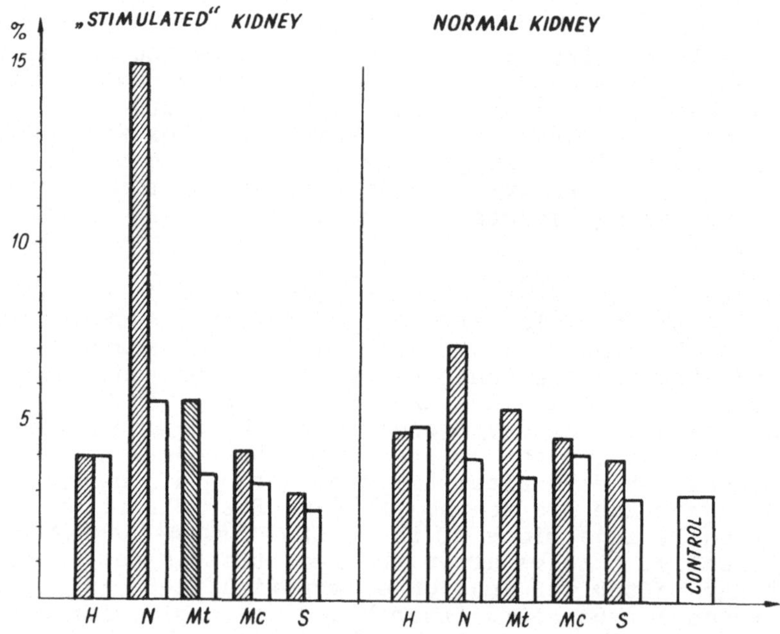

Fig. 1.

Hatched bars represent the erythropoetic activity of fraction incubated with alpha globuline before the injections. Empty bars represent unincubated samples. You can see from the diagram that the high activity is contained in nuclear fraction (N) of stimulated kidney after incubation. Traces of activity are found in mitochondrial fraction (Mt).In normal kidney we observed also the activity in nuclear fractions but relatively low (the statistical difference between the control value is a significant one). Other fractions including whole homogenates are completely inactive.
We looked also for the activity in subcellular fractions of spleen which were completely inactive. The comparison between the erythropoetic activity in some fractions obtained from kidney and liver is shown on table 1.

$CoCl_2$ kidney	1,0	0,05	0,00
Anaemic "	o,5	0,03	0,00
Normal "	0,3	0,00	0,00
$CoCl_2$ liver	0,08	0,07	0,08
Anaemic "	0,00	0,05	0,07
Normal "	0,08	0,17	0,15

Table 1. Comparison of erythropoietic activity of some subcellular fractions from kidneys and livers (U/mg of protein).

The activity is expressed in term of cobalt units per mg of protein. As you see there is the low but significant activity in liver localized in nuclear, mitochondrial, and homogenate fractions as well. The activity was higher in normal than in stimulated animals. I have to mention that the activity was independent of the previous incubation with alpha globulines. The question: "Why is the whole homogenate of the kidney inactive?" was a very integrating one. We performed the next group of experiments.

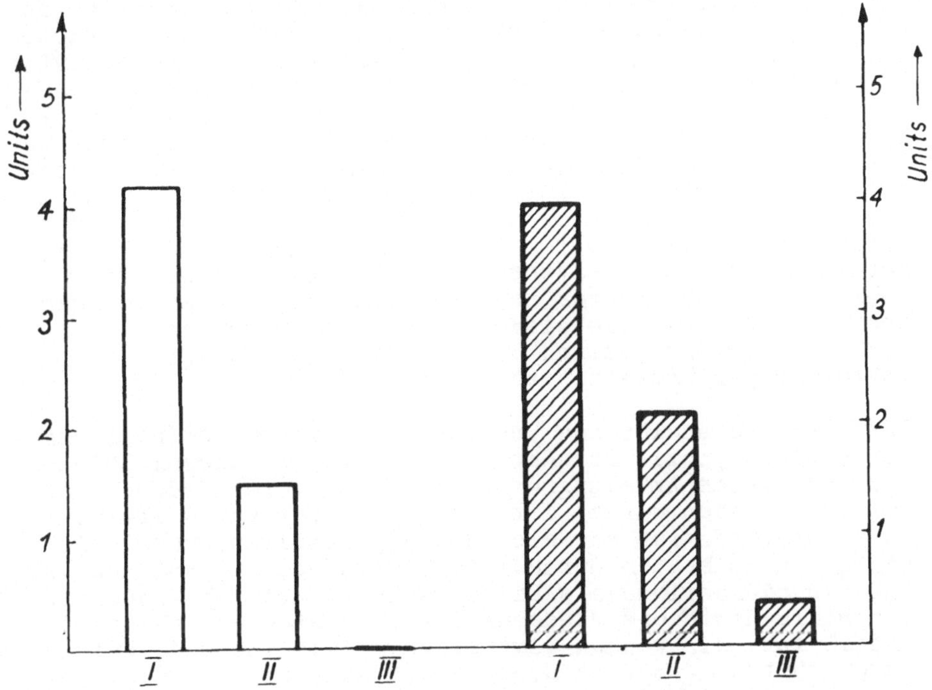

Fig. 2.

The active renal factor from nuclear fraction was incubated with cytoplasmic fraction from stimulated and normal kidney respectively (figure 2). The soluble fraction from normal kidney destroyed the activity. The soluble fraction from stimulated kidney decreased the activity from 4,2 units to 1,5 units. The same experiment was carried out using the sheep plasma erythropoetin kindly supplied by Dr. GOLDWASSER from Chicago. In this case we can also see the inactivation of erythropoetin by the cytoplasmic fraction from normal kidney. From the experiments I presented here it can be concluded that during the procedure of high speed centrifugation of the kidney tissue we found the erythropoetic factor connected with the nuclear fraction of the kidney. This factor is similar to the factor obtained during the saline perfusion of isolated kidney and it needs the reaction with alpha globuline fraction to form an active erythropoetin. I can hardly believe that this factor is contained inside the nuclei. May be, it is absorbed on the surface of nuclei or it is contained in some other particles which are spinning down together with nuclei. The presence of the potent erythropoetin inhibitor in cytoplasmic fraction especially active in normal kidney is responsible for many unsuccessful experiments on the extraction of erythropoetin from the kidney tissue made by some other authors. A fact that the erythropoetin in its free unbound form is present not only in stimulated but also in normal kidney is the confirmation of a theory that erythropoetin should be a normal physiological stimulus for the differentiation of stem cells into erythroplastic precursors. During the stress situation as hypoxia, hemorrhagia and so on the release of renal factor increased simultaneously with the decrease of the activity of renal inhibitor. The experiments concerning the mechanism of action and enzymatic character of this inhibitor are in progress in our laboratory. I can only say that we succeeded in purification of the neuraminidase from cytoplasmic kidney fraction according to the methods of RAFELSON and WINKLER. As you know neuraminidase inactivates erythropoetin by splitting off N-acetyl-neuraminic acid from its terminal position in erythropoetin molecule. The different character of the factor found in the liver seems to suggest that the liver is the place of storage or catabolism of formed bound erythropoetin. But this problem requires the further experimentation to clarify it.

DEETJEN: Als auslösende Ursache der Erythropoetinbildung wurde eine Hypoxie der Niere angeführt. An diesem Befund, der von vielen Arbeitsgruppen mit ganz verschiedenen Methoden beschrieben wurde, ist wohl kaum mehr zu zweifeln. Um so schwieriger ist es, sich das vorzustellen, zumal die Niere das am besten durchblutete Organ des Organismus ist und die Nierenrinde als Bildungsstätte des Erythropoetins innerhalb der Niere wiederum der am besten durchblutete Anteil ist. Wir kennen eigentlich keinen Zustand, bei dem wir sagen müßten, daß eine Hypoxie der Nierenrinde vorliegt. Selbst nach schweren Hämorrhagien, im hämorrhagischen Schock also, ist das Nierenvenenblut immer noch gut gesättigt. Nach unseren Messungen zusammen mit LÜBBERS beträgt der kritische Sauerstoffdruck der Nierenrinde 8 mm Hg. Und selbst, wenn man den von WEISS an isolierten Tubulusstücken und Nierenzellen gemessenen kritischen Sauerstoffdruck von 16 mm Hg ansetzt, ist die zu beobachtende Sättigung des die Niere verlassenden Blutes immer noch hoch genug, daß man sich tödliche Ecken kaum vorstellen kann.
Dazu kommt ein weiterer Einwand bezüglich der Gefäßarchitektonik. Wir beobachten immer wieder, daß die Strömungsrichtung in den Kapillaren, die entlang den proximalen Tubulusschlingen verlaufen, nach beiden Richtungen geht. Dies erschwert auch die Erklärung, die von Herrn RUHENSTROTH-BAUER versucht wurde.
Die "cell separation theory" von PAPPENHEIMER und KINTER mit Annahme einer regionalen renalen Hypoxie kommt für die Nierenrinde sicherlich nicht in Frage. Es gibt zwar in gewissem Ausmaß eine "cell separation" im Nierenmark, aber nicht in der Nierenrinde. Eine Hypoxie am Bildungsort des Erythropoetin kann man damit nicht erklären. Wir können also noch

keine Deutung finden, auf welche Weise eine hypothetische Nierenhypoxie als Auslösefaktor des Erythropoetins wirken soll.

BRAUNSTEINER: Meinen Sie nicht, daß Hypoxie einen relativen Wert angibt? Die Niere ist doch beispielsweise besonders schockempfindlich.

DEETJEN: Aber selbst im schweren Schock ist die Nierendurchblutung m.E. noch ausreichend für den Strukturstoffwechsel. Der Verbrauch der Niere an Sauerstoff sinkt zwar, aber der Bedarf ebenfalls. Der Sauerstoffverbrauch wird ja, wie wir heute glauben, vorwiegend zum Natriumtransport benötigt. Dann ist im Schock, in dem nichts mehr filtriert wird und dementsprechend auch nichts zu resorbieren ist, der Sauerstoffverbrauch entsprechend niedrig. Das gerade ist es, was wir beobachten: Der Sauerstoffverbrauch im Schock ist niedrig, und die Sauerstoffsättigung im Nierenvenenblut bleibt hoch. Sie sinkt zumindest nicht in Bereiche ab, in denen man von einer Hypoxie der Niere sprechen könnte.

BRAUNSTEINER: Aber es kommt doch zum Funktionsausfall. Würden Sie es dann nicht für denkbar halten, daß es dann auch zum Abfall der Erythropoetinbildung kommt?

DEETJEN: Es ist nur schwierig, einen solchen Funktionsausfall zu fassen. Wenn aus irgend welchen Gründen nicht mehr filtriert wird, dann kann man einen Funktionsausfall nur schwer messen.

RUHENSTROTH-BAUER: Es ist gar nicht gesagt, daß der normale Rezeptor in der Niere auf die übliche Minderung der Sauerstoffversorgung anspricht. Wir kennen ja nicht die Schwelle, es könnte ja ohne weiteres sein, daß der Rezeptor gesonderte Gefäße hat.

REMMELE: Der hohe Sauerstoffgehalt des Nierenvenenblutes ist wohl noch kein Beweis dafür, daß die Nierentubuli nicht den Bedingungen einer Hypoxie ausgesetzt sein können. Nach der Theorie von PAPPENHEIMER und KINTER gibt es doch zwei Kreisläufe, nachdem das Blut die Vasa efferentia passiert hat: Der eine führt das relativ sauerstoffreiche Blut - daher der hohe Sauerstoffgehalt des Nierenvenenblutes - durch direkte Anastomosen in die Interlobularvenen; der zweite versorgt, gewissermaßen im Nebenschluß, die Tubuli und enthält weniger sauerstoffreiches Blut.

KRAMER: Die Theorie von PAPPENHEIMER und KINTER ist inzwischen verlassen.

REMMELE: Das ist mir nicht bekannt. Sie ist erst kürzlich in einer Übersichtsarbeit von klinischer Seite erwähnt worden.

HEINZEL: Vielleicht sollte man einmal bei phylogenetisch niederstehenden Tieren, die, wie z.B. die Amphibien, nur einmal im Jahr, im Frühjahr nämlich, Erythrozyten bilden,

Erythropoetinversuche vornehmen. Aus eigener Erfahrung weiß ich mit Sicherheit, daß diese Tiere einen großen Blutverlust im Spätsommer und im Herbst oder Winter nicht ersetzen. Außerdem haben sie mit einem Pfortaderkreislauf eine besondere Blutversorgung der Niere.

KRAMER: Es ist die Frage, ob es wirklich die Rinde ist. Es ist ja immer wieder die ganze Niere untersucht worden. Ich habe daher eine Frage an Frau Dr. KURATOWSKA: Did you analyze the whole kidney or did you differentiate between kidney cortex and medullary kidney?

KURATOWSKA: The whole kidney.

KRAMER: Es wäre ja denkbar, daß der niedrige Sauerstoffdruck im Nierenmark für die Bildung des Erythropoetins in Frage käme. Ich habe dunkel in Erinnerung, daß im Nierenmark unter bestimmten Bedingungen sich Blutbildungsstätten bilden.

REMMELE: Es gibt Untersuchungen darüber, in welchen Teilen der Niere - Mark oder Rinde - die Erythropoetinbildung stattfindet. SOKABE und GROLLMAN entfernten bei Ratten entweder das Mark oder die Rinde. Erythropoetische Aktivität fand sich in unveränderter Form nur bei den Tieren, deren Marksubstanz beseitigt worden war.
Zur Frage der Blutbildung in der Niere: Wir finden nach Kreislaufkollaps sehr häufig in den Markgefäßen der Niere sehr reichlich reife und unreife Blut- und Knochenmarkzellen. Nach eigenen Untersuchungen ist es so gut wie sicher, daß diese Zellen während des Kollaps aus den Blutbildungsstätten ausgeschwemmt und nicht in der Niere selbst gebildet werden. Ein Zusammenhang zur Erythropoetinbildung in der Niere besteht also wohl nicht.

LOSSE: Liegen Anhaltspunkte dafür vor, daß erkrankte Nieren einen beschleunigten Abbau von (extrarenal gebildetem?) Erythropoetin bewirken? Wir beobachteten bei zwei Patienten, denen zur Vorbereitung auf die Nierentransplantation beide Nieren entfernt worden waren, eine Besserung der Anämie im Verlaufe von einigen Wochen nach der Nephrektomie. Die Patienten wurden vor und nach der Nephrektomie regelmäßig hämodialysiert, so daß vergleichbare Verhältnisse hinsichtlich der Konzentration harnpflichtiger Substanzen und Zufuhr von Blut vorlagen.

REMMELE: Es ist wohl so, daß die Organe, die Erythropoetin bilden, gleichzeitig den Wirkstoff auch inaktivieren können. Ganz sicher ist dies z.B. von der Leber erwiesen, die sowohl erythropoetisch aktive Stoffe bildet, als andererseits, wie aus Perfusionsversuchen bekannt ist, das Erythropoetin auch inaktiviert.

HUNGERLAND: Ist etwas über die Erythropoetinwirkung im Eisenmangelzustand bekannt?

REMMELE: Es liegt zwar eine ganze Reihe von Untersuchungen

über den Erythropoetingehalt des Blutes bei Eisenmangelanämien vor, aber die Ergebnisse sind noch zu uneinheitlich. Etwas Zuverlässiges läßt sich darüber noch nicht aussagen.

HUNGERLAND: Sind jemals Erythropoetinbestimmungen bei Patienten mit maligner Hypertonie vorgenommen worden? Wenn nicht, so möchte ich das anregen, da wir bei einigen Fällen von maligner Hypertonie im Anfangsstadium eine Vermehrung der Erythrozyten und des Hämoglobingehaltes finden. Im Verlauf von etwa 6-1o Wochen wird dieses Krankheitsbild und das Blutbild anders. Wir haben selten eine echte renale Anämie, so daß also die Untersuchungen zu diesen beiden Phasen am Anfang und am Ende doch gewissen Aufschluß über die Bedeutung des Erythropoetin und die Entwicklung der Anämie haben.

KELLER: Ich glaube, die Beantwortung dieser Frage ist aus methodischen Gründen fast unmöglich. Wir können bis jetzt Erythropoetin nur unter anämischen Zuständen feststellen, d.h. nur dann, wenn es wirklich erhöht ist. Eine Erhöhung finden wir nur in der Anämie und bei gewissen Polyzythämien. Die Polyzythämie muß relativ stark sein, damit die Bestimmung überhaupt positiv ausfällt. Ich glaube, daß man bei den erwähnten Fällen in einem Bereich liegt, bei dem eine Bestimmung unmöglich ist, weil die Methodik nicht genügend genau ist. Es ist mir bekannt, daß Bestimmungen bei maligner Hypertonie gemacht wurden, jedoch nur im anämischen Stadium. Dort findet man, wie bei den renalen Anämien, keine Vermehrung.

BRAUNSTEINER: Es scheint mir ausserordentlich wichtig und eine dringende Aufgabe, den Ursprung des Erythropoetins festzulegen. Darauf ist vielleicht nicht genügend experimentelle Aufmerksamkeit verwendet worden.

Plasmaerythropoietin bei Nierenkrankheiten

GURNEY, C.W.

Obgleich zahlreiche klinische Beobachtungen und Grundversuche erwiesen haben, daß die Niere zweifellos an der Erythropoietinbildung teilnimmt, sind wichtige Fragen bisher unbeantwortet. Für den Nierenphysiologen ergibt sich hieraus die Aufforderung zu eingehenden weiteren Untersuchungen. Meines Wissens ist bis heute noch nicht sicher erwiesen, in welchen Zellen das Erythropoietin gebildet wird. Weiterhin ist unklar, in welcher Weise eine Reduktion der Hämoglobinkonzentration für die Auslösung des Erythropoietinmechanismus verantwortlich ist. Von noch größerem Interesse ist die Frage, in welcher Weise eine Reduktion der Hämoglobinkonzentration die Bildung des Erythropoietins in den Nierenzellen in Gang setzt.

Ich werde mich heute darauf beschränken, das Thema der Plasmaerythropoietinwerte bei Nierenkrankheiten zu erörtern. Es ist schwierig zu beweisen, daß Erythropoietin im normalen Blute vorkommt; quantitative Erythropoietinbestimmungen beim Gesunden sind noch nicht möglich. Positive Resultate werden oft gewonnen, wenn man das Plasmaeiweiß des Normalblutes mit Perchlorsäure oder durch Kochen präzipitiert und den eiweißfreien Extrakt zehnfach konzentriert. Nach unserer eigenen Erfahrung ist die polyglobulische Maus das empfindlichste Testobjekt, da bei ihr die Bildung der roten Blutzellen hochgradig eingeschränkt ist, wahrscheinlich infolge einer starken Hemmung der endogenen Erythropoietinbildung (1). Nach Gabe von wenig Erythropoietin kommt es zu einer vermehrten Bildung von Erythrozyten. Diese läßt sich 72 Stunden später durch die vorher fehlende Retikulozytose beim Versuchstier erfassen (2).

+Überarbeitung des deutschen Textes für den Druck durch REMMELE

Eine noch einfachere Methode zum Nachweis der Erythropoietinwirkung ist die Injektion von Fe^{59} und Bestimmung des Eiseneinbaues binnen 48 Stunden in die Erythrozyten (3).

Mit Hilfe dieser Methoden läßt sich Erythropoietin in 1 ml Blutplasma anämischer Patienten ohne Schwierigkeiten nachweisen. Gewöhnlich findet man eine Beziehung zwischem dem Grad der Anämie und der Erythropoietinaktivität im Plasma, wenn das Plasma von Patienten mit hypoplastischer Anämie oder Leukämie stammt (Abb. 1). Bei perniziöser Anämie und anderen hämolytischen Anämien ist der Plasmatiter des Erythropoietins weniger hoch.

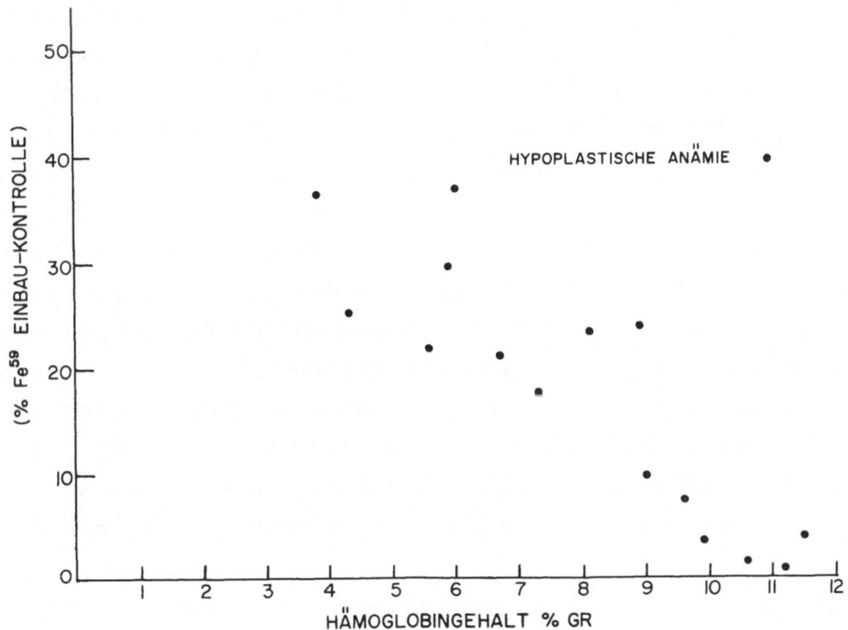

Abb. 1. Beziehung zwischen Hämoglobingehalt (Abszisse) und Erythropoietingehalt im Plasma, gemessen an der Fe^{59}-Inkorporation in die Erythrozyten von Empfängertieren (Ordinate) bei 15 Fällen von hypoplastischer Anämie.

Im Blutplasma von 18 Patienten mit Anämie bei chronischen Nierenkrankheiten (Hämoglobingehalt unter 9 g%) gelang es uns nicht, Erythropoietin nachzuweisen. Diese Patienten litten an chronischer Pyelonephritis, chronischer Glomerulonephritis und diabetischer Glomerulosklerose. Bei allen Patienten bestand eine geringe Azotämie mit Reststickstoffwerten über 60 mg%. Diese Beobachtungen stehen mit denjenigen anderer Autoren, die eine grössere Zahl von Patienten untersuchten, in Übereinstimmung (4, 5).

Als erste zogen GALLAGHER u. Mitarb. die Möglichkeit in Betracht, daß bei chronischen Nierenerkrankungen ein Inhibitor vorhanden sein könne, der das Erythropoietin maskiere. Sie zeigten jedoch, daß eine geringe Menge von Erythropoietin, die inaktivem urämischem Plasma zugefügt wurde, im biologischen Test positive Resultate ergibt, die denjenigen bei Zugabe der gleichen Menge von Erythropoietin zu normalem Plasma vergleichbar sind (4). Die negativen Ergebnisse dürften daher eher auf dem Fehlen ausreichender Erythropoietinmengen als auf der Existenz eines Inhibitors beruhen. Wir schließen hieraus folgendes: Während in den meisten Fällen von Anämie ein kompensatorischer Anstieg der Plasmaerythropoietinwerte gefunden wird und bei schweren Anämien erwartet werden kann, läßt sich mit den gegenwärtigen Nachweismethoden im Plasma von Patienten mit sekundärer Anämie bei chronischen Nierenerkrankungen kein Erythropoietin nachweisen. Diese klinischen Beobachtungen stehen in Übereinstimmung mit den beweiskräftigeren Grundversuchen von JACOBSON u.Mitarb. (5), KURATOWSKA u. Mitarb. (6) und FISHER (7), die auf eine Bedeutung der Niere für die Erythropoietinbildung hinweisen.

Ausreichende Mengen hochgereinigten Erythropoietins für eingehendere Untersuchungen sind bis jetzt nicht verfügbar. Es war uns jedoch möglich, einem Patienten mit sekundärer Anämie bei chronischer Nierenerkrankung teilweise gereinigtes Erythropoietin aus anämischem Schafplasma (8) zu injizieren und damit die Reaktion der Erythropoiese zu prüfen. Es handelte sich um einen 23 Jahre alten Mann mit chronischer Glomerulonephritis und einer schweren Erythrozytenbildungsstörung. Bei dem Patienten bestanden eine starke Verminderung der Retikulozytenzahl und des Hämoglobins (Abb. 2).

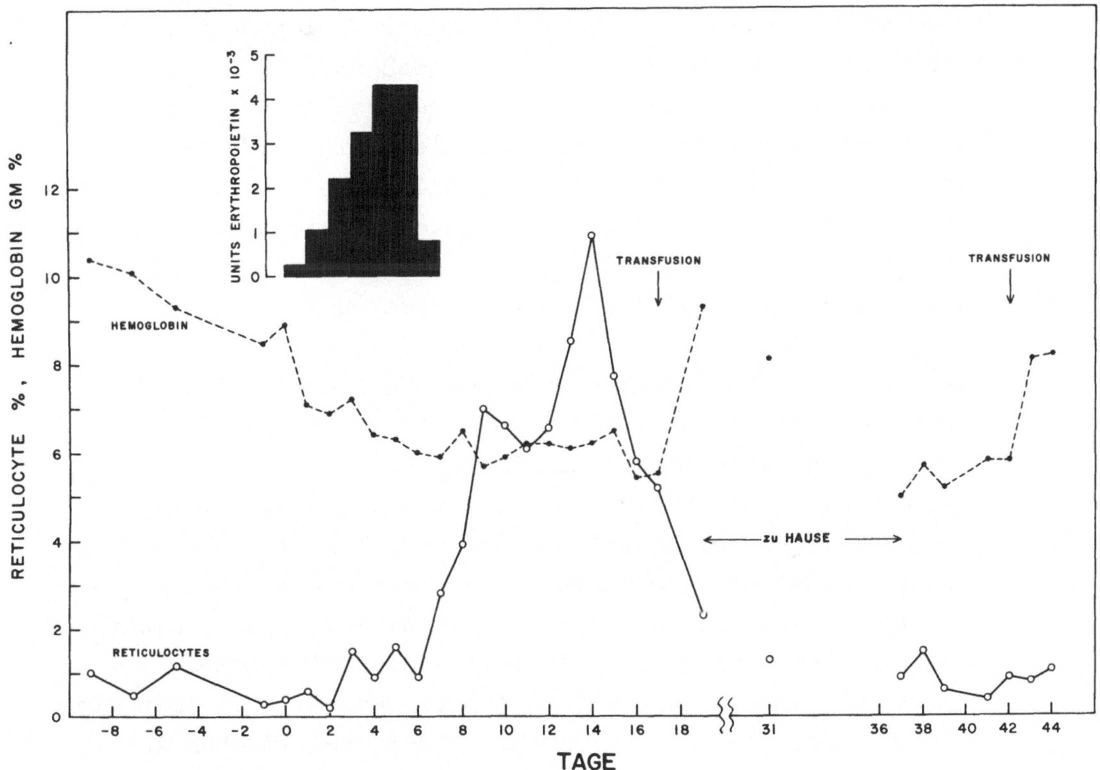

Abb. 2. Veränderungen der Retikulozytenzahl des peripheren Blutes bei einem 23-j. Mann mit chronischer Glomerulonephritis und Anämie nach Injektion von insgesamt 16ooo Einheiten gereinigten Erythropoietins innerhalb von 7 Tagen.

Nach Gabe von 16ooo Einheiten Erythropoietin innerhalb von 7 Tagen trat am 7. Tage eine deutliche Zunahme der Retikulozytenzahl auf. Die Retikulozytose nahm weitere 7 Tage nach der letzten Erythropoietingabe bis zu einem Anteil von 1o,8% der Erythrozytenzahl zu. Leider war eine Vermehrung des Hämoglobins nicht festzustellen, obwohl die Geschwindigkeit, mit der das Hämoglobin abnahm, vielleicht etwas verzögert war. Nachdem bei dem Patienten Dyspnoe und Tachycardie in den Vordergrund traten, wurde mit Bluttransfusionen begonnen. Nach vorübergehender Entlassung aus der Klinik wurde der Patient mit einer noch stärkeren Anämie als beim ersten Klinikaufenthalt erneut stationär aufgenommen. Da er keinen Retikulozytenanstieg zeigte, fühlten wir uns in unserem Eindruck bestärkt, daß seine frühere Reaktion die Folge der Erythropoietingabe und nicht eines so starken Rückganges des Hämoglobins gewesen war, daß hierdurch die Erythropoiese in Gang gesetzt wurde.

Vor der Erythropoietingabe hatte der Patient 1o μC Fe^{59} intravenös injiziert erhalten. Das Eisen verschwand aus dem Kreislauf und erschien in den folgenden 12 Tagen nicht in den neugebildeten Erythrozyten (Abb. 3). Es wurde erwartet, daß dieses Eisen bei Eintreten einer erythropoietischen Reaktion im Kreislauf erscheinen würde, aber ein solches Ergebnis war während der Initialphase der Retikulozytose nicht zu beobachten. Der Patient erhielt sodann eine zweite Injektion von Radioeisen, und in den folgenden Tagen trat eine geringe, aber zunehmende Vermehrung der spezifischen Aktivität des Blutes ein, die in der gewaschenen Erythrozytenfraktion des Blutes lokalisiert war. Dies bestätigt den Wert der Retikulozytose als Index einer Erythropoiesesteigerung nach Erythropoietingaben bei Menschen. Unsere Beobachtungen legen nahe, daß die Anämie bei Urämie eine der wenigen Anämien des Menschen sein könnte, bei denen gereinigtes Erythropoietin therapeutisch bedeutungsvoll ist.

Während Nierenkrankheiten gewöhnlich von einer Anämie begleitet werden, muß auch das gelegentliche Auftreten des entgegengesetzten Zustandsbildes, der Polyglobulie, berücksichtigt werden.

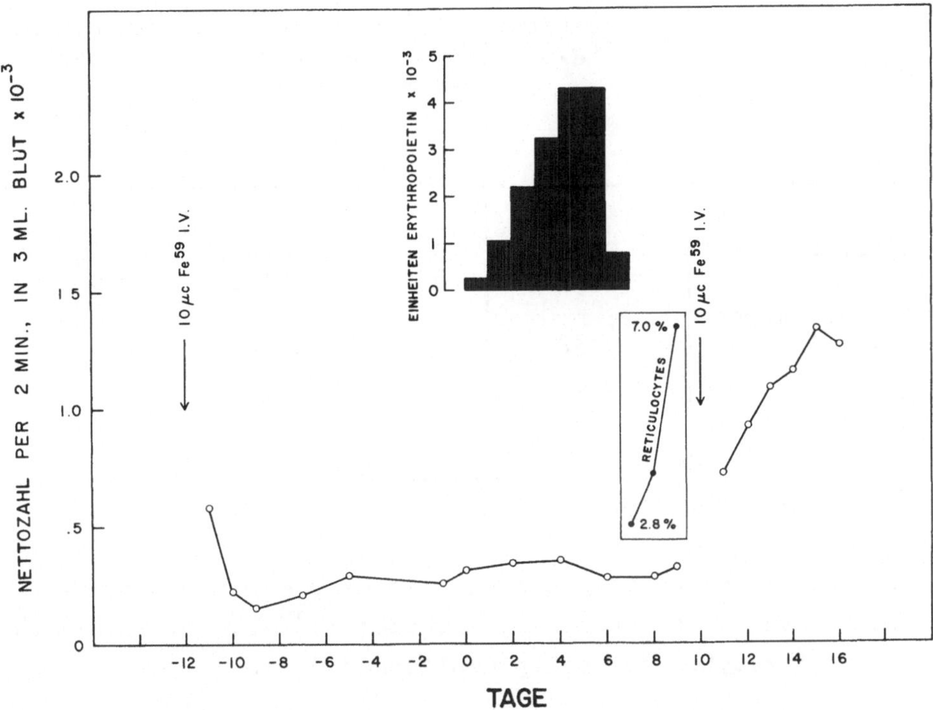

Abb. 3. Veränderungen der spezifischen Aktivität des Blutes (Fe^{59}) vor und nach Gabe gereinigten Erythropoietins bei einem 23-j. Patienten (gleicher Fall wie in Abb. 2).

Bis 196o wurden wenigstens 5o Fälle von Polyglobulie in Verbindung mit Nierenkarzinom mitgeteilt. 196o hatten HEWLETT (9) und ich selbst (1o) Gelegenheit, Patienten mit Nierenkarzinom und Polyglobulie zu untersuchen. In beiden Fällen fand sich eine Erythropoietische Aktivität im Geschwulstextrakt. Während 2 ml Blutplasma erythropoietisch inaktiv waren, steigerte ein Extrakt von o,14 g Tumorgewebe mit physiologischer Salzlösung den Eiseneinbau von o,2 auf 3 % bei der polyglobulischen Maus; ein Extrakt aus o,72 g Gewebe steigerte die Eiseninkorporation auf 1o%. Demgegenüber war ein Extrakt von o,32 g normalem Nierengewebe aus der Tumorumgebung erythropoietisch inaktiv (Tab. 1).

	Gewebs-Masse (g)	Zahl der Versuchs-tiere	Fe^{59} Einbau+ (%)	Mittelwert d. Hämatokrits am Versuchsende (%)
Tumor Extrakt	0,72	5	10,0±4,2	68
	0,14	5	3,0±1,8	68
Normal Nieren Extrakt	0,32	4	0,2±0	67
Plasma	2,0	4	0,2±0,1	64
NaCl-Lösung	0	4	0,2±0	68

+±1 Standard-Abweichung

Tab. 1. Erythropoietin-Nachweis im Extrakt eines hypernephroiden Nierenkarzinoms. Methode: Fe^{59}-Inkorporation in die Erythrozyten der polyglobulischen Maus.

Von zwei weiteren Patienten mit Polyglobulie bei hypernephroidem Nierenkarzinom wurde mir freundlicherweise durch Vermittlung von Kollegen Blutplasma zur Verfügung gestellt. Aus Tabelle 2 ist zu ersehen, daß das Blutplasma in einem Falle erythropoietisch aktiv war. Im zweiten Falle war erst nach Herstellung eines Extraktes aus gekochtem Plasma und fünffacher Konzentration desselben eine erythropoietische Aktivität festzustellen. In beiden Fällen diente die hungernde Ratte, die nicht so empfindlich ist wie die polyglobulische Maus, als Versuchstier (11); daher sind die mit Normalplasma ermittelten Werte höher.

1.	Patienten	11,9 ± 3,4		
	Kontrolle	3,6 ± 1,0		
2.	Patienten	6,8 ± 1,8	5 X Konz.	12,7 ± 3,8
	Kontrolle	4,0 ± 0,9	5 X Konz.	4,6 ± 0,7

Tab. 2. Erythropoietingehalt im Blutplasma bzw. Plasmaextrakt bei zwei Patienten mit hypernephroidem Nierenkarzinom + Polyglobulie (Erläuterung s. Text).

Die Erörterung der klinischen Untersuchungen möchte ich mit einem kurzen Bericht über unsere Erfahrungen mit der Flüssigkeit von Nierenzysten abschließen. Gelegentlich wurde über Polyglobulien bei gutartigen Nierenzysten berichtet. Bisher konnten wir die Zystenflüssigkeit von 7 Patienten, bei denen eine Polyglobulie in Verbindung mit Nierenzysten bestand, untersuchen. In 6 Fällen erwies sich die Flüssigkeit der Nierenzysten als erythropoietisch aktiv (Tab. 3), in einem weiteren Falle ließ sich keine erythropoietische Aktivität erkennen.

Patienten	Versuchstier	Fe^{59} Einbau (Prozent)+	Zahl der Versuchstiere	NaCl Kontrolle
1.	Hungernde Ratte	23,5±4,7%	5	3,2±0,9%
2.	Polyglobulische Maus	23,6±7,6%	5	0,2±0
3.	"	22,8±3,6%	5	0,2±0
	"	0,1±0	3	0,2±0
4.	"	15,1±3,9%	5	0,4±0,1%
5.	"	2,0±1,3%	5	0,2±0,1%
6.	"	1,5±1,8%	4	0,4±0,1%
7.	"	0,2±0	5	0,3±0,1%

+ ± 1 Standard-Abweichung

Tab. 3. Erythropoietin-Nachweis in der Flüssigkeit von Nierenzysten.

Der dritte Fall aus Tabelle 3 ist von besonderem Interesse. Hierbei erwies sich die Flüssigkeit einer großen Zyste der rechten Niere als positiv, diejenige einer kleinen Zyste der linken Niere als negativ.

In den letzten Jahren wurden diese Beobachtungen in anderen Laboratorien bestätigt und erweitert. Aus diesen Untersuchungen ist zu schließen, daß - obwohl die meisten Patienten mit hypernephroidem Nierenkarzinom bzw. gutartigen Nierenerkrankungen keine Plethora zeigen - dennoch bisweilen eine Polyglobulie beobachtet wird und daß in diesen seltenen Fällen oft Erythropoietin im Blutplasma, in der Flüssigkeit der Nierenzysten oder im Extrakt des Geschwulstgewebes nachgewiesen werden kann. Diese seltenen Fälle von Plethora bei Nierenerkrankungen lassen sich bis jetzt nicht auf einen einheitlichen Nenner bringen; wir beginnen nunmehr jedoch dieses interessante Problem eingehend zu untersuchen.

Damit möchte ich die Besprechung der überaus komplexen und schwierig zu deutenden klinischen Ergebnisse abschließen und noch kurz über ein experimentelles Ergebnis berichten, das, wie ich hoffe, für Sie von größerem Interesse sein wird. Diese Untersuchung ist für die Probleme der Nierenphysiologie von Bedeutung, falls Sie bereit sind zu akzeptieren, daß die Niere an der Erythropoietinbildung beteiligt ist.

Bekanntlich üben die Androgene eine beträchtliche Wirkung auf die Erythropoiese aus (12, 13). In den letzten Jahren haben wir uns darum bemüht festzustellen, in welcher Weise Erythropoietin an diesem Mechanismus beteiligt ist (14, 16). Abbildung 4 demonstriert die Stimulierung der Erythropoietinbildung durch Androgene; sie zeigt zugleich die zentrale Stellung, welche die Niere hierbei einnimmt. Abbildung 4 enthält die Ergebnisse der Erythropoietinbestimmung im Plasma weiblicher CBA-Mäuse unter verschiedenen Versuchsbedingungen. Die beiden linken Säulen zeigen die Versuchsergebnisse mit dem Plasma normaler Tiere (weiße Säulen) und im Plasma von Mäusen nach zwei Injektionen von 2,5 mg Testosteronpropionat (schwarze Säulen). Das Plasma wurde 48 Stunden nach der letzten Testosteroninjektion gewonnen. Der ausgeprägte erythropoietische Effekt nach Testosterongabe geht verloren, wenn 8 Std. vor der Plasmagewinnung eine bilaterale Nephrektomie vorgenommen wird (mittlere Säulen).
Wenn jedoch stattdessen 8 Stunden vor der Plasmagewinnung beide Ureteren ligiert werden, so wird durch die Azotämie

nicht nur die Erythropoietinbildung infolge der Androgengabe nicht unterdrückt, sondern im Gegenteil als durchaus unerwarteter, aber stets reproduzierbarer Befund sogar gesteigert.

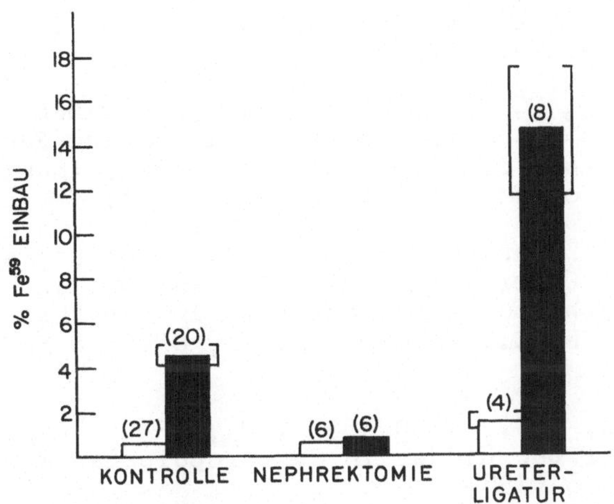

Abb. 4. Einfluß von Testosteron auf die Erythropoietinbildung bei bilateral nephrektomierten und bilateral ureterligierten Mäusen (Erläuterung s. Text).

Die Steuerung der Blutplasmazusammensetzung war von jeher für den Nephrologen von Interesse. Ich hoffe, daß Sie nach den Darlegungen des heutigen Vormittages davon überzeugt sind, daß die Niere auch die Größe des zweiten großen Blutbestandteiles, der Erythrozytenmasse, reguliert und,daß für Sie alle hier ein fruchtbares Gebiet für weitere Untersuchungen liegt.

Literatur

1. FILMANOWICZ, E. and GURNEY, C.W.: Studies on Erythropoiesis XVI. Response to a Single Dose of Erythropoietin in the Polycythemic Mouse. J. Lab. Clin. Med. 57, 65 (1961)

2. de GOWIN, R., HOFSTRA, D., and GURNEY, C.W.: A Comparison of Erythropoietin Bioassays. Proc. Soc. Exp. Biol. and Med. 11o, 48 (1962)

3. GALLAGHER, N.I., McCARTHY, J.M., and LANGE, R.D.: Observations on Erythropoietic-Stimulating Factor (ESF) in the Plasma of Uremic and Non-uremic Anemic Patients. Annals of Int. Med. 52, 12o1 (196o)

4. LANGE, R.D. and GALLAGHER, N.I.: Clinical and Experimental Observations on the Relationship of the Kidney to Erythropoietin Production in "Erythropoiesis", ed. JACOBSON, L.O. and DOYLE, M., GRUNE & STRATTON, 1962, p. 361

5. JACOBSON, L.O., GOLDWASSER, E., FRIED, W., and PLZAK, L.: Role of the Kidney in Erythropoiesis. Nature, London 179, 633 (1957)

6. KURATOWSKA, Z., LEWARTOWSKI, B., and MICHALAK, E.: Studies on the Production of Erythropoietin by the Isolated Hypoxic Kidney. Bull. Acad. Pol. Sci. (Serie Biol.) 8, 77 (196o)

7. FISHER, J.W. and BIRDWELL, B.J.: The Production of Erythropoietic Factor by the in situ Perfused Kidney. Acta Haemat. 26, 224 (1961)

8. GOLDWASSER, E., WHITE, W.F., and TAYLOR, K.B.: Further Purification of Sheep Plasma Erythropoietin. Biochim. et Biophys. Acta 64, 487 (1962)

9. HEWLETT, J.S., HOFFMAN, G.C., SENHAUSER, D.A., and BATTLE, J.D.: Hypernephroma with Erythrocythemia: Report of a case and assay of the tumor for an erythropoietin-stimulating substance. New Engl. J. Med. 262, 1o58 (196o)

1o. GURNEY, C.W.: Erythremia in Renal Disease. Trans. Assoc. of Am. Phys. 73, 1o3 (196o)

11. FRIED, W., PLZAK, L., JACOBSON, L.O., and GOLDWASSER, E.: III Factors Controlling Erythropoietin Production. Proc. Soc. Exper. Biol. and Med. 94, 237 (1957)

12. KENNEDY, B.J. and GILBERTSON, A.S.: Increased Erythropoiesis Induced by Androgenic-Hormone Therapy. New Engl. J. Med. 256, 719 (1957)

13. GARDNER, F.H. and PRINGLE, J.C.: Androgens and Erythropoiesis. New Engl. J. Med. 264, 1o3 (1961)

14. FRIED, W. and GURNEY, C.W.: Erythropoietic Effect of Plasma from Mice Receiving Testosterone. Nature 2o6, 116o (1965)

15. GURNEY, C.W. and FRIED, W.: Further Studies on the Erythropoietic Effect of Androgens. J. Lab. Clin. Med. 65, 775 (1965)

16. JANDA, W.E., FRIED, W., and GURNEY, C.W. Combined Effect of Cobalt and Testosterone on Erythropoiesis. Proc. Soc. Exp. Biol. Med. In press

Pathogenese und Klinik der renalen Anämie

NIETH, H.

Die im Verlauf der akuten und chronischen Niereninsuffizienz auftretende Anämie hat seit langem Nephrologen und Hämatologen interessiert. Zunächst suchte man - in Analogie zur Benzolvergiftung - nach toxischen Substanzen, welche die Erythropoese schädigen sollten (VOLHARD, BECHER, BOCK und THEDERING).
Hinweise auf erythropoeseaktivierende Faktoren in der Niere gaben der Forschung neuen Auftrieb (JACOBSON, GURNEY). Pathogenese, Klinik und Therapie sind auch im Hinblick auf die Praxis wichtig geworden, seit es gelungen ist, Patienten mit schwerer chronischer Niereninsuffizienz durch moderne Behandlungsmethoden über Monate hin am Leben zu erhalten.

Von einer echten Anämie sprechen wir dann, wenn das rote Zellvolumen erniedrigt ist.

Dies wurde für renale Anämien mit Farbstoffverdünnungsmethoden von KEITH und ROWNTREE, 1915 nachgewiesen und später von anderen Autoren bestätigt (BOCK u. THEDERING, BOCK u. Mitarb., SCHNEIDER u. WOLLHEIM, LOGE u. Mitarb., DEUTSCH u. Mitarb., VAREL u. Mitarb.).

Mit zunehmendem Anstieg des Serum-Kreatinins erfolgt bei 83 Fällen von chronischer Pyelo- und Glomerulonephritis eine Reduktion der zirkulierenden Erythrozytenmasse. Während diese bei einem durchschnittlichen Kreatininwert von 1,5mg% etwa 18 ml/kg beträgt, liegt sie bei 12 mg% Kreatinin um 13 ml pro kg, ist also um die Hälfte der Norm vermindert. Bestimmt man das gesamte zirkulierende Hämoglobin mittels der CO-Inhalationsmethode von WALLER, so ergibt sich eine kontinuierliche Abnahme des Hämoglobingehaltes mit ansteigenden Kreatininwerten.

Nach den Untersuchungen von BOCK u. THEDERING pflegt eine Anämisierung dann aufzutreten, wenn der Kreatininspiegel im Serum über 2 mg%, der Harnstoff über 7o mg% ansteigt. Von den Retentionswerten zeigt das Serum-Kreatinin nach eigenen Untersuchungen die engste Korrelation zum Ausmaß der Anämie (BOCK, NIETH und SOLTH).

Nach KASANEN besteht zwischen der endogenen Kreatinin-Clearance, nach MERTZ zwischen der Inulin-Clearance und dem Hb-Gehalt eine Beziehung. In unseren Untersuchungen verläuft die Regressionsfunktion bei einer C-Inulin über 4o ml/min. nahezu parallel zur Abszisse. Bei Inulinwerten unter 2o ml/min fällt die Kurve steil ab. Ähnliche Beziehungen wurden zwischen Rest-N, Harnstoff, Xanthoprotein, Phenolgehalt, Blut pH einerseits und Hämoglobin andererseits gefunden. Solche Korrelationen lassen aber keine ätiologischen Aussagen zu. Sie gestatten nur die Annahme, daß beide Veränderungen auf eine gemeinsame Ursache, nämlich die Nierenerkrankung, zurückgehen.
Grösse der Erythrozyten und Hämoglobinbeladung sind bei der renalen Anämie normal. Die renale Anämie ist demnach als normochrom und normozytär zu charakterisieren (BOCK, NIETH u. SOLTH, DEUTSCH u. Mitarb.).
Hyperchrom-makrozytäre Formen sind selten. Bei zusätzlichen Blutverlusten werden hypochrom-mirkozytäre Formen beobachtet; sie gehen dann mit einem niedrigen Serum-Eisen einher.

Im Knochenmark liegen - im Gegensatz zum akuten Nierenversagen - bei chronischer Niereninsuffizienz die Durchschnittswerte der roten Vorstufen bis zu einem Kreatininwert von im Mittel 7,5 mg% zum Teil deutlich über der Norm. Bei höheren Kreatininwerten fallen sie dann ab.

Die Ausdifferenzierung der Reifungsstadien zeigt eine normale Verteilung. Eine Ausreifungshemmung, wie sie von DITTRICH u. SARTORIUS bei akutem Nierenversagen festgestellt wurde, konnten wir ähnlich wie CALLEN und LIMARZI sowie

DEUTSCH u. Mitarb. nicht finden. In etwa 8% der Fälle sahen wir auch bei chronischer Niereninsuffizienz eine akute Erythroplastopenie. Letztere kommt vor allem beim akuten Nierenversagen des Menschen (RICHET und ALAGUILLE, NAETS) vor.
Die Anwendung radioaktiver Isotope zur Diagnostik der Anämien ermöglicht es, die Dynamik der normalen und pathologischen Erythropoese quantitativ zu beurteilen. Dabei läßt sich mit radioaktivem Eisen die Eisenutilisation und damit die Erythrozytenproduktion erfassen.
Die Bestimmung der Erythrozytenüberlebensdauer mit ^{51}Cr gibt uns Hinweise über den Erythrozytenabbau. Mit beiden Methoden können gleichzeitig Erythrozytenvolumen, Plasmavolumen und totales Blutvolumen gemessen werden.
Eigene Befunde, gewonnen in Zusammenarbeit mit GRAUL und KUNI zeigen den bekannten Abfall des roten Zellvolumens mit zunehmendem Anstieg der Retentionswerte. Entgegengesetzt verhält sich das Plasmavolumen.

Der Erythrozyten-Eisenumsatz demonstriert, daß Patienten ohne Erhöhung der Retentionswerte ihre Erythropoese noch über die Norm von 31o µg/Kg/Tag steigern können. Mit zunehmenden Kreatininwerten ist eine Steigerung über die Norm nicht mehr möglich.

Berechnet man nach einer von KUNI in Anlehnung an POLYCOVE entwickelten Methode die Erythrozytenausreifungszeit, so findet sich eine zunehmende Verlängerung mit steigenden Kreatininwerten.
Lediglich bei den LED-Fällen und einem Patienten mit renaler Polyzythämie sind abnorm kurze Erythrozytenreifungszeiten vorhanden.
Bei Bestimmung der Erythrozytenüberlebenszeit findet man sowohl nach der Differentialagglutinationsmethode von ASHBY wie mit der ^{51}Cr-Markierung der Erythrozyten eine verminderte Erythrozytenlebensdauer.
Als Ergebnis der Untersuchungen mit Isotopen kann man die Anämie bei chronischer Niereninsuffizienz als eine hyporegene-

ratorische und hämolytische Anämie chrakterisieren. Im Gegensatz zu Gesunden oder Patienten mit hämolytischen Anämien anderer Ursache ist der Urämiker nicht mehr imstande, seine Erythropoese um das 6- oder 8-fache zu steigern.

In der Pathogenese renaler Anämien spielt sicher ein Erythropoetinmangel eine Rolle. Darauf wurde in den Vorträgen des heutigen Vormittags ausführlich eingegangen.

Allein auf einen Erythropoetinmangel lässt sich die renale Anämie jedoch nicht zurückführen. Neben tierexperimentellen Untersuchungen sprechen dafür auch Befunde am Menschen. Wir hatten Gelegenheit, einen Patienten zu beobachten, bei dem die einzig vorhandene Niere wegen einer Hydronephrose entfernt wurde. Es fanden sich bei ihm sowohl kernhaltige roten Vorstufen im Knochenmark wie auch eine Retikulozytose im peripheren Blut. Die Erythropoese war etwa auf die Hälfte der Norm herabgesetzt (R-W. 1o/1oo), die Ausreifung der roten Vorstufen war gehemmt. Die Kontrolle des Sternalmarks im Verlaufe der Erkrankung ergab ähnliche Befunde. Es fiel lediglich eine Rechtsverschiebung mit Abnahme der Mitosestadien auf. Mittels Thymidin-Markierung konnten CURTIDES u. Mitarb. an der Ratte ebenfalls eine Hemmung der DNS-Synthese nach Nephrektomie beobachten. Die DNS-Synthese in den roten Vorstufen - gemessen mit der UV-Spektrophotometrie ist allerdings beim akuten Nierenversagen herabgesetzt. Dies geht aus Untersuchungen von MÜLLER an unserer Klinik hervor. An dem Beispiel eines 36-jährigen Patienten mit akutem Nierenversagen sei dies demonstriert.

Besonders aufschlußreich sind Untersuchungen von NATHAN und Mitarb. über das Verhalten der Erythropoese bei Patienten, die zur Vorbereitung der Nierentransplantation doppelseitig nephrektomiert wurden. Auch hier waren im Gegensatz zum Tierexperiment rote Vorstufen im Knochenmark in allen Fällen vorhanden. Es zeigte sich eine Tendenz zur Hypoplasie. Dabei war die Erythropoese nicht stärker gestört als bei

Patienten mit chronischer Urämie. Sowohl auf Sauerstoffmangel, wie auch auf Blutverlust kam eine Steigerung der Erythropoeserate - nachgewiesen mit der ^{59}Fe Inkorporation in die Erythrozyten - noch zustande.
Auch die herabgesetzte Wirksamkeit von Erythropoetin bei einem Patienten mit renaler Anämie spricht gegen die alleinige Rolle des Erythropoetins (van DYKE u. Mitarb.). Diese Beobachtungen weisen darauf hin, daß die Unfähigkeit des Urämikers, die verkürzte Erythrozytenlebensdauer zu kompensieren vielleicht auch von einer herabgesetzten Ansprechbarkeit des Markes auf Erythropoetin herrühren könnte. Wir möchten daher die vielzitierte und bisher nicht bewiesene toxische Markschädigung nicht von der Hand weisen (VOLHARD; BECHER; BOCK u. THEDERING).
Für eine toxische Schädigung als Teilursache der urämischen Anämie spricht auch die von KURTIDES und Mitarb. bei 6 Patienten nach der Hämodialyse beobachtete Besserung der Parameter der effektiven Erythropoese.

Die Inkubation von Knochenmarkskulturen führte zu einer Hemmung der Erythropoese (SACHETI, RENNIE und MARKS). Urämisches Serum erzeugt auch ausserdem eine Wachstumshemmung der HELA-Zellen (HENKIN u. Mitarb.).

Eine Erhöhung des Gesamt-Phenolgehaltes bei chronischer Niereninsuffizienz konnten wir zwar feststellen, die freien toxischen Phenole sind aber - wie DUNN, WEINSTEIN, MAXWELL und KLEEMANN zeigten - extrem selten vermehrt. Die genannten Autoren halten es immerhin für möglich, daß sehr geringe Mengen von freien Phenolen und Kresol eine toxische Wirkung ausüben können. Wie MÜTING gezeigt hat, ist die insuffiziente Niere nicht mehr in der Lage, ihrer Entgiftungsfunktion nachzukommen.
Eine Hämolyse, für die renalen Anämien, erwiesen durch die Verkürzung der Erythrozytenlebensdauer kann durch extra- oder intracorpusculäre Faktoren entstehen. Aufschluß darüber, welche von beiden Faktoren vorherrschen, geben ge-

kreuzte Transfusionen von Urämikerblut auf Gesunde und umgekehrt. BÖTTNER hat solche Untersuchungen mit der ASHBY-Methode durchgeführt.

Die Erythrozyten eines Urämikers lebten im gesunden Organismus nur 25 Tage, während gesunde Spendererythrozyten im Organismus des Urämikers 17 Tage lebten. Ähnliche Befunde konnten MUIRHEAD u. Mitarb., sowie SUTHERLAND u. Mitarb. mit ^{51}Cr erheben.

Aus diesen Befunden ließ sich der Schluss ziehen, daß intra- und extrazelluläre Faktoren für die Hämolyse maßgebend sind.

JOSKE u. Mitarb., REES u. Mitarb. sowie DESFORGES u. DAWSON lehnen einen intrazellulären Defekt ab, da urämische Erythrozyten - übertragen auf Gesunde - eine normale Überlebenszeit aufwiesen. Es war naheliegend, nach Störungen des Erythrozytenstoffwechsels als Ursache der Hämolyse zu suchen.

MUIRHEAD u. Mitarb. fanden 1952 eine statistisch gesicherte Abnahme der Glukoseutilisation urämischer Erythrozyten von 52 auf 42 mg Glukose pro 1oo ml Erythrozyten pro Stunde. Die Aufnahme von ^{32}P war von 13,2% auf 9% herabgesetzt. Eine Störung der Phosphataufnahme und des Kaliumtransportes wurde von REES u. Mitarb. konstatiert. Dieser metabolische Defekt normalisierte sich nach Zugabe von Purin-Nucleosiden. Über eine Hemmung der Lactatdehydrogenase berichteten MORGAN und MORGAN.
Näher eingehen möchte ich auf Befunde aus dem Arbeitskreis von LÖHR u. WALLER an unserer Klinik. BOCK, WALLER u. LÖHR berichteten 1962 an Hand eines kleinen Krankengutes über eine reversible Energiestoffwechselstörung in den Erythrozyten niereninsuffizienter Patienten. Sie führten diese Störung auf eine funktionelle Hemmung der Hexokinase zurück. Anhand eines grösseren Krankengutes wurden diese Befunde inzwischen bestätigt und erweitert.
Bei der Bestimmung der Aktivität der Enzyme von Glykolyse,

Hexosemonophosphatzyklus, der Phosphatspaltung, der Transaminierung und der Methämoglobinreduktion an Hämolysaten gewaschenen Erythrozyten ergaben sich durchweg normale oder sogar erhöhte Aktivitäten.

Bei Inkubation mit urämischem Serum dagegen war eine deutliche Hemmung der Hexokinaseaktivität bis 53% des Normal-Serums zu verzeichnen.

Zugabe von Harnstoff bis zu einer Konzentration von 64o mg% und Kreatinin bis zu 25 mg% übte keinerlei Einfluß auf die Aktivitäten der Enzyme aus.

Bei schwerer dekompensierter Azidose war ausserdem bei 6 von 12 Patienten Erniedrigung des ATP-Gehaltes im sofort enteiweißten Vollblut vorhanden. Diese Abnahme von ATP war bei den Fällen mit akutem Nierenversagen nur in einem Falle zu konstatieren. Deshalb scheint die Dauer der Azidose von Bedeutung zu sein.
Als weiteren wesentlichen Befund fanden sich eine signifikante Abnahme der Glutathionstabilität gegen Acethylphenylhydracin in den roten Blutzellen von Urämikern. Auch die Glutathion-Instabilität war besonders ausgeprägt bei urämischer dekompensierter metabolischer Azidose mit Blut-pH-Werten unter 7,34.
Die Ursache der ATP-Verminderung vor allem der GSH-Instabilität bei dekompensierter renaler Azidose dürfte in der Hemmung der Hexokinase-Reaktion zu suchen sein. Da in gewaschenen Erythrozyten die Hexokinaseaktivität normal oder sogar erhöht war, kann es sich dabei nur um eine funktionelle reversible Störung und nicht um eine irreversible Enzymschädigung handeln.
Wesentlich ist nach den Untersuchungen von BOCK, WALLER, KAUFMANN u. LÖHR der Einfluß einer erhöhten Wasserstoffionenkonzentration auf die Hexokinase-Reaktion.
Nach LÖHR und WALLER sowie RAPOPORT liegt das pH-Optimum der Hexokinase bei pH 8,4 bis 8,6. Die Aktivität nimmt

bei einer pH-Erniedrigung von 7,4 auf 7,1 um 65% ab. Erythrozyten pH-Werte von 7,1 und weniger kommen bei Urämien vor. Da nach den Untersuchungen von GRIGNIANI und LÖHR, RAPOPORT u. Mitarb. die Hexokinase das begrenzende Enzym der Glykolyse von Blutzellen ist, hat ihre Aktivitäts-Verminderung eine besondere Bedeutung für die Durchflussraten der Glykolyse des Pentosephosphatzyklus und der Glutathion-Reduktion.

Offenbar kommt es durch die reversible Hexokinase-Hemmung zuerst zu einer Glutathion-Instabilität und erst bei längerer Einwirkung der hohen Wasserstoffionenkonzentration zu einer ATP-Erniedrigung.

In der Pathogenese der renalen Anämien beginnen sich einige ätiologische Faktoren abzuzeichnen. Ich habe in meinem kurzen Referat versucht, diese zu umreißen.

Diskussion:

JAHRMÄRKER: Wir haben in Urämie-Erythrozyten in der Mehrzahl der Fälle neben einigen Erniedrigungen einen normalen oder besser einen über die 2-Sigma-Grenze erhöhten ATP-Gehalt gefunden (1). Die leichte Diskrepanz zu einigen Befunden des Tübinger Arbeitskreises ist m.E. nicht methodisch bedingt (ähnliche Befunde erhoben auch mit chromatographischer Technik HURT u. CHANUTIN, 2), sondern dadurch, daß verschiedene Faktoren wirksam und im einzelnen Fall unterschiedlich verwirklicht sind. Die hohe Azidoseempfindlichkeit der Erythrozytenglykolyse ist gut bekannt und läßt sich auch im Inkubationsversuch leicht zeigen. Wenn man allerdings das arterielle Vollblut-pH, das wir in etwa 3o Fällen (vor einer Dialyse) messen konnten, dem ATP-Gehalt gegenüberstellt, so findet man keine Korrelation; wir fanden auch bei der Normalisierung des pH-Wertes durch die Dialyse keinen weiteren Anstieg, sondern einen Abfall des ATP (3). Dagegen bestand eine Korrelation zum anorganischen Phosphat im Urämieserum, damit auch zu den anderen Urämieparametern, z.B. der Kreatininkonzentration. Der Bezug auf die Phosphatkonzentration ist jedoch sachlich berechtigt, weil die Erythrozytenglykolyse durch ein erhöhtes Angebot an anorganischem Phosphat unter charakteristischen Verschiebungen stationärer Metabolitkonzentrationen aktiviert werden kann (4). Die Erythrozytenglykolyse kann unter verschiedenen Umständen, von verschiedenen Reaktionsschritten aus aktiviert und limitiert werden. Der Phosphatmechanismus kann in vitro sogar leichte Azidosen (etwa bis pH 7,25) kompensieren. Bei unseren Fällen haben wir nicht so tiefe Senkungen der pH-Werte gehabt, wie Herr NIETH, und ich möchte

sagen, daß auch bei schwerer Urämie ohne spezielle Azidosetherapie pH-Werte von (arteriell) unter 7,2o praktisch doch sehr selten sind. Daher steht in vielen Fällen der sog. Phosphatstau des Urämikers offenbar im Vordergrund gegenüber den Einflüssen der Azidose und kann hohe (unter Berücksichtigung der verjüngten Zellpopulation zumindest normale) Nucleotid- und organische Phosphatgehalte der Urämie-Erythrozyten erklären. Es bleibt dann zu fragen nach anderen Retentionsprodukten; der typische Versuch, um einen solchen Einfluß zu prüfen, ist die Inkubation von Normal-Erythrozyten im Urämieserum. An der Glykolyse, an stationären Metabolitkonzentrationen, auch an osmotischer Resistenz und Elektrolytstoffwechsel konnten wir wesentliche Einflüsse durch das Serum chronischer und akuter Urämiefälle dann nicht finden, wenn das Kontrollserum nicht nur im pH-Wert, sondern auch im Phosphatgehalt angeglichen war. Einige, m.E. nicht entscheidende Details sind noch offen.
Ich möchte zusammenfassen, daß Wirkungen einer Azidose besonders höheren Grades zweifellos in Frage kommen, daß aber zumindest in leichteren Fällen ein hoher Phosphatstau für den ATP-Gehalt der Erythrozyten wichtiger zu sein scheint,und, daß andere Auswirkungen der urämischen Retention an den untersuchten Größen bis jetzt noch nicht erkennbar waren. Dies bezieht sich allerdings nur auf die Erythrozyten. Der Erythrozyt hat bekanntlich einen sehr speziellen Stoffwechsel, aber bei der renalen Anämie steht er ja nun zur Debatte. Es bleibt schließlich zu fragen, ob ein hoher ATP-Gehalt der Erythrozyten funktionell von Nutzen ist. Eine stärkere Erniedrigung ist sicher ungünstig, eine Erhöhung aber nicht unbedingt von Nutzen. Bereits der ATP-ADP-Quotient steigt meist nicht signifikant an: Klinisch läßt sich beobachten, daß in terminalen Urämie-Stadien der Elektrolytstoffwechsel der Erythrozyten zusammenbrechen kann, mit Kaliumverlust und extremem intrazellulärem Natriumanstieg, obwohl ein hoher Gehalt an ATP besteht, so daß man (wenn nicht die Permeabilität gestört ist) eine Störung seiner Verwertung vermuten kann.

Literatur:

1. JAHRMÄRKER, H.: Klin. Wschr. 42, 123 (1964)
2. HURT, G.A. a. CHANUTIN, A.: J. Lab. Clin. Med. 64, 675 (1964)
3. JAHRMÄRKER, H. et al.: Verh. Dtsch. Ges. Inn. Med. 69, 712 (1963)
4. JAHRMÄRKER, H.: Int. Un. Biochem. 7 (1964)

BRAUNSTEINER: Wenn ich abschließend meine persönliche Meinung wiedergeben darf, dann scheint es mir - nächst der biochemischen Abklärung der Struktur des Erythropoetins - von besonderer Wichtigkeit, den Angriffspunkt dieser Substanz genauer festzulegen. Dazu können wahrscheinlich Modellversuche in Zellkulturen unternommen werden. Es wurde schon mehrfach versucht mit Phytohämagglutinin stimulierten Lymphozytenkulturen Erythropoetin zuzusetzen, um eine Differenzierung in Richtung erythropoetischer Zellen zu er-

reichen. Diese Versuche sind bisher misslungen. Es sollte aber möglich sein, in Knochenmarkskulturen anhand von Thymidin- bzw. Aminosäurenmarkierungen radioautographisch Proliferationskurven nach Zusatz von Erythropoetin zu erhalten und damit zu entscheiden, welche Zelle - die undifferenzierte Retikulumzelle, der Proerythroblast oder vielleicht sogar reifere erythropoetische Zellen - durch Erythropoetin aktiviert werden.
Zum Ursprung des Erythropoetins möchte ich noch einige klinische Beobachtungen anführen, die vielleicht noch nicht genügend gewürdigt wurden. Ich habe im Verlaufe der letzten Jahre zweimal, einmal nach Leberinfarkt und einmal im Rahmen eines BUDD-CHIARI-Syndroms, über mehrere Tage anhaltende ausgeprägte Retikulozytenkrisen gesehen. Ähnliche Beobachtungen sind in dem Hämatologielehrbuch von WHITBY und BRITTON mitgeteilt. Hier könnten Bedingungen vorliegen, unter denen es aus der Leber zu einer erhöhten Erythropoetinfreisetzung kommt. Es wäre von Interesse, bei derartigen Fällen Erythropoetinbestimmungen im Plasma und Harn durchzuführen.
Zum Abschluß danke ich nochmals allen Damen und Herren für ihre ausgezeichneten Vorträge und für ihre interessante Diskussion.

Current status of renal transplantation

STRAFFON, R.A., HEWITT, C.B., KISER, W.S., STEWART, B.H., NAKAMOTO, S. and KOLFF, W.J.

Recently, clinical investigators have reported encouraging results with the use of renal homografts in the treatment of terminal renal insufficiency (1 - 4). Improvement in surgical technique and the availability of new immunosuppressive drugs have been largely responsible for this success.

As of March 15, 1965, 636 renal transplants have been performed on patients other than identical twins. Of the group of 360 patients receiving transplants more than one year previous to this report, 98 were still alive with functioning kidneys. The most encouraging results were obtained using live donors who were siblings or blood relatives of the recipient. Survival rate after transplants from unrelated live donors and from cadaver donors was only 10 per cent (5). Thus, while the advantages of using cadaver donors for renal homografts are obvious, the poor results obtained with this source of kidney have discouraged the widespread use of cadaver donors in many medical centers.

At the Cleveland Clinic Hospital we performed our first renal transplant in January 1963, and as of August 15, 1965, 84 transplants had been performed on 69 patients. Twenty of these patients received transplants from live donors and 64 received kidneys from cadaver donors. It is the clinical experience with this group of patients that comprises this report.

Selection of the recipient

The enormous number of patients with terminal renal insufficiency requires that some selection must be made before admitting the patient to the transplant program. All patients are selected on the following basis. There must be terminal renal insufficiency requiring hemodialysis to maintain homeostasis. Preferably the patient should be less than 5o years of age, intelligent, emotionally stable and potentially capable of living a productive life. In many instances it is difficult to evaluate these conditions before and during the period of hemodialysis since the state of illness can severely alter the patient's personality. Selection is made by a committee composed of three physicians.

Preparation of the recipient

A period of hemodialysis is required to improve the physical condition of the patient who has terminal renal insufficiency before any operative procedure is undertaken. This is best done utilizing hemodialysis with an indwelling Silastic Teflon arteriovenous shunt (6). The technique used in long-term intermittent dialysis has been discussed elsewhere (7). In general, bilateral nephrectomy has been performed in nearly all patients before transplantation. Splenectomy and thymectomy are performed in randomized patients. The bilateral nephrectomy is done through a midline upper abdominal incision where no large muscle bundles need to be cut and hemostasis is a minor problem. The spleen may also be easily removed through this incision. Thymectomy is done through a transcervical incision in randomized patients at the time of bilateral nephrectomy.

After recovery from the above operative procedures, the patient is maintained on intermittent dialysis as an out-patient, living near the hospital. The waiting period for a suitable cadaver donor is variable, but when the patient has a live donor the operative procedure may be planned in advance. The rationale for doing bilateral nephrectomy, thymectomy and splenectomy has been covered in a previous report (4).

Selection of the donor

There are two basic sources of kidneys for transplantation: live donors and cadaver donors. The best results to date have been kidneys from live donors, and some medical centers have used this source almost exclusively. Cadaver donors are the safest source of homografts and both kidneys can be used in transplantation. Our experience has been favorable with grafts from both sources.

Live donor

When a live donor's kidney is to be transplanted, the donor is usually a member of the immediate family, although other living donors have been used. Major blood group compatibility is desirable but does not guarantee success. Group O is the universal donor and Group AB the universal recipient. The world experience presented at the Transplantation Conference in Washington (5) showed that the transplantation of kidneys from a patient with a non-O blood group to a patient with an O blood group should be avoided. We have crossed this major blood group barrier on several occasions with no episodes of acute rejection. In general, however, an attempt should be made to insure major blood group compatibility with live donor kidneys. Other methods of selecting kidneys have not proven reliable to date. A potential donor must undergo a thorough medical evaluation, including a complete physical examination, chest x-ray, electrocardiogram and intravenous pyelogram. Routine urinalysis, quantitative urine cultures, creatinine clearance and blood typing are also performed. If these findings are within normal limits and the blood groups are compatible, renal angiography is then done to visualize the renal arteries. We have tried to avoid using kidneys with numerous renal arteries. Although the left kidney is preferred, we do not hesitate to transplant the right kidney when the left kidney has multiple arteries supplying it.

Nephrectomy in the live donor

The nephrectomy on a live donor is carried out in an operating room adjacent to the one in which the transplant will be done. The kidney is exposed through a sub-costal incision and the renal artery and vein are carefully dissected free from surrounding tissue. In addition, it is important to preserve the arterial supply to the ureter.

Factor	Content per Liter
Dextran	60,0 g.
Dextrose	250,0 g.
Mannitol	12,5 g.
Heparin	40,0 mg.
Electrolytes	
Sodium	147,0 mEq/l
Potassium	5,0 mEq/l
Calcium	5,0 mEq/l
Magnesium	1,6 mEq/l
Chloride	136,0 mEq/l
Bicarbonate	20,0 mEq/l
Phosphate	1,6 mEq/l

Tab. 1. Composition of renal perfusion solution.

Immediately upon removal of the kidney, the renal artery is perfused with a warm perfusate until the efflux from the renal vein is clear. The composition of the perfusate is shown in Table 1. A cold perfusate is then used to quickly cool the renal parenchyma to a temperature of 4° to 10° Centigrade. The kidney is then placed in iced saline slush and is ready for transplantation.

Cadaver donors

Securing good cadaver donors requires the close cooperation

of all services within the hospital. When a patient is gravely ill, a member of the transplantation team is usually notified so that the suitability of the patient as a cadaver donor can be determined. In general, we have excluded potential donors with neoplasms, septicemia or known renal disease. If in doubt, however, we have adopted the policy of "taking a look at the kidney", if permission to use them can be obtained.

In general, patients suffering an acute death have been the best donors. The majority of these patients have come from the Intensive Care Unit, Operating Room or Emergency Room. In all cases in which cadaver donors are used, the patient is pronounced dead by the primary attending physician and permission to use the kidneys for transplantation is also obtained by this physician in writing. Death is usually determined by cessation of electrocardiographic activity.

When the patient is pronounced dead and permission to use the kidneys for transplantation has been obtained, 2oo mg. of heparin sodium in 5oo mg. of small molecular Dextran are given intravenously. At the same time, closed chest cardiac massage and artificial respiration using an endotracheal tube are started. The deceased patient is then moved to the operating room where both kidneys are carefully removed under sterile surgical conditions.

After removal of the kidney, the renal artery is flushed with both warm and cold perfusate as described above. The kidneys are stored in iced saline slush to maintain the temperature at 4° to $1o^{o}$ Centigrade. If a long period of ischemia is contemplated, the kidneys are also placed in a hyperbaric chamber at three atmospheres of oxygen until ready for use.

In many instances, it is obvious at the time of nephrectomy

that the donor kidneys are nonviable or anatomically unsuitable for transplantation. The procedure can then be terminated. Sometimes it is difficult on gross inspection alone to predict whether or not the kidney will be viable. We are currently evaluating the methods of determining viability, using frozen sections for microscopic examination, vital stains and histochemical techniques. At present, however, when the kidney looks good on gross examination, renal transplantation is done.

Even in large metropolitan hospitals, the source of suitable cadaver donors is limited. A program for securing donors from cooperating outlying hospitals is now in progress. Five donor kidneys have been secured in this manner and four of these are functioning quite well at the present time despite the somewhat increased period of ischemia.

Transplantation

The recipient's iliac fossa and paravesical area are exposed through a lower quadrant incision using an extra-peritoneal approach. An end-to-side anastomosis is done between the renal vein and the common iliac vein. An end-to-end anastomosis is done between the internal iliac artery and the renal artery, using 6-0 arterial silk. Occasionally endarterectomy is required to establish good blood flow in the internal iliac artery of the recipient. When two renal arteries are present we usually join the larger to the internal hypogastric artery and then perform an end-to-side anastomosis of the smaller artery to the external iliac artery. When numerous veins are present, the largest one is anastomosed to the external iliac vein and the remainder of these are simply ligated. Venous and arterial clamps are then removed and blood flow to the transplanted kidney is extablished. A renal biopsy is routinely obtained at this time. In children, because of the disparity in size of the adult donor kidney and the iliac fossa, the kidney is placed high in the retroperitoneal space, using the technique described by STARZL (8).

When using a live donor, urine appears almost immediately but its appearance may be delayed in the cadaver donor kidney because of longer ischemic periods. If blood transfusions are required, the blood is first passed through an exchange resin column to remove potassium. Hyperkalemia can be easily induced in the recipient, particularly when he has not been dialyzed recently.

Usually an ureteroneocystostomy is done utilizing a submucosal tunnel. The bladder is then closed in several layers to effect a watertight closure. Drains are not used and the urethral catheter is removed in the first 24 to 48 hours. We are routinely using intravenous chloramphenicol and penicillin in the immediate postoperative period. Ureteroureteral anastomoses have also been used successfully on a number of patients. This anastomosis worked particularly well with cadaver donors, since there is usually some degree of oliguria postoperatively and it is easy to effect a watertight closure.

It is important to secure good hemostasis if possible before closing the incision. In some patients, capillary oozing has been a particularly difficult problem to manage. Direct transfusions in the immediate postoperative period have been helpful in controlling the bleeding in these patients.

Methods of immunosuppression

In addition to receiving the usual supportive measures after any major abdominal operation, all patients receive immunosuppressive therapy in the postoperative period.

Azothioprine in a dosage of 2 to 4 mg. per kilogram of body weight is given immediately to all recipients. This dose is later tapered to a maintenance dosage which has varied from 25 to 25o mg. per day, depending upon manifestations of rejection. An attempt is made to keep the white blood count around 5ooo per cubic mm. In addition 1oo to 15o mg. of Prednisone are given to all recipients. This dosage is later tapered but rather severe cushingoid symptoms develop until the maintenance dose is down to a level of 2,5 to 15 mg. per day.

In selected patients in whom early rejection was a problem to control, Actinomycin C and/or local irradiation to the homograft were useful.

Clinical results

Eighty-five transplants have been performed in 69 patients. Twenty transplants using kidneys from live donors have been done on 16 patients, of which 11 are alive at this time. Among the 64 transplants done on 53 patients receiving cadaver homografts, 33 are alive at this time and 31 have functioning kidneys. Two patients have required nephrectomy of non-functioning homografts because of rejection and are now being maintained on hemodialysis. The improvement in results from year to year as our experience increases can be plainly seen in Table 2. In addition, it is important to point out that our overall results with cadaver donors have been almost as good as those obtained using live donors in this series as well as in other reported series, and is much better than the success reported in the world literature to date (5).

In patients achieving a successful renal transplant, the improvement in well-being is almost immediate and dramatic. There is a rapid weight gain and correction of the anemia and pallor so characteristic of these patients. The blood pressure usually returns to normal and the uremic polyneuropathy regresses.

Year	Number of Donors		Functioning Grafts		Percentage of Total	
	L	C	L	C	L	C
1963	10	9	3 (5)	1 (2)	30	11
1964	5	22	3 (4)	10 (11)	60	45
1965 (through Aug 15, 1965)	5	33	5 (2)	20 (7)	100	61
Total Number of Transplants	20	64	11	31	55	48
Total Number of Patients	16	53	11	31[1]	69	60

( ) = Number of Grafts that functioned more than six months.

1 = Two additional patients are alive without functioning kidneys.

Tab. 2. Data on renal transplants from living (L) and cadaver (C) donors.

Many of these patients have returned to a normal life with gainful employment. The length of survival of patients with renal transplants is shown in Table 3. There are now three patients with kidneys from live donors alive over two years and an additional three alive for greater than one year. In the cadaver donor group, there is one patient alive more than two years from the date of transplantation and an additional eight patients alive over one year.

Donor Source					Length of survival, months					
	o-3	4-6	7-9	1o-12	13-15	16-18	19-21	22-24	>24	Total
Live	2	1	2	0	2	1	0	0	3	11
Cadaver	8	5	8	1	6	0	1	1	1	31
Total	1o	6	1o	1	8	1	1	1	4	42

Tab. 3. Length of survival of patients with renal transplants.

Complications and postoperative problems

The various causes of failure in renal transplantation and the frequencies with which we have encountered them is shown in Table 4.

Causes	Early: <3 Months		Late: >3 Months	
	Living Donor	Cadaver Donor	Living Donor	Cadaver Donor
Nonviable kidney	0	8	0	0
Sepsis	3	2	0	0
Urine leakage	1	3	0	0
Rejection	2	2	2	1
Hemorrhage	0	4	0	0
Vascular	0	4	0	0
Agranulocytosis	0	2	0	0
Primary disease	0	0	1	0
Total	6	25	3	1

Tab. 4. Causes of failure in renal transplants.

Nonviable kidneys

Early in our experience, there was inept selection of cadaver donors and a number of kidneys already were beyond salvage at the time of transplantation. Postoperative oliguria is usually present when cadaver kidneys are used because of the prolonged ischemia time. This ischemia time has varied from one hour thirty-one minutes to five hours and thirty minutes, with an average of two hours and forty minutes. Some of the best renal transplants underwent a prolonged period of ischemia. Only five recipients of cadaver kidneys have not had postoperative oliguria requiring hemodialysis.

Prolonged oliguria presents a problem in differential diagnosis. In most recipients of cadaver transplants, the oliguria has been due to acute tubular necrosis, secondary to the preoperative ischemia of the homograft kidney and has responded to the usual treatment for acute renal failure using the artificial kidney. When prolonged, however, other possibilities must be investigated, such as nonviable kidney, vascular accidents, rejection or ureteral obstruction.

The Hg^{203} scintigram has been of value in assessing the viability of the homograft. If it is done in the immediate postoperative period, isotope uptake over the iliac fossa shows a patent vascular anastomosis. Unfortunately further scintigrams are not helpful because of the prolonged half-life of Hg^{203}. If the scintigram is made sometime during the 48- to 96-hour period after the onset of oliguria, it may be of more value as a test. The absence of isotope uptake at this time indicates a nonviable kidney while uptake of radioactive material is compatible with acute tubular necrosis, ureteral obstruction or urinary extravasation.

An angiogram of the vasculature of the transplanted kidney may be done by a percutaneous puncture of the ipsilateral femoral artery. Angiography is often helpful in demonstrating patency of this vascular tree. Unfortunately a pyelogram is not always obtained so that obstruction may not be ruled out.

Cystoscopy and retrograde pyelograms have been required to investigate the oliguria in a number of patients. To date, ureteral obstruction has developed in only one patient and that was in the late postoperative period.

Finally, in some cases needle biopsy of the transplant is necessary to define the lesion causing the oliguria. This procedure has been helpful in a number of cases, particularly if a nonviable kidney shows necrosis on the biopsy specimen. The pathologic diagnosis of rejection is often difficult to make from renal biopsy.

Sepsis

Infection is a frequent problem that may be difficult to diagnose and control. All patients are kept in reverse isolation until the wound is well healed. No drains are used in the incision and the catheter is removed from the bladder during the first 48 hours postoperatively unless gross hematuria with clots contraindicates removal. We invariably administer Chloramphenicol and penicillin intravenously and then orally during the immediate postoperative period.

Despite these precautions, fever frequently develops, often without localizing signs or symptoms. Fever may be an important sign of rejection. The treatment of this phenomenon obviously depends on the cause. A diligent search is made for a site of infection, including blood and urine cultures, as well as looking for possible abscess formation. If no foci of infection are identified, the steroid dosage is increased and the patient is treated for rejection, since it is most important to reverse this reaction early, to prevent renal damage. If the fever persists, additional attempts to localize a possible intra-abdominal or pelvic abscess are made. Early in our experience, two patients died from septicemia due to unrecognized pelvic abscesses that presented no localizing signs. We have resorted to examination under anesthesia, a needling of all suspected areas and even exploratory laparotomy in patients in whom unexplained fever persists.

Urine leakage

Urinary extravasation developed in six recipients of renal transplants. In three patients, the extravasation resulted from necrosis of the ureter because of inadequate blood supply. In each case this was directly responsible for the failure of the transplant. In two of the cases, attempt at repair with ureteral ureterostomy was unsuccessful and sepsis resulted, causing not only a failure of the transplant, but also death. In one patient in whom repair was impossible, nephrectomy was performed and a subsequent second homograft was successful. In two of the patients who underwent ureteroureterostomy, however, the urine leakage was transitory and stopped spontaneously. In the last patient in whom a ureteroureterostomy was done, the urine leakage persisted. An exploratory operation was performed and a successful anastomosis was made to the second ureter of a duplication anomaly of the recipient at the site of the transplantation.

Rejection

The mechanism of homograft rejection is poorly understood but cellular, humeral and vascular factors each play a role. In our experience, acute rejection of a homograft has not occurred in the operating room. Symptoms of rejection occur in the postoperative period and include fever, oliguria, leukocytosis, proteinuria, high blood pressure, increase in blood urea content and swelling and tenderness of the homograft. Unfortunately all of these signs are seldom present. Since the rejection is not an all-or-none phenomen, it can be reversed by increasing immunosuppressive measures. Early recognition is the key to treatment of rejection, for early reversal decreases the amount of renal damage produced. Prednisone dosage is usually increased initially and if the white blood count is elevated, Azothioprine is also increased. If these measures fail, Actinomycin C or local irradiation to the homograft may be helpful.

Rejection episodes occur most frequently in the first three months after transplantation. During this period the patient must be observed carefully. We have had two homograft failures with our cadaver donor group in this early period, both of which required nephrectomy. Late rejection producing failure 11 months after transplantation has occurred in one patient.

Hemorrhage

Hemostasis is difficult to achieve in recipients and to complicate the problem the patient has often been recently dialyzed. The bleeding is generalized and is capillary oozing. Direct transfusion in the immediate postoperative period has been helpful in controlling hemorrhage.

Bleeding was responsible for failure in four of the cadaver homografts. In one patient a venous tear deep in the hilum of the kidney was produced at the time of nephrectomy and resulted in uncontrollable bleeding. Blood transfusions were required and cardiac arrest developed secondary to hyperkalemia. Resuscitative measures were successful and the transplanted kidney was removed. Eventually a second transplant was successful for this patient. Another patient had uncontrolled bleeding from the surface of the renal homograft that had been inadvertently decapsulated at the time of nephrectomy.This kidney was subsequently removed. Other bleeding problems were associated with large hematomas occurring spontaneously and then becoming infected. Nephrectomy and drainage of these areas were usually necessary in these patients.

Vascular lesions

Problems with the vascular anastomosis have not been common in our experience. In one patient the endarterectomy site in the internal iliac artery thrombosed, destroying the kidney. In another patient the artery thrombosed, probably secondary to an early rejection episode. Venous thrombosis has occurred in two patients in whom preoperative cannulas had been placed in the area of the iliac vein for dialysis.

Thrombi were encountered at the time of transplantation and thrombectomy was performed. Unfortunately the thrombus reformed in this area, with loss of the homografts.

Agranulocytosis

Drug intoxications producing agranulocytosis has occurred in two patients. In each instance the Azothioprine dosage was increased to reverse rejection; leukopenia developed with subsequent sepsis. When the immunosuppressive drug dosage was reduced, rejection continued and the homograft was lost.

Second renal homografts

After failure of the first homograft, second renal transplantation has been done in 15 patients. In four patients each, a live donor was used for the first transplant and a cadaver donor for the second. All have been failures, although one patient is still alive and on the intermittent dialysis program.

Two patients each received a cadaver homograft for the first kidney and a homograft from a live donor for the second kidney; one of these homografts was successful after a stormy postoperative course. The remaining nine patients received cadaver kidneys for both transplants; six of these patients are alive and have functioning kidneys. An additional patient is alive and is on the dialysis program. We are contemplating a third homograft for this patient.

Dual transplantation

Both kidneys have been used from 16 cadaver donors. The difference in the reaction of the kidneys from the same donor in different recipients was most interesting. In one instance in which the ischemic times were similar and both operative procedures were technically successful, one recipient had immediate diuresis and the other patient was oliguric for 24 days. Both of these patients now have comparable creatinine clearance values some nine months later and doing extremely well. The cause of the renal failure in the patient who had the prompt diuresis was polycystic kidneys, and in the other patient it was glomerulonephritis. Of interest were the biopsy specimens of the transplanted kidneys 3o minutes after completing the vascular anastomosis. The tissue in the homograft from the patient with polycystic disease was normal, and the biopsy from the patient with glomerulonephritis showed evidence of an early glomerulitis in the renal graft. It is not possible at this time to state what role the disease of the recipient played in the prolonged oliguria in one patient compared to the prompt diuresis in the other. Several other patients have demonstrated this disparity in the oliguric phase after receiving homografts from the same donor. In general, however, the two kidneys from one donor have performed in a similar manner.

Cause of death

There have been 25 deaths among the 69 patients who have received renal homografts. Uremia and sepsis are the cause for 2o of these deaths. Two patients had cerebrovascular accidents and in one patient small bowel necrosis developed, secondary to the occlusion of the superior mesenteric artery.

The remaining two patients died at ten months and four months posttransplantation, at which time the renal homografts were functioning well. The patient who survived ten months died of a pneumonitis followed by a myocardial infarct. So-called "transplantation pneumonia" as described by RIFKIND and associates (9) has occurred infrequently in our series of patients. The second patient died suddenly of hepatic failure. Jaundice has not been encountered as a problem in patients receiving multiple transfusions on the hemodialysis program before transplantation. After transplantation, transient jaundice has developed in a number of patients but most patients have recovered. The jaundice shows hepatocellular damage and its etiology is obscure. It may be infectious hepatitis, homologous serum jaundice or secondary to the immunosuppressive therapy. Those patients with transient jaundice have recovered without alteration of the immunosuppressive therapy.

Conclusions

Experience obtained to date would seem to indicate that clinical experience with renal transplantation is of such success as to encourage further work in this field. We are particularly hopeful that utilization of cadaver donors will continue to be a rewarding one. There remain many questions to be answered, but careful work in this field should prove rewarding.

References

1. MURRAY, J.E., MERRILL, J.P., HARRISON, J.H., WILSON, R.E. and DAMMIN, G.J.: Prolonged Survival of Human Kidney Homografts by Immunosuppressive Drug Therapy. New England Journal of Medicine 268, 1313 (1963)

2. HUME, D.M., MAGEE, J.H., KAUFMAN, H.M., Jr., RITTENBURY, M.S. and PROUT, R.R., Jr.: Renal Homotransplantation in Man in Modified Recipients. Annals of Surgery 158, 608 (1963)

3. STARZL, T.E., MARCHIORO, R.L., BRITTAIN, R.S., HOLMES, J.H. and WADDELL, W.R.: Problems in Renal Homotransplantation. J.A.M.A. 187, 734 (1964)

4. STRAFFON, R.A., NAKAMOTO, S. and KOLFF, W.J.: Clinical Experience with Renal Transplantation. British Journal of Urology 37, 370 (1965)

5. Fourth Repost of the Human Kidney Transplant Registry National Institute of Science, Washington, D.C. May 16, 1965

6. NAKAMOTO, S., BRANDON, J.M., FRANKLIN, M., ROSENBAUM, J. and KOLFF, W.J.: Experience with A-V Shunt for Repeated Dialysis. Transactions American Society of Artificial Internal Organs 7: 57-59 (1961)

7. KOLFF, W.J., NAKAMOTO, S. and SCUDDER, J.P.: Experience with Long Term Intermittent Dialysis. Trans. Am. Soc. Artificial Internal Organs 8: 292-293 (1962)

8. STARZL, T.E., Philadelphia, W.B. SAUNDERS Company, Pa. (1964). Experience in Renal Transplantation.

9. RIFKIND, D., STARZL, T.E., MARCHIORO, T.L., WADDELL, W.R., ROWLAND, D.T., Jr. and HILL, R.B., Jr.:Transplantation Pneumonia. J.A.M.A. 189 808 (1964)

Immunologische Probleme der Nierentransplantation

VORLAENDER, K.O. und BRAUN, H.J.

Versuche zur Übertragung von Geweben oder Organen sind schon im Altertum und im Mittelalter unternommen worden. Aus ebenso alter Erfahrung weiß man, daß Gewebe nur dann erfolgreich überpflanzt werden können, wenn sie vom eigenen Organismus stammen. Nur in Ausnahmefällen wird auch individuell verschiedenes Gewebe toleriert, vor allem dann, wenn dieses Gewebe sehr gefäßarm ist. Wir ersehen hieraus, daß die zur Transplantatverwerfung führenden Abwehrvorgänge gefäßgebunden sein müssen.

A u t o - T r a n s p l a n t a t e innerhalb des eigenen Organismus heilen also ein. Iso- oder Homo-Transplantate, die von einem fremden Individuum der gleichen Art entnommen sind, heilen nicht mehr ein. Mit anderen Worten genügt individuelle Verschiedenheit, um "Fremdempfindung" des übertragenen Gewebes auszulösen, die mit einer immunologischen Abwehrreaktion beantwortet wird. Sie hat ihren Grund in der individual-spezifischen Eiweißstruktur der Zellen und Gewebe eines jeden Organismus. Diese wiederum ist genetisch determiniert und beruht auf einer individual-spezifischen Proteinsynthese. Sie repräsentiert das einzige bis heute bekannte Substrat der Individualität und ist der eigentliche Grund dafür, daß gefäßreiche Gewebe bisher von Mensch zu Mensch nicht mit dauerhaftem Erfolg überpflanzt werden können, es sei denn, Spender und Empfänger seien e i n e i i - g e Z w i l l i n g e , - genetisch also identisch.

Immunologische Grundlagen: Wie jede Organtransplantation, wird auch die Nieren-homo-transplantation auf mehrfache Weise immunologisch beantwortet: (Tab. 1)

Art der Immun-Reaktion	Wirkung
Zirkulierende Transplantat-AK	Permeabilitätserhöhung? Beteiligung am Verwerfungsvorgang
Cytotoxische Serumfaktoren	Pathogen wirksame Kreuzreaktion mit weißen Blutkörperchen
Gewebsgebundene Immun-Reaktionen im Transplantat (Spätreaktionstyp der hyperergischen Entzündung)	Interlobuläre Arteriitis, lymphozytäre Infiltration

Tab. 1. Immunologie der Transplantatabwehr.

Es kommt zum Auftreten zirkulierender Antikörper, die von cytotoxisch wirksamen Serumfaktoren begleitet sind, und es kommt weiterhin zu Immunreaktionen im Transplantatbett selbst, die von vornherein zellgebunden bleiben und dem Spätreaktionstyp der hyperergischen Entzündung entsprechen, an dem zirkulierende Antikörper also unbeteiligt sind.

Zirkulierende Antikörper: Die zirkulierenden, humoralen Antikörper erscheinen innerhalb von vier Tagen. Zum überwiegenden Teil handelt es sich um Immunglobuline vom Typ 7-S, die vor allem von Plasmazellen gebildet werden, doch sind auch 19-S-Antikörper beteiligt. Diese gehören nicht mehr der eigentlichen Gamma-2-Fraktion an, sondern der Gamma-1-M-Subfraktion (RUSSEL und MONACO; eigene Ergebnisse). Bislang hat man angenommen, daß diese zirkulierenden Antikörper für den eigentlichen Verwerfungsvorgang unbedeutend, mithin nur von diagnostischem Interesse seien, weil sie als ein Symptom der immunologischen Auseinandersetzung mit dem Transplantat gelten können. Diese Frage läßt sich heute aber nicht mehr so einfach entscheiden: KRETSCHMER und Mitarb. haben z.B.

gezeigt, daß der Verwerfungsprozess eines Haut-homo-transplantates durch zirkulierende Transplantat-Antikörper erheblich beschleunigt zu werden vermag: Sie nahmen bei Tieren (Hunden und Kaninchen) eine Haut-homo-transplantation vor und waren dabei bestrebt, zunächst die Immunantwort auf das Transplantat durch Cortison soweit zu vermindern, daß der Zeitpunkt der Verwerfung beträchtlich hinausgeschoben wurde. Es ergab sich dabei die Möglichkeit, durch einmalige Applikation eines homologen Iso-Immunserums, das also durch Sensibilisierung gesunder Tiere der gleichen Species gegen das gleiche Hautgewebe gewonnen war, die Verwerfung erheblich zu beschleunigen.

Auch nach STETSON steht es ausser Zweifel, daß zirkulierende Transplantat-Antikörper am Verwerfungsvorgang beteiligt sein müssen. Der Wirkungsmechanismus konnte bisher jedoch nicht sicher geklärt werden. Man denkt an eine Vermehrung der Durchblutung und eine Permeabilitätserhöhung, wodurch sowohl der Kontakt mit den Transplantat-Antigenen als auch der Transport immunologisch-kompetenter Zellen zum Transplantat begünstigt werden muß. Sicher ist aber, daß eine Haut- oder Nieren-Transplantat-Immunität durch zirkulierende Antikörper allein nicht auf gesunde Tiere der gleichen Art übertragen werden kann. Dazu ist vielmehr die intravenöse Infusion homologer Lymphzellen des sensibilisierten Tieres erforderlich, der immunologische Verwerfungsmechanismus als socher bleibt also immer zellgebunden (MANNICK und EGDAHL).

Für eine Beteiligung zirkulierender Iso-Ak. an der Verwerfung homologer Nierentransplantate sprechen jedoch folgende eigene Beobachtungen an insgesamt 72 Hunden: Unter Verwendung der Agar-gel-Diffusionstechnik gelang es regelmäßig, frühestens vom dritten Tag nach der Nierentransplantation an, zirkulierende Ak. gegen die Hundeniere nachzuweisen. Absorptionsteste mit löslichen Antigenextrakten, die aus anatomisch verschiedenen Regionen der Niere gewonnen waren

(Nierenrinde; interstitielle Gefäßgebiete der Markregion) führten zu dem Nachweis, daß das verantwortliche Antigen in den Gefäßbezirken der Markregion, nicht im glomerulären Bereich und sicher auch nicht in der Basalmembran der Glomerula, gelegen sein muß. Wir wissen, daß in dieser selben Markregion auch die ersten, histologischen Zeichen der beginnenden Transplantatverwerfung deutlich werden,und, daß darin ein grundsätzlicher Unterschied z.B. zur postinfektiösen Glomerulonephritis liegt, bei der die Antigen-Antikörper-Reaktion obligat an die Basalmembran der Glomerula gebunden bleibt.

Diese experimentellen Ergebnisse haben ihre erste Bestätigung erfahren bei einem ersten und bisher einzigen, eigenen klinischen Fall einer Nierentransplantation wegen Schrumpfniere (Patient KO. 5o Jahre alt).

Auch hier kam es trotz einer immunodepressiven Therapie mit
Azaserin,
Imuran
und Steroidhormonen
vom dritten bis vierten Tag an (das stimmt mit der Literatur überein) zum Auftreten eines zirkulierenden Antikörpers, der ohne Organspezifität gegen gefäßeigene Antigene gerichtet war, daher nicht durch Nucleoproteine absorbiert werden konnte, also nicht dem Kernantikörper der Spätreaktion entsprochen haben kann.

Es ergab sich eine Kreuzreaktion mit menschlichen Leukozyten in der bekannten Weise, weil diese teilweise Antigemeinschaften mit Gefäß-Antigenen haben.

Dieser zirkulierende Antikörper ist damit als ein zytoplasmatischer Iso-Ak. anzusprechen. Die Bindung dieses Antikörpers erfolgt ganz bevorzugt im Nierentransplantat, was wiederum durch Absorptionsteste gesichert werden konnte.

Mit Entwicklung dieses zirkulierenden Serumfaktors wurde immunelektrophoretisch im Patientenserum eine Vermehrung der Alpha-Globuline, vor allem aber eine zunehmende Vermehrung der Gamma-Globuline deutlich, die nach immunelektrophoretisch genauer Analyse durch Vermehrung der Gamma-1-A und später der Gamma-1-M-Fraktion bedingt war. Demnach dürften die hier nachgewiesenen zytoplasmatischen Ak. vor allem den Gamma-Subfraktionen angehören. Sie imponieren sowohl als 7-S = wie auch als 19-S-Faktoren.

Auf Grund dieser Befunde sind wir mit MERRIL der Ansicht, daß zirkulierende Transplantat-Antikörper möglicherweise für erste, frühe Schäden an der Kapillarwand verantwortlich zeichnen. Wiederum drängt sich der Gedanke an eine Erhöhung der Permeabilität auf, wodurch dem eigentlichen, aber zellgebundenen Vorgang der "Transplantat-Immunität", der die Verwerfung bedingt, das Tor geöffnet wird.

Zirkulierende Transplantat-Ak. treten jedoch in einer Mehrzahl von Serumfaktoren auf, die mit verschiedenen Methoden nachweisbar werden und sicher sehr unterschiedliche Bedeutung haben: (Tab. 2)

Hämagglutinierende Serumfaktoren repräsentieren dabei sicher nichts anderes als ein unspezifisches Symptom der veränderten, immunologischen Reaktionslage.

Zytotoxische Serumfaktoren: Daneben treten jedoch zytotoxische Serumfaktoren auf, deren Aktivität vor allem gegen Leukozyten und Lymphozyten des Spenders gerichtet ist. Diese zytotoxische Aktivität kann auf gesunde Tiere übertragen werden und bewirkt hier Zerstörung dieser Zellen oder zumindest deren Formveränderungen. Die Absorption des Empfängerserums mit gewaschenen Leukozyten führt zur Elimination aller hämagglutinierenden Faktoren, nicht aber des zytotoxischen Prinzips, woraus die Verschiedenartigkeit beider erneut bewiesen wird.

Test	Klinische Bedeutung
Antiglobulinconsumptionstest	Erfassung zirkulierender
Agar-gel-Diffusionstest +	Transplantat-Antikörper
Mixed-cell-Agglutination	
Zytotoxische Wirkung des Empfängerserums gegen Spender-Leukozyten +	Pathogenitätsbeweis
Agglutination von Spender-Leukozyten +	Symptom
Spender-Erythrozyten +	der veränderten immunologischen Reaktionslage
Serumeiweißdiagramm Albumin-Verminderung α_2-Globulin-Vermehrung	Reaktionsgeschehen?

Tab. 2. Immunologische Untersuchungen nach Transplantation (A:Serumfaktoren)

Wir wissen, daß Kreuzreaktionen zwischen Nierentransplantat-Antigenen und Spenderleukozyten oder Lymphozyten möglich sind und erkennen im Auftreten zytotoxischer Serumfaktoren den klinisch ausserordentlich bedeutsamen Beweis für das Ingangkommen pathogener Iso-Immunprozesse.

Zirkulierende Transplantat-Antikörper sind als solche aber nur dann erwiesen, wenn das verantwortliche Antigen als der Nierenmarkregion zugehörig erwiesen wird. Ihr Auftreten wird zum diagnostischen Beweis dafür, daß der Abwehrvorgang gegen die Niere als solche begonnen hat. (Vergl. hierzu die eigenen, experimentellen Befunde)

Eigene Untersuchungen mit Hilfe der Elektrophorese und Immunelektrophorese haben weiter ergeben, daß zum Zeitpunkt, wo diese zirkulierenden Serumfaktoren in Erscheinung treten, eine Albuminverminderung und eine auffallende Alpha-2-Globulinvermehrung deutlich werden. Zu gleichen Befunden kamen auch WEST und Mitarb. Die Zunahme der Alpha-2-Globuline geht nach eigener, immunelektrophoretischer Analyse vor allem auf Kosten einer Zunahme der Alpha-2-Glukoproteine und der Alpha-Makroglobuline. Die Gamma-Globuline und ihre Subfraktionen liegen zu dieser Zeit noch relativ niedrig, steigen dann später aber schnell an. Bei Autotransplantationen finden sich die gleichen Serumverschiebungen nicht. Es ist ganz überwiegend wahrscheinlich, daß diese Vermehrung der Alpha-2-Globuline einer reaktiven Veränderung entspricht, wie man diese auch bei entzündlichen Vorgängen im Gewebe findet. Theoretisch bestände allerdings auch die Möglichkeit, daß Iso-Ak. in der Alpha-Makroglobulinfraktion wandern können und mit dieser (2) auf das Nierenhomotransplantat übertragen werden müssten. Chromatographische Untersuchungen werden geeignet sein, diese Frage definitiv zu entscheiden.

Klinische Beurteilung: Für die klinische Beurteilung des Transplantationsergebnisses und seiner immunologischen Folgen ist das Ergebnis dieser Serumanalysen (Tab. 3) von außerordentlicher Bedeutung: Ein positiver Ausfall vor allem der mit + bezeichneten Teste beweist das Ingangkommen pathogener Abwehrmechanismen und sollte Veranlassung sein, eine immunodepressive Therapie zu beginnen, oder, wo schon begonnen, entscheidend zu intensivieren, soll der Erfolg der Organüberpflanzung nicht in Frage gestellt sein.

(Zu den Einzelheiten der immunodepressiven Therapie siehe im Folgenden).

Wo positive serologische Ergebnisse trotz postoperativer Komplikationen fehlen, sollten nicht = immunologisch bedingte Komplikationen in die Differentialdiagnose eingeschlossen werden.

Vorwahl des geeigneten Spenders: Es ist ein entscheidendes Anliegen der Klinik, die postoperativen Immunvorgänge durch Vorwahl des geeigneten Spenders so niedrig zu halten, wie eben möglich. (Tab. 3)

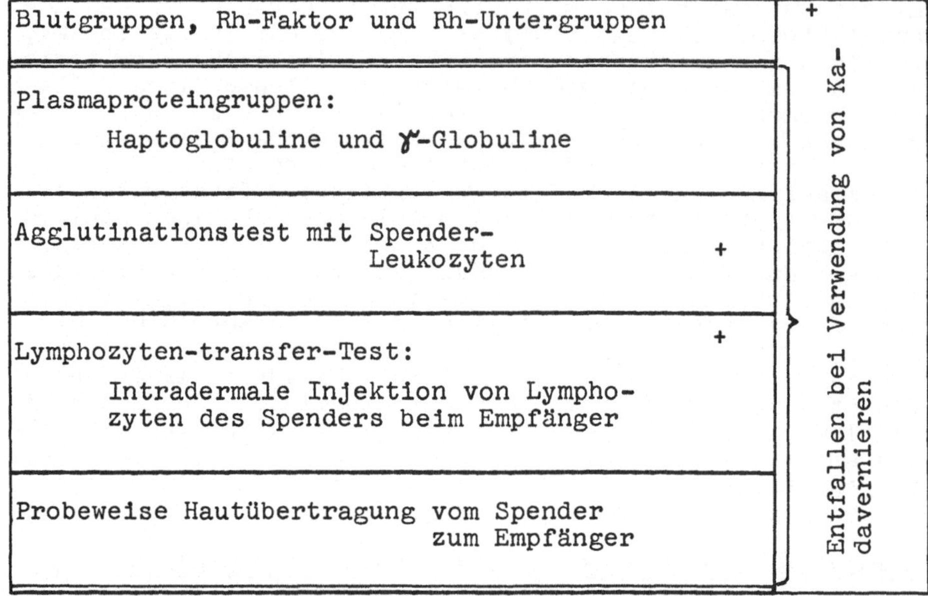

Blutgruppen, Rh-Faktor und Rh-Untergruppen	+
Plasmaproteingruppen: Haptoglobuline und γ-Globuline	Entfallen bei Verwendung von Kadavernieren
Agglutinationstest mit Spender-Leukozyten +	
Lymphozyten-transfer-Test: + Intradermale Injektion von Lymphozyten des Spenders beim Empfänger	
Probeweise Hautübertragung vom Spender zum Empfänger	

Tab. 3. Immunologische Voruntersuchungen vor Transplantation zur Erfassung geeigneter Spender.

Dazu gehört der Ausschluß von Blutgruppenunverträglichkeitserscheinungen und von grundsätzlichen Verschiedenheiten in den bekannten Serum-Globulingruppen, wodurch Spender und Empfänger von vornherein immunologisch so different charakterisiert sein können, daß eine Organübertragung a priori ohne Chance bleibt.

Die individuelle immunologische Verschiedenheit läßt sich aber in jedem Falle durch
Agglutinationsreaktionen mit Spenderleukozyten,
durch den Lymphozyten-transfer-test (intradermale Injektion der Spenderlymphozyten beim Empfänger)
und durch probeweise Hautübertragungen auch quantitativ erfassen.

Bei den Hautreaktionen erfolgt nach 24 Stunden die Bildung eines roten Entzündungswalles, der nach 48 Stunden sein Maximum erreicht. Agglutinationsreaktionen mit Spenderleukozyten bleiben im Titer im allgemeinen sehr niedrig, nämlich 1:4 bis 1:8 positiv.

Hat man verschiedene Spender zur Wahl (z.B. mehrere nahe Verwandte), dann ist derjenige Spender am besten geeignet, dessen Zellen vergleichsweise die geringste Hautreaktion geben oder mit dem kleinsten Titer agglutiniert werden.

Bei der Verwendung von Kadavernieren, die innerhalb von 4 Stunden übertragen werden müssen, entfallen diese Vortestungen, das Vorgehen bleibt blinden, immunologischen Zufällen ausgesetzt.

Gewebsgebundene Immunreaktionen: Ohne Zweifel sind für den Untergang des Nierenhomotransplantates nicht die zirkulierenden Ak., sondern zellgebundene Immunvorgänge nach Art der Spätreaktionsform der hyperergischen Entzündung hauptverantwortlich: Dafür spricht nicht nur das morphologische Substrat, nämlich die Infiltration des transplantierten Gewebes mit mononucleären Zellen, Lymphozyten und Plasmazellen, wie diese jeder Verwerfung vorausgeht, - sondern vor allem auch die Möglichkeit, immunologische Abwehrreaktionen auf Tiere des gleichen Inzuchtstammes zu übertragen. Man hat sich dabei vorzustellen, daß Makrophagen den Transport der Transplantationsantigene auf dem Lymphweg zu den antikörperbildenden Zellen der Lymphknoten und der Milz des Wirtes übernehmen, wohingegen die Arterien und Kapillaren die Antikörper entweder in zellgebundener oder aber auch in humoraler Form zurück zum transplantierten Organgewebe bringen. Nach Abschluß der Vascularisation vergeht bis zum Beginn der Antikörperproduktion eine zusätzliche Latenzperiode, während welcher das Transplantat weiterhin unverändert bleibt oder sogar wachsen kann. Während die Vascularisationsperiode im allgemeinen jedoch kurz dauert (1 bis 4 Tage), hängt das Ingangkommen der Immunabwehr direkt von der antigenen Potenz des Transplantates wie auch von der Reaktionsfähigkeit des Wirtes ab. Diese antigene Potenz ist bei Haut, lymphatischen Geweben, Organgeweben und reticulo-endothelialen Systemen relativ groß, bei Knochen, Knorpel und Bindegewebe schwächer, bei inkretorisch tätigen Organen unter Umständen kaum ausgeprägt. Deshalb haben Drüsen, Knochen, Knorpel und Gefäße die Chance, relativ langfristig im Wirtsorganismus einzuheilen, während die anderen Organe schnell, meistens in einem Zeitraum bis zu 3o Tagen, abgestoßen werden.

Über die Lokalisation der Transplantatantigene ist folgendes bekannt: Es gibt technische Möglichkeiten, die Zellkern- und Plasmafraktionen tierischer Zellen durch Zentrifugations- und Ausfällungsverfahren voneinander zu trennen und homologe wie heterologe Wirte gegen jeweils eine dieser beiden Fraktionen zu sensibilisieren. Unter Verwendung solcher Methoden haben BILLINGHAM, BRENT, MEDAWAR und SPARROW zeigen können, daß vor allem Zellkernfraktionen, sehr viel weniger die Plasmafraktionen, eine Transplantationsimmunität hervorrufen, obwohl auch Plasmafraktionen durchaus als Antigene wirken können. Es hat sich weiter gezeigt, daß nicht nur der Zellkern der lebenden Zelle, sondern auch Zellkernextrakte transplantationsimmunisierend wirken (Literatur bei RICKEN und VORLAENDER). Wahrscheinlich ist die Zahl der im Zellkern lokalisierten Antigene, bei welchen es sich mit überwiegender Wahrscheinlichkeit um Ribo-Nucleoproteide handelt, nicht einmal sehr groß. Ihre antigenische Variabilität ist vielmehr durch eine Unzahl von Kombinationsmöglichkeiten bedingt.

Die bevorzugte Lokalisation der Transplantat-Antigene im Zellkern mag zur Erklärung der Tatsache beitragen, daß der Transplantationsimmunität zumeist die Organspezifität fehlt. Andererseits wissen wir, daß gendeterminierte Antigenwirkungen auch im Zellzytoplasma lokalisiert sein können, daß diese Antigenwirkungen aber nicht in allen Zellen eines bestimmten Organs gleichmäßig verteilt zu sein brauchen. MANSON und Mitarb. haben hierzu neuerdings gezeigt, daß

Glukolipide, die in der mikrosomen Fraktion des Zellzytoplasmas liegen, als Transplantat-Antigene potent sind. Die entscheidende Antigenwirkung transplantierter Nieren muß, wie schon erwähnt, im Interstitium der Niere lokalisiert sein. DEMPSTER vermutet, daß diese vor allem an die interstitiellen Gefäße gebunden ist.

Die Fülle der jeweils möglichen Antigenwirkungen schließt Unterschiede in der Stärke ihrer Auswirkungen ein: Die stärksten Antigene sind sicher gendeterminiert und in ihrer Gen-Lokalisation zum Teil auch bekannt. Diese genetischdeterminierten Antigenwirkungen können im Einzelfall so penetrant sein, daß hier jede Form einer immunodepressiven Therapie versagen muß. Nur dort, wo diese Antigene zwischen Spender und Empfänger compatibel sind, kann ein wirklicher Dauererfolg der funktionstüchtigen Transplantateinheilung gegeben sein. Solange die Gesamtheit dieser Antigene nicht bereits vor der Organüberpflanzung bestimmt und als compatibel erkannt werden kann, solange bleibt gerade die Nierentransplantation ein Experiment mit hohem Risiko.

Pathologie: Folge dieser zellgebundenen Immunvorgänge im Transplantat ist die Entwicklung einer Arteriitis, die bevorzugt die interlobulären Arterien befällt, mit einer Intimaschädigung durch subendotheliale Zellinfiltrationen beginnt und eine Medianekrose nach sich zieht (DEMPSTER). Eine sekundäre Tubulusschädigung ist immer erst die Folge dieser interstitiellen Arteriitis. Dabei kommt es im weiteren Verlauf zu perivaskulären Zellinfiltraten, die vorwiegend aus Lymphozyten und Plasmazellen zusammengesetzt sind (KOUNTZ und Mitarb.).

Klinik: Frühestes klinisches Symptom dieser Nierenverwerfung ist nach KOUNTZ, LAUB und COHN die Veränderung des effektiven Nierenplasmastromes, wie er nach einmaliger, intravenöser Injektion von Jod^{131}-markierter Hippursäure messbar wird.

Demgegenüber ist das gewebsgebundene Immungeschehen als solches sehr viel schwieriger, häufig überhaupt nicht zu erfassen: (Tab. 4)

Test	Klinische Bedeutung
Bestimmung des effektiven + Nierenplasmastroms	Symptome der Transplantatarteriitis
Complementtiter im ? Empfängerserum	Verbrauch durch Immuncomplexbildung
Hauttestung mit menschlichen + Nierenextrakten	Symptom der Spätreaktion im Gewebe
Immunfluoreszenz am Punktat	Nachweis fixierter Immunkomplexe im Transplantat

Tab. 4. Immunologische Untersuchungen nach Transplantation (B: Eigentliche Transplantat-Immunität)

Die Senkung des Complementspiegels im Serum des Empfängers, die ein Symptom des Complementverbrauches durch die Antigen-Antikörperreaktionim Gewebe sein könnte, ist meist zu gering, um beweisend zu werden (GUINEY, AUSTEN und RUSSEL). Der Nachweis der Antigen-Antikörperkomplexe mit Hilfe der Immunfluoreszenz setzt eine Punktion der transplantierten Niere voraus, kann dann aber sehr überzeugende Bilder liefern.

Bleibt für die Klinik nur die intradermale Testung mit menschlichem Nierenextrakt beim Empfänger: Je stärker der Spätreaktionstyp der Entzündung mit Rötung und Nekrose zur Entwicklung kommt, desto stärker wird die Immunabwehr sein. Doch ist auch sie kein absolutes Maß, denn bei erneuter Entwicklung einer Urämie fallen alle immunologischen Reaktionen, sowohl zirkulierende wie gewebsgebundene Immunvorgänge, sehr viel schwächer aus als sonst (WILSON). Trotz dieser Kritik fand WILSON, daß positive Hautteste, wenn diese also überhaupt positiv werden, in der Regel mit der immunologischen Transplantatverwerfung zeitlich korrelieren: Negative Hautteste und negative serologische Ergebnisse bezüglich der vorerwähnten, zirkulierenden Transplantat-Antikörper (Tabelle 2) müssen also daran denken lassen, daß andere als immunologische Vorgänge für eine klinische Komplikation verantwortlich zeichnen.

Dabei ist vor allem an das Auftreten einer postoperativen Anurie gedacht. Die ursächlichen Möglichkeiten in Relation zum Zeitablauf ergeben sich aus Tabelle 5.

Typ	Zeitpunkt	Ursachen
1.	Vor Ablauf von 48 Std.	Blutgruppenunverträglichkeit Funktionsuntüchtigkeit von Kadaverniere Ungenügende Perfusion vor Operation Unbekannte Faktoren
2.	Vor Ablauf von 48 Std.	Mechanische Kompression durch Oedembildung (Gewichtsverdoppelung der Transplantatniere)
3.	Nach Ablauf von 48 Std. (Spätanurie)	Verwerfung infolge der immunologischen Transplantatabwehr

Tab. 5. Die Anurie nach Nierentransplantation.

Als die klinisch charakteristischen Symptome einer immunologisch bedingten Abstossungsreaktion gelten: Nach mehrtägigem fieberfreiem Intervall erneut ansteigende Temperaturen, langsamer Rückgang der Diurese mit allmählichem Anstieg der harnpflichtigen Substanzen im Serum, Abnahme der Urinosmolarität, vermehrte Proteinurie, Zunahme zelliger Elemente im Harnsediment, Blutleukozytose, Hypertonie und eine röntgenologisch nachweisbare Größenzunahme des Transplantates. Alle diese Symptome sind Ausdruck entzündlicher Vorgänge vor allem im Niereninterstitium. Die Abgrenzung dieser immunologisch ausgelösten Reaktionen vom Bild der bakteriellen Pyelonephritis kann häufig sehr schwer sein und gehört zu den schwierigsten Problemen der postoperativen Verlaufsbeurteilung. Hier entscheiden dann die zusätzlichen serologischen Teste.

Versuche zur Ausschaltung der immunologischen Transplantatabwehr: Aktive Immunotoleranz: Wenn man Mäuse schon in utero z.B. mit dem Virus der lymphozytären Choriomeningitis impft, dann erweisen sich diese Mäuse später im Erwachsenenalter als unfähig, neutralisierende oder komplementbindende Antikörper gegen dieses gleiche Virus zu bilden, sie empfinden es nicht mehr als fremd, jede antigene Wirkung ist hinfällig geworden. (TRAUB 1938). Verallgemeinert ausgedrückt sind Tiere, die praenatal oder frühzeitig postnatal mit einem homologen oder heterologen Antigen in Berührung kommen, später im Erwachsenenalter zu keiner Antikörpersynthese gegen diese Antigene mehr in der Lage. Entscheidend dabei ist, daß dieser Antigenkontakt vor der Reife des Globulinstoffwechsels, also zu einer Zeit erfolgt sein muß, wo der kindliche Organismus noch keine Antikörper zu bilden vermag. Auch fremde Antigene werden in dieser "Neutralperiode" wie Substanzen des eigenen Organismus toleriert, dieser Zustand ändert sich dann auch im Erwachsenenalter niemals mehr. In ganz gleichartiger Weise genügt ein erster Kontakt mit Transplantatantigenen innerhalb dieser Neutralperiode, um für alle Zeit eine völlige Toleranz gegenüber gleichartigen, wie auch gegenüber fremden Geweben oder Zellen aktiv zu induzieren. Diese Neutralperiode ist bei den meisten Tierarten mit der Embryonalzeit identisch, kann aber auch in die postnatale Phase hereinreichen, bei Ratten bis zu 4 Wochen der ersten Lebenszeit.

Man spricht unter solchen Bedingungen generell von einer aktiv erzeugten Immuntoleranz. Diese ist nicht organ-, wohl aber individualspezifisch. Sie erstreckt sich also auf sämtliche Zellen und Gewebe des ursprünglichen Spenders, doch nur auf diese. Zellen und Gewebe eines anderen Individuums der gleichen Art werden nicht toleriert. Auch kann aktive Immunotoleranz nur durch lebende, kernhaltige Zellen erzeugt werden. Die permanente Gegenwart des Antigens ist nicht erforderlich, um den Zustand zu erhalten, spätere Entfernung des Transplantates beeinflusst den Grad der Immunotoleranz nicht mehr. In jedem Falle ist jedoch eine sehr große, initiale Antigendosis zur aktiven Toleranzerzeugung notwendig: Je grösser die Antigenmenge, desto andauernder auch die Toleranz, die sich anderenfalls sogar einmal erschöpfen kann. Erneute Antigenkontakte verlängern die Toleranz aber wieder.

Ein ähnliches oder gleichgeartetes Vorgehen ist beim Menschen natürlich undenkbar. Die Versuche zur aktiven Toleranzerzeugung sind dennoch von entscheidender Bedeutung, weil sie den letzt-schlüssigen Beweis dafür liefern, daß die unter klinischen Bedingungen obligat einsetzende Transplantatverwerfung

a) an einen ausgereiften Globulinstoffwechsel,
b) an die Gegenwart immunologisch kompententer, d.h. zur Antikörperbildung befähigter Zellen, vor allem Lymphozyten, gebunden bleibt.

Passive Immunotoleranz: Die Möglichkeiten zur praktischen Erzeugung einer Immunotoleranz erstrecken sich damit auf die sog. "passive Immunotoleranz".

Gemeint ist eine Hemmung bzw. Ausschaltung der Antikörperbildung und eine Hemmung des Antikörpertransportes zum transplantierten Organ
durch chirurgische Eingriffe,
oder Bestrahlung,
oder medikamentöse Maßnahmen.

Maßnahmen vor Transplantation: Vor der Nierentransplantation werden in der Regel durchgeführt (Tab. 6)

1. die doppelseitige Nephrektomie zur Bekämpfung der renalfixierten Hypertonie, aber auch zur Ausschaltung renaler Auto-Antigene, deren korrespondierende Antikörper später auch das Nierentransplantat anzugreifen vermögen, wie es MERRIL und PFEIFFER gezeigt haben.

Art des Eingriffes	Wirkungsweise
Doppelseitige Nephrektomie +	1. Hypertoniebekämpfung 2. Ausschaltung renaler Auto-Antigene
Thymektomie +	Hemmung immunologisch kompetenter Lymphozyten
Splenektomie (?)	Hemmung der Ak-Bildung
Subletale Ganzkörperbestrahlung +	Schwächung des RES
Rö-Ausschaltung von Thymus und/oder Milz	Hemmung der Ak-Bildung

Tab. 6. Immuno-depressive Maßnahmen
(A: Vor Transplantation).

2. Die Thymektomie, um damit die weitere Reifung und Verteilung immunologisch kompetenter Lymphozyten nach Möglichkeit einzuschränken.

(Der Wert dieser Operation wird nach eigenen experimentellen Untersuchungen an Hunden jedoch bezweifelt, weil die Verteilung und Reifung der Lymphozyten bei ausgewachsenen Tieren und erwachsenen Menschen nicht mehr wesentlich von der Thymusdrüse abhängig ist. Diese Abhängigkeit gilt nur für die früheren Lebensjahre. (Vergleiche hierzu auch bei GRENZMANN und VORLAENDER).

3. Die subletale Ganzkörperbestrahlung zur Schwächung des RES unddamit der gesamten immunologischen Reaktionsbereitschaft.

4. Umstritten in ihrem Erfolgswert ist eine zusätzliche Entfernung der Milz zur Ausschaltung eines ebenfalls für die Antikörperbildung bedeutsamen Organes.

Wo operative Eingriffe kontraindiziert sein sollten, etwa aus kardiologischer Situation, kann die Ausschaltung der genannten Organe durch Röntgentiefenbestrahlung erfolgen.

Es versteht sich, daß diese immunodepressiven Maßnahmen <u>vor</u> der Nierentransplantation nur bei Durchführung eines <u>Langzeit-Dialyseprogrammes</u> verwirklicht werden können.

<u>Maßnahmen nach Transplantation:</u> Die Möglichkeit zu einer immunodepressiven Therapie <u>nach</u> der Transplantation ergeben sich aus Tabelle 7.

Prophylaktisch, um also dem Ingangkommen der Transplantatabwehr in jedem Falle zuvorzukommen, werden dabei meist kombiniert angewandt:

Imuran (1oo - 2oo mg pro Tag)
+ Steroidhormone (bis zu 1oo mg pro Tag)
eventuell in Kombination mit
Actinomycin C (1o µg pro Kilo i.v.)

Art der Maßnahmen	Wirkungsweise
Bestrahlung des Transplantates	Zerstörung der kompetenten Lymphozyten
Antimetabolite: Imuran oder 6-Mercaptopurin oder Methotrexat oder Azzaserin	Hemmung aller Ak-bildenden Zellen (Eingriff in die Purinsynthese)
Antibiotica: Actinomycin C	Hemmung der Proteinsynthese
Steroidhormone	Hemmung der Ak-AG-Reaktionen; entzündungshemmend

Tab. 7. Immuno-depressive Maßnahmen (B: Nach Transplantation).

Sollten dennoch und trotz dieser Prophylaxe Immunabwehrvorgänge messbar werden, dann ist vor allem die lokale Bestrahlung des Transplantates indiziert. Dadurch werden die für den Spätreaktionstyp der hyperergischen Entzündung so entscheidenden Lymphozyten auf ihrem Weg zur Niere hin oder im Nierentransplantat selbst zerstört, der Antikörpertransport wird gehemmt oder ganz unterbunden.

Medikamentös ist in solchen Fällen eine Dosiserhöhung möglich oder notwendig oder auch die Kombination der bisher genannten Präparate mit weiteren, als Antimetabolite wirksamen Substanzen, vor allem mit Azzaserin oder mit Methotrexaten.

Bei DEMPSTER ergaben sich in einer Serie von 13 nierentransplantierten Patienten die längsten Überlebenszeiten nach einer Strahlenausschaltung der Immunabwehr. Die kürzesten Überlebenszeiten wurden nach alleiniger Anwendung immunodepressiver Medikamente gesehen, hier also auch ohne die genannten Voroperationen.

Nach dieser Statistik dürfte also die Kombination der chirurgischen Eingriffe mit der Bestrahlung und einer medikamentösen, immunodepressiven Therapie die größte Erfolgsaussicht haben.

Gefahren: Die Gefahren einer gesteigerten, immunodepressiven Behandlung liegen vor allem in der Entwicklung eines sekundären Antikörpermangelsyndroms, da ja die natürliche Immunabwehr gegen Bakterien mitgetroffen werden muß und gleichzeitig auch die zur Phagozytose befähigten Zellen geschädigt werden.

RIFKIND und Mitarb. sahen infektiös-bedingte Komplikationen bei nicht weniger als 26 von 30 Patienten nach Nierentransplantation! 8 mal unter insgesamt 12 tödlichen Komplikationen war eine Infektion die eigentliche Todesursache. Als Erreger kommen in Frage: Staphylokokken, die Pseudomonas-Gruppe und gram-negative Enteritiserreger. Auch in den Fällen von RIFKIND wurde immer wieder durch elektrophoretische Untersuchungen festgestellt, daß die Infektionen gleichzeitig mit dem Auftreten einer Gamma-Globulinverminderung als Ausdruck eines erworbenen Antikörpermangelsyndroms auftraten.

Klinisch hat es sich dabei im einzelnen gehandelt: Um Pneumonien, subphrenische Abszesse, um Fälle von Septicaemie, um sekundäre Pyelonephritiden, um Abszesse im Transplantatbett, - wie wir diese auch bei unseren Hunden in den eigenen Experimenten häufig gesehen haben, - schließlich einmal um einen Hirnabszess. Vor allem die Behandlung mit Steroidhormonen wird von RIFKIND als Ursache für den Erwerb eines sekundären Antikörpermangelsyndroms nach Nierentransplantation und entsprechender immunodepressiven Therapie angeschuldigt.

Die Vermeidung aller dieser Komplikationen ist nur möglich durch eine möglichst genaue Überwachung der Patienten, die nach der Operation unter sterilen Bedingungen untergebracht werden sollten. Für den weiteren Erfolg ist entscheidend, daß eine Dosierung der immunodepressiven Therapie gefunden wird, die noch nicht zum Antikörpermangelsyndrom führt und daher sekundäre, bakterielle Komplikationen vermeidet. Dieser klinische Entscheid kann von Fall zu Fall ausserordentlich schwierig sein. Daraus wird deutlich, welcher Wert einer genauen, fortlaufenden serologischen Kontrolle zukommen muß. Die serologischen Befunde müssen dabei nach Möglichkeit ergänzt werden durch intradermale Hauttestungen. Nur so lassen sich der Zeitpunkt und der Grad der Immunabwehrvorgänge gegen die implantierte Niere erfassen.

Klinische Ergebnisse: Dennoch sind positive Lösungen dieses Problemes für beschränkte Dauer zweifelsohne möglich. Die bisher längste Überlebenszeit nach Nierenhomotransplantation beträgt immerhin etwa drei Jahre.

HAMBURGER konnte unter 45 Nierentransplantationen bei Menschen in mindestens 24 Fällen langfristige Erfolge verzeichnen, der Arbeitskreis um KOLFF 13 langfristige Erfolge unter 27 Fällen.

Von Fall zu Fall und Arbeitsgruppe zu Arbeitsgruppe sind kleine Änderungen im prae- oder postoperativen Vorgehen bezüglich der Vortestung, der serologischen Kontrollen und der Indikation zu einer bestimmten immunodepressiven Therapie zu verzeichnen. Im Prinzip stimmen alle Erfahrungen aber dahingehend überein, daß die Immunabwehr gegen das Transplantat mit Erfolgsaussicht auch über längere Zeit hin und ohne ein allzu grosses Risiko bezüglich der sekundären Infektgefährdung ausgeschaltet werden kann.

Es ist das Verdienst der Arbeitsgruppe um KOLFF, als erste gezeigt zu haben, daß auch Kadavernieren Verwendung finden können. Doch ist das Risiko gegenüber Lebendspendern sicher größer, die Erfolgsaussicht bislang vergleichsweise geringer als bei der Übertragung lebensfrischer Nieren.

Interessant ist, daß von den 27 Fällen des Arbeitskreises um KOLFF, von denen 12 ad exitum kamen, nur in 3 Fällen eine immunologische Verwerfung als Todesursache ermittelt wurde.

6 mal waren die Entwicklung einer Sepsis,
2 mal chirurgische Komplikationen,
4 mal nicht funktionstüchtige Kadavernieren der eigentliche Grund dafür, daß es zu einem Funktionsverlust der transplantierten Niere kam.

Das beweist, daß auch die passive Ausschaltung der Immunabwehr temporäre Erfolgschancen hat.

Endgültig und verlässlich auszuschalten ist sie allerdings nicht. Die Fülle der sich aus dieser Feststellung ergebenden wissenschaftlichen Fragen und allgemein-ethischen Probleme liegt auf der Hand. Sie sollte Veranlassung sein, an die Stelle eines überschwenglichen Optimismus eine nüchterne Einschätzung der derzeitig gegebenen Möglichkeiten treten zu lassen, aus der allein eine abwägend-besonnene Indikationsstellung zur Nierentransplantation resultieren kann.

Zusammenfassung

Die Transplantation homologer Organgewebe führt zur Ausbildung von zwei Immunsystemen im Empfängerorganismus:
1. Zu einer humoralen Antikörperbildung;
2. zu gewebsgebundenen Iso-Immunreaktionen im transplantierten Gewebe.

1. Zirkulierende Antikörper treten nach homologer Nierentransplantation frühestens vom 4. Tag nach der Organüberpflanzung auf und sind in ihrer Wertigkeit sehr verschieden. So haben hämagglutinierende Faktoren nur den Wert einer unspezifischen, immunologischen Begleitreaktion. Zytotoxische Antikörper reagieren mit den weißen Blutzellen des Spenders entsprechend einer Kreuzreaktion mit transplantateigenen Antigenen. Ihr Auftreten wird zum Beweis dafür, daß eine pathogenwirksame Immunabwehr gegen die transplantierte Niere begonnen hat. Von entscheidender Wichtigkeit ist der hier erstmals geführte Nachweis eines präzipitierenden Antikörpers, dessen Bindung am Ort der eigentlichen Transplantatverwerfungsvorgänge, also im Bereich der Gefäße des Niereninterstitiums, erfolgt. Möglicherweise hängt das Auftreten dieses Faktors mit gestörten Permeabilitätsvorgängen zusammen, die der eigentlichen Verwerfung vorausgehen.

2. Für den Verwerfungsvorgang hauptverantwortlich sind jedoch gewebsgebundene Iso-Immunvorgänge: Entsprechend dem Spätreaktionstyp der hyperergischen Entzündung kommt es dabei zu einer lymphozytären Infiltration im Interstitium der Niere und zu einer Arteriitis der interlobulären Arterien, die die immunologische Transplantatzerstörung einleiten. Diese Immunvorgänge entziehen sich im Gegensatz zu den unter 1 aufgezählten zirkulierenden Antikörpern dem direkten serologischen Nachweis. An deren Stelle treten indirekte Testverfahren nach Art von Hautreaktionen mit ganzen Zellen oder Zellextrakten, dann auch die Messung des effektiven Nierenplasmastroms.

Aus einer sinnvollen Kombination der unter 1 und 2 genannten immunologischen Testverfahren ergeben sich wichtige klinische Symptome für die Wahl geeigneter Spender vor der Nierentransplantation wie auch für die Beurteilung der immunologischen Abwehrvorgänge nach erfolgter Organüberpflanzung. Die jeweils in Frage kommenden Teste sind in gesonderten Tabellen zusammengefasst und nach den zeitlichen Verhältnissen geordnet.

Die Bekämpfung der immunologischen Transplantatabwehr beschränkt sich beim Menschen auf die sogenannte passive Immuntoleranz, die allerdings immer zeitlich begrenzt bleibt. Ihre Grundprinzipien sind die Hemmung oder Ausschaltung der Antikörperbildung vor und nach Nierentransplantation oder auch die Beeinflussung des Antikörpertransportes zum Transplantat durch die immunologisch kompetenten Lymphozyten. Als besonders geeignet hat sich dabei sowohl die Röntgenbestrahlung erwiesen als die Summe jener Medikamente, die geeignet sind, den Stoffwechsel immunologisch aktiver Zellen zu hemmen.
Zellen zu beeinflussen oder die Eiweißsynthese durch solche

Die Möglichkeiten zur passiven Immuntoleranz sind ebenfalls in gesonderten Tabellen zusammengefasst.

Literatur

1. BILLINGHAM, R.E., BRENT, L., MEDAWAR, P.B. and SPARROW, E.M.: Proc. Roy. Soc. Biol. 143, 43 (1954)

2. BRENT, L., MEDAWAR, P.B. and RUSZKIEWICZ, M.: "CIBA Foundation-Symposium on Transplantation". J. and A. CHURCHILL, CTD, 1962, S. 6

3. DARMADY, E.M., OFFER, T.M. and STRANACK, F.: Brit. Med. J. II, 976 (1964)

4. DEMPSTER, W.J.: Brit. Med. J. I, 1697 (1963)

5. DEMPSTER, W.J., HARRISON, C.V. and SHACKMAN, R.: Brit. Med. J. II, 969 (1964)

6. DUNEA, G., NAKAMOTO, S., STRAFFON, R.A., FIGUEROA, J.E., VERSACI, A.A., SHITAGAKI, M. and KOLFF, W.J.: Brit. Med. J. I, 7 (1965)

7. GOLDMAN, R., GOODWIN, W.E., KAUFMAN, J.J., MARTIN, D.C., GLASSOCK, R.J. and NOUROK, D.S.: Arch. Intern. Med. 114, 6o1 (1964)

8. GRENZMANN, M. und VORLAENDER, K.O.: Dtsch. med. Wschr. 98, 1598 (1964)

9. GUINEY, E.J., AUSTEN, F. and RUSSEL, P.S.: Proc. Soc. Exper. Biol. Med. 115, 1113 (1964)

1o. HAMBURGER, J., CROSNIER, J. and DORMONT, J.: Lancet I, 985 (1965)

11. KOUNTZ, S.L., WILLIAMS, M.A., WILLIAMS, P.L., KAPROS, C. and DEMPSTER, W.J.: Nature 199, 257 (1963)

12. KOUNTZ, S.L., LAUB, D.R. and COHN, R.: J. Amer. Med. Ass. 191, 997 (1965)

13. KRETSCHMER, R.R. and PERĒZ-TAMAYO, R.: J. Exp. Med. 114, 5o9 (1961)

14. LEJEUNE-LEDANT, L.: "CIBA Foundation-Symposium on Transplantation". J. and A. CHURCHILL, CTD, 1962, S. 25

15. MANNICK, J.A., EGDAHL, R.H.: J. Clin. Invest. II, 2166 (1964)

16. McDONALD, J.C., MILGROM, F. and WITEBSKY, E.: J. Amer. Med. Ass. 19o, 122 (1964)

17. NAKAMOTO, S., STRAFFON, R.A. and KOLFF, W.J.: J. Amer. Med. Ass. 192, 3o2 (1965)

18. PFEIFFER, E.F. und MERRIL, J.P.: Dtsch. Med. Wschr. I, 1934 (1962)

19. RIFKIND, D., Th. L. MARCHIORO, WADDELL, W.R. and STARZL, Th.E.: J. Amer. Med. Ass. 189, 397 (1964)

2o. RUSSEL, P.S. and MONACO, A.P.: New Engl. J. Med. 271, 5o2, 555, 61o, 665, 718, 776 (1964)

21. STETSON, C.A. and JENSEN, E.: Ann. N.Y. Acad. Sci. 87, 248 (196o)

22. WEST, C.D., FOWLER, R. and NATHAN, P.: Ann. N.Y. Acad. Sci. 87, 522 (196o)

23. WILSON, W.E., KIRKPATRIC, Ch. H. and TALMAGE, D.W.: J. Clin. Invest. II, 1881 (1964)

Aktuelle Probleme der Nierentransplantation

BROSIG, W.

In Anbetracht der Qualifikation der beiden Vorredner würde ich es nie gewagt haben, spontan hier zu sprechen. Da ich aber ausdrücklich aufgefordert wurde, glaube ich doch, unsere etwas bescheidenen Erfahrungen mit der Nierentransplantation vorbringen zu dürfen. Es besteht gar kein Zweifel darüber, daß die sog. Homotransplantation sich noch im experimentellen Stadium befindet. 1963 hat noch ein bekannter amerikanischer Kliniker geschrieben, daß ein Homotransplantat früher oder später zugrunde gehen muß und deshalb die Transplantation von Nieren bei nicht eineiigen Zwillingen eigentlich zwecklos wäre. (Tab. 1)

		Überlebenszeit 1 Jahr	Davon Leichennieren
Vor 15.3.1962	7o	(2) = 3%	24
1962 - 1963	53	(1o) = 19%	21 (1) 3o Monate
1963 - 1964	231	(85) = 37%	63 (1o) 12 - 24 Monate
1964 - 1965	273 (142)		133 (39) 16 über 6 "
Insgesamt	627 (237)		241 (7o)

Tab. 1. Homotransplantation (in Klammern: Überlebend am 15.3.1965).

In den letzten Jahren sind jedoch auf Grund tierexperimenteller Untersuchungen und klinischer Erfahrungen deutliche Fortschritte gemacht worden, die sich aus den vorliegenden Resultaten, wie sie im Transplantationsregister niedergelegt sind, eindeutig nachweisen. Wie aus der Tabelle 1 zu ersehen, sind bis zum 15.3.1962 insgesamt 7o Nierentransplantationen (Homotransplantationen) vorgenommen worden, von welchen nur 3% über ein Jahr lebte. 1962 bis 1963 waren es nur 53 Transplantationen, aber die Überlebenszeit betrug bereits 19% für ein Jahr. Mit der Einführung des Imurans zur Behandlung der Immunabwehr haben die Transplantationen an den verschiedenen Kliniken, vor allem in den Vereinigten Staaten, erheblich zugenommen,und es wurden 1963/64 allein 231 Transplantationen durchgeführt, von welchen über 3o% über ein Jahr lebten. (Tab. 2)

	Insges.	Am Leben	Transpl. vor mehr als 1 Jahr	Am Leben 1 Jahr nach Transpl.	Längste Überlebenszeiten in Jahren
Monozyg. Zwill.	36	27	32	23 = 72%	7 u. 9 (2Pat.)+
Dizyg. Zwill.	9	4	6	3 = 5o%	6 u. 6 1/2 (2Pat.)
Gechwister	1o2	57	66	34 = 5o%	3 u. 3 3/4++ (2Pat.)
Verwandte	189	94	112	43 = 38%	3 (3Pat.)
Nicht-Verwandte	95	16	68	7 = 1o%	
Leichennieren	241	7o	1o8	11 = 1o%	2 u. 2 1/2 (2Pat.)
Insgesamt	672	268	392	121 = 31%	

\+ Weitere 5 Patienten von insgesamt 14, die vor mehr als 5 Jahren operiert wurden, leben noch.

++ Dieser Patient von SHACKMAN lebte mit der Niere seines Bruders 45 Monate und verstarb kürzlich an chronischem Nierenversagen.

Tab. 2. Gesamtstand der Nierentransplantationen (am15.3.65).

Besonders eindrucksvoll ist die Tabelle über den Gesamtstand der Nierentransplantationen (Tab. 2). Wenn man von der Transplantation bei Zwillingen sowohl bei monozygoten als auch dizygoten Zwillingen absieht, so ist doch bemerkenswert, daß bei der Nierenübertragung unter Geschwistern im letzten Jahr eine Überlebenszeit von 5o% erreicht werden konnte, bei Verwandten eine von 38%, während bei Nichtverwandten und Leichennieren nur eine solche von 1o% vorliegt. Es ist jedoch zu bemerken, daß sich die Resultate von Jahr zu Jahr verbessern,und wenn wir uns vor Augen halten die Resultate, die Herr STRAFFON demonstriert hat, welche übrigens die besten sind, die bisher auf dem Gebiet der Transplantation von Leichennieren veröffentlicht wurden, so ist eine Rechtfertigung, ob eine Nierentransplantation bei einer terminalen Niereninsuffizienz eine Art der Behandlungsmethode ist, wohl hinfällig. Ganz besonders sei auch noch auf die längsten Überlebenszeiten in der Tabelle hingewiesen, die eigentlich viel interessanter sind als die Gesamtübersicht, zumal sie die Möglichkeiten, die in einer solchen Organübertragung liegen, aufzeigen.

In Erkenntnis der eminenten Bedeutung der Nierentransplantation haben wir uns seit 1959 theoretisch und seit 1961 tierexperimentell damit beschäftigt. In der Zeit vom 27.11.1963 bis zum 4.8.1965 wurden bei sechs Patienten eine homologe Nierentransplantation vorgenommen. Bei Durchführung der Operation stützten wir uns vor allem auf die in den USA gewonnenen Erfahrungen und die eigenen tierexperimentellen Untersuchungen. Zur besseren Übersichtlichkeit wurden die Ergebnisse in einer weiteren Tabelle (Tab. 3) zusammengestellt:

1. J.E., 21 J., weiblich. Diagnose: Chronische Glomerulonephritis. Spender: Nicht verwandt, sog. freie Niere, bei einer 39-jährigen Patientin war eine Nephrektomie wegen nicht reparabler Ureter-Scheiden-Fistel notwendig.
Die Operation wurde am 27.11.1963 durchgeführt. Die Haupt-

blutgruppen stimmten überein. Die Ischämie dauerte 5o Minuten, eine präoperative Hämodialyse wurde dreimal durchgeführt. Keine Nephrektomie der erkrankten Nieren und auch keine Splenektomie. Postoperativ nur geringe Nierensekretion, 12 Stunden später wurde die Niere völlig anurisch. Eine Wundrevision, 24 Stunden nach der Operation, ergab intakte Anastomosenverhältnisse, dabei wurde die Niere dekapsuliert. Exitus am 6. postoperativen Tag durch Ruptur des oberen Nierenpols.

2. G.S., 25 J., weiblich. Diagnose: Kongenitale Hypernephrose beiderseits. Zustand nach Nephrektomie links vor etwa 14 Jahren. Jetzt funktionslose Niere rechts. Spender: Mutter, 54 Jahre, Hauptblutgruppen stimmen überein. Operation am 13.5.1964. Ischämie der Niere: 42 Minuten. Keine Hämodialysen, weder prä- noch postoperativ, keine Nephrektomie. Präoperativ Röntgenbestrahlung der Milz, 15o R, 1 Tag vor der Operation. Sofort nach der Implantation der Niere Einsetzen einer kräftigen Nierensekretion. Abwehrreaktion 3. Woche und 25. Woche nach der Transplantation: Behandlung mit Prednison, bzw. 6-Methylprednisolon und Actinomycin C und Erhöhung der Imurandosen. Intoxikation mit schwerer Leukopenie (2oo ml Leukozyten pro ccm und Thrombozytopenie 1oooo). Patientin lebt jetzt fast 16 Monate nach der Nierentransplantation bei gutem Allgemeinbefinden. Jetzige Medikation 5o mg Imuran täglich und 12 mg Urbason täglich. Leukozyten 6ooo - 7ooo pro cmm. Thrombozyten 15oooo - 17oooo. Hb 75%. Harnstoff-N 15-2o mg%. Kreatinin 1,1 mg%. Urinausscheidung: 12oo - 15oo ml pro Tag. Patientin ist zu Hause und wird lediglich 2 - 3mal in der Woche ambulant kontrolliert.

3. M.L., 27 J., männlich. Diagnose: Chronische Glomerulonephritis. Spender: Mutter, 48 J., Blutgruppe 0, Empfänger Blutgruppe A. Operation am 15.7.1964. Ischämie: 6o Minuten. Blutdruck vor der Operation 2oo/14o mm Hg, nach der Operation 14o/9o mm Hg. Hämodialyse präoperativ 5mal, postoperativ 7mal. Nephrektomie rechts gleich bei der Operation.

Röntgenbestrahlung: 2oo R 1 Tag vor der Operation (Milz). Niere war nach der Operation anurisch, Wundrevision 12 Stunden nach der Operation ergab einwandfreie Anastomosenverhältnisse. Im Laufe der 7 postoperativen Dialysen erholte sich die Niere innerhalb von 3 Wochen. Typische Transplantationsabwehr in der 11. und 15. Woche nach der Transplantation. Behandlung mit Prednison, bzw. 6-Methylprednisolon, Actinomycin C. Am 25.11.1964 Nephrektomie links und Splenektomie, da immer wieder leichte Abwehrreaktionen auftraten. Am 11.3.1965 kam es, 8 Monate nach der Transplantation, zu einer stärkeren Abwehrreaktion. Infolge der Behandlung mit Kortikosteroiden, Ausbildung einer Sepsis, die zum Exitus letalis führte.

4. K.P., 26 J., männlich. Diagnose: Chronische Glomerulonephritis. Spender: Mutter, 49 J. Blutgruppen und Nebengruppen stimmten genau überein. Operation am 25.7.1964. Ischämie: 32 Minuten. Präoperativ 74 Hämodialysen, postoperativ 1 Hämodialyse. Bei der Operation beidseitige Nephrektomie und Splenektomie im Zuge der Transplantation. Nach anfänglicher guter Funktion der Niere kam es nach 8 Stunden zu einer kompletten Anurie. Die Wundrevision ergab einwandfreie Verhältnisse der Anastomosen. Bei der Biopsie fanden sich Glomerulus- und Tubulusnekrosen. Exitus am 5. postoperativen Tage bei Anurie an Urämie. Die Ursache des Nierenversagens muß in einer akuten Abwehrreaktion gesucht werden, die möglicherweise auf eine Vorsensibilisierung zurückzuführen ist.

5. G.P., 4o J., weiblich. Diagnose: Operierte Steinpyonephrose mit Schrumpfnieren beiderseits im Endstadium. Spender: Vater, 63 J. Blutgruppenübereinstimmung. Operation am 9.1o.64. Ischämie: 48 Minuten. Wegen des schlechten Allgemeinzustandes keine Nephrektomie, aber, um den Harninfekt auszuschalten, wird der rechte Harnleiter, dessen Niere gefistelt ist, reseziert und unterbunden und links ein Ureter cautaneus angelegt. Präoperativ 2 Hämodialysen. Die Transplantation

wurde bei einer Reststickstofferhöhung von 188 mg% durchgeführt. Urinausscheidung in den ersten 24 Stunden nach der Operation 35oo ml. Abwehr am 7. postoperativen Tag. Behandlung mit 6-Methylprednisolon, Actinomycin C, Bestrahlung und selbstverständlich Imuran. Exitus am 24. postoperativen Tag mit guter Nierenfunktion infolge einer massiven Kleinhirnblutung bei allgemeiner Sepsis.

6. H.K., 57 J., männlich. Diagnose: Cystennieren beiderseits. Spender: Nicht verwandt, sog. freie Niere: Bei einem 56-jährigen Patienten mußte wegen eines prävesikalen Uretertumors die Nephrektomie durchgeführt werden. Blutgruppen: Empfänger: A_1B Rh, Spender: B Rh. Operation am 4.8.1965. Ischämie: 45 Minuten. Keine prä- und postoperativen Dialysen. Bisher eigene Nieren noch nicht entfernt, jetzt sicher funktionslos. Röntgenbestrahlungen: 1., 3., 5. und 7. Tag postoperativ je 15o R auf die Niere und insgesamt 6oo R auf die Milz, am 12. Tag wegen einer leichten Abwehr 15o R auf die Niere. Alsbald nach der Implantation der Niere setzte die Diurese ein. Am 24. postoperativen Tage trat eine massive Darmblutung auf. Die Probelaparotomie zeigte multiple Blutungsherde in Dünn- und Dickdarm. Die Blutung wurde mit COHN'schen Fraktionen, Hämostyptica und Frischblut zum Stehen gebracht.

Verglichen mit den an den großen Nierenzentren in den USA erzielten Resultate sind unsere Ergebnisse recht bescheiden und man muß wohl abschließend einräumen, daß auf Grund der noch nicht genügenden Erfahrung und des nicht idealen Patientenmaterials, die Indikation zu den letzten beiden Fällen zur Transplantation nur bedingt zu stellen war.

Ganz allgemein ist aber zu sagen, daß bei Patienten mit einer terminalen Niereninsuffizienz die Indikation zu diesem Eingriff verantwortet werden kann, auch wenn nur eine Überlebenszeit von ein bis zwei Jahren zu erwarten ist. Für diese Patienten besteht keine andere Alternative. Wie die bisherige Entwicklung gezeigt hat, sind weitere Fortschritte zu erwarten. Ohne Zweifel ist die Beschaffung der Spenderniere ein besonders schwieriges Problem und wird es wahrscheinlich in Zukunft auch bleiben. Das technische Problem ist, soweit man übersehen kann, fast vollständig gelöst. In Deutschland sind wir auf dem Gebiet der Nierentransplantation noch sehr zurückhaltend und ich glaube, daß dieser Standpunkt heute aufgegeben werden sollte. Die Schlüsselfigur für eine auf breiterer Basis durchgeführte Nierentransplantation ist der Nephrologe, also der Internist, welcher im Rahmen eines chronischen Dialyseprogrammes die prospektiven Nierenempfänger heraussuchen sollte.

	Bl.Gr.	Operation	Ischämie	Nephrekt.(N) Splenekt.(SP)	Diagnose	Überlebenszeit
1. Empfänger: J.E.,21J.,♀ Spender: (nichtverwandt) 39J.,♀	A_1 Rh A_1 Rh	27.11.63	5o'		Chron.Glomerulonephritis	6 Tage +
2. Empfänger: G.S.,25J.,♀ Spender: (Mutter) 54J.	A_1 Rh A_1 Rh	13.o5.64	42'		Hydronephrotisch.Einzelniere	16 Mon.
3. Empfänger: M.L.,27J.,♂ Spender: (Mutter) 48J.	A_1 Rh O Rh	15.7.64	6o'	N.re.15.7.64 N.li. SP. } 25.11.64	Chron. Glomerulonephritis	8 Mon. +
4. Empfänger: K.P.,26J.,♂ Spender: (Mutter) 5oJ.	B Rh B Rh	22.7.64	32'	N.bds.22.7.64 SP. 22.7.64	Chron.Glomerulonephritis	5 Tage +
5. Empfänger: G.P.,4oJ.,♀ Spender: (Vater) 62J.	A_1B Rh A_1 Rh	9.1o.64	48'		Steinpyonephrose u. Schrumpfniere bds.	1 Mon. +
6. Empfänger: H.K.,57J.♂ Spender: (nichtverwandt) 56J.♂	A_1B Rh B Rh	4.8.65	45'		Cystennieren bds.	1 Mon.

Tab. 3. Eigene Ergebnisse bei der Nierentransplantation.

Diskussion:

COTTIER: First I want to congratulate Dr. STRAFFON for the remarkable work which he has presented. I have two questions: First, how often could you repeat cadaver transplantation in one single patient, and how did these patients behave following repeated transplantation? The second question: If you have a failure of your transplant were you able to continue with haemodyalysis?

STRAFFON: We have done secondary transplants on fifteen occasions where the first transplant has failed. We have noticed no increased episodes of rejection in the second transplants and there appears to be no increased chance for success either. If a transplant fails, the patient may be carried in the interim on the chronic dialysis program.

SCHEITLIN: Das urämische Syndrom als weiterer immunosuppressiver Faktor ist möglicherweise die bedeutendste Voraussetzung für eine erfolgreiche Transplantation. Wir konnten in Zürich bei 6 Transplantationen beobachten, daß jene Patienten, die am schwersten urämisch waren - darunter verstehe ich nicht den Grad der Azotämie, sondern den Allgemeinzustand -, das Transplantat erst in der zweiten, dritten oder vierten Woche rejizierten. Es ist von enormer Bedeutung, wenn eine Rejektion später im Verlauf nach erfolgter Wundheilung geschieht. Ich möchte Herrn VORLAENDER fragen, ob er Gruppen kennt, die heute an die Bedeutung der geschilderten Methoden zur Auswählung des günstigsten Spenders glauben? Ich glaube nicht, daß die Leukozytengruppen und der Lymphozytentransfertest bei der Nierentransplantation beim Menschen irgendwelche Bedeutung haben.

VORLAENDER: Unter der Urämie verlieren sich alle serologischen Phänomene, soweit sie klinisch erfassbar sind, d.h. die Immuntoleranz wird unter der Urämie verändert. Unsere Hunde hatten allerdings zum Teil keine Urämie.
Die Frage, ob sich diese Tests klinisch auswirken werden, kann nicht definitiv beantwortet werden, da zur Zeit noch nicht genügend Erfahrungen vorliegen. Nicht jeden der erwähnten Tests werden wir applizieren können, aber ich wollte Ihnen ein Übersichtsspektrum geben über alle Untersuchungen, die bis jetzt vorgenommen wurden. Auf Grund tierexperimenteller Erfahrung nehme ich an, daß Hautreaktionen, die sichere Nekrosen und Entzündungsreaktionen bedeuten, doch etwas über diese zytotoxischen Fakten aussagen können.
Was an zirkulierenden Faktoren erfasst wird, ist nicht bewiesen. Wir haben meines Erachtens keine andere Möglichkeit, den zellgebundenen Typus herauszufinden, es sei denn durch die Hautreaktion.

KERR:zu STRAFFON: You have some very impressive successes in Cleveland after long periods of ischemia. Could you tell us what is the longest period of warm ischemia time you had with subsequent success with and without cardiac massage?

You mentioned the diagnosis of several cortical deaths by EEG. We were disturbed by one patient who was diagnosed confidently by our neurologist as dead on the basis of a flat EEG following a cardiac arrest and who was talking to us two days later. So far as I can check up, the machine was switched on! How confident are your colleagues that they can diagnose death by this technique?

STRAFFON: In regard to ischemia time with cadaver donors, this has varied from one hour and thirty minutes to five hours and thirty minutes, with an average of two hours and thirty minutes. We feel that the warm ischemia time is the critical one and we make every effort to remove the kidney from the cadaver as soon as possible. We have had success with warm ischemia times up to two hours in duration. As far as electroencephalographic determination of time of death, this is left to the primary service involved in the care of the patient. The neurosurgeons have used this as an addition to other neurologic findings as a useful aid in determining when to withdraw support.

SARRE zu VORLAENDER: Wenn die transplantierten Nieren vorher einige Zeit ischämisch waren, verlieren sie ja ihren ganzen tubulären Zellbelag, der sich dann regeneriert. Ist dieses Regenerat immunologisch dem Wirtskörper oder dem Spenderkörper angepasst?

VORLAENDER: Ich glaube, daß je weiter Veränderungen vorweggehen, umso mehr Antigendifferenz auftreten muß. Ich glaube also, daß neue Antigene auftreten werden, die auch immunologisch beantwortet werden. Wir haben nur frische Nieren übertragen, so daß ich also immunologisch zu diesen Untersuchungen nichts sagen kann. Aber ich glaube, daß jede Veränderung neue Antigenkompositionen schaffen wird. Wir wissen, daß Gewebe innerhalb von 6-12 Std. in Autolyse geht. Wir haben gefunden, daß sich nach dieser kurzen Zeit bereits das Antigenmuster des Gewebes ändert. Ob es sich dem Empfänger anpassen wird, kann ich nicht sagen; ich vermute eher, daß neue antigene Potenzen, jedenfalls in der Interimsphase, wirksam werden.

SCHEITLIEN zu SARRE: Wenn am Hund eine transplantierte Niere auch nach Absetzen des Imuran über längere Zeit nicht abgestoßen wird, und diese Niere nun dem ursprünglichen Spendertier wieder reimplantiert wird, dann wird sie nicht rejiziert, d.h. die ursprünglich antigenen Eigenschaften sind unverändert.

SARRE: Ja, aber das sind vielleicht Nieren gewesen, die vorher nicht ischämisch waren und darum keinen neuen Epithelbelag geliefert haben.

Erfahrungen mit der Peritonealdialyse bei chronischer Niereninsuffizienz

JUTZLER, G.A.

Ich möchte zur Einführung zwei unserer Patienten mit chronischer Niereninsuffizienz demonstrieren, die wir mit Peritonealdialysen behandeln.

Der bisherige Behandlungsverlauf eines 34-jährigen Patienten ist in Abbildung 1 dargestellt. Der Patient, der seit 1961 an einer chronischen Glomerulonephritis leidet, benötigte erstmals 5 Peritonealdialysen, als er im Dezember letzten Jahres mit einer Urämie eingewiesen wurde.

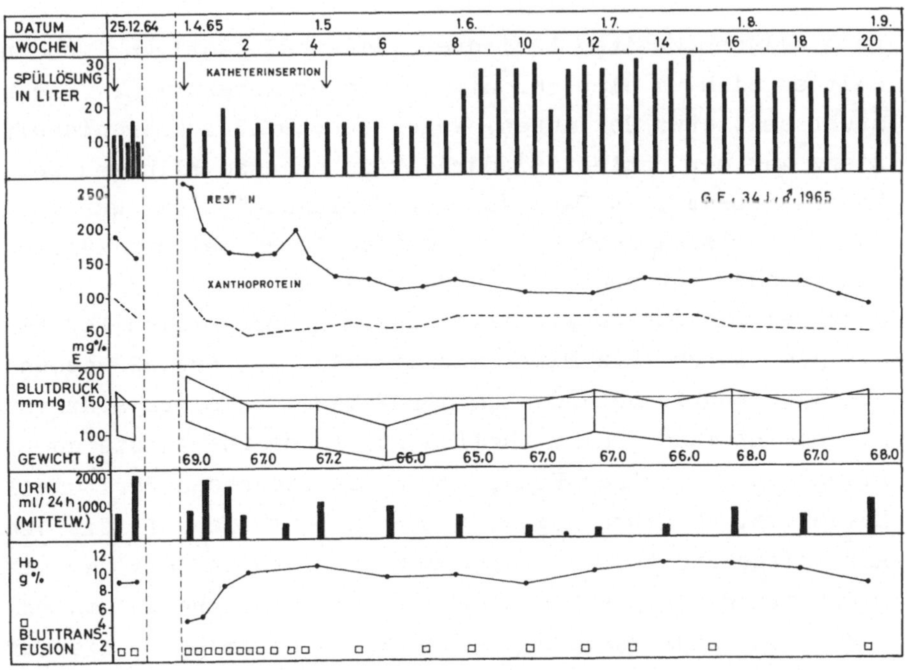

Abb. 1. Patient G.E., 34 Jahre, männlich. Diagnose: Chronische Glomerulonephritis. Bisheriger Verlauf.

Anschließend konnte er für fast 3 Monate nach Hause entlassen werden.

Wegen abnehmender Urinausscheidung und erneuten urämischen Erscheinungen führen wir seit dem 31.3.1965 regelmäßig zweimal wöchentlich Peritonealdialysen durch. Während der 12- bis 16-stündigen Behandlungen werden durchschnittlich 24-3o Liter Spüllösung verwendet. Zwischen den einzelnen Dialysebehandlungen wird der Patient nach Hause entlassen, wo er meist völlig beschwerdefrei mit seiner Familie zusammenlebt. Den Peritonealkatheter - einen Nylon-Katheter der Firma BAXTER - belassen wir in situ; der Patient ist dadurch in seiner Bewegungsfreiheit kaum behindert. Wegen Verstopfung des Katheters durch Fibringerinnsel mussten wir ihn nach 34 Tagen einmal auswechseln. Der jetzige Katheter liegt seit 14o Tagen in der Bauchhöhle und wurde bislang zu 43 Peritonealdialysen verwendet.

Auch bei dem zweiten Patienten, einem 45-jährigen Mann, handelt es sich um eine chronische Glomerulonephritis. Sie besteht seit etwa 2o Jahren. Wegen zunehmender Niereninsuffizienz war der Patient wiederholt in anderen Kliniken behandelt worden. 14 Tage vor der Verlegung zu uns wurde er total anurisch. Auch bei uns entleerte er seither täglich nichts oder nur wenige Tropfen Urin.
Auch bei ihm führen wir meist zweimal wöchentlich Peritonealdialysen durch. Bis Mitte August, also während 22 Wochen völliger Anurie befand sich der Patient in einem sehr guten Allgemeinzustand, ging täglich spazieren und tanzte an Pfingsten mit seiner Frau, trotz des liegenden Peritonealkatheters. Ab Mitte August traten Durchfälle auf, die sich als weitgehend therapieresistent erwiesen und die den Allgemeinzustand des Kranken schwer beeinträchtigten. Ausserdem kam es zu einer rapiden Abnahme des Hörvermögens. Hierauf werde ich später eingehen.

Beide Behandlungsverläufe sollten einführend die Möglichkeiten aber auch die Schwierigkeiten der Peritonealdialyse bei chronischer Niereninsuffizienz aufzeigen.

Der Vorgang der Peritonealdialyse und die von GROLLMAN und MAXWELL (14) angegebene Technik ist bekannt:
Durch einen Katheter werden je nach Grösse des Patienten 5oo-2ooo ml steriler Spüllösung in die Bauchhöhle instilliert. Nach einer Äquilibrierungszeit von 3o-6o Minuten wird die Spüllösung durch Ablassen und Neuinstillation erneuert, ein Vorgang, der sich während der 12-24-stündigen Behandlung entsprechend oft wiederholt.

So einfach dieser Vorgang auch ist, so ist er doch mit Komplikationsmöglichkeiten behaftet. Je länger eine Behandlung dauert und je öfter sie wiederholt werden muß, desto schwieriger werden die einzelnen Probleme.

Bei dem Versuch, Kranke mit einer terminalen chronischen Niereninsuffizienz durch regelmäßige Peritonealdialysen am Leben zu erhalten, kommen zu den Fragen der Behandlungstechnik noch die Probleme hinzu, die sich auch bei der chronischen Hämodialysebehandlung ergeben.

Die Peritonealdialyse bei chronischer Niereninsuffizienz stellt uns also vor folgende Fragen:

1. Technische Probleme, wie das bei jeder Einzelbehandlung einen Zugang zur Bauchhöhle zu schaffen.
2. Zu den Problemen der Gesamtbehandlung gehört beispielsweise die Steuerung einer adaequaten Flüssigkeits-, Elektrolyt- und Eiweißzufuhr oder die Behandlung der renalen Hypertonie oder Anämie.
3. Organisatorische und menschlichethische Fragen ergeben sich schließlich u.a. aus dem Personal- und Raumbedarf und den Behandlungskosten. Die unausweichliche Begrenzung der Behandlungskapazität jedes Dialysezentrums bedingt eine Auswahl der Patienten.

Zu den technischen Problemen der chronischen Peritonealdialyse sei zunächst auf die Komplikationen der Behandlung eingegangen. Ihre Häufigkeit möchte ich auf Grund unserer eigenen Erfahrungen aufzeigen, die wir an 35o Peritonealdialysen bei 18 Patienten mit chronischer Niereninsuffizienz während insgesamt 4o Behandlungsmonaten gewinnen konnten.

Wir führen erst seit August 1964 Peritonealdialysen durch. Die Gesamtzahl der Peritonealdialysen während der letzten 12 Monate betrug 45o bei 42 Patienten. Im gleichen Zeitraum nahmen wir 136 Behandlungen mit der künstlichen Niere an 21 Kranken vor.
Unsere noch begrenzten Erfahrungen ergeben also folgendes Bild:
Eine Peritonitis beobachteten wir nur einmal. Sie trat bei einer Patientin auf, bei der wir die Antibiotica-Prophylaxe abgesetzt hatten und konnte durch weitere Bauchfellspülungen mit Nebacetin (R)-Zusatz behoben werden.
Die Hypoproteinämien ließen sich jeweils durch entsprechende intravenöse Substitution ausgleichen. Auch die übrigen Komplikationen waren nicht schwerwiegend. Inzwischen allerdings sahen wir eine hier noch nicht aufgeführte Blutung aus dem Stichkanal, die so bedrohlich war, daß die Patientin laparotomiert werden musste. 3 Tage später konnte die Peritonealdialyse fortgesetzt werden.

Die Angaben der Literatur über die Häufigkeit von Komplikationen sind des unterschiedlichen Krankengutes und der oft abweichenden Behandlungstechnik wegen schwer miteinander zu vergleichen. Um doch einige Zahlen zu nennen:
STEVENS und Mitarb. (25) beobachteten von 54 Patienten bei 6% Blutungen aus dem Stichkanal, bei 4% ein Bauchdeckenoedem und bei ebenfalls 4% starke Bauchschmerzen. Die Häufigkeit einer leichten und einer schweren Peritonitis gaben sie mit je 4% an; bei 4% sahen sie eine von einer Peritonitis ausgehende Sepsis. Ihre Komplikationshäufigkeit entspricht damit ungefähr unseren Erfahrungen, bis auf das Vorkommen einer

schweren Peritonitis und einer Sepsis, die wir bisher nicht beobachten mussten.

Wie kommt es zu diesen Komplikationen und bei welchen Einzelvorgängen der Peritonealdialyse droht ihr Auftreten? Die Peritonitis kann durch ein Durchwandern von Keimen durch die Bauchdecken entlang des Katheterverlaufes oder durch eine Verunreinigung der Spüllösung, etwa beim Wechsel der Flaschen oder der Zuleitungssysteme bedingt sein. Selten ist eine Peritonitis Folge einer Verletzung des Darmes durch den Trokar oder die Katheterspitze. Ausser durch ihre unmittelbaren klinischen Auswirkungen kann eine Peritonitis einen Patienten auch noch durch ihre Folgen bedrohen. Als Reaktion des Peritoneums auf entzündliche wie auf traumatische Reize entstehen bekanntlich Adhäsionen. Diese Bauchfellverwachsungen verkleinern nicht nur die Austauschoberfläche sonder können die Durchführbarkeit der Peritonealdialyse überhaupt in Frage stellen. Der Prophylaxe der Peritonitis kommt deshalb eine doppelte Bedeutung zu.

Die nächstwichtige Komplikation, vor allem der chronischen Peritonealdialyse, ist die Hypoproteinämie. Sie ist Folge des fortgesetzten Eiweißverlustes durch den Übertritt von Eiweißmolekülen in die stündlich erneuerte Spülflüssigkeit. Die Größe dieses Eiweißverlustes beträgt nach der Literatur im Durchschnitt etwa 1o-2og/Dialyse (z.B. 7, 9, 24), kann aber Werte bis 7o g erreichen (5).

Vermeiden lassen sich solche Eiweißverluste nur, wenn man die Spüllösung nicht ständig erneuert. Die Arbeitsgruppe um BARRY (23) hat hierzu ein allerdings recht kompliziertes Peritonealdialysesystem entwickelt. Die aus dem Bauchraum zurückfließende Peritonealspüllösung wird durch Passage einer Travenol-Spulenniere regeneriert und dann in einem kontinuierlichen Kreislauf wieder verwendet. Die Passage der Travenolniere erneuert für die zu dialysierenden Substanzen das Konzentrationsgefälle der Peritonealspüllösung gegenüber dem Patienten. Der Eiweißgehalt der Spülflüssigkeit bleibt aber konstant. Weitere und fortgesetzte Eiweißverluste sind also nicht mehr möglich.

Das schwierigste Problem der chronischen Peritonealdialyse ist aber die Infektionsprophylaxe und die Verhütung von Bauchfellverwachsungen. Zunächst stellt sich hier die Frage, wie man sich zu jeder einzelnen Dialysebehandlung den Zugang zur Bauchhöhle verschaffen kann.

Es gibt hierfür folgende Möglichkeiten: Die einfachste ist, einen üblichen Peritonealdialysekatheter bis zur nächsten Behandlung in situ zu belassen, auch während mehrtägigen bis wöchentlichen Dialyseintervallen. Verstopft ein solcher Verweilkatheter früher oder später durch Fibringerinnsel, so kann er entweder durch Benützung desselben Einführungsganges in der Bauchwand oder durch eine erneute Punktion mit dem Trokar ausgewechselt werden. McDONALD (15) berichtete über einen Patienten, der mit dieser Technik über 18 Monate am Leben erhalten wurde. Die längste Verweildauer eines einzelnen Katheters hat McDONALD mit 6 Monaten erreicht.

Eine vielversprechende Weiterentwicklung dieses Prinzips stammt von PALMER (18). Er verwendet einen Katheter aus Silicon-Gummi, der nach dem Durchtritt durch die Haut erst in einem langen, spiralförmigen Tunnel in der Bauchwand verläuft, ehe er durch das Peritoneum in die Bauchhöhle eintritt. Der intramurale Tunnel soll die Ausbreitung allfälliger oberflächlicher Hautinfektionen bis in die Bauchhöhle verhüten. Mit dieser Methode behandelt PALMER derzeit 5 Patienten, davon eine Kranke seit über 21 Monaten und 2 weitere Kranke länger als ein Jahr (2o).

Um bei der chronischen Dialysebehandlung einen Katheter nicht in situ belassen zu müssen und um ihn bei jeder Behandlung dennoch leicht und ohne erneute Punktion einführen zu können, wurden verschiedene Modelle von Verweil-Kanülen oder Bauchwandknöpfen (1, 2, 6, 13, 16) entwickelt. Sie werden meist in die Bauchwand eingenäht und stellen eine Röhre dar, durch die der Katheter jeweils in den Bauchraum eingeführt werden kann und die zwischenzeitlich durch eine sterile Kappe oder die Bauchhaut selbst verschlossen ist (13). Auch von dieser Technik sind Behandlungszeiten von über 9 Monaten (4) und bei einem Patienten sogar von 16 Monaten (21) mitgeteilt worden.

Nach einer Literaturzusammenstellung von BOEN (8) starben von 42 chronischen Peritonealdialysepatienten jedoch 3o innerhalb von 6 Monaten, 4 lebten bis zu 9 Monaten, 3 bis zu einem Jahr und 5 länger als ein Jahr. Die meisten Patienten erlagen innerhalb der ersten Monate bei schlechtem Allgemeinzustand einer rezidivierenden Peritonitis und der Entwicklung ausgedehnter Adhäsionen.
Eine Mitursache der Verwachsungen kann nach den Tierversuchen von MION und BOEN (17) in den implantierten Kathetern oder Kanülen vermutet werden, gleichwohl ob sie aus Polyaethylen, Teflon oder Silicon-Gummi bestehen.

Um alle Schädigungsmöglichkeiten der Verweilkatheter- und Kanülen zu vermeiden, entwickelte BOEN (7) seine "repeated puncture technique": Zu jeder Dialyse wird die Bauchwand mit einem Trokar punktiert und der inserierte Katheter nach jeder Behandlung wieder entfernt. Neuerdings findet statt des Trokars und eines üblichen Katheters ein spezieller "Stylett-Katheter" Verwendung, der von WESTON und ROBERTS (27) entwickelt wurde und wesentlich kleinere Punktionslöcher verursacht.
Mit dieser Technik behandelt BOEN (8) seit über 18 Monaten eine Patientin mit einer Dialyse pro Woche. Die Patientin, die zuerst eine Verweilkanüle getragen hatte, ziehe die wiederholten Punktionen vor.

Zur Peritonitis-Prophylaxe wird in den meisten Behandlungszentren der Spüllösung ein Antibioticum zugesetzt, z.B. 12,5 mg

Tetracyclin/Liter Spüllösung (3, 24, 26). Wir selbst haben bis vor kurzem Nebacetin (R) zunächst 1 Ampulle, später 1/2 Ampulle/Liter verwendet (1o). 1 Amp. enthält 3 mg Neomycinbase und 25o E Bacitracin. Eine derartige Kombination soll nach LASKER (11) für die Prophylaxe bei der Peritonealdialyse günstiger sein als Tetracycline. Obwohl wir keine Peritonitis auftreten sahen, mussten wir diese Prophylaxe zumindest für die chronischen Dialysepatienten aufgeben. Bei dem völlig anurischen Patienten, dessen Verlauf ich Ihnen gezeigt hatte, trat nämlich nach 4 1/2 Monaten eine schwere Gehörschädigung auf. Einer Diskussionsbemerkung von LASKER (12) entnahmen wir seither, daß 3 seiner Patienten bei einer Dosis von 1o mg Neomycin/Liter Spüllösung - also der dreifachen bzw. sechsfachen Menge - schon nach 2 Monaten schwere Schädigungen der Gehörnerven bekamen. Der dabei der Konzentration der Spüllösung entsprechende Blutspiegel von 1 mg/ 1oo ml Neomycin befinde sich zwar weit unter den Grenzwerten aller chronischen Toxizitätsversuche, doch seien die Patienten mit chronischer Urämie bekanntlich ohnehin anfälliger gegen Nervenschädigungen.

Zur Prophylaxe setzen wir bei chronischen Dialysepatienten jetzt nur noch dem ersten und letzten Liter Spüllösung/Behandlung 1 g Chloramphenicol zu.

Bei der Erörterung der verschiedenen Techniken wurden schon Ergebnisse der chronischen Peritonealdialyse aus dem Schrifttum genannt. Zwei unserer eigenen Patienten sind Ihnen eingangs demonstriert worden. In Abbildung 2 sind nun alle unsere Patienten eingetragen, bei denen eine chronische Niereninsuffizienz vorlag und die wir mit Peritonealdialysen behandelt haben. Die Behandlung wurde zum Teil bei bereits moribunden Patienten eingeleitet, bei denen zu diesem Zeitpunkt - kurz nach der Klinikaufnahme - noch nicht ausgeschlossen werden konnte, ob und wie weit eine akute reversible Exazerbation einer chronischen Nephropathie vorlag. Die Kranken, bei denen die Dialysebehandlung wirklich zu einer Remission verhelfen konnte, sind nicht in der Tabelle aufgeführt, sondern nur die, bei denen es sich um eine irreversible, terminale Niereninsuffizienz handelte.

PERITONEAL-DIALYSE BEI CHRON. NIERENINSUFFIZIENZ

							ÜBERLEBENSZEIT	KOMPLIKATION BZW. TODESURSACHE
1	S.V.	9♀	CHRON. GLOM.-NEPHR.	++	OL.	1 PD	1 TAG	MAGEN-DARMBLUTUNG
2	R.D.	20♂	" " "	++	AN.	3 PD	3 TAGE	PERICARDERGUSS LUNGENOEDEM
3	A.H.	34♂	PLASMOCYTOM-NIERE	-	OL.	4 PD	4 "	KRAMPFANFÄLLE
4	E.K.	44♀	CHRON GLOM.-NEPHR.	++	OL.	7 PD	1 WO.	OHNE KLIN. BESSERUNG MORIBUND ENTLASSEN
5	L.D.	37♀	" " " MIT NEPHROT. SYNDROM	-	OL.	5 PD	1,5 "	HERZINSUFFIZIENZ
6	F.P.	11♀	CHRON. GLOM.-NEPHR.	++	AN.	10 PD	3 "	URAEMIE
7	A.F.	39♂	" " "	+	AN.	10 PD	3,5 "	URAEMIE
8	E.G.	59♂	PLASMOCYTOM-NIERE	+	AN.	8 PD	4 "	MAGENBLUTUNG
9	J.F.	32♀	CHRON. GLOM-NEPHR.	++	OL.	3 HD+11 PD	7 "	URAEMIE
10	W.B	25♂	" " "	++	OL.	24 PD	14 "	HERZINSUFFIZIENZ
11	A.R.	36♂	SUBAKUTE "	++	AN.	11 HD + 25 PD	14 "	PERICARDITIS HERZINSUFFIZIENZ
12	E.M.	43♀	CHRON GLOM-NEPHR.	++	OL.	25 PD	14,5 "	KRAMPFANFÄLLE HERZINSUFFIZIENZ
13	B.M	29♀	" " "	++	AN.	30 PD	15 "	AKUTER HERZTOD
14	M.TH.	24♀	SUBAKUTE "	+	AN.	31 PD	17 "	KRAMPFANFALL
15	W.H	53♂	GICHT, DIABETES CHRON. PYELONEPHR.	++	AN.	36 PD	18 "	AKUTER HERZTOD
16	G.E	33♂	CHRON. GLOM-NEPHR.	+	ISO	(48 PD)	(5,5 MO.)	
17	R.M.	45♂	" " "	++	AN.	(48 PD)	(5,5 ")	NACH 4,5 MON. DIARRHOE AZ >
18	H.G.	21♀	" " "	++	OL.	(24 PD)	(3 ")	

\+ HYPERTONIE 150-200/100-120 mm Hg
++ HYPERTONIE > 200/120 mm Hg

AN. = ANURIE (0-50 ml/24h)
OL. = OLIGURIE (50-400 ml/24h)
ISO = ISOSTHENURIE MIT > 400 ml/24h

PD = PERITONEAL-DIALYSE
HD = HAEMO-DIALYSE

Abb. 2.

Durch den Verlauf lassen sich die Patienten, wie dies auch von der Hämodialysebehandlung bei chronischer Niereninsuffizienz bekannt ist, in drei Gruppen einteilen: 7 von unseren 18 Patienten zeigten keine oder nur eine vorübergehende Besserung des Allgemeinzustandes. Sie erlagen ihrem Leiden in den ersten Tagen oder innerhalb eines Monats.

Die zweite Gruppe wird von 8 Patienten gebildet, die alle zunächst eine deutliche klinische Besserung aufwiesen und sich subjektiv wohlfühlten. Früher oder später traten dann irgendwelche Komplikationen ein, die entweder unmittelbar zum Tode führten oder den Abbruch der Dialysebehandlung

erzwangen. Meist handelte es sich dabei um Folgen des bestehenden Bluthochdruckes.
Die 3. Gruppe umfasst die Patienten, die noch am Leben sind und wöchentlich zweimal peritonealdialysiert werden. Die im Schrifttum mitgeteilten Gesamtresultate anderer Dialysezentren zeigen ein ähnliches Bild.
So lebten von 54 Patienten, die STEVENS und Mitarb. (25) in 2 Jahren behandelten, 28% länger als 3 Monate und 13% länger als 6 Monate. Unsere Prozentzahlen betragen 5o% und für die 6-Monats-Grenze in ein paar Tagen 12%.

Eine prognostische Bedeutung der zu Beginn der Behandlung noch bestehenden Diuresemenge, die STEVENS betont, läßt sich an unseren Kranken nicht aufzeigen. Auch unser klinischer Eindruck, daß der Schweregrad einer Hypertonie die Verlaufsdauer beeinflusse, spiegelt sich in der tabellarischen Zusammenstellung nicht wieder. In diesem Zusammenhang können wir die Erfahrungen anderer Dialysezentren bestätigen (z.B. 22): Sichere Kriterien fehlen, nach denen man vor Behandlungsbeginn beurteilen kann, ob der Kranke von einer Dialysebehandlung Nutzen haben wird oder nicht. Es kann auch nicht vorausgesagt werden, wie lange eine chronische Dialysebehandlung möglich sein wird, und wie sich der Patient subjektiv und objektiv befinden wird. Offen bleibt auch, wie sich der Kranke psychisch zu einem Leben in Abhängigkeit vom Funktionieren einer Dialysetechnik einstellen wird.

Ob sich für die Dauerbehandlung der chronischen Niereninsuffizienz die Peritoneal- oder die Hämodialyse besser eignet, kann weder aus den eigenen Erfahrungen noch aus den Berichten schlüssig gefolgert werden. Bei beiden Verfahren stehen enttäuschenden Sammelergebnissen bei mehr oder minder großen Patientengruppen ermutigende Einzelbeobachtungen gegenüber. Auch wenn das Leben eines Kranken nur um einige Monate oder Wochen verlängert werden kann, ist dies ein Gewinn. Verglichen mit Patienten im Endstadium eines malignen

Tumors, die oft ebenfalls mit erheblichen Anstrengungen noch leidensvolle Wochen und Monate am Leben gehalten werden, fühlen sich die chronischen Dialysepatienten meist recht wohl. Wenn einzelne Kranke auch schon Jahre überleben und wenn mit der chronischen Hämodialyse und Peritonealdialyse erstmals die Funktion eines lebenswichtigen Organes ersetzt werden kann, bleiben doch viele Probleme offen.
Für beide Dialyseverfahren gilt, was PALMER (19) von der Peritonealdialyse sagte, sie gliche in mancher Hinsicht dem "Frieden auf Erden". Beides sei eine gute Idee und begeistere viele. Das Problem sei aber, sie zu erhalten.

Literatur

1. BARRY, K.G., SHAMBAUGH, G.E., GOLER, D. and MATTHEWS, F.E.: A new flexible cannula and seal to provide prolonged access to the peritoneal cavity for dialysis. Trans. amer. Soc. art. int. Org. 9, 1o5-7 (1963)

2. BARRY, K.G., SCHWARTZ, F.D. and MATTHEWS, F.E.: Further experience with the flexible peritoneal cannula in several hospital centers. Trans. amer. Soc. art. int. Org., 1o, 4oo-5 (1964)

3. BARRY, K.G. and SCHWARTZ, F.D.: Peritoneal dialysis; current status and future applications. Pediat. Clin. North Amer. 11, 593-6o9 (1964)

4. BARRY, K.G.: In: Role oft peritoneal dialysis in chronic renal failure Proceedings the Working Conference on Chronic Dialysis Univ. of Washington, Seattle, Wash., 3.-5.12.1964. S. 1o1

5. BERLYNE, G.M., JONES, J.H., HEWITT, V. and NILWARANGKUR, S.: Protein loss in peritoneal dialysis. Lancet 1964/I, 783-41

6. BOEN, S.T., MULINAR, A.S., DILLARD, D.H. and SCRIBNER, B.H.: Periodical peritoneal dialysis in the management of chronic uremia. Trans. amer. Soc. art. int. Organ. 8, 252-62 (1962)

7. BOEN, S.T., MION, C.M., CURTIS, F.K. and SHILIPETAR, G.: Periodic peritoneal dialysis using the repeated puncture technique and an automatic cycling machine. Trans. amer. Soc. art. int. Org. 1o, 4o9-14 (1964)

8. BOEN, S.T.: Role of peritoneal dialysis in chronic renal failure Proceedings of the Working Conference on Chronic Dialysis Univ. of Washington, Seattle, Wash., 3-5.12.1964, S. 94-1o1

9. GUTCH, G.F., STEVENS, S.L. and WATKINS, F.L.: Periodic peritoneal dialysis in chronic renal insufficiency. Ann. intern. Med. 6o, 289-96 (1964)

1o.JUTZLER, G.A.: Zur Technik,klinischen Durchführung und Indikation der Peritonealdialyse. Melsunger med. Mitt. (z.Zt. im Druck)

11.LASKER: Zitiert nach 3

12.LASKER: Diskussionsbemerkung zu GUTCH, G.F.: Peritoneal dialysis. Trans. amer. Soc. art. int. Org. 1o, 4o8 (1964)

13.MALETTE, W.G., McPHAUL, J.J., PARK, O.K., McINTOSH, D.A. and KOEGEL, E.: An improved peritoneal access button for dialysis in chronic renal failure. Surgery 55, 5oo-4 (1964)

14.MAXWELL, M.H., ROCKNEY, R.E. and KLEEMAN, CH.R.: Peritoneal dialysis. J. amer. med. Ass. 17o, 917-24 (1959)

15.McDONALD, H.P. jr.: Role of peritoneal dialysis in chronic renal failure Proceedings of the Working Conference on Chronic Dialysis Univ. of Washington, Seattle, Wash., 3-5.12.1964, S. 1o2

16.MERRILL, J.P., SABBAGA, E., HENDERSON, C., WELZANT, W. and CRANE, C.: The use of inglying plaszic conduit for chronic peritoneal irrigation. Trans.amer. Soc. art. int. Org. 8, 252-5, 1962

17.MION, C.M. and BOEN, S.T.: Analysis of factors responsible for the formation of adhaesions during chronic peritoneal dialysis. Clin. Res. 12, 98 (1964)

18.PALMER, R.A., QUINTON, W.E. and GRAY, J.E.: Prolonged peritoneal dialysis for chronic renal failure. Lancet 1964/I, 7oo-2

19.PALMER, R.A.: Role of peritoneal dialysis in chronic renal failure Proceedings of the Working Conference on Chronic Dialysis Univ. of Washington, Seattle, Wash. 3-5.12.1964, S. 1o1

2o.PALMER, R.A.: Persönliche Mitteilung 28.6.1965

21.SCHUMACHER, R.R., RIDOLFO, A.S. and MARTZ, B.L.: Periodic peritoneal dialysis for chronic renal failure; a case study of 16 month's experience. Ann. intern. Med. 6o, 296-9 (1964)

22. SCHUPAK, E., HAMPERS, L.L., PRAGER, D., MATHY, W.E., POULOS, A., and KUSHNER, D.S.: Peritoneal dialysis in chronic renal failure. J. med. Sci. 247, 263-8 (1964)

23. SHINABERGER, J.H., SHEAR, L. and BARRY, K.G.: Peritoneal-extracorporeal recirculation dialysis; a technique for improving effiency of peritoneal dialysis Invest.Urol., 2, 555-7 (1965)

24. SINGER, H., RAPOPORT, A. and CRASSWEILER, P.O.: A case of terminal renal disease maintained for 134 days by intermittent peritoneal dialysis. Canad. med. Ass. J. 9o, 1318-21 (1964)

25. STEVENS, R.E., BASKIN, S., GREENE, J.A. and WELLER, J.M.: Peritoneal dialysis in the management of chronic renal failure. J. amer. med. Ass. 19o, 1128, 3o (1964)

26. THOMSON, W.B., BUCHANAN, A.A., POAK, P.B. and PEART, W.S.: Peritoneal dialysis. Brit. Med. J. 1964/I, 932-5

27. WESTON, R.E. and ROBERTS, M.: Clinical use of stylet-catheter for peritoneal dialysis. Arch. intern. Med. 115, 659-662 (1965)

Diskussion:

SCHÜTTERLE zu JUTZLER: 1. Setzen Sie der Spüllösung Heparin zu? 2. Wie verhält sich das Körpergewicht der Patienten vor und nach Peritonealdialyse?

JUTZLER: Wir setzen pro Liter Spüllösung 25o E Heparin zu. Die Patienten werden vor und nach der Behandlung gewogen. Dabei zeigt sich meist eine gute Übereinstimmung mit der Bilanz der ein- und ausgeführten Peritonealspüllösung.

COTTIER: Warum verwenden Sie nur relativ geringe Mengen von Dialyselösung? Ich habe Ihrer Abbildung Werte von maximal 3o Ltr. entnommen. Ich weiß, daß andere Autoren etwa 6o Ltr. pro Peritonealdialyse verwenden.
Warum wählen Sie eine so lange Verweildauer von 1 Std.? Wir haben neulich auch kürzere Verweilzeiten (3-5 Minuten) angewendet, und ich glaube mit dem Resultat einer besseren Dialysance.
Ich glaube auch, daß diese Rest-N-Werte um 1oo mg% nach der Dialyse im Hinblick auf das "under-dialysis"-Syndrom nicht ganz befriedigend sind und möchte Sie fragen, ob es nicht zweckmäßigwäre, eine grössere Menge von Dialyselösung und eine kürzere Verweildauer im Peritoneum zu verwenden.

JUTZLER: Die auf der Kurve angegebenen Rest-N-Werte waren vor der Dialyse bestimmt, also jeweils nach Behandlungspausen von 1/2 Woche. Die Werte nach der Behandlung waren nicht eingetragen, sie liegen meist um 7o mg%. Ich sagte, die Verweildauer beträgt 3o-6o Minuten. Wir ziehen eine Verweildauer von 1/2 Std. vor. Anfänglich, als wir noch wenig Erfahrung hatten, hatten wir längere Zeiten gewählt, mit kürzeren sind dagegen die Ergebnisse besser. Die Menge der Spüllösung beeinflusst natürlich das Dialyseergebnis erheblich. Mit einer Menge von etwa 3o Litr. pro Dialyse erzielen wir befriedigende Ergebnisse, da wir die Patienten 2 x wöchentlich behandeln. Bei nur einer Behandlung pro Woche muß man sicher grössere Mengen Spüllösung verwenden.

SARRE: Wir haben auch recht gute Resultate mit der chronischen Peritonealdialyse, die von Herrn HEINZE durchgeführt wird. Wir haben 2 Fälle, die über 7 Monate ohne Beschwerden dialysiert werden. Wir haben aber auch Fälle, bei denen Komplikationen auftraten und zwar offenbar durch Überwässerung. Jedenfalls bekamen sie gegen Schluß der Dialyse Verwirrtheitszustände, die wir auf Hirnödem beziehen. Haben Sie solche Zustände auch erlebt? Wir führen das darauf zurück,daß vielleicht ein Teil der Flüssigkeit im Peritonealraum bleibt und später resorbiert wird. Wir sahen Patienten, bei denen sich das wiederholte, während es bei anderen Patienten niemals auftrat, so daß es also, wie wir denken, nicht an der Technik liegen kann, sondern an den individuellen Resorptionsverhältnissen.

JUTZLER: Wir haben eine ähnliche Beobachtung bei einer Patientin gemacht, die aber nur 3 Tage lang behandelt werden konnte (es handelte sich um ein nephrotisches Syndrom bei Plasmocytom). Wir versuchten, die niereninsuffiziente Patientin durch Erhöhung des Glukosegehaltes der Spüllösung zu dehydrieren. Die Peritonealdialyse kam aus technischen Schwierigkeiten jedoch nicht recht in Gang. Bei dieser Patientin traten Verwirrtheitszustände und terminal sogar Krampfanfälle auf.

HEINTZE: Wir haben in etwa 3oo Dialysen (seit Ende vergangenen Jahres) die Erfahrung gemacht, daß wir mit der Peritonealdialyse das Serum-Kreatinin nicht unter Werte von 11-12 mg% senken können. Das heißt, bezogen auf die Erfahrung der extrakorporalen Dialyse, auf einen Wert, bei dem man mit Sicherheit in absehbarer Zeit Neuropathie und ähnliche Komplikationen erwarten muß. Haben Sie ähnliche Beobachtungen gemacht?

JUTZLER: Das entspricht auch unseren Erfahrungen. Auch unsere Serum-Kreatininkonzentrationen liegen leider nur selten unter 1o mg%. Wir versuchten vergeblich, durch eine Steigerung der Spülflüssigkeitsmenge bessere Ergebnisse zu erzielen. Auch häufigere kurze Dialysen mit dem Ziel,die Resultate zu verbessern, brachten noch keinen sicheren Erfolg.

COTTIER: Ich möchte noch einen Kommentar zur Frage der prophylaktischen Antibiotikabehandlung abgeben. Wir haben in der letzten Zeit diese Behandlung nurmehr gezielt durchgeführt;

dabei hat sich uns die Keimzahlmessung zur Erfassung einer bakteriellen Infektion bewährt; denn sehr häufig handelt es sich nur um eine chemisch bedingte Peritonitis.

SARRE: Herr JUTZLER, können Sie etwas über den Eiweißverlust sagen? Es kommt ja immer zu einem erheblichen Eiweißverlust durch die Spüllösung.

JUTZLER: Wir selbst haben die Eiweißverluste bei unseren Patienten nicht gemessen. In der Literatur werden Mengen von 2o-3o g, in seltenen Fällen sogar 7o g angegeben.

SARRE: Haben Sie den Eiweißverlust auf irgendeine Weise ersetzt, z.B. parenteral?

JUTZLER: Wir geben den Patienten möglichst eiweißreiche Ernährung und je nach der Serum-Eiweißkonzentration auch Bluttransfusionen oder Plasmainfusionen.

STREICHER: Noch eine praktische Anregung: wenn wir Infusionslösungen hätten, die in 2-Ltr.-Flaschen gepackt würden, würde sich die Arbeit und die Infektionsgefahr vermindern.

Renale und extrarenale Faktoren bei der Entstehung einer beschleunigten Natriurese von Hochdruckkranken

MERTZ, D.P.

Bei Patienten mit kompensierter essentieller Hypertonie ist der Mechanismus, durch den die Niere Natrium und Wasser ausscheiden oder konservieren kann, primär nicht gestört. So liegt die basale Ausscheidung von Natrium und Wasser bei solchen Kranken in derselben Größenordnung wie bei normotonen nierengesunden Personen. Keine gröberen Abweichungen von der Norm zeigt der Tag-Nacht-Rhythmus der Nierenhämodynamik und der Elektrolytausscheidung, wenn man von einer möglichen Umkehr des Tageszyklus der Chloridausscheidung bei Patienten mit essentieller Hypertonie absieht (VAGNUCCI und WESSON, 1964). Hypertensive und normotensive Personen verhalten sich auch hinsichtlich eines natriuretischen und konsekutiv diuretischen Effektes, den ein Wechsel von aufrechter in liegende Körperstellung hervorruft, nicht unterschiedlich (HULET und RICHARDSON, 1962) und entwickeln auf Unterdruckatmung in gleicher Weise eine Wasserdiurese ohne vermehrte Natriumausscheidung (HULET und SMITH, 1959). Ebenso sind sich Stressreaktionen an der Niere - mit Ausnahme des renalen Gefäßwiderstandes, der sich bei Hochdruckkranken stärker und über längere Zeit erhöht - bei Patienten mit unbehandeltem Hochdruck und solchen mit normalen Blutdruckwerten qualitativ und quantitativ ähnlich (BELLO et al., 1960). Normalerweise befinden sich daher Patienten mit kompensierter essentieller Hypertonie bei sehr verschieden großer oraler Natriumzufuhr genau so im Wasser- und Salzgleichgewicht wie normotone nierengesunde Personen (BALDWIN et al., 1958).

Einige natriuretische Stimuli werden von Patienten mit kompensierter Druckerhöhung im großen oder kleinen Kreislauf mit einer beschleunigten und vermehrten Natriumausscheidung beantwortet. Gemeinsames Merkmal dieser besonderen Bedingungen ist eine wirksame Ausdehnung gewisser extrazellulärer Volumenphasen. Modus der Flüssigkeitszufuhr, Höhe der diätetischen Natriumgabe in der Vorperiode (PAPPER et al., 1960; VAAMONDE et al., 1964), Änderungen des osmotischen Druckes im extra- und intrazellulären Bereich oder des Säure-Basen-Gleichgewichtes scheinen keine erkennbare Rolle zu spielen (GREEN et al., 1952; BIRCHALL et al., 1953; BRODSKY und GRAUBARTH, 1953; THOMPSON et al., 1954; EK 1955; HOLLANDER und JUDSON, 1957; COTTIER et al., 1958a,b; HANENSON et al., 1959, 1963; PAPPER et al., 1960; VAAMONDE et al., 1964). Trotz zahlreicher Untersuchungen bleibt der Mechanismus dieser zuerst von FARNSWORTH und BARKER (1943) beobachteten Störung unklar. Selbst die der abnormen Natriumausscheidung zu Grunde liegenden Änderungen renaler Partialfunktionen sind nur unzureichend bekannt.

Zweifel an der Vorstellung, daß eine Expansion des Plasmavolumens im Verhältnis zur Grösse des vaskulären Raumes für das Phänomen einer beschleunigten Natriurese bei Hochdruckkranken verantwortlich ist, kamen auf, als neulich EISINGER (1965) keine Natriurese bei 6 gefasteten hypertensiven Patienten während einer Infusion von isoonkotischen Dextranlösungen auslösen konnte. Trotz Ausdehnung des Plasmavolumens nahm die Ausscheidung von Natrium und Kalium ab. Diese Befunde sind jedoch wenig geeignet, das oben genannte Konzept zu erschüttern. Einmal verringerte sich während der Versuche die Kreatinin-Clearance (wenn auch nicht im selben Verhältnis wie die Natrium-Ausscheidung) und zum anderen scheint Dextran entweder direkt oder indirekt einen Effekt auf die tubuläre Reabsorption von Natrium auszuüben. - Andererseits haben verschiedene Stimuli, die das intravaskuläre Volumen nicht ausdehnen, sondern im Gegenteil sogar einengen, eine ähnliche Wirkung auf die Natrium-Ausscheidung von Hochdruckkranken. So ruft emotionaler Stress (MILES und de WARDENER, 1953) oder i.v. Infusion von Angiotensin (BROWN und PEART, 1962), Adrenalin oder Noradrenalin

(BALDWIN et al., 1963) ebenfalls eine beschleunigte Exkretion von Natrium bei Hypertonikern hervor.

Das Phänomen einer beschleunigten renalen Exkretion von Natrium, Chlorid und Wasser ist nicht nur bei Patienten mit essentieller Hypertonie, sondern auch bei solchen mit sekundärer Hypertonie bei Morbus CUSHING, Phäochromozytom, einer Nierenerkrankung, primärem Aldosteronismus (KRISS und FUTCHER, 1949; BIRCHALL et al. 1953; HANENSON et al., 1959; ORTUZAR et al., 1959; COTTIER, 1960; SASAMORI, 1960) und bei normotonen Personen während experimenteller Blutdruckerhöhung (VAAMONDE et al., 1964) nachweisbar. Da die Störung der Natriumausscheidung nach Blutdrucksenkung aufgehoben ist (HANENSON et al., 1959),lag die Annahme nahe, daß die beschleunigte Natriumausscheidung Ergebnis eines erhöhten arteriellen Blutdruckes ist. Alle Erklärungsversuche, die allein von renalen Faktoren ausgehen, blieben bis jetzt ihren experimentellen Beweis schuldig (siehe MERTZ und SARRE, 1964/65). Unter anderem berichteten HANENSON et al. (1963) über eine leichte Störung des Harnkonzentrierungs- und Harnverdünnungsvermögens der Nieren in Abhängigkeit vom arteriellen Blutdruck.

Überraschenderweise tritt das Phänomen einer beschleunigten Natriurese auch unter bestimmten Bedingungen auf, bei denen der arterielle Hochdruck in der Niere selbst gar nicht wirksam ist, beispielsweise bei Patienten mit Mitralstenose (TOOR et al., 1957), mit Aortenklappenstenose (ESCH und KRAMMER, 1962), mit Aortenisthmusstenose (TOOR et al., 1959) sowie bei Patienten mit kongenitalen Herzfehlern, unabhängig von der Art des Vitiums vor und nach chirurgischer Korrektur (ROSS et al., 1961). Schließlich wiesen BARGER et al. (1959, 1961) beim Hund mit experimenteller Pulmonalklappeninsuffizienz, die keinen messbaren Anstieg des Drukkes im rechten Vorhof hervorrief, bereits eine Herabsetzung der Ausscheidungsfähigkeit von i.v. infundierter physiologischer Kochsalzlösung um 25% nach. Mit zunehmender kardialer Schädigung (Tricuspidalinsuffizienz, Pulmonalklappenstenose) verzögerte und verringerte sich die renale Reaktion auf Kochsalzbelastung immer mehr, bis letztlich bei schwerer Dekompensation die Retention der infundierten Flüssigkeit nahezu vollständig war. Eine der Voraussetzungen für die Entwicklung des Phänomens einer beschleunigten Natriurese scheint eine Kompensation des Kreislaufs zu sein (ESCH und KRAMMER, 1962).

Über den Mechanismus, der bei kreislaufkompensierten Patienten mit Druckerhöhung in extrarenalen Kreislaufbezirken zu einer beschleunigten Natriurese führt, geben die bekannten Veröffentlichungen keine Auskunft. Es unterliegt indessen keinem Zweifel, daß diese Bedingungen den Schlüssel zur Aufklärung des einer beschleunigten Natriumausscheidung zugrundeliegenden Mechanismus darstellen. In dieser Beziehung dürften extrarenale Faktoren von besonderer Bedeutung sein. Aus den genannten Gründen überprüften wir an einer Anzahl relativ proteinarm (o,5 - 1 g/kg Körpergewicht und Tag) und natriumarm (5o mval täglich) ernährten, nicht vorgewässerten Patienten mit unterschiedlich ausgeprägter kompensierter essentieller Hypertonie und normotonen nierengesunden Kontrollen die renalen Reaktionen, die sich während einer intravenösen Infusion von 5 - 15 ml/min einer 5 bzw. 6,7%igen Kochsalzlösung vollziehen. Alle Personen befanden sich zu Beginn der Untersuchung im Zustand der Oligurie und Hydropenie. Die hypertensiven Patienten erhielten in einer 4-tägigen Vorperiode keine saluretisch wirksamen Medikamente und hatten keine manifesten klinischen Zeichen für eine geschädigte Nierenfunktion oder für eine Pyelonephritis.

Besonders aufallend war die Beobachtung, daß die Belastbarkeit hypertensiver Patienten mit stark hypertonischen Kochsalzlösungen wesentlich grösser ist als diejenige von normotonen Personen. Die Verträglichkeit einer intravenösen Infusion mit 5 bzw. 6,7%iger Kochsalzlösung wird vom Niveau des mittleren arteriellen Blutdruckes mitbestimmt, solange die Nierenfunktion nicht nennenswert eingeschränkt ist. Begrenzender Faktor ist die Entwicklung von Zeichen einer zellulären Dehydratation, die sich bei Patienten mit essentieller Hypertonie um so weniger einstellt, je stärker das Phänomen einer beschleunigten Natriurese ausgeprägt ist. Auf weitere Einzelheiten kann ich hier nicht eingehen und verweise auf die Originalarbeit (MERTZ, 1966a).

Im allgemeinen eliminierten Hypertoniker mit einem mittleren arteriellen Blutdruck von mehr als 160-170 mm Hg während 60 Minuten dauernder Kochsalzinfusion mehr als 10 mal so viel vom infundierten Natriumbetrag als normotone Personen. Schon während der ersten 30 Infusionsminuten war die mittlere Natriumausscheidungsquote von Hypertoniepatienten mit 7% der infundierten Menge 5 mal höher als bei normotonen Personen innerhalb von 60 Minuten. Normotone nierengesunde Personen retinierten während einer kontinuierlichen Belastung mit etwa 250 mval Natrium pro Stunde in der ersten Infusionsstunde im Mittel 98,6% und nach zwei Infusionsstunden im Mittel 91,9% des infundierten Betrages. Im Mittel schied die Hypertonikergruppe, deren mittlerer arterieller Blutdruck zwischen 145 und 195 mm Hg lag, bis 60 Minuten nach Beginn der Kochsalzbelastung 14,3 (Spanne: 4,0 bis 25,8)% des infundierten Betrages gegenüber nur 1,4% beim normotonen Kollektiv aus. Nach unseren Erfahrungen stellt das Phänomen einer beschleunigten Natriumausscheidung keine unspezifische Antwort auf einen Anstieg der effektiven Serumosmolalität dar, ist unabhängig von der Kontrollnatriumausscheidung und vom infundierten Natriumbetrag.

Nach Abbildung 1 geht eine exzessive Natriurese während Belastung mit hypertonischen Kochsalzlösungen beim Menschen generell mit einer Zunahme der glomerulär filtrierten Natriummenge einher. Zu dieser Feststellung kamen wir bereits bei Untersuchungen an normotonen Personen (MERTZ 1961a). Von besonderer Bedeutung ist der Befund, wonach die Ausscheidung von Natrium in beiden Versuchsgruppen erst dann die von den mineralotropen Nebennierenrindensteroiden kontrollierte Zone von maximal 3% der glomerulär filtrierten Menge (PITTS, 1952) überstieg, wenn gleichzeitig die glomerulär filtrierte Natriummenge zunahm. In beiden Versuchsgruppen betrug die mittlere Zuwachsrate der glomerulär filtrierten Natriummengen auf dem Höhepunkt der Natriurese etwa 35% des Ausgangswertes.

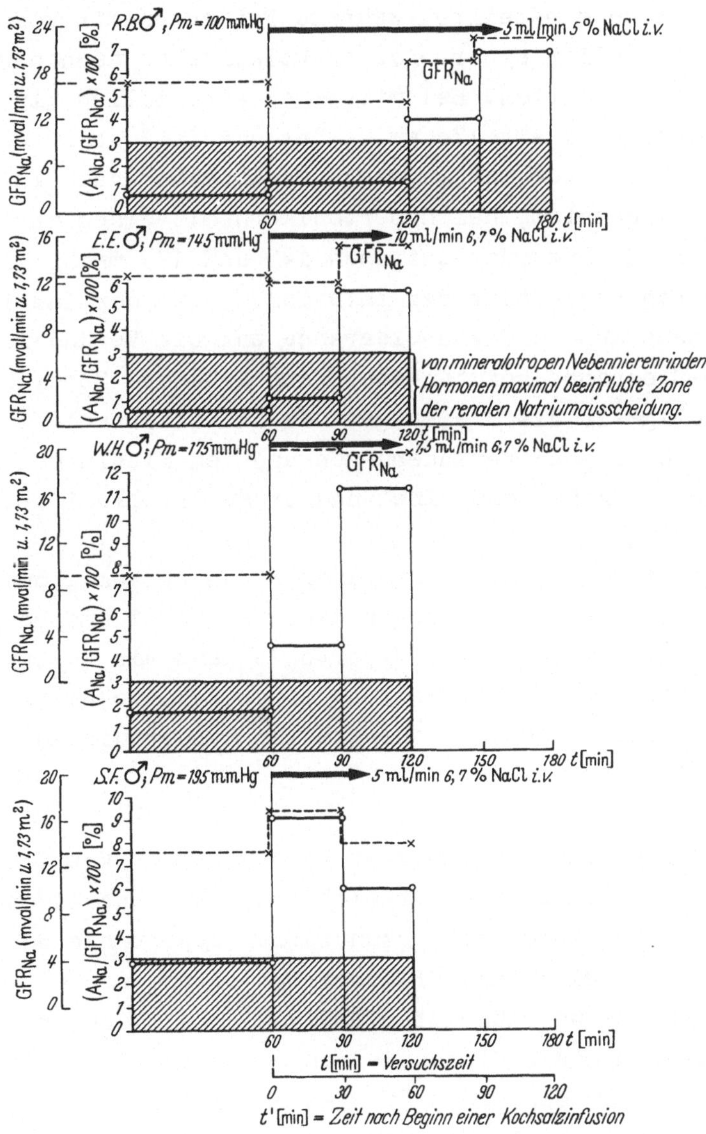

Abb. 1.

Im Einzelfall konnte die Steigerung bei Hypertonikern bis über 100% des Kontrollwertes ausmachen. Die glomerulär filtrierte Natriummenge nahm hauptsächlich durch Erhöhung des Filtratvolumens, jedoch nur in geringem Umfang durch Anhebung der Serumnatriumkonzentration zu. Interessant war nun die Beobachtung, daß sich eine messbare Erhöhung der glomerulär filtrierten Natriummenge bei normotonen Personen frühestens 60 Minuten nach Beginn der hypertonischen Kochsalzinfusion einstellte, während Patienten mit kompensierter essentieller Hypertonie praktisch ohne nennenswerte Verzögerung reagierten. Bei mittleren arteriellen Blutdruckwerten von mehr als 170 mm Hg hat die Steigerung der glomerulär filtrierten Natriummenge unmittelbar nach Infusionsbeginn eingesetzt, bei Hypertonikern mit einem mittleren arteriellen Blutdruck zwischen 145 und 170 mm Hg spätestens 30 Minuten nach Start der Infusion. Neben der Inulinclearance nahm auch die PAH-Clearance zu. Die Veränderungen der Inulin-Clearance zeigten aber eine grössere Stetigkeit und Regelmäßigkeit als diejenigen der PAH-Clearance. Zwischen den beschriebenen Veränderungen und dem mittleren arteriellen Blutdruck bestand eine annähernde Parallelität.

Die zeitliche Vorverlegung einer Erhöhung von glomerulär filtrierter und renal ausgeschiedener Natriummenge bei Patienten mit essentieller Hypertonie kann als wesentlicher Teilfaktor für die Entwicklung einer beschleunigten Natriurese bei Patienten mit essentieller Hypertonie angesehen werden.

Während i.v. Infusion relativ großer Mengen von 5 bzw. 6,7%iger Kochsalzlösung erreichte die ausgeschiedene Natriummenge von Patienten mit essentieller Hypertonie Werte bis über 14% des glomerulär filtrierten Betrages. Bei vergleichbarer Zunahme und absoluter Grösse der glomerulär filtrierten Natriummenge schieden jedoch normotone Probanden im Höchstfall nur bis knapp 7% dieser Quantität aus. Beispielsweise war die renale Natriumausscheidung bei der normotensiven Versuchsperson K.P., deren mittlerer arterieller Blutdruck 95 mm Hg betrug, deutlich geringer als diejenige des hypertensiven Patienten S.F. mit einem mittleren arteriellen Blutdruckwert von 195 mm Hg, obwohl Filtratvolumen (117 bzw. 1o3 ml/min und 1,73 m^2) und glomerulär filtrierte Natriummenge (17,3 bzw. 16,6 mval/min und 1,73 m^2) in derselben Größenordnung lagen. Die normotone Kontrollperson schied nämlich nur o,63o mval Natrium/min und 1,73 m^2, der hypertensive Proband dagegen 1,5oomval Natrium/min und 1,73 m^2 aus, was 3,65 bzw. 9,o5% bei glomerulär filtrierten Natriummenge entsprach. Die Frage nach einer Störung der Reabsorption von Natrium während der tubulären Passage lag deshalb nahe (MERTZ, 1966 b). Ein ähnlich hohes Ausscheidungsniveau für Natrium wie bei unseren hypertensiven Personen konnten wir in der uns zugänglichen Literatur, soweit es Untersuchungen am Menschen bei ähnlicher Versuchstechnik ohne Einwirkung von Saluretica betrifft, nicht ausfindig machen. Zum andern spricht auch das Fehlen einer deutlichen Parallelität zwischen den Zuwachsraten von glomerulär filtrierter Natriummenge und Natriumausscheidung bei ein und derselben Versuchsperson für eine Mitbeteiligung tubulärer Momente.

Wie wir früher bereits nachweisen konnten (MERTZ, 1961a), findet sich beim normotonen Menschen unter der Wirkung einer Zufuhr hypertonischer Kochsalzlösungen kein Anhalt für eine verminderte fraktionale Reabsorption von Natrium im proximalen Tubulussegment. Eine exzessive Natriurese muß bei solchen Personen vielmehr auf eine Sättigung von Reabsorptionssystemen in distalen Nephronabschnitten bezogen werden. Dieses Ergebnis steht in guter Übereinstimmung mit Befunden von Mikropunktionsstudien an der Rattenniere während Kochsalzdiurese (LASSITER et al., 1964; GIEBISCH et al., 1964), wonach die Reabsorption von Natrium im proximalen Convolut und im Bereich der HENLE'schen Schleife proportional der Zunahme der filtrierten Natriummenge ansteigt, solange davon weniger als 12% ausgeschieden werden. Nur wenn die Natriumausscheidungsquote auf 12 bis 15% des filtrierten Betrages gesteigert wird, ist die Reabsorptionskapazität des proximalen Convoluts für Natrium in der Rattenniere begrenzt (GIEBISCH et al., 1964). Im Gegensatz zur Ratte nimmt die prozentuale Reabsorption von Natrium im proximalen Tubulus der Hundeniere (WESSON und ANSLOW, 1955) und der Kaninchenniere (KRUHØFFER, 195o) nach Erhöhung der filtrierten Natriummenge ab. Offenbar bestehen hinsichtlich der renalen Behandlung von infundierten hypertonischen Kochsalzlösungen große Speciesdifferenzen, weshalb sich auch das Phänomen einer beschleunigten Natriurese im Tierversuch nicht weiter abklären läßt. Soweit es erlaubt ist, Ergebnisse von Mikropunktionsuntersuchungen, die hauptsächlich an der Rattenniere durchgeführt wurden, auf die Verhältnisse an der menschlichen Niere zu übertragen, ist das im proximalen Tubulusconvolut lokalisierte Natriumtransportsystem wenig sättigungsfähig. Dagegen lassen die distalen Transportmechanismen nur eine geringe oder gar keine Anpassungsfähigkeit an eine vermehrte Natriumbelastung erkennen (GIEBISCH und WINDHAGER, 1964).

Aus dem Lumen aller Nephronabschnitte der Säugetierniere werden Wasser und gelöste Bestandteile entfernt. Die transtubuläre Bewegung von Wasser erfolgt passiv entlang einem osmotischen Gredienten, der beim Transport gelöster Bestandteile entsteht und in Abhängigkeit von der Membranpermeabilität (WINDHAGER et al., 1959). Ein Nettotransport von Natrium aus dem Lumen aller Nephronabschnitte findet gegen ein elektro-chemisches Potentialgefälle statt (SOLOMON, 1957; GIEBISCH, 1958; KASHGARIAN et al., 1963; WINDHAGER, 1964), was als direkter Beweis für einen aktiven Natriumtransport angesehen wird (GIEBISCH und WINDHAGER, 1964). Elektrophysiologische Studien brachten auch Hinweise auf eine aktive Reabsorption von Chlorid aus verschiedenen Nephronabschnitten (RECTOR und CLAPP, 1962; KASHGARIAN et al., 1963; WINDHAGER, 1964). Für den Harnstofftransport wird bei den meisten Säugetieren ein passiver Mechanismus postuliert (ULLRICH und JARAUSCH, 1956; BERLINER et al., 1958; LASSITER et al., 1961, 1964 u.a.). - Im proximalen Tubulusconvolut werden normalerweise bei Antidiurese und Wasserdiurese (GERTZ et al., 1964) etwa 7o% (WALKER et al., 1941; LASSITER et al., 1961) und bis zum Ende des gesamten proximalen Segmentes etwa 8o% der glomerulär filtrierten Natriumchlorid- und Wassermenge reabsorbiert. Bei nicht diuretischen Ratten erreichen nur etwa 5% der filtrierten

Natrium- und Wassermenge die Sammelrohre. Allein im Bereich der HENLE'schen Schleife beträgt der Verlust von Natriumsalzen im Überschuss zu Wasser etwa 1o% der filtrierten Menge. Dieser Anteil an gelösten Stoffen ist für die aus den Sammelrohren erfolgende Rückgewinnung von osmotisch freiem Wasser verantwortlich (GOTTSCHALK, 1964). Die restliche Natriumquantität verschwindet aus dem distalen Convolut. - Während osmotischer Diurese mit hypertonischen Kochsalzlösungen ist der Anteil von filtriertem Harnstoff, der im proximalen Convolut der Rattenniere rückdiffundiert, trotz einer Erhöhung der Filtratrate unverändert (LASSITER et al., 1964). In distal davon gelegenen Nephronabschnitten findet unter diesen Versuchsbedingungen keine wesentliche transtubuläre Nettobewegung im Harnstoff und damit keine "interne Rezirkulation" dieser Substanz von den Sammelrohren zu den HENLE'schen Schleifen mehr statt.

Bei unseren Patienten mit extrem hohen mittleren arteriellen Blutdruckwerten von über 17o mm Hg erreicht die Natriumausscheidung während Kochsalzbelastung ein solches Ausmaß, daß eine sinnvolle Interpretation der Befunde ohne die Annahme einer mehr oder weniger starken Übersättigung des proximalen Natriumtransportsystems nicht möglich ist. Unter der Voraussetzung einer unveränderten fraktionalen Reabsorption von etwa 8o% der glomerulär filtrierten Natriummenge im proximalen Tubulus hätte sich die Reabsorption von Natrium in den distal vom Ende des proximalen Tubulus gelegenen Nephronabschnitten bis auf etwa 5% der glomerulär filtrierten Natriummenge vermindern müssen. Eine derartige Reduktion ist jedoch mit zwei Befunden nicht zu vereinbaren. Einmal war bei diesen Patienten, wie anschließend gezeigt wird, eine konzentrative Nierenleistung noch erhalten. Zum andern weist eine Zunahme der renalen Kaliumausscheidung während osmotischer Kochsalzdiurese auf durchschnittlich 277% des entsprechenden Ausgangswertes bei der Hypertonikergruppe auf einen funktionstüchtigen Ionenaustauschmechanismus in den distalen Nephronabschnitten hin. Nimmt man indessen in Analogie zu den normalen Vergleichspersonen an, die distale Reabsorptionsrate von Natrium hätte sich während osmotischer Kochsalzdiurese nicht verändert, dann ergibt sich zwangsläufig eine Herabsetzung des im proximalen Tubulusabschnitt reabsorbierten Anteils von filtriertem Natrium, in einzelnen Fällen bis auf weniger als 7o%.

Darüber hinaus scheint bei Patienten mit essentieller Hypertonie auch die Reabsorption von Natrium in distalen Partien des Nephron gestört zu sein. Diese Störung dokumentiert sich in einer Beeinträchtigung des Harnkonzentrierungsmechanismus, die bei Bestimmung der Rückdiffusionskapazität von Wasser, das aus der Bindung an alle im Tubuluslumen osmotisch wirksamen Bestandteile freigesetzt wird (Tm^cH_2O), im Einzelfall unerkannt bleiben kann. Meist liegen die Werte mit 3-4 ml/min und 1,73 m^2 im unteren Abschnitt der von ZAK et al. (1954) angegebenen physiologischen Schwankungsbreite von Tm^cH_2O bei Mannitdiurese. Erst durch weitere Differenzierung wird die so vermutete Störung der konzentrativen Nierenleistung bei Patienten mit essentieller Hypertonie evident. Setzt man die prozentual ausgeschiedenen Mengen an glomerulär filtriertem Natrium und Wasser zueinander in Beziehung, dann wird Natrium (mit Chlorid als wesentlichem Anion) in Urin und Plasma als einziger osmotisch wirksamer Bestandteil angesehen. Unter dieser Betrachtungsweise findet sich bei Patienten mit essentieller Hypertonie eine verminderte und auf einen kleinen Diuresebereich begrenzte Rückdiffusionskapazität von Wasser, das während hypertonischer Kochsalzdiurese im Tubuluslumen osmotisch an Kochsalz gebunden ist. Nach früheren Untersuchungen (MERTZ, 1961a) entfernen Normalpersonen bei einer Natriumausscheidung von mehr als 5% und einer Wasserausscheidung von mehr als 3% der jeweils filtrierten Beträge konstant etwa 2% des glomerulär filtrierten Wassers von einer hypothetischen Harnportion, die hinsichtlich ihrer Natriumkonzentration als isoosmotisch mit dem Plasma angesehen wird. Diese Größe entspricht bei hypertensiven Patienten maximal nur etwa 1,3% des osmotisch an Kochsalz gebundenen filtrierten Wasservolumens, wenn sich die Wasserausscheidung zwischen 4 und 8% der filtrierten Wassermenge bewegt. Im allgemeinen können hypertensive Patienten bei einer hypertonischen Kochsalzdiurese von mehr als 12 ml/min und 1,73 m^2 Körperoberfläche dem Harn kein osmotisch an Kochsalz gebundenes Wasser mehr entziehen. Auf diese Weise wird die Natriumkonzentration des Endharns sogar geringer als diejenige des Plasmas, während die Harnosmolalität deutlich hyperton bleibt (Abb. 2).

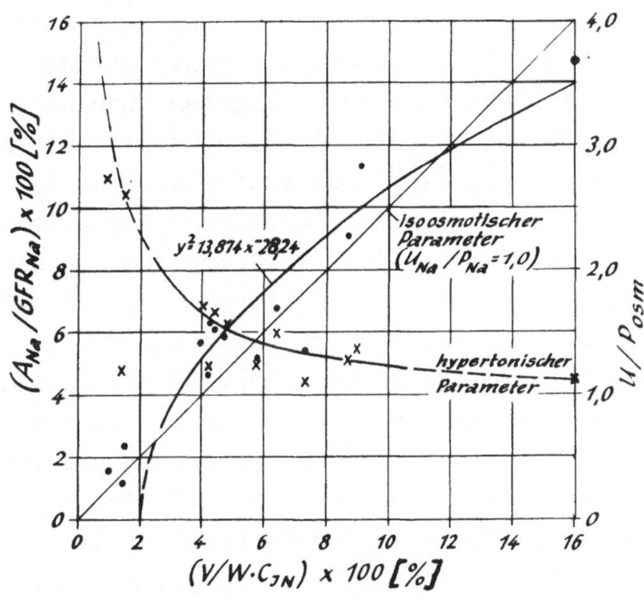

Abb. 2.
Beziehung zwischen den prozentual ausgeschiedenen Mengen an glomerulär filtriertem Natrium $[(A_{Na}/GFR_{Na}) \times 100]$ und glomerulär filtriertem Wasser $[(V/W.C_{IN}) \times 100]$ bzw. zwischen der prozentual zum glomerulär filtrierten Volumen ausgeschiedenen Wassermenge und osmotischem Konzentrationsverhältnis zwischen Urin und Plasma $[U/P_{osm}$: Ordinate rechts$]$ bei hypertonen Personen während osmotischer Kochsalzdiurese (•).

Isoosmotischer Parameter	=	Hilfslinie, die alle Punkte mit gleicher prozentualer renaler Ausscheidung von glomerulär filtriertem Natrium und Wasser miteinander verbindet. Der Harn wird hierbei hinsichtlich Natrium (mit Chlorid als Begleitanion) als isoosmotisch mit dem Plasma angesehen.
Hypertonischer Parameter	=	Beziehung zwischen $(V/W \cdot C_{IN}) \times 100$ und U/P_{osm}. Die Kurve ergibt sich aus den mit x gekennzeichneten Werten, die mit den anderen Angaben korrespondieren.

Bis jetzt konnten weder direkt in Mikropunktionsversuchen (ULLRICH et al., 1963; GIEBISCH und WINDHAGER, 1964) noch indirekt am Menschen (STEIN et al., 1964) Sättigungserscheinungen im aktiven Natriumtransport der HENLE'schen Schleife nachgewiesen werden. Es liegen im Gegenteil sogar Hinweise auf eine adaptative Steigerung des Natriumtransportes in der HENLE'schen Schleife unter Bedingungen, bei denen der Sättigungspunkt im proximalen Tubulus überschritten ist, vor (WINDHAGER und GIEBISCH, 1961). Wie läßt sich nun die Verminderung der Reabsorption von Natrium in verschiedenen Nephronabschnitten erklären? Nur einige der zahlreichen Faktoren, die die Reabsorption von Natrium in den verschiedenen Nephronabschnitten modulieren können, seien hier erwähnt. Von ADH und Angiotensin wird eine Beeinflussung der proximalen Reabsorption von Natrium angenommen. Am gewässerten Hund beobachteten CLAPP et al. (1963) eine vermehrte fraktionale Reabsorption im proximalen Tubulusabschnitt nach Gabe von ADH. GOTTSCHALK (1964) konnte einen derartigen Effekt an der Rattenniere nicht bestätigen, was aber angesichts der Speciesdifferenzen hinsichtlich des Verhaltens proximaler Natriumtransportsysteme nicht unbedingt als Widerlegung der Befunde von CLAPP et al. aufgefasst werden darf. Zum anderen hemmt Angiotensin die Reabsorption von Natrium im proximalen Tubulus der Rattenniere direkt (GERTZ, 1962). Im distalen Nephron sind vor allem Aldosteron, der Renin-Angiotensin-Mechanismus (DUSTAN et al., 1955; BOCK et al., 1958a, d; LARAGH et al., 1963; VANDER, 1963; TOBIAN et al., 1964) wirksam. Eine reaktive Verminderung der Aldosteronaktivität auf eine hypertonische Expansion des Extrazellulärraumes konnte bei unseren hypertensiven Patienten keine Rolle spielen. Aufgrund der Versuche von MILLS et al. (1958) musste nämlich das aus der Vorperiode stammende Aldosteronpotential während der ohne grösseren zeitlichen Verzug einsetzenden exzessiven Natriurese noch wirksam sein. Dasselbe gilt für mögliche Effekte von Aldosteron am Natriumtransportsystem im aufsteigenden Schenkel der HENLE'schen Schleife (CRABBÉ, 1962).

Die Gleichzeitigkeit des Auftretens von glomerulären und tubulären Funktionsänderungen während i.v. Infusion hypertonischer Kochsalzlösungen bei essentieller Hypertonie spricht für die Ingangsetzung eines für beide Bedingungen verantwortlichen intrarenalen Mechanismus. Möglicherweise spielt das Renin-Angiotensin-System als Modulator von glomerulärer Filtratrate und Reabsorption von Natrium in verschiedenen Nephronabschnitten eine Mittlerrolle. Hierzu bedarf es jedoch der Annahme der bekannten Wirkungsumkehr von Angiotensin II auf die Natriumausscheidung von Patienten mit essentieller Hypertonie (DUSTAN et al., 1955; BROWN und PEART, 1962; BIRON et al., 1962). Durch eine Reihe von Beobachtungen wird diese Annahme gestützt. Nach THURAU (1964) kann Renin-Angiotensin als Überträgersystem zwischen Stoffwechseländerungen und der glatten Gefäßmuskelzelle angesehen werden. Auf diese Wiese soll der Renin-Angiotensin-Mechanismus die glomeruläre Filtratrate und die Reabsorption von Natrium in verschiedenen Nephronsegmenten modulieren. Vermutlich wird die Art, ob Angiotensin II natriuretisch und diuretisch oder antinatriuretisch und antidiuretisch wirkt, von dessen vasokonstriktorischer Aktivität an der Niere mitbestimmt. Die renale vasokonstriktorische Eigenschaft von Angiotensin II ist an eine intakte sympathische Nervenversorgung bzw. an eine intakte Nierendurchblutung gebunden. Sie ist aufgehoben bei akuter Denervierung oder bei Ischämie der Niere, wenn deren Durchblutung um mindestens 30% des Kontrollwertes gedrosselt ist (McGIFF und ITSKOVITZ, 1964). Das Gefäßbett der denervierten nicht ischämischen Niere verhält sich also wie das der ischämischen Niere auf Angiotensin II. Am Hund fanden CORCORAN und DEL GRECO (1955), daß Renin und Angiotensin nach Durchschneidung von Carotissinusnerv und Aortendepressornerven ebenfalls natriuretisch und diuretisch wirken. Einen depressiven Effekt auf die Reabsorption von Wasser ($T^{c}H_{2}O$) fanden DUSTAN et al. (1955) bei Patienten mit essentieller Hypertonie nach Gabe von Ganglienblockern. Dieser wird von Angiotensin nur ungenügend ausgeglichen. Vielleicht sind Druck- oder Volumenänderungen an gewissen Stellen der Thoraxgefäße bzw. im Bereich der Arteria carotis für eine natriuretische Wirkung von Angiotensin II bei Patienten mit Hypertonie bzw. für eine beschleunigte Natriurese bei kreislaufkompensierten Patienten mit einer Druckerhöhung im großen oder kleinen Kreislauf mitverantwortlich. Inwieweit in diesen Rahmen die von der Größe des extrazellulären Flüssigkeitsvolumens abhängigen Veränderungen der glomerulären Filtratrate und der Elektrolytausscheidung (MERTZ, 1960a,b; 1961 a, b, 1962) einzuordnen sind, läßt sich vorläufig nicht sagen. Nach ARNDT et al. (1963) spielt hierbei der Grad der Vorhofdehnung eine wesentliche Rolle.

Literatur

ARNDT, J.O., REINECK, H., GAUER, O.H.: Ausscheidungsfunktion und Hämodynamik der Nieren bei Dehnung des linken Vorhofs am narkotisierten Hund. Pflügers Arch. ges. Physiol. 277, 1 (1963)

BALDWIN, D.S., BIGGS, A.W., GOLDRING, W., HULET, W.H., CHASIS, H.: Exaggerated natriuresis in hypertension. Amer. J. Med. 24, 823 (1958)

BALDWIN, D.S., COMBOS, E.A., CHASIS, H.: Changes in sodium and water excretion induced by epinephrine and l-norepinephrine in normotensive and hypertensive subjects. J. Lab. Clin. Med. 61, 832 (1963)

BARGER, A.C., LIEBOWITZ, M.R., MULDOWNEY, F.P.: The role of the kidney in the homeostatic adjustments of congestive heart failure. J. chron. Dis. 9, 571 (1959)

BARGER, A.C., YATES, F.E., RUDOLPH, A.M.: Renal hemodynamics and sodium excretion in dogs with graded valvular damage, and in congestive failure. Amer. J. Physiol. 200, 601 (1961)

BELLO, C.T., SEVY, R.W., OHLER, E.H., PAPACOSTAS, C.A., BUCHER, R.M.: Renal hemodynamic responses to stress in normotensive and hypertensive subjects. Circulation 22, 573 (1960)

BERLINER, R.W., LEVINSKY, N.G., DAVIDSON, D.G., EDEN, M.: Dilution and concentration of the urine and the action of antidiuretic hormone. Amer. J. Med. 24, 730 (1958)

BIRCHALL, R., TUTHILL, S.W., JACOBS, W.S., TRAUTMAN, W.J. jr., FINDLEY, T.: Renal excretion of water, sodium and chloride. Comparison of the responses of hypertensive patients with those of normal subjects, patients of specific adrenal or pituitary defects, and a normal subject primed with various hormones. Circulation 7, 258 (1953)

BIRON, P., CHRETIEN, M., KOIW, K.: Effects of angiotensin infusions on aldosterone and electrolyte excretion in normal subjects and patients with hypertension and adrenocortical disorders.Brit. Med. J. 5292, 1569 (1962)

BOCK, K.D., DENGLER, H., KRECKE, H.J., REICHEL, G.: Untersuchungen über die Wirkung von synthetischem Hypertensin II auf Elektrolythaushalt, Nierenfunktion und Kreislauf beim Menschen. Klin. Wschr. 36, 8o8 (1958) a)

BOCK, K.D., KRECKE, H.J.: Die Wirkung von synthetischem Hypertensin II auf die PAH- und Inulin-Clearance, die renale Hämodynamik und die Diurese beim Menschen. Klin. Wschr. 36, 69 (1958 b)

BRODSKY, W.A., GRAUBARTH, H.N.: Excretion of water and electrolytes in patients with essential hypertension. J. Lab. Clin. Med. 41, 43 (1953)

BROWN, J.J., PEART, W.S.: The effect of angiotensin on urine flow and electrolyte excretion in hypertensive patients. Clin. Sci. 22, 1 (1962)

CLAPP, J.R., WATSON, J.F., BERLINER, R.W.: Osmolality, bicarbonate concentration, and water reabsorption in proximale tubule of the dog nephron. Amer. J. Physiol. 2o5, 273 (1963)

CORCORAN, A.C., DEL GRECO, F.: Mechanism of renin diuresis in dogs. Fed. Proc. 14, 31 (1955)

COTTIER, P.T., WELLER, J.M., HOOBLER, S.W.: Effect of an intravenous sodium chloride load on renal haemodynamics and electrolyte excretion in essential hypertension. Circulation 17, 75o (1958 a)

COTTIER, P.T., WELLER, J.M., HOOBLER, S.W.: Sodium chloride excretion following salt loading in hypertensive subjects. Circulation 18, 196 (1958) b)

COTTIER, P.: Renale Hämodynamik, Wasser- und Elektrolytausscheidung bei essentieller Hypertonie. In: Essentielle Hypertonie, ein internationales Symposion. Herausgeber: BOCK, K.D., COTTIER, P., SPRINGER, Berlin, Göttingen, Heidelberg, 196o, S. 76

CRABBÉ, J.: The role of aldosterone on the renal concentrating mechanism in man. Clin. Sci. 23, 39 (1962)

DUSTAN, H., NIJENSOHN, C., CORCORAN, A.C.: Natriuretic-diuretic effect of angiotensin in essential hypertension (abstract). J. Clin. Invest. 34, 931 (1955)

EK, J.: The influence of haevy hydration on the renal function in normal and hypertensive man. Scand. J. Clin. Lab. Invest. 7, Suppl. 19 (1955)

ESCH, I., KRAMMER, J.: Die Diurese während intravenöser Kochsalzbelastung bei Gesunden, Herzkranken und Hypertonikern. Dtsch. Arch. klin. Med. 2o8, 38 (1962)

EISINGER, R.P.: Failure of expanded plasma volume to induce exaggerated natriuresis in hypertensive man. Amer. J. Med. Sci. 249, 118/216 (1965)

FARNSWORTH, E.B., BARKER, H.H.: Tubular reabsorption of chloride in hypertensive and normal individuals. Proc. Soc. exper. Biol. 52, 74 (1943)

GERTZ, K.H.: Direct measurement of the transtubular flux of electrolytes and nonelectrolytes in the intact rat kidney. In: Proc. of the 22nd internat congress on physiological sciences. S. 37o. Leiden 1962. Excerpta Medica Foundation.

GERTZ, K.H., KENNEDY, G.C., ULLRICH, K.J.: Mikropunktionsuntersuchungen über die Flüssigkeitsrückresorption aus den einzelnen Tubulusabschnitten bei Wasserdiurese (Diabetes insipidus). Pflügers Arch. ges. Physiol. 178, 513 (1964)

GIEBISCH, G.: Electrical potential measurements on single nephrons of Necturus. J. Cell. a. Comp. Physiol. 51, 221 (1958)

GIEBISCH, G., KLOSE, R.M., WINDHAGER, E.E.: Micropuncture study of hypertonic sodium chloride loading in the rat. Amer. J. Physiol. 2o6, 687 (1964)

GIEBISCH, G., WINDHAGER, E.E.: Renal tubular transfer of sodium, chloride and potassium. Amer. J. Med. 36, 643 (1964)

GILMORE, J.P.: Contribution of basoreceptors to the control of renal function. Circulation Res. 14, 3o1 (1964)

GOTTSCHALK, C.W.: Osmotic concentration and dilution of the urine. Amer. J. Physiol. 158 444 (1949)

GREEN, D.M., WEDELL, H.G., WALD, M.H., LEARNED, B.: The relation of water and sodium excretion to blood pressure in human subjects. Circulation 6, 919 (1952)

HANENSON, I.B., RICINATI, E., POLASKY, N.: Studies on the mechanism of the abnormal sodium excretion in arterial hypertension. Circulation 28, 867 (1963)

HANENSON, I.B., TAUSSKY, H.H., POLASKY, N., RONSOHOFF, W., MILLER, B.F.: Renal excretion of sodium in arterial hypertension. Circulation 2o, 498 (1959)

HOLLANDER, W., JUDSON, W.E.: Electrolyte and water excretion in arterial hypertension. I. Studies in non-medically treated subjects with essentieal hypertension. J. Clin. Invest. 36, 146o (1957)

HULET, W.H., RICHARDSON, J.R.: Postural natriuresis and renal concentrating capacity in essential hypertension. Amer. J. Med. 33, 27 (1962)

HULET, W.H., SMITH, H.W.: Negative pressure respiration, water diuresis and natriuresis in normotensive, hypertensive and prehydrated subjects. J. Clin. Invest. 38, 1972 (1959)

KASHGARIAN, M., STÖCKLE, H., GOTTSCHALK, C.W., ULLRICH, K.J.: Transtubular electrochemical potentials of sodium and chloride in proximal and distal renal tubules of rats during antidiuresis and water diuresis (Diabetes insipidus). Pflügers Arch. ges. Physiol. 277, 89 (1963)

KRISS, J.P., FUTCHER, P.H.: Renal excretion and tubular reabsorption of salt in CUSHING's syndrome after intravenous administration of hypertonic sodium chloride. J. clin. Endocr. 9, 13 (1949)

KRUHØFFER, P.: Studies on water-electrolyte excretion and glomerular activity in the mammalian kidney. Rosenkilde & Bagger. Kopenhagen,(195o)

LARAGH, J.H.: Interrelationships between angiotensin, norepinephrine, epinephrine, aldosterone secretion, and electrolyte metabolism in man. Circulation 25, 2o3 (1962)

LASSITER, W.E., MYLLE, M., GOTTSCHALK, C.W.: Net transtubular movement of water and urea in saline diuresis. Amer. J. Physiol. 2o6, 669 (1964)

LASSITER, W.E., GOTTSCHALK, C.W., MYLLE, M.: Micropuncture study of net transtubular movement of water and urea in nondiuretic mammalian kidney. Amer. J. Physiol. 2oo, 1139 (1961)

LARAGH, J.H., CANNON, P.J., BENTZEL, C.J., SICINSKI, A.M., MELTZER, J.I.: Angiotensin II, norepinephrine, and renal transport of electrolytes and water in normal man and in cirrhosis with ascites. J. Clin. Invest. 42, 1179 (1963)

McGIFF, J.C., ITSKOVITZ, H.D.: Loss of renal vasoconstrictor activity of angiotensin II during ischemia. J. Clin. Invest. 43, 2359 (1964)

MERTZ, D.P.: Nierenfunktion bei unterschiedlicher Hydratation unter Berücksichtigung volumenregulatorischer Gesichtspunkte. I. Beziehungen zwischen extrazellulärem Flüssigkeitsvolumen und Nierenhämodynamik. Klin. Wschr. 38, 269 (196o a)

MERTZ, D.P.: Nierenfunktion bei unterschiedlicher Hydratation unter Berücksichtigung volumenregulatorischer Gesichtspunkte. I. Beziehungen zwischen extrazellulärem Flüssigkeitsvolumen und Nierenhämodynamik. Klin.Wschr. 38, 269 (196oa)

MERTZ, D.P.: Der Mechanismus der renalen Natriumausscheidung bei exzessiver Belastung mit hypertonischen Kochsalzlösungen. I. Funktionelles Verhalten von Glomerulusfiltrat, Reabsorption von Natrium im proximalen Tubulus und Harnkonzentrierungsmechanismus. Klin. Wschr. 39, 9o3 (1961 a)

MERTZ, D.P.: Der Mechanismus der renalen Natriumausscheidung bei exzessiver Belastung mit hypertonischen Kochsalzlösungen. II. Funktionelles Verhalten von effektiver Nierendurchblutung, renaler Elektrolytausscheidung und extrazellulären Flüssigkeitsphasen. Funktionelle Zusammenhänge. Klin. Wschr. 39, 942 (1961 b)

MERTZ, D.P.: Die extrazelluläre Flüssigkeit (Biochemie und Klinik) G. Thieme, Stuttgart, 1962

MERTZ, D.P.: Über den Mechanismus einer beschleunigten Natriumausscheidung während intravenöser Zufuhr stark hypertonischer Kochsalzlösungen bei Patienten mit essentieller Hypertonie. I. Glomeruläre Faktoren. Klin. Wschr. 44, (1966 a)

MERTZ, D.P.: Über den Mechanismus einer beschleunigten Natriumausscheidung während intravenöser Zufuhr stark hypertonischer Kochsalzlösungen bei Patienten mit essentieller Hypertonie. II. Tubuläre Faktoren. Vermutliche funktionelle Zusammenhänge. Klin. Wschr. 44. (1966 b)

MERTZ, D.P.; SARRE, H.: Bedeutung des Mineralhaushaltes beim Hochdruck. In: HEILMEYER, L., HOLTMEIER, H.J.: Fortschritte auf dem Gebiet der inneren Medizin. II. Symposion in Freiburg. Hochdruckforschung. 18./19.7.1964. G. Thieme, Stuttgart, 1965

MILES, B.E., de WARDENER, H.E.: Effect of emotion on renal function. Lancet 1953 II, 539

MILLS, I.H., CASPER, A.G.T., BARTTER, F.C.: On the role of the vagus in control of aldosterone secretion. Science 128, 114o (1958)

ORTÚZAR, R., CROXATTO, R., THOMSEN, R., GONZÁLEZ, J.: Effects of acute salt load in a case of primary aldosteronism before and nine months after surgical cure. J. Lab. Clin. Med. 74, 712 (1959)

PAPPER, S., BELSKY, J.L., BLEIFER, K.H.: The response to the administration of an isotonic sodium chloride-lactate solution in patients with essential hypertension. J. Clin. Invest. 39, 876 (1960)

PITTS, R.F.: Effect of adrenal cortical hormones on renal functions. Transact. of the 3rd conference on adrenal cortex of the Josiah Macy jr. Found., Caldwell, New York: Progr. Associates Inc. 1952, S. 11

ROSS, R.S., CRILEY, J.M., HAMMOND, J.D.S.: Exaggerated natriuresis in patients with congenital heart disease. Bull Johns Hopk. Hosp. 109, 302 (1961)

SASAMORI, C.: Effect of salt loading on renal hemodynamics and electrolytes excretion in essential hypertension and in chronic glomerulonephritis. Tohoku J. exper. Med. 71, 311 (1960)

SOLOMON, S.: Transtubular potential differences of the rat kidney. J. Cell. a. Comp. Physiol. 49, 351 (1957)

RECTOR, F.C. jr., CLAPP, J.R.: Evidence for active chloride reabsorption in the distal renal tubule of the rat. J. Clin. Invest. 41, 101 (1962)

STEIN, R.M., BERCOVITCH, D.D., LEVITT, M.F.: Dual effects of saline loading on renal tubular sodium reabsorption in the dog. Amer. J. Physiol. 207, 826 (1964)

THOMPSON, J.E., SILVA, T.F., KINSEY, D., SMITHWICK, R.H.: The effect of acute salt loads on the urinary sodium output of normotensive and hypertensive patients before and after surgery. Circulation 10, 912 (1954)

THURAU, K.: Renal hemodynamics. Amer. J. Med. 36, 698 (1964)

THURAU, K., SCHNERMANN, J.: Die Natriumkonzentration an den Macula densa-Zellen als regulierender Faktor für das Glomerulusfiltrat (Mikropunktionsversuche). Klin. Wschr. 43, 410 (1965)

TOBIAN, L., COFFEE, K., FERREIRA, D., MEULI, J.: The effect of renal perfusion pressure on the net transport of sodium out of the distal tubular urine as studied with the stop-flow-technique. J. Clin. Invest. 43, 118 (1964)

TORR, M., DULFANO, M., YAHINI, J.: The effect of increased intrapulmonal, intracardiac and intraarterial blood pressure on renal sodium excretion. In: Moyer: Hypertension. W.B. Saunders Co. Philadelphia, 1959

TORR, M., YAHINI, J., DULFANO, M., KATZ, F.: Stages of sodium excretion in pulmonary hypertension in mitral stenosis patients. Bull. Res. Council Israel. Sect. E 6, 133 (1957)

ULLRICH, K.J., SCHMIDT-NIELSEN, B., O'DELL, R., PEHLING, G., GOTTSCHALK, C.W., LASSITER, W.E., MYLLE, M.: Micropuncture study of composition of proximal and distal tubular fluid in the rat kidney. Amer. J. Physiol. 2o4, 527 (1963)

VAAMONDE, C.A., SPORN, I.N., LANCESTREMERE, R.G., BELSKY, J.L., PAPPER, S.: Augmented natriuretic response to acute sodium infusion after blood pressure elevation with metaraminol in normotensive subjects. J. Clin. Invest. 43, 496 (1964)

VAGNUCCI, A.I., WESSON, L.G. jr.: Diurnal cycle of renal hemodynamics and excretion of chloride and potassium in hypertensive subjects. J. Clin. Invest. 43, 522 (1964)

VANDER, A.J.: Inhibition of distal tubular sodium reabsorption by angiotensin II. Amer. J. Physiol. 2o5, 133 (1963)

WALKER, A.M., BOTT, P.A., OLIVER, J., McDOWELL, M.C.: The collection and analysis of fluid from single nephrons of the mammalian kidney. Amer. J. Physiol. 134, 58o (1941)

WINDHAGER, E.E.: Electrophysiological study of the renal papilla of golden hamsters. Amer. J. Physiol. 2o6, 694 (1964)

ULLRICH, K.J., JARAUSCH, K.H.: Untersuchungen zum Problem der Harnkonzentrierung und Harnverdünnung. Über die Verteilung von Elektrolyten (Na, K, Ca, Mg, Cl, anorganischem Phosphat), Harnstoff, Aminosäuren und exogenem Kreatinin in Rinde und Mark der Hundeniere bei verschiedenen Diuresezuständen. Pflügers Arch. ges. Physiol. 262, 537 (1956)

WESSON, L.G. jr., ANSLOW, W.P.: Relationship of changes in glomerular filtration, plasma chloride and bicarbonate concentrations and urinary osmotic load to renal excretion of chloride. Amer. J. Physiol. 18o, 237 (1955)

WINDHAGER, E.E., WHITTEMBURY, G., OKEN, D.E., SCHATZMANN, H.J., SOLOMON, A.K.: Single proximal tubules of the Nocurus kidney. III. Dependence of H_2O movement on NaCl Concentration. Amer. J. Physiol.

ZAK, G.A., BRUN, C., SMITH, H.W.: The mechanism of formation of osmotically concentrated urine during the antidiuretic state. J. Clin. Invest. 33, 1o64 (1954)

+ Mit Unterstützung durch die Deutsche Forschungsgemeinschaft

Diskussion:

KRAMER: Herr MERTZ hat gezeigt, daß nach reichlicher intravenöser NaCl-Zufuhr ein ungewöhnlich hoher Teil des filtrierten NaCl im Harn erscheint. 15%ige Ausscheidung des Na-Loads lassen sich aber nur mit dem Versagen des proximalen Tubulus erklären. Dasselbe hat auch BERLINER für den Hund nachgewiesen. Der proximale Tubulus der Ratte dagegen ist ungeheuer leistungsfähig, er resorbiert trotz hoher NaCl-Zufuhr und erhöhtem Load eine so große Menge Kochsalz zurück, daß es niemals zu so starken NaCl-Rejektionen kommt. Nun ist die Frage, wie diese Unterschiede zu erklären sind, und wie es kommt, daß Sie bei Ihren Hypertonikern wesentlich höhere Na-Rejektionen gefunden haben als bei den Normotonikern? Endokrine Einflüsse scheiden bei solchen Versuchen schon wegen ihrer Kurzfristigkeit aus. Die Vergrösserung des Glomerulumfiltrates nach NaCl-Zufuhr kann ebenfalls nicht als Ursache vermehrter Natrium-Ausscheidung herangezogen werden, nachdem die Gruppe BERLINER in ihren Versuchen für Konstanz des Filtrates gesorgt hatte und die Rejektion unverändert gefunden wurde. Meine Arbeitsgruppe (Dr. BEHRENBECK, Dr. REINHARD und Herr LENGAS) hat in langfristigen Versuchen an Hunden bei täglichen diätetischen Kochsalzbelastungen ähnlich hohe Natrium-Rejektionen gefunden. Dabei zeigten die Berechnungen des intrazellulären Na, daß die Zellen beträchtliche Mengen Natrium aufnehmen, die etwa bis zu 25% des zugeführten Natrium betragen können. Nach Gesprächen mit Dr. RIECKER haben wir diesem Phänomen unsere Aufmerksamkeit zugewandt und die Arbeitshypothese entwickelt, nach der die Nierenzellen als pars pro toto bei erhöhter Natrium-Beladung (von der Blutseite her) mit einer Verminderung des aktiven Transportes von der Lumenseite her antworten. Da die Einstellung des Natrium-Gleichgewichtes 1-2 Tage dauert, könnte man an einen hemmenden Einfluß des Natrium auf die Bildung der am Transport beteiligten Enzyme denken.
Daß der Hypertoniker höhere Natrium-Ausscheidungen unter sonst gleichen Bedingungen aufweist, könnte man mit einer erhöhten Natrium-Konzentration in den Zellen erklären.
Herr LOSSE hat ja in der Tat vermehrte Natrium-Konzentration in den Erythrozyten bei Hypertonikern gefunden.
Unser Problem der Natrium-Bilanz würde also von der Bedeutung des Extrazellularraumes auf die Funktionsänderung der Zellen hinübergeleitet werden.

LOSSE: Wir haben bereits 1962 (HAUSS, W.H. und LOSSE, H.: "Hypertonie" Thieme, Stuttgart, 1962) die Möglichkeit diskutiert, daß die vermehrte Kochsalzausscheidung bei Hypertonikern unter Kochsalzbelastung Folge einer intrazellulären Natrium-Überladung sein könnte. Dies folgerten wir aus unseren Befunden über die Natrium-Konzentration in Erythrozyten bei verschiedenen Hochdruckformen. Wir fanden bei essentieller Hypertonie in den Erythrozyten eine Natriumkonzentration von durchschnittlich 19 mval/l gegenüber 13 mval/l bei Gesunden. In bisher unveröffentlichten Untersuchungen beobachteten wir eine Abhängigkeit der renalen Kochsalzausscheidung nach Kochsalzbelastung von der Höhe der intrazellulären Natrium-Konzentration.

HEIDLAND: Gegen die ausschließliche Bedeutung eines erhöhten Zellnatrium als Ursache der vermehrten Natrium-Rejektion bei essentieller Hypertension spricht auch die Beobachtung, daß bei der Herzinsuffizienz der Natrium-Gehalt der Zelle ebenfalls erhöht ist; so daß unseres Erachtens noch weitere Mechanismen in Betracht gezogen werden müssen.

COTTIER: Ich möchte gleichwohl der Bedeutung der renalen Hämodynamik für die Entstehung der gesteigerten Natriurese bei Hypertonie das Wort reden. Bei Unterschreiten eines kritischen Filtratwertes oder bei Überschreiten eines kritischen Nierenwiderstandes schlägt die Hypernatriurese in eine Antinatriurese um, d.h. es wird dann vermehrt Natrium rückresorbiert. Ich möchte Herrn MERTZ fragen, wie er sich zu diesem Phänomen stellt. Ausserdem möchte ich daran erinnern, daß das gleiche Phänomen der gesteigerten Natriurese auch mit Glukoseinfusion erreicht werden kann. Weiterhin möchte ich fragen, ob Herr MERTZ unter basalen Bedingungen einen Unterschied in der Natrium-Ausscheidung zwischen normotonen und essentiellen Hypertonikern gefunden hat.
Eine weitere Frage an Herrn KRAMER und seine Gruppe, ob nicht vielleicht doch die veränderte medulläre Durchblutung für dieses Phänomen verantwortlich sein könnte.

OELERT: HIERHOLZER und seine Arbeitsgruppe fanden, daß bei veränderter glomerulär filtrierter Natrium-Menge infolge veränderter Plasmanatriumkonzentration, die pro Fläche reabsorbierte Natrium-Menge gleich bleibt, so daß bei Hyponatriämie die am Ende des proximalen Tubulus übrigbleibende Natrium-Menge absolut kleiner, bei Hypernatriämie grösser ist. Mit anderen Worten heißt das, daß die lokale Transportrate von Natrium die gleichbleibende Grösse ist, nicht die am Ende des proximalen Tubulus vorliegende Natriummenge.

STOLTE: In Ergänzung zur Diskussionsbemerkung von Herrn OELERT, möchte ich darauf hinweisen, daß die prozentuale Resorption eine Funktion des Produktes aus lokaler Transportrate und der Kontaktzeit des Filtratvolumens ist. In der von Ihnen genannten NaCl-Gabe bei Hypertonikern war das Glomerulumfiltrat erhöht. Das bedeutet, daß,wenn die lokale Transportrate unverändert bleibt, und wenn keine Radiusänderung eintritt, die Kontaktzeit verkürzt wäre. Auch aus diesem Grunde müsste dann vermehrt Natrium am Ende des proximalen Konvoluts in die HENLE'sche Schleife gelangen.

MERTZ: Ich bin grundsätzlich derselben Ansicht wie Prof. KRAMER; ich habe auch in meinem Vortrag anklingen lassen, daß wahrscheinlich Änderungen der Zellzusammensetzung in der Niere für das Zustandekommen einer beschleunigten Natriurese mit verantwortlich sind.
Zu Herrn COTTIER möchte ich sagen, daß die Basalausscheidung von Natrium bei beiden Kollektiven nicht unterschiedlich war. Ich habe bereits gesagt, daß dieses Phänomen der

beschleunigten Natrium-Ausscheidung vom infundierten Natrium-Betrag und von der Basalrate der Natrium-Ausscheidung unabhängig ist.
Zur Hypernatriurese nach Infusion 5%iger Glukoselösung kann ich keine Stellung nehmen. Dazu müsste man die Versuche unter diesen Bedingungen wiederholen.
Die Untersuchungen von Herrn GERTZ und dessen Auffassung sind mir bekannt, dazu brauche ich nicht weiter Stellung zu nehmen.
Ich wollte eigentlich noch ergänzen, daß Stichproben ergeben haben, daß auf dem Höhepunkt der Natrium-Zufuhr das intrazelluläre Natrium der Erythrozyten bis um 3o mÄq zugenommen hat.

Hämodynamische Untersuchungen an renalen Hypertonikern in der Urämie

PIPPIG, L.

Wer in der medizinischen Literatur nach detaillierten Angaben zur allgemeinen Hämodynamik bei den verschiedenen Nierenkrankheiten sucht, wird mit Erstaunen feststellen, wie spärlich diesbezügliche Mitteilungen sind. Diese Tatsache überrascht insofern, als hinlänglich bekannt ist, daß nicht nur Herz-Kreislauferkrankungen oftmals Mitbeteiligungen des renalen Systems aufweisen - ich erinnere an die Schockniere oder an die Stauungsniere bei der Herzinsuffizienz -, sondern daß Nierenkrankheiten ihrerseits häufig sekundär kardiovaskuläre Läsionen auslösen können.

Für die Prognose renaler Erkrankungen sind die begleitenden Herz-Kreislaufmanifestationen von wesentlicher Bedeutung, in vielen Fällen sogar für den tödlichen Ausgang verantwortlich.

Die im Schrifttum noch vorhandenen Lücken hinsichtlich spezieller Mitteilungen zur Hämodynamik bei Nierenkranken beruhen darauf, daß erst seit einigen Jahren kreislaufanalytische Methoden zur Verfügung stehen, die auch bei Schwerkranken angewandt werden können und ohne deren Mitarbeit exakte Befunderhebungen erlauben.

1961 haben REUBI und Mitarb. (11) auf dem 1. Symposion dieser Gesellschaft über den Kreislauf bei der akuten Niereninsuffizienz berichtet. Nachfolgend sollen Befunde vorgelegt werden, die bei Untersuchungen von Kranken mit chronischer Niereninsuffizienz und gleichzeitigem renalen Hochdruck gewonnen wurden.

Die Messungen erfolgten unter Grundumsatzbedingungen. An hämodynamischen Grössen wurden simultan bestimmt: das Herzminutenvolumen (Farbstoffverdünnungsmethode unter Verwendung von Cardio green), die Herzfrequenz, das Blutvolumen (im Volemetron mittels I^{131}-Humanalbumin), der Hämatokrit, der zentrale Venendruck (in der V. cava sup.), die Kreislaufzeit (V. cava sup. - A. femoralis), der arterielle Blutdruck. Als weitere Parameter wurden errechnet: die Erythrozytenmenge, das Herzschlagvolumen, der arterielle Mitteldruck (diastol. Druck + 1/3 Amplitude), der periphere Widerstand, der Quotient BM/HMV. (Einzelheiten der Methodik wurden früher mitgeteilt (7)).

Zur Standardisierung wurden Herzminutenvolumen, Herzschlagvolumen, Blutmenge und Erythrozytenmenge auf die Körperoberfläche bezogen und pro m^2 angegeben.

Material

Das zu berichtende Untersuchungsgut umfasst 1o Kranke (8 Männer und 2 Frauen) im Alter zwischen 21 und 6o Jahren (im Mittel 42 Jahre) mit renalem Hochdruck und Urämie infolge chronischer Niereninsuffizienz. 8 der Fälle hatte eine chronische Glomerulonephritis, 1 Fall eine subchronische Glomerulonephritis, 1 weiterer Fall Zystennieren als Grundleiden.

Die Rest-N-Werte der Probanden lagen zwischen 21o und 76 mg% (Mittelwert 138 mg%), die Blutdruckwerte zwischen 235/11o und 155/1oo mm Hg (Mittelwert 19o/1oo mm Hg).

Kein Patient bot zum Zeitpunkt der Untersuchung klinisch Zeichen einer Herzinsuffizienz. 4 der Kranken hatten Oedeme verschiedener Schweregrade, 6 waren frei davon.

Die Serum-Kalium-Werte aller Probanden lagen im Normbereich.

Ergebnisse und Diskussion:

Die Ergebnisse aller hämodynamischen Einzelbestimmungen enthält Tabelle 1. Vergleicht man die daraus errechneten Mittelwerte mit den Daten eines mit gleicher Methodik untersuchten Normalkollektivs, lassen sich eine Reihe von Abweichungen konstatieren.

So liegt das Herzminutenvolumen bei den Nierenkranken um 19% höher als bei den Normalfällen, was überwiegend auf einer Herzfrequenzsteigerung, in kleinerem Maße auf einer Schlagvolumenerhöhung beruht. Deutlich angehoben sind auch der periphere Widerstand (1616 gegenüber 1197 dyn•sec•cm^{-5}) und der Venendruck. Keine Differenz zum Normalkollektiv weist bei globaler Betrachtung von Plasma und Erythrozyten das Blutvolumen auf. Bei Auftrennung der Blutbestandteile zeigt sich jedoch für die Erythrozytenmenge eine Reduzierung um praktisch die Hälfte (47%) und für die Plasmamenge eine das fehlende Volumen ausgleichende Vermehrung. Normal ist die Kreislaufzeit. Eine leichte Verschiebung zeigt mit o,78 gegenüber normal o,87 der Quotient BM / HMV.

Grössere Bedeutung als die berechneten Mittelwerte besitzen beim vorliegenden Material die festgestellten Einzelwerte. Sie lassen teilweise erhebliche Differenzen erkennen, und zwar sowohl für den gleichen Parameter bei den verschiedenen Probanden, als auch im Hinblick auf die verschiedenen Herz-Kreislaufgrössen beim gleichen Kranken.

Die Ergebnisse lassen deutlich erkennen, daß gesicherte Zusammenhänge nicht nur für die verschiedenen hämodynamischen Daten untereinander, sondern auch für Korrelation des Reststickstoffes zu den einzelnen kardiovaskulären Größen fehlen.

Nr.	Name	Alter	KöO m^2	Rest-N mg%	P_s , P_d mm Hg	P_m mm Hg	HI $l/min/m^2$	SI ml/m^2	HF S/min	W_p $dyn \cdot sec \cdot cm^{-5}$
1.+++	W.W.	48	1,51	21o	2oo/11o	14o	4,46	39	115	1665
2.+	Z.D.	21	1,9o	191	19o/ 95	127	4,88	58	84	1o92
3.+	P.D.	48	1,63	165	185/115	138	3,13	46	68	2162
4.+	F.A.	37	1,86	165	175/1oo	125	3,29	4o	83	1635
5.++	B.F.	5o	1,8o	16o	22o/ 95	137	5,97	69	86	1o2o
6.+	K.E.	24	1,8o	134	165/1oo	122	4,o3	51	8o	1343
7.+	H.M.	6o	1,68	111	155/1oo	128	3,36	42	8o	181o
8.+	J.E.	42	1,75	92	235/11o	152	3,25	45	73	2131
9.+	H.E.	52	1,61	77	2oo/ 75	132	4,22	59	72	166o
1o.+	H.J.	35	1,79	76	17o/1oo	123	3,33	44	76	1645
Mittelwerte		42	1,72	138	19o/1oo	132	3,99	49	82	1616
Normalfälle (n=2o)			1,82	---	12o/74	9o	3,35	46	73	1197
Standardabweichung					±9,6/7,2	±7,o	±o,39	±8,7	±12	±168,5

+ Chron. Glomerulonephritis
++ Subchron. Glomerulonephritis
+++ Zystenniere

Tab. 1 a). Hämodynamische Befunde von 1o Kranken mit renaler Hypertonie und Urämie.

Nr.	Name	Alter	BM ml/m²	EM ml/m²	Hkt. %	BM/HMV	Vd mm H_2O	Kt sec
1.+++	W.W.	48	26oo	545	21,o	o,58	25	5,5
2.+	Z.D.	21	3o9o	435	14,o	o,63	6o	9,o
3.+	P.D.	48	3145	815	26,o	1,o1	125	11,o
4.+	F.A.	37	272o	735	27,o	o,83	115	9,o
5.++	B.F.	5o	327o	69o	21,o	o,55	18o	1o,o
6.+	K.E.	24	281o	5o5	18,o	o,7o	1o5	1o,o
7.+	H.M.	6o	2575	62o	24,o	o,77	15	12,o
8.+	J.E.	42	3515	87o	25,o	1,o8	12o	1o,5
9.+	H.E.	52	265o	5oo	19,o	o,63	13o	6,5
1o.+	H.J.	35	332o	93o	28,o	1,oo	4o	8,5
Mittelwerte		42	297o	665	22,o	o,79	91	9,2
Normalfälle (n=2o)			2897	125o	43,o	o,87	38	9,3
Standardabweichung			±357	±153	±3,2	±o,14	±22	±1,5

Abkürzungen der Tabelle 1 a) u. b):

KöO = Körperoberfläche (m^2)
Rest-N = Reststickstoff (mg%)
P_s,P_d = systol. u. diast. Blutdruck
P_m = arterieller Mitteldruck (mm Hg)
HI = Herzindex (l/min/m^2)
SI = Herzschlagindex (ml/m^2)
HF = Herzfrequenz (Schläge/min)
W_p = peripherer Widerstand (dyn·sec·cm^{-5})
BM = Blutmenge (ml/m^2)
EM = Erythrozytenmenge (ml/m^2)
Hkt = Hämatokrit (%)
BM/HMV = Quotient aus Blutmenge durch Herzminutenvolumen
Vd = zentraler Venendruck (mm H_2O)
Kt = Kreislaufzeit (sec)

\+ Chron. Glomerulonephritis
++ Subchron. Glomerulonephritis
+++ Zystenniere

Tab. 1 b). Hämodynamische Befunde von 1o Kranken mit renaler Hypertonie und Urämie.

Für den Reststickstoff zeigt sich eindeutig, daß das Ausmaß seiner Steigerung bei den hier untersuchten Urämikern weder für die Herzauswurfleistung (Abb. 1), noch für den peripheren Widerstand oder das Erythrozytenvolumen als Determinante fungiert.

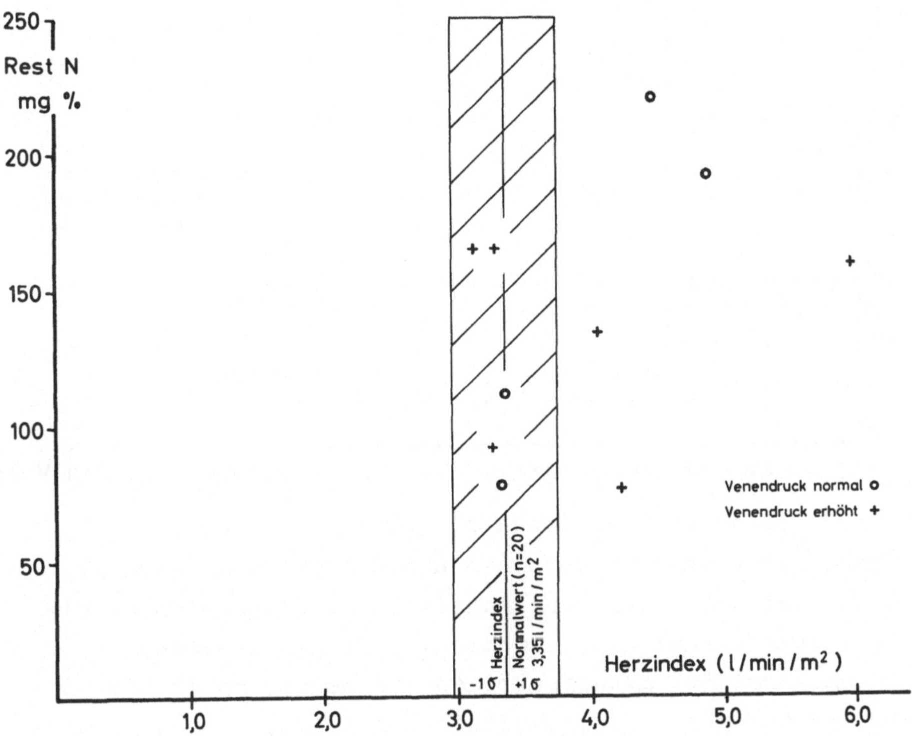

Abb. 1. Korrelation zwischen Rest-Stickstoff und Herzindex bei 1o Kranken mit renaler Hypertonie und Urämie. Im Hinblick auf die Höhe des Venendruckes Kennzeichnung mit verschiedenen Symbolen. Schraffiert eingezeichnet der ± 1 Sigma-Bereich des Herzindex-Normalwertes.

Auch die Höhe des a r t e r i e l l e n B l u t d r u c k s scheint auf die sonstigen Kreislaufgrössen einschließlich HMV keine eindeutig bestimmende Wirkung zu besitzen.

Zwischen der Größe des HMV und der Höhe der Blutmenge besteht keine gesicherte Beziehung. Die aus beiden Parametern ermittelten Quotienten BM/HMV liegen um bzw. unter 1 und

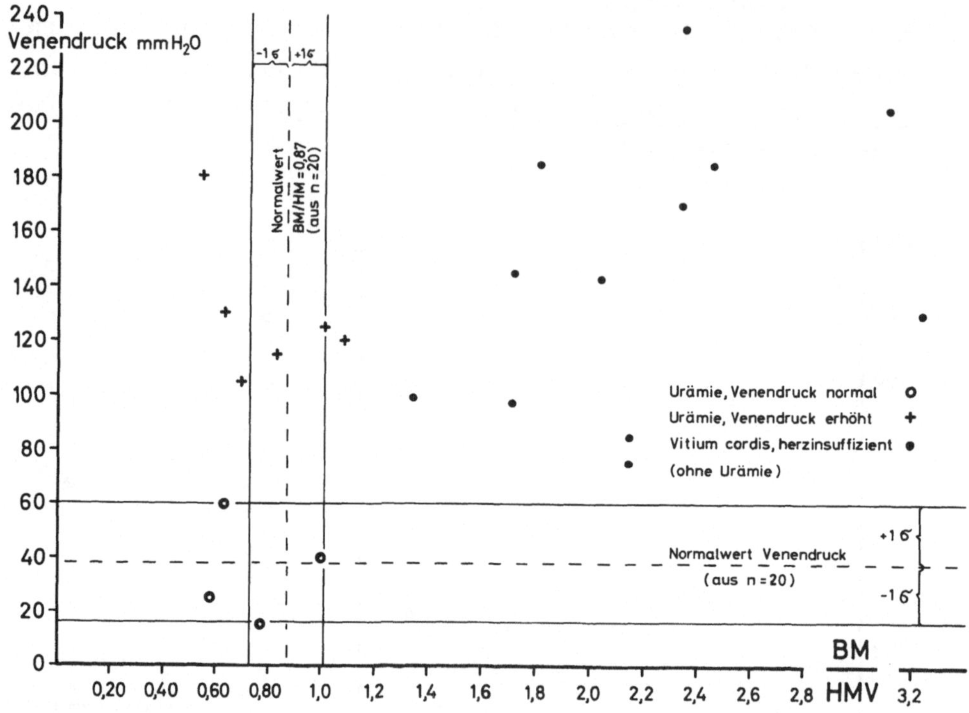

Abb. 2. Relation Venendruck zu Quotient BM/HMV für 1o Kranke mit renaler Hypertonie und Urämie, alle ohne klinische Zeichen einer Herzinsuffizienz. Eingezeichnet die jeweiligen Normalwerte und die ± 1 Sigma-Bereiche. -- Zum Vergleich mitaufgetragen die Werte von 12 Kranken mit ausgeprägter Herzinsuffizienz bei Vitium cordis, die eine deutliche Korrelation zwischen Höhe des Venendrucks und Größe des Quotienten BM/HMV erkennen lassen.

reichen für die niedrigsten Werte in den Bereich einer hyperdynamen Zirkulation.

Gewisse Zusammenhänge zwischen der Höhe des HMV und dem Erythrozytenvolumen bestehen darin, daß eine zunehmende Erythrozytenverminderung mit einer gewissen Steigerung des HMV einhergeht. Dieser läuft ihrerseits eine Zunahme des Schlagvolumens parallel.

Keine positive Korrelation besteht zwischen der Höhe des Venendrucks und dem Quotienten BM/HMV, wie auf Abbildung 2 ersichtlich ist. Dies gilt auch für das Verhältnis der Parameter Kreislaufzeit und Herzfrequenz zueinander.

Zur Klärung der Frage, wie die bei 6 der 1o Kranken nachgewiesene Venendruckerhöhung bei nicht erniedrigtem HMV einzustufen ist, wurde bei einem der Probanden mit stark erhöhtem Venendruck, leicht vermehrtem Blutvolumen und wesentlich gesteigerter Herzauswurfleistung ein Glykosid als "Herzinsuffizienz-Indikator" appliziert. Weder 3o min noch 6o min nach intravenöser Injektion von o,25 mg Digitoxin ließ sich eine nennenswerte Änderung der hämodynamischen Faktoren nachweisen (Tab. 2).

	HI $l/min/m^2$	BM ml/m^2	BM/HMV	Vd mm H_2O	Kt sec	Wp $dyn \cdot sec \cdot cm^{-5}$
Vor Digitoxin Kontrolle	5,97	327o	o,55	18o	1o,o	1o2o
6o min nach o,25 mg Digitoxin i.v.	5,66	314o	o,55	18o	11,o	1o8o

Tab. 2. Verhalten der Hämodynamik nach i.v. Digitoxin (1Fall) B.F., 5o Jahre, männl., subchronische Glomerulonephritis (Fall Nr. 5 der Tab. 1).

Das Ergebnis des Glykosid-Tests spricht dafür, daß hier ein Zustand vorliegt, bei dem in Ruhe die Herzauswurfleistung der Kranken noch als ausreichend angesehen werden kann, auch wenn die systolische Förderleistung nicht groß genug ist, um das Auftreten einer Kreislaufüberfüllung und eines erhöhten Venendruckes zu verhindern. Von einigen amerikanischen Autoren (Lit. bei 5) wird dieser Status als "non cardiac circulatory congestion" bezeichnet. Er kann klinisch nicht und hämodynamisch nur schwer von Vorstufen der Herzinsuffizienz des "high-output"-Typ unterschieden werden, wie sie sicher bei einer Reihe von Kranken mit renaler Hypertonie und chronischer Niereninsuffizienz infolge der Herzbelastung durch Hochdruck, Hypervolämie, erhöhtem HMV und Anämie vorliegt.

Inwieweit an dem Zustandekommen der gefundenen Venendruckerhöhungen auch metabolische, der Urämie eigene, vasokonstriktorisch wirksame Substanzen Anteil haben, ist bis heute ungeklärt. Da aber, ganz allgemein gesehen, die Höhe des Venendrucks weitgehend als Produkt aus Gefäßfüllung und W a n d t o n u s angesehen werden kann und der Venenwandtonus durch zahlreiche Substanzen beeinflußbar ist, sollten sie aus dem Kreis der Überlegungen bezüglich der Genese der Venendrucksteigerungen bei diesen Kranken nicht ausgeklammert werden. RAAB (1o) und MERRILL(7) haben jedenfalls für bestimmte Urämiestadien metabolisch bedingte Venenkontraktionen bereits früher diskutiert, und eigene, gemeinsam mit HEIDLAND und KLÜTSCH (9) mitgeteilte Beobachtungen, daß bei urämischen Patienten unter der Hämodialyse initial erhöhte Venendrucke abfallen, weisen in die gleiche Richtung.

Um weitere hämodynamische Aufschlüsse bei den untersuchten Kranken zu erlangen, wurde die Gruppe nach dem Gesichtspunkt von "Flüssigkeitsansammlungen" unterteilt. 4 der Kranken waren in die Gruppe mit Ö d e m e n einzustufen, die restlichen 6 als ödemfrei einzuordnen.

Name	Nr.	Ödeme	BM ml/m^2	HI l/min/m^2	BM/HMV	Vd mm H_2O	Kt sec
II/a							
B.F.	5	+++	327o	5,97	o,55	18o	1o,o
Z.D.	2	++	3o9o	4,88	o,63	6o	9,o
F.A.	4	+	272o	3,29	1,o8	12o	9,o
J.E.	8	+	3515	3,25	1,o8	12o	1o,5
Mittelwerte			315o	4,35	o,77	119	9,6
II/b							
W.W.	1	Ø	26oo	4,46	o,58	25	5,5
P.D.	3	Ø	3145	3,13	1,o1	125	11,o
K.E.	6	Ø	281o	4,o3	o,7o	1o5	1o,o
H.M.	7	Ø	2575	3,36	o,77	15	12,o
H.E.	9	Ø	265o	4,22	o,63	13o	6,5
H.J.	1o	Ø	332o	3,33	1,oo	4o	8,5
Mittelwerte			285o	3,75	o,78	73	8,9

Erklärungen: Nr. bedeutet die Nummer, unter der die Probanden auf der Übersichtstabelle (Tab. 1) aufgezeichnet sind.

Grad der Ödeme: +++ = stark ausgeprägt
++ = mittelgradig
+ = leicht

Tab. 3. Aufgliederung des Krankengutes nach dem Vorhandensein von Ödemen.
a) mit Ödemen (n = 4)
b) ohne Ödeme (n = 6)

Für die Patienten mit Ödemen konnte im Mittel eine leichte Vermehrung des Blutvolumens, eine merkliche Steigerung des Herzminutenvolumens und eine deutliche Erhöhung des Venendrucks konstatiert werden, und zwar sowohl im Hinblick auf die ödemfreien Nierenkranken, als auch auf das Normalkollektiv. Quotient BM/HMV und Kreislaufzeit zeigten keine Abweichungen (Tab. 3).

Bei Zusammenfassung aller hier mitgeteilten Befunde zeigt sich für die untersuchten Kranken mit renalem Hochdruck und Urämie bei Fehlen klinischer Herzinsuffizienzzeichen ein h ä m o d y n a m i s c h e r S t a t u s , der durch folgende Befunde charakterisiert ist: Normales oder gesteigertes Herzminutenvolumen, normales bis mäßig vermehrtes Blutvolumen bei reduzierter Erythrozytenmenge, normaler bis mittelstark erhöhter Venendruck, verkürzte normale oder geringfügig verlängerte Kreislaufzeit, erniedrigter oder im Normbereich liegender Quotient BM/HMV.

Im Hinblick auf das Herzminutenvolumen, die Blutmenge und den Venendruck und damit auch auf die Überfüllung des Kreislaufs stimmen die ermittelten Werte mit Befunden überein, die DAVIES (2), DeFAZIO und Mitarb. (3) sowie EICHNA und Mitarb. (4) bei Patienten mit akuter Glomerulonephritis feststellten. In vielem decken sie sich auch mit den von GOSSWEILER und Mitarb. (6) sowie ANTHONISEN und HOLST (1) bei Nierenkranken anderer Grundleiden gefundenen Grössen. Sie unterscheiden sich aber durch ein höheres Herzminutenvolumen und Abweichungen in anderen Parametern deutlich von den Grössen, die WOLLHEIM (13, 14) für renal suffiziente, kardiovaskulär kompensierte und dekompensierte essentielle Hypertoniker und SCHNEIDER (12) für nephrogen kompensierte renale Hypertoniker mitgeteilt haben.

Ausmaß der Blutdrucksteigerung und Höhe des Rest-Stickstoffs können bei renalen Hypertonikern mit chronischer Niereninsuffizienz nicht als entscheidende Determinanten der allgemeinen Hämodynamik angesehen werden, da sie eine sichere Korrelation zu den Einzelparametern des kardiovaskulären Geschehens vermissen lassen. Welche Faktoren hier im einzelnen eine Rolle spielen, gilt es noch abzuklären.

Literatur

1. ANTHONISEN, P. and HOLST, E.: Determination of cardiac output and other hemodynamic data in uremic patients using dye dilution technique. Scand. J. Clin. and Lab. Invest. 12, 481 (196o)

2. DAVIES, C.E.: Heart failure in acute nephritis. Quart. J. Med. 12o, 163 (1951)

3. DeFAZIO, V., CHRISTENSEN, R.C., REGAN, T.F., BAER, L.J., MORITA, Y. and HELLEMS, H.K.: Circulatory changes in acute glomerulonephritis. Circulation 2o, 19o (1959)

4. EICHNA, L.W., FARBER, S.J., BERGER, A.R., RADER, B., SMITH, W.W. and ALBERT, R.E.: Non-cardiac circulatory congestion simulating congestive heart failure. Tr. A. Am. Physicians 67, 72 (1954)

5. FORDHAM, C.C., and WELT, L.G.: The cardiovascular manifestations of acute glomerulonephritis: physiologic basis for treatment. Progr. cardiovasc. Dis. 3, 382 (1961)

6. GOSSWEILER, N., WILD, F., GÜRTLER, R., SCHMID, M. und REUBI, F.: Herzminutenvolumenbestimmung mittels der Farbstoffverdünnungsmethode bei der Niereninsuffizienz. In: Akutes Nierenversagen, hrsg. von SARRE, H. und ROTHER, K., S. 161, Stuttgart: Georg THIEME, 1962

7. MERRILL, J.P.: Die Behandlung der Niereninsuffizienz. S. 61 München und Berlin: URBAN & SCHWARZENBERG, 1959

8. PIPPIG, L.: Hämodynamik und hepato-portale Durchblutung bei kardiovaskulärer Kompensation und Dekompensation. Z. klin. Med. 158, 41o (1965)

9. PIPPIG, L., HEIDLAND, A. und KLÜTSCH, K.: Die kontinuierliche Venendruckmessung als Möglichkeit der hämodynamischen Überwachung bei der extrakorporalen Hämodialyse. Arch. Kreisl.-Forsch. 46, 273 (1965)

1o.RAAB, W.: The Heart in Uremia. Hormonal and Neurogenic Cardiovascular Disorders. Baltimore: WILLIAMS & WILKINS, 1953

11.REUBI, F., STRASKY, K. und GOSSWEILER, N.: Der Kreislauf bei der akuten Niereninsuffizienz. In: Akutes Nierenversagen, hrsg. von SARRE, H. und ROTHER, K., S. 147 Stuttgart: Georg THIEME, 1962

12.SCHNEIDER, K.W.: Sind die Veränderungen der Hämodynamik unter Angiotensin ein Modell für die renale Hypertonie? IV. Symp. Ges. Nephrologie, Saarbrücken und Homburg (Saar) 23. - 25. 9. 1965

13. WOLLHEIM, E.: Myocardial metabolism in congestive heart failure. In: Memorias del IV Congr. mundial de Cardiologia, toma V, p. 339. Mexico: Impresora Galve, 1962

14. WOLLHEIM, E.: Hämodynamik und Organdurchblutung beim Hochdruck. In: Hochdruckforschung, hrsg. von HEILMEYER, L. und HOLTMEIER, H.J., S. 136. Stuttgart: Georg THIEME, 1965

Ergebnisse der Nierenbiopsie beim Hypertonus

NATUSCH, R. und BUCHALI, K.

Wir dürfen über den Versuch berichten, histologische, durch perkutane Nierenbiopsie gewonnene Befunde mit eingehenden klinischen Untersuchungsergebnissen bei Hypertonikern zu vergleichen, in der Absicht, daraus auf die Wertigkeit der Biopsie und einzelner klinischer Untersuchungsverfahren zu schließen.

Unser Krankengut besteht aus 114 Patienten im Alter von 17 bis 68 Jahren, bei denen neben umfangreichen klinischen und paraklinischen Untersuchungen - wie quantitatives Sediment, bakteriologischer Harnbefund, Kreatininclearance, Ausscheidungsurographie, Isotopennephrographie und in etwa der Hälfte der Fälle eine Renovasographie - eine oder mehrere Aspirationsbiopsien nach MENGHINI durchgeführt wurden.

Die Befundung des Punktates nahm der Direktor des Pathologischen Institutes der Charité, Herr Prof. Dr. KETTLER vor.

Daß derartige Vergleiche zwischen klinischen und histologischen Befunden wegen des geringen Umfanges des Biopsiematerials und der Möglichkeit herdförmigen Auftretens arteriolosklerotischer oder interstitieller Veränderungen in ihrer Aussage begrenzt sind, ist bekannt. Mit weitreichenden Schlußfolgerungen möchten wir daher auch sehr zurückhaltend sein.

Die Arteriolosklerose wurde überschlägig in leichte, mittelgradige und schwere Veränderungen eingeteilt. Interstitielle Veränderungen wurden, soweit sie nicht klar als interstitielle Nephritis oder Pyelonephritis deklariert werden konnten, nur deskriptiv beurteilt. Als interstitielle Reaktionen wurden Befunde bezeichnet, die charakterisiert sind durch dezente und herdförmige Verbreiterungen, Vernarbungen oder Sklerosierungen des Interstitiums, ferner durch Schrumpfung und Atrophie kleinerer tubulärer Bezirke sowie durch kleine lockere Rundzelleninfiltrate.

Die klinische Diagnostik ergab in 47 Fällen eine Pyelonephritis, in 36 Fällen eine essentielle Hypertonie und in 14 Fällen eine Glomerulonephritis. Bei 13 Patienten war es klinisch nicht möglich zu entscheiden, ob pyelonephritische oder glomerulonephritische Veränderungen vorlagen.

In der Gruppe der essentiellen Hypertonie fanden sich nur 12 histologische Normalbefunde gegenüber 24 pathologischen Ergebnissen; 2 reine und 1 mit einer Arteriolosklerose kombinierte interstitielle Nephritiden, 7 reine Arteriolosklerosen, 7 reine und 4 mit einer Arteriolosklerose kombinierte interstitielle Reaktionen. Auffällig an dieser Gruppe ist die große Zahl interstitieller Prozesse (insgesamt 14), von denen nur 3 eindeutig im Sinne einer Pyelonephritis definiert werden konnten. Bemerkenswert ist die insgesamt hohe Anzahl histologischer Nierenveränderungen bei der essentiellen Hypertonie.

Die histologischen Befunde ergaben in der Gruppe der klinischen Pyelonephritiden in 13 Fällen eine reine und in 7 Fällen eine mit einer Arteriolosklerose kombinierte Pyelonephritis. In 3 Fällen waren interstitielle Reaktionen allein und in weiteren 3 Fällen mit einer Arteriolosklerose kombiniert vorhanden. Ferner fanden sich 9 reine Arteriolosklerosen und 9 Normalbefunde, die wegen der Möglichkeit herdförmigen Auftretens der Pyelonephritis nicht gegen die klinische Diagnose sprechen.

In den letzten beiden Gruppen mit der klinischen Diagnose Glomerulonephritis und den klinisch unklaren Fällen mit fraglicher Pyelo- oder Glomerulonephritis sind die histologischen Ergebnisse wechselnd (Arteriolosklerosen, Pyelo- und Glomerulonephritiden sowie Mischbilder). (Abb. 1)

Der Versuch einer Korrelation zwischen dem histologischen Schweregrad der Arteriolosklerose und der Funktion (ausgedrückt als Serumkreatininspiegel) ist auf der folgenden Abbildung (Abb. 1) dargestellt. Während die histologischen Normalbefunde auch überwiegend normale Werte haben, zeigen bei der fortgeschrittenen Arteriolosklerose nur 3 (von 18) eine normale Funktion.

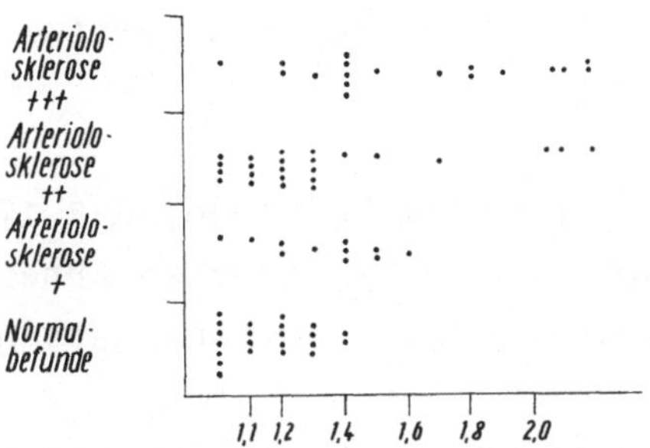

Abb. 1. Vergleich zwischen Schweregrad der Arteriolosklerose und dem Serum-Kreatinin.

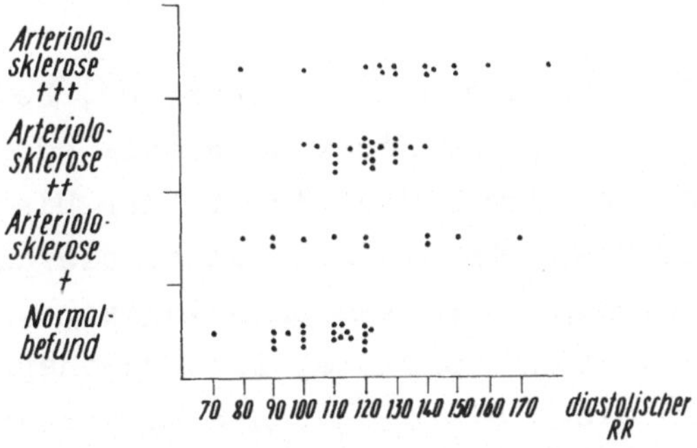

Abb. 2. Vergleich zwischen dem Schweregrad der Arteriolosklerose und dem diastolischen Blutdruck.

Der Vergleich des diastolischen Blutdrucks mit dem Schweregrad der Arteriolosklerose korreliert in gleicher Weise.(Abb.2) Während bei den histologischen Normalbefunden ein diastolischer Wert von 12o mm Hg nicht überschritten wird, liegen bei der fortgeschrittenen Arteriolosklerose 11 von 14 Werten über 12o mm Hg.

Der Sedimentbefund (quantitatives Sediment nach ADDIS) zeigt bei der Pyelonephritis das bekannte führende Symptom der Leukozyturie, während die Erythrozyturie nur in einem kleinen Prozentsatz führend ist. In der Gruppe der histologisch reinen Arteriolosklerose finden sich dagegen so unterschiedliche Sedimentbefunde, daß ein charakteristisches Kriterium, insbesondere eine führende Erythrozyturie, nicht zu erkennen ist.

Bemerkenswert ist ferner die Tatsache, daß 17 Patienten (fast 5o%) mit bioptisch nachgewiesener Arteriolosklerose einen normalen Augenhintergrundsbefund hatten.

In 11 Fällen, in denen beide Nieren punktiert wurden, fanden sich 7 mal in beiden Nieren gleiche Befunde (Arteriolosklerose, Pyelonephritis, Amyloid). Während die Pyelonephritis und eine leichte bis mittelgradige Arteriolosklerose in 4 Fällen nur einseitig nachgewiesen wurden, fand sich in allen 3 Fällen fortgeschrittener Arteriolosklerose ein beidseitig gleicher histologischer Befund.

Bei einer kleinen Gruppe von 13 Patienten, bei der die Ausscheidungsurographie, die Renovasographie oder das Isotopennephrogramm Zeichen für Einseitigkeit der Nierenerkrankung ergaben, punktierten wir die kontralaterale Niere und fanden in 1o von diesen 13 Fällen pathologische Befunde (Arteriolosklerose, Pyelonephritis, Glomerulonephritis) und nur in 3 Fällen einen histologischen Normalbefund.

Zusammenfassend fällt auf, daß in 2/3 der Fälle von sogenannter essentieller Hypertonie bioptisch pathologische Befunde vorhanden waren, unter denen interstitielle Veränderungen, die nicht eindeutig einem bestimmten Krankheitsbild zuzuordnen sind, sehr häufig waren. Von den klinischen Befunden bestehen zwischen der Einschränkung der Glomerulumfiltration und dem diastolischen Blutdruck einerseits und dem Schweregrad der Arteriolosklerose andererseits gewisse Korrelationen.
Arteriosklerotische Prozesse finden sich häufiger, als auf Grund klinischer Befunde, einschließlich des Augenhinter-

grundes, zu erwarten ist.

Die Einseitigkeit einer Nierenerkrankung sollte ohne bioptische Sicherung nur mit grösster Zurückhaltung angenommen werden.

Diskussion:

KLEINSCHMIDT: Bei der Biopsie von Hochdruckpatienten besteht die Gefahr von Komplikationen, insbesondere von Blutungen, in höherem Maße als bei anderen Kranken. Man sollte daher bei höhergradiger Hypertension stets unter therapeutischer Blutdrucksenkung punktieren. Ich möchte Herrn NATUSCH fragen, ob er Komplikationen beobachtet hat bzw. ob er prophylaktische Maßnahmen ergriffen hat.

NATUSCH: Wir sind bei der Biopsie eines Hypertonus sehr zurückhaltend. Diese Biopsien wurden in einer Phase der Blutdrucksenkung durchgeführt. Signifikant höhere Komplikationen haben wir in der Gruppe der Hypertoniker gegenüber normotonen Patienten allerdings nicht beobachtet.

WOLLHEIM: Es würde mich interessieren, ob zwischen der Gruppe der essentiellen Hypertoniker ohne pathologische Befunde und der mit pathologischen Befunden in der Zeitdauer des Hochdrucks irgendwelche Unterschiede aufgefallen sind?

NATUSCH: Die Zeitdauer des Hochdrucks haben wir zunächst berechnet. Wir sind aber dann bald davon abgekommen, weil wir glauben, daß sich der Beginn eines Hypertonus nicht exakt festlegen läßt. Wir würden also praktisch mit einem ungenau gewonnenen Wert weiterarbeiten und die daraus zu ziehenden Schlußfolgerungen wären wahrscheinlich wenig verbindlich. Man kann den Beginn eines Hypertonus wohl nicht in jedem Falle mit dem Beginn der Beschwerden gleichsetzen, andererseits gibt es auch Hypertoniker ohne Beschwerden, bei denen wir auf die erste Feststellung angewiesen wären.

WOLLHEIM: Wenn Beschwerden vorhanden sind, dürfen Sie immer annehmen, daß der Hochdruck schon besteht. Wahrscheinlich ist der Hochdruck schon viel früher vorhanden als die Beschwerden; aber wenn Sie die Beschwerdendauer berechnen, haben sie schon einen gewissen Anhaltspunkt.

NATUSCH: Die Patienten mit Beschwerden stellen aber nur einen Teil dar. Wir haben versucht, eine Korrelation festzulegen, möchten aber die Ergebnisse mit allergrößter Zurückhaltung bewerten.

SARRE: Vor einigen Jahren habe ich zusammen mit dem Chirurgen ZENKER und Mitarb. anläßlich von Sympathektomien bei

Hypertonikern Nierenbiopsien mit dem Augenhintergrund und anderen klinischen Erscheinungen verglichen (ZENKER, R., SARRE, H., PFEFFER, K., LÖHR, A.: Erg. inn. Med. 3, 1 (1952)). Der Vergleich der bioptischen Befunde mit den Augenhintergrundveränderungen ergab im ganzen eine gute Korrelation: Schwere Augenhintergrundbefunde fanden wir bei schwerem Nierengefäßbefall und umgekehrt, jedoch wies auch unser Material schon nach, daß zuweilen ein Fundus hypertonicus 1. und 2. Grades mit schweren Nierengefäßveränderungen einhergehen kann, und seltenerweise auch eine beginnende oder ausgeprägte Retinitis angiospastica bei leichtesten Nierengefäßveränderungen. Diese Befunde zeigten einmal, daß die VOLHARD'sche Regel, daß der Augenhintergrund ein "Spiegel der Nierengefäßveränderungen" sei, nicht immer gilt. Sie zeigen zum anderen, daß die Nierengefäßveränderungen bei benignem und bei malignem Hochdruck etwas sekundäres sind und in den einzelnen Gefäßprovinzen verschieden verlaufen. Es würde mich interessieren, ob Sie diese Verhältnisse auch an Ihrem Krankengut untersucht haben?
Eine 2. Frage: Es gibt ja zahlreiche Arbeiten über die Beziehung zwischen der PAH-Clearance und den Nierengefäßveränderungen. Haben Sie Untersuchungen auch über diesen Punkt angestellt?

NATUSCH: Eine Korrelation zwischen dem Augenhintergrundbefund und der Histologie konnten wir nicht finden. Am auffallendsten war, daß in fast 50% von bioptisch nachgewiesener Arteriosklerose der Augenhintergrund normal war. Exaktere Korrelationen, wobei der Augenhintergrund in einzelne Stadien eingeteilt wurde, gibt es in unserem Material nicht.

Tubulärer Farbstofftransport unter Angiotensininfusion

HEIDLAND, A., KLÜTSCH, K. und SCHNEEBERG, H.H.[++]

Die Kinetik des PAH-Transportes wurde in letzter Zeit von DEETJEN und SONNENBERG mit der Mikroperfusionsmethode am Einzelnephron eingehend untersucht. Dabei war die maximale Transportrate vom transtubulären PAH-Gradienten und vom Perfusionsdruck abhängig. Für eine proximale PAH-Reabsorption fand sich kein sicherer Anhalt.

Der Mechanismus des PSP-Transportes ist demgegenüber noch in vielen Punkten ungeklärt. Die hochgradige Eiweißbindung des PSP ist nach OCHWADT und PITTS nur ein Teilfaktor für die im Vergleich zur Diodrast-bzw. PAH-Cl. wesentlich geringere PSP-Cl. Daneben bestehen zirkulationsbedingte Unterschiede im Transport von PSP und PAH. So hatten eigene Untersuchungen in Mannit- bzw. Furosemid-induzierter renaler Hyperzirkulation bei deutlicher Zunahme der C_{PAH} nur einen geringen Anstieg bzw. eine Konstanz der C_{PSP} ergeben (HEIDLAND u. Mitarb.).

Es lag nahe, das Verhalten der PSP- und PAH-Cl. auch im Zustande renaler Ischämie zu untersuchen. Diese wurde durch eine Dauerinfusion von Angiotensin erzeugt, das nach BOCK, KRECKE und DENGLER sowie LARAGH u. Mitarb. einen erheblichen Rückgang des Nierenplasmastroms bei geringerem Abfall des Glomerulusfiltrates bewirkt.
Bei 22 normotonen Patienten mit normaler sowie eingeschränkter Nierenfunktion auf der Basis einer Glomerulo- bzw. Pyelonephritis wurde das Verhalten von PSP-, PAH- und Inulin-Clearance vor und unter einer konstanten Angiotensininfusion

---

[+] Mit Unterstützung der Deutschen Forschungsgemeinschaft

[++] Techn. Ass. Frau A. HEILOS

untersucht. Die Infusionsgeschwindigkeit betrug zwischen o,5 und 2,o µg/min. Zum Ausschluß einer kompetativen Hemmung von PSP und PAH wurden die simultan durchgeführten Clearances bei niedrigen Plasmaspiegeln von o,7 - 1,5 mg% PAH und o,3 - o,6 mg% PSP bestimmt.

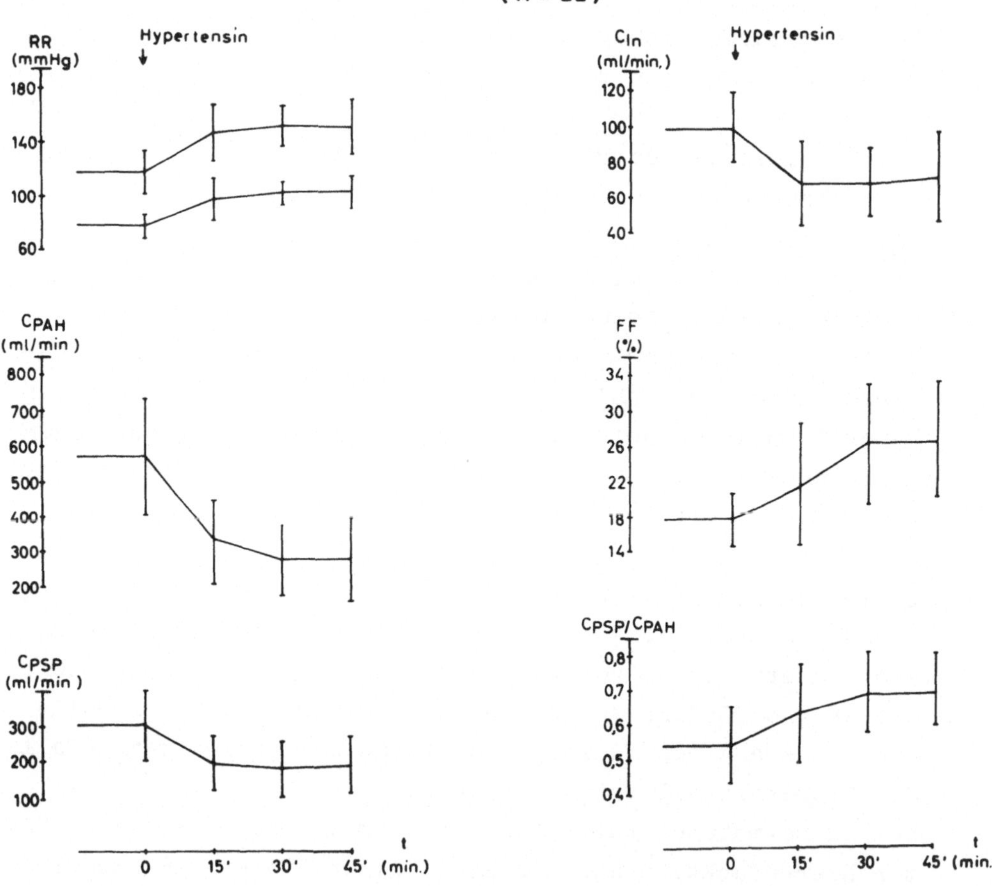

Abb. 1. Verhalten von Blutdruck (RR), effektivem Nierenplasmastrom (C_{PAH}), Phenolsulfonphthalein-Clearance (C_{PSP}), Glomerulusfiltrat (C_{In}), Filtrationsfraktion (F.F.) und des Quotienten C PSP/CPAH bei 22 Patienten vor und unter einer Angiotensininfusion von o,5 - 2µg/min. Ausgangswert = Mittelwert von 3 Einzelperioden.

Ergebnisse:

Angiotensin bewirkte innerhalb von 45 min im Durchschnitt einen Anstieg des Blutdruckes von 12o/79 auf 154/1o4 mm Hg (Abb. 1). Gleichzeitig fielen die Inulin-Cl. von 98 auf 68 bzw. 72 ml/min und die PAH-Cl. von 572 über 274 auf 279 ml/min ab. Daraus resultierte ein Anstieg der Filtrationsfraktion von 17,6 über 26,3 auf 26,7%. Die C_{PSP} fiel von 3oo über 189 auf 193 ml/min ab. Ihr prozentualer Rückgang betrug lediglich 37% verglichen mit dem Abfall der C_{PAH} um 52%.
Der Quotient $C_{PSP/PAH}$ stieg dementsprechend von o,54 auf o,69 im Mittel an.
Der im Kollektiv nachweisbare Anstieg des PSP-PAH-Clearancequotienten war auch in den Einzelfällen vorhanden, erreichte jedoch in keinem Fall Werte von 1, d.h. eine Übereinstimmung beider Clearances trat nicht auf.
Die im Vergleich zur C_{PAH} geringere Abnahme der C_{PSP} muss theoretisch mit einem Anstieg der renalen PSP-Extraktion verbunden sein. Zur Klärung dieser Frage wurde bei 4 Hunden das Verhalten der PSP- und PAH-Extraktion vor und unter einer Angiotensininfusion mittels Nierenvenenkatheter untersucht. Erwartungsgemäß stieg die PSP-Extraktion einheitlich an und zwar prozentual stärker als die PAH-Extraktion. Im Einzelfall wurde ein Anstieg der PSP-Extraktion von 26,1 auf 43,3 % (= + 59% des Ausgangswertes) beobachtet, während die PAH-Extraktion lediglich von 61 auf 81,5% (= + 34% des Ausgangswertes) anstieg (Abb. 2).
Auch bei der essentiellen Hypertonie kommt es mit zunehmender Chronizität zu einer Abnahme des effektiven Nierenplasmastromes, ein Verhalten, wie es für Angiotensin im akuten Versuch charakteristisch ist. Wir haben daraufhin bei 49 Patienten mit essentieller Hypertonie die C_{PSP} und C_{PAH} untersucht. Auch hierbei glich im Stadium der Renalisierung das Verhalten von C_{PSP} und C_{PAH} dem unter Angiotensin beobachteten Funktionsspektrum.

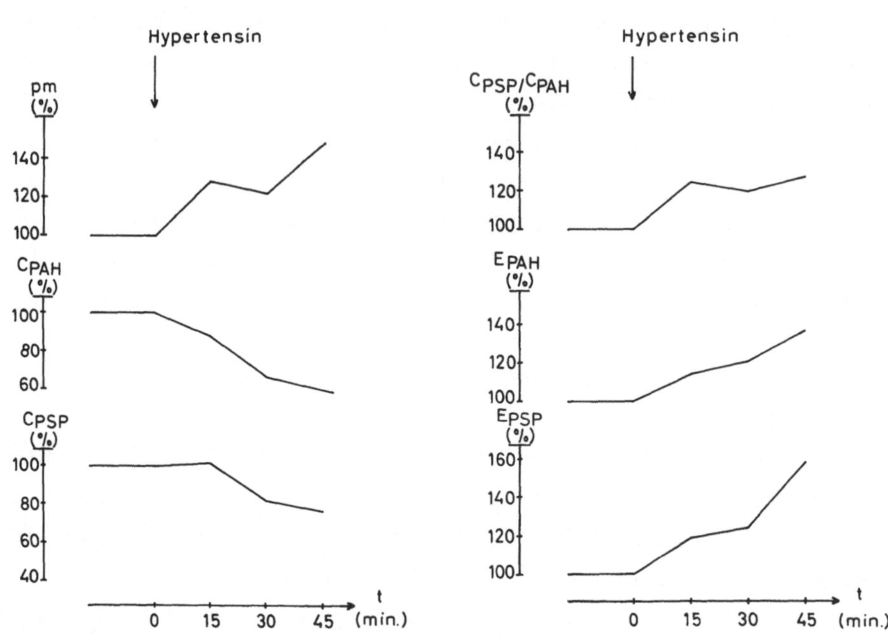

Abb. 2. Prozentuale Änderungen von arteriellem Mitteldruck (pm), PAH- und PSP-Clearance, PSP-PAH-Clearancequotient sowie PAH- und PSP-Extraktion unter Angiotensininfusion. Ausgangswerte: RR 155 mm Hg, C_{PAH} 316 ml, C_{PSP} 1o4 ml/min, C_{PSP}/C_{PAH} o,329, E_{PAH} 61% und E_{PSP} 26,1%.

Der Anstieg des PSP-PAH-Clearancequotienten bei renalisierter Hypertonie und unter Angiotensininfusion beruht wahrscheinlich auf einer ischämisch bedingten längeren Verweildauer des Blutes in den peritubulären Kapillaren und einer damit verbundenen stärkeren Dissoziation des PSP-Proteinkomplexes. Dementsprechend führte auch eine bei 2o Patienten durchgeführte orthostatisch bedingte renale Ischämie ebenfalls zu einem einheitlichen Anstieg des PSP-PAH-Clearancequotienten.

Zusammenfassend konnte am Modell einer Angiotensininfusion in gleicher Weise wie bei orthostatisch bedingter renaler

Ischämie und bei renalisierter essentieller Hypertonie eine geringere Durchblutungsabhängigkeit der C_{PSP} gegenüber der C_{PAH} festgestellt werden, woraus hervorgeht, daß das beobachtete Funktionsspektrum durch verschiedene Formen einer renalen Ischämie erzeugt werden kann.

Literatur

BOCK, K.D. und KRECKE, H.J.: Die Wirkung von synthetischem Hypertensin II auf die PAH- und Inulin-Clearance, die renale Hämodynamik und die Diurese beim Menschen. Kli.Wo. 36, 69 (1958)

BOCK, K.D., DENGLER, H., KRECKE, H.J. und REICHEL, G.: Untersuchungen über die Wirkung von synthetischem Hypertensin II auf Elektrolythaushalt, Nierenfunktion und Kreislauf beim Menschen. Kli.Wo. 36, 808 (1958)

DEETJEN, P. und SONNENBERG, H.: Das Tm_{PAH} als Folge begrenzter Lumenkonzentration und Höhe der Harnstromstärke im proximalen Konvolut. PFLÜGERS Arch. ges. Physiol. 279, R 47 (1964)

DEETJEN, P. und SONNENBERG, H.: Der tubuläre Transport von p-Aminohippursäure. PFLÜGERS Arch. 285, 35 (1965)

HEIDLAND, A., KLÜTSCH, K., SUZUKI, F. und SPALL, M.: Vergleichende Untersuchungen von Phenolsulfonphthalein- und Paraaminohippursäure-Clearance bei Normalpersonen und Pyelonephritispatienten. Verhandl. Deutsche Ges. inn. Med. 1965, im Druck

LARAGH, J.H., CANNON, J.P., BEUTZEL, C.J., SICINSKI, A.M. and MELTZER, J.I.: Angiotensin II, Norepinephrine and renal transport of electrolytes and water in normal man and in cirrhosis with ascites. J. Clin. Invest. 42, 7, 1179, 1963

OCHWADT, B.K. and PITTS, R.F.: Disparity between phenol red and diodrast clearances in the dog. Amer. J. Physiol. 187, 318 (1956)

Die renale AV-Differenz von Indikatorsubstanzen, Elektrolyten und Fermenten bei experimenteller Hämorrhagie und ihre therapeutische Beeinflußbarkeit

KLÜTSCH, K., HEIDLAND, A., BRAUN, H. und SCHMIDT, B.

Im hämorrhagischen Schock hat sich die Wiederauffüllung des hypovolämischen Kreislaufs als erste therapeutische Maßnahme allgemein durchgesetzt. Demgegenüber bestehen hinsichtlich einer zusätzlichen medikamentösen Therapie noch sehr unterschiedliche Auffassungen.

Anhängern der sympathikomimetischen Behandlung stehen Verfechter einer Sympathikolyse gegenüber; einige Autoren, wie ZUCKER, EISINGER, FLOCH u.a. befürworten sogar eine simultane Verabfolgung beider Substanzen.

Clearance-Untersuchungen ergeben bei der als Folge einer Hämorrhagie auftretenden Antidiurese nur bedingt Aufschluß über die renale Hämodynamik. Jedoch können zusätzliche Informationen durch eine gleichzeitige Bestimmung der renalen av-Differenz von Indikatorsubstanzen und Elektrolyten gewonnen werden.
Wir haben aus diesem Grunde an narkotisierten Hunden neben der Bestimmung von Inulin- und PAH-Clearance noch das Verhalten von Inulin-, PAH-, Natrium- und Kalium-Extraktionen im Zustand hämorrhagischer Hypotension untersucht. Daneben hofften wir, durch vergleichende Aktivitätsbestimmungen einiger Enzyme in Arterie und Nierenvene noch evtl. Hinweise für akute Nierenparenchymschäden zu erhalten (Abb. 1).

Bei 8 Hunden wurde der arterielle Mitteldruck durch eine protrahierte Blutentnahme auf Werte zwischen 4o und 6o mm Hg gesenkt und über einen Zeitraum von 4o - 1oo Minuten auf

+ Mit Unterstützung durch die Deutsche Forschungsgemeinschaft

diesem Niveau gehalten. Als Folge der Blutentnahme hatte das Blutvolumen von 92 auf 65,1 ml/kg, d.h. um 29,5% im Mittel abgenommen. Im hypotensiven Zustand war es zu einem Abfall des Glomerulumfiltrates von 74,2 auf 11,2 und des effektiven Nierenplasmastromes von 31o auf 4o ml/min im Durchschnitt gekommen. Die Filtrationsfraktion war dementsprechend von 24,7 auf 33,9% angestiegen. Die Inulin-Extraktion stieg in einem Druckbereich über 7o mm Hg in direkter Korrelation zur Filtrationsfraktion an, fiel aber nach Unterschreiten des Filtrationsdruckes trotz weiteren Anstiegs der Filtrationsfraktion erwartungsgemäß von 23,3 auf 14,03% im Durchschnitt ab. Die PAH-Extraktion wies einmal einen Anstieg von 55 auf 74,2% auf, wie dies in orthostatisch bedingter Ischämie früher von uns berichtet wurde, blieb 3mal konstant und fiel in den übrigen Fällen bis auf maximal 38,8% ab.

Eine von SELKURT im Spätstadium des experimentellen hämorrhagischen Schocks beobachtete negative PAH-Extraktion trat in keinem Fall auf. Die Natrium-Extraktion fiel mit einer Ausnahme stets ab. Sie erreichte dreimal negative Werte. Dieser Rückgang der Natriumextraktion bis auf negative Werte kann u.E. nur mit einem Abbau des hyperosmotischen Natriumpools an der Papillenspitze bei starkem Rückgang der Natriumfilteredload erklärt werden, wie dies auch von SELKURT u. KRAMER angenommen wird. Die Kaliumextraktion stieg demgegenüber viermal an, möglicherweise als Folge einer hypovolämisch bedingten gesteigerten Aldosteron- bzw. Angiotensinfreisetzung.

Vergleichende Aktivitätsbestimmungen von GOT, LAP, MDH, SDH und LDH ergaben im normovolämischen Zustand identische Werte in Femoralarterie, unterer Hohlvene und Nierenvene. In hämorrhagischer Hypotension stiegen alle Enzyme mit zunehmender Dauer der Hypotension an, dabei lagen LAP-und GOT-Aktivitäten in der Nierenvene und Vena cava stets unter denen in der Femoralarterie. Auch die LDH-, MDH- und SDH-Aktivitäten waren in der unteren Hohlvene niedriger als in der Femoralarterie, jedoch lagen sie in der Nierenvene einheitlich über den Werten der Femoralarterie.

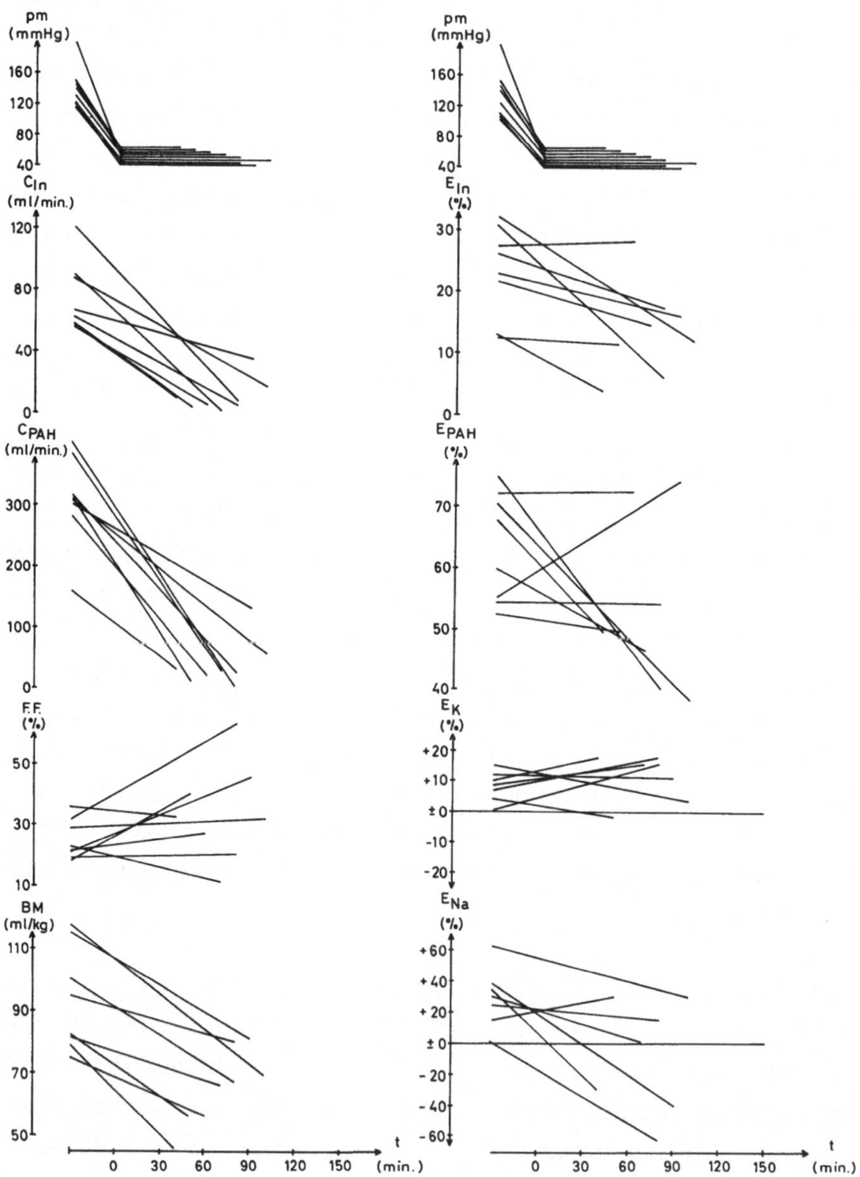

Abb. 1.

Der im Vergleich zur Femoralarterie geringere Anstieg von GOT und LAP in der unteren Hohlvene und Nierenvene beruht im Kollaps möglicherweise auf einem Austritt dieser Fermente aus den geschädigten Kapillaren. Jedoch muß die stärkere Erhöhung von LDH, MDH und SDH in der Nierenvene bereits als Ausdruck einer tubulären Zellschädigung betrachtet werden. Die im Harn ausgeschiedenen Enzymeinheiten fielen mit Ausnahme der SDH im Initialstadium des Kollaps wohl als Folge der Antidiurese leicht ab, hatten im weiteren Verlauf aber wieder eine ansteigende Tendenz.

Bei zirkulatorisch bedingter Oligo-Anurie wird in zunehmendem Maße die Infusion hypertonischer Mannitlösung zur Verhinderung einer kompletten Anurie empfohlen. (Abb. 2)

Die rasche Infusion einer 15%igen Mannit-Ringerlösung führte in 3 Experimenten zu einem Anstieg des arteriellen Mitteldruckes von 55 auf 1o5 mm Hg bei gleichzeitiger Normalisierung des Blutvolumens. Dabei war es im vorliegenden Versuch zu einem Wiederanstieg der Inulin-Clearance von 1o auf 26 und der PAH-Cl. von 23 auf 139 ml/min gekommen. Die in hämorrhagischer Hypotension auf 4 - 8,5 erniedrigte Inulinextraktion stieg mit Wiedererreichen des Filtrationsdruckes auf den Ausgangswert von 1o% an, während die auf 44,5 erniedrigte PAH-Extraktion konstant bei 43,5 bzw. 46,5 blieb. Die negative Natriumextraktion stieg von maxim. -4 wieder auf +o,2% an, die im hämorrhagischen Kollaps auf 36,5 erhöhte Kaliumextraktion kehrte wieder auf 5% zurück. Eine alleinige vasopressorische Schocktherapie soll nach MOYER u. Mitarb. die renale Hämodynamik günstig beeinflussen, führt nach CORDAY, WILLIAMS u.a. jedoch zu einem weiteren Abfall der Nierendurchblutung.

Der 2. Teil der Abbildung 2 repräsentiert einen von 3 Angiotensin-Infusionen im hämorrhagischen Kollaps. Auch hier war mit Wiederanstieg des arteriellen Mitteldruckes eine deutliche Zunahme der Inulin-Cl. von 13 auf 68 und der PAH-Cl.

von 6o auf 242 ml/min nachweisbar, obwohl das Blutvolumen unter Angiotensin lediglich von 187o auf 2o5o ml angestiegen war.

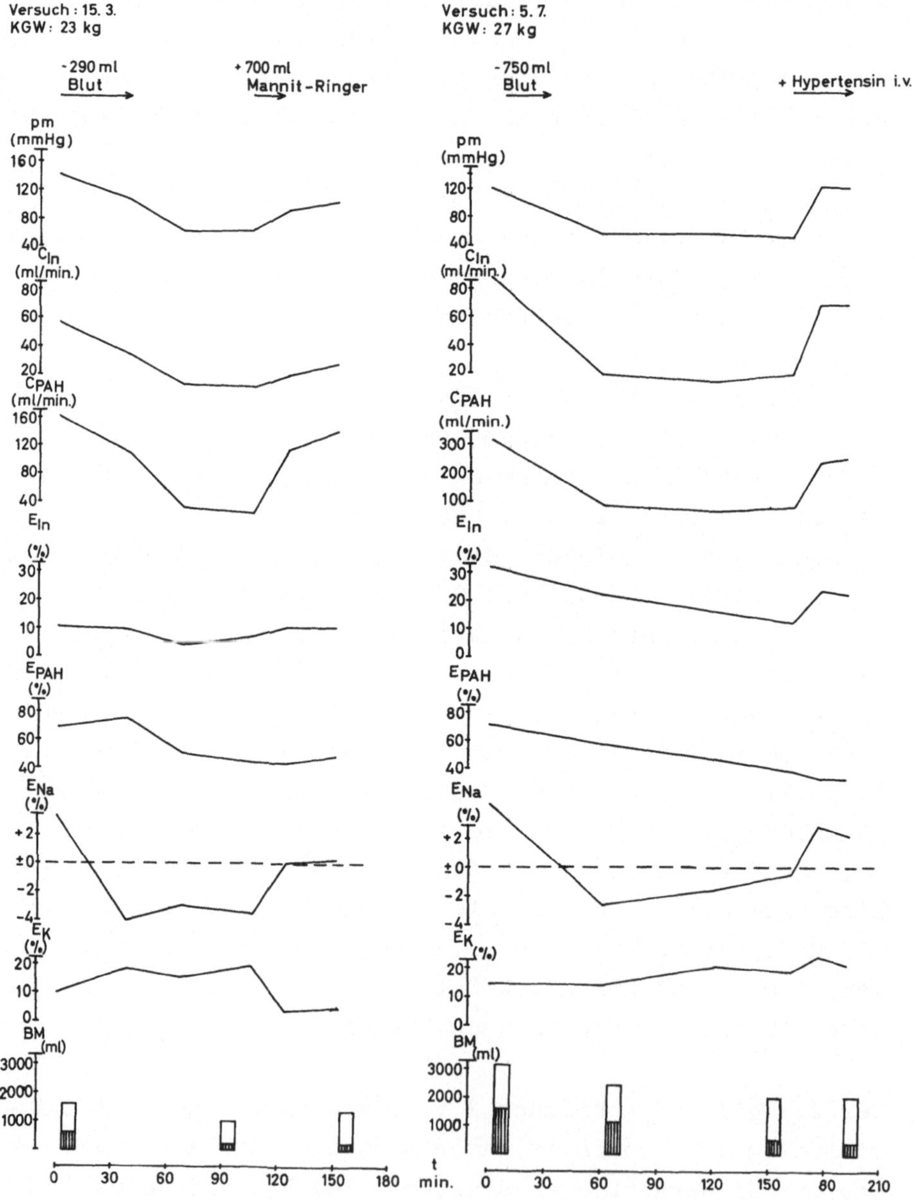

Abb. 2.

Bei vergleichender Betrachtung beider Versuche ergibt sich, daß Angiotensin einen günstigeren Effekt auf das Filtrat ausübt, während Mannit stärker durchblutungsfördernd wirkt. Daher sollte eine kombinierte Verabfolgung beider Substanzen den besten Einfluß auf Filtrat und Nierenplasmastrom haben, wie dies bereits von HEIDLAND in Heidelberg gezeigt werden konnte und auch in dem gestrigen Vortrag von JAHNECKE u. Mitarb. (siehe diesen Beitrag) anklang.

Schließlich wurde in 2 weiteren Experimenten der Einfluß einer Sympathicolyse mit bzw. ohne Volumensubstitution untersucht. Jedoch kamen beide Tiere unter einer Regitin- bzw. Mannit-Regitin-Dauerinfusion bei weiterem Abfall von arteriellem Mitteldruck, Inulin- und PAH-Clearance innerhalb von 15 bzw. 2o Minuten ad finem.

Zusammenfassung

In experimenteller hämorrhagischer Hypotension trat mit Abnahme von Glomerulumfiltrat und Nierenplasmastrom ein druckabhängiger Abfall der renalen Inulin-Extraktion bei unterschiedlichem Verhalten der PAH-Extraktion auf. Die Natriumextraktion ging bei langdauernder Hypotension auf negative Werte zurück, während die Kaliumextraktion überwiegend anstieg.
Die nachfolgende Infusion einer hypertonischen Mannit-Ringerlösung führte mit Wiederanstieg von arteriellem Mitteldruck und Blutvolumen zu einem deutlichen Anstieg von Inulin- und PAH-Clearance, während nach alleiniger Hypertensininfusion mit Normalisierung des Blutdruckes ein Anstieg des Glomerulumfiltrates im Vordergrund stand. Die Gabe von Sympathikolytica mit bzw. ohne Mannit-Infusion führte bei weiterem Rückgang der Nierenfunktion innerhalb von 2o Minuten zum Exitus der Tiere.

Literatur

CORDAY, E. and WILLIAMS jr., J.H.: Am. Journ. Med. XXIX, 228 (1960)

HEIDLAND, A.: Schocksymposion Heidelberg (1965)

KLÜTSCH, K., HEIDLAND, A. und BRAUN, H.: Verhandl. dtsch. Ges. inn. Med. (1965)

KRAMER, K.: In: Schock, SPRINGER, Berlin-Göttingen-Heidelberg (1962), S. 149

MOYER, J.H., MORRIS, G. and BEAZELEY, H.L.: Circul. XII, 96 (1955)

SELKURT, E.E.: In: Schock, SPRINGER, Berlin-Göttingen-Heidelberg (1962), S. 162

ZUCKER, G., EISINGER, R.P., FLOCH, M.H. und SINGER, M.S.: Circul. XXII, 935 (1960)

Diskussion:

MERTZ: Der negative Wert von Tm_{PAH} könnte u.U. damit zusammenhängen, daß es bei Ihren Versuchen zu einer nicht ionalen Rückdiffusion von PAH als schwacher Säure gekommen ist.

HEIDLAND: Die Frage einer "non-ionic diffusion" des PAH erscheint mir in Anbetracht des Dissoziationsgrades von 99% bei pH 7 und der fehlenden Fettlöslichkeit sehr unwahrscheinlich.

Untersuchungen über den Stoffwechsel der gesunden menschlichen Niere

SCHOLLMEYER, P. und NIETH, H.

Die Energie für die energieverbrauchenden Leistungen der Tubuluszelle, wie Sekretion und Rückresorption, wird durch den oxydativen Abbau der aus dem Blut entnommenen Substrate gewonnen. Darauf weisen der hohe Sauerstoffverbrauch der Niere (1, 2) und die reichliche Ausstattung der Tubuluszelle mit Enzymen der Atmungskette hin (15). Ausserdem enthält die Tubuluszelle auch alle Hauptkettenenzyme des Intermediärstoffwechsels (4, 14). Sie ist also ihrer Ausstattung nach in der Lage, zahlreiche Substrate zu oxydieren und zur Energiegewinnung heranzuziehen. Dies wurde in vitro in Versuchen an Gewebeschnitten, Homogenaten und isolierten Mitochondrien nachgewiesen (7, 8).
Das Spektrum, aus dem die Niere in vivo ihren Substratbedarf deckt, ist jedoch verhältnismäßig klein und wird weitgehend vom arteriellen Angebot bestimmt.
Im Tierexperiment wurde die Aufnahme von freien Fettsäuren, Citrat, Lactat, Pyruvat und Alpha-Ketoglutarat nachgewiesen (5, 6, 9, 3).
Über die Substrataufnahme der menschlichen Niere haben bisher nur MERIEL u. Mitarb. (1o, LÖFFLER u. Mitarb. und unser Arbeitskreis berichtet (11, 12, 13). Diese Untersuchungen bezogen sich auf ein gemischtes Krankengut. Daten über den Substratverbrauch der gesunden menschlichen Niere sind uns bisher nicht bekannt.
Für Untersuchungen über den Stoffwechsel einzelner Organe am Menschen ist man auf die Bestimmung arteriöser-venöser Differenzen angewiesen. Daher müssen sich die Aussagen auf die Substrataufnahme oder -abgabe beschränken. Angaben über das weitere Schicksal der aufgenommenen Substrate sind im einzelnen nicht möglich.

Mit Unterstützung der Deutschen Forschungsgemeinschaft

Methodik und Versuchspersonen:

Unsere Untersuchungen wurden an 28 freiwilligen gesunden Studenten zwischen 21-25 Jahren durchgeführt. Die Versuchspersonen waren nüchtern und erhielten zuvor 6oo ml Tee. In die Blase wurde ein Verweilkatheter eingelegt. Die Arteria brachialis wurde mit einer Cournandkanüle punktiert und von der Vena femoralis wurde perkutan ein Teflonkatheter in die rechte Nierenvene vorgeschoben. 2o - 3o Minuten später wurden simultan arterielle und venöse Blutproben entnommen und auf ihren Gehalt an freien Fettsäuren, Lactat, Pyruvat, CO_2, Citrat u. Sauerstoff untersucht. Im Urin wurden die gleichen Substrate analysiert. Anschließend wurde eine Standardclearance mit 3 Perioden über je 15 Minuten durchgeführt und ausserdem die PAH-Extraktion bestimmt. Die Blutgasanalysen erfolgten nach van SLYKE (17), die Substrate wurden im optischen Test enzymatisch bestimmt und die freien Fettsäuren wurden nach DOLE und MEINERTZ titriert (16). Einzelheiten s. (11, 12, 13).

Ergebnisse:

Die PAH-Clearance lag bei unseren 28 Versuchspersonen im Mittel bei 553 ml/min, die Inulin-Clearance bei 116 ml/min, die Nierendurchblutung bestimmten wir mit 1 o35 ml/min, den Sauerstoffverbrauch mit o,82 mMol/min. Zwischen der Grösse der glomerulären Filtration als Maß des aktiven Nierenparenchyms und dem Sauerstoffverbrauch bestand eine statistisch signifikante Beziehung.

Substratverbrauch:

1. Fettsäuren:

Der respiratorische Quotient beträgt bei unseren Versuchspersonen im Mittel o,81. Er weist damit auf eine bevorzugte Verbrennung von Fettsäuren hin. Die mittlere Extraktion freier Fettsäuren bestimmten wir mit 48 µÄq/l, das entspricht 6,5% des arteriellen Spiegels. Die arterio-venöse Bilanz war in allen Fällen positiv, eine Abgabe freier Fettsäuren fand in keinem Falle statt. Eine Beziehung zwischen der Menge der extrahierten Fettsäuren und der Höhe des arteriellen Spiegels ließ sich an diesem relativ kleinen Versuchskollektiv im Gegensatz zu einem grösseren Kollektiv gemischter Nierenerkrankungen noch nicht sichern. Auch war es nicht möglich, bisher eine Korrelation zwischen der Fettsäurenaufnahme und dem Sauerstoffverbrauch herzustellen.

2. Citrat:
Wie bereits an anderer Stelle berichtet, maßen wir für die arterio-venöse Citratdifferenz bei 14 Versuchspersonen im Mittel 2o µ Mol/l (13). Mit steigendem arteriellen Spiegel wird mehr Citrat aufgenommen. Berechnet man die pro Zeiteinheit rückresorbierte Citratmenge, so liegt diese bei 5,53 µ Mol/min., dagegen werden 8,o6 µ Mol/min metabolisiert. Die menschliche Niere nimmt bei normalem Plasmaspiegel mehr Citrat auf, als sie rückresorbiert. Die Differenz muß dem peritubulären Blut entnommen werden.

3. Lactat:
Die arterio-venöse Differenz für Lactat betrug im Mittel 38 µMol/l. Die Einzelwerte ließen eine beträchtliche Streuung erkennen. In einem Drittel der Fälle wurde Lactat von der Niere abgegeben, unabhängig von der Höhe des arteriellen Spiegels. Mit Ausnahme zweier Fälle war bei allen übrigen Versuchspersonen die glomerulär filtrierte Lactatmenge größer, als die pro Zeiteinheit metabolisierte Menge. Bei normalem Plasmaspiegel werden höchstens 3% des metabolisierten Lactats im Urin ausgeschieden. Ein Schwellenwert für die Lactatresorption wird bei normalem Plasmaspiegel offensichtlich nicht erreicht.

4. Pyruvat:
Bei niedrigem arteriellen Blutspiegel wird Pyruvat von der Niere abgegeben, bei einem Spiegel von mehr als 35 µMol/l regelmäßig aufgenommen. Die mittlere arterio-venöse Differenz bestimmten wir mit 11,4 µMol/l. Zwischen der Höhe des arteriellen Spiegels und der Menge des aufgenommenen Pyruvats bestand eine statistisch signifikante Korrelation. Auch zwischen Sauerstoffverbrauch und Pyruvataufnahme ließ sich eine statistisch gesicherte Beziehung herstellen.

Die pro Zeiteinheit metabolisierte Pyruvatmenge war bei 11 von 28 Versuchspersonen größer als die glomerulär filtrierte Substratmenge. In diesen Fällen wurde Pyruvat auch aus dem peritubulären Blut aufgenommen.

5. Glucose:
Eine verwertbare Glucoseaufnahme oder -abgabe ließ sich im Mittel bei erheblichen Schwankungen der Einzelfälle nicht feststellen. Die mittlere arterio-venöse Differenz betrug - 1o µMol/l, das entspricht einer Abgabe von ca. o,2 mg%.

Die Clearance-Methoden mit Inulin und PAH gestatten am Gesunden eine genaue Messung der Nierendurchblutung. Daher lassen sich für die Niere die Substrat- und die Sauerstoffaufnahme in der Zeiteinheit mit grösserer Genauigkeit als für jedes andere Organ bestimmen. Unter der Annahme einer vollständigen Oxydation der einzelnen Substrate zu Wasser und Kohlendioxyd läßt sich berechnen, wieviel Prozent des aufgenommenen Sauerstoffs für die Oxydation der einzelnen Substrate verbraucht werden. Dabei ergibt sich folgendes Bild: Von dem verfügbaren Sauerstoff entfallen 78% auf die Oxydation freier Fettsäuren, 1o% auf die Oxydation von Citrat, 8,5% auf die Oxydation von Lactat und 2% auf die Oxydation von Pyruvat. Lediglich 1,5 % Sauerstoff stehen für die Verbrennung anderer Substrate, vermutlich Ketonkörper, zur Verfügung.
Die Niere deckt demnach ihren Substratbedarf zum größten Teil aus freien Fettsäuren, dem Substrat, dessen Oxydation die höchste Energieausbeute liefert.

Abbildung 1 gibt einen Überblick über den prozentualen Anteil der einzelnen Substrate an der Versorgung des gesunden Herzens nach den Daten von KEUL und Mitarb., der gesunden und der kranken Niere anhand unserer Befunde. Dabei zeigt sich, daß die gesunde Niere relativ mehr freie Fettsäuren verbrennt als die erkrankte Niere, und umgekehrt der Lactatverbrauch der erkrankten Niere relativ höher ist als der der gesunden Niere. Ob diese beobachtete Differenz in der Substratversorgung der gesunden und der erkrankten Niere zufällig ist oder der Ausdruck der Organerkrankung, muß weiteren Versuchen vorbehalten bleiben.

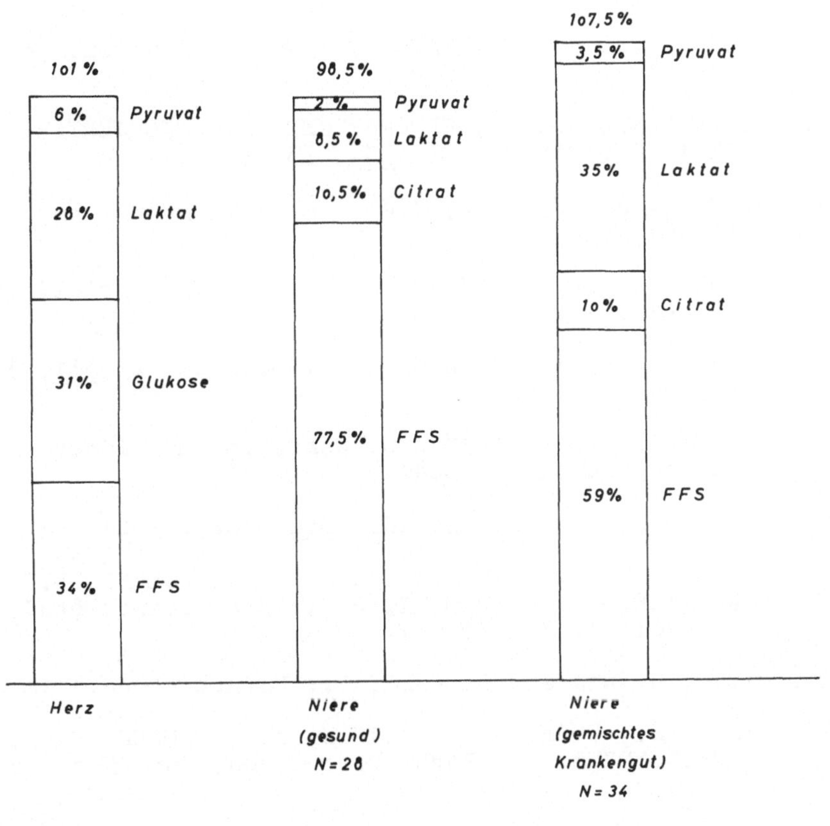

Abb. 1. Prozentualer Anteil der extrahierten Substrate am Gesamtsauerstoffverbrauch unter der Annahme einer vollständigen Oxydation der Substrate zu CO_2 und H_2O für das gesunde Herz, die gesunde und die erkrankte Niere.

Literatur

1. CARGILL, W.H. and HICKAM, J.B.: J. Clin. Invest. 28, 526 (1949)

2. CLARK, J.K., and BARKER, H.G.: J. Clin. Invest. 3o, 745 (1951)

3. COHEN, J.J. and WITTMANN, E.: Am. J. Physiol. 2o4, 795 (1963)

4. von FELLENBERG, R., EPPENBERGER, H., RICHTERICH, R. und AEBI, H.: Biochem. Z. 336, 334 (1962)

5. GOLD, M. and SPITZER, J.J.: Am. J. Physiol. 2o6, 153 (1964)

6. HERNDORN, R.F. and FREEMAN, S.: Am. J. Physiol. 192, 369 (1958)

7. KLINGENBERG, M., SLENCZKA, W.: Biochem. Z. 331, 334 (1959)

8. LEE, J.B.: Proc. 15th Ann. Conf. on the Kidney, Nat. Kidney Foundat. (1964)

9. LEVY, M.N.: Am. J. Physiol. 2o2, 3o2 (1962)

1o. MERIEL, P., CALINIER, F., SUC, J.M., COMBES, P.F., REGNIER, L., BOUNHOUVE, J.P.: Rev. franc. étud. clin. et biol. 3, 332 (1958)

11. NIETH, H. und SCHOLLMEYER, P.: Nature (Lond.) im Druck

12. NIETH, H., DÜRR, F., EGGSTEIN, M., HÖHMANN, B. und SCHOLLMEYER, P.: Verh. Dtsch. Ges. Inn. Med. 7o, 681 (1964)

13. NIETH, H. und SCHOLLMEYER, P.: Verh. Dtsch. Ges. Inn. Med. 71 (1965), im Druck

14. SCHMIDT, E. und SCHMIDT, F.W.: Klin. Wschr. 38, 957 (196o)

15. SCHOLLMEYER, P. und KLINGENBERG, M.: Biochem. Z. 335, 426 (1962)

16. DOLE, V.P. and MEINERTZ, H.: J. Biol. Chem. 235, 2595 (196o)

17. van SLYKE, D.D. and NEILL, J.M.: J. Biol. Chem. 61, 323 (1927)

18. WEBER, G.: Proc. Soc. exper. Biol. Med. 1o8, 631 (1961)

Diskussion:

LEPPLA: Welche Lactat/Pyruvat-Quotienten haben Sie im arteriellen und im venösen Blut gefunden?

SCHOLLMEYER: Wir haben das im einzelnen noch nicht ausgewertet, ich kann aber sagen, daß wir sowohl einen Anstieg als auch einen Abfall der Lactat/Pyruvat-Quotienten gesehen haben. Wie weit sich daraus ein gerichtetes Ergebnis ergibt, läßt sich noch nicht sagen.

PETERS: Sie schließen ja auf den Verbrauch von Substraten aus der arterio-venösen Differenz. Im Fall der Glucose könnte durchaus ein Verbrauch bestehen, aber durch Glucosefreisetzung in kleinen Mengen aus der Niere verschleiert sein. In dem Fall allerdings würde Ihre Bilanz nicht mehr aufgehen. Diese Bilanz ist mir für eine Substratbilanz sowieso etwas unheimlich, weil Sie sich den 100% geradezu überraschend nähern.

SCHOLLMEYER: Diese Substratbilanz ist aus den Mittelwerten berechnet. Die Einzelwerte streuen stark. Natürlich ist es möglich, daß eine Abgabe von Glucose (aus der Gluconeogenese) die Glucoseaufnahme ausgleicht. Es ist ohnehin verwunderlich, daß von den sehr großen Glucosemengen, die die Tubuluszelle passieren, nichts aufgenommen wird. Einen Anhalt dafür, daß Glucose in nennenswerten Mengen metabolisiert wird, haben wir. Das stimmt mit tierexperimentellen Befunden überein.

Untersuchungen über die Strophanthinwirkung auf den ADP-ATP-Austausch in Nierenhomogenat, isolierten Nierenzellen und Herzsarkosomen

BRAUN, W. und WEISS, Ch.

Aus einer Reihe von Untersuchungen der letzten Jahre geht hervor, daß der Abbau der ATP für den aktiven Transport eine zentrale Stellung einnimmt (STRAUB, 1954, GARDOS, 1954, SKOU, 1957, POST et al., 1960, DUNHAM u. GLYNN, 1961). Da die Messung des ATP-Abbaus allein aber keinen sicheren Rückschluß auf die dabei umgesetzten Energiemengen zuläßt - ein Teil der ATP wird aus ihren eigenen Abbauprodukten immer wieder resynthetisiert - haben wir uns bemüht, an Nierenzellhomogenaten, Nierenzellsuspensionen und Herzsarkosomen nicht nur den ATP-Abbau, sondern gleichzeitig seinen Aufbau aus ADP und P zu erfassen.

Nierenzellhomogenate - verwendet wurde eine von WHEELER und WHITTAM (1962) angegebene Präparation, die vorwiegend Zellen, Membranfragmente und Mitochondrien der Nierenrinde enthält - und mit Hilfe des Enzyms Kollagenase hergestellte Suspensionen von Nierenzellen sowie Herzsarkosomen wurden dazu mit ADP (4,9 mm) in einer Nährlösung folgender Zusammensetzung inkubiert (Werte für die Zellsuspensionen in Klammern): NaCl 135 mm, KCl 30 mm (5 mm), $MgCl_2$ 2,5 mm (0,5 mm). Die Inkubationslösung für die Nierenzellsuspensionen enthielt außerdem $CaCl_2$ 1,2 mm, Natriumacetat 5,0 mm, Glukose 4 mm, Albumin 0,1 % und war auf pH 7,35 gepuffert. Die Ansätze der Nierenzellhomogenate und der Herzsarkosomen waren mit Trispuffer auf pH 7,8 eingestellt. Da sich nach dem Starten der Reaktion mit ADP schon nach etwa 2-3 min ein Gleichgewichtszustand hinsichtlich der Konzentrationen der einzelnen Reaktionskomponenten einstellt, wurden alle Messungen möglichst kurzfristig durchgeführt. 10, 20 und 30, bzw. 15, 30 und 60 sec nach ADP-Zugabe wurde die Reaktion durch kalte

Perchlorsäure gestoppt. Sofort anschließend erfolgten im Filtrat die ATP- und P-Analysen. ATP wurde dabei enzymatisch mit Glyzerinaldehydphosphat-Dehydrogenase und Phosphoglyzeratkinase, Phosphor nach der Methode von MARTIN und DOTY in der Modifikation von THORN u. Mitarb. (1955) bestimmt.

E r g e b n i s s e : Nierenzellhomogenat und Herzsarkosomen bauen nach Zugabe von ADP etwa 5oγATP/min und mg Eiweiß auf. Ein Teil davon wird durch die vorhandenen ATP-asen sofort wieder in ADP und anorganisches Phosphat gespalten und kann über die Bestimmung des Phosphats errechnet werden. Den zeitlichen Verlauf einer solchen Synthese zeigt die Tabelle 1. Man sieht außerdem, daß Strophanthin (2 . $1o^{-5}$ molar) den Aufbau von ATP beschleunigt.

		Gemessen γ/mg Eiweiß		Berechnet γ/mg Eiweiß	
		ATP	P	(ATP)	Summe
K	15''	3o,6	o,66 =	1o,8	41,4
	3o''	45,o	2,22 =	36,4	81,4
	6o''	48,6	4,5o =	73,5	122,1
Stroph. $2x1o^{-5}$M	15''	39,3	1,74 =	28,5	67,8
	3o''	59,4	2,34 =	38,3	97,7
	6o''	64,5	4,79 =	78,5	143,o

Tab. 1. Nierenhomogenat, ATP Aufbau.

Die gleiche Beschleunigung war noch bei Konzentrationen von $1o^{-8}$ molar Strophanthin zu beobachten, während die Verminderung der Strophanthinkonzentration auf $1o^{-9}$ molar keine reproduzierbaren Effekte erbrachte (Abb. 1). Während das Ausmaß der Beschleunigung durch Strophanthin an Nierenhomogenaten und Herzsarkosomen annähernd gleich groß war, ließ sich an den Nierenzellsuspensionen, entsprechend der allgemeinen Erfahrung, daß an der Zelloberfläche vorwiegend ATPasen lokalisiert sind, überhaupt kein ATP-Aufbau, sondern lediglich eine zunehmende Verminderung des Gesamt-ATP-Gehaltes nachweisen.

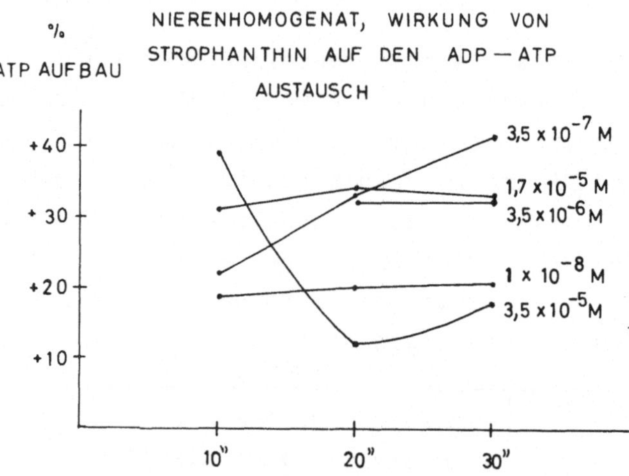

Abb. 1. Nierenhomogenat, Wirkung von Strophanthin auf den ADP-ATP-Austausch.

Die Ergebnisse der vorliegenden Versuche zeigen, daß die Herzglykoside einen erheblichen Einfluß auch auf die ATP-Synthese haben, und daß dieser Vorgang auf ungleich viel kleinere Strophanthindosen reagiert als der ATP-Abbau.

Literatur

DUNHAM, E.T. u. GLYNN, I.M.: J. Physiol. 156, 274 (1961)

GARDOS, G.: Acta Physiol. Hung. 6, 191 (1954)

POST, R.L., MERRIT, C.R., KINSOLVING, C.R. u. ALBRIGHT, C.A.: J. Biol. Chem. 235, 1796 (1960)

SKOU, J.G.: Biochem. Biophys. Acta 23, 394 (1957)

STRAUB, F.B.: Acta Physiol.Acad.Hung.Sci. 4, 235 (1954)

THORN, W., PFLEIDERER, G., FROWEIN, R.A. u. ROSS, I.: PFLÜGERS Archiv 261, 334 (1955)

WHEELER, K.P. u. WHITTAM, R.: Biochem. J. 85, 495 (1962)

Diskussion:

GERLACH: Es würde mich interessieren, ob Sie aus Ihren Versuchen Schlüsse auf den Abbau des zugesetzten ADP über AMP, Adenosin oder weitere dephosphorylierte Abbauprodukte Schlüsse ziehen können. Zur Klärung der angeschnittenen Frage wäre es sicher günstig, Adenin-Nucleotid-Bilanzen zu machen. Zum Problem, ob Orthophosphat mit ADP unter Bildung von ATP reagiert, würde ich vorschlagen, die Versuche mit ^{32}P zu wiederholen.
Eine Frage noch zur Terminologie: Ich würde gerne wissen, was Sie mit dem Begriff "ADP-ATP-Austausch" andeuten wollen. Es ist ja eigentlich kein Austausch, sondern eine Phosphorylierung von ADP unter Bildung von ATP.

BRAUN: Bei kurzfristigen Versuchen über 1o, 2o oder 3o Sekunden spielt nach unserer eigenen Erfahrung in früheren Untersuchungen der Abbau schon zum ADP keine große Rolle. Allerdings kann schon in 3o-6o Sekunden die Dismutation von ADP zu AMP von Bedeutung sein.
Zur Nomenklatur: Die Bezeichnung "ADP-ATP-Austausch" ist von LEHNINGER und seiner Gruppe geprägt worden. Sie umschreibt den Aufbau von ADP aus ATP. LEHNINGER hat jahrelang diesen Austausch untersucht und einige Faktoren isoliert, konnte aber noch kein Ferment isolieren. Er betont, daß es nicht die Adenylatkinase, also nicht die Myokinase, ist. Es existieren neben der Adenylatkinase und Acetat-Pyruvat-Kinase bereits 7 oder 8 bekannte Versionen, die vom ADP zum ATP führen, die allerdings nicht alle in der Niere und in der Muskulatur bekannt sind.

SENFT: Sie erwähnen die Möglichkeit, den aktiven Transport von Natriumionen durch Applikation cardiotoner Steroide auszuschalten. Es muß dabei berücksichtigt werden, daß die Empfindlichkeit verschiedener Tierspecies außerordentlich variiert. Ich hätte daher gerne gewußt, von welchem tierischen Gewebe die Homogenate hergestellt wurden.

BRAUN: Vom Kaninchen.

Fraktionierung und Charakterisierung der sauren proteolytischen Enzymaktivität des Harnes

LEPPLA, W., THEIS, H., WEIDLER, A., SUTTER, H. und KELLER, H.E.

Unter den von der menschlichen Niere ausgeschiedenen Eiweißkörpern befindet sich die bisher als 'Uropepsinogen' (1) bezeichnete inaktive Vorstufe einer sauren proteolytischen Enzymaktivität. Als Quelle des 'Uropepsinogen' werden die Pepsinogen-produzierenden Zellen der Magenschleimhaut angesehen. Man nimmt an, daß im Verlauf der Enzymsekretion ein Teil des Proenzyms in das Plasma übertritt und anschließend durch die Niere ausgeschieden wird. Dieser Übertritt von etwa o,1% der Proenzymsekretion in das Plasma stünde in Übereinstimmung mit dem Prinzip einer 'exogen-endogenen Partition' der Sekretion von Verdauungsenzymen oder ihrer inaktiven Vorstufen (2).

In der Bezeichnung als 'Uropepsinogen' wird die Identifizierung eines im Harn ausgeschiedenen sauren proteolytischen Proenzyms mit Pepsinogen der Magenschleimhaut und mit 'Plasma-Pepsinogen' vorweggenommen. Sie kann sich bis jetzt noch nicht auf exakte biochemische Kriterien stützen. Menschliche Pepsinogene oder Pepsine sind bisher nicht ausreichend charakterisiert oder rein dargestellt worden, so daß ihr direkter Vergleich mit dem im Harn ausgeschiedenen sauren proteolytischen Proenzym oder mit dem aktivierten Enzym nicht möglich war. Mithin ist auch die für eine Bestimmung der renalen Clearance erforderliche sichere Zuordnung der Enzyme im Harn und Plasma nicht gegeben. Nach unseren bisherigen Untersuchungen entspricht die tägliche renal ausgeschiedene Menge an saurem proteolytischem Proenzym normalerweise zwischen o,5 und 3 mg Schweine-Pepsinogen (3).

Die oben dargelegten Fragen veranlassten uns, mit einer Überprüfung der Herkunft und renalen Ausscheidung der inaktiven Vorstufe der sauren proteolytischen Enzymaktivität des Harns ('Uropepsinogen') entsprechend dem derzeitigen Stand der biochemischen Methodik zu beginnen. In teilweiser Übereinstimmung mit gleichzeitigen Untersuchungen von SEIJFFERS u. Mitarb. (4) konnten wir feststellen, daß es sich beim 'Uropepsinogen' nicht um ein einheitliches saures proteolytisches Proenzym handelt (3). Eine weitere Klärung der Probleme war nunmehr zunächst von vergleichenden säulenchromatographischen Fraktionierungen der sauren proteolytischen Enzymaktivitäten von Harn und Magensaft zu erwarten. Die hier vorgelegte Untersuchung umfasst eine Abschätzung der Molekulargewichte der Enzymproteine mit Hilfe der Gelchromatographie sowie den ersten Versuch der säulenchromatographischen vergleichenden Fraktionierung der aktivierten sauren proteolytischen Proenzyme des Harns und des Magensaftes.

Methoden und Ergebnisse

Zunächst wurden Eiweißkonzentrate des Harnes gesunder Probanden mittels Ultrafiltration bei +4° C gewonnen und durch Dialyse gegen einen o,1 m Na-Acetat-Essigsäure-Puffer pH 5,6 von niedermolekularen Stoffen befreit. Die mittlere Porengröße der verwendeten Ultrafilter lag unter 5 mμ, so daß ein Filtrationsverlust von Proteinen mit Molekulargewichten über 1o ooo nicht eintreten konnte (5). Diese Eiweißkonzentrate wurden an DEAE-Sephadex-Säulen einer Elution mit einem linearen NaCl-Gradienten in o,1 m Na-Acetat-Essigsäure-Puffer pH 5,6 bei +5° C unterzogen. In den Eluatfraktionen wurde die saure proteolytische Enzymaktivität mit Hilfe eines zu diesem Zweck entwickelten automatischen Testsystem (6) unter geeigneten Aktivierungsbedingungen mit Hämoglobin als Substrat bestimmt. Es ergab sich eine Auftrennung der sauren proteolytischen Proenzyme in mindestens 4 Fraktionen. Ein repräsentatives Diagramm dieser Fraktionierungen ist in der Abbildung 1 wiedergegeben.

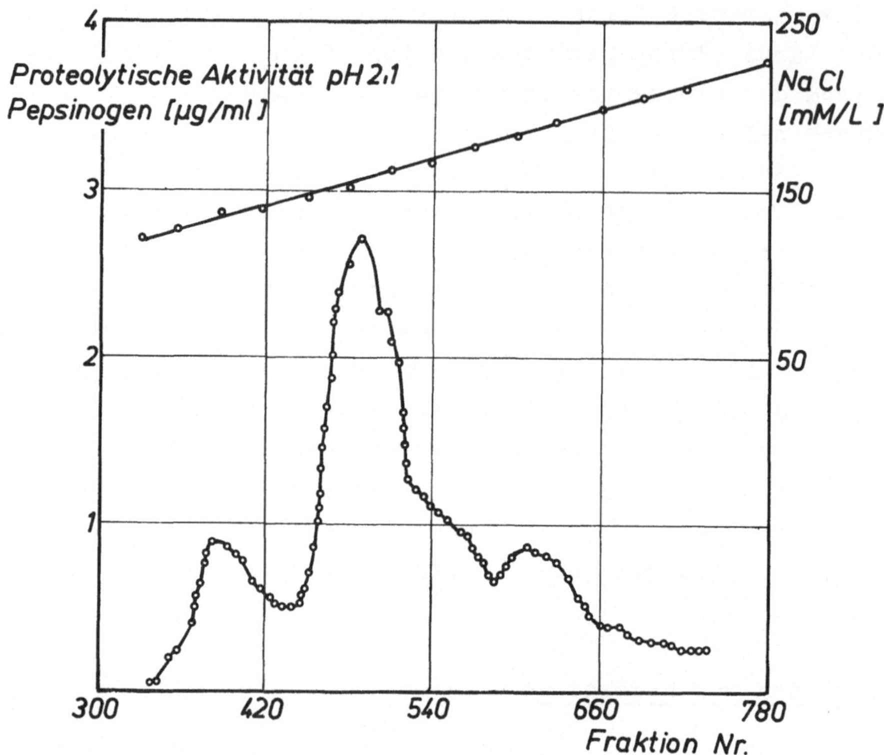

Abb. 1. Fraktionierung der sauren proteolytischen Proenzyme von Proteinkonzentraten des Harns durch Gradienten-Elution. DEAE - Sephadex A 25 fine ; o,1 m Na-Acetat-Essigsäure-Puffer pH 5,6 ; linearer NaCl-Gradient.

Ordinate : Proteolytische Aktivität bei pH 2,1
Bezugsenzym : Schweine-Pepsinogen

Abszisse : Fraktionsnummer
(Volumen der Einzelfraktion : 2,5 ml)

Die 4 Proenzym-Fraktionen fallen bei NaCl-Konzentrationen zwischen o,125 und o,22o molar an. In 6 Versuchen wurden von der eingesetzten Enzymaktivität im Mittel insgesamt 75% ± 1o% in den 4 Fraktionen wiedergefunden. Aus Ultrafiltrationsversuchen von WAGNER (5) kann geschlossen werden, daß die Molekulargewichte dieser sauren proteolytischen Proenzyme des menschlichen Harns bei 4o ooo und somit im Bereich der Molekulargewichte von Pepsinogenen anderer Species (7) liegen.

Nachdem in neuerer Zeit die Abschätzung der Molekulargewichte von Makromolekülen mit Hilfe der Verteilungschromatographie an Sephadex-Gelen möglich geworden ist (PORATH (8), WIELAND (9)), wurde eine solche Untersuchung für die aktivierte saure proteolytische Enzymaktivität der oben beschriebenen Proteinkonzentrate des Harnes und für die saure proteolytische Aktivität von Magensaft vorgenommen.

Die Proteinkonzentrate wurden zunächst einer HCl-Behandlung (pH 2,o, 2o Min., Raumtemperatur) unterzogen und nach dieser Aktivierung der sauren proteolytischen Proenzyme anschließend 6o Min. bei pH 4,o gehalten, um zu erwartende inaktive Oligopeptid-Pepsin-Komplexe (SEIJFFERS u. Mitarb. (1o)) zu zerstören. Nach Dialyse gegen o,1 m Na-Acetat-Essigsäure-Puffer pH 5,6 in 1,o m NaCl wurden die aktivierten Konzentrate mit der gleichen Lösung an Sephadex-G 2oo-Gel-Säulen chromatographiert. Aus dem Verteilungskoeffizienten ergibt sich das Molekulargewicht der sauren proteolytischen Enzymaktivität zu 33 ooo ± 3ooo. Nach dem gleichen Verfahren wurde das Verhalten der sauren proteolytischen Enzymaktivität von Magensaft gesunder Probanden untersucht. Aus dem Verteilungskoeffizienten ergibt sich das Molekulargewicht der sauren proteolytischen Enzymaktivität des Magensaftes zu 33 ooo ± 3ooo. Unter gleichen Bedingungen lieferte eine Präparation von zweifach umkristallisiertem Schweine-Pepsin ein Molekulargewicht von 35 ooo ± 3ooo. Die verwendeten Sephadex-G-2oo-Gel-Säulen waren zuvor in Anlehnung an WIELAND (9) mit Standardpräparationen bekannter Proteine geeicht worden. Die Molekulargewichte dieser Proteine lagen zwischen 14 ooo und 12o ooo. Nach PORATH (8) ergab sich eine lineare Beziehung zwischen der 3. Wurzel aus dem Verteilungskoeffizienten und der Quadratwurzel des Molekulargewichtes.

Nach diesen Molekulargewichtsabschätzungen gelten weitere Untersuchungen dem Beweis der Identität der sauren proteolytischen Enzymaktivitäten des Magensaftes und der aktivierten sauren proteolytischen Enzyme des Harns. Den ersten Versuch eines direkten Vergleichs der beiden Enzymaktivitäten durch Gradienten-Elution an ECTEOLA-Cellulose-Säulen bei pH 5,6 zeigt Abbildung 2.

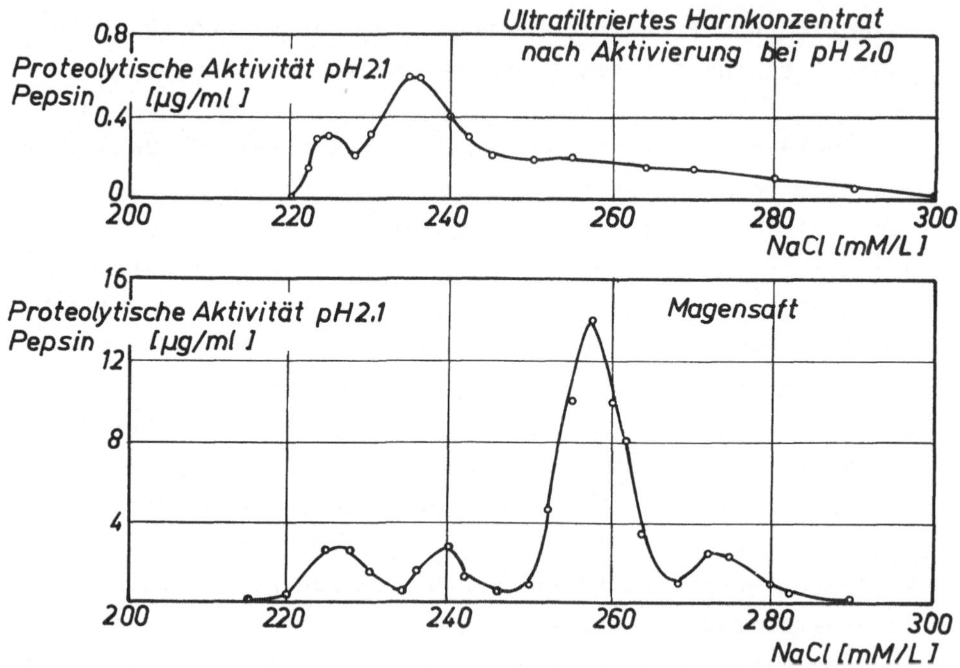

Abb. 2. Vergleichende Säulenchromatographie der sauren proteolytischen Enzymaktivität von Magensaft und von Proteinkonzentrat des Harns nach Aktivierung (Aktivierungsbedingungen s. Text).

ECTEOLA - Cellulose. o,1 m Na-Acetat-Essigsäure-Puffer pH 5,6, linearer NaCl-Gradient.

Ordinate : Proteolytische Aktivität bei pH 2,1
Bezugsenzym: Pepsin (2 x krist.)

Abszisse : NaCl-Konzentration im Eluat (mM/L)

Diskussion

Die Untersuchungen stellen einen Teilschritt auf dem Weg zu einer ausreichenden Charakterisierung und Identifizierung der im Harn ausgeschiedenen sauren proteolytischen Proenzyme dar. Ein Vergleich des nach den gleichen Prinzipien zu untersuchenden 'Plasma-Pepsinogens' und der sauren proteolytischen Proenzyme des Harns dürfte dann eine exakte Grundlage zur Bestimmung der renalen Clearances dieser Proenzyme ergeben.

Literatur

1. BENDERSKY, J.: Virchow's Arch. pathol. Anat. 121, 554 (189o)

2. JANOWITZ, H.D. and HOLLANDER, F.: Gastroenterology 17, 591 (1951)

3. LEPPLA, W., FREIS, A., BROKATE, W., HOFFSÜMMER, B. und KELLER, H.E.: Nierensymposium 1964 (im Druck)

4. SEIJFFERS, M.J., MILLER, L.L. and SEGAL, H.L.: Am. J. Physiol. 2o6, 11o6 (1965)

5. WAGNER, H.: Z. Naturforschung 12 b, 514 (1957)

6. KELLER, H.E., SUTTER, H., HOFFSÜMMER, B. und LEPPLA, W.: Technicon Symposium, Frankfurt 1965 (im Druck)

7. HERRIOTT, R.M.: J. Gen. Physiol. 21, 5o1 (1938)

8. PORATH, J.: Pure appl. Chem. 6, 233 (1963)

9. WIELAND, T., DUESBERG, P. und DETERMANN, H.: Biochem. Zschr. 337, 3o3 (1963)

1o. SEIJFFERS, M.J., MILLER, L.L. and SEGAL, H.L.: Biochemistry 3, 1 (1964)

Isoenzyme der Lactatdehydrogenase im Urin von Patienten mit Nieren- und Harnwegserkrankungen

DUBACH, U.C.

Die LDH[+++]-Aktivität verschiedener Körperflüssigkeiten ist bekanntlich erhöht bei vielen Krankheiten. Die Anwesenheit der LDH-Aktivität im menschlichen Urin wurde von AMELUNG u. Mitarb. (1) sowie von SCHRÖDER (2) und WEST u. ZIMMERMAN (3) vor einigen Jahren mitgeteilt. ROSALKI u. WILKINSON (4) fanden 1959 erhöhte LDH-Aktivitäten im Urin von nierenkranken Patienten. COLTORTI u. Mitarb. (5) und CROCKSON (6) wiesen eine positive Korrelation zwischen der Urin-LDH-Aktivität und dem Ausmaß der Proteinurie nach. BRENNER u. GILBERT (7) untersuchten Patienten, bei denen eine Harnwegsinfektion vermutet wurde; sie fanden regelmäßig erhöhte Aktivitätswerte nur in den Fällen, bei welchen entweder eine mäßige Pyurie oder eine Bakteriurie vorlag. Zu einem ähnlichen Schluß gelangten DUBACH u. REDIGER (8). WACKER u. DORFMAN (9) fanden erhöhte LDH-Aktivitätswerte im Urin von 19 Patienten mit Carcinomen der Harnwege, dagegen keine Erhöhung der Aktivität bei 9 von 12 Patienten mit nicht malignen Veränderungen im Urogenitaltrakt. RIGGENS u. KISER (1o) maßen bei 32 von 38 Patienten mit malignen Tumoren des Urogenitaltrakts erhöhte Urin-LDH-Werte, während bei 44 von 63 Patienten mit nicht malignen Läsionen die ULDH-Aktivität ebenfalls erhöht war. Wir fanden kürzlich an 24 urologischen Patienten mit histologisch gesicherten Malignomen die ULDH-Aktivität in

---

[+] Diese Arbeit wurde ermöglicht durch den Schweizerischen Nationalfonds zur Förderung der wissenschaftlichen Forschung (Beitrag Nr. 354o)

[++] Technische Assistenz: Frl. D. KELLER u. Frl. I. NÖTZLI

[+++] Abkürzungen: LDH = Lactatdehydrogenase, U.... = im Urin, S.... = im Serum

19 von 24 Fällen erhöht (11); diesem Resultat entspricht ein ähnliches prozentuales Verhalten der Aktivitätserhöhung bei benignen Veränderungen im Bereiche des Urogenitalsystems.

MARKERT u. MØLLER (12) haben die LDH in multiple molekulare Isoenzyme aufgeteilt, welche ähnliche Substratspezifität aufweisen, sich aber in ihrem physikalischen, chemischen und immunologischen Verhalten unterscheiden. Jedem Gewebe kommt eine charakteristische Verteilung der LDH-Isoenzyme zu. Körperflüssigkeiten wie z.B. Serum von Gesunden sowie Liquor zeigen stets dasselbe Verteilungsmuster für LDH-Isoenzyme. Das normale LDH-Isoenzymmuster einer Körperflüssigkeit kann durch Krankheiten charakteristisch verändert werden. So wird durch einen Myocardinfarkt die Aktivität der Serum-LDH nicht nur erhöht, sondern das LDH-Isoenzymmuster derart verändert, daß es die Verteilung der Isoenzyme im Herzmuskel wiederspiegelt. In Analogie erzeugt z.B. eine purulente Meningitis eine Veränderung des typischen Isoenzymmusters im Liquor, wie sie durch die Anwesenheit von Leukozyten zu erwarten ist.
Wir haben das Isoenzymverteilungsmuster der LDH im Urin sowohl an gesunden Menschen als auch an Patienten mit verschiedenen urologischen und medizinischen Krankheiten untersucht, insbesondere aber an Patienten mit Malignomen der Niere, der Blase sowie der Prostata; ferner wurden die ULDH-Isoenzyme von Erythrozyten und Leukozyten bestimmt.

Material und Methoden

Sauber gelöste 8 h-Nachturin-Proben wurden gesammelt und das Volumen gemessen, während 1o Min. bei 3ooo U und 4° C zentrifugiert und anschließend gegen entionisiertes Wasser dialysiert. Proben mit sichtbarer Hämolyse wurden verworfen. Qualitative Eiweißbestimmung in der überstehenden Flüssigkeit wurde mit Hilfe von Albustix ^{R} vorgenommen. Das Urinsediment wurde mikroskopisch auf Zellen untersucht und der überstehende Urin für die Enzymuntersuchung verwendet.

Leukozyten + = bis 5 pro Gesichtsfeld bei 24o-facher Vergrößerung, ++ = 1o - 12, +++ = bis 2o, ++++ = 2o und mehr. Erythrozyten + = 1 - 3, ++ = bis 5, +++ = bis 1o, ++++ = 1o und mehr Zellen.

Dialyse: Die Urinproben wurden entsprechend dem früher beschriebenen Vorgehen gegen Aqua dest. und nicht Leitungswasser, das bei uns 1o mg% Calcium enthält (weil gleichzeitig weitere Enzyme dialysiert wurden), während 1 1/2 Std. dialysiert (8). Die Gewichtsveränderung des Dialysates wurde bei der Schlußberechnung in Betracht gezogen.

Ultrafiltration der Urineiweiße: Wir verwendeten das Filtergerät der Membranfilter Gesellschaft Göttingen MD 5o-15, welches 25 ml Urin fasst. In durchschnittlich 3 Std. wurden durch positiven Druck mit N_2 o,3 - o,4 ml Ultrafiltrat (Eindickung 6o - 8o x) bei 4 - 5 atü durch Abpressung durch das Ultrafilter Ls 6o (Durchmesser 5o mm) gewonnen. Die Filter wurden nur einmal verwendet. Ein Verlust von Gesamt-ULDH-Aktivität durch die positive Druckeinengung betrug im Durchschnitt 19%. Über den Einfluß dieses Aktivitätsverlustes auf die einzelnen LDH-Isoenzyme können wir nichts aussagen. Die Arbeiten von McGARRY et al. (13) ergeben jedoch eine repräsentative Verteilung der Enzyme nach Anwendung dieser Ultrafiltrationsmethode verglichen mit z.B. derjenigen der Alkoholausfällung zur Darstellung von Eiweiß im Urin.

<u>Bestimmung der ULDH:</u> In Anlehnung an die Methode von WACKER und DORFMAN (9) verwendeten wir das von uns früher beschriebene Vorgehen (8). Die Berechnung der Gesamt-ULDH wurde nach der früher mitgeteilten Methode vorgenommen (8). Eine Aktivitätseinheit ist diejenige Enzymmenge, welcher eine Abnahme der o.D. von o,oo1/min bei 34o mμ entspricht.

<u>Bestimmung der LDH-Isoenzyme mit Hilfe der Agargel-Methode:</u> Wir verwendeten die Methode nach WIEME (14), wie sie früher beschrieben wurde (15). Die elektrophoretische Trennung wurde während 3o min bei 0° - 4° C, 6oo Volt und 1o - 12 mAmpère pro Objektträger ausgeführt. 1 - 2 μL des eingeengten Urins kam pro Objektträger zum Auftrag. Die Enzymreaktion

wurde bei 37° C und die Inkubation während 1 Std. vorgenommen. Die einzelnen LDH-Isoenzymbanden wurden mit Hilfe eines Vitatron Universal Densiometers bei 54o mμ gemessen und das Resultat mit einem linear-logarithmisch-integrierenden Schreiber prozentual ausgewertet.

Erythrozyten wurden hämolysiert und 1 - 2 μL in einer Verdünnung von 1 : 1,5 pro Objektträger zur LDH-Isoenzymanalyse aufgetragen.

Leukozyten wurden nach einer Methode von PD Dr.chem.J.FREI (Laboratoire Centrale, Hôpital Cantonal, Lausanne) isoliert und unverdünnt aufgetragen.

Resultate

a) Gesunde Kontrollen: Die an 29 gesunden, 11 männlichen und 18 weiblichen Erwachsenen gemessene ULDH-Aktivität beträgt 648 - 2923 E mit einem arithm. Mittelwert von 18o5 E und einer Standardabweichung (s) von ± 549 E. Die ULDH-Aktivität, umgerechnet auf die Volumeneinheit, beträgt 1,4 - 9,2 E/ml Urin (Mittelwert 3,7 E/ml). Im Sediment fand sich nur selten ein Leukozyt oder eine Epithelzelle pro Gesichtsfeld (24o x). Der Nachweis von Eiweiß und Zucker war in allen Proben negativ.

		ULDH-Isoenzyme				
	ULDH E/ml	1	2	3	4	5
Mittelwert	6,8	61,8	29,9	6,1	2,2	o
Extremwerte	3,o - 9,2	35 - 8o	2o - 55	o - 2o	o - 1o	o

8 gesunde Erwachsene
Isoenzym in % der Gesamtaktivität

Tab. 1.

In den Urin- und Serumproben konnten bis zu 5 LDH-Banden dargestellt werden. Entsprechend ihrer Wandungerungsgeschwindigkeit werden sie als ULDH-1, ULDH-2, ULDH-3, ULDH-4 und ULDH-5 bezeichnet. Die Reproduzierbarkeit für die Auftrennung der

LDH-Isoenzyme war bei wiederholten Bestimmungen eine sehr gute. Tabelle 1 zeigt die bei 8 gesunden Erwachsenen im Urin gefundenen Verhältnisse für die ULDH-Isoenzymaktivität. Danach liegt der Hauptanteil in der am meisten gegen die Anode wandernden Fraktion ULDH-1 gefolgt von ULDH-2, ULDH-3 und ULDH-4; meistens findet sich keine messbare Aktivität von ULDH-5.

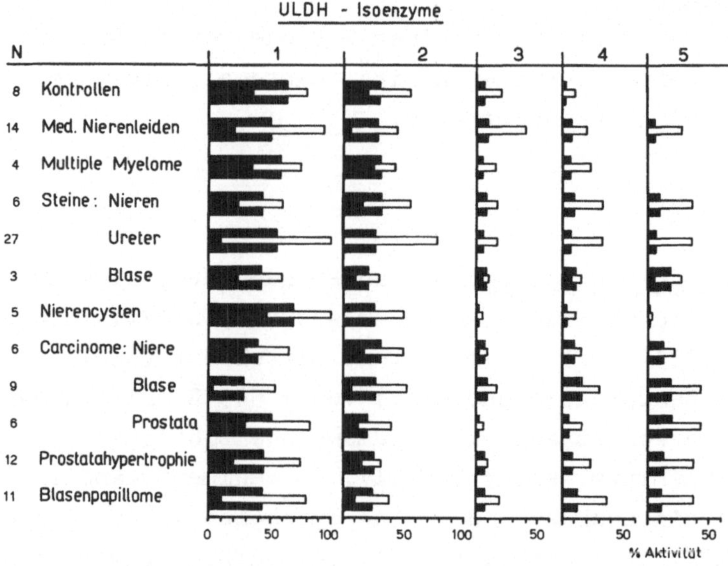

Abb. 1. Mittelwerte ▇ und Streubreiten ▭ für die ULDH-Isoenzyme 1 - 5 in % der Gesamt-ULDH-Aktivität an 8 gesunden Kontrollen und 1o3 Patienten.

b) Patienten: An 1o3 Patienten wurden die ULDH-Isoenzyme bestimmt, die Grenzwerte für jede Krankheitsgruppe sowie der Mittelwert berechnet. Die grösste durchschnittliche ULDH-1-Aktivität zeigte sich in der Gruppe mit Nierenzysten, die größte Streuung für die Extremwerte bei den Patienten mit Uretersteinen; die geringste ULDH-1-Aktivität wurde bei Patienten mit Blasen-Carcinomen gemessen, wobei die prozentual größte für ULDH-5 anfiel. Die Zusammenstellung der Abbildung 1 läßt keine spezielle Isoenzym-Konstellationen für eine bestimmte Krankheitsgruppe erkennen; zudem ist die Streubreite für die einzelnen Isoenzymwerte oft sehr beträchtlich ausgefallen.

Die Abhängigkeit der Isoenzymaktivität vom Sedimentsbefund wird in den Tabellen 2, 3 und 4 illustriert:

Pat.	Alter	⚥	Diagnose	Sediment		Gesamt-ULDH	ULDH-Isoenzyme				
				Ery.	Leuko.	E/8 h	1	2	3	4	5
Sr.R.	34	♀	gesund	o	o	2'4o5	59	31	1o	o	o
S.J.	83	♂	Prostatacarcinom generalisiert metastasierend	+	(+)	1'464	71	12	o	o	17
S.E.	29	♂	Nierenmarksarkom	o	o	8'o16	62	17	7	9	5
K.E.	86	♂	Prostatahypertrophie	o	o	2o'7o3	34	31	8	9	18
G.M.	36	♂	Calciumoxalatstein am re Pyelourethralen Übergang	o	o	2'47o	54	19	8	16	3
O.K.	53	♂	Nierenbeckenstein	+	o	3'546	46	32	14	6	2
Sch. H.	65	♂	Kardiale Nierenstauung	+	o	5'551	94	6	o	o	o
W.K.	51	♀	Cystennieren	o	o	1'188	1oo	o	o	o	o
			Extremwerte				65-1oo			o -27	

Tab. 2.

In Tabelle 2 sind 8 Fälle ohne oder nur mit unbedeutendem Sedimentsbefund zusammengestellt. Es handelt sich um eine gesunde Person und 7 Patienten mit benignen und malignen Krankheiten der Nieren und ableitenden Harnwege. Aus Tabelle 1 geht hervor, daß im Urin von Gesunden 55 - 1oo % der Aktivität auf die beiden Isoenzyme ULDH-1 + ULDH-2 entfallen, wobei relativ geringe Aktivitäten für ULDH-4 + ULDH-5 (maximal 3o%) übrig bleiben. Ein ähnliches Resultat ergibt sich in der Tabelle 2 für Patienten mit Nierenmarksarkom, Prostatahypertrophie, Nierenbeckenstein, cardialer Nierenstauung und mit Cystennieren. Die ULDH-Gesamtaktivität scheint hier ohne Einfluß auf die Verteilung der ULDH-Isoenzyme zu sein: Mindestens 65% der Aktivität entfallen auf ULDH-1 + ULDH-2 und maximal 27% auf ULDH-4 + ULDH-5.
Die LDH-Isoenzymverteilung im Urin von 4 Patienten mit Leukozyten-reichem Sediment ist in Tabelle 3 dargestellt. Urin mit reichlich Leukozyten zeigt im besten Fall 57% der Aktivität für ULDH-1 + ULDH-2, während die Aktivität von ULDH-4 + ULDH-5 im Minimum 37%, im Maximum 7o% betragen kann gegenüber 27% im Maximum für Urine ohne Sedimentsbefund (Tab.2). An isolierten Leukozyten ohne Urin maßen wir 72% der Aktivität für die Isoenzyme ULDH-4 + ULDH-5. Dieses Resultat stimmt mit den an Leukozyten-reichen Urinproben gewonnenen gut überein. Es läßt sich urinenzymatisch mit Hilfe der Summe ULDH-4 + ULDH-5 eine deutliche Unterscheidung zwischen Urin mit oder ohne Leukozyten vornehmen, unabhängig davon, ob benigne oder maligne Veränderungen im Urogenitaltrakt vorliegen. Urinproben mit Leukozyten im Sediment wiesen mindestens die zweimal normale ULDH-Aktivität auf. Es konnte jedoch keine feste Beziehung zwischen der Gesamt-ULDH-Aktivität und der Leukozytenzahl im Sediment gefunden werden.

Tab. 3.

Pat.	Alter	⚥	Diagnose	Sediment		Gesamt-ULDH	ULDH-Isoenzyme				
				Ery.	Leuko.	E/8 h	1	2	3	4	5
S.F.	5o	♂	St.n.Blasenpapillomatose, Pyonephrose n.Plastikoperation	- -	++++ +++	19'2o8 9'856	1o 11	1o 13	1o 13	37 25	33 38
V.L.	71	♀	Ureterstein Hydronephrose	-	++++	24'92o	1o	15	9	3o	36
Sch.H.	5o	♀	Uratstein li Pyelon und in Medulla St.n.Nephrektomie	-	++++	11'221	3o	15	7	22	26
Sch.E.	64	♂	St.n.Elektroresektion bei Prostatahypertrophie	-	++++	6'478	4o	17	6	11	26
			Extremwerte				2o – 57			37 – 7o	
			Leukozyten				5	9	13	16	57

Die ULDH-Isoenzymverteilung bei Patienten mit Mikrohämaturie entspricht sich unabhängig davon, ob ein maligner Tumor oder ein benigner Prozess vorliegt: Tabelle 4 enthält die Resultate der ULDH-Isoenzymverteilung von einem reinen Erythrozyten-Hämolysat und von 6 Patienten, deren Urinsediment hauptsächlich Erythrozyten und nur in 2 Fällen wenige Leukozyten aufwies. Das Urinsediment vom Patienten M.M. mit einem papillären Adenocarcinom der Nieren enthielt zweimal soviele Erythrozyten wie Leukozyten; das ULDH-Verteilungsmuster dieses Patienten wies 24% der ULDH-Aktivität in den Fraktionen ULDH-4 + ULDH-5 auf, die restliche Aktivität war gleichmäßig auf ULDH-1 und ULDH-2 verteilt. Dieses Verteilungsmuster gleicht demjenigen, welches aus einer Mischung von Leukozyten und Erythrozyten erwartet werden darf. Tabelle 4 zeigt ferner, daß sowohl in einer reinen Erythrozytenaufschwemmung als auch im Urin mit mehr Erythrozyten als Leukozyten im Sediment ULDH-1 + ULDH-2 mehr als 63% und ULDH-4 + ULDH-5 weniger als 25% der Aktivität darstellen, was etwa den für die Urine ohne Sedimentsbefund erhaltenen Resultaten entspricht (Tab. 2). Obschon bei den Patienten D.R. und L.H. im Urin die doppelt normale ULDH-Aktivität gemessen wurde, entsprach das ULDH-Isoenzymverteilungsmuster praktisch demjenigen normalen Urins; dagegen unterscheiden sich diejenigen von Urin mit Erythrozyten deutlich von denjenigen mit Leukozyten ohne rote Blutzellen. Es scheint auf Grund dieser Resultate mit Hilfe der ULDH-Isoenzyme nicht möglich, zwischen einem benignen und einem malignen Prozess, zwischen einem renalen Leiden und einer Erkrankung von Blase oder Urethra zu unterscheiden. Der hauptsächlichste Faktor für die Bestimmung des Isoenzymmusters stellt der Sedimentsbefund dar.

Pat.	Alter	⚥	Diagnose	Sediment		Gesamt-ULDH	ULDH-Isoenzyme				
				Ery.	Leuko.	E/8 h	1	2	3	4	5
D.R.	7o	♀	blutendes Blasenpapillom	++++	o	6'282	43	24	11	15	7
L.H.	63	♂	Blasenpapillome	++++	o	6'414	41	22	2o	17	o
M.E.	32	♀	Ureterstein	++++	o	2'o3o	37	42	5	6	1o
L.P.	26	♂	Ureterstein intramural	++++	+	2'264	7o	3o	o	o	o
E.E.	36	♂	Nierenbeckenstein	++++	o	3'o86	45	55	o	o	o
M.M.	69	♀	papilläres Adenocarcinom der Niere	++++	++	5'433	32	35	9	9	15
			<u>Extremwerte</u>				63-1oo (1+2)			o - 24 (4+5)	
			<u>Erythrozyten</u>				47	35	16	1	1

Tab. 4.

c) Spezielle Untersuchungen: Ausgehend von der Beobachtung, daß sich nach einer Nierenbiopsie mit konsekutiver mikroskopischer Hämaturie die Totalaktivität der ULDH verdoppelte und die prozentuale Aktivität von ULDH-1 + ULDH-2 nur unwesentlich (um 2%) veränderte, haben wir zusätzliche Untersuchungen ausgeführt.

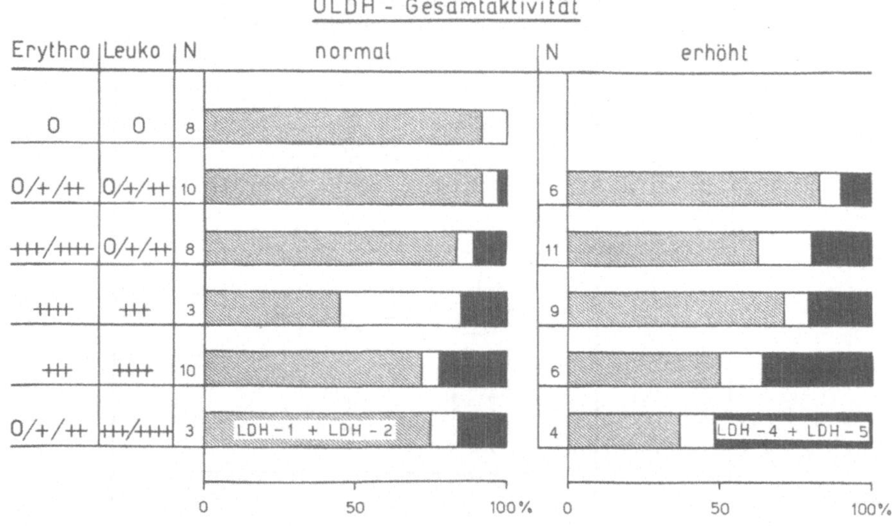

Abb. 2. Bedeutung des Sedimentes für die prozentuale Aktivität der LDH-1 + LDH-2 und der LDH-4 + LDH-5 an 42 Urinproben mit normaler und 36 Proben mit erhöhter Gesamt-ULDH-Aktivität.

Es wurden 42 Urinproben mit normaler und 36 Urinproben mit erhöhter ULDH-Gesamtaktivität von Gesunden und von Patienten mit verschiedenartigen urologischen Krankheiten nach der Zusammensetzung des Sediments und der Verteilung der Aktivitätssummen ULDH-1 + ULDH-2 sowie ULDH-4 + ULDH-5 einander gegenüber gestellt. Aus Abbildung 2 ist ersichtlich, daß die Summenaktivität ULDH-4 + ULDH-5 vorwiegend durch die Beimengung von Leukozyten zum Sediment bestimmt wird. Dies ist umso deutlicher im Falle von Urinproben, bei welchen die ULDH-Gesamtaktivität erhöht ist, weniger hingegen bei Urinproben mit normaler Gesamtaktivität. Der Einfluß eines an Erythrozyten reichen Sedimentes verschiebt die Verteilung zu Ungunsten der Leukozyten, so daß der Anteil von ULDH-1 +

ULDH-2 relativ stärker ins Gewicht fällt als derjenigen von ULDH-4 + ULDH-5.

Pat.	Zusatz zum 8-h-Nachturin	Urinsediment Ery. Leuko.	Gesamt-aktivität ULDH E/8-h (648-2923E)	% der Gesamtaktivität ULDH-Isoenzyme 1	2	3	4	5
Ha.R.	ohne	- (+)	1'732	58	34	8	o	o
	Leukozyten	- ++++	6'111	2o	3o	2o	2o	1o
He.R.	ohne	- -	1'959	67	33	o	o	o
	Leukozyten	- ++++	58'71o	9	25	12	27	27
	Erythrozyten	++++ -	2'753	57	43	o	o	o
	Leukozyten/ Erythrozyten	++++ ++++	3o'978	15	21	2o	2o	24
F.M.	ohne	++ ++	5'685	55	45	o	o	o
	Leukozyten	++ ++++	8'969	32	29	16	1o	13
	Erythrozyten	++++ ++	1o'562	49	34	11	6	o
	Leukozyten/ Erythrozyten	++++ ++++	14'997	32	34	15	1o	9

Tab. 5. Zusatz von Erythrozyten und Leukozyten zum frischen 8-h-Nachturin.

Es wurden ferner gereinigte Erythrozyten und Leukozyten intakt gewonnen. Durch Zusatz solcher Zellsuspensionen zu Urinproben und Inkubation derselben bei 18°C während 4 Std. in Mengen, welchen in der Regel im Sediment 15 - 2o Zellen pro Gesichtsfeld (24o x) entsprachen, wurden regelmäßig Resultate erhalten, wie sie in Tabelle 5 dargestellt sind. Durch Zusatz von weißen Zellen erhöhte sich die ULDH-Gesamtaktivität auf das Zwei- bis Vielfache des Ausgangswertes. Das Isoenzymverteilungsmuster des Ausgangsurins, welcher keine oder nur wenige Erythrozyten und Leukozyten enthielt, wurde durch Zusatz von roten und weißen Blutzellen beträchtlich verändert: Im Urin von Ha.R. verkleinerte sich nach Zusatz von Leukozyten die prozentuale Aktivität von ULDH-1 + ULDH-2 von 92 % auf 5o%, während diejenige von ULDH-4 + ULDH-5 von o% auf 3o% anstieg. Ein ähliches Bild war bei Patient He.R. zu beobachten. Hier führte der Zusatz von Leukozyten zu einer ausserordentlich starken Zunahme der Gesamtaktivität, während Zusatz von Erythrozyten die Gesamtaktivität nur wenig vermehrte. Wiederum verschob sich, wie im Falle nach Nierenbiopsie mit Hämaturie die prozentuale Aktivität von ULDH-1 nach Zusatz von Erythrozyten im Vergleich zum Ausgangsurin zu Gunsten von ULDH-2. Während die prozentuale Aktivität von ULDH-1 + ULDH-2 bei Leukozytenzusatz 34% betrug und entsprechend ULDH-4 + ULDH-5 auf 54% anstieg, vermehrte sich die Aktivität von ULDH-1 + ULDH-2 bei Zusatz von Leukozyten und Erythrozyten geringgradig auf 36%, während die Aktivität von ULDH-4 + ULDH-5 auf 44% abfiel. Eine wechselseitige Beeinflussung der Isoenzymverteilung im Urin durch Zusatz von roten und weißen Blutzellen ist damit gesichert. Zur Unterstützung der hier gefundenen Korrelation wird ein weiterer Fall (F.M.) angeführt.

Diskussion

Die Resultate der vorliegenden Untersuchungen zeigen, daß Leukozyten und Erythrozyten einzeln oder gemeinsam hauptsächlich für die erhöhte Gesamt-LDH-Aktivität im Urin von Patienten mit den verschiedensten Affektionen des Urogenitaltraktes verantwortlich sind. So unterscheidet sich die ULDH-Isoenzymverteilung bei Patienten mit malignen Tumoren nicht von demjenigen bei Patienten ohne Neoplasmata. Patienten mit Tumoren des Urogenitaltraktes, deren Urin keine

Leukozyten, Erythrozyten noch Protein enthalten, zeigen entweder normale oder nur eine leicht erhöhte Gesamt-LDH-Aktivität, und das ULDH-Isoenzymverteilungsmuster kann identisch sein mit demjenigen gesunder Personen. Zudem entsprechen sich bei vergleichbarem Sedimentsbefund die LDH-Isoenzymverteilungsmuster im Urin bei Patienten mit Malignombefall in den verschiedenen Urogenitalabschnitten und bei Patienten mit Steinleiden oder Infektionen. Anwesenheit oder Beimengung von Leukozyten zum Urin ergibt eine Verschiebung der Isoenzymaktivität von ULDH-1 und ULDH-2 zu Gunsten von ULDH-4 und ULDH-5. MACALAG u. PROUT (17) glaubten, den vermehrten Anfall von ULDH-4 und ULDH-5 direkt auf Nierentumorgewebe zurückführen zu können. Doch fehlen in ihrer Arbeit Angaben über das Urinsediment.

Das LDH-Isoenzymmuster normalen Urins gleicht demjenigen von Serum. Es konnte jedoch schon früher gezeigt werden, daß bei Patienten mit erhöhter ULDH nicht das Serum Quelle für die erhöhte Aktivität darstellt (11). Die Vermutung, daß Tumoren des Urogenitalsystems Ausgangspunkt der erhöhten ULDH-Aktivität sind, bestätigte sich nicht. Die Verteilungsmuster für ULDH-Isoenzyme von Blasenmalignomen und von Blasenschleimhaut sind z.B. identisch, wie GELDERMAN et al. (16) zeigen konnten. Ferner konnten wir, wie auch diese Autoren (15) nachwiesen, daß die Annahme regelmäßig erhöhter ULDH-Aktivität bei Patienten mit Carcinombefall des Urogenitaltraktes nicht begründet ist; es ist wahrscheinlicher, daß die vermehrte ULDH-Aktivität in der Hauptsache von Leukozyten oder auch von Erythrozyten im Urin abstammt.

Zusammenfassung

Die Isoenzymverteilung der Lactatdehydrogenase im Urin (=ULDH) von 8 Gesunden und 1o3 Patienten mit urologischen benignen und malignen sowie medizinischen Krankheiten wird quantitativ und prozentual mit Hilfe der Agargel-Elektrophorese bestimmt. Die Aktivitätssumme der Isoenzyme ULDH-1 + ULDH-2 von Gesunden, von Patienten ohne Sedimentsbefund, unabhängig davon, ob ein benignes oder malignes Leiden vorliegt, sowie von reinen Erythrozytensuspensionen beträgt mindestens 55%, diejenigen von ULDH-4 + ULDH-5 höchstens 27% der Gesamt-ULDH-Aktivität. Dagegen zeigen Patienten mit bedeutender Leukozyturie unabhängig vom Krankheitsbild ein Summentotal der ULDH-4 + ULDH-5 von mehr als 37%; ULDH-1 + ULDH-2 machen bei diesen Fällen weniger als 55% aus; Leukozyten allein weisen ein entsprechendes Isoenzymmuster auf. Es sind die hauptsächlichsten zellulären Beimengungen zum Urin entscheidend über die Isoenzymverteilung nicht aber Sitz, Ausmaß und Ort der Urogenitalerkrankung. In vitro-Versuche mit Zusatz von weißen und roten Blutzellen zum Urin bestätigen die Resultate an den Patienten.

Literatur

1. AMELUNG, D., HORN, H.D. und SCHRÖDER, E.: Klinische und experimentelle Untersuchungen zur Frage der Ferment-Elimination aus dem Serum. Klin.Wschr. 36, 963 (1958)

2. SCHRÖDER, E.: Experimentelle Untersuchungen zur Frage der Eliminierung der Enzyme Milchsäure-Dehydrogenase und Glutaminsäure-Benztraubensäure-Transaminase durch Niere und Leber. med. Diss. (Düsseldorf 1958)

3. WEST, H. and ZIMMERMAN, H.J.: Serum enzymes in disease. J. Lab. clin. Med. 52, 185 (1958)

4. ROSALKI, S.B. and WILKINSON, J.H.: Urinary lactic dehydrogenase in renal disease. Lancet II, 327 (1959)

5. COLTORTI, M., ASCIONE, A., GIUSTI, G. e Di SIMONE, A.: Eliminazione urinaria di alcuni enzimi in soggetti a rene integro ed in nefropatici: correlatione con l'entità della proteinuria. Rif. Med. 47, 1313 (1962)

6. CROCKSON, R.A.: Lactic dehydrogenase in renal disease. Lancet II, 14o (1961)

7. BRENNER, B.M. and GILBERT, V.E.: Elevated levels of lactic dehydrogenase, glutamic-oxalacetic transaminase, and catalase in infected urine. Amer. J. med. Sci. 245, 31 (1963)

8. DUBACH, U.C. und REDIGER, R.: Die Lactatdehydrogenase-Aktivität im Urin bei urologischen und medizinischen Krankheiten. Urol. int. 17, 65 (1964)

9. WACKER, W.E.C. and DORFMAN, L.E.: Urinary lactic dehydrogenase activity. J. amer. med. Ass. 181, 972 (1962)

1o. RIGGENS, R.S. and KISER, W.S.: Study of lactic dehydrogenase in urine and serum of patients with urinary tract disease. J. Urol. 9o, 594 (1963)

11. DUBACH, U.C.: Diagnostischer Wert von Enzymbestimmungen im Urin bei Tumoren des Urogenitalsystems. Oncologia, 19 (1965)

12. MARKERT, C.L. and MØLLER, F.: Multiple forms of enzymes: tissue ontogenic and species specific patterns. Proc. nat. Acad. Sci. 45, 753 (1959)

13. McGARRY, E., SEHON, A.H. and ROSE, B.: The isolation and electrophoretic characterization of the proteins in the urine of normal subjects. J. clin. Invest. 34, 832 (1955)

14. WIEME, R.J.: Studies on agargel electrophoresis. Arscia Uitgaven, N.V., Brüssel, 1959

15. DUBACH, U.C.: Organspezifische Diagnose mit Hilfe von Isoenzymen der Serum-Lactatdehydrogenase. Schweiz. med. Wschr. 92, 1436 (1962)

16. GELDERMAN, A.H., GELBOIN, H.V. and PEACOCK, A.C.: Lactic dehydrogenase isoenzymes in urine from patients with malignancies of the urinary bladder. J. Lab. clin. Med. 65, 132 (1965)

17. MACALALAG, E.V. und PROUT, G.: Confirmation of the source of elevated urinary lactic dehydrogenase in patients with renal tumors. J. Urol. 92, 416 (1964)

Diskussion:

HEINTZ: Haben Sie einen Zusammenhang zwischen Proteinurie und der Lactatdehydrogenase-Ausscheidung beobachtet?

DUBACH: Ein Vergleich der ULDH-Aktivität mit der Proteinurie wies auf eine deutliche gegenseitige Abhängigkeit hin, die wir mit REDIGER, 1964, nachweisen konnten. Verschiedene Autoren haben entsprechende Resultate mitgeteilt, wenn auch von anderen, insbesondere von WACKER und DORFMAN, 1962, eine solche gegenseitige Abhängigkeit bestritten wurde.
Zusatz von bovinem Albumin in Konzentrationen von o,5 - o,oo5‰ zum Urin veränderte dagegen die Aktivität in eigenen Versuchen nicht wesentlich.

MERTZ: Ihren Untersuchungen zufolge muß man die Brauchbarkeit der Iso-Enzym-Muster zur Diagnostik der Nierenerkrankungen mit Zurückhaltung beurteilen. Vielleicht wäre das Ergebnis ermutigender, wenn man den Ausscheidungsgrad anderer, bisher nicht berücksichtigter Enzyme untersuchen würde.

DUBACH: Wir haben versucht, die Isoenzyme der alkalischen Phosphatase und der Leucinaminopeptidase ebenfalls zu diagnostischen Zwecken heranzuziehen, um im Sinn der Gewebsuntersuchung wie bei einem Enzymmuster hier weiterzukommen. Leider sind die methodischen Aufwendungen zur Darstellung der Isoenzyme der beiden Fermente ausserordentlich schwierig. Ich glaube, daß Herr NIETH diesbezügliche Erfahrungen hat. Ich selbst kann nur sehr negativ antworten, indem wir aus methodischen Gründen hier nicht weiterkamen.

NIETH: Wir können noch nichts Definitives über das Verhalten von Isoenzymen der Leucinaminopeptidase, der alkalischen Phosphatase und der Lactat-Dehydrogenase sagen. Die Zahl der untersuchten Patienten ist noch zu gering, um definitive Schlüsse zu ziehen.

Beobachtungen über die Auswirkungen der Urämie auf die Schilddrüsenfunktion

FANKHAUSER, S., ZEYER, J., MORELL, B. und KÖNIG, M.P.

Bei näherer Betrachtung des Krankengutes einer nephrologischen Klinik aus dem Gesichtswinkel des Endokrinologen fallen einem gewisse Patienten mit chronischer Niereninsuffizienz auf, deren Aspekt an eine Hypothyreose, manchmal auch an eine Hypophysen- oder Nebenniereninsuffizienz denken lässt. Besonders Patienten mit seit Jahren bestehender chronischer Pyelonephritis weisen häufig Hypothyreosezeichen auf, wie trockene Haut, Obstipation, Kälteempfindlichkeit und hie und da auch von Auge sichtbar verlangsamte Reflexe.

Wir haben uns deshalb in den letzten 2 Jahren bemüht, eine Reihe von Patienten mit chronischer Pyelonephritis endokrinologisch zu untersuchen. In der vorliegenden Arbeit möchten wir über unsere vorläufigen Resultate in Bezug auf die Schilddrüsenfunktion berichten.

Krankengut: Es handelt sich um 2o Fälle von chronischer Pyelonephritis mit Azotämie, d.h. der Rest-N betrug im Minimum 4o mg%, im Maximum 95 mg%, im Durchschnitt 57 mg%. Bei der Auswahl der Patienten wurde darauf geachtet, daß der Allgemeinzustand noch relativ gut, die Albuminurie geringgradig und das Serum-Eiweiß normal waren. In keinem Fall bestand eine Hypertonie schwereren Grades.

Methoden: Das PBI wurde nach der Methode von BARKER (1), die Achillessehnenreflexzeit mit dem BURDICK-Photomotographen gemessen (2, 3). Der Grundumsatz wurde nur während der Hospitalisationsperiode der Patienten gemessen.

Resultate:

1. Klinische Untersuchung: Die 2o Patienten wiesen folgende, für eine Hypothyreose sprechende Symptome auf:

Obstipation	12
Parästhesien, Muskelschmerzen	14
Kälteintoleranz	12
chronische Heiserkeit	9
trockene Haut, vermindertes Schwitzen	16
trockenes Haar, Haarausfall	1o
Verlust der Pubes- und Axillärhaare	9

Auf Grund dieser Symptome könnte also in ungefähr der Hälfte unserer Fälle eine Hypothyreose vermutet werden (4).

2. PBI: Bei 19 Patienten konnten PBI-Werte gemessen werden (Abb. 1). Bei den angegebenen Werten handelt es sich um Mittelwerte von mindestens 2 Bestimmungen. Bei einem normalen Mittelwert von 5,75 gamma% mit einem Normalbereich von 3,5 bis 8,o lag das Mittel bei unseren Patienten bei 3,85 gamma%. Die Streuung betrug 1,8 bis 5,2.6 von den 19 Werten lagen unterhalb der untersten Grenze der Norm von 3,5.

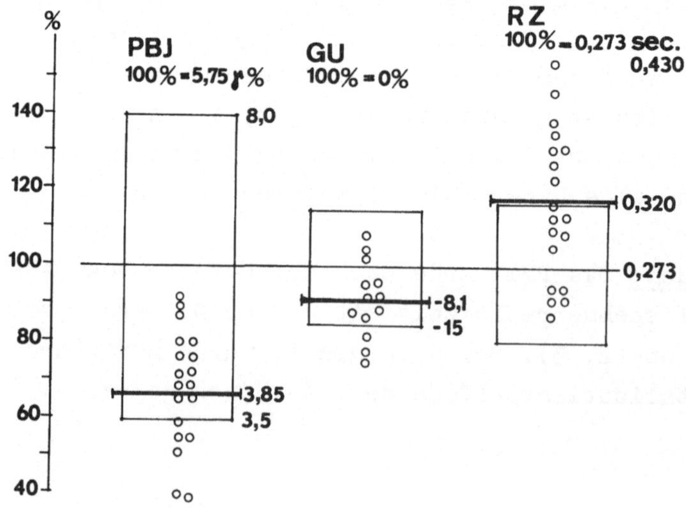

Abb. 1. Eiweißgebundenes Jod, Grundumsatz und Reflexzeit bei 2o Patienten mit chronischer Pyelonephritis.

3. Der Grundumsatz konnte nur bei 13 Patienten bestimmt werden. Im Mittel betrug er -8,1% bei einer Streuung zwischen +9 und -24%.

4. Die Reflexzeit wurde an der Achillessehne von 19 Patienten mit Hilfe des BURDICK-Photomotographen registriert. Die Norm liegt bei unserer Methode zwischen o,22 und o,32 sec. mit einem Mittelwert von o,273. Bei den 19 Patienten betrug der Mittelwert o,32, bei einer Streuung von o,24 bis o,43. 8 von den 19 Fällen haben eine über die oberste Grenze der Norm verlängerte Reflexzeit. Ergänzende Untersuchungen an einem grösseren Krankengut haben gezeigt, daß Patienten mit Rest-N-Erhöhung gegenüber nicht azotämischen durchschnittlich eine statistisch signifikant verlängerte Reflexzeit aufweisen (5).

5. Ein Jodtracer wurde bei 19 Patienten durchgeführt. In 8 von 19 Fällen wies die Schilddrüse eine in Anbetracht der verminderten Ausscheidung von Jod^{131} durch die Niere relativ geringgradige Jodspeicherung auf. Die Werte des PBI^{131} sind durchwegs tief, meist unterhalb der untersten Normgrenze (6). Die Resultate sind also teilweise mit der Annahme eines TSH-Mangels kompatibel. Eine endgültige Beurteilung kann jedoch erst erfolgen, wenn weitere Faktoren, wie anorganisches Jod im Serum, Grösse des intrathyreoidalen Jodpools bekannt sind. Die entsprechenden Untersuchungen sind im Gange.

Diskussion:

Auf Grund der klinischen Zeichen, sowie der Bestimmung von PBI, Reflexzeit und Grundumsatz könnte man also schließen, daß rund 2/5 der untersuchten Patienten mit chronischer Pyelonephritis an einer deutlichen, wenn auch nicht sehr ausgeprägten Hypothyreose leiden. Bevor dies jedoch mit Sicherheit angenommen werden kann, muß die Frage diskutiert werden, inwiefern die erwähnten Symptome auch bei Niereninsuffizienz für die Schilddrüse spezifisch sind.

Zu den PBI-Messungen ist folgendes zu bemerken: Die tiefen Werte dürften kaum durch einen chronischen Eiweißverlust zu erklären sein. Die Albuminurie war in allen Fällen nur geringgradig und keiner wies eine Hypoproteinämie auf. Tiefe PBI-Werte werden auch bei seltenen Zuständen mit abnormer Eiweißbindung der Schilddrüsenhormone beobachtet (7, 8). Beim gegenwärtigen Stand unserer Untersuchungen können wir nicht mit Sicherheit ausschließen, daß in einigen unserer Fälle, die keine weiteren Hypothyreose-Symptome aufwiesen, eine Störung solcher Art vorliegt. Bei der grossen Mehrzahl unserer Patienten mit erniedrigtem PBI bestanden aber gleichzeitig weitere Zeichen einer Hypothyreose. Für diese Fälle glauben wir deshalb eine verminderte Thyroxinproduktion der Schilddrüse annehmen zu können.

Auch bei Reflexmessungen müssen gewisse differentialdiagnostische Möglichkeiten erwogen werden (9). Bekannte Ursachen für eine Verlängerung der Reflexzeit wie Diabetes mellitus, Adipositas, neurologische Leiden wurden ausgeschlossen. Eine Hyperkaliämie kann ebenfalls verlängerte Reflexe verursachen (1o). Messungen, die zur Zeit einer Hyperkaliämie durchgeführt wurden und zum Teil deutlich verlängerte Werte ergaben, wurden nicht berücksichtigt. Weitere Elektrolytstörungen spielen im Bereich der bei unseren Patienten beobachteten Veränderungen keine wesentliche Rolle für die Reflexzeit. Als einzige Erklärung für die Reflexverlängerung bleibt also eine Verminderung von Schilddrüsenhormon in der Peripherie.

Die folgende Zusammenstellung zeigt, daß zwischen den einzelnen Hypothyreose-Symptomen eine Korrelation besteht:

	Dauer der Niereninsuffizienz	
	<1 Jahr	>1 Jahr
Anzahl Patienten	12	8
mittl. Dauer der Azotämie	5,9 Mon.	3,75 Jahre
mittl. Rest-N mg%	56,5	57,5
Klinik: Punkte nach WAYNE	13,7	23
PBI (gamma%)	4,1	3,1 p=o,o1
Reflexzeit	o,297	o,355 p<o,o1

Es zeigt sich, daß Patienten mit ausgeprägteren klinischen Zeichen, mit tieferem PBI und verlängerten Reflexen vor allem in der Gruppe mit der längeren Dauer der Niereninsuffizienz zu finden sind. Diese Korrelation zwischen den einzelnen Hypothyreose-Symptomen spricht dafür, daß es sich in diesen Fällen nicht um eine scheinbare, sondern um eine echte Unterfunktion der Schilddrüse handelt. Auf Grund der folgenden Argumente glauben wir, daß es sich wahrscheinlicher um eine sekundäre, hypophysär bedingte und nicht um eine primäre Hypothyreose handelt: Klinisch entspricht die Beschaffenheit der Haut eher einer sekundären Hypothyreose. Die Resultate der Jodtracer passen zu einem TSH-Mangel, zudem lassen sich sowohl Jodaufnahme der Schilddrüse wie auch das PBI durch TSH-Applikation deutlich steigern. 9 TSH-PBI-Teste ergaben einen durchschnittlichen Anstieg des PBI von 3,1 auf 5,9 gamma% (11). Die normalen Cholesterinspiegel sind ebenfalls eher mit einer sekundären Hypothyreose vereinbar.

Die Feststellung, daß vor allem Patienten mit langdauernder Niereninsuffizienz von dieser endokrinen Störung betroffen werden, läßt vermuten, daß es sich um eine Schädigung der Hypophyse, eventuell auch der Schilddrüse durch eine sehr lange dauernde Retention von harnpflichtigen Substanzen handeln könnte.

Zusammenfassend können wir feststellen, daß von 2o Patienten mit chronischer Pyelonephritis rund 2/5 klinisch und laboratoriumsmäßig deutliche Zeichen einer wahrscheinlich sekundären Hypothyreose aufweisen. Die Hypothyreosezeichen werden deutlicher mit zunehmender Dauer der Azotämie. Erst weitere Untersuchungen werden uns über die Art dieser endokrinen Störung näheren Aufschluß geben, im Moment scheint es uns deshalb auch noch verfrüht, irgendwelche therapeutischen Konsequenzen zu ziehen.

Literatur

1. BARKER, S.B., HUMPHREY, M.J. & SOLEY, M.H.: The clinical determination of protein bound iodine. J. clin. Invest. 3o, 55 (1951)

2. BINSWANGER, J., STUDER, H., WYSS, F.: Ablauf der Sehnenreflexe bei Funktionsstörungen der Schilddrüse. Helv. med. Acta 28, 482 (1961)

3. GILSON, W.E.: Achilles-reflex recording with a simple photomotograph. New Engl. J. Med. 26o, 1o27 (1959)

4. PREISWERK, A.: Zur Diagnose und Therapie der Hypothyreose. Helv. med. Acta 31, 631 (1964)

5. MORELL, B.: Veränderungen der Reflexzeit bei Patienten mit Nierenerkrankungen. Diss., in Vorbereitung

6. ZEYER, J., de RIEDMATTEN, J.J. & FRANKHAUSER, S.: Freie Fettsäuren und Schilddrüsenfunktion bei chronischen Nierenerkrankungen. Helv. med. Acta 31, 557 (1964)

7. OSARIO, C., JACKSON, D.J., GARTSIDE, J.M. & GOLDEN, A.W.G.: The uptake of I^{131} Triiodothyronine by red blood cells in relation to the binding of thyroid hormones by plasma proteins. Clin. Science 21, 355 (1961)

8. FRIIS, R. & OSTERGAARD-KRISTENSEN, H.P.: The in vitro uptake by human erythrocytes of labelled L-Triiodothyronine in case of chronic bronchitis with carbon dioxide retention and renal insufficiency. Acta endocr. 36, 335 (1961)

9. KISSEL, P., HARTEMANNE, P., DUC, M. & DUC, M.-L.: Le réflexogramme achilléen dans les dysthyroidies et dans les troubles du métabolisme électrolytique. Presse med. 72, 22o1 (1964)

1o. CARR, A.A., GILL, J.R.,HENKIN, R.J. & BARTTER, F.C.: The relationship of potassium metabolism to the achilles tendon reflex in man. Clin. Res. 11, 215 (1963)

11. McK.JEFFERIES, W., LEVY, R.P., PALMER, W.G., STORAASHI, J.P. & KELLY, L.W. jr.: The value of a single injection of thyrotropin in the diagnosis of obscure hypothyroidism. N. Engl. J. Med. 249, 876 (1953)

Diskussion:

MERTZ: Haben Sie in allen Fällen oder nur stichprobenweise den TSH-Test durchgeführt? Es ist ja denkbar, daß es im Laufe der Niereninsuffizienz zur Produktion oder Retention von Substanzen kommt, die antithyreoidal wirksam sind. Sie sagten, vermutlich ist es eine sekundäre Hypothyreose. Sind Sie sicher, daß es in allen Fällen so war?

FANKHAUSER: Ich habe in 9 Fällen einen PBI-TSH-Test durchgeführt. Achtmal ist das PBJ nach TSH um mindestens 4o-5o% gestiegen, in einem Fall ist es nicht angestiegen. Leider sind die Resultate noch unvollständig in Bezug auf den Jod-Tracer, aber auf Grund dieser PBJ-Tests kann man sagen, es sind sekundäre Hyperthyreose-Fälle.

Auswirkungen einer experimentellen Niereninsuffizienz auf den zellulären Widerstand („input resistance") einzelner Skelettmuskelzellen

BOLTE, H.-D., MENNINGER, H. und RIECKER, G.

Bei der Niereninsuffizienz des Menschen ist das Membranruhepotential einzelner Skelettmuskelzellen deutlich erniedrigt (BOLTE, H.-D., RIECKER, G. und. RÖHL, D., 1963) und die Schwellenreizstromstärke erhöht (BOLTE, H.-D., RONNEBERGER, A. und RIECKER, G., 1965).

Qualitativ die gleichen Veränderungen konnten wir bei der experimentellen Niereninsuffizienz der Ratte an einzelnen Muskelzellen des Zwerchfells in vitro nachweisen. Als eine mögliche Ursache dieser charakteristischen Abweichungen vermuteten wir eine Änderung des elektrischen Membranwiderstandes. Deshalb erzeugten wir an einzelnen Muskelzellen von Rattenzwerchfellen unterschwellige, depolarisierende, elektrotonische Potentiale und setzten sie zu den dazu notwendigen Strömen in Beziehung. Durch die Ermittlung des Quotienten Δ U (Membranpotentialänderung) / I (Strom) erhält man dann eine Widerstandsgröße ("input resistance"), die wesentlich vom Membranwiderstand der Zelle abhängt.

Die einzelnen Zellen des Zwerchfells werden in einer physiologischen Lösung nach KREBS und HENSELEIT (1932) bei Thermokonstanz von 36,5° C mit einer Mikroglaselektrode nach LING und GERARD (1949) innerhalb von 5o Minuten nach Entnahme punktiert und die Ruhepotentiale mit einem hochohmigen Millivoltmeter gemessen. Unter Verwendung einer Brückenschaltung nach ARAKI und OTANI (1955) werden dann unterschwellige, depolarisierende, elektrotonische Potentiale zwischen 1 und 5 Millivolt erzeugt. Diese Membranpotentialänderungen und die dazu notwendigen Ströme werden unter Verwendung von Kathodenfolger-Verstärkern von einem Zweistrahl-Oszillographen registriert. 12 bis 14 Millisekunden nach dem Beginn des Stromimpulses wird die Membranpotentialänderung asymptotisch. Nur diese elektrotonischen Potentiale wurden gemessen.

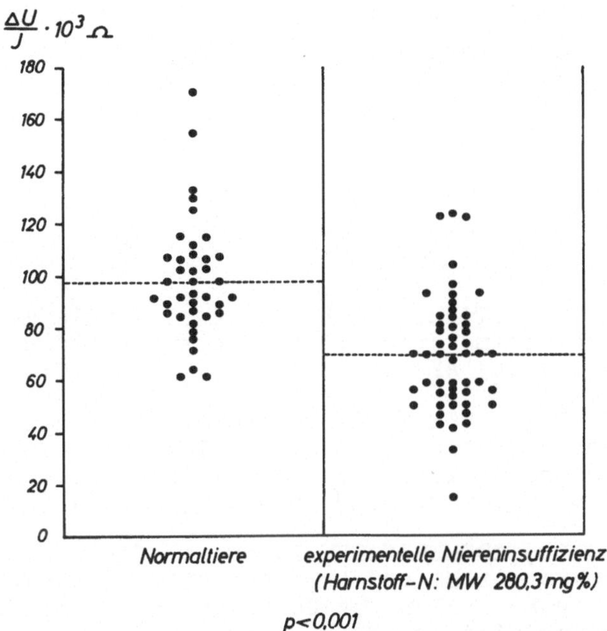

Abb. 1. Erniedrigung des zellulären Widerstandes ("input resistance") einzelner Muskelzellen des isolierten Rattenzwerchfells unter dem Einfluß einer experimentellen Niereninsuffizienz (Ureterligatur). Mittlerer Harnstoff-N im Serum: 28o,3 mg%.

Aus der Abbildung 1 gehen die erhobenen Messwerte hervor. Bei Normaltieren fanden wir einen Widerstandswert von 97,8 $1o^3$ Ohm. Bei den niereninsuffizienten Tieren zeigte sich eine Erniedrigung dieses Wertes auf 69,35 . $1o^3$ Ohm ($p < o,oo1$). Die experimentelle Niereninsuffizienz, die durch beidseitige Ureterligaturen erzeugt wurde, entsprach einem mittleren Harnstoff - N von 28o mg%. Die mittleren Zelldurchmesser waren bei beiden Kollektiven identisch (5o,7 Mikron).

Der von uns gemessene Widerstandswert ist der Ionenleitfähigkeit, worunter man die Summe der Leitfähigkeiten für jedes einzelne beteiligte Ion zu verstehen hat, umgekehrt proportional. Bei experimenteller Niereninsuffizienz ist danach die Leitfähigkeit für Ionen an Muskelzellen erhöht. Sie läßt sich als ursächliches Moment für die Erniedrigung des Ruhepotentials und für die Erhöhung der Schwellenreizstromstärke gut verstehen.

Literatur

1. ARAKI, T. and OTANI, T.: Response of single motoneurons to direct stimulation in toad's spinal cord. J. Neurophysiol. 18, 472 (1955)

2. BOLTE, H.-D., RIECKER, G. und RÖHL, D.: Measurements of membrane potential of individual muscle cells in normal men and patients with renal insufficiency. Proc. IInd Intern.Congr. of Nephrology, p. 114 (1963)

3. BOLTE, H.-D., RONNEBERGER, A. und RIECKER, G.: Messungen von Ruhepotential und Erregbarkeit einzelner menschlicher Muskelzellen von Gesunden und Patienten mit Niereninsuffizienz. Verh. dtsch. Ges. inn. Med. 71. Kongress 1965, im Druck

4. KREBS, H.A. und HENSELEIT, K.: Untersuchungen über die Harnstoffbildung im Tierkörper. Hoppe-Seyler's Z. physiol. Chem. 210, 33 (1932)

5. LING, G. and GERARD, R.W.: The normal membrane potential of frog sartorius fibers. J. cell. comp. Physiol. 34, 383 (1949)

Diskussion:

KRAMER: Kann man aus Ihren Versuchen schließen, ob am aktiven Transport dieser Zellmembran etwas passiert ist?

BOLTE: Es ist wahrscheinlich, daß dabei der aktive Transport eine Rolle spielt.

MERTZ: Finden sich experimentell Unterschiede hinsichtlich des Membranwiderstandes zwischen akuten und chronischen Niereninsuffizienzen?

BOLTE: Nein, es ist nicht bekannt, daß Unterschiede zwischen beiden Insuffizienzen bestehen.

PETERS: Wenn Sie bei Urämie oder Niereninsuffizienz irgendwelche Veränderungen finden, so muß man natürlich sofort fragen, auf welchen retinierten löslichen Bestandteil sind sie zurückzuführen? Herr BOLTE hat sicher einige Vorstellungen darüber. Herr FANKHAUSER für die Schilddrüsenveränderungen vielleicht auch. Was käme in Frage? Hat Harnstoff einen Einfluß in größeren Konzentrationen? Ich glaube doch nicht.

BOLTE: Wir haben bei erhöhten Harnstoff- und Kreatininkonzentrationen die Potentiale an den einzelnen Muskelzellen gemessen. Das Ruhepotential wird weder durch sehr hohe (300 mg%), noch durch niedrige Harnstoffkonzentrationen beeinflußt. Das gleiche gilt für Kreatinin. Auch mit Milchsäure war keine Beeinflussung des Ruhepotentials zu beobachten. Es ist also anzunehmen, daß andere Substanzen dabei eine Rolle spielen.

RENNER: Zur Frage möglicher toxischer Stoffe: Wir haben seit längerer Zeit die Wirkung urämischer Seren auf bestimmte Gewebe, z.B. Nierenschnitte in vitro, untersucht. Man findet eine Reihe von Stoffwechselveränderungen, die vielleicht durch Guanidin oder auch methylierte Produkte des Guanidin, möglicherweise auch durch tertiäre Amine, bedingt sind. Darüber kann man noch nichts Genaueres sagen; der Harnstoff ist es jedenfalls sicher nicht.

LEPPLA: Können Sie überblicken, ob evtl. eine Änderung der intrazellulären Proteinzusammensetzung, d.h. also eine Änderung der Proteinkonzentration in der intrazellulären Phase einen Einfluß auf die von Ihnen gemessenen Phänomene haben könnte? Vielleicht wäre dies eine Erklärungsmöglichkeit, wenn wir annehmen, daß viele molekulare Stoffe keinen Einfluß haben.

BOLTE: Die Proteinkonzentration einzelner Zellen oder von Homogenaten ist nicht direkt bestimmt worden. Wir haben die Zelldurchmesser verglichen und dabei sowohl bei den Normaltieren als auch bei niereninsuffizienten Tieren gleiche Durchmesser von 50 μ gemessen. Es ist also wahrscheinlich, daß eine gröbere Strukturänderung bei den Niereninsuffizienzen nicht aufgetreten ist. Welcher Art die Eiweißkonstellation des Intrazellulärraumes bei der Niereninsuffizienz ist, wurde nicht gemessen.

PETERS: Wir haben also wieder einen mysteriösen retinierten Bestandteil, der doch recht weitgehende Effekte hat.

Clinical pharmacology of fursemide

KERR, D.N.S., ROBSON, A.O., ASHCROFT, R., ULDALL,R.

Fursemide (Fursemide, Furosemide, Lasix) contains a sulphamoyl benzene ring, like the thiazides, acetazolamide and many other diuretics. Some of its predecessors which were at first thought to differ from the thiazides pharmacologically, when tested by the technique of PITTS et al. (1958) and FORD and ROCHELLE (1959), have been shown to act by the same mechanisms. We therefore applied this technique to fursemide when it first became available in Great Britain.

Hydrochlorothiazide was infused in increasing concentration to produce a maximal diuresis in four oedematous subjects. Further test doses of the drug were given intravenously to confirm that diuresis had in fact reached its maximum. When further increase in hydrochlorothiazide produced no increment in diuresis, an intravenous injection of fursemide 5o mgm was given over 1 minute. There was a massive increase in diuresis.

The experiment was reversed in 6 subjects. A near maximal diuresis of 2o - 4o % of glomerular filtration rate (GFR) was produced by a loading dose of 1oo mgm and a sustaining infusion of 1 mgm per minute. An injection of 1oo mgm hydrochlorothiazide intravenously produced no further increase in diuresis. The results of these studies have been published in detail elsewhere (ROBSON et al., 1964).

We concluded that Fursemide caused a diuresis by the same mechanisms as hydrochlorothiazide plus additional one(s). The diuresis often exceeded 2o% of GFR in these experiments and in others carried out under conditions of hydropoenia. Since this exceeds the proportion of GFR currently believed to reach the distal tubule we assumed that there must be at least one major action proximal to this site - either an increase in GFR, an action on the proximal convoluted tubule or interference in the concentrating mechanism in the renal medulla.

Some previous workers have suggested that fursemide may cause a striking increase in GFR (SCHIRMEISTER and WILLMAN, 1964; VORBURGER, 1964; HEIDLAND et al., 1964). However, changes in renal clearances are difficult to interpret during rapid changes in rate of urinary flow and we have therefore re-investigated this phenomenon using a technique which minimised the effect of renal washout.

Method

Hypertensive patients were investigated during performance of a HOWARD test. Specially designed Portex tubes (YEATES, 1963) were placed in the renal pelvis under radiographic control, so that the multiple side holes drained the upper calyx and pelvis. Fursemide 5o mgm was given intravenously at the end of the control collections.

The first four patients were studied during antidiuresis following 16 hours of water deprivation. Five patients were studied during water diuresis; in 2 of these urine was collected by bladder catheter only. The remaining 13 patients were prepared with pitressin tannate in oil 5 units intramuscularly 16 and 4 hours before the test and diuresis was induced by infusion of urea 8% until plasma urea lay between 1oo and 2oo mgm per 1oo ml.

Inulin, para-amino hippurate, creatinine, urea, urate and phosphate were estimated by standard Autoanalyser techniques except in the first few studies when Inulin and PAH were measured manually. Osmolality was measured with a Fiske Osmometer.

Results

The collection system employed was highly successful in obtaining complete ureteric samples at urine flows up to 1o ml per minute per single kidney. In 5 patients the very fast flows obtained after fursemide exceeded the syphoning capacity of the collecting tubes and some leakage occurred into the bladder. In these cases the bladder samples (which were not large in comparison with those from the renal pelvis) were collected simultaneously and the two kidneys are considered together. In the remaining patients the results from the two kidneys have been recorded separately. All results have been expressed as clearances per single kidney.

When the control urine flow was low there was a marked washout effect during the first 5 - 1o minutes after the injection of fursemide in spite of the low dead space. After the falsely high readings in these "washout samples" a plateau of constant clearance results was obtained, which was used for calculation of the post-injection clearances. After about 3o minutes a reversed washout effect sometimes became apparent as diuresis declined. When control urine flow exceeded 3 ml/min per kidney no washout effect could usually be discerned.

Inulin clearance

One patient with a very low control urine flow more than doubled her clearances of inulin and other substances after fursemide. One patient in whom the initial technical procedure was prolonged suffered renal colic; after fursemide his clearances fell by about 3o%. Since it is difficult to exclude artefacts in these two patients their results have been excluded from subsequent analyses.

In 5 studies on 3 other patients in antidiuresis there was a mean fall in inulin clearance of 6%. In 22 studies on 13 patients with urea diuresis plus pitressin there was a mean fall of 10%. In 4 patients on water diuresis there was a mean rise of 16% inulin clearance; most previous authors have studied their patients during water diuresis.

We conclude that, at least in patients with an established osmotic diuresis, fursemide does not increase inulin clearance. Moreover the increase in urine flow after fursemide was not related to the measured change in inulin clearance. We therefore postulate that the main "additional" action of fursemide is on the proximal tubule or the loop of HENLE.

Free water clearance

It has been suggested by HEINEMANN et al. (1959), SUKI et al. (1965) and others that drugs which act on the proximal tubule should increase both free water clearance ($^{C}H_2O$) during water diuresis and tubular reabsorption of water during hydropoenia, while those acting only on the distal ($T^{c}H_2O$) tubule should impair $^{C}H_2O$ but not $T^{c}H_2O$. A drug that inhibits sodium transport in the loop of HENLE should impair both $^{C}H_2O$ and $T^{c}H_2O$.

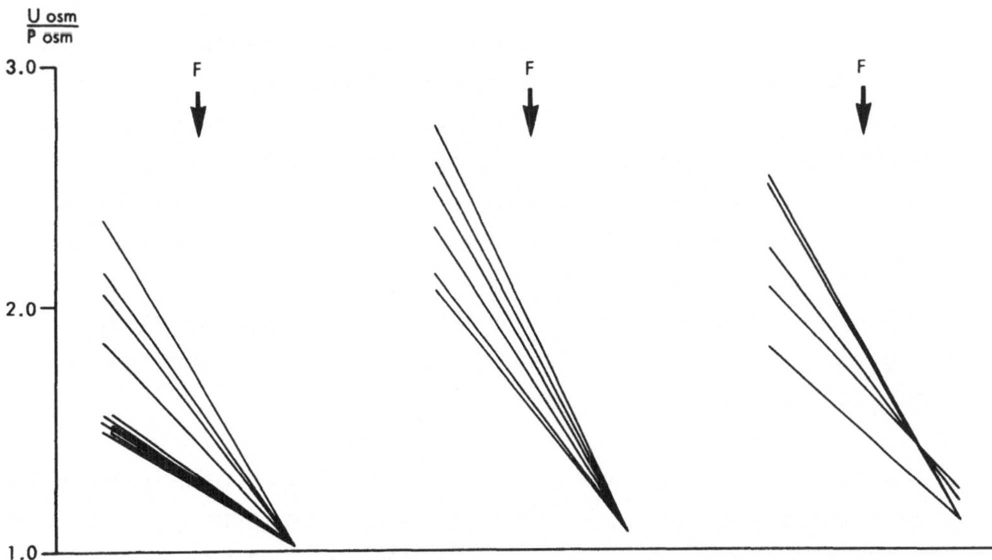

Fig. 1. Effect of Fursemide 50 mgm intravenously on the ratio of urinary to plasma osmolality.

The effect of Fursemide on urinary concentration during hydropoenia (from water restriction or pitressin) in our patients is shown in Figure 1. The urinary / plasma concentration ratio is compared in the last control period and in the peak diuretic specimen after fursemide. In 1o studies the concentration gradient was virtually abolished and T_cH_2O fell almost to zero. In 6 others there was a marked fall in the concentration gradient and in T_cH_2O. In 5 studies there was a less dramatic fall in concentration gradient and (because of the simultaneous increase in urine flow) only a moderate fall in T_cH_2O.

In four patients undergoing water diuresis there was a considerable rise in urinary/plasma concentration gradient (to o,7 - o,95) after fursemide 5o mgm i.v. but because of the simultaneous diuresis there was little change in free water clearance. In one patient with diabetes insipidus, free water clearance remained virtually constant during a 6 fold increase in urine flow (Fig. 2). In acute studies of this type, at least, fursemide would not appear to benefit diabetes insipidus. (Fig. 2)

SUKI et al. (1965) have very recently published much more extensive studies on the action of fursemide on the dog's kidney. In this species also they found that fursemide virtually abolished T^cH_2O during hydropoenia but reduced C_{H_2O} during water diuresis only if the control value was very high (over 8 ml/min). They suggested that fursemide blocked sodium transport in the loop of HENLE but did not affect a second cortical diluting segment in the distal convolute. This interpretation would fit our more limited data on the human.

A similar effect on T^cH_2O has been described with ethacrynic acid (GOLDBERG et al., 1964; EARLY and FRIEDLER, 1964) and it is therefore of interest that HOOK and WILLIAMSON (1965), using a double infusion technique similar to our own, have shown that, in the dog, fursemide and ethacrynic acid do not reinforce the action of one another. This experiment would be difficult to repeat in the human.

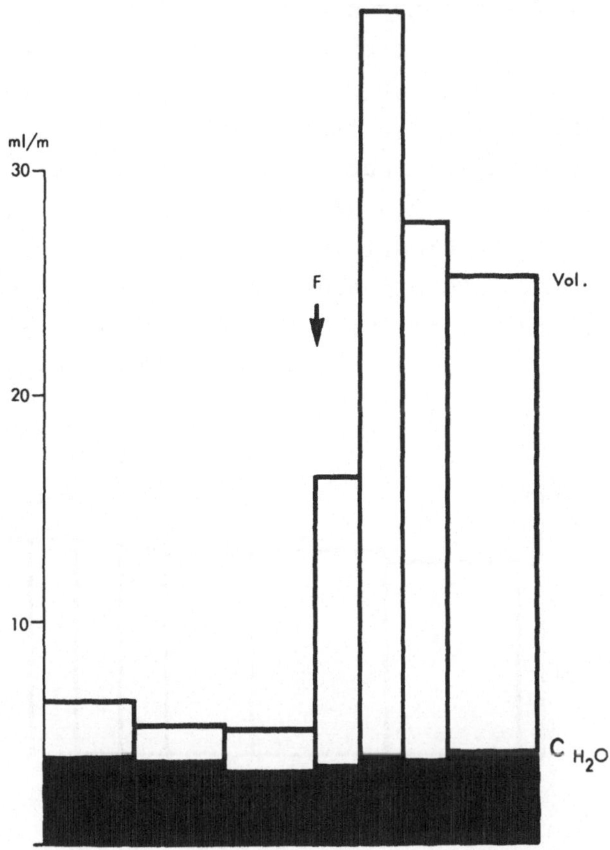

Fig. 2. Effect of Fursemide 5o mgm intravenously on total urine out-put and free water clearance in a patient with diabetes insipidus undergoing water diuresis.

Conditions of Experiment.	Number of of Studies.	Mean Change.
Water diuresis	5	+ 47%
Antidiuresis	7	+ 27%
Urea-Pitressin	23	-1o%

Tab. 1. Effect of Fursemide, 5o mgm intravenously on urate clearance.

Urate clearance: (contd.)

Very variable changes in urate clearance were obtained between the different groups of patients (Tab. 1) and within each group. These changes were not all explained by parallel alterations in GFR. In some patients urate clearance never attained a plateau, but rose to a peak after fursemide and then declined for the remainder of the experiment. An example is shown in Figure 3. In this subject with high initial urine flow (6,5 ml/min) there was no discernible washout effect on creatinine clearance, but urate clearance rose and fell. This might be explained by a "two-dose effect"; a number of drugs, of which fursemide may be one, cause uricosuria at high plasma levels but inhibit urate excretion at low levels.

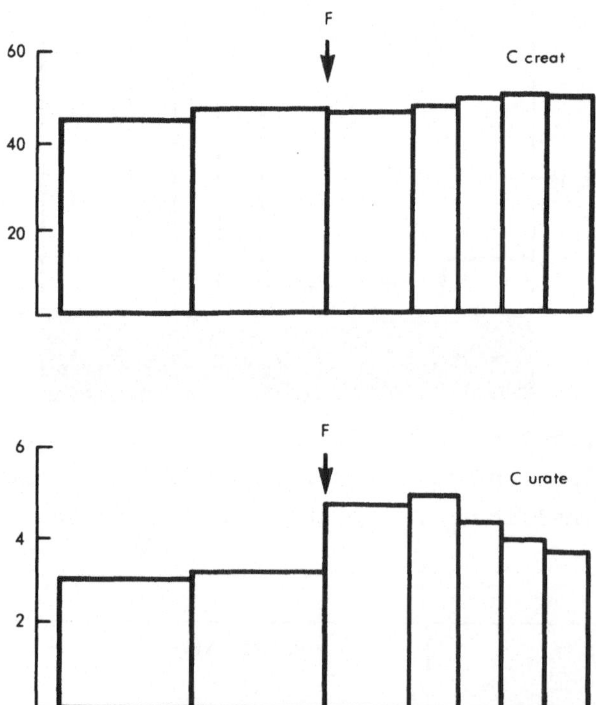

Fig. 3. Effect of Fursemide 5o mgm intravenously on creatinine and urate clearance in a hypertensive subject; urine collected from renal pelvis.

Summary

When administered by intravenous infusion, fursemide markedly increases the maximum effect of hydrochlorothiazide but hydrochlorothiazide does not affect a maximum fursemide diuresis. Fursemide must therefore have at least one action additional to those of the thiazides. Fursemide does not usually cause a rise in inulin clearance when given intravenously and the subsequent diuresis is unrelated to changes in GFR. Fursemide markedly impairs tubular reabsorption of water during hydropoenia and may decrease free water clearance during water diuresis, though not to zero. It is suggested that one of its sites of action is on the concentrating-diluting mechanism of the loop of HENLE. It has a variable effect on urate clearance which may be mediated through a "two dose effect".

Acknowledgements

We acknowledge the help of Mr. J. SWINNEY, Mr. K. YEATES and their staff who performed the ureteric catheterisations, Miss A. ANIOLKOWSKA, and Miss V. CARR for technical assistance and HOECHST Pharmaceuticals for supplies of Fursemide.

References

EARLEY, L.E., FRIEDLER, R.M.: J. Clin. Invest. 43, 1495 (1964)

FORD, R.V., ROCHELLE, J.B.: J. Lab. clin. Med. 53, 53 (1959)

GOLDBERG, M.K.K., McCURDY, K.K., FOLTZ, E.L., and BLEUMLE, L.W.: J. clin. Invest. 43, 201 (1964)

HEIDLAND, A., KLÜTSCH, K., and SUZUKI, F.: Arzneim.-Forsch. 14, 713 (1964)

HOOK, J.B., WILLIAMSON, H.E.: J. Pharm. Exper. Ther. 148, 88 (1965)

PITTS, R.F., KRÜCK, F., LOZANO, R., TAYLOR, D.W., HEIDENREICH, O.P.A., and KESSLER, R.H.: J.Pharmacol., 123, 89 (1958)

ROBSON, A.O., KERR, D.N.S., ASHCROFT, R., TEASDALE, G.: Lancet, 1964 II, 1o85

SCHIRMEISTER, J., WILLMAN, H.: Klin.Wschr. 42, 623 (1964)

SUKI, W., RECTOR, F.C., SELDIN, D.W.: J. Clin. Invest. 44, 1458 (1965)

VORBURGER, C.: Klin. Wschr. 42, 833 (1964)

YEATES, K.: Lancet No. 732o, 1253-1254 (1963)

Diskussion:

KLEINSCHMIDT: Wenn man auf der Höhe der Fursemid-Diurese, d. h. 3o Minuten nach der i.v. Infusion von 5o mg Fursemid, den Phenolrottest durchführt, so ergibt sich eine deutliche Reduktion im Vergleich zu den Kontrollwerten ohne Diureticum. Der Phenolrottest liegt bei den positiven Fällen bei normaler oder gering eingeschränkter Nierenfunktion im Mittel um 11,5% niedriger. Diese Reduktion wird besonders deutlich, wenn man sie in Beziehung zu der massiven Diuresezunahme setzt, zu der aber keine Korrelation besteht. Ich möchte Herrn KERR fragen, ob Einflüsse auf die tubuläre Sekretion, wie sie bei den organischen Quecksilberdiuretica bekannt sind, auch für Fursemid nachgewiesen wurden?

KERR: I am not aware of any other secretory processes having been inhibited by Fursemid. It has been speculated about PAH secretion, but in most cases it appears to follow roughly the inulin clearance and presumably there was no interference with the secretion. A phosphate clearance we have studied ourselves and the results are just as variable as PAH-clearance. And we have not certainly demonstrated any direct interference with phosphate secretion.

GAYER zu KLEINSCHMIDT: Wir haben vergeblich versucht, die Fursemid-clearance durch PAH zu senken. Aber Herr PORTWICH aus Kiel konnte eine Senkung der Fursemid-clearance mit Diodrast erzielen.

HEIDLAND: Wir haben die Phenolphthalein-Clearance nach Fursemid quantitativ verfolgt. Bei deutlicher Zunahme des Nierenplasmastroms um 3o% in der ersten Periode - nach einer vorausgegangenen Wartedauer von 1o Minuten, um einen washout-Effekt auszuschließen - kam es zu einer geringen Zunahme der Phenolphthalein-Clearance mit minimalem, nicht signifikantem Abfall in der nächsten Periode. Wir vermuten keine echte sekretorische Hemmung, sondern glauben, daß bei der bestehenden Hyperzirkulation die Phenolphthalein-Clearance relativ konstant bleibt, wie das auch unter Hypertensin gezeigt wurde.

SENFT: First I should like to comment upon the point just discussed by Dr. KLEINSCHMIDT. He has shown that Fursemid reduces the excretion of phenolred. I think that this finding can be explained by both substances competing for tubular secretion. This is in agreement with the reduction of the tubular secretion of Fursemid caused by simultaneous application of Probenecid, which has been reported in our Berlin Symposium (SENFT, Membrantransport und Pharmaka, 3. Symposion der Deutschen Gesellschaft für Nephrologie).
Next, I should like to ask Dr. KERR about the experiments in which Fursemid has been applicated after a maximal sodium diuretic effect had been obtained by intravenous injection of hydrochlorothiazide. It has been reported that Fursemid increases glomerular filtration whereas this function is reduced by thiazides. I wonder if the additional sodium diuretic effect of Fursemid can partially be related to Fursemid overcoming a decrease in filtration rate induced by a thiazide.

KERR: In our experiments shown here, we did not measure the glomerular filtration at the beginning of the experiments, because of the change in rate of urine flow. In these experiments, of course, we did not have catheters in the renal pelvis. We did measure it throughout the period of constant urine flow after maximum diuresis was obtained. And there was no significant change in either group of experiments after the second diuretic was added.

PETERS: Dr. KERR, as is usual in pharmacology nowadays, and I am afraid too usual in clinical practice, you concluded that if one diuretic was added after another one was producing its effect, and if the effect was increased, this would show a different mechanism of action or at least a different point of impact. I should like to object to this conclusion: On the one hand, your urine collection periods were one hour. Whenever a drug acts in such a way that its maximum activity rises and vanishes within one collection period, addition of another diuretic which acts during a longer time must increase its maximum effect, and this does not prove anything. I could demonstrate - and this has recently been published, I am afraid it's not out yet -, that you can show by the same reasoning that in the rat intravenous hydrochlorothiazide has a different mechanism of action than oral hydrochlorothiazide given in approximately the same dose.
On the other hand, if one drug would really and without this timing mistake which is unavoidable in the urine collecting practice, really increase the maximum effect of another one, this would neither prove a different mechanism of action nor a different point of impact. This is best illustrated by a really simple example: Imagine that a brook divides into two branches somewhere in the fields, and then you want to obtain the effect of increasing water flow in one of the branches by inserting a wooden plank into the other branch. Now the maximum effect of the wooden plank would be given by the point at which it breaks. If instead of the wooden plank you induce a plank made of some sturdy material, let us say of

steel, you would get a much higher maximum effect which could be added to that of the wooden plank. Would you then conclude that the steel plank has a different mechanism of action? It most evidently has not a different site of action. I should, therefore, like to caution against this most deleterеous reasoning which became popular, because it was occasionally used by prominent people when there was no better technique available.

KERR: In the first place and answering your first criticism I should like to point out that we are not adding an intravenous dose to space all doses as I think you implied. We are adding an intravenous dose of a second diuretic when we have a continuing maximal intravenous infusion of the first drug, and have confirmed by repeated booster doses that we have reached the maximum effect of that drug. And secondly to your tortuous analogy to the blocking of diuretic effects: I think that your wooden plank might be reinforced by another wooden plank, and we have tried to reinforce our first plank by repeated doses of hydrochlorothiazide. It seems to be that we have demonstrated as far as possible that we exhausted the ability of hydrochlorothiazide to block urine reabsorption.

PETERS: I should like to apologize for being tortuous, but since you mentioned the BBC I tried to get into the vein. You can express it more pharmacologically by saying that if the other drug just stays somewhat longer and is fixed somewhat better there while it acts, it will prolong or increase the effect even if its mechanism of action is precisely the same.

ULLRICH: I think this whole problem has to be approached by micropuncture and microperfusion. In Tokyo a fortnight ago, we had a meeting about the same subject. And it turned out that the microperfusion of different tubules would really give us the information wanted about the site and the mode of action. I think with other methods we have to be very cautious that we do not make mistakes. For instance, with the action of aldosterone. If one has an adrenalectomized animal, one has an overall effect of sodium chloride excretion of 2% change. But if one measures the same in the proximal tubule, one can see that about 5o% of the reabsorption is under the influence of the hormone. And so, one has to approach the different segments before and put together everything to the whole kidney.

PETERS: I think that for illustration of this point, before Dr. KERR would answer, I should like to call Dr. DEETJEN to comment, because he is the one among us who has experience about the action of Fursemide at tubular level.

DEETJEN: Auf diesen listigen Überfall kann ich nur sagen, unsere Mikropunktionsuntersuchungen deuten darauf hin, daß die Hauptwirkungen des Fursemids im aufsteigenden Schleifenschenkel liegen, daß aber auch im proximalen Convolut eine Wirkung nachweisbar ist. Das gleiche bestätigt auch die

ULLRICH'sche Arbeitsgruppe. In zusätzlichen Versuchen am Hund zur Prüfung dieses Effektes auf die aufsteigenden Schleifenschenkel in der äusseren Markzone mit Messungen der Stoffwechselaktivität mit Hilfe der Hitzeproduktion haben wir unter Fursemid im Gegensatz zu anderen Diuretica keine Wirkung gesehen. Auch das könnte für die Lokalisation in den aufsteigenden Schleifenschenkeln sprechen.

ULLRICH: I think the micropuncture alone can also lead to wrong conclusions. For instance BERLINER has punctioned the proximal tubule and has found no change in TF/P-inulin after the application of the diuretic. But finally it turns out that all the tubules were expanded and the passage time for the urine was prolonged, so that the diminished reabsorption through the wall was balanced by the longer passage time. So, the conclusion for instance, that it has no effect, was wrong.

DEETJEN: Yes, I may confirm this. What I said before, was almost the same. We did not find any effect in proximal convolution when normal filtration rates were produced. But when the GFR was lower, then a pronounced effect of Fursemide was to be seen.

KERR: Yes, my final comments were that I do, of course, speed the interpretation of our very limited results with caution, and I only wish to have the opportunity to do micropuncture upon our patients.

Der architektonische Aufbau des Nierenmarkes der Ratte

KRIZ, W.

Nach Untersuchungen von MOFFAT und FOURMAN (1963) sowie von ROLLHÄUSER, KRIZ und HEINKE (1964) besitzt das Nierenmark der Ratte eine sehr strenge Gefäßarchitektur. Es sind im Nierenmark zwei Gefäßarten zu unterscheiden, die zu- bzw. abführenden Vasa recta und die Kapillaren. Auch die Vasa recta haben den Wandbau von Kapillaren, sind jedoch weitlumiger als diese und verlaufen im Gegensatz zu Kapillaren unverzweigt und geradlinig im Mark abwärts oder aufwärts. Aufgrund dieser Eigenheiten sind sie ein besonderer Gefäßtyp, der sowohl die Funktion von Verteilergefäßen als auch von Kapillaren erfüllen kann. Diese Gefäße, die Vasa recta, scheinen die Gesamtarchitektur des Markes zu bestimmen. Sie bilden die auffälligste Struktur des Nierenmarkes, die Gefäßbündel. Mit Ausnahme der aus den oberen Teilen des Innenstreifens direkt aufsteigenden venösen "Vasa recta" verlaufen alle zu- und abführenden Vasa recta im Verband der Bündel. Aus ihnen speisen bzw. in sie entleeren sich die Kapillarplexus der drei Markabschnitte, des Außenstreifens, des Innenstreifens und der Innenzone.

In dieses Grundgerüst der Gefäße sind die Tubuli sehr regelmäßig eingelagert - oder präziser ausgedrückt: sehr regelmäßig um die Bündel der Vasa recta herumgelagert. Naturgemäß bestehen dabei Unterschiede in den drei Markabschnitten: ich beginne mit der Beschreibung im Außenstreifen.

Im <u>Außenstreifen</u> (Abb. 1[+]) trifft man in unmittelbarer Nähe der Gefäßbündel nur Hauptstücke und Mittelstücke an. Erst in weiten Ringen um die Gefäßbündel folgen die Sammelrohre. In ihrer Nachbarschaft findet man ebenfalls Mittelstücke

[+]Abbildungen siehe Bildanhang

und einige Überleitungsstücke, die offenbar den kurzen Nephren, den Markstrahlnephren angehören.

Der <u>Innenstreifen</u> (Abb. 2[+]) zeigt den höchsten Grad der Regelmäßigkeit in der Anordnung der Tubuli um die Gefäßbündel. Um das Gefäßbündel herumgelagert sind in aufeinanderfolgenden Schalen zuerst der größte Teil der Überleitungsstücke, dann die Mittelstücke, am weitesten entfernt die Sammelrohre. Bei stärkerer Vergrößerung (Abb. 3[+]) werden die Einzelheiten deutlicher: vorwiegend im Zentrum der Bündel sind die arteriellen Vasa recta gelegen, vorwiegend in der Peripherie die venösen. Hier am Rande der Bündel sind venöse Vasa recta und Überleitungsstücke durcheinandergelagert. Zwischen den dann folgenden Mittelstücken finden sich ebenfalls noch einzelne Überleitungsstücke, die offenbar alle sochen kurzen Nephren angehören, die noch im Bereich des Innenstreifens umbiegen.

Im oberen Teil der <u>Innenzone</u> (Abb. 4[+]) sind die Vasa recta noch zu Bündeln zusammengefaßt; die einzelnen Bündel enthalten natürlich viel weniger Gefäße. Auch hier liegen die Sammelrohre niemals in unmittelbarer Nachbarschaft der Bündel; dazwischen finden sich immer die Überleitungsstücke. In den tieferen Abschnitten der Innenzone verlieren sich die Gefäßbündel allmählich. Drei oder vier nebeneinanderliegende Vasa recta imponieren nicht mehr als Bündel. Offenbar sind jedoch auch hier die einzelnen Strukturen nicht völlig zufällig verteilt. Die Sammelrohre umstehen jeweils grössere Bezirke, in denen man Überleitungsstücke, Vasa recta und Kapillaren zusammengelagert findet. Leider ist es nicht möglich, hier in der Innenzone zwischen ab- und aufsteigenden Überleitungsstücken sowie zwischen arteriellen und venösen Vasa recta zu unterscheiden.

Damit habe ich in Kürze den architektonischen Aufbau des

[+]Abbildungen siehe Bildanhang

Rattennierenmarkes beschrieben. Von MÖLLENDORFF (193o) hat die menschliche Niere in entsprechender Art an Querschnitten durch das Mark untersucht. Er beschreibt ebenfalls die konzentrische Anordnung der Tubuli um die Gefäßbündel, faßt beides, Bündel mit zugehörigen Tubuli als strukturelle Baueinheit des Markes auf und bezeichnet diese Einheit - zusammen mit dem entsprechenden Rindenabschnitt - als Gefäßläppchen. Nach seinen Zeichnungen zu urteilen, sind die Tubuli in der menschlichen Niere nicht so regelmäßig um die Bündel geordnet wie hier in der Rattenniere. Dennoch wäre es möglich, daß in beiden Nieren der gleiche Bauplan eingehalten ist, der hier in der Rattenniere leichter zu erkennen ist. Ich wiederhole: <u>die regelmäßig wiederkehrende architektonische Einheit des Rattennierenmarkes ist das Gefäßbündel mit den in Schalen darum herumgelagerten Tubuli.</u>

Wenn man eine regelmäßig auftretende Anordnung bestimmter Strukturen als architektonische Einheit beschreibt, so liegt der Gedanke nahe, daß hier auch eine funktionelle Einheit vorliegt. Für das Funktionieren von Gegenstromsystemen ist eine gegenläufige Anordnung der beteiligten Strukturen Voraussetzung. Diese Bedingung ist in der architektonischen Einheit des Rattennierenmarkes gegeben: vorwiegend im Zentrum der Bündel liegen <u>absteigend</u> die arteriellen Vasa recta, es folgen mehr in der Peripherie <u>aufsteigend</u> die venösen Vasa recta, hier eng assoziiert mit den <u>absteigenden</u> Überleitungsstücken. In der nächsten Schale finden wir <u>aufsteigend</u> die Mittelstücke, zum Schluß <u>absteigend</u> die Sammelrohre. Dies gilt streng nur für den Innenstreifen, in entsprechend modifizierter Form scheint es auch für die Innenzone zu gelten. Dies wäre somit eine Anordnung, die eine Koppelung der beiden Gegenstromsysteme der Vasa recta und der Tubuli zuließe. Die Koppelung wäre möglich zwischen den aufsteigenden venösen Vasa recta und den absteigenden Überleitungsstücken.

Literatur

1. MÖLLENDORFF, W.v.: Der Exkretionsapparat. In: Handbuch der mikroskopischen Anatomie des Menschen, Bd. VII/1. Berlin: SPRINGER, 1930

2. MOFFAT, D.B., and FOURMAN, J.: The vascular pattern of the rat kidney. J. Anat. (Lond.) 97, 543-553 (1963)

3. PETER, K.: Untersuchungen über Bau und Entwicklung der Niere. Jena: Gustav FISCHER, 1909

4. ROLLHÄUSER, H., KRIZ, W. und HEINKE, W.: Das Gefäßsystem der Rattenniere. Z. Zellforsch. 64, 381-403 (1964)

Diskussion:

FAARUP: In relation to the paper of Dr. KRIZ I should like to make a comment on the morphology of the basement membranes of the renal medulla. When kidney tissue is properly freeze-dried and afterwards contrasted with osmic acid, the capillary basement membrane in the electron microscope can be found to contain filter-like structures as opposed to the basement membranes of the tubular structures in the same area. Sometimes the basement membrane was observed to be common to two adjacent capillaries thus forming a complex, in which the filter structure of the two separated dense layers was still observed. This, as well as a similar fusion of the tubular basement membranes found here, might be of interest as far as the morphological aspects of the countercurrent system are concerned.

On the pressure in the glomerular capillaries of the rat kidney

GERTZ, K.H. and MANGOS, J.A.

Introduction:

A method for the determination of the hydrostatic pressure in the glomerular capillaries of the rat kidney has been devised in our laboratory. The information thus obtained comes to fill the gap in the existing knowledge on this aspect of renal physiology. The glomerular capillary pressure has been calculated by several investigators in the past (1, 2, 3). Values ranging from 55-70 mm Hg were reported. We have determined the glomerular capillary pressure in the rat kidney by measuring the stop-flow pressure in the first loop of the proximal convolution (5-10% of its length) and in BOWMAN's capsule of individual nephrons. This method enabled us to study the relation of the pressure in the glomerular capillaries to the arterial blood pressure and the pressure drop along the afferent arterioles.

Methods:

The left kidney of white albino rats was prepared for micropuncture as originally described by WIRZ (4). The intratubular hydrostatic pressure was measured by the method described by GOTTSCHALK and MYLLE (1). Localization of the first loop of the proximal convolution was made under direct visualization following intravenous injection of a 10% Lissamine Green solution. The site of micropuncture was later measured along the proximal tubule by microdissection. The arterial pressure was recorded during each experiment by cannulation

Supported by N.I.H. GRANT Nr. AM 06806-03 and by the Deutsche Forschungsgemeinschaft

of the right iliac artery with a polyethylene tube connected to a strain gauge transducer. The arterial pressure was lowered by the use of a specially designed aortic clamp and was raised by bilateral vagotomy and carotid ligation. Micropuncture of BOWMAN's capsule was performed in young, female rats weighing 4o-6o grams. These animals have rare glomeruli that are on the surface or immediately below the surface of the kidney. The capsule of the kidney was left intact in all experiments. The experimental design is shown in Figure 1.

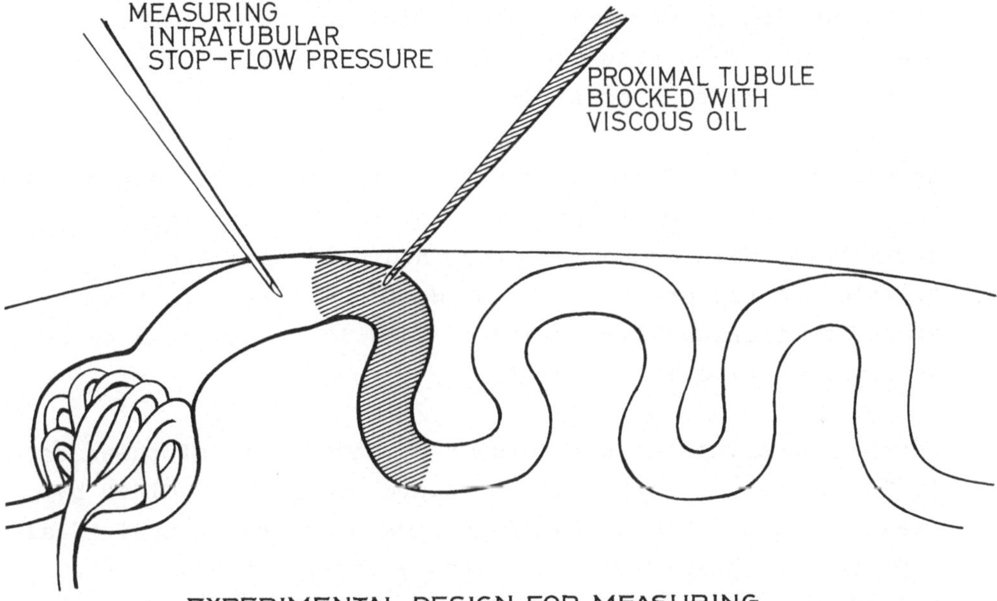

Fig. 1. Experimental design for measuring stop-flow-pressure in induvidual nephrons of rat kidney.

The proximal tubule was punctured near the glomerulus. The free-flow pressure was measured. The glass capillary was left in place and the tubule was blocked by injection of viscous oil. The stop-flow pressure was then measured through the first capillary. Each experiment included three steps: O n e : measurement of the intratubular stop-flow pressure at normal arterial pressure of the anesthetized rat (8o-12o mm Hg). T w o : measurements at lower pressure produced by partial aortic clamping. T h r e e : measurements at higher arterial pressure produced by bilateral vagotomy and carotid ligation. The experiments in young rats were performed at only one level of arterial blood pressure.

Results:

In Figure 2, the intratubular stop-flow pressure has been plotted against the arterial blood pressure. The dark dots represent the mean values of 3-5 measurements of intratubular stop-flow pressure in one tubule. The open circles represent stop-flow pressures in BOWMAN's capsule. The solid line is the line of best fit drawn by inspection of the values and represents the mean stop-flow pressure. If it is assumed that the fluid on the tubular side of the nephron is "protein-free" for all practical purposes, the glomerular capillary pressure can be determined by adding the plasma colloid osmotic pressure (25 mm Hg for the rat) to the mean stop-flow intratubular pressure. This is represented by the interrupted line in Figure 2.

Several observations can be made by inspection of these data: 1. The glomerular capillary pressure can be determined by measuring the intratubular stop-flow pressure in individual nephrons. 2. There is no difference between the values obtained from the first loop of the proximal convolution and those from BOWMAN's capsule. 3. The mean glomerular capillary pressure was 87 ± 4 mm Hg for arterial pressure from 9o-16o mm Hg. 4. The glomerular capillary pressure remains constant despite elevation of the arterial pressure from 9o-16o mm Hg. This is in agreement with and a demonstration of the autoregulation of the glomerular filtration. 5. There was a progressive decrease in the glomerular capillary pressure at arterial pressure below 9o mm Hg. 6. The pressure drop in the afferent arterioles can be calculated by subtracting the glomerular capillary from the arterial blood pressure. This drop begins at arterial pressure 8o-9o mm Hg and increases thereafter.

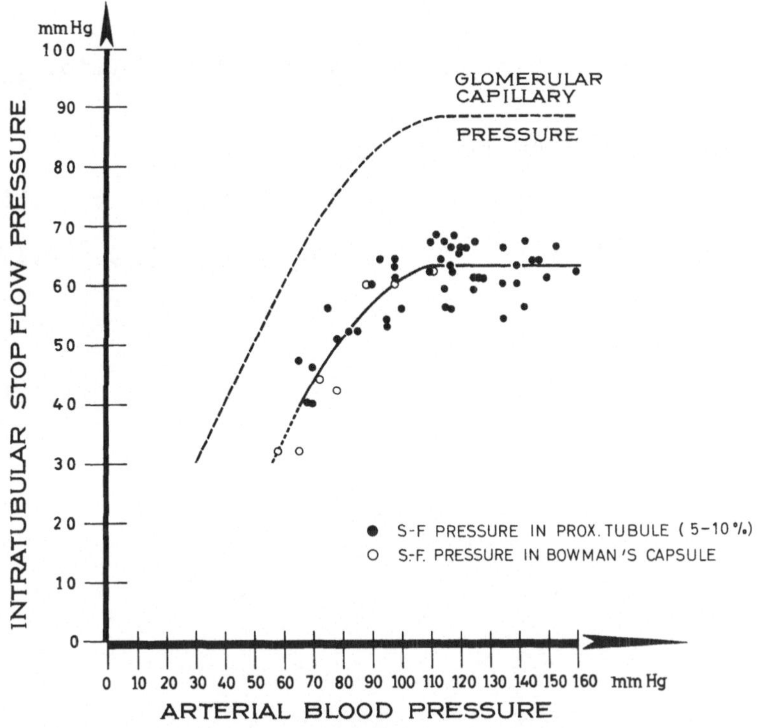

Fig. 2. Arterial blood pressure.

In conclusion, the glomerular capillary pressure of the rat kidney has been determined by measuring the intratubular stop-flow pressure in the first loop of the proximal convolution of individual nephrons. The same results were obtained when BOWMAN's capsule was punctured under stop-flow conditions. The pressure in the glomerular capillaries (87 ± 4 mm Hg), as determined under these experimental conditions, was higher than previously reported.

References

1. GOTTSCHALK, C.W. and MYLLE, M.: Am.J.Physiol.185, 43o (1956)

2. THURAU, K.: Am.J.Med. 36, 698 (1964)

3. LEYSSAC, P.P.: Acta Physiol. Scand. 63, 36 (1965)

4. WIRZ, H.: Helv. Physiol. Pharm. Acta 13, 42 (1955)

Resorptionshemmung im proximalen Konvolut der Säugetierniere nach Adrenalektomie und ihre Beeinflussung durch Steroidhormone

STOLTE, H., WIEDERHOLT, M. und HIERHOLZER, K.

A Resorptionshemmung im proximalen Konvolut

Auf der III. Tagung der Nephrologischen Gesellschaft berichtete HIERHOLZER (3) über eine Hemmung der Natriumresorption im proximalen Konvolut adrenalektomierter Ratten. Diese Untersuchungen waren mit der von GERTZ (1) angegebenen Methode des gespaltenen Öltropfens durchgeführt worden, bei der man die Volumenabnahme einer intratubulär injizierten isotonen NaCl-Lösung photographisch bestimmt.

Im proximalen Konvolut von intakten und adrenalektomierten Ratten zeigen die relativen Volumenänderungen (V/V_0) beim Vergleich der.Halbwertzeit der Volumenabnahme eine Verzögerung der Resorption nach Adrenalektomie von im Mittel 8,5'' auf 14,7 bis 25'', d.h. es besteht eine Hemmung der lokalen Natriumchlorid- und Flüssigkeitsresorption.

Wie GERTZ (2) gezeigt hat, kann man aus der so bestimmten HWZ und der Passagezeit eines Farbstoffes durch das proximale Konvolut die prozentuale Flüssigkeitsresorption bis zum Ende dieses Segmentes berechnen, d.h. die prozentuale Flüssigkeitsresorption ist eine Funktion des Produktes aus der lokalen Transportrate und der Kontaktzeit des Glomerulumfiltrates. Bei einer Hemmung der transtubulären Transportrate aber unveränderter Passagezeit müsste die prozentuale Resorption vermindert sein, während bei gleichzeitiger Verlangsamung der Passagezeit keine Änderung in der prozentualen Resorption eintreten würde.

+Mit Unterstützung durch die Deutsche Forschungsgemeinschaft

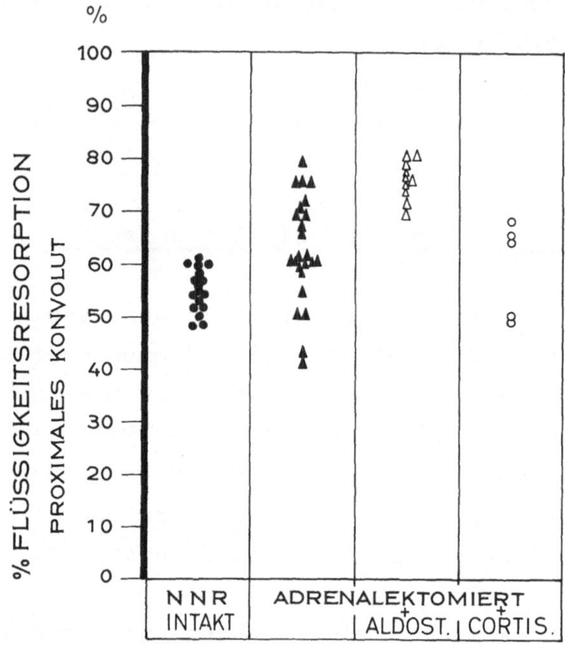

Abb. 1. Aus $t_{1/2}$ und proximaler Farbstoffpassagezeit berechnete % Flüssigkeitsresorption im proximalen Konvolut (nach 7).

In unseren Versuchen wurde bei Kontrollratten im proximalen Konvolut im Mittel 55%, bei adrenalektomierten Ratten dagegen im Mittel 62% des Glomerulumfiltrates resorbiert (Abb. 1, Spalte 1 und 2).

Obwohl also die lokale NaCl- und Flüssigkeitsresorption nach Nebennierenexstirpation vermindert ist, bleibt die prozentuale Flüssigkeitsresorption unverändert oder steigt gegenüber Kontrollwerten an, d.h. es kommt zu einer proximalen Überresorption. Die Ursache hierfür ist in der bei adrenalektomierten Ratten verlängerten Passagezeit des Glomerulumfiltrates durch das proximale Konvolut zu suchen, die von normal im Mittel 9,6 auf 22,o sec. angestiegen war (Methode nach STEINHAUSEN, 6).

Die nach Adrenalektomie auftretende Hemmung des Natrium-Transportes im proximalen Konvolut wird also durch eine verlängerte Kontaktzeit des Filtrates mit dem Tubulusepithel kompensiert. Um diesen Befund zu sichern, haben wir in einer zweiten Versuchsreihe die prozentuale Flüssigkeitsresorption durch Messung des Anstieges der Inulinkonzentration direkt bestimmt. Es wurde eine Methode angewandt, die es gestattet, die Kontaktzeit bei beiden Tiergruppen gleich und konstant zu halten. Die prozentuale Flüssigkeitsresorption war unter diesen Bedingungen ausschließlich von der lokalen Transportrate abhängig und es war daher bei adrenalektomierten Tieren eine herabgesetzte prozentuale Flüssigkeitsresorption zu erwarten.

Methodisch gingen wir so vor, daß wir ein oberflächliches proximales Konvolut mit Öl blockierten und das stromabwärts gelegene Segment mit Hilfe einer Mikroperfusionspumpe (5) über eine einläufige Kapillare durchströmten. Es wurde besonders darauf geachtet, daß das perfundierte Tubulussegment nicht mit Öl in Berührung kam. Weiter distal entnahmen wir mit einer zweiten Kapillare Proben des Perfusats. Der Tubulus wurde anschließend mit Neopren gefüllt und die Länge des durchströmten Segmentes ausgemessen. Wir perfundierten mit einer isotonen NaCl-Lösung, die Lissamingrün (o,1%) zur Markierung der perfundierten Strecke und Inulin-^{14}C (spez. Aktivität 3o mC/ml) zur Berechnung der Flüssigkeitsresorption enthielt. Die Osmolalität der Perfusionsflüssigkeit entsprach der des Plasmas. Die Perfusionsrate betrug bei allen Versuchen 16 x $1o^{-6}$ ml/min.

Die Ergebnisse sind in Abbildung 2 A dargestellt. Auf der Ordinate sind TF/Pu-Inulinquotienten gegen die Länge der durchströmten Tubulussegmente auf der Abszisse aufgetragen. Die Punkte geben Befunde von intakten Kontrollratten wieder, die innerhalb des schraffiert gezeichneten Bereiches streuen. Die bei adrenalektomierten Tieren erhaltenen Werte (in Abb. 2 A) liegen,wie erwartet, tiefer als die Kontrollwerte und belegen damit die schon mit der Tröpfchenmethode nachgewiesene Hemmung der transtubulären Flüssigkeitsresorption im proximalen Konvolut.

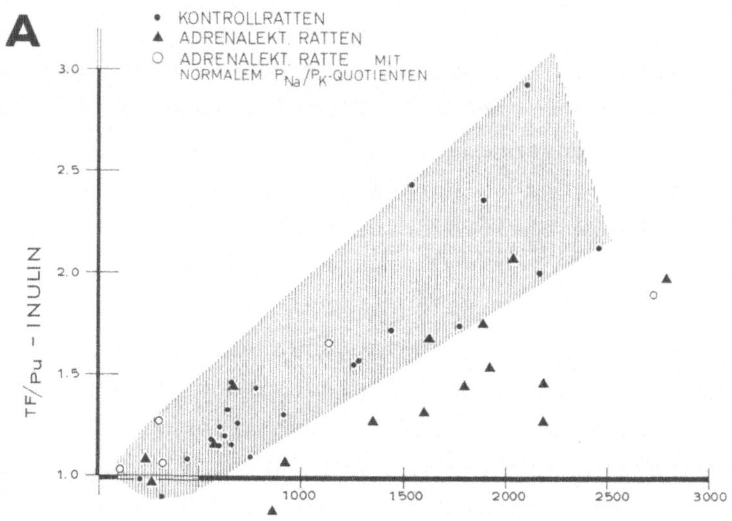

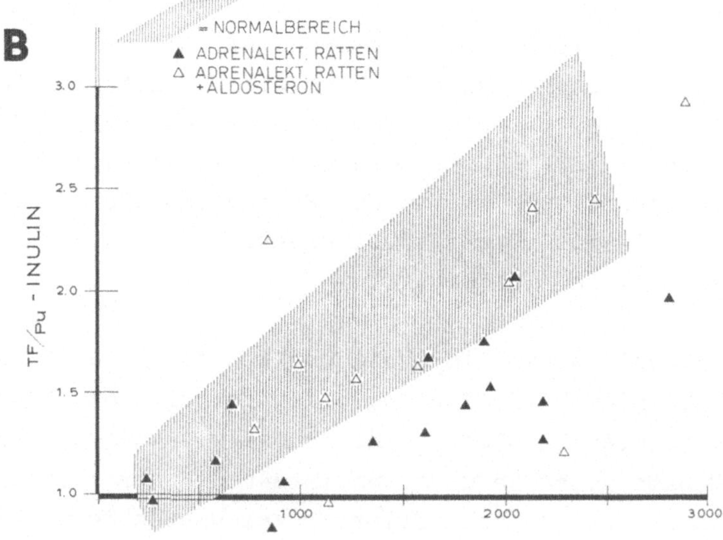

Abb. 2 A und B. (Legende siehe nächste Seite)

Abb. 2. A: Anstieg der Inulinkonzentration in der tubulären Flüssigkeit (TF) über die Konzentration in der Pumpenflüssigkeit (Pu) in Abhängigkeit von der Länge des durchströmten Segmentes.
Abb. 2. B: Wirkung von Aldosteron auf TF/Pu Inulin bei adrenalektomierten Ratten.

Die durch die offenen Kreise (Abb. 2A) wiedergegebenen Befunde stammen von einem bilateral adrenalektomierten Tier, bei dem der Na/K-Quotient des Plasmas im Normalbereich lag, so daß eine unvollständige Adrenalektomie nicht ausgeschlossen werden kann. Die in der Vorperiode bei diesem Tier gemessene Wasserausscheidung nach Wasserbelastung war jedoch in typischer Weise verzögert.

B Beeinflussung durch Steroidhormone

d-Aldosteron (o,125 μg/1oo g intravenös und 7,5 μg/1oo g subkutan) führte zu einer Normalisierung der mit der photographischen Methode gemessenen Halbwertzeit (7). Da die proximale Passagezeit durch Aldosteron nicht beeinflusst wird, blieb die Überresorption von Filtrat erhalten (Abb. 1, Spalte 3). Nach der Gabe von Cortison (2,5 mg/1oo g i.m.) normalisierte sich dagegen sowohl die Halbwertzeit als auch die Passagezeit. Dementsprechend war in diesen Versuchen die proximale Flüssigkeitsresorption am Ende des proximalen Konvolutes gleich der der Kontrolltiere (Abb. 1, Spalte 4).

Den Einfluß von d-Aldosteron (gleiche Dosis wie oben) in Mikroperfusionsexperimenten zeigt die Abbildung 2 B. Zum Vergleich sind der Normalbereich der in Abbildung 2 A dargestellten Kontrollbefunde schraffiert eingezeichnet. Daten von adrenalektomierten Ratten sind durch Dreiecke (▲ = vor Aldosterongabe, Δ = 6o Minuten nach Aldosterongabe) dargestellt. Die Aldosteronwirkung zeigt sich in einem deutlichen Anstieg der TF/Pu-Quotienten. Das mineralaktive Steroidhormon beseitigte also auch unter diesen experimentellen Bedingungen die Hemmung der Flüssigkeits- und damit der Natrium-Resorption im proximalen Konvolut der Rattenniere.

Zusammenfassung

Mit Hilfe von Mikropunktionsmethoden wurde die Funktion des proximalen Konvolutes adrenalektomierter Ratten untersucht und eine Hemmung der Natrium-Resorption in diesem Segment nachgewiesen.

Wir fanden:

1. Eine Verlangsamung der Resorption einer intratubulär injizierten isotonen NaCl-Lösung.
2. Eine Verringerung der prozentualen Flüssigkeitsresorption bei Durchströmung mit konstanter Perfusionsrate ölblockierter Tubulusabschnitte.

Beide Befunde ließen sich durch Aldosteron normalisieren.

Frl.BRAATZ und Frl.KAPPLA danken wir für ihre wertvolle technische Mitarbeit.

Literatur

1. GERTZ, K.H.: Transtubuläre Natriumchloridflüsse und Permeabilität für Nichtelektrolyte im proximalen und distalen Konvolut der Rattenniere. Pfl. Arch. ges. Physiol. 276, 336 (1963)

2. GERTZ, K.H.: Der Zusammenhang zwischen glomerulärer Filtrationsrate und der Resorption aus dem proximalen Konvolut der Ratteniere. Habilitationsschrift Berlin, 1964

3. HIERHOLZER, K.: Transtubulärer Elektrolyttransport. Ref. 3. Symp. Ges. Nephrologie, 1964, Berlin

4. HIERHOLZER, K., WIEDERHOLT, M., STOLTE, H., RUMRICH, G. und FUCHS, G.: Transtubuläre Natriumströme im proximalen und distalen Tubulus adrenalektomierter Ratten.

5. SONNENBERG, H., DEETJEN, P. und HAMPEL, W.: Methode zur Durchströmung einzelner Nephronabschnitte. Pfl. Arch. ges. Physiol. 278, 669 (1964)

6. STEINHAUSEN, M.: Eine Methode zur Differenzierung proximaler und distaler Tubuli der Nierenrinde von Ratten in vivo und ihre Anwendung zur Bestimmung tubulärer Strömungsgeschwindigkeiten. Pfl. Arch. ges. Physiol. 277, 23 (1963)

7. WIEDERHOLT, M., STOLTE, H., BRECHT, J.P. und HIERHOLZER, K.: Mikropunktionsuntersuchungen zum Wirkungsmechanismus von Aldosteron, Cortison und Actinomycin D auf den transtubulären Natrium-Transport adrenalektomierter Ratten

Diskussion:

KRAMER: Kann man auch etwas über den Zustand der Tiere sagen? Es wird immer gesagt, daß die adrenalektomierten Tiere niedrige arterielle Drucke haben.

STOLTE: Wir messen bei allen Tieren während des Versuches den Blutdruck. Er liegt in unseren Versuchen bei Normaltieren um 113 mm Hg, bei den adrenalektomierten Tieren im Mittel um 92 mm Hg. Wenn der Blutdruck nach Adrenalektomie während des Versuches unter den Anfangswert absinkt, wird der Versuch beendet. Unter Aldosteron findet sich kein Anstieg - unsere Werte liegen im Mittel bei 88 mm Hg, während der Blutdruck unter Cortison auf Normalwerte, im Mittel 112 mm Hg, ansteigt.

KRAMER: Aus diesen Versuchen geht hervor, daß das Glomerulumfiltrat abgesunken ist. Dann müsste doch wohl erst die Durchblutung vermindert sein? Können Sie aus den Passagezeiten Schlüsse ziehen?

STOLTE: Nein, das läßt sich nicht aus der Passagezeit sagen, jedenfalls nicht bei adrenalektomierten Tieren. Bei Normaltieren ist die Passagezeit eine bessere Grösse zur Beurteilung der Nierendurchblutung.

ULLRICH: Das Wesentliche ist wohl, daß dieser pathologische Zustand im akuten Experiment in 30 Minuten nach Aldosterongabe reversibel ist. Dabei hat sich an der Zirkulation, am Blutvolumen und an der extrazellulären Flüssigkeit praktisch nichts geändert.

STOLTE: Wir haben im gleichen Experiment erst die prozentuale Flüssigkeitsresorption ohne Aldosteron gemessen und dann Aldosteron gegeben. Nach 60 Minuten finden wir einen Anstieg des TF/Pu-Quotienten.Wir könnten das auch an einem Einzelversuch demonstrieren.

THURAU: Gehe ich recht in der Annahme, daß die verlängerte Passagezeit auf einer verminderten Filtration beruht und daß durch Aldosteron das Filtrat wieder ansteigt? Oder gibt es einen anderen Grund für die verlangsamte Strömungsgeschwindigkeit?

STOLTE: Wir nehmen an, daß die verlängerte Kontaktzeit auf einer Verminderung des Glomerulumfiltrates beruht, weil der Blutdruck unter Adrenalektomie abfällt.

Zwischenfrage: Steigt er nachher wieder an?

STOLTE: Nein, eben nicht. Es kommt ja nur zu einer Erhöhung der lokalen Transportrate, während die Kontaktzeit gleichbleibt. Bei Cortison aber wird auch die Kontaktzeit normalisiert.

THURAU: Aber davon unterscheiden sich andere Versuche, bei denen man mit Aldosteron an adrenalektomierten Ratten, vor allen Dingen im wachen Zustand, das Filtrat wieder heraufsetzen kann.

STOLTE: Nein, das ist kein reiner Mineralocorticoideffekt. Wir wissen ja, daß Aldosteron den Blutdruck nicht beeinflusst.

ULLRICH: Das würde also heißen, daß das Glomerulumfiltrat im akuten Versuch durch Cortisol, nicht aber durch Aldosteron normalisiert werden kann.

BRUNNER: Auf der graphischen Darstellung wurde der Inulinquotient gegen die Distanz aufgetragen. Habe ich richtig verstanden, daß die Perfusionsrate gleich war?

STOLTE: Ohne diese Überlegungen hätten wir diese Versuche gar nicht machen können. Wir haben durch gleiche Perfusionsrate die Kontaktzeit bei beiden Tiergruppen konstant gehalten. Unter dieser Voraussetzung können wir sagen, daß die Veränderungen ausschließlich auf die lokale Transportrate zurückzuführen sind. Wenn wir das nicht gemacht hätten, hätten wir das erste Ergebnis erhalten mit der Methode nach GERTZ und eine gleiche prozentuale Resorption gefunden.

BRUNNER: Wenn Sie aber bei den Tieren mit kleinerer glomerulärer Filtration mit gleichem Volumen pro Zeiteinheit durchströmen?

STOLTE: Ich schließe doch die Höhe des Glomerulumfiltrates und entsprechende Unterschiede zwischen den Tiergruppen durch die Methode der Mikroperfusion mit gleicher Perfusionsrate aus.

BRUNNER: Dann sind wahrscheinlich die Tubuli kleiner gewesen. Haben Sie dabei nicht eine kürzere Passagezeit wahrgenommen?

STOLTE: Nein.

THURAU: Das schließt ja eben die Methode aus.

FAARUP: I should like to add a comment concerning the morphological picture of the proximal tubule when microperfused with different solutions. The work has been done together with Dr. LEYSSAC at Copenhagen. When microperfused with an osmic acid solution alone, or with physiological saline followed by the osmic acid, the proximal tubular cell was found to have closely packed microvilli. The apical cytoplasm was light containing many microvesicles, only occasionally apical vacuoles were seen. The paramembranous tubular system at the space between the lateral cell membranes were enlarged. Contrasting to this picture, in nephrons which before the intratubular fixation were injected with an electron dense tracer whose particles were of a diameter corresponding to rather large protein molecules, cells of the proximal tubule could be found having quite a different morphology. Here, the distance between the microvilli was much greater, the apical cytoplasm was diminished in height, and the concentration of ribosomes found here correspondingly greater. In these acute experiments it was possible in the tracer-injected nephrons to note the formation of the many pinocytotic vacuoles containing the tracer. Besides this occlusion of the space between the lateral cell membrane should be noticed. The priliminary results thus seem to be an argument for the occurence of two entirely different transports phenomena of the proximal tubular cell, a transmembranous as well as a pinocytotic mechanism.

KOCZOREK zu STOLTE: In Ihrem interessanten Versuchen wurden die durch Adrenalektomie gestörten Verhältnisse der lokalen tubulären Natriumreabsorption durch Cortisol restauriert.

Ist dabei aber auch berücksichtigt worden, daß die Ratte normalerweise ja gar kein Cortisol bildet, sondern nur Aldosteron und Corticosteron? Vielleicht sollte man versuchen, die gleichen Experimente mit Aldosteron und Corticosteron zu wiederholen; denn Cortisol ist gewissermaßen ein unphysiologisches Hormon für die Ratte.

STOLTE: Cortisol hat einen geringeren Mineralocorticoideffekt, er beträgt etwa 1/5 %. Darum normalisierte sich bei diesen Versuchen ja auch sowohl die Passagezeit als auch die Halbwertszeit. Versuche mit einem reinen Glucocorticoid sind vorgesehen.

STEINHAUSEN zu STOLTE: Warum messen Sie nicht gleichzeitig die Inulinclearance? Dann können Sie doch sagen, ob die Passagezeit Ausdruck der verminderten Filtrationsrate ist. Wir haben ja zeigen können, daß es eine strenge Linearität zwischen tubulärer Stromstärke und Inulin-Clearance gibt.

STOLTE: In unseren Versuchen haben wir auch Inulin-Clearance-Bestimmungen durchgeführt. Bei den Kontrolltieren lag die GFR ungefähr zwischen 0,6 - o,8 ml/min/1oo g, bei adrenalektomierten Tieren dagegen zwischen o,4 - o,6 ml/min/1oo g.

Die Beeinflussung der früh-distalen Na^+-Konzentration in der Rattenniere durch Änderung des Harnstromvolumens und der Angiotensin-Konzentration im Harn der Henle'schen Schleife

NAGEL, W., SCHNERMANN, J., CORTNEY, A. und THURAU, K.

Die Untersuchungen von GIEBISCH, KLOSE und WINDHAGER (2) an der Rattenniere unter hypertoner NaCl-Diurese zeigen, daß bei erhöhter tubulärer Stromstärke die Natriumkonzentration ($[Na^+]$) im frühdistalen Tubulusabschnitt annähernd gleich niedrig ist wie unter Kontrollbedingungen. Dieses hat zu der Annahme geführt, daß die $[Na^+]$ am Ende der Henle'schen Schleife unabhängig von der Stromstärke stets auf die gleiche hypotone Konzentration erniedrigt ist. Für die Theorie einer Filtratsregulation über die $[Na^+]$ im Macula densa-Segment (5) ist diese Schlußfolgerung insofern von Bedeutung, weil dann an dieser Nephronstelle keine Natriumkonzentrationsänderungen auftreten würden, die eine Regulierung des Glomerulumfiltrates ermöglichten.

Mit den folgenden Versuchen sollte geprüft werden, ob die früh-distale $[Na^+]$ auch dann immer auf den gleichen Wert erniedrigt wird, wenn als einziger Parameter die intratubuläre Harnstromstärke durch die Henle'sche Schleife erhöht wird. Wegen der Bedeutung, die das Renin-Angiotensin-System für den Regulationsmechanismus besitzt, wurde gleichzeitig untersucht, ob Angiotensin selbst einen Einfluß auf die Natriumresorption in der Henle'schen Schleife und die früh-distale $[Na^+]$ ausübt.

In Rattennieren unter Mikropunktionsbedingungen wurden Henle'sche Schleifen oberflächlicher Nephren vom Ende des

+ Mit Unterstützung der Deutschen Forschungsgemeinschaft und des US Department of the Army, European Research Office

proximalen Tubulus aus mit einer Mikroperfusionspumpe (4) bei Stromstärken von 5-40 x 10^{-6} ml/min mit isotoner Kochsalzlösung unter Zusatz von 3 mÄq/l KCl und 50 μC/ml C^{14}-Inulin perfundiert. Der dazugehörige proximale Tubulus wurde glomerulumwärts mit Öl blockiert. Nach Passage durch die Henle'sche Schleife wurden von der Perfusionslösung Proben aus dem ersten distalen Segment entnommen. Bei Änderung der Perfusionsstromstärke wurde mindestens 5 min gewartet, bis distale Proben entnommen wurden. Die $[Na^+]$ in der Tubulusflüssigkeit wurde mit einem Mikroflammenphotometer des MÜLLER-Typs bestimmt (3,1). Das Meßvolumen von 0.5 x 10^{-6} ml gestattete ausreichende Mehrfachbestimmungen in der Einzelprobe. Die Meßgenauigkeit lag bei ± 3 %.

Die Netto-Natriumresorption entlang der Henle'schen Schleife wurde aus der Differenz der einströmenden und der ausströmenden Natriummenge berechnet. Zur Ermittlung der ausströmenden Natriummenge wurde die Netto-Wasserresorption, gemessen am C^{14}-Inulinkonzentrationsanstieg, berücksichtigt.

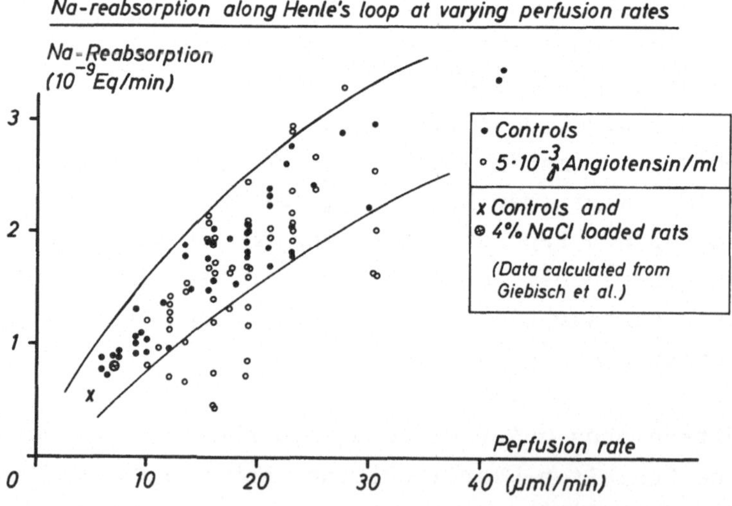

Abb. 1: Natriumresorption in der Henle'schen Schleife in Abhängigkeit von der Perfusionsstromstärke bei Perfusion mit 0.9 % NaCl-Lösung (geschlossene Punkte) bzw. 0.5 - 5 γ% Angiotensin II in 0.9 % NaCl (offene Punkte). Die beiden Linien begrenzen den Bereich bei angiotensinfreier Perfusion.

Von CORTNEY et al. (1) wurde beschrieben, daß die $[Na^+]$ im früh-distalen Tubulus in Richtung Isotonie ansteigt, wenn die Perfusionsstromstärke erhöht wird. Die Ursache für den Natriumkonzentrationsanstieg bei höheren Stromstärken beruht nicht auf einer limitierten Natriumresorption in der Henle'schen Schleife im Sinne eines tubulären T_m, wie aus der Abb. 1 (geschlossene Punkte und Abgrenzungslinien) zu ersehen ist. In der Abbildung ist die resorbierte Natriummenge in der Henle'schen Schleife bei verschiedenen Stromstärken aufgetragen. Die Natriumresorption nimmt mit steigender Stromstärke zu, auch in einem Bereich, der weit über die normale Stromstärke in der Henle'schen Schleife, die etwa bei 6 - 8 x 10^{-6} ml/min liegt, hinausgeht. Dabei ist es wichtig, darauf hinzuweisen, daß die resorbierten Natriummengen in diesen Perfusionsversuchen mit denen identisch sind, die man aus den Angaben von GIEBISCH et al. (2) für die Henle'sche Schleife in der frei fließenden Niere berechnen kann. Das Ausmaß der Natriumresorptionszunahme reicht jedoch nicht aus, um die früh-distale $[Na^+]$ konstant niedrig zu halten. Die Berechnung der Resorption in Prozent der einfließenden Natriummenge zeigt folglich eine Abnahme mit steigender Stromstärke, wie es aus Abb. 2 hervorgeht.

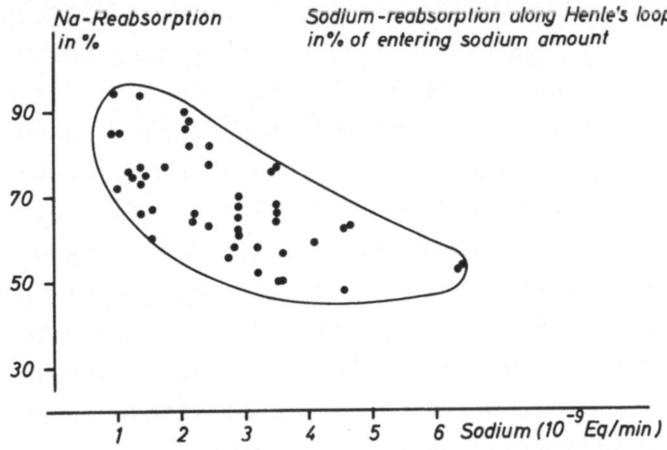

Abb. 2: Natriumresorption in der Henle'schen Schleife in Prozent der einströmenden Natriummenge.
Die einströmende Natriummenge ist durch Änderung der Perfusionsstromstärke variiert.

Einen Einfluß von Angiotensin auf die Natriumresorption in der Henle'schen Schleife haben wir in diesen Versuchen nicht nachweisen können. Bei Perfusion der Henle'schen Schleife mit einer Angiotensinkonzentration von 0.5 x 10^{-6} g/100 ml Perfusionslösung ergab sich die in Abb. 1 mit eingezeichnete Beziehung (offene Punkte), wobei die beiden Linien den Bereich abgrenzen, in dem die Werte bei angiotensinfreier Perfusion liegen. Es muß jedoch eingeräumt werden, daß besonders im unteren Stromstärkenbereich die Natriumresorption in mehreren Versuchen niedriger als in den Kontrollversuchen war. Eine systematische Abweichung läßt sich aus den vorliegenden Werten nicht berechnen; uns erscheint es deshalb wichtig, gerade in diesem unteren Bereich die Befunde weiter zu ergänzen, da hier die normale Stromstärke in der Henle'schen Schleife liegt.

Zusammenfassung

Bei isolierter Perfusion der Henle'schen Schleife mit verschiedener Stromstärke steigt die Natriumresorption nicht im gleichen Maße wie die Stromstärke an. Dadurch werden Stromstärkeänderungen während der Schleifenpassage in Natriumkonzentrationsänderungen am Ende der Henle'schen Schleife umgewandelt. Damit ist eine Voraussetzung dafür erfüllt, daß Änderungen der tubulären Stromstärke über den Rückkoppelungsmechanismus im juxtaglomerulären Apparat eine Regulierung des Glomerulumfiltrates ausüben können. Diese Ergebnisse sollen nicht zu der Schlußfolgerung führen, daß der Rückkoppelungsmechanismus unter allen Bedingungen ein konstantes Glomerulumfiltrat einstellen muß. Änderungen der Natriumresorptionscharakteristik in der Henle'schen Schleife - etwa aufgrund von hormonellen Einflüssen oder durch Natriuretika oder schließlich Empfindlichkeitsänderungen im Rückkoppelungsmechanismus selbst - könnten die Regulation auf ein anderes Nieveau verschieben.

Angiotensin hat nach unseren Ergebnissen keinen eindeutigen Einfluß auf die Natriumresorption der Henle'schen Schleife gezeigt.

Literatur

1. CORTNEY, M.A., NAGEL, W. und THURAU, K.: Pflüg. Arch. ges. Physiol. (im Druck)

2. GIEBISCH, G., KLOSE, R.M. and WINDHAGER, E.E.: Am. J. Physiol. 206, 687 (1964)

3. MALNIC, G., KLOSE, R.M. and GIEBISCH, G.: Am. J. Physiol. 206, 674 (1964)

4. SONNENBERG, H. und DEETJEN, P.: Pflüg. Arch. ges. Physiol. 278, 669 (1964)

5. THURAU, K. und SCHNERMANN, J.: Klin. Wschr. 43, 410 (1965)

Diskussion:

OEHLERT: Haben Sie in Ihren Versuchen durch Erhöhung der Perfusionsgeschwindigkeit eine solche Natriumkonzentration am Anfang des distalen Segmentes erreichen können, daß Sie entweder einen Kollaps des proximalen Konvolutes beobachten oder mit irgend welchen Untersuchungsmethoden eine Abnahme oder Zunahme des Glomerulumfiltrates nachweisen konnten?

NAGEL: In unserer Versuchsanordnung war der proximale Tubulus mit Öl blockiert. In einem blockierten Tubulus kann man eine Abnahme des Glomerulumfiltrates jedoch nicht mehr feststellen. Aber selbst wenn man den proximalen Tubulus in nicht blockiertem Zustand perfundiert, ist die Aussage unsicher, weil man nie weiß, welchen Anteil die Perfusion an der Weite des proximalen Tubulus ausmacht.

ULLRICH: Diese Befunde demonstrieren recht gut, daß ein nachgeschaltetes Segment je nach dem Angebot die Veränderungen eines vorgeschalteten Segmentes wieder völlig oder zum großen Teil ausgleichen kann.
Sie zeigen, daß im proximalen Tubulus 50 % der Natriumrückresorption unter Einfluß von Aldosteron stehen. Dies entspricht auch den Experimenten, die an der Krötenblase und an der Froschhaut erhoben sind. Wenn im Normalfall 98 % des filtrierten Natrium, bei Adrenalektomie etwa rund 91 % , rückresorbiert werden, so ist der Schluß, daß nur 7 % des Natrium unter dem Einfluß des Hormones stehen, natürlich falsch. Wenn im proximalen Tubulus ein Effekt auftritt, dann ist das Angebot der Konzentration an das distale Konvolut völlig anders, so daß der distale Teil auf einem anderen Schenkel der Transportcharakteristik arbeitet. Es ist ein großer Unterschied, ob man dem distalen Tubulus eine isotone Lösung anbietet - dann ist die Transportrate maximal -, oder eine Lösung, bei der die Natriumkonzentration schon am Gleichgewichtspunkt ist, dann ist die Nettotransportrate im distalen Konvolut gleich Null. Ich glaube, das ist in Ihren Experimenten gut zum Ausdruck gekommen. Allerdings ist mir nicht ganz klar, wie Sie aus Ihren Ergebnissen eine Koppelung zwischen dem Macula-densa-Segment und der glomerulären Filtration nachweisen können.

NAGEL: Mit diesen Experimenten ist die Rückkoppelung natürlich nicht nachweisbar. Die Experimente dienten zur Prüfung der Frage, ob Stromstärkenänderungen im proximalen Tubulus durch Änderung der Filtration oder Resorption potenziert werden. Daß bei Konzentrationserhöhung im Macula-densa-Segment eine Filtrationsänderung auftritt, ist bereits von THURAU und SCHNERMANN im vorigen Jahr gezeigt worden.

HUNGERLAND: Ist die Stromrichtung einmal in umgekehrter Richtung untersucht worden?

NAGEL: Dabei müßte man mit der gleichen Geschwindigkeit, mit der das Perfusat an der Sammelstelle ankommt, absaugen. Ich glaube, hierbei sind die Schwierigkeiten sehr groß.

Corticaler Ammoniakdruck und Ammoniakausscheidung in der Rattenniere

OELERT, H., HILLS, A.G., RUMRICH, G. und ULLRICH, K.J.

Viele neuere Befunde (1) weisen darauf hin, daß das in der Niere gebildete Ammoniak nicht als NH_4^+ sondern in Form des gut lipoidlöslichen Ammoniakgases NH_3 aus den Nierenzellen in das Blut und in die Tubulusflüssigkeit diffundiert. DENIS u. M. (2) haben kürzlich nachgewiesen, daß in der Hundeniere der NH_3-Druck im Nierengewebe und Nierenvenenblut gleich groß ist, daß also die Verweilzeit des Blutes in der Niere für den vollen Angleich des NH_3-Druckes ausreicht.

Wir haben nun mit Hilfe der Mikroperfusion einzelner corticaler Tubuli diesen Befund bestätigt und außerdem gefunden, daß bei steigender Ammoniakausscheidung im Urin der Ammoniakdruck in der proximalen Tubulusflüssigkeit und im Nierenvenenblut sinkt, bei verminderter oder völlig unterbrochener Ausscheidung im Urin dagegen ansteigt.

Diese Befunde stehen im Einklang mit der Hypothese, daß bei gegebener und konstanter Ammoniakbildungsrate und Nierendurchblutung die NH_3-Drucke im Nierengewebe sich so verändern, daß das gebildete NH_3, das nicht im Urin ausgeschieden wird, bei völligem Angleich der NH_3-Drucke mit dem Blut aus der Niere abgeführt wird.

Methode: Die Versuche wurden an ca. 200 g schweren Ratten durchgeführt, die mit Inactin intraperitoneal narkotisiert worden waren. Zur Mikropunktion wurde die linke Niere freipräpariert und in einem Plexiglasschälchen gelagert. Der Ammoniakdruck des Kapillarblutwassers der Niere wurde aus dem pH und der Gesamt-Ammoniak Konzentration im Nierenvenen-

+ Mit Unterstützung der Deutschen Forschungsgemeinschaft

blut berechnet. Der Ammoniakdruck im corticalen Nephron wurde als der Ammoniakdruck einer gepufferten Phosphatlösung ermittelt, mit der mit konstanter Perfusionsgeschwindigkeit (1.6 x 10^{-2} µl/min) Teile des proximalen Konvoluts durchströmt worden waren. Der pH-Wert des Perfusats wurde bei einem CO_2-Druck von 40 mm Hg mit Hilfe der Chinhydronmethode (3) gemessen, die ammoniakanalysen erfolgten mit einer Mikromodifikation der BERTHELOT'schen Reaktion (4).

Ergebnisse: Auf der ersten Abbildung ist in halblogarithmischem Maßstab der P_{NH_3} der gepufferten Phosphatlösungen vor und nach Tubulusperfusion gegen die jeweils durchströmte Tubulusstrecke aufgetragen. Die Ergebnisse wurden aus 45 Einzelperfusionen an 10 Ratten gewonnen. Alle Tiere waren in Antidiurese und hatten einen Urin-pH zwischen 5.9 und 6.1. Wenn die Perfusionslösung ohne die Zugabe von Ammoniak hergestellt worden war (Kreise), äquilibrierte sich ihr Ammoniakdurck bei der Durchströmung im proximalen Tubulus sehr rasch mit dem des umgebenden Gewebes. Der mittlere Ammoniakgewebsdruck, der auf diese Weise bestimmt wurde, betrug 69 x 10^{-6} mm Hg und hatte sich schon nach einer Strecke von 100 µ eingestellt. Einen ähnlichen Wert erhielt man, wenn ursprünglich in der Perfusionslösung so viel Ammoniak enthalten war, daß der Ammoniakdruck schon vor der Perfusion dem des corticalen Gewebes entsprach (Kreuze). Wenn Ammoniak-Konzentration und Druck in der Ausgangslösung dagegen viel höher lagen als der Äquilibriumwert (Punkte), kam es nur sehr langsam zu einem Druckausgleich. Diese Verzögerung wurde möglicherweise durch eine beträchtliche Neubildung von NH_3 aus NH_4^+ verursacht, zu der es bei der Durchströmung im Tubulus gekommen war. Wir konnten nämlich feststellen, daß der pH-Wert in der Durchströmungslösung nach der Perfusion gegenüber dem Ausgangswert (pH 6.20) angestiegen war und diese Neubildung beschleunigt haben mußte.

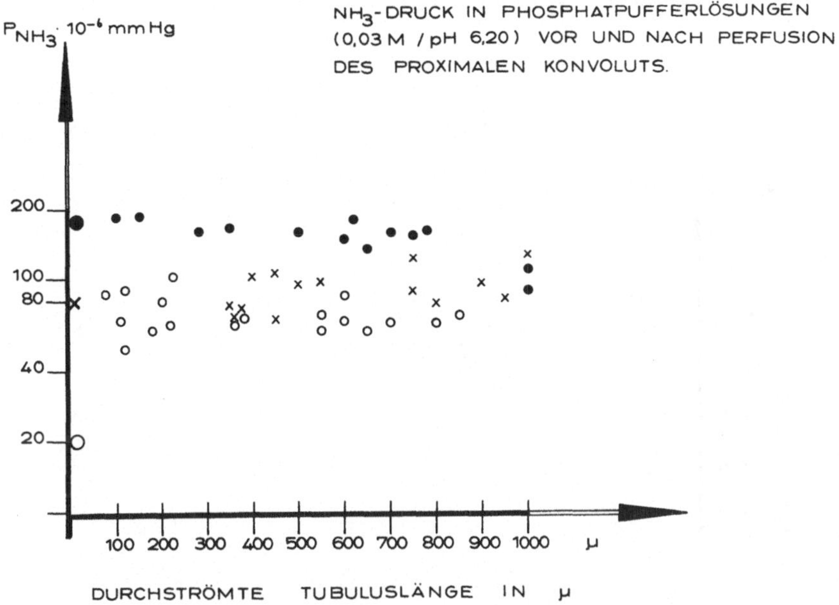

Abb. 1: NH_3-Druck in Phosphatpufferlösungen (0.03 M / pH 6.20) vor und nach Perfusion des proximalen Konvoluts.

Die zweite Abbildung zeigt die Beziehung zwischen den Ammoniakdrucken, die im Nierenvenenblut mit einer Halbmikromethode und in der gleichzeitig aus dem Tubulus entnommenen Perfusionsflüssigkeit mit einer Ultramikromethode bestimmt wurden. Die Abszisse gibt die Werte für das Blut an, die Ordinate die für die Tubulusflüssigkeit. Wenn der NH_3-Druck in beiden Flüssigkeiten gleich ist, sollten die Punkte auf einer Geraden mit einem Winkel von 45 Grad liegen (gestrichelte Linie). Das trifft beinahe zu. Der etwas abweichende Verlauf der Regressionsgeraden (durchgezogene Linie) beruht wahrscheinlich darauf, daß der corticale Gewebsammoniakdruck als der P_{NH_3} einer Perfusionslösung bestimmt wurde, die anfänglich schon Ammoniak enthielt und deren Ammoniakdruck sich bei der Tubuluspassage nicht vollständig mit dem des umgebenden Nierengewebes äquilibrierte. Die Ergebnisse scheinen den Schluß auf einen einheitlichen corticalen Ammoniakdruck in der Rattenniere zuzulassen, für den zwischen der proximalen Tubulusflüssigkeit, den Tubuluszellen und dem Kapillarblutwasser ein Diffusionsäquilibrium besteht.

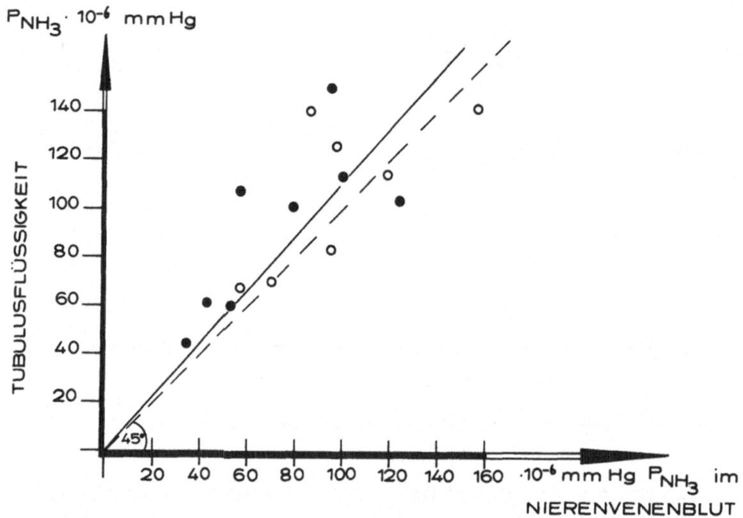

Abb. 2: Beziehung zwischen dem P_{NH_3} der proximalen Tubulusflüssigkeit und dem P_{NH_3} des Nierenvenenbluts vor (●) und nach (o) Ureterabklemmung.

Zwischen Ammoniakausscheidung im Urin und corticalem NH_3-Druck besteht eine umgekehrte Korrelation. Es ist kein großer Unterschied, ob die Werte für den NH_3-Druck aus dem Blut oder der Perfusionsflüssigkeit gewonnen wurden. Die Ammoniakausscheidung im Urin wurde vor allem von der Urinflußrate bei den einzelnen Tieren beeinflußt. Die pH-Werte lagen zwischen 5.9 und 6.2.

Dazu zeigt die folgende Tabelle 1 schließlich den Einfluß einer vollständigen Hemmung der Ammoniakausscheidung im Urin auf den corticalen NH_3-Druck. Der NH_3-Druck wurde wiederum aus dem Nierenvenenblut und aus dem Tubulusperfusat bestimmt, und zwar jedesmal vor und ungefähr 60 Minuten nach Abklemmung des Ureters. In allen Fällen steigt nach Obstruktion

des Ureters der corticale Ammoniakdruck an. Berechnet aus dem Nierenvenenblut, erhöht er sich im Mittel um 25 x 10^{-6} mm Hg, berechnet aus dem Einzelperfusat im Mittel um 22 x 10^{-6} mm Hg.
Unter der Annahme, daß die Durchblutung der Niere nach Ureterabklemmung konstant blieb, änderte sich der Gesamtausfluß von Ammoniak aus der Niere nicht wesentlich gegenüber der Ausscheidung vorher. Das weist darauf hin, daß der Anstieg des corticalen NH_3-Druckes keinen direkten Einfluß auf die Bildungsrate von Ammoniak in der Niere hat.

Tabelle 1: P_{NH_3} 10^{-6} mm Hg

Versuch am	Nierenblut vor	nach	Δ	prox. Tubulus vor	nach	Δ
6.5.65	53	57	+ 4	60	67	+ 7
16.5.65	34	70	+ 36	44	70	+ 26
18.5.65	43	95	+ 52	61	83	+ 22
20.5.65	--	--	--	74	101	+ 27
28.5.65	124	156	+ 32	103	141	+ 38
31.5.65	57	86	+ 29	107	140	+ 33
2.6.65	95	97	+ 2	-	(126)	--
2.6.65	100	118	+ 18	113	114	+ 1
Mittel:	72	97	+ 25	80	102	+ 22

Corticaler P_{NH_3} vor und nach Abklemmung des Ureters im Nierenvenenblut und in der Perfusionsflüssigkeit nach Durchströmung des proximalen Konvoluts.

Zusammenfassung

1. Der P_{NH_3} einer ammoniakfreien Phosphatpufferlösung äquilibriert sich bei Perfusion des proximalen Konvoluts in sehr kurzer Zeit mit dem Ammoniakdruck des umgebenden Gewebes.

Die Ammoniakdrucke, die in der Perfusionsflüssigkeit gemessen wurden, stimmen gut mit denen überein, die gleichzeitig aus dem P_{NH_3} des Nierenvenenbluts berechnet wurden. Die Ergebnisse beweisen einen einheitlichen Ammoniakdruck und ein Diffusionsäquilibrium des Ammoniakgases zwischen den Zellen und dem Kapillarblutwasser im Cortex der Rattenniere.

2. Eine hohe Ammoniakausscheidung im Urin hat eine Verminderung des Ammoniakdruckes in der Nierenrinde zur Folge. Eine geringe Ausscheidung im Urin führt umgekehrt zu einer Steigerung des Druckes, der die Ammoniakproduktion nicht direkt zu beeinflussen scheint.

3. Die Ergebnisse weisen darauf hin, daß die Bildungsrate von NH_3 in der Niere relativ konstant ist, und daß sich bei verminderter Ammoniakausscheidung im Urin der NH_3-Druck im Nierengewebe so einstellt, daß das nicht mit dem Urin ausgeschiedene Ammoniak mit dem Blut abgeführt wird.

Literatur

1. PITTS, R.F.: Renal production and excretion of ammonia. Am. J. Med. 36, 5, 720-742 (1964)

2. DENIS, G., PREUSS, H. and PITTS, R.F.: The P_{NH_3} of renal tubular cells. J. Clin. Invest. 43, 571-582 (1964)

3. PIERCE, J.A., and MONTGOMERY, H.: A microquinhydrone electrode: its application to the determination of the pH of glomerular urine of Necturus. J. Biol. Chem. 110, 763-775 (1935)

4. WELLER, H.: Die Verwendung der BERTHELOT'schen Reaktion auf Ammoniak in der klinischen Chemie. Röntgen- und Lab.-Prax. 15, L 77, L 142 (1962)

Diskussion:

NAGEL: Stimmt Ihre Annahme, daß sich während der Abklemmung die Nierendurchblutung nicht ändert?

OELERT: Wir haben dies nicht nachgeprüft; wir haben das der Literatur und Herrn THURAU's Angaben entnommen.

SCHIRMEISTER: Es gibt Befunde, darunter auch eigene, bei denen nach Ureterabklemmung die Nierendurchblutung ansteigt. Würde eine Zunahme um etwa 20 % Ihre Aussage wesentlich beeinträchtigen?

OELERT: Ja, das wäre eine wesentliche Beeinflussung. Die Ammoniakausscheidung im Blut ist eben als Summe der Konzentration und der Flußrate wesentlich höher als diese.

ULLRICH: Wenn dann nach Abklemmung der Druck noch ansteigt, während die Durchblutung erhöht ist, dann würde mit dem Blut mehr abgeführt werden, und die Produktion würde dann bei erhöhtem Ammoniakdruck sogar ziemlich ansteigen.

WEISS: Wir haben bei Tieren, bei denen wir aus Versehen bei der Autoregulationsmessung den Ureter abklemmten, eine Abnahme der Perfusionsstromstärke beobachtet. Wir haben diesen Befund im Sinne einer "tissue pressor autoregulation" gedeutet. Wenn der Ureter abgeklemmt war, stieg der Fluß zunächst an; er nahm ab, wenn der Druck ein gewisses Maximum erreicht hatte.

KRAMER: Ich möchte nur darauf aufmerksam machen, daß es sich bei diesen Versuchen um Antidiuresen handelt, in denen ein kurzfristiger Stop-flow keinen Einfluß auf die intrarenalen Drucke und auch nicht auf die Durchblutung hat.

OELERT: Bis auf die Versuche, bei denen in der Nierenrinde der Ammoniakdruck kleiner wird. Das sind natürlich Wasserdiuresen.

HUNGERLAND: Physiologischerweise variiert ja die Ammoniakausscheidung im Harn sehr erheblich. Wodurch würde denn nun diese tatsächliche Ausscheidung bestimmt?

OELERT: Es gibt 2 Möglichkeiten: Entweder die direkte Korrelation zum Urin-pH, wie von DENIS, PREUSS und PITTS zunächst angegeben, daß also in Acidose die Ammoniakausscheidung höher liegt, oder die Annahme, die wir jetzt hier treffen, daß die Ammoniakausscheidung mit der Flußrate des Urins variiert. Es ist anzunehmen, daß beide Faktoren wirksam sein können.

HUNGERLAND: Das können Sie aber bei klinischen Beobachtungen nicht in diesem Ausmaß erwarten. Es fällt immer wieder auf, daß das pH sehr viel schneller abfällt, als die Ammoniakausscheidung ansteigt.

OELERT: Es ist zunächst die Kombination zwischen Flußrate und Urin-pH: Das pH fällt bei Antidiurese stark ab und steigt bei Diurese an. Es ist in der Literatur bestätigt, daß Ammoniakproduktion und -exkretion durch eine Acidose stark gesteigert werden. Unsere Untersuchungen betreffen aber nur rein physiologische Zustände.

BRUNNER: Haben Sie den NH_3-Druck auch bei chronisch-alkalotischen Ratten gemessen?

OELERT: Nein.

Mikroperfusionsuntersuchungen zum tubulären Glukosetransport

DEETJEN, P. und BOYLAN, J.W.

Untersuchungen zusammen mit SONNENBERG am Einzelnephron in situ hatten ergeben, daß es bei der tubulären Sekretion von PAH keine echte Begrenzung der Transportkapazität gibt (4). Es kann bei Clearanceuntersuchungen der Eindruck eines konstanten Transportmaximums (Tm) deswegen entstehen, weil PAH nur bis zu einer bestimmten Konzentration in den Tubulusharn sezerniert wird und weil gerade am Orte der Sekretion, dem proximalen Konvolut, die intratubuläre Harnstromstärke von den physiologischen Diureseschwankungen unbeeinflußt bleibt. Damit stand auch bei anderen Transportprozessen in der Niere mit einer sogenannten Tm-Kinetik in Frage, ob das Zustandekommen tubulärer Transportmaxima durch andere Faktoren als die begrenzte Transportleistung der Tubuluszellen erklärt werden muß.

In der vorliegenden Untersuchung sollte studiert werden, welche Umstände zu der Limitierung der tubulären Glukoseresorption führen.

Wir bedienten uns dazu wiederum der Methode der Mikroperfusion, bei der einzelne Abschnitte des proximalen Konvolutes unabhängig vom Glomerulumfiltrat mit Lösungen beliebiger Zusammensetzung und mit konstanter, beliebiger Rate durchströmt werden können (8). Durchströmt wurde mit Lösungen, die C^{14}-markierte Glukose in verschiedenen Konzentrationen enthielt. Aus der Perfusionsstromstärke und der Glukosekonzentration flußabwärts entnommener Mikropunktate ließ sich dann die Glukoseresorptionsrate in dem perfundierten Nephron-

+ Mit Unterstützung der Deutschen Forschungsgemeinschaft und der Buswell Foundation, Buffalo N.Y.

stück bestimmen. Die gleichzeitige Konzentrationsmessung von Tritium-markiertem Inulin in Perfusionslösung und Punktat erlaubte bei Netto-Wasserbewegungen die Glukosebestimmungen entsprechend zu korrigieren. Die Länge des perfundierten Nephronstückes wurde in üblicher Weise nach Füllung mit Latex und Mikrodissektion gemessen.

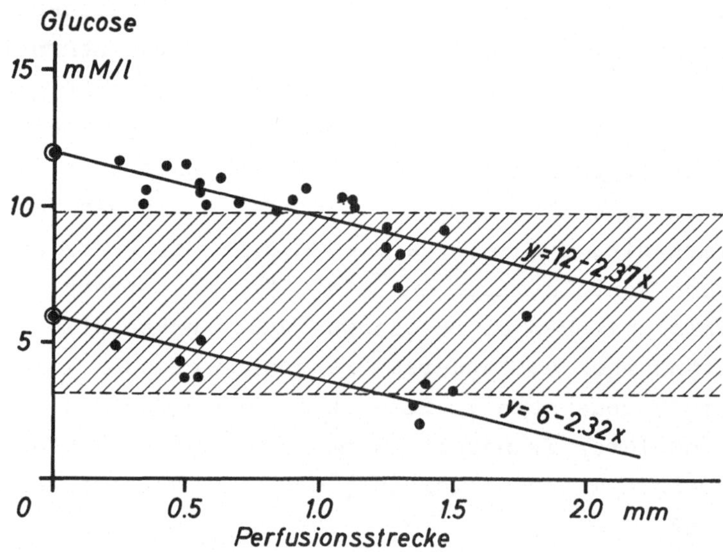

Abb. 1: Beziehung zwischen tubulärer Glukosekonzentration und Länge der Perfusionsstrecke. Mikroperfusionen an proximalen Konvoluten von 12 Rattennieren in situ. Perfusionslösung enthielt 6 bzw. 12 mM/l D-Glukose, 100 mg% Inulin, 110 mM/l NaCl und 74 bzw. 68 mM/l Mannitol. Die Glukosekonzentrationen im Plasma der Versuchstiere lagen zwischen 3.1 und 9.8 mM/l (schattierte Fläche).

In Abb. 1 ist das Verhalten der intratubulären Glukosekonzentration in Abhängigkeit von der Länge der perfundierten proximalen Tubulusabschnitte aufgetragen. Die Konzentrationsabnahme verläuft stetig und ist unabhängig von der Höhe der Glukosekonzentration in der Perfusionslösung, die in der einen Serie 6, in der anderen 12 mM/l betrug. Die schraffierte Fläche gibt den Bereich an, in dem die Plasmaglukosekonzentrationen unserer Versuchstiere lagen. Die ganz unterschiedlichen Konzentrationsgradienten zwischen Tubulusflüssigkeit und Blut haben offenbar auf die Glukoseresorption keinen Einfluß.

Da dieser gleichmäßige Glukose-Konzentrationsabfall im Tubulus aus der Veränderung der C^{14}-Aktivität ermittelt wurde, mußte geprüft werden, ob die Aktivitätsabnahme auch tatsächlich mit einer parallelen Abnahme der Gesamt-Glukosekonzentration einhergeht. Bei der schlechten Lipoidlöslichkeit der Glukose ist es zwar nicht sehr wahrscheinlich, aber immerhin denkbar, daß durch einen Einstrom oder bidirektionalen Austausch nicht markierte Plasmaglukose in die Tubulusflüssigkeit gelangt und zu einer Verminderung der C^{14}-Aktivität führt.

Um diese Möglichkeit zu prüfen, wurde bei vier Versuchstieren radioaktiv markierte Glukose i.v. infundiert und dann Tubulusabschnitte mit nichtmarkierter Glukose-Ringerlösung oder auch nur einfacher Ringerlösung perfundiert. In Mikropunktaten, die nach Perfusionsstrecken bis zu 1400 μ Länge entnommen wurden, ist keine Radioaktivität nachweisbar, unabhängig davon, ob die Perfusionsflüssigkeit Glukose enthielt oder nicht. Bei den hohen Plasmakonzentrationen von C^{14}-Glukose, die in gleichen Volumina wie die entnommenen Mikropunktate bis zu 28000 Impulse pro 50 Minuten zählen ließen, hätte sich bei Rückdiffusion von Glukose eine mit der Perfusionsstrecke zunehmende intratubuläre C^{14}-Aktivität finden müssen.

Aus unseren Versuchen ergibt sich somit eine etwa lineare Beziehung zwischen dem Glukosetransport und der Länge der perfundierten proximalen Tubulusabschnitte (Abb. 2). Dieser Befund unterstützt das klassische Konzept (7), daß jede Zelle einen begrenzten Betrag von Glukose resorbieren kann und daß das Glukosetransportmaximum (Tm_G) durch die Länge der proximalen Konvolute bestimmt wird. Es sei im Hinblick auf die bekannten Mikropunktionsergebnisse von WALKER u. M. (10), die bei der Ratte schon nach 30 % der proximalen Tubulusstrekke keine Glukose mehr feststellen konnten und daher über die

Leistung der folgenden Nephronabschnitte nichts aussagen konnten, darauf hingewiesen, daß die proximalen Tubuluszellen entlang der gesamten der Mikropunktion zugängigen Länge keine Unterschiede ihrer Transportleistung erkennen ließen. Auch bei Perfusionen ganz am Ende des Konvolutes konnten die gleichen Resorptionsraten festgestellt werden wie im ersten Drittel des Konvolutes.

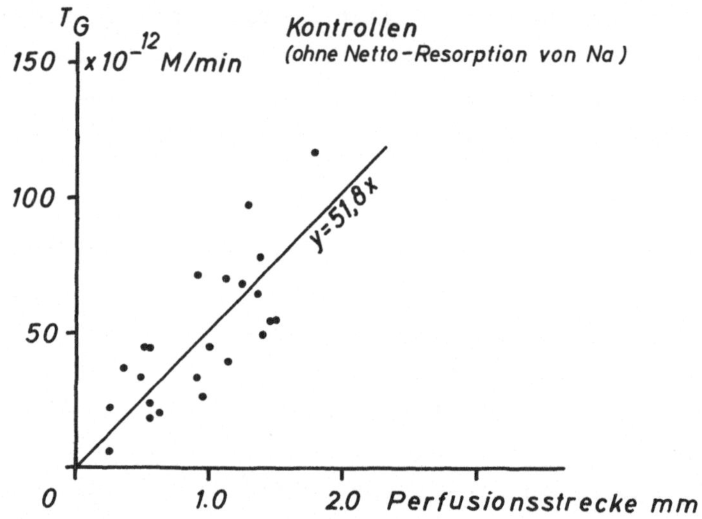

Abb. 2: Glukosetransport (T_G) am Einzelnephron in situ in Abhängigkeit von der Perfusionsstrecke. Gleiche Perfusionslösung und Meßwerte wie in Abb. 1.

Bei den bisher gezeigten Ergebnissen war als Perfusionslösung eine sogenannte Gleichgewichtslösung verwendet worden, bei der ein bestimmtes Verhältnis von NaCl und Mannitol nach den Untersuchungen der ULLRICH'schen Arbeitsgruppe (5,6) eine Nettoresorption von Natrium und Wasser verhindert. Bei Perfusionen mit isotoner NaCl-Lösung, bei der Natrium und Wasser resorbiert werden, scheint die Glukoseresorption um etwa 30 % höher zu liegen, wenngleich bei der bisher nur geringen Anzahl unserer Meßwerte die statistische Sicherung einer solchen Behauptung noch aussteht. Damit würde sich aber für die Warmblüterniere bestätigen, was bereits für die Glukoseresorption am Darm (1,3) und an der Kaltblüterniere (9) beschrieben wurde. Da bei fehlendem transtubulärem Nettofluß von NaCl und Wasser in unseren Versuchen Glukose weiter resorbiert wird, ist es wohl mehr die Höhe der luminaren Na-Konzentration, die die Glukoseresorption beeinflußt. Die luminare Na-Konzentration liegt bei Verwendung der Gleichgewichtslösung etwa 40 mÄq/l unter dem normalen Wert von Plasma und proximalem Tubulusharn. Keinen direkten, fördernden Einfluß auf die Glukoseresorption kann dem Adrenalin zugeschrieben werden. Ein solcher Effekt war von BLAKE (2) auf Grund von Clearancebeobachtungen behauptet worden. Und ebensowenig scheint eine direkte Resorptionsförderung durch Inulin bewirkt werden zu können.

Aus unseren Untersuchungen bietet sich folgende Vorstellung über die Glukoseresorption an:
Im Gegensatz zu den Verhältnissen beim PAH-Transport lassen sich im Falle der Glukose die vorliegenden, direkt am Orte der Resorption gewonnenen Ergebnisse mit einer begrenzten Transportkapazität der einzelene Zellen erklären. So, wie von SHANNON (7) vor 30 Jahren vermutet wurde, scheint durch die Länge des zum Transport befähigten Nephronteiles - oder durch die Masse des resorptiven Gewebes - die Anzahl der zellulären Transportstellen für Glukose festgelegt zu sein. Die luminare oder intrazelluläre Konzentration starker Elektrolyte wird darüberhinaus noch für die Umsatzgeschwindigkeit an den einzelnen Transportstellen von Wichtigkeit sein. Bei den normalerweise aber wenig schwankenden Na-Plasma-Konzentrationen wird das Transportmaximum für Glukose dann in erster Linie von der Länge - oder der Masse - des zur Resorption befähigten Nephronabschnittes bestimmt; es sollte jedoch die mögliche Beeinflussung durch starke Elektrolyte nicht außer acht gelassen werden, wenn das Tm_G weiterhin als Maß für die Masse des funktionstüchtigen resorptiven Nierengewebes verwendet werden soll.

Literatur

1. ALTHAUSEN, T.L., ANDERSON, E.M. and STOCKHOLM, N.: Effect of adrenalectomy and of NaCl on intestinal absorption of dextrose. Proc. Soc. Exptl. Biol. med. 40, 342 (1939)

2. BLAKE, W.D.: Effect of epinephrine on tubular reabsorption of glucose by dog kidney. Am. J. Physiol. 202, 897 (1962)

3. CSAKY, T.Z. and THALE, M.: Effect of ionic environment on intestinal sugar transport. J. Physiol. (Lond.) 151, 59 (1960)

4. DEETJEN, P. und SONNENBERG, H.: Der tubulre Transport von p-Aminohippursäure. Mikroperfusionsversuche am Einzelnephron der Rattenniere in situ. Pflüg. Arch. ges. Physiol. 285, 35 (1965)

5. GERTZ, K.H.: Transtubuläre NaCl-Flüsse und Permeabilität für Nichtelektrolyte im proximalen und distalen Konvolut der Rattenniere. Pflüg. Arch. ges. Physiol. 276, 336 (1963)

6. KASHGARIAN, M., STÖCKLE, H., GOTTSCHALK, C.W. and ULLRICH, K.J.: Transtubular electrochemical potentials of sodium and chloride in proximal and distal tubules of rats during antidiuresis and water diuresis. Pflüg. Arch. ges. Physiol. 277, 89 (1963)

7. SHANNON, J.P.: Renal tubular excretion. Physiol. Rev. 19, 63 (1939)

8. SONNENBERG, H. und DEETJEN, P.: Methode zur Durchströmung einzelner Nephronabschnitte. Pflüg. Arch. ges. Physiol. 278, 669 (1964)

9. VOGEL, G.: The importance of Na for the renal transport of glucose and para-aminohippuric acid. Arch. exp. Path. Pharmacol. 250, 287 (1965)

10. WALKER, A.M., BOTT, P.A., OLIVER, G. and MACDOWELL, M.: The collection and analysis of fluid from singel nephrons of the mammalian kidney. Anmer. G. Physiol. 134, 580 (1941)

Diskussion:

HEIDENREICH: Bei Glukose-Titrationen erreicht man das Tm ohne "splay" an einem ziemlich scharf umschriebenen Punkt. Man müßte dazu fordern, daß alle proximalen Tubuli gleichlang sind. Dies ist aber nicht der Fall. Ich möchte deshalb fragen, wie sich das bei Ihren Befunden mit dem nicht vorhandenen "splay" in Einklang bringen läßt.

DEETJEN: Das kommt sehr darauf an, welche Tierart Sie im Auge haben. Denn gerade an der Glukose-Titrationskurve ist der "splay" ja zum erstenmal beschrieben worden. SHANNON's Überlegungen, die zu seiner Theorie führten, gingen von der Erklärung des "splay" aus. Diese Experimente wurden am Hund gemacht. Auch bei Ratten ist bekannt, daß die Länge der proximalen Tubuli stark variieren kann. Sie beträgt nach meinen eigenen Erfahrungen 5 - 8 mm. Gleiche Ergebnisse liegen auch vom Hund vor (OLIVER u. M.). Ich glaube, nur beim Menschen ist die Population einheitlicher und daher der "splay" auch weniger ausgeprägt.

RENSCHLER: Bei der Rückresorption von Glukose handelt es sich nur um einen Bergauftransport, der an einen Carrier gebunden ist. Berücksichtigt man die Vorstellung über den Glukosetransport, wie sie an anderen Organen gewonnen wurden und wie sie von WILBRANDT dargestellt sind, muß man annehmen, daß mit einem Eiweißtransport in eine Zelle ein Ausstrom aus der Zelle, ein sog. Countertransport, verbunden ist. Wir bestimmten am Berliner Institut zusammen mit ULLRICH und RUMRICH in einer ähnlichen Versuchsanordnung bei Mikroperfusion mit glukosehaltiger Gleichgewichtslösung die Glukose enzymatisch und fanden - in Übereinstimmung mit Herrn DEETJEN - bei semilogarithmischer Darstellung einen geradlinigen Abfall der Glukosekonzentration bei zunehmender Tubuluslänge. Der Vergleich des mit ^{14}C-Glukose bestimmten Konzentrationsabfalles ergab allerdings im Vergleich für die Ausgangslösung eine zunehmende Abnahme der relativen spezifischen Aktivität, so daß wir bei noch ausstehender methodischer Sicherung unserer Befunde auf einen mit der Rückresorption einhergehenden Einstrom von Glukose schließen könnten. Bei Durchströmung mit glukosefreier Lösung fanden wir nach etwa 1000 μ einen Glukoseabfall von etwa 10 - 15 mg% im Tubuluslumen.

DEETJEN: Es könnte aber möglich sein, daß die Glukose, die Sie dann finden, aus einer Gluconeogenese der Zellen stammt. Denn wir finden keinen Einstrom von radioaktiv markierter Glukose aus dem Plasma.

RENSCHLER: Das ist nicht ausgeschlossen. Aber wir haben bei diesen Versuchen sehr viel Glukose infundiert und die Plasmaglukosekonzentration erhöht, so daß die Gluconeogenese von der Situation des Tieres aus zunächst nicht erforderlich war.

ULLRICH: Haben Sie am Schluß geprüft, ob das, was Sie radioaktiv infundiert haben, auch noch Glukose war, oder haben Sie nur die "counts" gezählt? In den geringen Mengen, die Sie noch finden, müssen Sie ja trennen, um herauszufinden, was noch Glukose ist.

DEETJEN: Wir haben zu Beginn der radioaktiven Methode auch nicht grundsätzlich vertraut, sondern uns auf chemische Methoden verlassen und zunächst die Methode benutzt, die auch von den Klassikern dieser Versuche, von WALKER u. M., verwandt wurde. Später haben wir eine Mikromethode der Glucostat-Technik, die Oxydasereaktion, angewendet und mit diesen drei Methoden recht gut übereinstimmende Ergebnisse erzielt.

ULLRICH: Wir haben ebenfalls bei Durchströmung Tm-Glukose-Werte gefunden, die um ein vielfaches höher waren, als bei der Rattenniere bekannt ist. Wir nehmen zwar an, daß immer etwas Glukose zurückfließt, aber dennoch sind die Zusammenhänge noch unklar.
Herr DEETJEN, haben Sie einmal versucht, bei maximalen Raten noch weiter zu steigern, um zu sehen, in welchem Ausmaß eine Übereinstimmung mit dem gesamten Tm zustande kommt?

DEETJEN: Das haben wir nicht gemacht; wir waren aber in der entgegengesetzten Lage; denn wenn wir den maximalen Transport, eine mittlere Länge der proximalen Tubuli und die Anzahl der Tubuli berücksichtigen, dann bekommen wir ein Tm, das etwa 50 % des Wertes beträgt, den wir bei demselben Rattenstamm mittels Clearance-Technik gemessen haben.

ULLRICH: Die maximale Ausgangskonzentration, die wir beobachteten, lag bei 150 mg%. Wenn Sie aber dann 300 - 400 mg% geben, dann sehen Sie, daß das Tm nicht mehr stimmt.

BRUNNER: Besteht ein solch hoher Konzentrationsunterschied zwischen Tubulus und peritubulärer Flüssigkeit?

ULLRICH: Konzentrationsunterschiede lassen sich in diesen Experimenten fast nie vermeiden.
Aus dem Transport des isolierten Tubulussegmentes kann man auf das Tm schließen. Wir sehen, daß dieses isolierte Tubulussegment immer mehr transportiert, wenn die Glukosekonzentration im Lumen gesteigert wird.

THURAU: Muß das ein Transport sein?

DEETJEN: Das eben wäre noch die Frage. Können wir von einem aktiven Transport reden, wenn wir einen derartig großen Transportgradienten haben?

ULLRICH: Ich glaube, daß es auch eine passive Komponente gibt. Das ist z.B. auch nach Phlorrhizin-Vergiftung zu beobachten. Ich bin sicher, daß auch an anderen Gebilden, z.B. an der Blut-Liquor-Schranke, auch für Glukose zum aktiven Transport noch eine passive Komponente hinzutritt. Es ist bekannt, daß bei den Erythrozyten, die relativ stark für

Glukose durchlässig sind, eine "facilitated diffusion", also eine erleichterte Diffusion abläuft, die man auf Grund der Größe des Moleküls und des ähnlichen Verhaltens gleichgroßer anderer Moleküle, z.B. des Mannitol, nicht erwartet.

DEETJEN: Aber dagegen möchte ich einwenden, daß der Konzentrationsgradient zwischen Plasma- und Tubulusflüssigkeit irgendwie einmal einen Einfluß gezeigt haben müßte, wenn die Diffusion eine Rolle spielen sollte. Trotz beliebiger Gradienten zwischen Plasma und Tubuluskonzentration war aber in unseren Versuchen der Transport immer gleichmäßig. Bei niedriger Perfusionsgeschwindigkeit beobachteten wir einen viel steileren Abfall der tubulären Glukosekonzentration. Bei Umrechnung auf Transportvorgänge stimmen die Werte genau mit der früheren Diffusion überein.

Das Tm_{PAH} als Na^+-abhängige Größe

VOGEL, G.

Zwischen Na^+-Angebot und tubulärem Glucose-Netto-Transport bestehen - wie an isolierten künstlich perfundierten Nieren von Rana ridibunda gezeigt werden konnte - die folgenden Beziehungen: Bei konstantem Glucose- und steigendem Na+-Angebot (Na^+ als Cl^-) werden steigende Glucosemengen reabsorbiert, bis die gesamte filtrierte Glucose aus dem Filtrat verschwindet und kein Zucker mehr ausgeschieden wird. Bei konstantem Na^+-Angebot und (physiologischerweise) von Niere zu Niere unterschiedlichem Na^+-Transport entspricht einem hohen Na^+-Transport stets ein hoher Glucose-Transport und umgekehrt. Das Verhältnis der transportierten Na^+- und Glucosemengen (Mol/Mol) bleibt konstant. Bei niedrigem Na^+-Anbot werden jedoch nicht nur die Na^+- und Glucose-Transporte erniedrigt, auch das Verhältnis transportiertes Na^+/transportierte Glucose wird verschoben, und zwar so, daß pro Mol Na^+ relativ mehr Glucose transportiert wird. Die Na^+-Abhängigkeit des Glucose-Transportes ließ erwarten, daß das $Tm_{Glucose}$ ebenfalls eine Na^+-abhängige Größe ist: Tatsächlich steigt im Bereich von 5.0 - 76.5 mMol/l NaCl das $Tm_{Glucose}$ stufenweise an (1,2).

Der PAH-Transport zeigt eine ähnliche Na^+-Abhängigkeit. Bei konstantem Angebot von 0.05 mg/100 ml PAH auf der Blut- und Lumenseite der Tubulusepithelien und fortschreitender Erniedrigung des Na^+-Angebotes, ebenfalls auf beiden Seiten der Tubulusepithelien, erniedrigt sich der PAH-Transport zunächst langsam, später (unter 10.0 mMol/l NaCl) rasch (1,2). Einem hohen Na^+-Netto-Transport entspricht stets ein hoher PAH-Netto-Transport und umgekehrt. Auch die Relation transportiertes Na^+/transportiertes PAH ist in dem Sinne Na^+-abhängig, daß bei niedrigem Na^+-Angebot pro Mol Na^+ relativ mehr PAH transportiert wird als bei hohem Na^+-Angebot. Sowohl für den Glucose- als auch den PAH-Transport ist nur das lumenseitige Na^+-Angebot essentiell, das blutseitige Na^+ ist von zu vernachlässigender Bedeutung (3).

Obwohl die Netto-Transporte von Glucose und PAH gegensinnig gerichtet sind, bestehen hinsichtlich ihrer Na^+-Abhängigkeit unübersehbare Parallelen. Deshalb war zu erwarten, daß Na^+ für das Tm_{PAH} eine ähnliche Bedeutung haben könnte wie für das $Tm_{Glucose}$. Aus diesem Grund wurde das Tm_{PAH} bei verschiedenem Na^+-Angebot gemessen (4).

Die entsprechenden Versuche wurden im April und Mai 1965 an isolierten künstlich perfundierten Nieren ungarischer Frösche (Rana ridibunda) durchgeführt. Die Tm-Bestimmung erfolgte, indem in der aortalen (lumenseitiges Angebot) und der renoportalen (blutseitiges Angebot) Perfusionsflüssigkeit gleichermaßen die PAH-Konzentration von 0.05 stufenweise bis auf 30 mg/100 ml gesteigert wurde. Der Na^+-Gehalt (Na^+ als Cl^-) in beiden Perfusionsflüssigkeiten betrug 5.0 resp. 76.5 mMol/l. Bei Angebot von 5.0 mMol/l NaCl wurde Isotonie durch Mannit-Zusatz eingestellt. Jede Versuchsgruppe (gegebene PAH-Konzentration bei jeweiliger Na^+-Konzentration) wurde mit wenigstens 8 Nieren belegt.

Wie die Ergebnisse zeigen, ist das Tm_{PAH} tatsächlich eine Na^+-abhängige Größe. Es steigt mit steigendem Na^+-Angebot und beträgt bei 5.0 mMol/l NaCl 37.2; bei 76.5 mMol/l 160.7 nMol/min x kg. Beide Werte verhalten sich wie 1 : 4.3 (Abb.1). Aus den vorliegenden Daten folgt weiter, daß bei gleichem PAH-Angebot und steigendem Na^+-Netto-Transport auch der PAH-Transport ansteigt; im niedrigen Na^+-Konzentrationsbereich ist die Relation transportiertes Na^+/transportiertes PAH zugunsten des PAH verschoben. So wird z.B. bei Angebot von 5 mg/100 ml PAH und 76.5 mMol/l NaCl für 1 Mol PAH 103 Mol Na^+ transportiert, bei Angebot von 5.0 mMol/l NaCl dagegen für 1 Mol PAH nur 36 Mol Na^+.

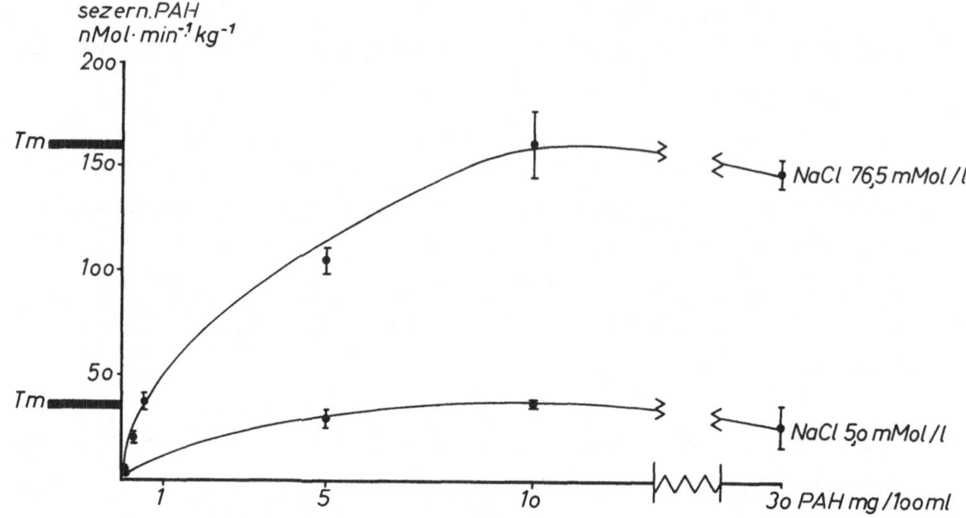

Abb. 1: Das Tm_{PAH} als Na^+-abhängige Größe. Perfusion isolierter Nieren von Rana ridibunda mit Lösungen steigenden PAH-Gehaltes (0.05 bis 30 mg/100 ml jeweils auf der Blut- und Lumenseite der Tubulusepithelien) bei Angebot verschiedener Na^+-Konzentrationen (Na^+ als Cl^- 5.0 - 76.5 mMol/l) in jeweils identischer Konzentration auf Blut- und Lumenseite; Isotonisierung mit Mannit). Ordinate PAH-Sekretionsrate in nMol x min^{-1} x kg^{-1}. Tm_{PAH} für 5.0 mMol/l NaCl: 37.2 $\pm$ 1.4 nMol x min^{-1} x kg^{-1}; für 76.5 mMol/l NaCl: 160.7 $\pm$ 16.2 nMol x min^{-1} x kg^{-1}. Nachweis einer direkten und linearen Proportionalität von PAH-Netto-Transport (Sekretion) und Na^+-Angebot.

Eine Differenzierung, welcher Parameter, extrazelluläre oder intrazelluläre Na^+-Konzentration oder Na^+-Transport bestimmend für die Na^+-Abhängigkeit des PAH-Transportes ist, ist schwierig. Da die Netto-Transporte von Na^+ und PAH gegensinnig verlaufen, erscheint eine direkte Verknüpfung beider Transporte wenig wahrscheinlich. Da der tubuläre PAH-Transport wie der Na^+-Transport durch cardiotone Steroide (unveröffentlichte Versuche) hemmbar ist, scheint folgender Modus der Na^+-Abhängigkeit des PAH-Transportes denkbar: Auch der PAH-Transport ist auf die bei der ATP-Spaltung freiwerdende Energie angewiesen. Die Membran-ATPase, durch die ATP gespalten wird, ist unter anderem durch das <u>intra</u>zelluläre Na^+

stimuliert. Bei niedrigem Na^+-Angebot verliert die Zelle intrazelluläres Na^+, die Na^+-bedingte Stimulierung der ATP-ase entfällt. Damit wird weniger ATP gespalten und weniger Energie zur Verfügung gestellt. Für eine derartige Deutung spricht die Tatsache, daß bei Angebot Na^+-armer Lösungen auf der Lumenseite der Tubuli der Na^+-Gehalt der Nieren (Na^+/g Feuchtgewicht) signifikant absinkt (unveröffentlichte Versuche). Welcher Mechanismus auch immer die Na^+-Abhängigkeit des Tm_{PAH} bedingen mag, unsere Versuche zeigen, daß auch das Tm_{PAH} keine fixe Größe darstellt, ihre Konstanz wird unter in-vivo-Bedingungen durch den praktisch konstanten Na^+-Blutspiegel vielmehr vorgetäuscht.

Literatur

1. VOGEL, G.: The importance of Na^+ for the renal transport of glucose and paraaminohippuric acid. Naunyn-Schmiedebergs Arch. exp. Path. Pharmak. 250, 287 (1965)

2. VOGEL, G., LAUTERBACH, F. und KRÖGER, W.: Die Bedeutung des Natrium für die renalen Transporte von Glucose und Para-Amino-Hippursäure. Pflügers Arch. ges. Physiol. 283, 151 (1965)

3. VOGEL, G.: Die Bedeutung von Na^+-Konzentration, -Transport und -Darbietungsrichtung für die renal tubulären Transporte von Glucose und PAH. Pflügers Arch. ges. Physiol. 283, R 75 (1965)

4. VOGEL, G. und KRÖGER, W.: Das Tm_{PAH} der Niere als Na^+-abhängige Größe. Pflügers Arch. ges. Physiol. im Druck

Diskussion:

HEIDLAND: Haben Sie das Tm_{PAH} bei ischämischen Zuständen ebenfalls bestimmt?

VOGEL: Nein, das sind nur künstlich perfundierte Nieren.

HEIDLAND: Bei der Herzinsuffizienz soll das Tm_{PAH} normal sein. Auch während Angiotensininfusion haben wir nur eine geringe Abnahme des Tm_{PAH} gefunden. Im Gegensatz zu normalen Bedingungen ging die Diurese bei unveränderter Natrium-Ausscheidung überraschenderweise ziemlich selten und nur minimal zurück.

VOGEL: In unseren Versuchen muß das Natrium-Angebot schon sehr stark erniedrigt werden, damit ein Tm überhaupt zustande kommt. Ich kann mir nicht vorstellen, daß unter klinischen Bedingungen derartige Änderungen des Natrium-Angebotes auftreten.

DEETJEN: Ich möchte doch darauf hinweisen, daß zumindest bezüglich des PAH-Transportes zwischen Kaltblüter und Warmblüter ganz erhebliche Unterschiede bestehen und es wahrscheinlich nicht angebracht ist, vom Kaltblüter gleich auf den Patienten zu schließen. Wir sind überzeugt, daß es beim Warmblüter kein echtes Tm für PAH gibt in dem Sinne, daß die Transportleistung in Menge pro Zeit eine begrenzte Größe ist. Der Kaltblütertubulus ist in Abhängigkeit von der Zusammensetzung der Perfusionsflüssigkeit z.B. für PAH in beiden Richtungen durchgängig. Man kann mit bestimmten ungesättigten Fettsäuren die Tubuluswand für PAH in der Richtung vom Tubulus zum Blut durchgängig machen. Beim Warmblüter kann PAH nur dann die Tubulusflüssigkeit verlassen, wenn die Tubuluszellen nicht mehr intakt sind. Es ist also zu fragen, ob bei Ihren Versuchen durch die geänderte Natrium-Konzentration nicht etwa die Permeabilität für PAH vergrößert wird, so daß der Sekretion ein gewisser Ausstrom gegenüber steht.

VOGEL: Das kann ich natürlich nicht sagen. Die Permeabilität für PAH läßt sich in unseren Versuchen nicht messen. Jedenfalls ist aber gesichert, daß Änderungen im Filtrat bzw. in der Reabsorptionsrate und -Geschwindigkeit für diese Verschiebung des Tm nicht verantwortlich gemacht werden können.

RENSCHLER: Die Unterschiede zwischen Kaltblüter und Warmblüter in Bezug auf Transportvorgänge ergeben sich schon aus der Beobachtung, daß es uns nicht gelang, mit Ouabain den Glucosetransport zu blockieren.

VOGEL: An welchen Tieren haben Sie gearbeitet?

RENSCHLER: Am Warmblüter, Ratte.

VOGEL: Die Ratte ist so ungefähr das Ouabain-unempfindlichste Tier das es gibt. Sie ist im Vergleich zum Meerschweinchen um den Faktor 200 unempfindlicher. Da haben Sie das falsche Tier genommen.

BRUNNER: Wir haben ebenfalls keinen Einfluß von Ouabain auf die proximale Natrium-Reabsorption, gemessen mit der GERTZ-Methode, feststellen können.

WEISS: Wir haben bei der Rattenniere auch mit Strophanthin den Natrium-Transport maximal um 40 % senken können, mit Scillaren dagegen, auf das die Ratte empfindlicher reagiert, in einer sehr viel niedrigeren Dosis um maximal 50 %. Dabei ließ sich keine Änderung des Glukosetransportes beobachten.

GAYER: Herrn VOGEL's Untersuchungen erinnern mich an in-vitro-Untersuchungen, die TAGGART etwa 1950 an isolierten Fischtubuli gemacht hat. Dabei konnte gezeigt werden, daß durch Änderung der Natrium-Kalium- und auch anderer Ionenkonzentrationen die Aufnahme von PAH in diese Tubuli verhindert wird. TAGGART hat eine Reihe der Ionen, die die PAH-Aufnahme fördern oder etwas verlangsamen, etwa im Sinne einer HOFMEISTER'schen Reihe, aufgestellt. Daraus könnte man vielleicht schließen, daß es sich um Membranvorgänge handelt, die auch an den Tubuli den PAH-Transport beeinflussen.

ZWISCHENBEMERKUNG: Es wäre empfehlenswert, einerseits z.B. das Natrium-Angebot konstant physiologisch zu halten und andererseits den Natrium-Transport durch Fursemid zu senken. Dann verringert man sowohl den Natrium- als auch den Glucose-Transport, vorausgesetzt, daß so viel Glucose gegeben wurde, daß das Tm gesättigt ist. Das spräche für die Bedeutung des Natrium-Transportes beim Glukosetransport.

KLÜTSCH: Haben Sie die Natrium-Konzentration einmal erhöht?

VOGEL: Nein.

DISTLER: Sie haben in Ihrem Perfusionsmedium NaCl durch Mannit ersetzt. Sie ziehen aber Ihre Schlußfolgerungen nur für das Natrium. Haben Sie dabei geprüft, ob nicht möglicherweise auch Chlorideffekte vorhanden sind?

VOGEL: Lithium- und Cholinchlorid führen nicht zu diesen Effekten. Das Phänomen ist wirklich vom Natrium, nicht vom Chlorid abhängig.

ULLRICH: Es ist seit langer Zeit bekannt, daß der Glucose-Transport im Darm von der Natrium-Konzentration bzw. dem Natrium-Transport abhängig ist.

VOGEL: Es ist die Konzentration und nicht der Transport. Wenn man im Darm das Experiment so gestaltet, daß keine Nettoflüsse von Natrium, Chlorid und Wasser stattfinden, dann ist das allein ein Konzentrationseffekt.

Zur Frage der β-Rezeptoren in der Niere des Menschen

SCHIRMEISTER, J., DECOT, M., HALLAUER, W. und WILLMANN, H.

AHLQUIST entwickelte 1948 die Theorie von zwei verschiedenen Receptorsystemen für adrenerge Substanzen. Danach sollen die alpha-Receptoren vorwiegend erregende Wirkungen vermitteln, wie Vasokonstriktion, Stimulierung der Uterus- oder Uretermuskulatur. Diese alpha-Receptoren werden durch Noradrenalin am stärksten angesprochen. Die ß-Receptoren vermitteln dagegen mehr hemmende Wirkungen und führen z.B. zu Bronchiolyse und Vasodilatation. Am Herzen aber wirken diese ß-Receptoren als Ausnahme erregend. Isoproterenol hat auf die sogenannten ß-Receptoren die größte Wirkung. Adrenalin spricht beide Receptoren etwa in gleicher Stärke an.

Seit den Untersuchungen von RICHARD und PLANT (1922) ist bekannt, daß Adrenalin in der Niere zu einer Vasokonstriktion führt. Nach der AHLQUIST'schen Theorie würde das bedeuten, daß in der Niere die alpha-Receptoren auf Adrenalin stärker reagieren als die ß-Receptoren, falls letztgenannte überhaupt in der Niere vorhanden sind. Am Hund fand SPENCER (1956) bei Gabe von Isoproterenol in eine Nierenarterie eine mäßige Vasokonstriktion, also das Gegenteil von dem, was für die Reizung der ß-Receptoren zu erwarten war. Andere Autoren (2,3,4) hatten früher bei intravenöser Gabe von Isoproterenol am Hund eine mäßige Zunahme der Nierendurchblutung gefunden, die AVIADO et al (1958) auch bei Gabe in eine Nierenarterie sahen. Dies wiederum sprach für das Vorliegen intrarenaler ß-Receptoren am Hund, welche für die Rattenniere von LEES und LOCKET (1963) postuliert werden. An ödematösen herzinsuffizienten Menschen fanden SANDLER et al (1961) unter Infusion von 1-4 gamma/min Isoproterenol eine Zunahme der Nierendurchblutung im Mittel um 16.6 %, welche auf intrarenale ß-Receptoren am Menschen hinweisen kann.

Am Menschen fehlt aber die Prüfung der renalen Hämodynamik unter Substanzen, die eine Blockierung der sog. ß-Receptoren bewirken. Deshalb untersuchten wir zunächst mit dem ß-Receptorenblocker Propranolol (Isopropyl-amino-naphtoxy-propanol, Inderal^{R}) 23 Patienten mit und ohne Nephropathie mittels Standardclearancemethoden. Nach 3 Kontrollperioden wurde Propranolol einmalig intravenös in verschiedener Dosis injiziert und die Clearanceuntersuchung fortgesetzt. Die kleinste verwendete Dosis von 0.02 mg/kg führte zu einer Abnahme der GFR (C_{In}) und RPF (C_{PAH}) bei konstantem Bludruck und konstanter Pulsfrequenz. Dieser Befund kann als Hinweis auf das Vorliegen von ß-Receptoren in der Niere gedeutet werden, die durch Propranolol blockiert wurden, so daß der vasokonstriktorische Effekt von alpha-Receptoren überwog. Die Filtrationsfraktion stieg an. Der intrarenale Effekt wirkte sich also überwiegend an dem Vas efferens wie bei Adrenalin oder Noradrenalin aus. Bei einem anderen Patienten führte die 10-fach größere Dosis von 0.2 mg/kg Propranolol zu keiner wesentlich stärkeren Reduktion von C_{In} und C_{PAH} als die kleine Dosis.

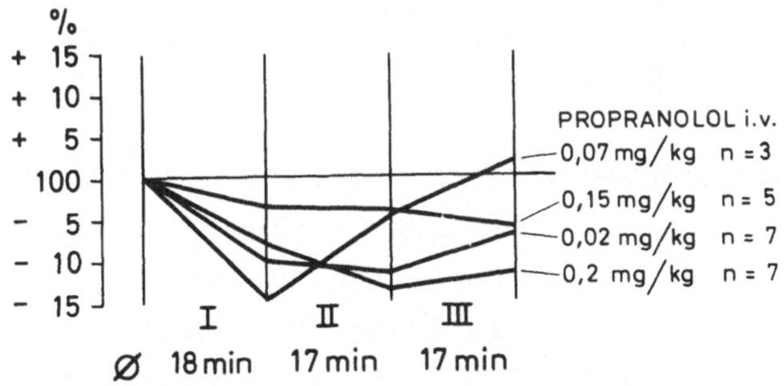

Abb. 1: Der gleichwertige Effekt verschieden großer Dosen Propranolol auf die PAH-Clearance des Menschen.

Bei weiteren Untersuchungen an 22 Patienten konnten wir keine wesentlichen Unterschiede in der Reaktion der renalen

Hämodynamik auf die angewendete Propranololdosis finden (Abb. 1). Auch bei Gabe von 0.02 mg und 0.2 mg/kg am gleichen Patienten trat darin kein Unterschied auf. Bei der großen Dosis nahm die Herzfrequenz aber ab.

Die Reduktion der renalen Hämodynamik tritt also auch bei unveränderter Blutdrucklage und Herzfrequenz ein und kann demnach einer direkten Wirkung von Propranolol in der Niere entsprechen. Diese Wirkung -Vasokonstriktion- gleicht einer intrarenalen ß-Receptorblockade.

Abweichung d.C PAH d.Versuchsperioden in %
vom Mittelwert d. Kontrollperioden (= 100 %)

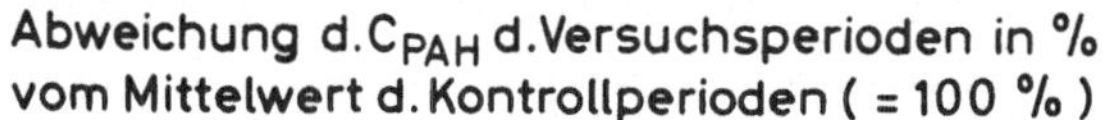

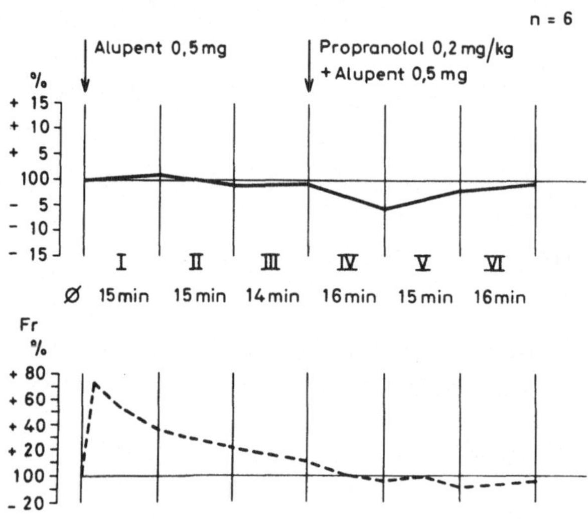

Abb. 2

Mit einer anderen Versuchsanordnung prüften wir das vermutete Vorliegen von intrarenalen ß-Receptoren, deren Reizung zu einer Vasodilatation führen sollte. Als Stimulans verwendeten wir Alupent^{R}, ein Isomer von Isoproterenol. Nach Gabe von 0.5 mg Alupent^{R} i.v. kam es zu vergrößerter Blutdruckamplitude und einem Anstieg der Pulsfrequenz. Die renale Hämodynamik blieb aber unverändert. Nach Rückkehr der Werte zur Ausgangslage wurden 0.2 mg/kg Propranolol und anschließend nochmals 0.5 mg Alupent^{R} injiziert. Als Beweis der eingetretenen ß-Receptorenblockade fehlte jetzt ein Anstieg der

Pulsfrequenz, die Blutdruckreaktion war nur schwach und konnte in anderen Versuchen fehlen. Unter der ß-Receptorenblockade fällt in diesem Versuch die C_{PAH} wie bei Propranololgabe allein unter die Kontrollwerte ab und die Filtrationsfraktion steigt wieder an. In Abb. 2 sind die Mittelwerte von 6 Versuchen dieser Art angegeben. Unter Reizung der ß-Receptoren tritt keine erfaßbare Änderung der renalen Hämodynamik auf.

Die erhobenen Befunde lassen mehrere Deutungen zu:

1. Propranolol kann Mechanismen im Sinne der ß-Receptoren in der Niere blockieren. Dann müßten diese aber so empfindlich sein, daß sie bereits durch die kleinste Dosis von 0.02 mg/kg Propranolol völlig ausgeschaltet werden können, so daß die 10-fach größere Dosis keinen weiteren Effekt mehr hat.
2. Gegen das intrarenale Vorliegen von ß-Receptoren überhaupt spricht das Fehlen einer renalen Vasodilatation durch Alupent^{R}, ein Isomer des ß-Receptor-stimulierenden Isoproterenols. Dieses bewirkt am Menschen eine Zunahme des Herzminutenvolumens ohne Änderung des mittleren art. Druckes (8). Wenn die renale Hämodynamik sich trotzdem nicht ändert, so könnte der Vorgang der "Autoregulation der Nierendurchblutung" einen eventuellen vasodilatierenden ß-Receptoreffekt überspielen.
3. Propranolol wirkt intrarenal vasokonstriktorisch unter Umgehung der adrenergen Receptoren.
4. Propranolol bewirkt eine Reduktion der Hämodynamik durch Verringerung des Herzminutenvolumens. ROBINSON et al (1965) fanden eine Abnahme des HMV um 20 % nach i.v.-Gabe von 0.15 mg/kg Propranolol am liegenden Menschen. Ob auch die kleine Dosis von 0.02 mg/kg den gleichen cardialen Effekt hat, muß geprüft werden.

Literatur

1. AHLQUIST, R.P.: Am. J. Physiol. 153, 586 (1948)

2. AVIADO, D.M., WNUCK, A.L. and DeBEER, E.J.: J. Pharmacol. & Exper. Therap. 124, 238 (1958)

3. CORCORAN, A.C. and PAGE, I.H.: Proc. Soc. Exper. Biol. & Med. 66, 148 (1947)

4. HANDLEY, C.A. and HUGGINS, R.A.: Texas Rep. Biol. & Med. 12, 464 (1954)

5. LEES, P. and LOCKETT, M.F.: Brit. J. Pharmacol. 20, 135 (1963)

6. RICHARDS, A.N. and PLANT, O.H.: Am. J. Physiol. 59, 184 (1922)

7. ROBINSON, B.F., KAHLER, R.L., EPSTEIN, St.E. and BRAUNWALD, E.: Am. Pharmacol. Soc. Meeting, Atlantic City, April 1965

8. SANDLER, H., DODGE, H.T. and MURDAUGH, H.V.: Am. Heart J. 62, 643 (1961)

9. SPENCER, R.: J. Pharmacol. Exper. & Therap. 116, 237 (1956)

Diskussion:

PIPPIG: Die von Herrn SCHIRMEISTER gefundenen Änderungen der Nierenhämodynamik können nach meiner Ansicht kaum über eine Änderung der allgemeinen Hämodynamik zustande kommen. Meine Annahme stützt sich auf eigene Untersuchungen mit einem ß-Receptoren-Blocker. Wir haben vor einigen Jahren den Einfluß von Pronethalol in einer Dosis von 1 mg/kg Körpergewicht intravenös auf die Ruhehämodynamik des Menschen untersucht. Die von uns applizierte Dosis lag dabei in einem Bereich, der von einer Reihe Autoren als voll wirksam für eine ß-Receptoren-Blockade angesehen wird.
Wir fanden innerhalb der ersten 30 Minuten nach Injektion des Pronethalol keine signifikanten Mittelwertsänderungen der verschiedenen Kreislauffaktoren wie HMV, art. Blutdruck, Venendruck, Kreislaufzeit, Blutmenge (die Ergebnisse sind derzeit in der "Medizinischen Klinik" im Druck).
Herr SCHIRMEISTER hat mit der Fortentwicklung des Pronethalol, mit Propranolol, das eine 10-fach stärkere Wirkung entfalten soll, gearbeitet. Die von ihm angewandte Dosis von 0.15 mg/kg liegt also wirkungsmäßig um etwa 50 % über der von uns verwendeten. Das kann natürlich von Bedeutung sein. Trotzdem glaube ich nicht, daß die von Herrn SCHIRMEISTER verifizier-

ten Änderungen der PAH- und Inulin-Clearance nur über die allgemeine Hämodynamik ablaufen. Es dürften hier mit aller Wahrscheinlichkeit intrarenale Mechanismen wirksam werden.

SCHIRMEISTER: Ich kenne Versuche einer Arbeitsgruppe aus Manchester, die bei Verabreichung von Propranolol in die Nierenarterie des Hundes ebenfalls keine Wirkungen beobachteten. Man sollte aber dennoch diese Befunde nachprüfen.
Es gibt auch Beobachtungen, daß eine unter Guanethidin eingetretene Hypotension kurzfristig durch ß-Receptoren-Blocker beseitigt werden konnte. Dies beweist allerdings nichts.
Es steht fest, daß 30 mg oral keinen ger_ngeren Effekt haben als 90 mg. Die Tendenz ist also die gleiche wie bei diesen intravenösen Versuchen, die ich nicht besser erklären kann.

PETERS: Es besteht teilwleise die Ansicht, daß in der Niere keine sog. ß-Receptoren vorhanden sein müssen, so daß man in der Niere die Adrenalinphase wahrscheinlich auch nicht bei Adrenalin-Blockade umkehren kann.

SCHIRMEISTER: Wir fanden es trotzdem aber nicht unwichtig, die Frage der ß-Receptoren in der Niere nochmal zu überprüfen, weil durch lange Gaben von Guanethidin doch erhebliche Elektrolyt- und Wasserausscheidungsänderungen induziert werden können. Ich glaube, daß sich die renale Hämodynamik dabei sicherlich verändert.

Vergleichende Untersuchungen zur Struktur des Gefäßpols der Nierenkörperchen bei Süß- und Seewasserfischen

MEYER, D., REICH, H. und WALVIG, F.

Trotz zahlreicher morphologischer und experimentell-funktioneller Untersuchungen ist die Bedeutung der Gefäßpolstrukturen an den Nierenkörperchen auch heute noch ungeklärt. Insbesondere bestehen noch keine endgültigen Vorstellungen über die Aufgabe der epitheloiden Zellen (v. SCHUHMACHER 1907, 1938) in der Media der Gefäßpolarteriolen. Diese Zellelemente wurden zunächst als Quellkörper bezeichnet (RUYTER 1925, OBERLING 1927, CLARA 1938), die die Lichtungsweite im Vas afferens und damit die Blutdurchströmung im Kapillarschlingenbündel des Glomerulum regulieren. Später ist für diese Zellen eine sekretorische, wahrscheinlich vasotrope Funktion (v. SCHUHMACHER 1938, SPANNER 1952, OBERLING u. HATT 1960) angenommen worden, wobei in ihnen seit GOORMAGHTIGH (1939, 1940, 1944, 1947, 1951) von zahlreichen Autoren der Ort der Reninbildung vermutet wird (DUNIHUE 1941, 1947, 1949; HARTROFT u. HARTROFT 1953, 1955, 1961; HARTROFT u. M. 1964; COOK u. PICKERING 1958, 1962; PITCOCK u. HARTROFT 1958, 1959; TOBIAN 1960, 1962; TOBIAN u. M. 1959; BOGATZKI 1964). Nach neueren Untersuchungen stellen sie möglicherweise das zweite Glied in einem Regelmechanismus dar, indem ihr Sekret unter Vermittlung der Macula densa als primärer Rezeptor in Abhängigkeit vom Elektrolytgehalt, insbesondere der Natrium-Konzentration des Harns im distalen Tubuluskonvolut, die Glomerulumdurchblutung und damit die glomeruläre Filtrationsrate beeinflußt (THURAU u. SCHNEERMANN 1965). Da epitheloide Zellen mit unterschiedlichem Granulagehalt nicht nur in Säugernieren, sondern auch in den Nieren von primitiveren Wirbeltieren - so beim Frosch (OKKELS 1929) und bei marinen Knochenfischen (BOHLE u. WALVIG 1964) - beobachtet wurden,

+ Mit Unterstützung der Deutschen Forschungsgemeinschaft

liegt die Annahme nahe, daß hier ein weit verbreitetes biologisches Prinzip in Erscheinung tritt.

In der Vorstellung, daß gerade Süß- und Seewasserfische infolge ihrer notwendigerweise unterschiedlichen Osmoregulation zur Aufrechterhaltung ihres inneren osmotischen Milieus gegenüber einem stark variablen Biotop Rückschlüsse auf die funktionelle Bedeutung der epitheloiden Zellen zulassen könnten, untersuchten wir die Nieren zweier Familien aus der Ordnung der Teleostier, deren Vertreter entweder nur im Meerwasser oder nur im Süßwasser leben. Aus der Familie der Salmoniden wählten wir als marine Form den Goldlachs (Argentina silus Asc.) bzw. als Süßwasserexemplar die Bachforelle (Salmo trutta L. forma fario) und aus der Familie der Gadiden den im Meer lebenden Kabeljau (Gadus morrhua L.) bzw. die nur in Flüssen vorkommende Aalrutte (Lota vulgaris Cuv.).

Die marinen Fische stammen aus dem Oslofjord mit einer durchschnittlichen Salinität des Wassers von 32 ‰, während die Bachforelle im Schwarzwald und die Aalrutte in Norwegen gefangen wurde. Zur Rekonstruktion der Nephren und zur Beurteilung der topographischen Verhältnisse an den Gefäßpolen der Nierenkörperchen verwendeten wir 8 - 10 µ dicke Serienschnitte nach Ausführung der PAS-Reaktion an Susa-fixiertem und in Paraffin eingebettetem Gewebsmaterial [+]), wohingegen wir die Untersuchungen hinsichtlich des Vorkommens der epitheloiden Zellen in den Gefäßwänden an 1/2 - 1 µ dicken in Plexiglas oder Araldit eingebetteten und nach MOVAT versilberten Schnitten vornahmen.

Die Rekonstruktion von jeweils 10 - 12 Nephren jeder Fischart zeigte, daß bei den Salmoniden in keinem Falle eine nähere räumliche Beziehung zwischen irgendeinem Nephronabschnitt und dem zugehörigen Glomerulum besteht, während bei den Gadiden gelegentlich, nämlich beim Kabeljau in 3 von 10 Fällen und bei der Aalrutte in 7 von 12 Fällen die Harnkanälchen zum Gefäßpol ihres Nierenkörperchen zurückkehren (Tab. 1). Nirgends jedoch - insbesondere auch nicht an den Stellen, wo ein offenbar zufälliger räumlicher Kontakt zwischen dista-

[+] Für die technische Hilfe bei den Rekonstruktionen danken wir Herrn Dr. W. HEINZEL, Path. Inst. d. Univ. Tübingen

lem Tubulus und zugehörigem Glomerulum gegeben war - gelang es uns, Strukturen zu verifizieren, die aufgrund besonderer morphischer Kriterien als Äquivalent einer Macula densa anzusprechen wären, wie sie in den Nieren zahlreicher Säuger am Beginn des Mittelstückes und in unmittelbarer Nachbarschaft zum Gefäßpol zu finden sind. Hinzu kommt, daß die Nephren des Kabeljaus und des Goldlachs ihrem cytologischen Aspekt nach lediglich aus einem kurzen Halssegment und einem Hauptstück aufgebaut sind, wobei die Tubulusepithelien im proximalen Teil einen hohen, im distalen Teil einen niedrigen Bürstensaum tragen, und somit überhaupt kein eigentliches Mittelstück aufweisen - nach EDWARDS (1935) und GRAFFLIN (1937) ein charakteristisches Merkmal fast aller Seewasser-Teleostier. Die Harnkanälchen der im Süßwasser lebenden Knochenfische, also auch die der Bachforelle und der Aalrutte, besitzen demgegenüber ein bürstensaumfreies Mittelstück als distales Segment. Beiden Gruppen gemeinsam ist das Fehlen des dünnen Teils der Henle'schen Schleife. Bei allen untersuchten Exemplaren der Salmoniden und Gadiden fanden wir epitheloide Zellen in den mittleren und äußeren Wandschichten der Polgefäße, z.T. direkt an der Einmündung des Vas afferens in das Glomerulum, z.T. in einem vom Gefäßpol etwas entfernter gelegenen Abschnitt der zuführenden Arteriolen(Abb. 1 u. 2)[+] Wie aus den Mikrophotogrammen hervorgeht, ist die Zahl der granulierten epitheloiden Zellen wie auch ihre Granulationsdichte bei den Süßwasser-Teleostiern geringer als bei den marinen Typen der gleichen Familien.

Aus einer Fülle von Einzeluntersuchungen (vergl. V.S. BLACK in: Physiology of Fishes, Vol. I, S. 163 ff., 1957) wissen wir, daß die Osmolarität des Blutes von Süß- und Seewasserfischen nur wenig unterschiedlich ist, obwohl die osmotische Konzentration des äußeren Milieus etwa in einem Verhältnis von 1 : 100 steht.

[+]Abbildungen siehe Bildanhang

S A L M O N I D E N

	Argentina silus Asc.				Salmo trutta L. f. far.			
n	l μ	d μ	h%	T	l μ	d μ	h%	T
1	7 9oo	265	26		2 8oo	9o	58	
2	6 495	291	79		3 155	3o	48	
3	6 3oo	6o	6o		3 945	92	99	
4	6 o15	211	21		3 ooo	1oo	52	
5	5 315	197	45		3 465	3o	64	
6	4 345	7o	87		5 22o	314	59	
7	8 585	144	81		2 68o	65	1oo	
8	2 29o	7o	88		3 15o	55	97	
9	4 875	5o	84		7 365	69o	46	
1o	3 675	113	5o		2 455	5o	1oo	
11	3 125	1o5	71		3 425	23o	63	
12					3 5oo	3o	9o	
m	5 356				3 68o			

G A D I D E N

	Gadus morrhua L.				Lota vulgaris Cuv.			
n	l μ	d μ	h%	T	l μ	d μ	h%	T
1	1 265	3o	83		1 97o	5o	95	
2	1 49o	48	3o		1 8oo	92	9o	
3	1 345	18	81		1 86o	6o	55	
4	1 32o	6o	81		1 38o	o	1oo	T II
5	1 14o	47	36		1 91o	o	79	T II
6	1 4oo	o	87	T I	1 715	o	47	T II
7	1 275	33	47		1 78o	o	56	T II
8	1 295	o	28	T I	1 64o	o	53	T II
9	1 35o	33	84		1 6oo	32	64	
1o	1 17o	o	84	T I	1 325	32	89	
11					1 33o	o	45	T II
12					1 685	o	79	T II
m	1 3o5				1 666			

Tab. 1: Ergebnisse der Tubulus-Rekonstruktionen (1 μ = absolute Tubuluslänge in μ, d μ = kürzester Abstand zwischen einem Tubulusabschnitt und dem Gefäßpol des zugehörigen Glomerulum in μ, h% = relative Länge des sich dem Gefäßpol nähernden Tubulussegmentes vom Harnpol, T = morphologische Klassifizierung des berührenden Tubulusabschnittes, m = mittlere Tubuluslänge, n = fortl. Nr. des rekonstruierten Nephron).

So beträgt für Seewasser-Teleostier, die in einem Biotop mit einer Gefrierpunktserniedrigung von durchschnittlich d = 2.0°C (d = 1.8 - 2.2°C), entsprechend einer Osmolarität von 1076 mosm (970 - 1180 mosm) bzw. einer Salinität von 31.5 ‰ (28.5 - 34.5 ‰) leben, die Gefrierpunktserniedrigung des Blutes im Mittel d = 0.78°C (Streuung d = 0.65 - 1.04°C), woraus sich eine mittlere Osmolarität von 420 mosm (350 - 560 mosm) errechnen läßt [+]). Dabei entfällt der Hauptanteil der osmotisch wirksamen Substanzen auf Na^+ und Cl^- (FORSTER u. BERGLUND 1953). Im Vergleich hierzu weist das Blut von Süßwasser-Teleostiern eine mittlere Gefrierpunktserniedrigung von d = 0.57°C bzw. eine mittlere Osmolarität von 306 mosm auf, während das äußere Milieu eine osmotische Konzentration bis ca. nur 11 mosm (d = 0 - 0.02°C) hat.

Alle Knochenfische scheiden unter adaptierten Bedingungen einen blut-hypotonen Urin aus, dessen Osmolarität sich bei im Meer lebenden Exemplaren auf 480 mosm (d = 0.6 - 0.9°C) beläuft, bei Süßwasser-Teleostiern mit ca. 55 mosm (d = 0.1°C) jedoch wesentlich niedriger ist als die des Blutes.

Die notwendigen Regulationen des Elektrolythaushaltes erfolgen über Kiemen, Haut und Nieren, wobei den Nieren der Süßwasser-Teleostier im wesentlichen die Aufgabe der Natrium-Rückresorption zufällt. Die Seewasser-Teleostier müssen dagegen infolge ihres osmotischen Wasserverlustes über die Körperoberfläche an die stark blut-hypertone Umgebung die renale Wasserausscheidung einschränken, so daß sie mit

[+] reale Osmolarität = $\frac{dT}{kK}$ kK = kryostatische Konstante = 1.858

ca. 11 ml/kg/die eines leicht hypotonen Urins nur etwa 1/5 der Harnmenge von Süßwasserfischen ausscheiden (berechnet nach den Angaben von V.S. BLACK). Inwieweit sie darüberhinaus die Fähigkeit zu einer tubulären Wasserrückresorption besitzen - die von BLACK, gestützt auf die Untersuchungen von MARSHALL u. GRAFFLIN (1932) und CLARKE (1934), generell für marine Knochenfische angenommen wird - erscheint uns im Hinblick auf die Hypotonie des Urins noch ungeklärt, wenngleich wir aus den Beobachtungen von STANLEY u. FLEMING (1964) wissen, daß der euryhaline Teleostier Fundulus kansae nach abruptem Umsetzen aus Flußwasser in Wasser mit einem Salzgehalt von 34.5 %o einen stark hypertonen Harn mit einem auf das 20-fache erhöhten Na^+-Gehalt ausscheidet, während der Serum-Na^+-Spiegel nur auf das etwa 1 1/2-fache ansteigt.

Versucht man, diese physiologischen Daten mit unseren morphologischen Befunden zu korrelieren, so muß man zunächst feststellen, daß es Wirbeltiere gibt, die offenbar in der Lage sind, eine renale Osmoregulation zur Aufrechterhaltung ihrer Homoiostase auch ohne das Vorhandensein einer Macula densa als erstes Glied eines Regelkreises zwischen Elektrolytkonzentration im distalen Tubulussegment und glomerulärer Filtrationsmenge (REEVES, LOWENSTEIN u. SOMMERS 1963, SCHLOSS 1946, GUYTON, LANGSTONE u. NAVAR, 1964, LEYSSAC 1964, THURAU u. SCHNEERMANN 1965) durchzuführen. Demgegenüber finden wir jedoch auch bei Knochenfischen in den Wänden der Polgefäße der Nierenkörperchen äquivalente Strukturen zu den bei Säugern bekannten epitheloiden Zellen, deren Granulagehalt bei den marinen Exemplaren deutlich größer ist als bei den im Süßwasser lebenden Formen der gleichen Familien.

Es ergibt sich demnach für unser Untersuchungsmaterial eine Relation zwischen stärkerer Granulierung der epitheloiden Zellen, geringerer tubulärer Natrium-Rückresorption sowie verminderter Harnausscheidung bzw. umgekehrt. Diese Befunde könnten darauf hinweisen, daß in den epitheloiden Zellen ein Substrat gebildet wird, das die glomeruläre Filtration in Abhängigkeit von der tubulären Natrium-Rückresorption beeinflußt, wie es LEYSSAC für das Angiotensin annimmt.

Es könnte also die vermehrte Granulierung der epitheloiden Zellen bei den marinen Teleostiern Ausdruck einer gesteigerten Produktion einer Substanz sein, die durch Hemmung der Natrium-Rückresorption die glomeruläre Filtration einschränkt. Eine solche Regulation erscheint insofern vorstellbar, als Seewasserfische wegen ihres ständigen osmotischen Wasserverlustes an den stark hypertonen Lebensraum einen zusätzlichen renalen Flüssigkeitsverlust weitgehend vermeiden müssen und daher wenig höher-osmolaren Harn ausscheiden.

Entgegengesetzt liegen die Verhältnisse bei Süßwasser-Teleostiern. Zur Aufrechterhaltung ihres inneren osmotischen Milieus gegenüber einem hypotonen Biotop scheint es geboten, reichlich salzarmen Harn zu bilden. Die deutlich geringere Granulation ihrer epitheloiden Zellen könnte für eine verminderte Bereitstellung eines tubulär wirksamen Substrates sprechen, so daß die Natrium-Rückresorption nicht gehemmt, d.h. aber, die glomeruläre Filtration gefördert würde.

Eine derartige, von einer übergeordneten Steuerung der tubulären Funktion durch Nebennierenrinden-Hormone (DUNIHUE 1946, BOHLE 1954, 1959, HARTROFT u. HARTROFT 1953, TOBIAN 1960, LARAGH u. M. 1960, 1964, GENEST u. M. 1960, GANONG u. MULROW 1962) unabhängige intrarenale Autoregulation der Homoiostase ist bei unserem Untersuchungsmaterial insofern zu erwägen, als im Interrenalorgan von Knochenfischen Mineralocorticoide, insbesondere Aldosteron, bisher nicht sicher nachgewiesen werden konnten (HARTMAN u. M. 1944, HATEY 1954, FONTAIN u. HATEY 1954, HOLMES u. M. 1963).

Wir müssen jedoch betonen, daß unsere Überlegungen auf insgesamt noch hypothetischen Voraussetzungen beruhen, nach denen die epitheloiden Zellen im Rahmen des Renin-Angiotensin-Mechanismus (GOORMAGHTIGH 1939, 1951; DUNIHUE 1941; HARTROFT u. HARTROFT 1953, 1955, 1961) eine sekretorische Funktion innehaben und ihre stärkere Granulierung mit einer höheren sekretorischen Aktivität gleichgesetzt wird, zumal FRIEDMAN u. M. (1942) gerade bei Süßwasserteleostiern Renin nachgewiesen haben.

Es bleibt weiteren Untersuchungen vorbehalten zu klären, welcher Art die in den epitheloiden Zellen gebildete Substanz ist, ob es sich um ein Sekretions- oder Speicherungsprodukt handelt und ob die bei verschiedenen Spezies zu beobachtenden granulären Zelleinschlüsse eine identische Substanz darstellen.

Unsere vergleichend-morphologischen Untersuchungen an den Gefäßpolen der Nieren von Süß- und Seewasser-Teleostiern erbrachten folgende Ergebnisse:

1. Regelmäßige topographische Beziehungen zwischen einem distalen Harnkanälchenabschnitt und dem Gefäßpol des zugehörigen Nierenkörperchens wurden nicht beobachtet.
2. Eine Macula densa konnte nirgends nachgewiesen werden, insbesondere auch nicht bei Süßwasser-Teleostiern, die über ein dem Mittelstück höherer Wirbeltiere vergleichbares distales Tubulussegment verfügen.
3. Die Wände der Gefäßpolarteriolen enthalten sowohl bei See- als auch bei Süßwasser-Teleostiern epitheloide Zellen.
4. Marine Teleostier weisen eine größere Anzahl stärker granulierter epitheloider Zellen auf als die Süßwasserexemplare der gleichen Familien.
5. Die Bedeutung der epitheloiden Zellen wird hinsichtlich der quantitativen Unterschiede in der tubulären Salz-Rückresorption und der ausgeschiedenen Harnmenge erörtert.

Literatur

BLACK, V.S.: Some aspects of the physiology of fishes. II. Osmotic regulation in teleost fishes. Univ. Toronto Studies Biol. Ser. 59, Publ. Ontario Fisheries Research Lab. 71, 53 (1951)

BOGATZKI, M.: Zur Bedeutung des Renin - Angiotensin - Aldosteron - Systems für die Pathogenese des renalen Hochdrucks. Med. Klinik 59, 1046 (1964)

BOHLE, A.: Kritischer Beitrag zur Morphologie einer endokrinen Nierenfunktion und deren Bedeutung für den Hochdruck. Arch. Kreislauf-Forschung 20, 193 (1954)

BOHLE, A.: Elektronenmikroskopische Untersuchungen über die Struktur des Gefäßpols der Niere. Verh. Dtsch. Ges. Path. 43, 219 (1959)

BOHLE, A. und WALVIG, F.: Beitrag zur vergleichenden Morphologie der epitheloiden Zellen der Nierenarteriolen unter besonderer Berücksichtigung der epitheloiden Zellen in den Nieren von Seewasserfischen. Klin. Wschr. 42, 415 (1964)

BROWN, M.E.: The Physiology of Fisches. Academic Press, N.Y. and London, 1957

CLARA, M.: Anatomie und Biologie des Blutkreislaufes in der Niere. Arch. Kreislaufforsch. 3, 42 (1938)

CLARKE, R.W.: The xylose clearance of myoxocephalus octodecimspinosus under normal and diuretic conditions. J. Cellular Comp. Physiol. 5, 73-82 (1934)

COOK, W.F. and PICKERING, G.W.: The localisation of renin within the kidney. J. Physiol. (Lond.) 143, 78 (1958)

COOK, W.F. and PICKERING, G.W.: The location of renin in the kidney. Biochem. Pharmacol. 9, 165 (1962)

DUNIHUE, F.W.: Effect of cellophane perinephritis on the granular cells of the juxtaglomerular apparatus. Arch. Path. 32, 211 (1941)

DUNIHUE, F.W.: The effect of bilateral adrenalectomy on the juxtaglomerular apparatus. Anat. Record 96, 536 (1946)

DUNIHUE, F.W.: The juxtaglomerular apparatus in experimental hypertension. Am. J. Path. 23, 906 (1947)

DUNIHUE, F.W.: The effect of insufficiency and of desoxycorticosterone acetate on the juxtaglomerular apparatus. Anat. Rec. 103, 442 (1949)

EDWARDS, J.G.: The epithelium of the renal tubule in bony fish. Anat. Record 63, 263 (1935)

FONTAINE, M. et HATEY, J.: Sur la teneur en 17-hydrooxycorticostéroides du plasma de saumon (Salmo salar L.) Compt. rend. 239, 319 (1954)

FONTAINE, M. et HATEY, J.: Recherches sur l'interrénal antérieur des Teleostéens. J. physiol. (Paris) 46, 364 (1954)

FORSTER, R.P. and BERGLUND, F.: Total electrolyte distribution in blood and urine of the aglomerular teleost, Lophius piscatorius. Anat. Record 117, 591 (1953)

GANONG, W.F. and MULROW, P.J.: Role of the kidney in adrenocortical response to hemorrhage in hypophysectomized dogs. Endocrinology 70, 182 (1962)

GOORMAGHTIGH, N.: Les segments neuro-myo-artériels juxtaglomérulaires du rein. Arch. Biol. (Paris) 43, 575 (1932)

GOORMAGHTIGH, N.: Existence of an endocrine gland in the media of renal arterioles. Proc. Soc. exper. Biol. (N.Y.) 42, 688 (1939)

GOORMAGHTIGH, N.: Le cycle glandulaire de la cellule endocrine de l'artériole rénale du lapin. Arch. Biol. 51, 293 (1940)

GOORMAGHTIGH, N.: La fonction endocrine des artérioles rénales. Son rôle dans la pathogénie de l'hypertension arterielle. Librairie Fonteyn, Louvain 1944

GOORMAGHTIGH, N.: The renal arteriolar changes in the anuric crush syndrome. Amer. J. Path. 23, 513 (1947)

GOORMAGHTIGH, N.: La fonction endocrine des artérioles rénales et sa signification. J. urol. méd. chir. 57, 467 (1951)

GRAFFLIN, A.F.: The structure of the nephron in fishes. Anat. Rec. 68, 287 (1937)

GUYTON, A.C., LANGSTONE, J.B. and NAUAR, G.: Theory for renal autoregulation by feedback of the juxtaglomerular apparatus. Circul. Res. 15, Suppl. 1, 1 (1964)

HARTMAN, F.A., LEWIS, L.A., BROWNELL, K.A., ANGERER, C.A. and SHELDEN, F.F.: Effect of interrenalectomy on some blood constitments in the skate. Physiol. Zool. 17, 228 (1944)

HARTROFT, P.M. and HARTROFT, W.S.: Studies on renal juxtaglomerular cells: I. Variations produced by sodium chloride and desoxycorticosterone acetat. J. exp. Med. 97, 415 (1953)

HARTROFT, P.M. and HARTROFT, W.S.: Studies on renal juxtaglomerular cells. II. Correlation of degree of granulation of juxtaglomerular cells with the width of the zona glomerulosa of the adrenal cortex. J. exper. Med. 102, 205 (1955)

HARTROFT, P.M. and HARTROFT, W.S.: New approaches in the study of cardiovascular disease: Aldosterone, renin, hypertension and juxtaglomerular cells. Fed. Proc. 20, 845 (1961)

HARTROFT, P.M., SUTHERLAND, L.E. and HARTROFT, W.S.: Juxtaglomerular Cells as the Source of Renin: Further Studies with the Fluorescent Antibody Technique and the Effect of Passive Transfer of Antirenin. Proc. Intern. Symp. on Angiotensin, Sodium and Hypertension. In: Canad. Med. Ass. J. 90, 163 (1964)

HATEY, J.: Sur l'extraction des substances à activité gluconéogénique du type cortico-surrénalien contenus dans le plasma de saumon (Salmo solar L.) Arch. intern. physiol. 62, 313 (1954)

HOLMES, W.N., PHILLIPS, J.G. and JONES, I.Ch.: Adrenocortical Factors Associated with Adaption of Vertebrates to Marine Environments. S. 619 in: Recent Progress in Hormone Research. Proceedings of the 1962 Laurention Hormone Conference editet by Gregory Pincus Academic Press N.Y. and London 1963

LARAGH, J.H., ANGERS, M., KELLY, W.G. and LIEBERMANN, L.S.: Hypotensive agents and pressor substances. The effect of epinephrine, nor-epinephrine, angiotensin II, and others on the secretory rate of aldosterone in man. J. Amer. Med. Ass. 174, 234 (1960)

LEYSSAC, P.P.: The In Vivo Effect of Angiotensin on the Proximal Tubular Reabsorption of Salt in Rat Kidneys. Acta physiol. scand. 62, 436 (1964)

LEYSSAC, P.P.: The possible role of angiotensin in the regulation of renal blood flow and glomerular filtration rate. In: Proc. II. Intern. Congr. Nephrology Exerpta med. (Amst.) Congr. Ser. 78, 154 (1964)

MARSHALL, E.K. jr. and GRAFFLIN, A.L.: The function of the proximal convoluted segment of the renal tubule. J. Cellular Comp. Physiol. 1, 161 (1932)

OBERLING, Ch.: L'existance d'une housse neuromusculaire au niveau des artères glomérulaires de l'homme. C.R. Académie Sciences, Paris 184, 1200 (1927)

OBERLING, Ch. et HATT, P.Y.: Étude de l'appareil juxtaglomérulaire du rat au microscope électronique. Ann. d'Anatomie Pathol. 5, 441 (1960)

OKKELS, H.M.: Sur l'existence d'une spécialisation morphologique au niveau du pôle vasculaire du glomérule rénal chez le grenouille. C.R. Académie Sciences (Paris) 188, 193 (1929)

PITCOCK, J.A. and HARTROFT, P.M.: The juxtaglomerular cells in man and their relationship to the level of plasma sodium and to the zona glomerulosa of the adrenal cortex. Am. J. Path. 34, 863 (1958)

PITCOCK, J.A. and HARTROFT, P.M.: Pressor activity (renin) of kidneys from sodium-deficient rats and correlation with granulation of juxtaglomerular cells. Fed. Proc. 18, 500 (1959)

REEVES, G., LOWENSTEIN, L.M. and SOMMERS, S.C.: The Macula densa and Juxtaglomerular Body in Cirrhosis. Arch. intern. Med. 112, 708 (1963)

RUYTER, J.H.C.: Über einen merkwürdigen Abschnitt der Vasa afferentia in der Mäuseniere. Z. Zellforsch. 2, 242 (1925)

SCHLOSS, G.: Der Regulationsapparat am Gefäßpol des Nierenkörperchens in der normalen menschlichen Niere. Acta anat. (Basel) 1, 365 (1946)

SCHUMACHER, S.V.: Über das Glomus coccygeum des Menschen und die Glomeruli caudales der Säugetiere. Arch. mikr. Anat. 71, 58 (1907)

SCHUMACHER, S.V.: Über die Bedeutung der arteriovenösen Anastomosen und der epitheloiden Muskelzellen (Quellzellen). Z. mikr.-anat. Forsch. 43, 107 (1938)

SPANNER, R.: Über Gefäßkurzschlüsse in der Niere. Verh. anat. Ges. 45, 81 (1938)

SPANNER, R.: Zur Anatomie arterio -venöser Anastomosen. Verh. Dtsch. Ges. Kreisl.-Forsch. 18, 257 (1952)

STANLEY, J.G. and FLEMING, W.R.: Excretion of hypertonic urine by a teleost. Science 144, 63 (1964)

THURAU, K. und SCHNEERMANN, J.: Die Natriumkonzentration an den Macula densa-Zellen als regulierender Faktor für das Glomerulumfiltrat (Mikropunktionsversuche). Klin. Wschr. 43, 410 (1965)

TOBIAN, L.: Interrelationship of electrolytes, juxtaglomerular cells and hypertension. Physiol. Rev. 40, 280 (1960)

TOBIAN, L., JANECEK, J. and TOMBOULIAN, A.: Correlation between granulation of juxtaglomerular cells and extractable renin in rats with experimental hypertension. Proc. Soc. exp. Biol. Med. 100, 94 (1959)

Diskussion:

KRAMER: Wir haben in unserem Laboratorium vor einem Jahr an Süßwasserfischen sehr große Reninaktivitäten gefunden. GROLLMAN hat jedenfalls vor Jahren bestätigt, daß die Süßwasserfische tatsächlich sehr hohe Reninaktivitäten haben. Das waren allerdings noch ganz rohe Methoden, die den heutigen Kriterien nicht mehr standhalten. Nach Ihrer Theorie müssen diese Tiere natürlich kleine Glomerulumfiltrate haben, damit sie nicht zuviel Wasser verlieren.

HUNGERLAND: Wenn ich Sie recht verstanden habe, sagten Sie, daß der Seefisch durch die Körperoberfläche Wasser verliert.

MEYER: Das sind Angaben aus der Literatur.

HUNGERLAND: Können Sie etwas darüber aussagen, wie groß der Anteil der Kiemen bei den Fischen an der Ausscheidung des Wassers und des Natrium im Vergleich zur Niere ist?

MEYER: Nein, genaue Angaben kann ich darüber nicht machen, mir liegen keine Befunde über quantitative Messungen vor. Süßwasser- und Seewasserteleostier produzieren einen hypotonen Urin. Die Osmolalität der Seewasserteleostier ist aber infolge des Natrium- und Chloridgehaltes wesentlich höher. Die osmotische Konzentration des Urins beträgt bei Seewasserteleostiern 400 mosmol/l und bei Süßwasserteleostiern 55 mosmol/l.

LEVER: With reference to Prof. KRAMER's question I think renin has been estimated in marine and fresh water fish by KAPLAN and FRIEDMANN and by BEAN about 1942. They found a higher content of pressor material (renin) in the fresh water forms.
A second point which may be of interest in relation to sodium metabolism and renin in the fish may derive from work we have done in conjunction with Prof. CHESTER JONES. Previous work from his department and from FONTAINE has shown that the corpuscle of STANNIUS, a small structure on the surface of the kidney, is closely related to sodium metabolism. Thus removal of the corpuscle is followed by hypotension, hyponatraemia and hyperkalaemia. These electrolyte defects can be corrected by infusion of extracts of corpuscles, and by administration of aldosterone, findings which might suggest that the corpuscle contained a mineralocorticoid.
Attempts to isolate steroids from the corpuscle have not, however, been successful. Our recent experiments were concerned with an alternation possible, but the corpuscle might contain material analogous to renin in the mammal. So far we have not been able to demonstrate the presence of a powerful long acting pressor material in extracts of corpuscle. Like mammalian renin the material is non dialyzable, heat labile and destroyed by acidification. It is of interest that

infusion of this material produced a rise in blood pressure in the eel. It should be emphasized, however, the the identity of the pressor material has not been established.

MASSON: To extend the comments of Dr. LEVER, I would like to mention the observations of Dr. SOKABE. He messured the renin content in eel kidneys by determining the angiotensin formed following incubation of kidney extracts with eel plasma - he found that renin content was low when eels were maintained in sea water, and high when maintained in fresh water.

BOHLE: Wir haben diese Befunde bewußt ganz provozierend vorgetragen, aber im Sinne einer Arbeitshypothese. Auf Herrn KRAMER's Einwand möchte ich sagen, daß es sich weder um Artefakte noch Pigmente handelt bei diesen Tropfen, sondern sicher um Substanzen, die man als Sekret bezeichnen muß. Das haben wir inzwischen elektronenmikroskopisch nachgewiesen. Ob allerdings diese Substanzen in den Zellen des Menschen Renin sind, wissen wir nicht. Herr MEYER ist dabei, diese Substanz zu extrahieren. Da wir einen Fisch haben, der diese Substanz sehr konzentriert enthält, hoffen wir bald auch etwas über deren Wirkung sagen zu können.

KRAMER: Herrn MASSON's Bemerkung, daß die Tiere, wenn sie in Seewasser kommen, sich wie Salzwasserfische verhalten, spricht meines Erachtens dafür, daß diese Granula kein Renin enthalten.

BOHLE: Wir haben auch Seewasserfische in Süßwasser umgesetzt. Die Untersuchungen sind aber sehr mühsam.

Untersuchungen über die Verteilungsräume isolierter Basalmembranen der Nierenrinde von gesunden und nephrotischen Ratten

GEKLE, D., v. BRUCHHAUSEN, F. und FUCHS, G.

PAPPENHEIMER entwickelte 1955 die Theorie von der molekularen Siebung, um die unterschiedliche Permeabilität der Glomerulumkapillaren für verschieden große Moleküle zu erklären. Diese Theorie besagt, daß bei der Filtration im Glomerulum eine Molekülsiebung dann auftritt, wenn der Durchfluß der gelösten Moleküle im Vergleich zum Lösungsmittel behindert ist. Aus seinen von Clearance-Untersuchungen gewonnenen Befunden errechnete PAPPENHEIMER einen einheitlichen effektiven Porenradius für die Glomerulumkapillaren von 37,5 Å (PAPPENHEIMER, 1955; RENKIN u. PAPPENHEIMER, 1957). Nach elektronenoptischen Bildern ist es sehr wahrscheinlich, daß die Basalmembran in den Kapillarschlingen die entscheidende Filterbarriere ist (VERNIER, 1960; FARQUHAR, WISSIG u. PALADE, 1961; FARQUHAR u. PALADE, 1961a). Hinsichtlich der Frage nach der Größe der Räume, die innerhalb der Basalmembran den Molekülen zur Passage zur Verfügung stehen, versagt jedoch die Elektronenmikroskopie.

Nachdem es nun gelang, durch Ultrazentrifugation eine Fraktion glomerulärer und peritubulärer Basalmembranen zu gewinnen, haben wir versucht, durch die Bestimmung der Verteilungsräume von wasserlöslichen Nichtelektrolyten verschiedener Molekülgröße und von Serumalbumin die Dimension der Passagewege innerhalb der Basalmembran zu berechnen.

Die Isolierung der Basalmembranen erfolgte nach dem von BRUCHHAUSEN u. MERKER (1965) angegebenen Verfahren. Aus der sogenannten Kernfraktion von Rattennierenrinden-Homogenaten lassen sich durch Schichtengradienten - Zentrifugation in Saccharose Basalmembranen anreichern. Zur Erzeugung einer Nephrose erhielten die Tiere über 7 Tage 17,5 mg/kg Amino-

[+]Mit Unterstützung der Deutschen Forschungsgemeinschaft

nucleosid des Puromycins subcutan injiziert (HERKEN, SENFT u. v. STUCKRAD, 1961). Abbildung 1 A und B zeigt das elektronenoptische Bild der von uns isolierten normalen Basalmembranen aus der Nierenrinde. Abbildung 1B zeigt deutlich das netzartige Gefüge der Basalmembranen, verursacht durch feinste Filamente mit einem Durchmesser von 3o bis 4o Å. Als Inkubationsmedium für unsere Untersuchungen verwendeten wir o,o67 M Phosphatpuffer von pH 8 dem 1o1 mM/l NaCl zugesetzt wurde. Dieser Lösung wurden folgende, radioaktiv markierten Substanzen zugegeben: Harnstoff-C^{14}, Methylglukose-C^{14}, Inulin-C^{14}, Polyvinylpyrrolidon (PVP)-J^{131} und Serumalbumin-J^{131}. o,5 mg der gefriergetrockneten Basalmembranfraktion wurden in einem Reaktionsgefäß mit o,1 ml der die Testsubstanz enthaltenden Lösung gut durchmischt und 15 Min. äquilibriert. Durch Zentrifugation wurden die beiden Phasen wieder getrennt und der Überstand mit einer Mikropipette sorgfältig abpipettiert. Aliquote Mengen von Membran und Überstand wurden nun entnommen und die Konzentration (cpm) der Testsubstanz in einem Packard Tricarb Scintillationsgerät gemessen. Aus diesen Angaben ließ sich der Verteilungskoeffizient

$$\varphi = \frac{C_G}{C_Ü}$$

berechnen.

C_G = Konzentration der Substanz im Gewebswasser
$C_Ü$ = Konzentration der Substanz im Überstand

Die Ergebnisse sind in Tabelle 1 zusammengefasst.

Substanz	Mol.Gewicht	(φ) Verteilungskoeffizient	
		normale Basalmembran	nephrotische Basalmembran
Harnstoff	6o	1,o2 ± o,o6	1,o6 ± o,o5
Methylglukose	194	1,oo ∓ o,o3	1,o5 ∓ o,o4
Inulin	5.5oo	o,9o ∓ o,o7	1,o5 ∓ o,o7
PVP	3o.ooo-35.ooo	o,64 ∓ o,o7	o,73 ∓ o,o8
Serum-albumin	69.ooo	o,16 ± o,o6	o,4o ± o,o7

Tab. 1.

Daraus ergibt sich, daß der Verteilungskoeffizient mit steigendem Molekulargewicht abnimmt. An der normalen Basalmembran zeigt sich diese Abnahme ab einem Molekulargewicht von 5.5oo, bei der nephrotischen Basalmembran dagegen erst ab 3o.ooo - was auf eine erhöhte Durchlässigkeit der nephrotischen Membran schließen läßt. Ferner ist ersichtlich, daß der Verteilungskoeffizient für Makromoleküle bei der nephrotischen Basalmembran deutlich größer ist als bei der normalen Membran. Stellt man diesen Zusammenhang in einem halblogarithmischen System graphisch dar, so liegen die gemessenen Werte auf einer parabolischen Kurve (Abb. 2).

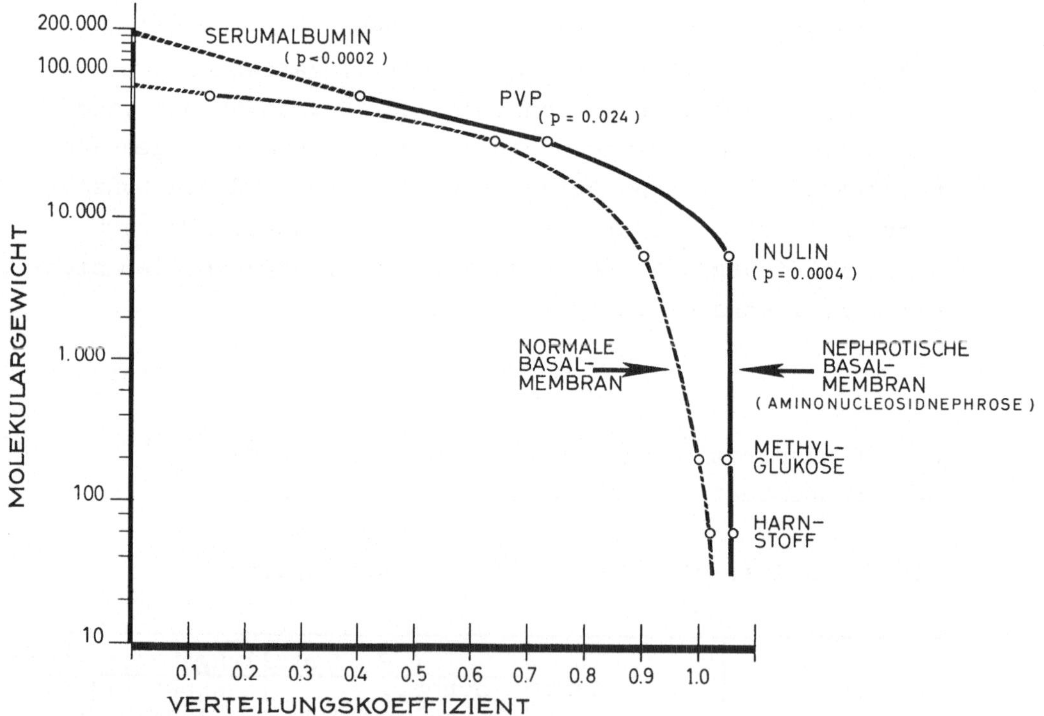

Abb. 2. Beziehung zwischen Molekulargewicht und Verteilungsraum einer Substanz in normalen und nephrotischen Basalmembranen.

Isolierte Basalmembran nach Perjodat- Mercurianilin-Behandlung. Niederschläge bevorzugt über den Basalmembranen.

1 : 5o ooo.

Extrapoliert man beide Kurven auf den Abszissenwert $\varphi = 0$, so läßt sich für die normale Basalmembran ein Grenzmolekulargewicht von 80.000, für die Aminonucleosidnephrose ein solches von 160.000 ablesen. Zwischen dem Molekulargewicht M und dem mittleren Molekülradius a besteht aber folgende Näherungsbeziehung

$$a = 0{,}15 \sqrt{M}\ [\mathring{A}]$$

Nach dieser Formel errechnet sich für die normale Basalmembran ein maximaler Molekülradius von a = 42 Å und für die nephrotische Membran ein solcher von a = 60 Å. Diese Grenzradien dürften dem jeweiligen maximalen äquivalenten Porenradius r entsprechen, d.h. dem Radius der größten interfilamentären Zwischenräume, die in der Basalmembran zur Passage von Molekülen zur Verfügung stehen; der mittlere äquivalente Porenradius ist wesentlich kleiner. Wertet man den Kurvenverlauf unter Benützung der von PAPPENHEIMER angegebenen Formel rechnerisch aus, so erhält man nur dann eine Übereinstimmung mit den gemessenen Werten, wenn zusätzlich eine Normalverteilung der Porengröße in der Basalmembran angenommen wird. Unter dieser Voraussetzung ergibt sich für die normale Basalmembran ein mittlerer äquivalenter Porenradius von $r = 18 \pm 8$ Å und für die Aminonucleosidnephrose von $r = 24 \pm 14$ Å.

Der von uns ermittelte maximale äquivalente Porenradius der normalen Basalmembran hat annähernd dieselbe Grösse wie der von PAPPENHEIMER gemessene effektive Porenradius der Glomerulumkapillare, der ebenfalls als ein maximaler Porenradius anzusehen ist. Das ist insofern von Bedeutung, als das den Schluß zuläßt - und die Vermutung anderer Autoren dadurch gestützt wird (YAMADA, 1955; RHODIN, 1955,SITTE, 1959; FARQUHAR, 1960) - daß der Filtermechanismus der Glomerulumkapillaren in der Basalmembran lokalisiert ist.

Zusammenfassung

An isolierten Basalmembranen aus der Nierenrinde von gesunden und nephrotischen Ratten wurden die Verteilungskoeffizienten von Harnstoff-C^{14}, Methylglukose-C^{14}, Inulin-C^{14}, PVP-J^{131} und von Serumalbumin-J^{131} gemessen und folgendes gefunden:

1. Die Verteilungskoeffizienten der einzelnen Substanzen stehen in gesetzmäßiger Beziehung zu ihrem Molekulargewicht. Als Grenzmolekulargewicht für die Penetration wurde für die normale Basalmembran ein Molekulargewicht von 8o.ooo, für die nephrotische Membran ein solches von 16o.ooo gefunden.

2. Die normale Basalmembran hat einen maximalen äquivalenten Porenradius von 42 Å und einen mittleren von 18 ± 8 Å. Die nephrotische Basalmembran dagegen hat einen maximalen äquivalenten Porenradius von 6o Å und einen mittleren von 24 ± 14 Å.

Herrn Priv.Doz. Dr. H.J. MERKER danken wir für die Anfertigung der elektronenoptischen Bilder.

Abb. 1 A und B siehe Bildanhang.

Literatur

1. BUCHHAUSEN v. F. und MERKER, H.J.: Gewinnung und morphologische Charakterisierung einer Basalmembranfraktion aus der Nierenrinde der Ratte. Naunyn-Schmiedebergs Arch. exp. Path. Pharmak. 251, 1 (1965)

2. FARQUHAR, M.G.: Proc.1st Inter.Congr.Nephrol., Genève/ Evian, 196o

3. FARQUHAR, M.G., WISSIG, S.L. und PALADE, G.E.: Glomerular permeability: I.Ferritin transfer across the normal glomerular capillary wall.J.exper.Med. 113, 47 (1961)

4. FARQUHAR, M.G. und PALADE, G.E.: Glomerular permeability: II.Ferritin transfer across the glomerular capillary wall in nephrotic rats.J.exp.Med.114, 699 (1961a)

5. HERKEN, H.G., SENFT, G. und v. STUCKRAD, H.: Die Störungen der Nierenfunktion naoh Einwirkung von Aminonucleosid. Naunyn-Schmiedebergs Arch.exp.Path.Pharmak.24o,394 (1961)

6. PAPPENHEIMER, J.R.: Über die Permeabilität der Glomerulummembranen der Niere. Kli.Wschr. 33, 362 (1955)

7. RENKIN, E.M. und PAPPENHEIMER, J.R.: Wasserdurchlässigkeit und Permeabilität der Capillarwände. Ergebn. Physiol. 49, 59 (1957)

8. RHODIN, J.G.: Electron microscopy of the glomerular capillary wall. Exp. Cell. Research 8, 572 (1955)

9. SITTE, H.: Veränderungen im Glomerulum der Rattenniere nach Fremdeiweißgaben und hypothetische Erklärung der glomerulären Ultrafiltration. Verh. Dtsch. Ges. Path. 43, 225 (1959)

1o.VERNIER, R.L.: Proc. 1st.Inter. Congr.Nephrol., Genève/ Evian, 196o

11.YAMADA, E.: The fine structure of the renal glomerulus of the mouse. J. Biophysic. and Biochem. Cytol. 1, 551 (1955)

Diskussion:

HEINZEL: Die Ferritin-Untersuchungen von FARQUHAR haben gezeigt, daß auch viel grössere Moleküle, bis zu einem Durchmesser von 98 Å hindurchgehen. Wir selbst haben am Frosch gefunden, daß jedes Eiweiß von einem bestimmten Radius durchgeht, und wir haben deshalb beim Menschen andere Vorstellungen, keine Siebvorstellungen. Es ist doch so, daß nicht nur die Fibrillen zwischen den großen Molekülen als Sieb wirken können; auch Bindungskräfte spielen wohl noch eine Rolle - ähnlich wie bei einer Chromatographie - daß eine Substanz, die an das Medium adsorbiert wird, viel langsamer durchtritt. Es ist nun zu fragen, ob Sie bei isolierten Membranen nicht wesentlich in diese Bindungskräfte eingegriffen haben.

GEKLE: Ich sprach von einem Radius von 42 Å, d.h. einem Durchmesser von 84 Å. Eine Differenz zu denen der FARQUHAR'schen Untersuchung mit 98 Å liegt deshalb nicht vor.

HEINZEL: Wir haben ja doch viel grössere Moleküle.

ULLRICH: Es ist alles statistisch verteilt. Wenn Sie diese kurvenförmige Verteilungskurve ausgemessen haben, dann gibt es am Ende immer noch einige Moleküle, die durchgehen. Die sehen Sie dann natürlich. Man kann nicht sagen, daß sie praktisch durchlässig ist, sonst würden Sie die Substanz ja auch im Glomerulumfiltrat finden. Sie finden sie aber nicht, wir haben doch eine Siebung.

HEINZEL: Ich finde grundsätzlich jedes Serumeiweiß. Die Froschserumeiweiße gehen proportional ihrem Molekulargewicht heraus. Die kleineren entsprechend stärker, die größeren entsprechend weniger.

ULLRICH: Sie haben gefunden, daß die kleinen Moleküle durchgehen. Sind Sie sicher, daß keine Verunreinigung z.B. mit Blut vorlag?

HEINZEL: Nein.

Zur Wirkung von Heparin, Streptokinase und Prednisolon auf die Masugi-Nephritis des Kaninchens

SCHÜTTERLE, G., FRITSCH, H., MEYER, D., EICH, H. u. KRECKE, H.J.

Frühere Untersuchungen, die die Frage nach der Beeinflußbarkeit der Masugi-Nephritis (MN) zum Gegenstand hatten, führten zu teilweise sehr widerspruchsvollen Ergebnissen. Verschiedenartige Versuchsbedingungen in Bezug auf die verwendeten Tierspecies, ungleiche Aktivität der applizierten nephrotropen Antiseren (NTAS), differente Dosierung der auf ihre Wirksamkeit geprüften Substanzen sind einige der Ursachen, die einen Vergleich der Untersuchungsergebnisse nur mit Vorbehalt zulassen.

SILFVERSKIOLD (11) stellte 194o fest, daß die mit Pferdeserum induzierte Nephritis des Kaninchens durch Heparin wesentlich gutartiger verläuft. Nach KAY (4) konnte durch vorausgegangene Ganzkörperbestrahlung die Ausbildung der MN beim Kaninchen verhindert werden. Die von ALLEN et al. (1) 1948 mitgeteilten Untersuchungsergebnisse, denenzufolge bei Ganzkörperbestrahlung bei Hunden eine heparinähnliche Substanz im Plasma nachzuweisen war, veranlaßten zu der Annahme, daß einmal die strahlenbedingte Blockierung der Antikörperbildung, zum anderen aber der gerinnungshemmende Effekt des Heparins für den günstigeren Verlauf der MN des Kaninchens verantwortlich sein könne. Daß Heparin einen mitigierten Verlauf der MN des Kaninchens bedingt,konnte KLEINERMAN (5) zeigen, wenngleich SARTORIUS et al. (1o) und WAKIM et al. (14) seine Befunde nicht zu bestätigen vermochten. VASALLI u.McCLUSKEY (12) konnten in Fortsetzung vorausgegangener Untersuchungen (13),die ausgeprägte glomeruläre Veränderungen, z.T. im Sinne der Nierenrindennekrose durch Aktivierung der intravaskulären Gerinnung ergeben hatten, einem dem Heparin entsprechenden Präventiveffekt von Dicumarol auf die MN des Kaninchens objektivieren.Die beiden Versuchsanordnungen lassen allerdings unseres Erachtens keinen direkten Vergleich in Bezug auf die ihnen zugrunde liegenden pathophysiologischen Mechanismen zu. Vielmehr entspricht die Aktivierung der intravaskulären Gerinnung durch Liquoid (ROCHE), Thromboplastin und Thrombin dem, was LASCH (6) unter dem Begriff der Verbrauchskoagulopathie zusammengefaßt hat, deren Prototyp das generalisierte SANARELLI-SHWARTZMAN-Phänomen darstellt.

Die uneinheitlichen Ergebnisse hinsichtlich der Heparinwirkung auf die MN des Kaninchens sowie die Vorstellung, daß dem Fibrin eine pathogenetisch bedeutsame Rolle im Sinne der Stimulierung glomerulärer proliferativer Vorgänge sowohl bei der menschlichen Glomerulonephritis als auch ihrem tierexperimentellen Modell, der MN, zukommt, und, daß hierin eine Möglichkeit zur kausalen Beeinflussung der Glomerulonephritis gegeben sein könnte, führte zu folgender Versuchsanordnung.

Die Herstellung des NTAS erfolgte nach der von ROTHER und SARRE (9), bzw. ROTHER (8) angegebenen Methode+. Von insgesamt 74 Kaninchen mit einem Körpergewicht zwischen 2,o und 4,5 kg, die 1,2 ml/kg Körpergewicht NTAS erhielten, wurden 18 Tiere bei der Auswertung nicht berücksichtigt, da sie ein uns von Herrn Dr. ROTHER freundlicherweise zur Verfügung gestelltes NTAS erhalten hatten, wogegen die übrigen 56 Tiere das in einem Herstellungsgang gewonnene Serum offensichtlich höherer Aktivität in obengenannter Dosierung erhielten. Sämtliche i.v. applizierten Substanzen wurden durch einen in die obere Hohlvene vorgeschobenen Ohrvenenkatheter injiziert (7). 9 Tiere erhielten ausschließlich NTAS. Sie dienten als Kontrollen gegenüber den mit Heparin, Streptokinase und Prednisolon behandelten Gruppen. Dosierung, Art und Dauer der Behandlung sind Tabelle 1 zu entnehmen. Tötung der Versuchstiere erfolgte durch rasche i.v. Injektion von o,5 g Evipan-Natrium. Die durch Bauchdeckenschnitt entnommenen Nieren wurden dekapsuliert und in 1o%igem Formalin fixiert. Nach Paraffineinbettung wurden 5 μ dicke Schnitte hergestellt und diese mit Haemalaun/Eosin, Alcianblau und PAS sowie nach MASSON und GOLDNER gefärbt. Die morphologische Beurteilung erfolgte durch zwei verschiedene Untersucher, denen die vorausgegangene Behandlung der Tiere nicht bekannt war. Der Ausprägung der bei Auszählung von durchschnittlich 15o Glomerula beobachteten Veränderungen wurden die Schweregrade o bis 4 zugrundegelegt.

+Für die Herstellung des NTAS sind wir der Firma Rhein-Pharma (Herrn Dr. R. BANDAU) sehr zu Dank verpflichtet.

Neben der Zahl der betroffenen Glomerula fand in der Beurteilung, soweit möglich, auch die Intensität der entzündlichen Erscheinungen am einzelnen Glomerulum Berücksichtigung. Der Vergleich der von beiden Untersuchern getrennt gewonnenen Ergebnisse zeigte eine gute Übereinstimmung.

Gruppe	Behandlung Dosis/kg K-Gew. /Tag p. NTS	n	Schweregrad der morphologischen Veränderungen (Anzahl der Tiere)					
			0	1	2	3	4	✝
I	keine	9			2	5	2	
II	4.-10. Tg 2×200 000 E Streptokinase i.v.	5			1		4	
III	4. Tg 3×400 000 E 5.-10. Tg 2×400 000 E Streptokinase i.v.	9	1		3+(1)	2	1+(1)	(2) 8. bzw. 9. Tg p. NTS
IVc	4.-10. Tg 2×400 E Heparin i.v.	7	4	3				
b	4.-10. Tg 2×400 E Heparin i.v. 1×400 000 E Streptokinase i.v.	8	2	2	3	1+1*		
Vc	4.-10. Tg 20 mg Prednisolon i.m. 2×400 E Heparin i.v. 1×40 000 E Streptokinase i.v.	6	2	2+(1)	1			(1) 9. Tg p. NTS
b	4.-20. Tg 20 mg Prednisolon i.m. 14.-20. Tg 2×400 E Heparin i.v.	6	4	1			1*	
c	4.-20. Tg 20 mg Prednisolon i.m. 14.-20. Tg 2×400 E Heparin i.v. 1×40 000 E Streptokinase i.v.	6	4+(1)			(1)		(2) 14. Tg p. NTS

Beeinflussung der Masugi-Nephritis des Kaninchens durch Heparin, Prednisolon u. Streptokinase.
Histologische Kriterien (Anteil d. veränderten Glomerula in Prozent): 0=0, 1=bis 5 %, 2=bis 25 %, 3=bis 50 %, 4=>50 %
*Zeitweise unbehandelt

Tab. 1. Beeinflussung der Masugi-Nephritis des Kaninchens durch Heparin, Prednisolon und Streptokinase.
Histologische Kriterien (Anteil d. veränderten Glomerula):
o=o, 1=bis 5%; 2=bis 25%; 3=bis 5o%; 4 > 5o%
+Zeitweise unbehandelt.

Wie aus Tabelle 1 und Abbildung 1[+] zu ersehen, wiesen die Nieren der mit Streptokinase behandelten Tiere entgegen der Erwartung wesentlich gröbere Veränderungen auf, als die Kontrolltiere, die ausschließlich NTAS erhalten hatten. 9 Tiere der Gruppe III erhielten gegenüber Gruppe II die doppelte Streptokinasedosis, die entsprechend dem Thrombelastogramm eine nahezu komplette Gerinnungshemmung über etwa 2 Stunden bewirkte. Die Anzahl der betroffenen Glomerula war etwas geringer, es ließen sich jedoch wesentlich häufiger als in Gruppe I Glomerulumverödungen, Schlingensynechien und Schlingennekrosen, ähnlich wie in Gruppe II erkennen. Im Gegensatz zu den genannten Gruppen wiesen die Nieren der Tiere, die Heparin erhalten hatten (Gruppe IV a), die quantitativ und qualitativ geringsten Veränderungen auf. Es ließen sich entweder gar keine oder nur sehr diskrete entzündliche glomeruläre Erscheinungen im Sinne der Schlingenhyalinose in weniger als 5% der Glomerula feststellen. Die gleichzeitige Applikation von Streptokinase (Gruppe IV b) führte zu einer Intensivierung der morphologischen Befunde mit Hyalinose, Synechien und Kapillarschlingennekrosen, wenngleich die Häufigkeit der letztgenannten Veränderungen gegenüber der der ersten drei Gruppen noch deutlich geringer war, was sich trotz der geringzahligen Kollektive erkennen läßt. In Gruppe Va, die mit Heparin, Prednisolon und Streptokinase behandelt wurde, ließen sich nur wenig ausgeprägte glomeruläre Veränderungen in Form von Einzelschlingenhyalinosen objektivieren. In Gruppe Vb, die vom 4. bis 2o. Versuchstag Prednisolon und vom 14. bis 2o. Tag Heparin erhalten hatte, fanden sich die Glomerula nicht oder nur wenig verändert. Die Befunde entsprachen den in der Gruppe IV a erhobenen, die Tiere dieser Gruppe hatten vom 4. bis 1o. Tag nach Gabe von NTAS ausschließlich Heparin erhalten. Ein Tier der Gruppe Vb blieb zeitweilig unbehandelt, weil der Ohrvenenkatheter nicht mehr durchgängig war. Hier wiesen mehr als 5o% der Glomerula ausgeprägte entzündliche Veränderungen auf.

[+]Abb. siehe Bildanhang

Die in Gruppe Vc erhobenen Befunde entsprachen quantitativ und qualitativ den in Gruppe Vb festgestellten. Gruppe Vc hatte wie Gruppe Va Heparin, Prednisolon und Streptokinase, letztere aber in doppelter Dosis erhalten. Die Diskrepanz in Bezug auf die Ausprägung der morphologischen Veränderungen dieser Gruppe gegenüber der Gruppe II und III, denen ausschließlich Streptokinase appliziert worden war, ist erheblich. Ein Tier, welches am 14. Tage vorzeitig ad exitum kam, stellt eine Ausnahme dar. Hier waren entzündliche glomeruläre Veränderungen dem Schweregrad 3 entsprechend festzustellen.

Heparin bewirkt den Ergebnissen zufolge unter den genannten Versuchsbedingungen einen günstigeren Verlauf der MN des Kaninchens. Die von KLEINERMAN (5) sowie die von HALPERN et al., (3) vor kurzem veröffentlichten Ergebnissen lassen sich somit bestätigen. Ob der Heparineffekt, wie von GASTPAR (2) ausgeführt, Folge einer antikomplementären Wirkung - durch Blockierung des sogenannten C_2-Vermittlers, die zeitlich begrenzt und reversibel sein soll -, ist, kann nicht entschieden werden. Bei Berücksichtigung der von VASALLI und McCLUSKEY (12) erhobenen Befunde, denenzufolge eine günstige Beeinflussung der MN des Kaninchens auch mit Dicumarol möglich ist, muß der gerinnungshemmenden Eigenschaft des Heparin eine zumindest ebenso große Bedeutung zugemessen werden. Angaben über eine antikomplementäre Wirkung von Dicumarol konnten in der uns zur Verfügung stehenden Literatur nicht gefunden werden. Ob der Heparineffekt durch zusätzliche Cortison- und Streptokinaseapplikation intensiviert wird, wie dies den in den Gruppen Vb und c erhobenen Befunden entnommen werden könnte, oder ob die offenbar ungünstige Streptokinasewirkung, wie sie in den Gruppen II und III zum Ausdruck kommt, unter gleichzeitiger Heparingabe nicht wirksam werden kann, ist nicht zu entscheiden. Auch die Frage, warum Streptokinase eine Intensivierung der morphologischen Veränderungen verursacht, kann nicht beantwortet werden. Soweit uns bekannt, liegen Literaturangaben über vergleichbare Untersuchungen bislang nicht vor.

Die hypothetischen Voraussetzungen, unter denen die Streptokinasebehandlung der MN versucht wurde, sind den Ergebnissen zufolge offensichtlich lückenhaft. Auch die Vorstellung, daß Corticoide über ihren fibrinolysehemmenden Effekt eine ungünstige Wirkung auf die MN haben, kann zumindest mit den vorliegenden Befunden nicht gestützt werden.

Wir müssen uns somit zunächst auf die Darstellung der erhobenen Befunde beschränken, eine befriedigende Erklärung der pathophysiologischen Mechanismen unter Berücksichtigung klinischer, blut- und immunchemischer Daten ist uns derzeit noch nicht möglich.

Literatur

1. ALLEN, J.G., SANDERSON, M., MICHAM, M., KIRSCHON, A., JACOBSON, L.O.: J. exp. Med. 87, 71 (1948)

2. GASTPAR, H.: Physiologische Bedeutung und pharmakologische Wirkungen des Heparins. F.K. Schattauer-Verlag, Stuttgart, 1965

3. HALPERN, B., MILLIEZ, P., LAGRUE, G., FRAY, A., MORRARD, J.C.: Nature 2o5, 257 (1965)

4. KAY, C.F.: J. exp. Med. 72, 559 (194o)

5. KLEINERMAN, I.: Lab. Invest. 3, 495 (1954)

6. LASCH, H.G., KRECKE, H.J., RODRIGUEZ-ERDMANN, F., SESSNER, H.H., SCHÜTTERLE, G.: Verbrauchskoagulopathien, Pathogenese und Therapie. 7. Dtsch. Haematologen-Kongr. Wiesbaden, 1961

7. RODRIGUEZ-ERDMANN, F.: Pflügers Arch. 269, 3o6 (1959)

8. ROTHER, K.O.: Entzündliche diffuse Nierenerkrankungen durch Antigen-Antikörper-Reaktion. In: Handbuch der exp. Pharmakologie. Vol. XVI Erzeugung von Krankheitszuständen durch das Experiment. Teil 4: Niere, Nierenbecken, Blase. S. 76

9. ROTHER, K., SARRE, H.: Die experimentelle Glomerulonephritis. In: P. MIESCHER, K.O. VORLAENDER. Immunopathologie in Klinik und Forschung, Thieme-Verlag, Stuttgart. 2. Aufl. S. 321 (1961)

1o. SARTORIUS, M., MOENCH, A., FELLMER, K.E.: Zschr. ges. exp. Med. 125, 572 (1955)

11. SILFVERSKIOLD, B.P.: Scand. Arch. Physiol. 83, 175 (194o)

12. VASALLI, P., R.T. McCLUSKEY: Am. J. Pathol. 45/2, 653 (1964)

13. VASALLI, P., SIMON, G., ROUILLER, Ch.: Am. J. Path. 43/2, 579 (1963)

14. WAKIM, K.G., McKENZIE, B.F., GUCKIN, W.F., BROWN, A.C.jr., BAGGENSTOSS, A.H.: Am. J. med. Sc. 245, 259 (1963)

Diskussion:

SCHÄFER: Glauben Sie, daß die Wirkung der Dicumarol-Präparate auf einen antikomplementären Effekt zurückzuführen ist? Auch Streptokinase wirkt antikomplementär, wie wir in eigenen Untersuchungen feststellen konnten. Allerdings tritt nach Streptokinaseapplikation ein sehr massives "rebound" Phänomen auf. Dabei wird der Komplementtiter deutlich erhöht. Ich nehme daher an, daß die Streptokinasedosis wahrscheinlich zu gering gewählt worden ist, um eine dauernde Senkung des Komplementspiegels zu erreichen. Mit Heparin geht das sicher; nach kleinen Mengen von Heparin ist im in-vivo-Test die Komplementaktivität mit Bestimmtheit nicht mehr nachweisbar, weil einige Faktoren, vor allem C 2, blockiert werden. Die günstige Wirkung der Heparin- und Dicumarolmedikation auf die Masugi-Nephritis kommt somit durch eine Blockade des Komplementes als dem zweiten wesentlichen Faktor der Immunreaktion zustande.

SCHÜTTERLE: Die Gerinnungshemmung bleibt, wie thrombelastographisch nachweisbar ist, über 2 Std. erhalten. Meinen Sie, daß der "rebound" Effekt dann zwischen den einzelnen Gaben der Streptokinase zustande kommt?

SCHÄFER: Am Menschen (untersucht beim Herzinfarkt) kommt es zu einem ganz massiven "rebound" Effekt mit Anstieg des Komplements auf das 1o-fache des Normalwertes.

SARRE: SARTORIUS u. MOENCH haben mit ihren Heparingaben bei der Masugi-Nephritis des Kaninchens erst dann begonnen, wenn eine massive Proteinurie auftrat, das ist am 6. bis 8. Tag. Dann hat aber eine Komplementbindung wohl bereits stattgefunden, so daß der negative therapeutische Effekt dieser Autoren erklärlich wäre, wenn, wie Herr SCHÄFER das annimmt, die Heparinwirkung hauptsächlich antikomplementär ist.

Dagegen ist Komplement in den ersten Tagen noch nicht gebunden, so daß nur zu diesem Zeitpunkt ein antikomplementärer Effekt möglich ist.

SCHÜTTERLE: Es sollte eigentlich zu diesem Zeitpunkt gebunden sein. Nach anderen Befunden tritt die Proteinurie am 3. Tag auf.

SARRE: A. VOGT hat kürzlich nachgewiesen, daß nach Injektion von Enten-ANS am Kaninchen eine Komplementbindung erst nach einer Latenzzeit von mehreren Tagen stattfindet. Dies wird damit erklärt, daß das ANS von Vögeln nicht imstande ist, das Komplement von Säugetieren zu binden. Es wird zwar in der ersten Phase das Enten-ANS in den Glomerulumschlingen des Kaninchens fixiert, da aber dabei kein Komplement gebunden wird, bleibt eine Antigen-Antikörperreaktion aus. Es dauert dann einige Zeit, bis Antikörper gegen das ANS im Blut des Versuchstieres auftreten. Erst wenn sich diese im Glomerulus an das ANS binden, so kommt es zu einer Komplementbeteiligung und damit zu einer Antigen-Antikörperreaktion und zum Ausbruch der Nephritis. Diese zwei Phasen der alten KAY'schen Theorie sind durch die neueren Untersuchungen des obengenannten Autors sehr gut gesichert (A.VOGT. Habilitationsschrift, Freiburg, 1965).

Ausscheidung von Eiweißzylindern durch das Sammelrohrsystem des Goldhamsters (Lebendbeobachtungen an der Nierenpapille)

STEINHAUSEN, M.

Die älteste - in diesem Jahre mit dem 9o. Geburtstag ausgezeichnete - Theorie der Chromoproteidwirkung auf die Niere ist die sog. Verstopfungstheorie von PONFICK(1875). PONFICK selbst glaubte, daß die Blutfarbstoffe bei einer Hämolyse im Harnkanälchensystem ausfielen und damit zu einer mechanischen Abflußbehinderung des Harnes führten. Bis heute hat diese Theorie mehr Ablehnung (RANDERATH und BOHLE (1959), REUBI (196o), SMITH, H.W. (1951) und ZOLLINGER (1952) als Zustimmung erfahren. Diese Ablehnung gründet sich im wesentlichen auf den klinischen Befund, daß nämlich die Menge der ausgeschiedenen Zylinder in keinem Verhältnis zur Schwere eines Nierenversagens gefunden wurde,und,daß im übrigen ein akutes Nierenversagen auch ohne Chromoproteidurie auftreten kann. Tierexperimentell sind jedoch Chromoproteidbedingte Verstopfungen des Harnkanälchensystemes, insbesondere am Kaninchen, mit histologischen Methoden beschrieben worden (BAKER and DODDS (1925), SHIMAMINE (1956)) und auch wir selbst konnten am Goldhamster ebenfalls Verstopfungen, insbesondere des Sammelrohrsystemes, durch Chromoproteide beobachten (vgl. STEINHAUSEN, 1964). Unsere Untersuchungen erstrekken sich dabei auf Lebendbeobachtungen der Ausscheidung von Myoglobinzylindern an der Nierenpapille. Diese wurde nach der Methode von WIRZ (1953) freigelegt und das Sammelrohrsystem mit unserer Lissamingrün-Methode dargestellt (STEINHAUSEN, 1963, 1964). Da Lissamingrün besonders stark das Eiweiß abgetöteter Zellen anfärbt (GOLDACRE und SYLVEN, 1959), wird in Zylinderform ausgeschiedenes Myoglobin während seiner Passage durch ein Lissamingrün ausscheidendes Sammelrohrsystem intensiv gefärbt und damit auflichtmikrosko-

+Mit Unterstützung der Deutschen Forschungsgemeinschaft

pischer Darstellung zugänglich. Bei einer mehr oder minder vollständigen Blockade des Sammelrohrsystemes durch Myoglobin-Zylinder sind aber auch ohne Farbstoff-Kontrastierung die verstopften Sammelrohre auflichtmikroskopisch zu erkennen. Am besten illustriert dies ein kurzer Ausschnitt eines soeben beim Institut f.d. Wiss. Film erschienenen eigenen Filmes (STEINHAUSEN, 1965)[+]. Wie in diesem Film gezeigt wurde, gelingt es durch hohe Myoglobin-Dosen (2oo mg/kg) das Sammelrohrsystem des Goldhamsters zu verstopfen und durch Mannitolinjektion ein verstopftes Sammelrohrsystem weitgehend wieder frei zu spülen. Dass es unter osmotischen Diuretica zu einem Druckanstieg im Tubulussystem kommt, ist seit den Mikropunktionsversuchen von GOTTSCHALK und MYLLE (1957) bekannt. Auf diesen intratubulären Druckanstieg muß auch die Freispülung des Sammelrohrsystemes bezogen werden.

Ein Absinken des Blutdruckes auf arterielle Mitteldruckwerte von 8o bis 6o mm Hg begünstigt eine Sammelrohrverstopfung, aber wir sahen auch akute Sammelrohrverstopfungen bei normalem arteriellem Druck. Entscheidender für eine Sammelrohrverstopfung ist der Diuresezustand der Nieren, wobei - wie schon früher gezeigt wurde (Lit. vgl. SCHAEFER et al., 1961)- Trockenkost eine Voraussetzung für langfristige Verstopfung darstellt.

Uns interessierte nun die Frage nach der Reversibilität einer einmal eingetretenen und länger andauernden Verstopfung. Hierzu haben wir Überlebensversuche wiederum an Goldhamstern unternommen.

[+]Eine Arbeitskopie dieses Filmabschnittes wurde bereits auf der 29. Tagung der Deutschen Physiologischen Gesellschaft in Tübingen (1964) gezeigt.

Unter oberflächlicher Nembutalnarkose wurde eine Vena jugularis katheterisiert und innerhalb von 3o bis 6o min 2oo mg/kg einer Myoglobin-Eiweißlösung[+] zum Teil unter Blutkontrolle an der A. carotis infundiert. Die Nierenpapille der wieder erwachten Tiere wurde später auflichtmikroskopisch in vivo oder bei spontanem Tod der Tiere auflichtmikroskopisch post mortem untersucht.

Die Tabellen 1 a) und b) geben eine Übersicht über Versuchsergebnisse an 15 männlichen Goldhamstern mit einem mittleren Tiergewicht von 3o g.

Die Gruppe I der Tabelle 1 a) zeigt, daß die Verabreichung von Körnerfutter für weniger als einen Tag vor der Myoglobininjektion nicht ausreicht, um die Sammelrohre bei einer Überlebenszeit von 24 bis 48 Stunden zu verstopfen.

Die Gruppe II zeigt bei allen Tieren eine Verstopfung der Sammelrohre, wenn bis zu 4 Tagen Trockenfutter gegeben wurde und auch nach der Myoglobingabe diese Fütterungsart fortgesetzt wurde. Ein Teil der Tiere starb unter diesen Bedingungen spontan.

In der letzten Gruppe ist ein Tier aufgezeichnet, welches nach 3 Tagen Trockenkost für 12 Std. Karotten erhielt. Hier war 48 Std. nach der Myoglobingabe nur 1 Sammelrohr verstopft. Die beiden anderen Tiere erhielten zunächst 5 Tage Trockenkost, so daß nach der Myoglobingabe auf Grund der anderen Versuche mit einer Sammelrohrverstopfung zu rechnen ist.
Im Gegensatz zu den anderen Tieren erhielten diese Goldhamster aber 24 Std. nach der Myoglobingabe Karotten. Das eine Tier überlebte 15 Tage, das andere 3 Monate. Die Sammelrohre dieser Tiere waren vollständig von Myoglobin frei.

[+] Für die Extraktion aus Pferdemuskulatur, wobei dem Myoglobin rund 1oo% Fremdeiweiß beigemischt ist, sind wir Herrn Dr. A. BLÖMER zu Dank verpflichtet.

Tiernummer	Körnerfutter	Überlebenszeit	Todesart	Sammelrohre	Besonderheiten
	vor Mb (Tage)	nach Mb (Std.)			
I Ha 59	o,7	24	OP	frei	-
Ha 6o	o,8	48	OP	frei	-
Ha 61	o,8	26	OP	frei	-
II Ha 62	1	1o	spontan	verstopft	-
Ha 65	2	24	OP	verstopft	-
Ha 67	4	48	spontan	verstopft	-
Ha 68	4	24	spontan	verstopft	-
Ha 69	3	48	OP	verstopft +)	-
III Ha 66	3	48	OP	1 Sammelrohr verstopft	12 Std. vor MbKarotten
Ha 71	5	15 Tage	spontan	frei	24 Std. nachMbKarotten
Ha 73	5	3 Monate	OP	frei	24 Std. nach MbKarotten

Tab. 1 a).

Kontrollen

Tiernummer	Körnerfutter	Überlebenszeit	Todesart	Besonderheiten
	Tage			
Ha 75	5	0	spontan	-
Ha 76a	8	0	spontan	-
Ha 74	5	3 Monate	OP	Scheinoperation-Tyrode-injektion ab 7.Versuchstag Karotten
Ha 76	5	2 Monate	spontan	ab 6.Versuchstag Karotten

Tab. 1 b).

Tab. 1 a) und b). Myoglobinversuche an 15 Goldhamstern (vgl. Text). OP=auflichtmikroskopische Freilegung der Papille.

Diese Versuche besagen, daß die Goldhamster-Niere unter normalen Diuresebedingungen selbst eine hochgradige Sammelrohrverstopfung überwinden kann. Wie sich eine längere Sammelrohrverstopfung in der Kombination mit anderen Nierenschädigungen auswirkt, muß z.Zt. jedoch noch offen gelassen werden.

Soweit unsere Tiere spontan starben, ist das im wesentlichen der Trockenkost zuzuschreiben, wie wir in Kontrollversuchen fanden (Tab. 1b) und nicht etwa der Verstopfung des Sammelrohrsystemes.

Literatur

BAKER, S.L. and DODDS, E.C.: Obstruction of the renal tubules during the excretion of Haemoglobin. Brit. J. exp. Path. 6, 247-260 (1925)

GOLDACRE, R.J. and SYLVEN, B.: A rapid method for studying tumor blood supply using systemic dyes. Nature (Lond.) 184, 63-64 (1959)

GOTTSCHALK, C.W. and MYLLE, M.: Micropuncture study of pressures in proximal and distal tubules and peritubular capillaries of the rat kidney during osmotic diuresis. Amer. J. Physiol. 189, 323-328 (1957)

PONFICK: Experimentelle Beiträge zur Lehre der Transfusion. Virchows Arch. path. Anat. 62, 273-335 (1875)

RANDERATH, E. und BOHLE, A.: Die Pathomorphologie der Nierenausscheidung. In: Handbuch d. all. Path., Hbg: BÜCHNER, F., LETTERER, E. u. ROULET, F., Bd. V/2. Berlin, Göttingen, Heidelberg: Springer,(1959)

REUBI, F.: Nierenkrankheiten. Bern, Stuttgart: Medizinischer Verlag Hans Huber (1960)

SCHAEFER, H., HIERONYMI, G., KÖNIG, K., STEINHAUSEN, M., BLÖMER, A., GÜNTHER, M. u. WEISS, F.: Über die Chromoproteidausscheidung der Niere, insbesondere nach Starkstromunfall und die Alkalitherapie. Z. ges. exp. Med. 135, 83-166 (1961)

SHIMAMINE, T.: Experimentelle Untersuchungen über die pathogenetische Bedeutung der "Chromoproteinurie" für die Entstehung der "Chromoproteinniere". Beitr. path. Anat. 116, 33o-368 (1956)

SMITH, H.W.: The kidney, structure and function in health and disease. New York: Oxford University (1951)

STEINHAUSEN, M.: Eine Methode zur Differenzierung proximaler und distaler Tubuli der Nierenrinde von Ratten in vivo und ihre Anwendung zur Bestimmung tubulärer Strömungsgeschwindigkeiten. Pflügers Arch. ges. Physiol. 277, 23-35 (1963)

STEINHAUSEN, M.: In vivo-Beobachtungen an der Nierenpapille von Goldhamstern nach intravenöser Lissamingrün-Injektion Pflügers Arch. ges. Physiol. 279, 195-213 (1964)

STEINHAUSEN, M., LORETH, A. und OLSON, S.: Messungen des tubulären Harnstromes, seine Beziehungen zum Blutdruck und zur Inulin-Clearance (Intravitalmikroskopische Untersuchungen an der Nierenrinde von Ratten und Katzen). Pflügers Arch. ges. Physiol.: im Druck

WIRZ: H.: Der osmotische Druck des Blutes in der Nierenpapille. Helv. physiol. pharmacol. Acta 11. 2o-29 (1953)

Diskussion:

ZOLLINGER: Die Untersuchungen von Herrn STEINHAUSEN zeigen, daß die Tubulusverstopfung ein Symptom und nicht die Ursache der Anurie ist, wie auch wir immer behauptet haben.

Autoradiographische Untersuchungen über das kompensatorische und regeneratorische Nierenwachstum

HÜBNER, K.

Die Schädigung oder der Verlust von Nierengewebe führt zu einem gesteigerten Nierenwachstum, das je nach der auslösenden Ursache als Regeneration oder als kompensatorische Hypertrophie bezeichnet wird. Untersuchen wir derartige, im gesteigerten Wachstum befindliche Nieren wenige Tage nachdem der Wachstumsreiz gesetzt wurde, so finden wir je nach dem Zeitpunkt der Untersuchung ausserordentlich stark variierende Ergebnisse. Neben Nieren mit einer deutlichen Vermehrung der Mitosen finden sich Nieren, die trotz des erheblichen Wachstumsreizes, sei es durch eine vorausgegangene temporäre Ischämie oder eine kontralaterale Nephrektomie, nicht die geringsten Zeichen des gesteigerten Nierenwachstums erkennen lassen. Erschwert wird die Beurteilung des Nierenwachstums bei der konventionellen Lichtmikroskopie dadurch, daß die Nieren 15o-2oo g schwerer Ratten schon normalerweise nur sehr geringe Wachstumszeichen aufweisen. So fanden wir bei unbehandelten Kontrolltieren auf 1o ooo Tubulusepithelien der geraden Hauptstücke nur 4, bei den gewundenen Hauptstücken nur 3 Mitosen. Günstiger liegen die Verhältnisse bei Berücksichtigung der DNS-Synthese, da entsprechend der unterschiedlichen Dauer von DNS-Synthese und Mitose (QUASTLER u. SHERMAN, 1959; KOBURG u. SCHUTZE, 1961; MAURER und KOBURG, 1961; OEHLERT, SEEMAYER und LAUF, 1962; PILGRIM und MAURER, 1965 Lit; STÖCKER und HEINE, 1965 Lit.) jeweils etwa 7 bis 1o mal so viel DNS-synthetisierende Zellen als Mitosen vorhanden sind.

Zur Bestimmung der Zahl DNS-synthetisierender Zellen sind histoautoradiographische Untersuchungen nach Verabreichung von Tritium-Thymidin besonders geeignet.

+ Mit Unterstützung der Deutschen Forschungsgemeinschaft

Thymidin ist ein selektiver Vorläufer der Desoxyribonucleinsäure, so daß diese Substanz ausschließlich in den Kernen eingebaut wird, die sich in der DNS-Synthese befinden. Dementsprechend finden wir in den Histoautoradiogrammen die Schwärzung ausschließlich über den Kernen (Abb. 1⁺).

Wir verwendeten bei unseren Untersuchungen ca. 4 Monate alte weiße Ratten mit einem Körpergewicht von 15o-2oo Gramm. Von einem Flankenschnitt aus wurde bei 22 Ratten die rechte Niere freigelegt und nach Dekapsulierung und Unterbindung des Nierenstiels mit Supramid exstirpiert. Getötet haben wir die Tiere 6 Stunden bis 44 Tage nach der kontralateralen Nephrektomie, nachdem den Ratten eine Stunde vorher jeweils 1,5 Ci Tritium-Thymidin (spez. Aktivität 3ooo mCi/mMol) pro Gramm Körpergewicht intraperitoneal injiziert worden war. Bei einer zweiten Versuchsgruppe von 17 Tieren wurde an der freigelegten linken Niere nach Dekapsulation der Gefäßstiel für 2o Minuten abgeklemmt. Diese Tiere wurden 3 Stunden bis 21 Tage nach der Wiederdurchblutung getötet; sie erhielten ebenfalls eine Stunde vor der Tötung Tritium-Thymidin. Um den Einfluß tagesrhythmischer Schwankungen auszuschließen, wurden die Versuche jeweils zur gleichen Tageszeit durchgeführt. Die Tötung der Tiere erfolgte in Äthernarkose durch Dekapitation. Die Nieren wurden in 4%igem Formalin 24 Stunden lang fixiert und anschließend über die aufsteigende Alkoholreihe und Methylbenzoat in Paraffin eingebettet. Die Herstellung der Histoautoradiogramme erfolgte mit Fotoemulsionen (G_5 und K_2 -ILFORD). Näheres zur Methodik siehe OEHLERT, NETTESHEIM u. MACHEMER, 1962. Die Expositionszeit betrug 1o Tage. Nach Entwicklung und Fixierung der Fotoschicht wurden die Schnitte mit Haematoxylin nachgefärbt.

Das Intervall zwischen Injektion der radioaktiven Substanz und der Tötung der Tiere wurde deshalb auf eine Stunde festgesetzt, da die prämitotische Ruhephase etwa eine Stunde beträgt. Bei dieser Versuchsanordnung gibt die Zahl der im Histoautoradiogramm nachgewiesenen Markierungen Auskunft über die Zahl DNS-synthetisierender Zellen, da Mitosen markierter Zellen noch nicht stattgefunden haben können.

Wie die Tabelle 1 erkennen läßt, ist die DNS-Synthese der Tubulusepithelien bei den unbehandelten Kontrollen nur gering, zeigt aber in den verschiedenen Kanälchenabschnitten deutliche Unterschiede. Die meisten Markierungen zeigen die geraden Hauptstückepithelien, die wenigsten die Sammelrohre. Nach der kontralateralen Nephrektomie erfährt die DNS-Synthese der Tubulusepithelien, d.h. das Nierenwachstum, deutliche Veränderungen.

⁺ Abb. s. Bildanhang

Während nach 6 und 24 Stunden die Zahl der Tubulusmarkierungen deutlich vermindert ist, steigt die Markierungszahl am 2. Tage nach der Nephrektomie in allen Tubulusabschnitten steil an. Die größte Markierungszahl findet sich im Bereich der Tubuli contorti II, jedoch auch die übrigen Kanälchenabschnitte zeigen hohe Markierungszahlen.

Kompensatorische Hypertrophie der Nieren nach unilateraler Nephrektomie
Zahl der markierten Zellen und Zahl der Mitosen auf 10000 Zellen

Nach Nephrektomie	Hauptstück gewunden		Hauptstück gerade		Henlesche Schl. dicker Teil		Tubuli cont. II		Sammelrohr		Glomerulum
	H_3	Mit.	H_3	Mit.	H_3	Mit.	H_3	Mit.	H_3	Mit.	H_3
Kontrolle R'	20	3	26	4	18	2	16	2	2	0	16
Kontrolle R"	20	3	30	4	14	2	22	2	4	0	12
6 Std.	4	-	2	-	16	-	14	-	-	-	
1 Tag	20	2	4	1	4	1	8	1	-	-	4
2 Tage	160	25	92	12	192	28	194	24	104	10	40
3 Tage	36	11	68	21	146	17	64	6	28	3	50
4 Tage	26	4	20	4	36	6	40	6	14	-	35
5 Tage	16	6	22	4	56	4	54	8	2	-	10
6 Tage	40	6	44	10	20	3	46	6	2	-	
7 Tage	50	7	24	8	26	4	34	4	10	1	10
8 Tage	48	14	36	6	90	12	32	4	4	-	55
9 Tage	141	120	127	90	110	16	98	24	6	1	160
10 Tage	25	4	34	5	22	3	31	4	3	-	25
12 Tage	28	6	30	14	28	2	34	6	4	1	35
14 Tage	63	7	60	8	36	5	40	6	4	-	40
16 Tage	60	8	110	14	60	6	40	4	-	-	85
18 Tage	20	3	22	2	24	4	26	-	4	-	50
20 Tage	8	1	16	2	18	2	16	2	2	-	15
21 Tage	33	4	24	8	18	6	6	1	6	1	
23 Tage	52	5	110	28	54	6	62	6	-	-	65
28 Tage	24	3	16	2	8	1	18	2	-	-	17
30 Tage	66	9	86	10	10	2	66	7	-	-	55
34 Tage	22	2	42	4	24	4	18	2	4	-	
37 Tage	36	4	102	18	78	10	12	2	6	-	20
40 Tage	21	3	35	4	18	2	17	1	3	-	30
44 Tage	20	4	32	4	16	2	12	2	4	-	16

Tab. 1.

Am 3. Versuchstage nimmt die Zahl der markierten Zellen wieder ab und erreicht am 4. bis 5. Tage nach der Nephrektomie die Markierungszahlen der Kontrollen oder unterschreitet diese sogar. Am 9. Tage nach der kontralateralen Nephrektomie zeigen dann die geraden und gewundenen Hauptstücke, die dicken HENLE'schen Schleifenschenkel und die Tubuli contorti II einen zweiten, am 16., 23., 3o. und 37. Versuchstage weitere Markierungsgipfel (Abb. 2 a) und 2 b)). Lediglich die Sammelrohre beteiligen sich nicht mehr am kompensatorischen Nierenwachstum (Abb. 2 c)). Ähnliche Verhältnisse finden wir während einer durch temporäre Ischämie ausgelösten Nierenregeneration (Tab. 2) (HÜBNER, 1964). Auch hierbei finden wir nach 2 Tagen einen ersten Markierungsgipfel, dem am 9. Tage nach der Wiederdurchblutung ein zweiter und am 16. Tage angedeutet ein dritter folgt. Auch hier beschränkt sich die Beteiligung der Sammelrohre auf einen initialen Wachstumsgipfel am 2. Versuchstage.

Zahl der markierten Zellen und Zahl der Mitosen auf 10000 Zellen.

Versuchszeit	Hauptstück, gewunden		Hauptstück, gerade		Dicker Teil Henlesche Schl.		Schaltstück		Sammelrohr	
	H^3	Mit.	H^3	Mit.	H^3	Mit.	H^3	Mit.	H^3	Mit.
Kontrolle R'	20	3	26	4	18	2	16	2	2	0
Kontrolle R"	20	3	30	4	14	2	22	2	4	0
3 Stunden R30	22	5	56	8	31	5	76	7	2	0
6 Stunden R31	5	5	35	10	26	6	30	6	2	2
1 Tag R17	98	12	134	10	60	14	68	6	20	6
2 Tage R14	220	86	334	44	84	18	104	26	300	22
3 Tage R20	78	6	66	6	60	8	80	12	24	6
4 Tage R13	16	2	38	2	50	12	58	8	164	24
5 Tage R18	10	2	38	14	4	0	12	1	6	4
6 Tage R21	40	10	56	14	66	10	78	14	4	0
7 Tage R15	26	3	88	8	106	24	64	6	2	0
8 Tage R19	8	0	18	2	152	20	64	9	6	0
9 Tage R22	152	14	178	22	648	60	148	8	2	0
10 Tage R24	24	2	30	4	120	16	52	8	4	1
14 Tage R26	25	4	19	2	22	4	26	4	4	0
16 Tage R32	32	2	36	4	64	9	18	2	6	1
18 Tage R41	4	0	10	1	22	3	10	1	0	0
20 Tage R42	0	0	4	0	5	0	1	0	0	0
21 Tage R36	43	3	16	2	24	4	24	3	6	0

Tab. 2. Tubuluszellregeneration nach 2o Minuten temporärer Ischämie.

Kompensatorische Hypertrophie der Niere
n/10000 Zellen
(H^3-Thymidin-Markierung pro 10000 Tubulusepithelien)
a
Hauptstück gewunden
Hauptstück gerade
n/10000 Zellen
(H^3-Thymidin-Markierung der Tubulusepithelien pro 10000 Zellen)
b
Henlesche Schleife, dicker Teil
Tubulus contortus II
K 6h 1 2 3 4 5 6 7 8 9 10 12 14 16 18 20 21 23 28 30 34 37 40 44

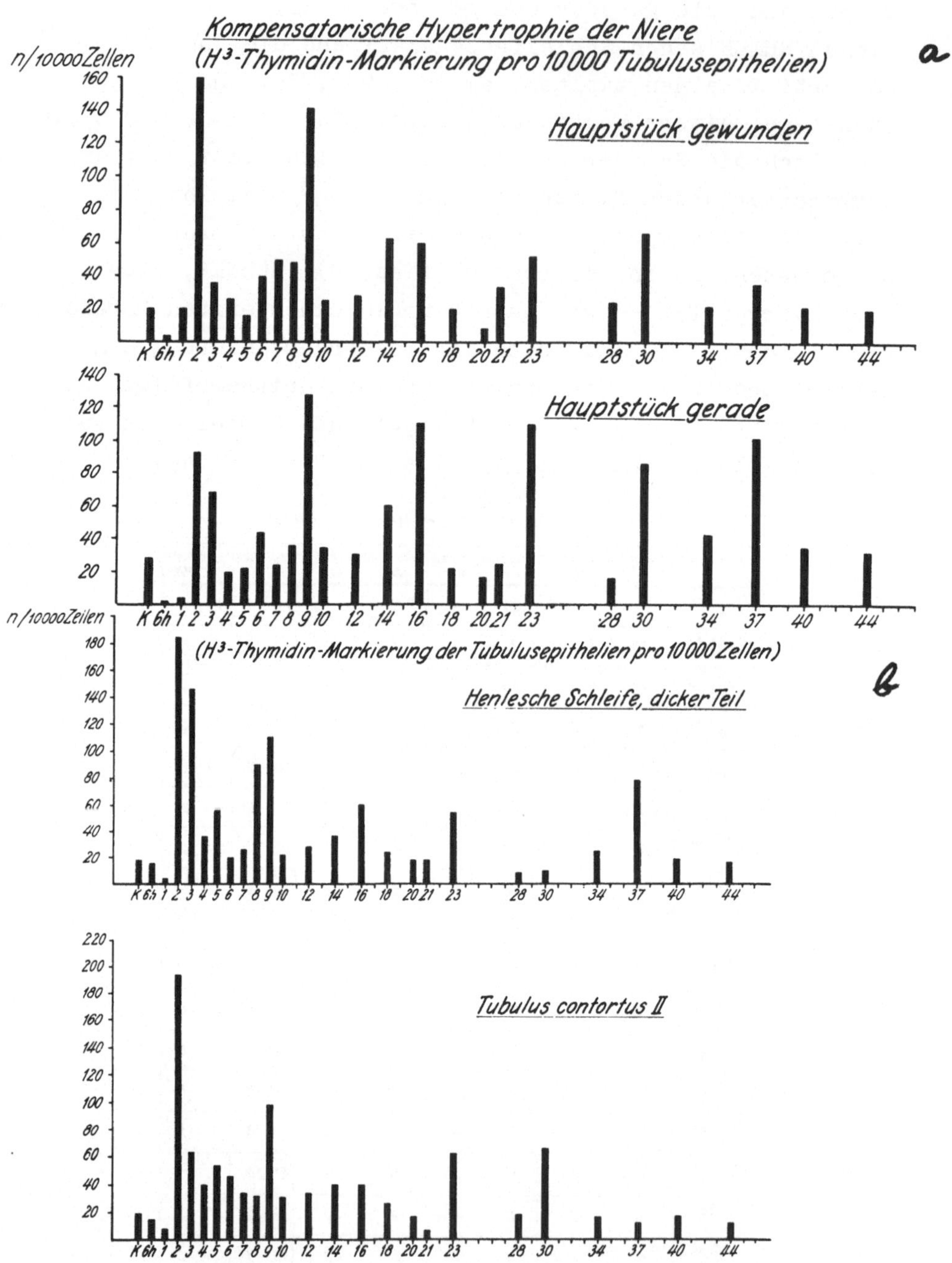

Abb. 2 a) und b).

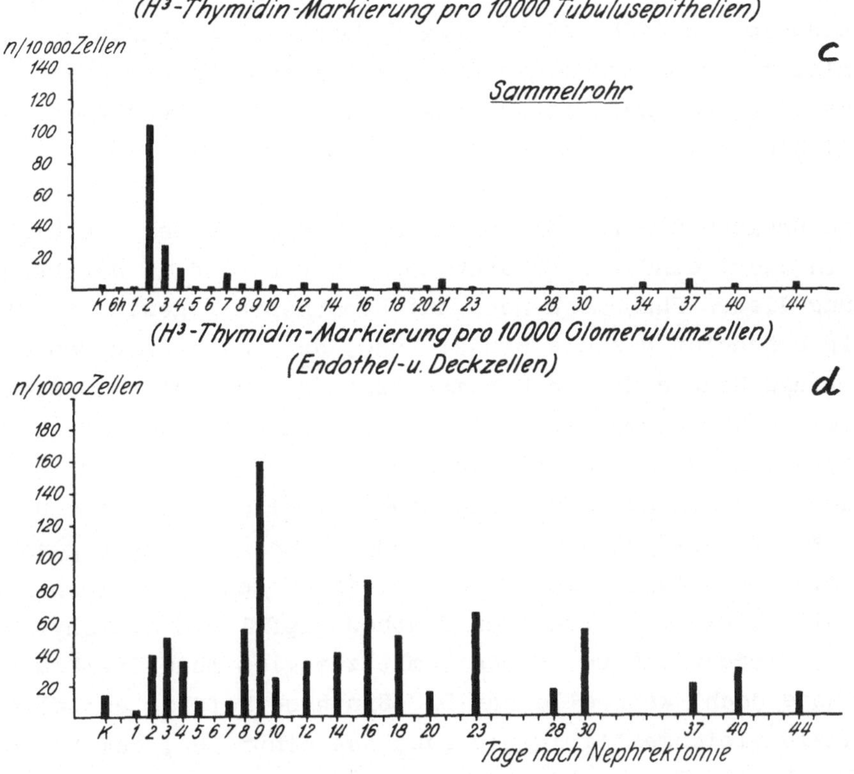

Abb. 2 c) und d).

Die vorliegenden histoautoradiographischen Untersuchungen lassen erkennen, daß das kompensatorische und das regeneratorische Nierenwachstum die gleiche formale Genese aufweisen,und, daß sich zumindestens initial alle Tubulusabschnitte am regeneratorischen und kompensatorischen Nierenwachstum beteiligen. Wichtigster Befund unserer Untersuchungen ist die Beobachtung, daß das Nierenwachstum, unabhängig davon, ob es sich um einen einmaligen oder einen anhaltenden Wachstumsreiz handelt, einen rhythmischen Verlauf nimmt. Dieser Befund macht verständlich, daß bei stichprobenhafter Untersuchung der Restniere die Erfassung von Wachstumszeichen weitgehend dem Zufall überlassen bleibt. Die rhythmische DNS-Synthese der Tubulusepithelien muß um so mehr verwundern, als nach unilateraler Nephrektomie ein anhaltender Wachstumsreiz besteht, der nach eigenen Untersuchungen (HÜBNER, 1965) etwa 5 Wochen lang anhält und erst erlischt, wenn durch die kompensatorische Hypertrophie der Restniere das Defizit an funktionierendem Parenchym ausgeglichen ist.

Die Ursache der rhythmischen DNS-Synthese haben wir bisher noch nicht eindeutig klären können. Wir sind in der Deutung dieses Phänomens noch auf Hypothesen angewiesen. Wichtig erscheint uns die Beobachtung, daß, unabhängig von der Art und Stärke des Wachstumsreizes, H^3-Index und Mitosezahl jeweils nur schmalbasige Maxima erkennen lassen, die sich rhythmisch wiederholen. Diese Befunde legen den Gedanken nahe, daß ein das Nierenwachstum stimulierender Reiz nahezu alle zur DNS-Synthese befähigten Zellen gleichzeitig anspricht und damit eine Synchronisation des Nierenwachstums bewirkt. Die schmalbasigen Synthesegipfel und das rhythmische Nierenwachstum fänden damit zwanglos ihre Erklärung, müsste doch, wenn alle zur DNS-Synthese befähigten Zellen nahezu gleichzeitig in die Synthese einträten, dem Synthesegipfel eine Phase folgen, in der die Zahl der Markierungen vermindert ist. Erst wenn die Zellen die Fähigkeit zur DNS-Synthese wiedererlangten, wäre dann ein erneuter Synthesegipfel zu erwarten. Für die Richtigkeit dieser Überlegungen könnte sprechen, dass auch bei einer Kombination von temporärer Ischämie und kontralateraler Nephrektomie der gleiche Syntheserhythmus nachweisbar ist (HÜBNER u. BURGTORF).

Von besonderer Bedeutung erscheint uns schließlich der Befund, daß die Epithelien der Hauptstücke, der dicken HENLE'schen Schleifenschenkel und der Tubuli contorti II und auch die Glomerulumzellen (Abb. 2d) den gleichen Wachstumsrhythmus aufweisen. Damit ist bewiesen, daß der beobachtete Syntheserhythmus nicht von der Zellart oder der Zellfunktion abhängig ist. Da die genannten Zellen mit großer Wahrscheinlichkeit auch unterschiedliche G_1-Zeiten aufweisen, kann die G_1-Zeit bzw. die mittlere Lebensdauer der Zellen schwerlich für den

Syntheserhythmus verantwortlich sein, es sei denn, daß die Dauer der Interphase unter dem Wachstumsreiz generell auf 7 Tage verkürzt würde. Wir halten diese Möglichkeit nicht für sehr wahrscheinlich. Die Beobachtung, daß unterschiedliche Zellen den gleichen Syntheserhythmus aufweisen, scheint uns vielmehr dafür zu sprechen, daß der Wachstumsrhythmus weniger von der Beschaffenheit der Zellen als vielmehr von einem übergeordneten, möglicherweise neurovegetativen Regelmechanismus gesteuert wird.

Literatur

HÜBNER, K.: Veränderungen der DNS-Synthese in der Niere nach vorausgegangener temporärer Ischämie. Verh. Dtsch. Ges. Path. 48, 273-279 (1964)

HÜBNER, K.: Experimentelle Untersuchungen über kompensatorische Hypertrophie, Wachstum und Regeneration der Rattenniere. Habil.-Schrift Frankfurt a.M., 1965. Ergebn. allg. Path. u. Path. Anat. (im Druck)

MAURER, W. und KOBURG, E.: Autoradiographische Untersuchungen mit H^3-Thymidin über den zeitlichen Ablauf der DNS-Synthese bei den Epithelien des Darmes und bei anderen Zellarten der Maus. Verh. Dtsch. Ges. Path. 45, 1o8-112 (1961)

OEHLERT, W., NETTESHEIM, P. und MACHEMER, R.: Die Anwendung flüssiger Emulsionen bei autoradiographischen Untersuchungen mit H^3-markierten Substanzen. Histochemie 3, 99-1o6 (1962)

OEHLERT, W., SEEMAYER, N. und LAUF, P.: Autoradiographische Untersuchungen über den Generationszyklus der Zellen des Ehrlich-Ascitescarcinoms der weißen Maus. Beitr. path. Anat. 127, 63-78 (1962)

PILGRIM, Ch. und MAURER, W.: Autoradiographische Untersuchung über die Konstanz der DNS-Verdopplungsdauer bei Zellarten von Maus und Ratte durch Doppelmarkierung mit H3- und C^{14}-Thymidin. Exper. Cell. Res. 37, 183-199 (1965)

QUASTLER, H. und SHERMAN, F.G.: Cell population kinetics in the intestinal epithelium of the mouse. Exper. Cell. Res. 17, 42o-438 (1959)

STÖCKER, E. und HEINE, W.-D.: Über die Proliferation von Nieren- und Leberepithel unter normalen und pathologischen Bedingungen. Beitr. path. Anat. 131, 41o-434 (1965)

Diskussion:

BOSS: The distribution of labelled nuclei in your preparations is very interesting, because it has certain differences from the distribution of mitosis under some other conditions. For example if you provoke as we have done hypertrophy chemically with xanthopterin you find that the distribution of a mitosis which is abundand after a single dose excludes the Malpighian bodies and excludes the very tall terminal columnal cells of the collecting duct. These are not reflective. Now what is interesting, that in the adult rat which is gaining weight continuously there is a little mitosis and if you look at enough rats to be able to generalize about this small amount, you find that the mitosis provoked chemically has the same distribution as that occuring physiologically and not the wide distribution of the type you get here and it looks therefore that thus we are dealing with possibly two different stimulating systems.

HÜBNER: Diese Diskrepanz verwundert mich nur deshalb ein wenig, da wir der Auffassung sind, daß es sich bei dem hier beobachteten Syntheserhythmus um ein allgemeineres biologisches Prinzip handelt. Auch NOLTENIUS, NIASAKI u. OEHLERT haben bei der Masugi-Nephritis eine rhythmische DNS-Synthese, d.h. eine rhythmische Markierung der Glomerulumzellen, gefunden und daraus auf den rhythmischen Ablauf geschlossen. OEHLERT beobachtete an der Leber der Maus nach Belastung mit Wachstumshormon bereits am 2. Tag einen schmalbasigen Synthesegipfel, der dann wieder zurückging. Daraus schloß er, daß eine Gegenregulation die Wirkung des Wachstumshormons beeinflußte. Wir glauben, daß es das gleiche Prinzip ist, daß also das Wachstum der fakultativ mitotischen Zellen prinzipiell rhythmisch abläuft.

Die Bestimmung des Glomerulumfiltrates mit ^{131}J-Inulin

EIGLER, J., HEUER, K. und HAUFFE, C.[+]

Gegenstand dieser Mitteilung ist eine Untersuchung über die praktische Brauchbarkeit eines mit ^{131}J-markierten Inulins zur radiochemischen Bestimmung des Glomerulumfiltrates.
Ein mit Jod markiertes radioaktives Inulin wird seit wenigen Monaten als Chlorjodpropylinulin-^{131}Jod von der chemisch-pharmazeutischen Industrie angeboten. Wir haben bei 29 Patienten aus einem internistisch-nephrologischen Krankengut simultan die Inulin-Clearance durch konventionelle chemische und durch radiochemische Analyse bestimmt. Der das Inulin enthaltenden Lösung wurde die radioaktive Substanz in einer Dosis von 4o µC pro Patient unmittelbar vor Beginn der Untersuchung zugesetzt. Die Bestimmung der Inulin-Clearance erfolgte dann in üblicher Weise durch Messung der Inulinkonzentration in Serum und Urin in jeweils drei Sammelperioden von 15-2o min Dauer, wobei der Urin über einen Blasenkatheter gewonnen wurde. Die chemische Analyse wurde nach der Methode von FÜHR und Mitarb. (1955) durchgeführt. Gleichzeitig wurde in jeweils 2x2 ml Serum und in 2x2 ml Urin der einzelnen Sammelperioden die Radioaktivität bestimmt. Alle Proben wurden doppelt über einen Zeitraum von je 1o min gemessen. Bei der von uns verwendeten radioaktiven Dosis lag die Impulszahl der einzelnen Serumproben bei 2o ooo/1o' bei einem Leerwert von etwa 5oo Impulsen/1o', während die Aktivität der Urinproben das 1o bis 1oo-fache betrug.

Auf Abbildung 1 sind die Mittelwerte aus jeweils drei Clearance-Perioden graphisch dargestellt und zwar auf der Ordinate die durch konventionelle chemische und auf der Abszisse die durch radiochemische Analyse erhaltenen Resultate.

[+]Techn.Assistenz: Frl.C.HENSCHEL, Frl.M.PIPO

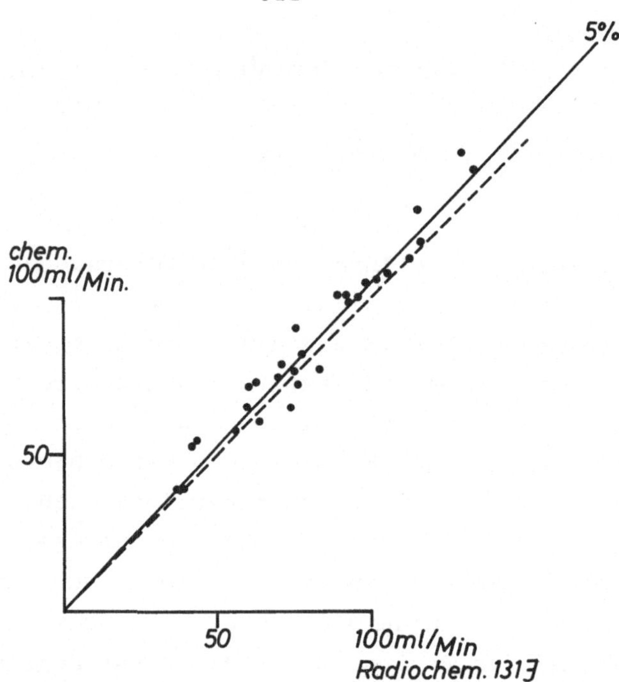

Abb. 1. Beziehung zwischen chemisch (Ordinate) und radiochemisch (Abszisse) bestimmter Inulin-Clearance, bezogen auf 1,73 m^2 Körperoberfläche.

----------- isometr. Parameter

———————— Regression unter Berücksichtigung von 5% freiem Jodid

Es ergibt sich eine zufriedenstellende Korrelation zwischen beiden Verfahren. Allerdings zeigt sich auch, daß die überwiegende Mehrzahl der aufgezeichneten Punkte etwas oberhalb des isometrischen Parameters liegt. Der Quotient aus chemisch bestimmter Inulin-Clearance dividiert durch radiochemisch bestimmter Clearance betrug im Mittel in unserer Untersuchungsreihe 1,o68 $\pm$ o,o9, d.h., daß die radiochemisch ermittelten Clearance-Werte jeweils um einen geringen Prozentsatz niedriger waren als die chemisch bestimmte Inulin-Clearance.

Es lag nahe, bei der Suche nach den Ursachen für diese geringe systematische Abweichung wie einige andere Autoren (HEINZE et al. (1965); SCHMIDT (1965); STRÖTGER u. SACK (1965)) einen möglicherweise in den verwendeten Proben vorhandenen Anteil an freiem Jodid anzunehmen, da dieser Anteil bei der radiochemischen Inulin-Bestimmung im Serum mitgemessen wird. Nach Angaben von SCHMIDT und der Farbwerke HOECHST beträgt der freie Jodid-Anteil in dem von dieser Firma hergestellten ^{131}-Jodinulin 1-3%. Solange das Präparat bei einem pH unter 6 aufbewahrt wird, erhöht sich der Anteil an freiem Jodid im Verlaufe von 3o Tagen um etwa 3%. Bringt man jedoch die radioaktive Inulinlösung in ein Medium mit einem pH von etwa 7,5, so liegen bereits nach drei Stunden weitere 3% der noch vorhandenen ^{131}J-Inulinmenge als freies Jodid vor, ein Betrag, der sich im gleichen Zeitraum auf 6% erhöht, wenn die Substanz in die Blutbahn eingegeben wird. Unter Berücksichtigung der biologischen Halbwertszeit des Inulins und dieser Angaben wird man deshalb mit einem freien Jodidanteil bei der radiochemischen Inulinbestimmung in der Größenordnung von 5 - 7% rechnen müssen. Dieser Wert entspricht der von uns gefundenen systematischen Abweichung. Im Rahmen unserer Clearance-Untersuchungen haben wir mit einer ^{131}J-Inulin Charge mehr als 14 Tage Bestimmungen durchgeführt und dabei keine Zunahme dieser Abweichung feststellen können. Im Hinblick auf die der Clearance-Methodik ohnehin innewohnende Fehlerbreite kommt der systematische Abweichung um etwa 5 - 7% durch radiochemische Inulinbestimmung kaum praktische Bedeutung zu.

Die Nachteile einer Bestimmung des Glomerulumfiltrates mit Hilfe von ^{131}J-markiertem Inulin bestehen in einem relativ großen apparativen Aufwand, erhöhten Kosten (etwa DM 2o,-- pro Einzeluntersuchung) und einer im Einzelfall geringen, wenn auch nicht völlig zu vernachlässigenden Strahlenbelastung. Die wesentlichen Vorteile des Verfahrens liegen in einer erheblichen Zeitersparnis bei der Analyse und in einer Verminderung der Fehlermöglichkeiten infolge des im Vergleich mit der chemischen Analyse einfacheren radiochemischen Analysenganges. Beides fällt ins Gewicht, wenn Clearance-Untersuchungen in grösserem Umfang durchgeführt werden.

Zusammenfassend lässt sich feststellen, daß das mit ^{131}J-markierte Inulin zur Bestimmung des Glomerulumfiltrates beim Menschen geeignet erscheint. Eine im Vergleich mit der konventionellen chemischen Inulinanalyse geringe systematische Abweichung ist wahrscheinlich auf einen freien Jodidanteil in den verwendeten Proben zurückzuführen, spielt jedoch praktisch bei der Bestimmung des Glomerulumfiltrates mit Hilfe der Inulin-Clearance kaum eine Rolle.

Literatur

1. FÜHR, J., KACZMARCZYK, J. u. KRÜTTGEN, C.D.: Klin. Wchschr. 33, 729 (1955)

2. HEINZE, H.G., HÖR, G., STEINHOFF, H., PABST, H.W. u. HADID, D.: Münch.med.Wchschr. 1o7, I 594 (1965)

3. SCHMIDT, H.A.E.: Klin. Wchschr. 42, 966 (1964)

4. SCHMIDT, H.A.E.: Nucl. Med. 4, 263 (1965)

5. STRÖTGER, M.W. u. SACK, H.: Fortschr. Röntg. u. Nucl.Med., 1o3, 77 (1965)

6. Farbwerke HOECHST: Persönliche Mitteilung

Diskussion:

STOLTE: In Clearance-Untersuchungen an der Ratte mit beiden Methoden kamen wir zu einer Abweichung von ungefähr 3 bis 5%.

THURAU: Sind die Chargen bei Wiederholung gleichwertig gut? Sie waren vor einem Jahr noch sehr zweifelhaft.

EIGLER: Nach unseren Untersuchungen ja, nach Angaben der Firma ganz gewiß.

Zwischenfrage: Haben Sie bei der Vorinfusion Aktivität gegeben oder nur bei der Hauptinfusion?

EIGLER: Nein, auch bei der Vorinfusion.

Zwischenfrage: Haben Sie dabei getrennt über beiden Nieren gemessen?

EIGLER: Nein.

MERTZ: Die geringe Quote von anorganischem Jodid ist eigentlich erstaunlich. Wir haben bei ^{131}J-Hippuran-Untersuchungen beim Hund, wahrscheinlich durch endogene Dejodasen, bis zu 30% Jodid gefunden. Es ist daher zu fragen, ob die in-vitro-Untersuchungen repräsentativ sind für die in-vivo-Verhältnisse.

EIGLER: Das ist zweifellos wichtig. Auch HEINZE u. Mitarb. (München) haben einen ähnlich großen Anteil von freiem Jodid, allerdings auch nur auf indirektem Wege, gefunden. Deren Clearance-Untersuchungen liegen im Prinzip in der gleichen Größenordnung wie die von uns gemessenen.

HAAS: Wir haben zur Bestimmung des Glomerulumfiltrates die sog. indirekte Clearance mit Radio-Inulin (TAPLIN, SCHMIDT et al.) geprüft, die darin besteht, daß bei kontinuierlicher Infusion des Indikators über einen genügend langen Zeitraum ein konstantes Fließgleichgewicht zwischen der durch die Blase eliminierten und der infundierten Menge entsteht. Die Clearance-Rate ergibt sich aus der applizierten Menge des Infusats und dessen Konzentration bzw. Impulsrate. Diese Methode ergibt keinen signifikanten Unterschied zu den Ergebnissen der Standard-Clearance-Technik. Sie erfordert keine Blasenkatheterisierung und ist daher einfacher und schonender.
Im Gegensatz zu EIGLER sind wir der Meinung, daß eine Verfälschung der Ergebnisse von der fermentativen Inulindejodierung im Organismus, nicht aber von einer primären Verunreinigung der Charge mit freiem Jod abhängt. Messungen nach 24 Stunden über der Schilddrüse ergaben, daß das intrakorporale freie ^{131}J-Jodid bis zu 50% höher liegen kann. Vergleichsweise gemessene Schilddrüsenspeicherungen nach Applikation von Na-^{131}J und Inulin-^{131}J haben ferner gezeigt, daß die Dejodaseaktivität der einzelnen Probanden eine beträchtliche Streuung aufweist, so daß nach unseren Erfahrungen mit einer ^{131}J-Dejodierungsrate bis zu 20% gerechnet werden muß. Es ist deshalb nach unseren Ergebnissen unerläßlich, sich bei der Bestimmung der ^{131}J-Inulin-Clearance über die Aktivitätsakkumulation in der Schilddrüse zu informieren.

EIGLER: Systematische Untersuchungen in dieser Weise haben wir nicht durchgeführt. Ich kann nur auf die Zahl der Untersuchungen und den Zeitfaktor, den wir durch Messung in verschiedenen Intervallen berücksichtigt haben, und der die Ergebnisse nicht beeinflußt, hinweisen. Die Aufnahme von freiem Jod über der Schilddrüse haben wir allerdings nicht bestimmt.

Neuere Erfahrungen mit der Deuterium-Clearance bei menschlichen Nephropathien

PHILIPPSON, Ch.

Die kranke Niere ist nicht fähig, ein exzessives Wasserangebot oder ein stärker eingeschränktes Blutvolumen zu korrigieren.

Sklerosierung, entzündliche Infiltrate und Amyloidablagerungen in und um die Sammelrohrzellen blockieren die H_2O-Permeation und die H_2O-Rückdiffusion in die Interstitialflüssigkeit und bewirken somit einen auf ADH nicht ansprechbaren, nephrogenen Diabetes insipidus. Die peritubuläre H_2O-Reabsorptionskapazität durch das peritubuläre Stroma ist herabgesetzt, das Haarnadelgegenstromprinzip unwirksam, die Hyaluronidase-Exkretion in den Urin stark vermindert. Wegen der vielfältigen Prozesse, welche bei der H_2O- und H^+-Ionen-Ausscheidung in der Niere stets vor sich gehen und somit zwischen Blut und definitivem Harn eingeschaltet sind, war es für uns interessant, der Frage nach einer eventuellen unterschiedlichen renalen Behandlung von Deuterium im Verhältnis zum normalen Wasserstoffisotop, dem Protium, bei verschiedenen Nierenerkrankungen nachzugehen.

Wir haben deshalb Deuteriumoxyd als weitere Testsubstanz in unsere nach dem GOLDRING-CHASIS'schen Standardverfahren durchgeführte Clearanceuntersuchung eingefügt, um so eventuell neue Einblicke in Pathogenese und Pathophysiologie von verschiedenen Nephropathien zu erhalten. Hierbei wird insbesondere mit konstanter Dauerinfusion und liegendem Katheter gearbeitet und somit ein gleichbleibendes Angebot der Testsubstanzen von der Blutseite sowie ein schneller, ungehinderter Harnabfluß gesichert, was bei den uns bisher bekannten einschlägigen Isotopenstudien nicht geschah.- Ausserdem wurden diese bisherigen Untersuchungen nur an gesunden Nieren durchgeführt, während unseres Wissens die kranke Niere hinsichtlich der Deuteriumausscheidung noch nicht untersucht worden ist.

Bei einer Patientin mit nephrologisch gesicherter chronischer Pyelonephritis waren simultan in einem Untersuchungsgang in drei aufeinanderfolgenden Clearance-Perioden von je 2o Min. Dauer folgende Befunde zu erheben: Die PAH-Clearance stieg zuerst leicht an, um in der letzten Clearance-Periode wieder etwas abzufallen; insgesamt liegen sie bei 3oo ml/min und sind infolge der Erkrankung um ca. 4o% gegenüber den Altersnormwerten und reduziert auf die normale Körperoberfläche eingeschränkt.
Die Inulin-Clearance fiel in der zweiten Clearance-Periode deutlich ab, in der dritten Periode stieg sie demgegenüber gering an; sie war insgesamt gesehen etwa gleichermaßen herabgemindert.
Die Filtrationsfraktion zeigte zuerst einen steilen Abfall und danach einen Anstieg, wobei sie jedoch deutlich niedriger als in der ersten Periode blieb: dementsprechend fällt die Blutosmolalität ab.
Die negative Freiwasser-Clearance fällt zuerst steil ab, um danach wieder ebenso steil anzusteigen; nahezu parallel hierzu verläuft die tubuläre H_2O-Rückresorption. Die Konzentration des Deuteriums im Urin bleibt nahezu konstant; die Konzentration vom Deuterium im Blut, hier mit dem 1o-fachen Maßstab der Urinkonzentration eingetragen, zeigt jedoch einen geringen Anstieg.
Die U/P-ratio des Deuteriums fällt demzufolge gering ab. Die Clearance des Deuteriums zeigt zuerst einen geringfügigen Anstieg, danach einen etwas deutlicheren Abfall. Bildet man jedoch das Verhältnis der Deuterium-Clearance zu der errechneten Protium-Clearance, der Clearance des Wasserstoffisotops mit dem Atomgewicht 1, so entsteht ein völlig überraschender Kurvenverlauf: nach einem steilen Abfall kommt es zu einem erneut deutlichen Anstieg, wobei die Ausgangswerte jedoch nicht erreicht werden.

Würde eine unterschiedliche Behandlung des Deuterium im Verhältnis zum Protium in der kranken Niere nicht stattfinden, so müsste stets das Verhältnis von Deuterium-Clearance zu Protium- resp. Hydrogen-Clearance konstant und = 1,o sein. Dies war jedoch bei dieser untersuchten Patientin nicht der Fall.

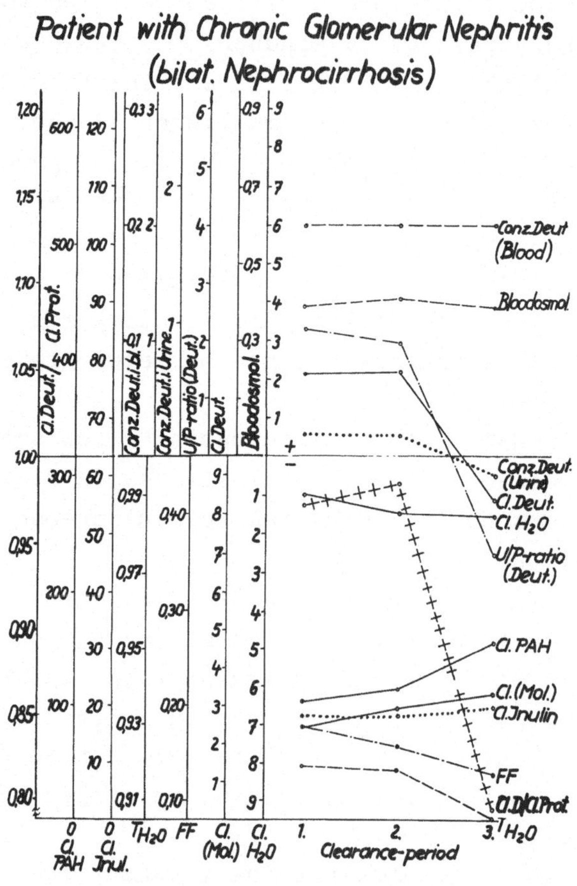

Abb. 1. Sämtliche von uns ermittelten Funktionsdaten (Näheres siehe Text) bei einem Patienten mit chronischer Glomerulonephritis und bds. Schrumpfnieren. Insbesondere ist das Verhältnis von $C_{Deut.}/C_{Prot.}$ stets unter 1,o.

In Abbildung 1 sind die gleichen Funktionsdaten, welche mit derselben Untersuchungstechnik bei einem Patienten mit chronischer Glomerulonephritis und beidseitigen Schrumpfnieren gefunden wurden, dargestellt. Insbesondere liegt, allerdings bei völlig anderem Kurvenverlauf der PAH-Clearance, der Inulin-Clearance, der Filtrationsfraktion, der molaren Clearance, der negativen Freiwasser-Clearance sowie der tubulären Wasserrückresorption und der Deuterium-Clearance, das Verhältnis der Clearance des Deuterium zur Clearance des normalen Wasserstoffes hier stets unter 1,o und zeigt in der 3. Clearance-Periode einen extrem starken Abfall gegenüber den ersten beiden Clearance-Perioden.

Wenn der Mittelwert des Verhältnisses $Clearance_{Deut.}$/ $Clearance_{Prot.}$ gegen die Inulin-Clearance aufgetragen ist, läßt sich zeigen, daß sämtliche Fälle mit Pyelonephritis oder interstitieller Nephritis, bis auf zwei Ausnahmen, mehr oder minder deutlich über dem Niveau von 1,o gelegen sind; sämtliche Fälle von chronischer Glomerulonephritis, nephrotischem Syndrom sowie Arteriolosklerose liegen unter 1,o. Der Wert der Inulin-Clearance spielt nur insofern eine Rolle, als bei stärker verminderter Inulin-Clearance auch grössere Abweichungen vom Wert 1,o beobachtet werden können. Für das Verhältnis $Clearance_{Deut.}$/$Clearance_{Prot.}$ zur PAH-Clearance und zur Filtrationsfraktion ergibt sich ein ähnliches Bild wie bei der Inulin-Clearance.

Auch gegen die $Clearance_{Mol.}$ als Abszisse aufgetragen und ebenso gegen die tubuläre H_2O-Rückresorption eingezeichnet, ergeben sich keine neuen Zuordnungs- bzw. Erklärungsmöglichkeiten für den beobachteten Effekt. Vergleicht man jedoch die Werte der besagten Relation mit der $Clearance_{H_2O}$ (Abb. 2), so gruppiert sich die grössere Anzahl der Werte um den Nullwert der $Clearance_{H_2O}$.- Aus den bisherigen Untersuchungen erscheint die Isotopenfraktionierung des Wasserstoffs in der kranken Niere - wenigstens innerhalb unserer Beobachtungszeit - in gewisser Abhängigkeit von mehr oder minder starkem tubulären oder vaskulären Befall der jeweiligen Erkrankung als gesichert.

Eine eindeutige physikalisch-chemische Erklärung für diesen Effekt kann zur Zeit noch nicht gegeben werden. Nach gewissen theoretischen Überlegungen erscheint als eine mögliche Ursache hierfür die unterschiedliche Ionenbeweglichkeit des Deuteriums und des Protiums als H_3O^+-, H_2DO^+-, HD_2O^+-, D_3O^+-, OH^-- und OD^--Jonen gegeben. Fernerhin wäre eine unterschiedliche, zeitabhängige Verteilung des infundierten, markierten Wassers innerhalb der einzelnen renalen Kompartments denkbar, die sich bei den einzelnen Nierenerkrankungen evtl. erst später ausgleicht bzw. verschieden auswirkt.- Entsprechende Langzeit-Clearanceuntersuchungen zur weiteren Klärung dieser Problematik sind bereits in unserem Labor im Gange.

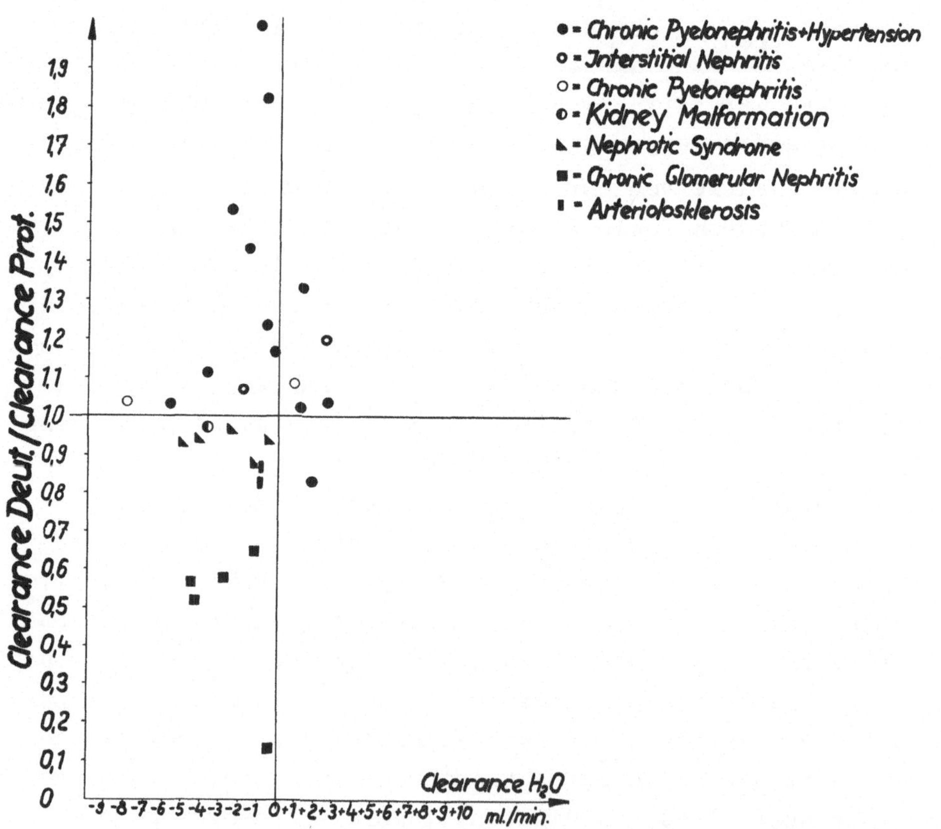

Abb. 2. Beziehung zwischen $C_{Deut.}/C_{Prot.}$ und C_{H_2O}. Die größere Anzahl der Werte gruppiert sich um den 0-Wert der Abszisse. (Zeichenerklärung für die einzelnen untersuchten Krankheitsfälle findet sich im rechten oberen Quadranten der Abbildung).

Zusammenfassung

1. Deuteriumclearances⁺ wurden bei 29 Nierenkranken sowie 4 Gesunden durchgeführt.
2. Die Clearances⁺ von Inulin, PAH, freiem Wasser, Protium, Molarität, die Filtratfraktion und die tubuläre H_2O-Resorption wurden simultan bestimmt bzw. errechnet.
3. Das Verhältnis: $Clearance_{Deut.}/Clearance_{Prot.}$ wurde als ein wichtiger neuer Parameter erkannt.

Literatur

1. MOHNKE, M.: Abhndlg. d. Dtsch. Akad. d. Wissenschaften (Berlin), Klasse: Chemie, Geologie u. Biologie; Jahrgang 1964, Nr. 7. (Tagungsberichte über 3. ASTI, 1963 Markkleeberg

---

⁺Eine einzige dieser komplexen Simultanclearances beansprucht etwa das zehnfache Arbeitsvolumen einer normalen Routine-Inulin-PAH-Clearance. Die Deuterimbestimmungen erfolgten im Institut für Stabile Isotope der DAW nach MOHNKE (1).

Inulin-, PAH- und Phosphat-Clearances bei angeborenen Athyreosen und Hypothyreosen

GELLISSEN, K. und BRODEHL, J.

Die Symptome des Schilddrüsenausfalls machen sich nahezu an allen Organen und in allen Funktionen des Körpers bemerkbar. Seitens der Niere kommt es nicht zu klinisch manifesten Störungen.

BEAUMONT und ROBERTSON fanden 1943 bei Hypothyreosen eine Erniedrigung der Harnstoff-Clearance. Seither konnten mit den heute am meisten angewandten Inulin- und PAH-Clearances bei der Unterfunktion der Schilddrüse regelmäßig Erniedrigungen der bestimmten Werte gefunden werden. Fast alle bekannten Untersuchungen wurden bei Erwachsenen mit erworbenen Hypothyreosen durchgeführt. VARGA berichtete 1952 über ein Kretin-Kind, das eine erniedrigte PAH- und Inulin-Clearance hatte und ROHWEDDER kam zu den gleichen Ergebnissen bei einem Säugling von 8 Monaten und zwei Kleinkindern, wobei besonders die stark erhöhte Filtratfraktion auffiel.
In den letzten Jahren konnten wir bei 9 Kindern mit Hypo- oder Athyreosen Clearance-Untersuchungen vor und nach verschieden langer Behandlung durchführen. Die Ergebnisse bei 4 Säuglingen sind besonders aufschlußreich. Bei allen Kindern bestand zur Zeit der Diagnosestellung ein ausgeprägtes Myxödem. Aufgrund des Radiojodaufnahmetests vor und nach dreitägiger Behandlung von je 25o I.E. TSH, der bei 8 Kindern durchgeführt wurde, waren bei 7 dieser Kinder eine Athyreose und bei einem Kind eine schwere Hypothyreose anzunehmen. Eine Rachitis konnte in allen Fällen ausgeschlossen werden. Die Clearance-Untersuchungen wurden nach den von STALDER für Kinder angegebenen Richtlinien durchgeführt. Sämtliche analytischen Bestimmungen erfolgten in Mikroverfahren.

Nr. Name Geschl.	Alter	Thyr.-Behandlg. seit	C_{In}	C_{PAH}	FF%
1. S.S. ♀	3 1/2 Mo.	-	71	138	51,4
	6 Mo.	5 Wochen	79	427	18,5
	8 Mo.	3 Monaten	121	448	27,o
2. U.H. ♀	12 1/4 Mo.	-	79	217	36,8
	14 Mo.	5 Wochen	64	321	2o,o
	3 Jahre	2 Jahre	126	513	24,5
3. A.F. ♀	3 Mo.	-	61	2o9	29,2
	4 3/4 Mo.	5 1/2 Wochen	76	28o	27,1
	6 3/4 Mo.	3 1/2 Monaten	79	357	22,2
4. E.P. ♀	11 Mo.	-	41	188	21,8
	13 Mo.	7 Wochen	82	277	29,5
	2 2/12 J.	13/12 Jahren	98	526	18,6
5. D.H. ♂	1 11/12 J.	2 Monaten	73	276	26,5
	3 11/12 J.	2 2/12 Jahren	115	4o8	28,4
6. G.B. ♀	2 3/4 Mo.	3 Wochen	94	375	25,o
	1 1/2 J.	1 4/12 Jahren	124	564	22,o
7. L.K. ♀	4 7/12 J.	4 J. bis vor 6 Wo.	89	453	19,6
	5 3/12 J.	4 1/2 Jahren	157	6o5	25,9
8. M.G. ♀	2 1o/12 J.	2 1/2 Jahren	122	445	27,4
9. M.L. ♀	12 1o/12 J.	1o 1/2 Jahren	133	71o	18,7

Tab. 1 a).

Tab. 1 b).

Nr. Name Geschl.	Alter	Thyr.-Behandlg. seit	C_{PO4}	TRP%	Tm_{PO4}
1. S.S. ♀	3 1/2 Mo. 6 Mo. 8 Mo.	- 5 Wochen 3 Monaten	23,4 15,o 17,1	68,5 81,1 84,o	- - -
2. U.H. ♀	12 1/4 Mo. 14 Mo. 3 Jahre	- 5 Wochen 2 Jahre	36,o 12,3 9,3	53,5 82,3 93,3	o,98 2,65 5,72
3. A.F. ♀	3 Mo. 4 3/4 Mo. 6 3/4 Mo.	- 5 1/2 Wochen 3 1/2 Monaten	15,8 18,2 12,9	74,9 71,5 83,2	3,47 3,62 3,o3
4. E.P. ♀	11 Mo. 13 Mo. 2 2/12 J.	- 7 Wochen 13/12 Jahren	11,3 7,5 7,3	73,3 9o,o 92,4	1,93 3,72 5,3o
5. D.H. ♂	1 11/12 J. 3 11/12 J.	2 Monaten 2 2/12 Jahren	2o,o 6,88	72,5 94,7	- 4,95
6. G.B. ♀	2 3/4 Mo. 1 1/2 J.	3 Wochen 1 4/12 Jahren	14,8 13,25	83,9 9o,7	4,85 7,87
7. L.K. ♀	4 7/12 J. 5 3/12 J.	4 J. bis vor 6 Wo. 4 1/2 Jahren	1o,9 8,7	83,8 93,6	5,41 8,38
8. M.G. ♀	2 1o/12 J.	2 1/2 Jahren	4,85	95,6	7,9
9. M.L. ♀	12 1o/12 J.	1o 1/2 Jahren	9,12	93,1	4,2

Tab. 1 a) und b). Die Clearance-Werte sind in ml/min/1,73m², die Tm-Werte in mg/min/1,73m² angegeben.

Die oberen 4 Kinder der Tabelle sind Säuglinge, bei denen die ersten Clearance-Untersuchungen vor Beginn der Behandlung durchgeführt werden konnten. Die Kinder Nr. 1 und 3 waren bei der ersten Untersuchung 3 bzw. 3 1/2 Monate alt. Die Inulin-Clearance entsprach mit 71 bzw. 61 ml/min/1,73m^2 der Altersnorm. Dagegen war die PAH-Clearance bei beiden Kindern, besonders beim ersten, deutlich erniedrigt. Die Inulin-Clearance bei den beiden älteren 12 bzw. 11 Monate alten Kindern war dagegen nicht auf altersentsprechende Werte angestiegen. Der 11 Monate alte Säugling hatte mit 41 ml/min/1,73 m^2 eine Inulin-Clearance, die man sonst nur im ersten Lebensmonat findet. Die PAH-Clearances entsprachen mit 217 bzw. 188 ml/min/1,73m^2 ebenfalls Werten der beiden ersten Lebensmonate. Nach einer kurzfristigen Behandlung von ca. 5 Wochen, die in allen Fällen mit Trijodthyronin durchgeführt wurde, kam es bei den Patienten 1 - 3 praktisch zu keiner Änderung der Inulin-Clearance. Die PAH-Clearance stieg dagegen an, wodurch die Filtratfraktion jeweils niedriger wurde. Beim Kind Nr. 4 stieg die anfangs sehr niedrige Inulin-Clearance nach 7-wöchiger Behandlung auf das Doppelte an (Kreislaufwirkung?). Die PAH-Clearance erhöhte sich nur 1/3, wodurch die FF in diesem Fall höher wurde.

Von den Patienten 5 - 9, bei denen die ersten Clearance-Untersuchungen erst nach Beginn der Behandlung gemacht werden konnten, zeigt das Kind Nr. 5 nach kurzfristiger Behandlung von 2 Monaten ebenfalls deutlich erniedrigte Inulin- und PAH-Clearances, die den Werten der 2. Untersuchung des Kindes Nr. 4 entsprachen. Der Säugling Nr. 6 dagegen, bei dem die Behandlung schon im Alter von 2 Monaten begonnen wurde, zeigte schon 3 Wochen später dem Alter entsprechend normale Werte. Beim Kind Nr. 7, bei dem die Behandlung von den Eltern 6 Wochen ausgesetzt worden war, waren die Inulin- und PAH-Clearances gleichmäßig um 25% erniedrigt.

Bei den nach langfristiger Behandlung untersuchten Kindern waren die Clearance-Werte für Inulin und PAH jeweils normal. Sie betrugen für Inulin 98 - 157 ml/min/1,73m^2 und für PAH 4o8 - 71o ml/min/1,73m^2. Die FF schwankte zwischen 18,2 - 28,2 %.

Die Untersuchungen der endogenen Phosphat-Clearance und der maximalen tubulären Phosphatrückresorption zeigen bei den vorgenannten Kindern zum gleichen Untersuchungszeitpunkt ebenfalls charakteristische Veränderungen. Voraus sei erwähnt, daß die Serumphosphatwerte jeweils im Bereich der Norm bzw. leicht erhöht waren. Ernährt wurden die Säuglinge mit Kuhmilch. Die dadurch zu erwartenden Erhöhungen der C_{PO4} wurden berücksichtigt. - Bei den unbehandelten Kindern 1 und 2 war die Phosphat-Clearance deutlich erhöht, beim Kind Nr. 3 war sie an der oberen Grenze der Norm. Nur beim Patienten Nr. 4 war die C_{PO4} mit 11,3 ml/min/1,73m^2 im Normbereich, wobei aber ein drei Tage vor der Untersuchung verabfolgter Vitamin-D_3-Stoß berücksichtigt werden müsste. In allen 4 unbehandelten Fällen war aber die tubuläre prozentuale Phosphatrückresorption stark bis mäßig erniedrigt. Die maximale tubuläre Phosphatrückresorption war bei den daraufhin untersuchten Fällen 2, 3 und 4 ebenfalls stark bis deutlich herabgesetzt.

Nach der Behandlung kam es in allen Fällen zu einer Normalisierung. Die Verbesserung der prozentualen Phosphatrückresorption erfolgte bei den jüngeren Säuglingen, entsprechend dem graduellen Anstieg der tubulären Funktion, langsamer. Auch die Tm_{PO4}-Werte normalisieren sich, ausgenommen die des Kindes Nr. 3, bei dem auch die Inulin-Clearance nach 3 1/2-monatiger Behandlung nicht weiter angestiegen war.

Die angeführten Untersuchungen lassen Folgendes erkennen: Bei den sehr jungen Säuglingen zeigt sich im Alter von etwa 3 Monaten noch keine wesentliche Veränderung der Inulin-Clearance, die zu diesem Zeitpunkt normalerweise infolge der unterschiedlichen Ausreifung der Glomerula noch niedrig ist. Ausserdem können Säuglinge bis zu diesem Alter noch unter dem Einfluß von diaplazentar übertragenem Schilddrüsenhormon stehen. Die PAH-Clearance ist dagegen erniedrigt, wahrscheinlich, weil bei Schilddrüsenhormonmangel die tubuläre PAH-Sekretion vermindert ist, wie sich von anderen Untersuchern bei Erwachsenen zeigen ließ. Bei den älteren, unbehandelten Säuglingen mit einer Athyreose kommt es nicht zu einem Anstieg der Clearance-Werte, wie anhand des besonders typischen Falles Nr. 2 diskutiert werden soll. Bei diesem einjährigen Kind entspricht die Inulin-Clearance dem eines 3 - 4 Monate alten. Die PAH-Clearance ist noch stärker erniedrigt, wodurch die Filtratfraktion hoch ist. Die Entwicklung der Nierenfunktion bleibt also auf einem frühkindlichen Stadium stehen. Nach einer 5-wöchigen Behandlung kommt es nun zunächst zu einem Anstieg der PAH-Clearance, wahrscheinlich infolge einer direkten Einwirkung des Hormons auf die Tubuli, wodurch die PAH-Sekretion stimuliert wird. Die Inulin-Clearance bleibt zunächst unbeeinflußt. Diese Beobachtung und der rasche Anstieg der Inulin-Clearance nach Schilddrüsenhormonbehandlung bei Erwachsenen lassen darauf schließen, daß durch das Schilddrüsenhormon beim Kind erst eine Ausreifung der Glomerula zustandekommen muß, während beim Erwachsenen mit Hypothyreose mehr extrarenale Faktoren wie das herabgesetzte Herzminutenvolumen und die Anämie für die Nierenfunktion bedeutsam sind. Nach längerer Behandlung normalisieren sich dann beide Werte.

Die bei diesem Kind ebenfalls typischen Befunde der Phosphat-Clearance sind schwer zu deuten. Vergleichbare Untersuchungen anderer Autoren wurden nicht bekannt. Wir konnten bei allen unbehandelten Fällen einen "Phosphatdiabetes" feststellen, der sich nicht allein durch eine tubuläre Dysfunktion erklären läßt. Eine von anderen Untersuchern bei Hypothyreosen festgestellte mangelhafte Calcium-Phosphat-Einlagerung in den Knochen, bei einer wahrscheinlich vermehrten Calcium-Phosphat-Resorption im Darm läßt auch an ein verstärktes

Phosphat-turnover als Ursache dieser erhöhten Phosphat-Clearance denken.

Es wäre denkbar, daß das erst kürzlich auch aus der Schilddrüse des Menschen extrahierte Calcitonin eine Rolle spielt. Dieses Hormon soll den Serum-Ca- wie auch den Serum-P-Spiegel senken. Die bei unseren Fällen beobachteten normalen bis erhöhten Serum-Phosphat-Werte wären damit zu erklären, da bei Athyreosen dieses Hormon fehlen müßte. Unklar bliebe dann allerdings, warum eine Behandlung allein mit Trijodthyronin, wie auch in diesem Fall, zur Normalisierung der Phosphat-Clearance führt.

Literatur

1. BEAUMONT, G.E. and ROBERTSON, J.D.: The renal function in myxedema. Brit. Med. J. (2) 578 (1943)

2. BRODEHL, J., GELLISSEN, K. und HAGGE, W.: Die Wirkung des Vasopressins beim Diabetes insipidus renalis. Klin.Wschr. 43, 72 (1965)

3. FRIEDERISZICK, F.K.: Nieren-Clearance-Untersuchungen im Kindesalter. S. Karger, Basel (1954)

4. FRIIS, Th.: Phosphate-clearance and tubular reabsorption of phosphate in patients with hyperthyroidism and hypothyroidism. Dan. Med. Bull. 8, 72 (1961)

5. FORD, R.V., OWENS, J.C., CURD, G.W. jr., MOYER, H.J. and SPURR, C.L.: Kidney function in various thyroid states. J. Clin. Endocrin. and Metab. 21, 548 (1961)

6. HIRSCH, P.F., VOELKEL, E.F. and MUNSON, P.L.: Thyreocalcitonin: hypocalcemic hypophosphatemic principle of the thyroid gland. Science 146, 412 (1964)

7. PAPPER, S. and LANCESTREMERE, R.G.: Certain aspects of renal function in Myxedema. J. Chron. Dis. 14, 495 (1961)

8. ROHWEDDER, H.-J.: Untersuchungen über die Nierenfunktion bei Patienten mit Hypothyreose im Kindesalter. Med. Welt 2160 (1961)

9. SMITH, H.W.: The kidney. Structure and function in health and disease. Oxford University Press, New York (1951)

1o. STALDER, G.: Clearance-Untersuchungen im Kindesalter. Methodik u. Befunde. Mod. Probl. Paediat. 6, 195-229 (Karger, Basel, 196o)

11. STALDER, G.: Phosphat-Clearance im Kindesalter. Ann. paediat. 184, 191 (1955)

12. VARGA, F.: Relation of oxygen consumption and renal function in hypo- and hyperthyreosis. Acta medica Academiae scient. Hungaricae 3, 279 (1952)

Diskussion:

DEETJEN: Sie sagten, daß die Phosphatclearances mit 23 ml/min hoch seien. Nach unseren eigenen Untersuchungen und nach Angaben der Literatur ist die Streubreite sehr groß. Normalerweise finden wir Clearances zwischen 12 und 26 ml/min. Ausserdem geht die Phosphatrückresorption weitgehend mit der glomerulären Filtration parallel. Ich möchte daher im Gegensatz zu Ihren Schlußfolgerungen annehmen, daß mit der Erhöhung des Glomerulumfiltrates infolge der Schilddrüsenbehandlung auch die Rückresorption von Phosphor sich gebessert hat, nicht aber, daß die Hypothyreose einen Einfluß auf die tubuläre Phosphatreabsorption hat.

GELLISSEN: Dieser Meinung sind wir prinzipiell auch. Die Annahme trifft aber nur für den einen Fall zu, bei dem das Glomerulumfiltrat mit 41 ml/min sehr niedrig war.

KLÜTSCH: Bestand nicht bei Ihren Untersuchungen eine direkte Korrelation zwischen Ausmaß der Hypothyreose und Einschränkung der Nierenfunktion vor und nach Besserung der Hypothyreose?

GELLISSEN: Unter der Behandlung verschwand das Myxoedem, und gleichzeitig besserte sich die Nierenfunktion.

Zur Morphogenese des akuten Nierenversagens

BURCK, H.-C.

Durch den Arbeitskreis von BOHLE (1964) sind planimetrisch an den Nieren akut-anurisch Verstorbener als ein charakteristisches morphologisches Substrat des Nierenversagens weit offene Tubuluslumina mit flachem Epithel nachgewiesen worden. Entsprechende Kontrollnieren haben enge Kanälchenlichtungen mit hohem Epithel. Die Nierenpunktionszylinder oligo-anurischer Patienten unterscheiden sich dagegen ihrerseits durch eine Zunahme der Epithelhöhe und der Gesamtfläche des Tubulus bei normal weiten Lichtungen von den zugehörigen Kontrollen. Dieser postmortale Formwandel erschwert das Bemühen um eine Korrelation von Struktur und Funktion der Niere, da seine Morphogenese nicht zufriedenstellend erklärbar ist. Unter Anwendung von Untersuchungsergebnissen zum zellulären Wasserwechsel wählten wir die folgende einfache Versuchsanordnung, um mit Leichennieren vergleichen zu können (BURCK 1963).

Bei 30 narkotisierten normal ernährten Hunden wurde durch Entbluten ein direkt registrierter einstündiger Kreislaufschock mit Werten unter 50 mm Hg erzeugt (Einzelheiten bei HALLWACHS 1964 und LUTZ u. M. 1965). Aus den Nieren ist 6, 12 und 24 Std nach Wiederauffüllen des Kreislaufs mit Blut oder Makrodex, was bei Vergleich separat ermittelter Werte keinen Unterschied ergab, in Narkose in situ ein 1.5 cm tiefer, 3-4 mm schmaler Gewebskeil entnommen und sofort in Formalin fixiert worden. Unmittelbar anschließend wurde der Gefäßstiel unterbunden, die Niere exstirpiert und an einem etwa 1 mm dünnen Flachschnitt des Cortex corticis nach Trocknen der Kalium-, Natrium- und Wassergehalt bestimmt (Metho-

+ Mit dankenswerter Unterstützung durch die Deutsche Forschungsgemeinschaft

de BURCK 1961). 10 andere Tiere, Kontrollen zu einer Pankreatitisversuchsserie (DOERR u. M. 1965), waren in Form einer 0.9 %igen NaCl-Injektion in den Ductus pancreaticus operiert worden. Nach Ausmaß und Dauer dieser Laparotomie hielten wir diese Tiere trotzdem für geeignete Kontrollen und gewannen nach derselben Methode 6 Stunden nach der Operation Nierenschnitte und Elektrolytwerte.

Insgesamt wurden bei 18 Tieren 6 Std nach Reinfusion (11 Blut, 7 Makrodex), bei 1 Tier 12 Std nach Reinfusion (Blut) und bei 5 Tieren 24 Std nach Reinfusion (4 Blut, 1 Makrodex) die Proben entnommen. 2 Tiere, die vorzeitig und plötzlich verstorben waren, und 4 Tiere mit pathologischem Nierenbefund (2) oder Streptokinasezusatz zur Infusionslösung (2) wurden von der Bewertung ausgeklammert.

Als morphologisches Ergebnis zeigt eine Gegenüberstellung einer Kontrollniere und einer Versuchsniere bei schwacher und stärkerer Vergrößerung die bekannte Tatsache der weiten proximalen und distalen Tubuluslichtungen 6 Stunden nach dem Schock (Abb. 1[+]). Auch bei Planimeterbestimmungen an je 10 quergetroffenen proximalen Kanälchen an nur 3 Tieren ist dieser Unterschied sehr deutlich (Tab. 1). Eine sta -

Kontrollen	nach 6 Std	
1256 μ^2	1403 μ^2	Tubulusfläche
1139 μ^2	793 μ^2	Epithelfläche
117 μ^2	610 μ^2	Lumenfläche
3.3 μ	13.8 μ	Lumenradius

Tab. 1: Planimetriewerte der Versuchs- und Kontrolltiere

tistische Auswertung ist aus Gründen, die in der Diskussion erläutert werden, nicht vorgenommen worden. Aus einer tabellarischen Aufstellung der Befunde (Tab. 2) ist ersichtlich, daß bei dieser Versuchsanordnung weite Tubuluslumina nach dem hämorrhagischen Schock überwiegen.

[+] Abb. 1 siehe Bildanhang

Tab. 2: Zusammenstellung der morphologischen Veränderungen (n = Zahl der histologisch untersuchten Tiere)

	n	Lumina weit	Lumina eng	weder noch
Kontrollen	9		8	1
nach 6 Std	18	16	1	1
nach 12 Std	1		1	
nach 24 Std	5	4	1	

Da die Nierenexcisate unmittelbar in Formalin geworfen worden waren, überraschte dies zunächst, weil bei den Messungen von BOHLE u. M. (1964) gerade die Lichtungen an Nierenpunktaten gegenüber Gesunden nicht verändert, sondern die Gesamtflächen und Epithelhöhen der Tubuli vergrößert waren. Da aber die Messung der Wasserpermeabilität von GERTZ (1963), die Bestimmung der sog. Kollapszeit (WALTHER 1963, THURAU u. DEETJEN 1961, LEYSSAC 1964) und die Versuche zur optimalen Fixierung der Niere (SITTE 1965) die Geschwindigkeit der Wasserumlagerungen in die Dimension von Sekunden verlegt, lassen sich unsere Schnittpräparate von 3-4 mm dicken Excisionen nicht mit streichholzstarken Punktionszylindern vergleichen. Auch wegen des typischen sog. Kollapses der Tubuluslumina bei unseren Kontrollen entspricht das morphologische Bild (Abb. 1) den Verhältnissen von Autopsiematerial.

Die Elektrolytwerte der äußersten Nierenrinde (Abb. 2, Tab. 3) zeigen 6 Std nach dem haemorrhagischen Schock, daß der K-Gehalt signifikant ab-, die Na-Menge hingegen zugenommen hat. Die Summe der Alkali -Ionen (= Gesamtbase) ist mit 104.4 gegenüber dem Kontrollwert von 119.6 mval/kg F posthämorrhagisch signifikant herabgesetzt. Der Wassergehalt ist mit 80.4 % statistisch signifikant erhöht (vergl. BALTZER u. BOHLE 1964). K ist auch nach 24 Std erniedrigt, Wasser weiterhin vermehrt.

Tab. 3: Statistische Auswertung der Elektrolytbestimmungen

	Kontrollen	6 Std	p	24 Std
Zahl der Tiere	1o	18		5
Kalium mval/kg F	71.o±4.1	48.4±8.6	<o.oo1	58.4±6.5
Natrium mval/kg F	48.6±5.o	55.5±8.5	<o.o1	48.4±7.8
Wasser (%)	76.3±1.1	8o.4±1.8	<o.oo1	79.9±1.1
Gesamtbase (Na+K) mval/kg F	119.6	1o4.4		1o6.8

Daß die Angaben über den K- und Na-Gehalt der Nierenrinde nur Näherungswerte sein können, ist uns bewußt, da die Größe des extracellulären Raumes nicht exakt erfaßt werden kann (BALINT u. M. 1961). Eine Umrechnung auf der Basis eines EZR von 2o %, von 1o % und einer Abnahme von 2o auf 1o % läßt den den K-Verlust noch größer in Erscheinung treten, der Na-Anstieg ist ungünstigsten Falles immer noch mindestens 8.6 mval/kg F. Gleichzeitig bleibt auch der Verlust an Gesamtbase zwischen 15 und 2o mval/kg bestehen. Ob die Werte durch die Narkose beeinflußt sind, soll durch weitere Untersuchungen an wachen Tieren geprüft werden. Auch ein unterschiedlicher Blutfüllungszustand des analysierten Gewebes kann wegen des geringen Anteils, den das Vollblut pro Gewichtseinheit Gewebe ausmacht (SWANN 1964), nur für kleine Elektrolytschwankungen verantwortlich sein. Diese Einwände ändern aber nichts daran, daß bereits ein einstündiger Schock zu einem beträchtlichen K-Verlust führt, was für andere Organe bereits bekannt ist (BUCHBORN 196o).

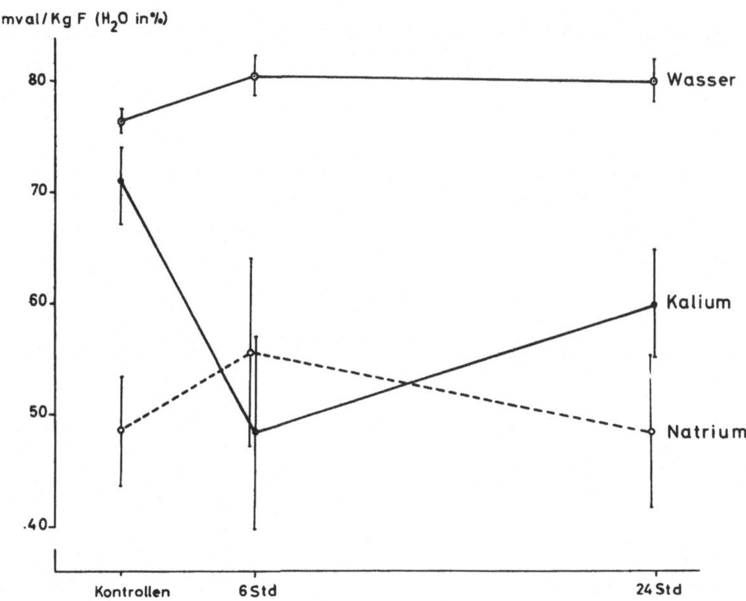

Abb. 2: Änderungen des K-, Na- und Wassergehaltes am Cortex corticis innerhalb von 24 Std nach einstündigem hämorrhagischem Schock.

Alle morphologischen Befunde (Zusf. bei SCHUBERT u. ZARDAY 1962, ROTTER u. M. 1962, THOENES 1964, KABOTH 1965) und die in-vitro-Untersuchungen (ROBINSON 1961, 1965) sprechen dafür, daß die damit verbundene Zellschädigung hauptsächlich die proximalen Tubuluszellen betrifft. Es wird berechtigt sein, den K-Verlust ebenfalls hierher zu verlegen. Daraus läßt sich für die Weite der Lumina der Schluß ableiten, daß die Nieren anurischer Patienten bei Zirkulationsstop das Filtrat nicht quantitativ resorbieren, weil die aktiven Transportmechanismen gestört sind. Infolgedessen bleiben die Lumina relativ unabhängig von Art und Geschwindigkeit der Fixierung offen. Die Zunahme der Lumenfläche autoptischer gegenüber bioptischer Schocknieren wird aber nur durch die gemessene Abnahme der Gesamtbase verständlich. Wenn auch die Osmolarität des Gewebes noch durch direkte Methode bestimmt werden muß, so läßt sich der Verlust an Gesamtbase und die Zunahme der Lumenfläche nach diesen Bestimmungen nur in der

Richtung deuten, daß die Epithelien postmortal Wasser sowohl an das durch nicht resorbiertes Na hypertone Filtrat, als auch an die normotone Umgebung osmotisch abgeben. Ob und welchen Anteil dabei die abgestoßenen Epithel-Kuppen haben (BOHLE 1963, CAIN u. FAZEKAS 1963, THOENES 1964, BOHLE u. M. 1964), läßt sich noch nicht abschätzen. Das Unvermögen zur Filtratrücknahme gibt aber einen Hinweis dafür, daß im Gegensatz zu Kontrollnieren bei Schocknieren auch nach einigen Sekunden eine Messung der Lumengröße den wahren Werten nahe kommt (THURAU).

Für die Zunahme der Epithelhöhe bei bioptischen menschlichen Schocknieren ergibt sich aus diesen Bestimmungen, daß ihnen ein anderer Mechanismus zugrunde liegen muß als beim sog. Tubuluskollaps. Wie unsere Ergebnisse an der Leber gezeigt hatten, geht eine Hypoxie mit einer Ionenrückverteilung (Dysionie) und einer dadurch bedingten osmotischen Wasseraufnahme einher (BURCK 1962). Wenn nach einer Schädigung (hier Schock) die Zellen infolge der K-Abgabe und Na-Aufnahme mehr Wasser enthalten und größer werden, so kann diese Zellschwellung aber erst beobachtet werden, wenn die Transportmechanismen infolge Energiemangels still liegen oder eingeschränkt sind. Dies braucht Zeit und, wie z.B. bei der Leber (BURCK 1962), eine Wiederdurchblutung zur Manifestation. Die Änderung der Epithelhöhe an normalen Nieren bei der Entnahme ist ein Sekundenphänomen an der Zelle, das einer solchen Elektrolytbestimmung am Gewebe entgeht und nichts mit ihr zu tun hat. Wie schon BOHLE u. M. (1964) angenommen haben, wird das Filtrat in normaler Weise aufgenommen. Es besteht nunmehr Grund zu der Vermutung, daß es basal wegen des Zirkulationsstop nicht weitertransportiert werden kann. Da die Ionengradienten sicher zunächst erhalten bleiben, wird man prüfen müssen, wo das Filtrat liegen bleibt: Intra- oder extracellulär in den basalen Einfaltungen. Wir möchten daher zwischen zwei verschiedenen Modi der Zunahme der Epithelfläche trennen: 1. eine Zellschwellung infolge Dysionie nach Schock und 2. eine lichtmikroskopische Zunahme der Epithelhöhe bei plötzlicher Zirkulationsunterbrechung (Tod, Nierengewebsentnahme ohne unmittelbare Fixierung, Abklemmung des Nierenstiels).

Wenn auch die Epithel- und Lumenverhältnisse für die Diagnostik brauchbar sind,so sind aus den bisherigen Angaben keine Vergleichswerte und entsprechend keine Absolutwerte abzuleiten, da beiden Erscheinungen verschiedene ionale Ausgangssituationen zugrunde liegen. So ist auch bei der Befunddarstellung auf die statistische Berechnung der Werte für Epithelhöhe und Lumenweite verzichtet worden. Allein für die Wasserverschiebungen beim akuten Nierenversagen dürften - vielleicht neben anderem - osmotische Kräfte bei der Morphogenese eine wesentliche Rolle spielen, worauf auch die anatomischen Befunde von ROTTER u. M. (1962) und die Überlegungen von BOHLE u. M. (1964) sowie ULLRICH (1965) und DIAMOND (1965) hinweisen. Weitere morphologische Ergebnisse dieser Art werden nur noch sinnvoll sein, wenn zwischen Entnahme und Fixierung überhaupt keine Zeit vergeht.

Zusammenfassung

Histologische Untersuchungen und Bestimmungen des K-, Na- und Wassergehaltes des Cortex corticis von 3o Hunden, 6, 12 und 24 Std nach einstündigem Entblutungsschock haben im Vergleich zu 1o Kontrollen folgendes ergeben:

1. Die Fläche der Tubuluslumina hat posthämorrhagisch gegenüber den Kontrollen zugenommen. Die Epithelflächen der Versuchsnieren sind kleiner als bei den Kontrollen. Der Lumenradius ist bei Versuchstieren mit 14 μ größer als bei den Vergleichstieren (3.3 μ).

2. 6 Std nach dem Schock ist der K-Gehalt signifikant herabgesetzt, der Na- und Wassergehalt hat signifikant zugenommen. Die Gesamtbase (K + Na) fällt von 12o auf 1o4 mval/kg F. K-Gehalt und Wassergehalt sind auch nach 24 Std noch nicht zur Norm zurückgekehrt.

Der Elektrolytverlust wird als Folge einer Sauerstoffmangelschädigung angesehen und den Tubuluszellen zugeschrieben.

Bei den Nieren anurisch Verstorbener sind die Tubuluslichtungen weit, weil das Filtrat nicht nur nicht resorbiert wird, sondern weil den hypotonen Tubuluszellen wegen des hohen N-Gehaltes des Filtrates Wasser osmotisch noch entnommen wird. Für die Zunahme der Epithelhöhe bioptischer anurischer und autoptischer gesunder Nieren werden zwei verschiedene Mechanismen der Morphogenese angenommen. Nur bei der Oligo-Anurie liegt eine echte Zellschwellung aufgrund einer Dysionie vor.

Literatur

BÀLINT, P., FEKETE, A., MISIK, S.B. und TARABA, I.: Nierenfunktion im Verlauf des akuten Nierenversagens. Naunyn-Schmiedeberg's Arch. exp. Path. Pharmak. 242, 261-271 (1961)

BALTZER, G. und BOHLE, A.: Über den Wassergehalt der Niere bei akutem Nierenversagen. Frankf. Z. Path. 73, 463-468 (1964)

BOHLE, A. und JAHNECKE, J.: Vergleichende histometrische Untersuchungen an bioptisch und autoptisch gewonnenem Nierengewebe mit normaler Funktion und bei akutem Nierenversagen. Klin. Wschr. 42, 1-12 (1964)

BUCHBORN, E.: Schock und Kollaps. In: Handb. Inn. Med. IX/1 Springer Berlin-Heidelberg-Göttingen 1960

BURCK, H.-C.: Veraschungsschnellmethode zur flammenphotometrischen Bestimmung von Gewebsnatrium und -kalium. Klin. Wschr. 39, 751-754 (1961)

BURCK, H.-C.: Zur Frage des Wassertransportes der Zelle. Verh. Dtsch. Ges. Path. 46, 207-212 (1962)

BURCK, H.-C.: Die Zellschwellung als Folge des passiven Wasserwechsels. Virch. Arch. path. Anat. 336, 326-349 (1963)

CAIN, H. und FAZEKAS, S.: Studien über die Folgen einer vorübergehenden experimentellen Nierenischämie. Virchows Arch. path. Anat. 336, 389-416 (1963)

DIAMOND, J.M.: Diskussionsbemerkung. In: Sekretion und Exkretion. S. 401 Springer Heidelberg-Berlin-New York 1965

DOERR, W.: Pathogenese der akuten und chronischen Pankreatitis. Verh. Dtsch. Ges. inn. Med. 7o, 718-746 (1964)

GERTZ, K.H.: Transtubuläre Natriumchloridflüsse und Permeabilität für Nichtelektrolyte im proximalen und distalen Konvolut der Rattenniere. Pflügers Arch. 276, 336-356 (1963)

HALLWACHS, O.: Experimentelle Untersuchungen über Mannitoldiurese im hämorrhagischen Schock. Langenbecks Arch. klin. Chir. 3o8, 852-855 (1964)

KABOTH, U.: Vergleichende funktionelle und morphologische Untersuchungen an der ischämisch geschädigten Rattenniere. Z. ges. exp. Med. 138, 561-58o (1965)

LEYSSAC, P.P.: The in vivo effect of angiotensin on the proximal tubular reabsorption of salt in rat kidneys. Acta Physiol. Scand. 62, 436-448 (1964)

LUTZ, H. u. M.: In Vorber.

ROBINSON, J.R.: Exchanges of water and ions by kidney slices determined by a balance methode. J. Physiol. (Lond.) 158, 449-46o (1961)

ROBINSON, J.R.: Oxygen consumption and electrolyte composition of kidney slices between 2o and o°C. J. Physiol. (Lond.) 177, 112-121 (1965)

ROTTER, W., LAPP, H. und ZIMMERMANN, H.: Pathogenese und morphologisches Substrat des "akuten Nierenversagens" und seine Erholungszeit. Dtsch. Med. Wschr. 87, 669-677 (1962)

SCHUBERT, G.E. und ZARDAY, Z.: Beitrag zur Morphologie der Niere nach temporärer Unterbindung der Nierenarterie. Z. ges. exp. Med. 135, 583-6o8 (1962)

SITTE, H.: Beziehungen zwischen Zellstruktur und Stofftransport in der Niere. In: Sekretion und Exkretion. Springer Heidelberg-Berlin-New York 1965

SWANN, H.G.: Some aspects of renal blood flow and tissue pressure. Circulat. Res. XIV/XV, Suppl. I, 115-119 (1964)

THOENES, W.: Mikromorphologie des Nephron nach temporärer Ischämie. Thieme: Stuttgart 1964

THURAU, K. und DEETJEN, P.: Kinematographische Untersuchungen am Warmblüternephron. Nachr. Akad. Wiss. Göttingen II. Math. physik. Kl. 2, 27-37 (1961)

ULLRICH, K.J.: Permeabilität der corticalen Nephronabschnitte in Beziehung zu Transportvorgängen und Struktur. In: Sekretion und Exkretion. Springer Heidelberg-Berlin-New York 1965

WALTHER, D.: Ein Beitrag zur Insuffizienz der proximalen Nierentubuli und zur Deutung der "Nephrohydrose". Münch. Med. Wschr. 1o5, 137o-1375 (1963)

Diskussion:

WALTHER: Die vorgetragenen Ergebnisse stimmen mit unseren Untersuchungen am Crush an der Ratte gut überein, bei denen wir sofort intravital fixiert haben. Die derart gewonnenen Ergebnisse ähneln dabei mehr den Auflicht-mikroskopischen Bildern.
Wir haben innerhalb der ersten Stunde beim Crush an der Ratte die Tubuli eng gefunden und konnten gleichzeitig eine Durchblutungsstörung nachweisen. Daraus schlossen wir auf einen intravitalen Tubuluskollaps, der sich erst nach 6-8 Stunden - und das paßt gut zu Ihren Ergebnissen - bei Einsetzen der Filtration in einer arteriellen Erweiterung auswirkte.

BURCK: Beim Hund haben wir nicht unter einem Zeitraum von 6 Stunden untersucht. In orientierenden Versuchen an der Ratte mit kürzeren Durchblutungszeiten konnten wir keine prinzipiellen Unterschiede zu den vorgetragenen Ergebnissen feststellen. Dies waren allerdings Abklemmungsversuche.

DUTZ: Wie war die Diurese bei Ihren Untersuchungen?

BURCK: Bei normaler Ernährung kam die Diurese im Gegensatz zu Zuständen mit Natriummangel sofort wieder in Gang.

Klinisch-pathologische und experimentelle Untersuchungen zur bilateralen Nierenrindennekrose

KRECKE, H.-J., BOHLE, A., LASCH, H.G. und BECKER, B.

Die sog. symmetrische oder bilaterale Nierenrindennekrose (NRN), die glücklicherweise zu den relativ seltenen Formen von akutem Nierenversagen gehört, ist zwar seit ca. 8o Jahren bekannt (13, 22), in ihren pathogenetischen Grundlagen aber immer noch umstritten, obwohl es an Deutungsversuchen nicht gefehlt hat (4, 6-8, 1o, 2o, 21, 25, 26, 34-37, 4o, 42, 45, 48, 49, 52, 53). Das steigende Interesse an dieser Erkrankung erklärt sich nicht nur aus den zunehmenden therapeutischen Möglichkeiten und den damit zusammenhängenden Berichten über Patienten, die den bislang als infaust geltenden Prozeß überlebten (5, 11, 17, 51), sondern auch daraus, daß heutzutage Modellversuche zur Verfügung stehen, die Einblicke in die Pathophysiologie wenigstens einiger Arten von NRN erlauben.

Es gehört zu den allgemein anerkannten Tatsachen, daß die doppelseitige NRN am häufigsten bei Graviden, am zweithäufigsten im Kleinkindesalter vorkommt. Während die Prädilektion des letzteren ein noch ungelöstes Problem ist, wird die besondere Gefährdung Schwangerer teilweise dadurch verständlich, daß schätzungsweise o,5 - 1% aller Fälle von vorzeitiger Plazentarlösung zu einer NRN führen (44, 45). Ihre Ursache ist die Einschwemmung von Gewebsthrombokinase aus dem retroplazentaren Hämatom in den mütterlichen Kreislauf (43, weitere Lit. bei 26), was einerseits das ubiquitäre Auftreten intravasaler Präzipitate in der terminalen Strombahn unter Bevorzugung der Glomerulumkapillaren (26), andererseits die als Defibrinierungssyndrom bekannte Gerinnungsstörung zur Folge haben kann.
Ein weiterer Grund für das gehäufte Auftreten einer NRN in der Gravidität sind jene Formen von septischem Abort, bei

denen das Eindringen gramnegativer Keime in die Blutbahn ebenfalls eine mehr oder weniger generalisierte und damit auch die Nieren betreffende Mikrothrombosierung bei gleichzeitiger hämorrhagischer Diathese bewirkt. Ein Beispiel hierfür ist der Fall einer 33-jährigen II-para mens V (SN 92/63 Stuttgart), bei der es 16 Tage ante exitum zu einem hochfebrilen Abort kam. Die mit der Ausstoßung des Feten verbundenen sehr starken Blutungen führten in einem auswärtigen Krankenhaus zur Aufnahme im schwersten Schock, wobei eine, im einzelnen allerdings nicht näher geklärte "schlechte Gerinnungstendenz des Blutes" die Therapie erheblich erschwerte. Der weitere Verlauf war charakterisiert durch eine mehrtägige, ausgeprägte Thrombopenie (niedrigster Wert = 21ooo/mm^3) mit Absinken des Prothrombins auf 4o% sowie eine meist komplette Anurie, die entsprechend behandelt wurde. Ein am 3. Tag beobachteter Anstieg des Serum-Bilirubins auf 4,2 mg% mit Überwiegen der indirekten Fraktion blieb ungeklärt, da ein Seifenabort auch autoptisch ausgeschlossen werden konnte. Die Sektion ergab eine ausgedehnte bilaterale NRN mit älteren Fibrinpräzipitaten in zahlreichen Nierenkörperchen sowie eine ebenfalls doppelseitige, fast totale Nebennierenrindennekrose mit gleichsinniger Mikrothrombosierung. Letztere betraf auch die periphere Strombahn von Milz und Pankreas.

In Analogie zu tierexperimentellen Befunden lassen sich solche Fälle, bei denen bakterielle Endotoxine ätiologisch eine maßgebliche Rolle spielen, als Äquivalentbilder zum sog. generalisierten SHWARTZMAN- bzw. SANARELLI-SHWARTZMAN-Phänomen (SSP) bezeichnen. Untersuchungen unserer Arbeitsgruppe zeigten, daß eine zweimalige i.v. Injektion der Lipopolysaccharide gramnegativer Erreger im Abstand von 24 Stunden vor allem nach der 2. Endotoxingabe über eine komplex bedingte (23, 26, 29, 33, 39) Aktivierung der intravasalen Gerinnung (=Hyperkoagulabilität) zu einem erheblichen Aktivitätsverlust des gesamten hämostatischen Systems (=Hypokoagulabilität) im Sinne einer Verbrauchskoagulopathie und -thrombopenie (3o, 33) führt. Die 1., innerhalb weniger Stunden nach der 2. Endotoxingabe abgeschlossene Phase erklärt die ubiquitäre Mikrothrombosierung, die tierexperimentell in etwa 5o% (26) zu einer bilateralen NRN führt, die 2., wesentlich längere, mit der 1. funktionell eng gekoppelte Phase die oft ausgeprägte hämorrhagische Diathese.

Ein weiterer Fall von septischem Abort bot inzwischen erstmals Gelegenheit, verschiedene, hierbei interessierende pathophysiologische Fragen mit dem gereinigten Endotoxin des verantwortlichen Keims im Tierversuch direkt zu prüfen[+]. Bei dem betreffenden SHWARTZMAN-Äquivalent handelte es sich um eine 36-jährige III-para mens VI (B 11 Gs 3771/62), die wenige Stunden nach Auftreten eines Schüttelfrostes vor Beginn einer antibiotischen Therapie an einer profusen genitalen Blutung starb. Die histologische Untersuchung ergab, abgesehen von einer hämorrhagischen Diathese, reichlich intravasale Fibringerinnsel in Leber,Milz, Nebennieren (ausgedehnte frische Rindennekrose!), Plexusgefäßen und vor allem auch den Glomerulumkapillaren. Bei einer frühzeitigen postmortalen Milzpunktion wurde der in diesem Zusammenhang noch nicht beschriebene Coli-Typ o 77 gewonnen[++], dessen Lipopolysaccharid[+++] bei über 4o Kaninchen in verschiedenen Versuchsansätzen getestet wurde.
Dabei zeigten an einigen repräsentativen Meßgrößen vorgenommene Gerinnungsanalysen, daß die zweimalige i.v. Injektion dieses Endotoxins im Abstand von 24 Std. in den üblichen Dosen zu dem für das SSP typischen Verlauf bzw. Absinken von Prothrombin (Methode: 24) und Thrombozyten (Methode: 12) mit Verlängerung der R-Zeit und Verschmälerung der maximalen

---

[+] Über ähnliche Untersuchungen wurde bislang nur ein einziges Mal (18), und zwar mit Serratia marcescens, berichtet.

[++] Die Brauchbarkeit postmortaler Autopsiekulturen auch für gramnegative Mikroorganismen konnte gerade in jüngster Zeit (54) belegt werden.

[+++] Für die Herstellung möchten wir Herrn Dr. O. LÜDERITZ (Max-PLANCK-Institut für Immunbiologie, Freiburg/Br.) auch an dieser Stelle herzlich danken.

Amplitude im Thrombelastogramm (19) führt. Diese Veränderungen sind 4 Std. nach der Zweitinjektion, d.h. zur Zeit der manifesten Mikrothrombosierung, statistisch bis zu einem $p < 0{,}001$ signifikant. Die Thrombosierung war bei 3/4 der Tiere histologisch zu objektivieren und bewirkte bei rund 1/4 der Kaninchen, die genügend lange überlebten, eine bilaterale NRN mit fibrinreichen Gerinnseln in den glomerulären Kapillaren.

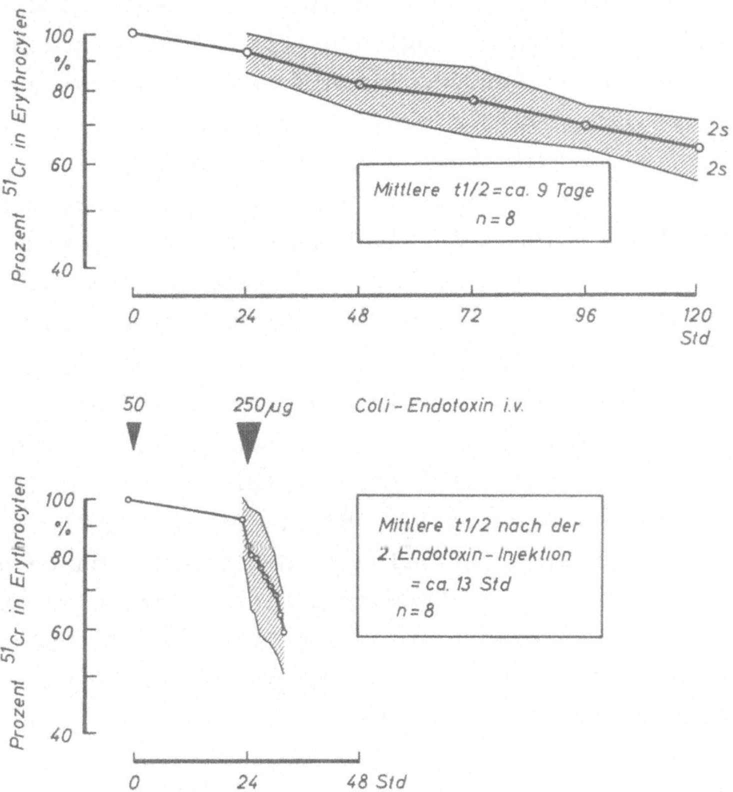

Abb. 1. Vergleichende, semilogarithmische Darstellung des Verlaufs der Aktivität ^{51}Cr-markierter Erythrozyten im strömenden Blut bei unbehandelten Kaninchen (oben) sowie bei Tieren, die Coli-Endotoxin 2 mal i.v. erhalten hatten (unten).- Mittelwerte mit 2 s-Bereich (aus 28).

Von besonderem Interesse ist in diesem Zusammenhang, ob und inwieweit bei diesem Prozeß eine von uns früher gelegentlich beobachtete Hämolyse (25 , 27) von pathogenetischer Bedeutung ist. Die Annahme einer solchen Beziehung liegt zunächst nahe, da in Experimenten mit ^{51}Cr-markierten Erythrozyten (28) die mittlere t 1/2 nach der 2. Endotoxin-Injektion auf ca. 13 Std. verkürzt war, während sie bei unbehandelten Kontrollen etwa 9 Tage betrug (Abb. 1). Im Gegensatz hierzu steht, daß - wie die Tabelle 1 zeigt - in einer anderen Versuchsgruppe das Serum-Hämoglobin (Cyanhämiglobinmethode: 2,9) im Mittel nicht eindeutig anstieg. Dem entspricht das Fehlen eines, vor allem bei Berücksichtigung der wiederholten Blutentnahmen, sicheren Abfalls der Erythrozyten im Blut sowie das Ausbleiben eines Anstiegs der Serum-LDH, die, mit den bekannten Einschränkungen, auch in Kaninchenexperimenten als Indikator für eine Hämolyse verwendet werden kann (5o). Dennoch lassen sich in einzelnen Fällen Korrelationen zwischen einer leichteren Hämolyse und dem Schweregrad der Thrombosierung mit den daraus resultierenden pathogenetischen Konsequenzen nicht von der Hand weisen. Dies gilt umso mehr, als die Versuche mit markierten Erythrozyten, bei denen sich der endotoxinbedingte steile Abfall der Aktivität im strömenden Blut vor allem aus einer erheblichen Zunahme der Aktivität in Milz und Knochenmark erklärt (28), eine durch die Oberflächenaffinität der Lipopolysaccharide (Lit. bei 26) durchaus verständliche Vorschädigung der Erythrozyten wahrscheinlich machen (55, 56).

Aus alledem folgt, daß das seit 1o Jahren bei Kleinkindern zunehmend diskutierte hämolytisch-urämische Syndrom (14-16, 38, 46, 47), das einer Abgrenzung gegenüber der thrombotischen thrombozytopenischen Purpura bedarf (26, dort weitere Lit.), zwar hier und da der Ausdruck eines SSP sein kann, eine manifeste Hämolyse bei letzterem aber wohl nur ausnahmsweise vorkommt und damit pathogenetisch keine Conditio sine qua non ist.

Erythrozyten (Mill./mm^3)

Zeit in Std.	0	1/2	24	24 1/2	28	34	48
n	1o	5	1o	5	1o	4	4
M	4,45	4,o4	4,25	3,94	4,o9	3,88	3,78
s	o,8o	o,87	o,59	o,77	o,67	o,36	o,35
s_M	o,25	o,39	o,19	o,34	o,21	o,18	o,18

Serum-Hämoglobin (%)

n	1o	5	9	4	1o	4	4
M	1,25	1,2o	1,o3	o,77	1,25	1,32	2,oo
s	o,76	1,o1	1,o5	1,18	o,68	o,7o	1,47
s_M	o,24	o,45	o,35	o,59	o,21	o,35	o,74

Serum-LDH (I.U.)

n	8	3	8	3	7	4	4
M	97	63	1o5	4o	93	96	98
s	41,2	24,1	44,3	8,o	32,1	17,5	41,3
s_M	14,6	13,9	15,7	4,6	12,1	8,6	2o,7

Tab. 1. Gehalt des Blutes an Erythrozyten sowie des Serums an Hämoglobin und Laktatdehydrogenase (LDH) bei Kaninchen unmittelbar vor der ersten (= 0 Std.) und zweiten (= 24 Std.) i.v. Injektion von Coli o 77-Endotoxin sowie im sonstigen Verlauf des Versuchs zu den angegebenen Zeiten, wobei hier als Bezugswert der Zeitpunkt der Erstinjektion gilt. - M = Mittelwert, s = mittlere Abweichung, s_M = mittlerer Fehler des Mittelwertes, n = Zahl der Einzelbestimmungen. Die Mittelwertsdifferenzen in den 3 Zahlenreihen sind in keinem Falle statistisch signifikant (p stets > o,o5).

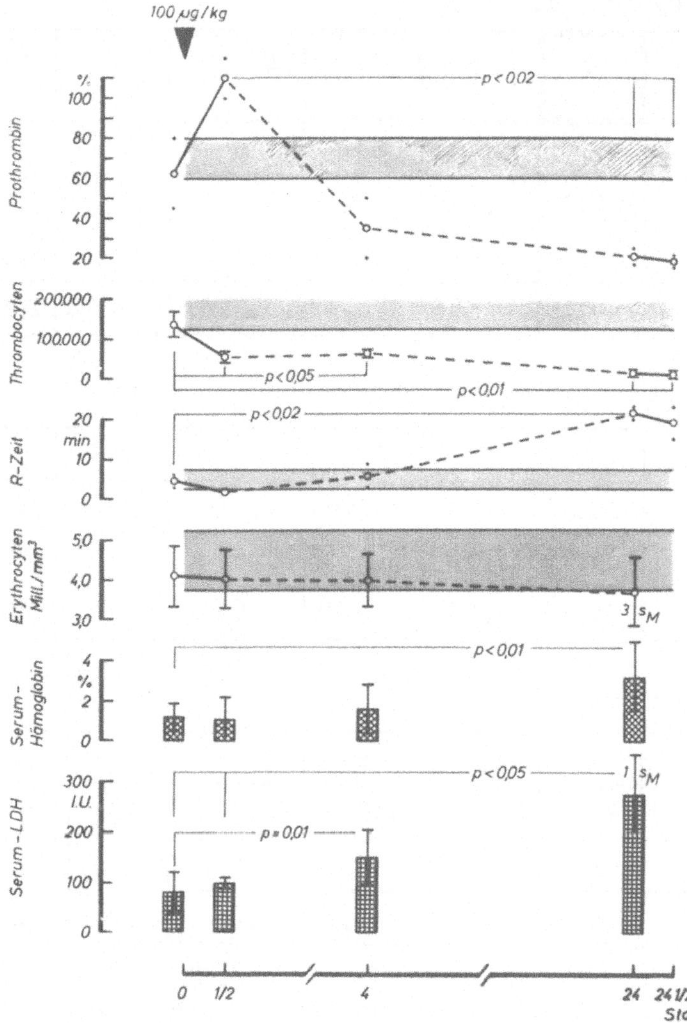

Abb. 2. Verhalten von Prothrombin, Thrombozyten, R-Zeit des Thrombelastogramms, Erythrozyten im Blut sowie von Hämoglobin und Laktatdehydrogenase (LDH) im Serum nach einmaliger i.v. Injektion von Coli o 77-Endotoxin bei trächtigen Kaninchen. - Mittelwerte und dreifache mittlere Fehler der Mittelwerte (= 3 s_M); . = Einzelwerte. Fehlende Signifikanzangaben bedeuten das Fehlen eines signifikanten Unterschiedes. Die feinschraffierten Bezirke geben den jeweiligen Normalbereich an.

Das Gleiche gilt für die Coli o 77-Experimente an trächtigen Kaninchen, die erstmals sowohl gerinnungsanalytisch (Abb. 2) als auch histologisch bestätigten, daß sich bei bestehender Schwangerschaft eine ubiquitäre Mikrothrombosierung mit ihren Folgen schon durch eine einzige Endotoxingabe auslösen läßt (1, 4, 26, 37). Diese Erscheinung ist ein brauchbarer experimenteller Beleg für die erhöhte Disposition Gravider zur Entwicklung einer bilateralen NRN, wobei die sicher recht komplexen Gründe dafür noch einer genaueren Klärung bedürfen. Jedenfalls läßt sich hier am Prothrombin der für das Zustandekommen von Mikrothrombosierung und hämorrhagischer Diathese maßgebende biphasische Verlauf der Gerinnungsaktivität des Blutes besonders deutlich zeigen. Der erst 24 Std. post inj. statistisch signifikante Anstieg des Serum-Hämoglobins dürfte eher die Folge der intravasalen Präzipitate bzw. des schockbedingten "blood sludging" sein, da die Gerinnselbildung schon um die 4. Std. einsetzt. Immerhin ist zu dieser Zeit die Serum-LDH bereits eindeutig erhöht, so daß dieser Befund durch Isoenzym-Bestimmungen analysiert werden sollte.
Es muß ferner offen bleiben, ob die mit Thrombosierungen verbundenen Mikrozirkulationsstörungen auch bei anderen Formen von bilateraler NRN eine Rolle spielen. Sicher ist aber, daß, wie die vorzeitige Plazentarlösung einerseits und das SSP andererseits belegen, unterschiedliche ätiologische Faktoren zu im Endeffekt gleichartigen Veränderungen führen können. Nicht zuletzt eröffnet die rechtzeitige Erkennung der auf Mikrothrombosierungen beruhenden Krankheitsbilder, wie von uns schon andernorts (26, 29-33) geschildert wurde, heutzutage manche therapeutischen Möglichkeiten, deren Ausschöpfung einer Prophylaxe der bilateralen NRN gleichkommt.

Literatur

1. APITZ, K.: J. Immunol., Baltimore, 29, 255 (1935)

2. BETKE, K. und SAVELSBERG, W.: Biochem. Zschr. 32o, 431 (195o)

3. BOHLE, A.: In: Physiologie und Pathologie der Blutgerinnung in der Gestationsperiode. Internat. Symposion Hei Heidelberg, 1956, F.K. Schattauer-Verlag, Stuttgart, 1957, S. 51

4. BOHLE A. und KRECKE, H.-J.: Klin. Wschr. 37, 8o3 (1959)

5. BOUCOT, N.G., GUILD, W.R. and MERRILL, J.P.: New England J. Med. 257, 416 (1957)

6. BÜRGER, L. und ROHR, H.: Dtsch. Arch. klin. Med. 2o6, 3o5 (196o)

7. BURT, R.L. and KEARNS, P.R.: Obstetr. Gynec. 2, 484 (1953)

8. DE, S.N., SENGUPTA, K.P. and CHANDA, N.N.: Arch. Path., Chicago, 57, 5o5 (1954)

9. DRABKIN, D.L. and AUSTIN, J.H.: J. biol. Chem. 112, 51 (1935/36)

1o. DUFF, G.L. and MORE, R.H.: Amer. J. Med. Sc. 2o1, 428 (1941)

11. EFFERSØE, P., RAASCHOU, F. and THOMSEN, A.C.: Amer. J. Med. 33, 455 (1962)

12. FEISSLY, R. et LÜDIN, H.: Rev. hématol., Paris 4, 481 (1949)

13. FRIEDLÄNDER, C.: Fortschr. Med. 1, 81 (1883)

14. GASSER, C., GAUTIER, E., STECK, A., SIEBENMANN, R.E. und OECHSLIN, R.: Schweiz. med. Wschr. 85, 9o5 (1955)

15. GASSER, C.: In: Hämolyse und hämolytische Erkrankungen. VII. Freiburger Symposion, 1959, Springer-Verlag, Berlin-Göttingen-Heidelberg, 1961, S. 259

16. GIANANTONIO, C., VITACCO, M., MENDILAHARZU, F., RUTTY, A. and MENDILAHARZU, J.: J. Pediatr. 64, 478 (1964)

17. GORMSEN, H., IVERSEN, P. and RAASCHOU, F.: Amer. J. Med. 19, 2o9 (1955)

18. GRABER, C.D., TUMBUSCH, W.T., RUDNICKI, R.P. and VOGEL, E.H. jr.: Surg. Gynec. Obstetr. 11o, 443 (196o)

19. HARTERT, H.: Klin. Wschr. 26, 577 (1948)

2o. HUMAIR, L.: Ann. anat. path., N.S., 5, 391 (196o)

21. JONES, D.B. und LORING, W.E.: Amer. J. Path. 27, 841 (1951)

22. JUHEL-RÉNOY, E.: Arch. gén. méd., Paris, 17, 385 (1886)

23. KLEINMAIER, H., GOERGEN, K., LASCH, H.G., KRECKE, H.-J. und BOHLE, A.: Zschr. exper. Med. 132, 275 (1959)

24. KOLLER, F., LOELIGER, A. und DUCKERT, F.: Acta haemat. 6, 1 (1951)

25. KRECKE, H.-J., BOHLE, A. und LASCH, H.G.: Méd. et Hyg. (Genève), 21, 11oo (1963)

26. KRECKE, H.-J.: Zum generalisierten SHWARTZMAN-Phänomen (Sanarelli-SHWARTZMAN-Phänomen) und seiner Bedeutung für die menschliche Pathologie. F. Fischer Verlag, Stuttgart,(1964)

27. KRECKE, H.-J., LASCH, H.G. und MÜLLER-BERGHAUS, G.: Unveröff. Erg.

28. KRECKE, H.-J., zum WINKEL, K. und HASCHER, J.: In Vorbereitung

29. LASCH, H.G., RODRIGUEZ-ERDMANN, F. und KRECKE, H.-J.: Verh. Dtsch. Ges. inn. Med. 66, 992 (196o)

3o. LASCH, H.G., KRECKE, H.-J., RODRIGUEZ-ERDMANN, F., SESSNER, H.H. und SCHÜTTERLE, G.: Folia haematol., N.F., 6, 325 (1961)

31. LASCH, H.G.: VII. Internat. Kongr. Inn. Med., München, 1962. G. Thieme-Verlag, Stuttgart (1963), S. 447

32. LASCH, H.G., KRECKE, H.-J. et BOHLE, A.: Méd. et Hyg. (Genève),21, 1o99 (1963)

33. LASCH, H.G.: In: Das SANARELLI-SHWARTZMAN-Phänomen. Verh. Dtsch. Arbeitsgemeinsch. Blutgerinnungsforsch. 1964, Thromb. Diath. haemorrh., Suppl. 14, S. 63

34. LAULER, D.P. and SCHREINER, G.E.: Amer. J. Med. 24, 519 (1958)

35. McKAY, D.G., MERRILL, S.J., WEINER, A.E., HERTIG, A.T. and REID, D.E.: Amer. J. Obstetr. Gynec. 66, 5o7 (1953)

36. McKAY, D.G., JEWETT, J.F. and REID, D.E.: Amer. J. Obstetr. Gynec. 78, 546 (1959)

37. McKAY, D.G.: Disseminated Intravascular Coagulation. An Intermediary Mechanism of Disease. Hoeber Med. Div., Harper & Row, New York, Evanston, and London (1965)

38. McQUIGGAN, M.C., OLIVER, W.J., LITTLER, E.R. and CERNY, J.C.: J. Amer. Med. Assoc. 191, 787 (1965)

39. MÜLLER-BERGHAUS, G., HUTH, K., KRECKE, H.-J. und LASCH, H.G.: Schweiz. med. Wschr. 94, 1519 (1964)

4o. OBER, W.E., REID, D.E., ROMNEY, S.L. and MERRILL, J.P.: Amer. J. Med. 21 781 (1956)

41. PAGE, E.W. and GLENDENING, M.B.: Obstetr. Gynec. 5, 781 (1955)

42. RICHET, G., de MONTERA, H., DUCROT, G., DUCROISET, B. et VASSALLI, P.: Acta chir. Acad. Sci. hung. 2, 2o1 (1961)

43. SCHNEIDER, Ch.L.: In: Physiologie und Pathologie der Blutgerinnung in der Gestationsperiode. Internat. Symposion Heidelberg 1956, F.K. Schattauer-Verlag, Stuttgart (1957), S. 15

44. SEXTON, L.I., HERTIG, A.T., REID, D.E., KELLOGG, F.S. and PATTERSON, W.S.: Amer. J. Obstetr. Gynec. 59, 13 (195o)

45. SHEEHAN, H.L. and MOORE, H.C.: Renal Cortical Necrosis and the Kidney of Concealed Accidental Haemorrhage. Blackwell Scient. Publ., Oxford (1952)

46. SHINTON, N.K., GALPINE, J.F., KENDALL, A.C. and WILLIAMS, H.P.: Arch. Dis. Childh. 39, 455 (1964)

47. SHUMWAY, C.N. jr and MILLER, G.: Blood 12, 1o45 (1957)

48. SKJÖRTEN, F.: Acta path. microbiol. Scand. 61, 4o5 (1964)

49. SMITH, A., and MUIRHEAD, E.E.: Texas J. Med. 47, 88(1951)

5o. TADA, K. and WATANABE, Y.: Tohoku J. Exper. Med. 75, 397 (1961)

51. VERNON-Parry, J. and WILLIAMS, R.T.: Brit. Med. J. 1963/II, 9o3

52. WELLS, J.D., MARGOLIN, E.G. and GALL, E.A.: Amer. J. Med. 29, 257 (196o)

53. WILLIAMS, T.F.: In M.B. Strauss and L.G. Welt: Diseases of the Kidney, Little, Brown and Comp., Boston, 1963, S. 526

54. WOOD, W.H., OLDSTONE, M. and SCHULTZ, R.B.: Amer. J. Clin. Path. 43, 241 (1965)

55. zum WINKEL, K. und KLUGE, A.: In: Radio-Isotope in der Hämatologie. I. Internat. Symposion, Freiburg/Br., März 1962, F.K. Schattauer-Verlag, Stuttgart, S. 239

56. zum WINKEL, K.: Mündl. Mitt.

Diskussion:

JUTZLER: Ich möchte über die Verlaufsbeobachtung bei einer 22-jährigen Patientin berichten, bei der unmittelbar im Anschluß an eine Sectio caesarea wegen vorzeitiger Placentarlösung bei Praeeklampsie eine Anurie auftrat. Die Patientin wurde mit 45 Dialysen behandelt. Die Diurese kam nur sehr langsam in Gang und erreichte erst am 53. Tag eine Ausscheidung von über einem Liter pro Tag. Auf Grund dieses typischen Verlaufes stellten wir die klinische Diagnose einer doppelseitigen Nierenrindennekrose. Die Patientin wurde nach 3 Monaten mit einem schweren Restschaden (Rest-N 75 mg%) nach Hause entlassen. Während der nächsten Monate stellte sich eine allmähliche Abnahme der verbliebenen Nierenfunktion ein. 1 Jahr nach dem akuten Ereignis kam es zum Tod im Terminalstadium der Niereninsuffizienz. Über die pathologisch-anatomische Diagnose wird Herr HÖER berichten.

HÖER: Beide Nieren wogen zusammen noch 85 g. Die blaß graurote Kapsel war verdickt und durch nahezu erbsgroße graugelbe Knötchen vorgebuckelt. Die Rinde war sehr stark verschmälert, die Rindenmarkgrenze etwas unscharf, Nierenpapillen, Nierenbecken, Harnleiter und zuführende Nierenarterien unauffällig.
Histologisch ließ sich subkapsulär ein schmaler Streifen mit noch erhaltenen Tubuli erkennen, es folgte ein breiter Abschnitt mit dicht beieinanderliegenden fibrosierten Glomerula, völliger Atrophie der Tubuli und starker interstitieller Bindegewebsbildung. In der iuxtaglomerulären Zone fanden sich noch erhaltene Glomerula, die Arteriolen zeigten Wandfibrose und fibröse Intimaverdickung. Unterhalb der fibrosierten Glomerulumzone bestand eine teils herdförmige, teils diffuse lymphozelluläre, fast demarkierende interstitielle Entzündung, vereinzelt Kalkzylinder.
Bei der verdickten Kapsel handelte es sich um die Zone der fibrosierten Glomerula, die sich als Membran von dem erhaltenen Nierengewebe abziehen ließ. An einzelnen Stellen ragte die fibrosierte Glomerulumzone keilförmig fast bis zur Rindenmarkgrenze. Auch in diesen eine dichte, chronisch-entzündliche Zellinfiltration im Interstitium der tiefen Markschichten und der Papillen sowie einzelne Granulozytenzylinder in der Lichtung stark erweiterter erhaltener Tubuli. In den über die Nierenoberfläche vorspringenden Knötchen, deren Basis die fibrosierte Glomerulumzone erkennen ließ, waren mehr oder minder intakte und auch bereits fibrosierte

Glomerula sowie durch ödematös verquollene Intimaproliferationen eingeengte Gefäße zu sehen.
Diese Veränderungen entsprechen den wenigen in der Literatur mitgeteilten Fällen von länger überlebter Nierenrindennekrose.
Diese Glomerulumschädigung ist sicher die Ursache für die terminale Niereninsuffizienz.
Für die Deutung der Pathogenese dieser Veränderungen bieten sich nach unserer Ansicht 2 Möglichkeiten an: Einmal könnte man sie als Folgen der vor einem Jahr durchgemachten Nierenrindennekrose ansehen, derart, daß bei nur teilweisem Verschluß von Schlingenkonvoluten deren Organisation die partielle Verödung der Glomerula nach sich zieht.
Zum anderen sind die schwere interstitielle Entzündung und die durch die Rindennekrose bedingte starke Reduktion der funktionsfähigen Glomerula die gleichen Voraussetzungen, die von HAUPTMANN aus dem ZOLLINGER'schen Institut bei pyelonephritischen Schrumpfnieren für die Entstehung von herdförmigen, vorwiegend intrakapillären Glomerulitiden verantwortlich gemacht werden, die er als "Überlastungsglomerulitis" bezeichnet.

MERTZ zu KRECKE: Sind bei den experimentellen Mikrozirkulationsstörungen Veränderungen in Zusammensetzung und Konzentration von Serum-Lipiden beobachtet worden?

KRECKE: Die verschiedenen Serum-Lipidfraktionen steigen sowohl nach der ersten als auch nach der zweiten Injektion an und blockieren das RES gemeinsam mit den Fibrinabbauprodukten (KRECKE, LASCH u. MÜLLER-BERGHAUS, Schw. med. Wschr.). Diese Blockade ist für die Mikrozirkulationsstörung bzw. Mikrothrombosierung, durch die das SANARELLI-SHWARTZMAN-Phänomen gekennzeichnet ist, verantwortlich.

BRASS zu KRECKE: Haben Sie bei den Patienten und bei den Tieren Sperr- oder Helmzellen im peripheren Blutbild nachweisen können? Wir haben zwei ähnliche Fälle beobachtet, bei denen wir regelmäßig Sperrzellen nachweisen konnten.

BOHLE: Kenne ich nicht.

BRASS: Das sind Erythrozyten, deren Form stark verändert ist, und die ähnlich wie ein Helm aussehen.

BOHLE: Als Pathologen untersuchen wir ja nicht die Erythrozyten am Obduktionsmaterial; wir haben histologische Untersuchungen durchgeführt und die Veränderungen gefunden, die Herr KRECKE beschrieben hat.

KRECKE: Diese Zellen sind beim hämolytisch-urämischen Syndrom beschrieben worden, Wir haben keine entsprechenden Untersuchungen durchgeführt. Ich glaube allerdings nicht, daß derartige Erythrozytenveränderungen vorliegen, jedoch kann ich darüber nichts Definitives sagen.

BOHLE zu HÖER: Ich sehe keine Schwierigkeit in der Annahme, daß dies ein SHWARTZMAN- oder SCHNEIDER-Syndrom gewesen ist, und, daß die jetzt hyalinisierten Glomerula ursprünglich mit Fibrinpräzipitaten gefüllt waren. Die Hyalinisierung von Fibrin kennen wir aus dem Experiment und aus eigenen Beobachtungen. Sie kommt entweder in entzündlich veränderten Glomerula nach Fibrinablagerung (s. Abbildungen des Beitrags SCHÜTTERLE) vor oder dieses Fibrin regt die parenterale Verdauung an und steigert damit die Entzündung. Aber beim SHWARTZMAN-Phänomen liegt keine Entzündung vor, und dennoch werden die Nierenkörperchen, wie wir aus Obduktionsuntersuchungen wissen, sehr schnell hyalin.

HÖER: GLOOR hat über Fälle bioptisch verifizierter Nierenrindennekrose berichtet und nach einer Überlebenszeit von 92 Tagen bzw. 16 Monaten die gleichen histologischen Veränderungen gefunden, wie wir. Daraus ist zu entnehmen, daß auch die Rindennekrose durchaus dies Bild hervorrufen kann.

PIPPIG zu KRECKE: Welche Schlüsse ziehen Sie aus Ihren Befunden für die akute, initiale Therapie?

DUTZ: Kann nicht ein antibiotisch Behandelter durch die Freisetzung von Endotoxin gefährdet werden?

KRECKE zu DUTZ: Das ist von amerikanischer Seite vielfach bearbeitet worden. Es gibt einzelne Autoren, die die frühzeitig einsetzende antibiotische Behandlung mit massivem Freisetzen von bakteriellen Endotoxinen für das Zustandekommen dieses Phänomens verantwortlich gemacht haben.

\- zu PIPPIG: Entscheidend ist in erster Linie Heparin und zwar als Antithrombin und Antithrombokinase, möglicherweise auch noch durch die antikomplementäre Wirkung. Dazu kommt die Fibrinolyse. Von anglo-amerikanischer Seite ist gezeigt worden, daß auch die peripher in der Mikrozirkulation gelegenen Fibrinthromben innerhalb der ersten 24 Stunden noch aufgelöst werden können. Aus diesen Gründen ist eine Fibrinolyse auch als Schocktherapie, wie LASCH gezeigt hat, von sehr guter Wirkung.

Experimentelle Untersuchungen zur Nierenfunktion bei CRUSH

SCHRÖDER, K. und GESSLER, U.

Wenn wir bei Ratten durch Klemmen beider Hinterläufe ein CRUSH-Syndrom erzeugen, so erhalten wir in den meisten Fällen eine Polyurie, nur selten eine Oligurie, worauf zuletzt WALTHER bei dem vorjährigen Kongress hingewiesen hat. Wir untersuchten bei solchen CRUSH-Tieren die Inulinkonzentrationen in Nierenrinde und Mark nach Inulininfusion und ihre Beeinflussung durch zusätzlichen Entblutungskollaps.

Die hinteren Extremitäten von durchschnittlich 2oo g schweren männlichen weißen Ratten des gleichen Stammes wurden in oberflächlicher Nembutalnarkose 4 Stunden lang mit den von KOSLOWSKI angegebenen, etwa 3 x 5 cm großen Klemmen gequetscht. Entweder unmittelbar danach oder 5 Tage später wurde der rechte Ureter nach Anlegen eines medianen Bauchschnitts unterbunden und der arterielle Druck blutig an der Arteria carotis fortlaufend gemessen. Wir infundierten 1%-iges Inulin in isotonischer Kochsalzlösung, für 2o Minuten 75 Mikroliter/min und darauf für 7o Minuten 16,7 Mikroliter/min/1oo g Körpergewicht. Anschließend brachten wir beide Nieren innerhalb von maximal 5 Sekunden in flüssige Luft und entbluteten die Tiere aus der Bauchaorta. Der Inulingehalt von Serum, Nierenrinde und Mark wurde nach LITTLE bestimmt. Bei einem Teil der Tiere wurde der Blutdruck durch Blutentnahme aus der Arteria carotis vor Infusionsbeginn gesenkt. (Weitere Einzelheiten zur Methodik siehe GESSLER u.Mitarb., 1965).

Die Versuche wurden an 76 Ratten durchgeführt, von denen 22 entweder während oder unmittelbar nach den CRUSH verstarben. Tabelle 1 zeigt eine Übersicht.

+Mit Unterstützung der Deutschen Forschungsgemeinschaft

CRUSH beider Extremitäten und Blutdrucksenkung

Anzahl	Inulininfusion	mittlerer Blutdruck während Inulininfusion	Anmerkung
9	sofort nach CRUSH	1o6 mm Hg	--
8	sofort nach CRUSH	65 mm Hg	Zusätzliche Blutdrucksenkung vor Infusion
1o	sofort nach CRUSH	46 mm Hg	Zusätzliche Blutdrucksenkung vor Infusion
25	5 Tage nach CRUSH	1o6 mm Hg	--
1o	5 Tage nach CRUSH	65 mm Hg	Zusätzliche Blutdrucksenkung vor Infusion
12	5 Tage nach CRUSH	46 mm Hg	Zusätzliche Blutdrucksenkung vor Infusion
16	kein CRUSH	42 mm Hg	Entblutungskollaps
13	Kontrollen	1o2 mm Hg	--

Tab. 1. (siehe Text)

Eine Gruppe von Tieren wurde sofort nach CRUSH, eine zweite Gruppe 5 Tage nach CRUSH mit der Inulinmethode untersucht. Da es durch CRUSH zu keiner wesentlichen Blutdrucksenkung kam, wurde der Blutdruck zusätzlich durch Blutentnahme vor

Infusionsbeginn bis 35 mm Hg gesenkt. Zum Vergleich dienen Ergebnisse vom Entblutungskollaps aus früheren Untersuchungen (GESSLER u. Mitarb.).

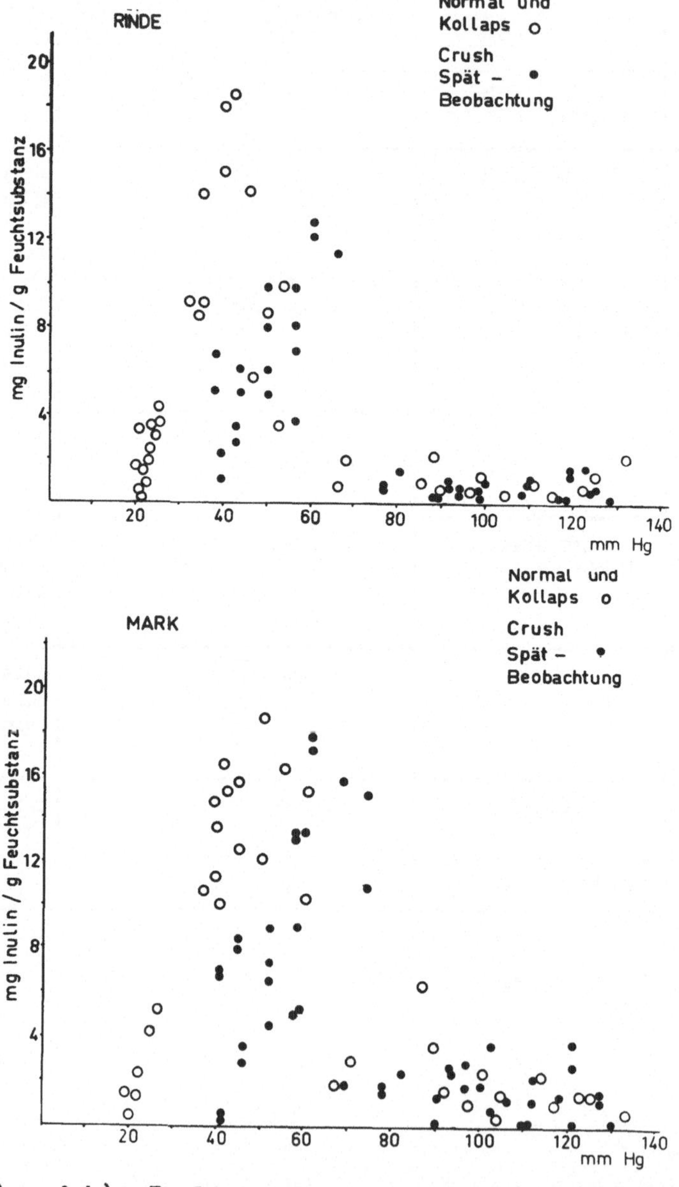

Abb. 1 a) und b). Inulinkonzentrationen in Abhängigkeit vom Blutdruck bei einfachem Entblutungskollaps und bei Kontrollen (offene Kreise) und beim Inulinversuch ca. 5 Tage nach CRUSH (Punkte). Der Anstieg der Inulinkonzentrationen beim CRUSH ist um 2o mm Hg in den höheren Blutdruckbereich verschoben.

In Abbildung 1 sind die Inulinkonzentrationen in Rinde und Mark in Abhängigkeit vom Blutdruck wiedergegeben. Auf eine gesonderte Darstellung der Ergebnisse der CRUSH-Tiere, die sofort untersucht wurde, wird verzichtet, da sie sich lediglich im normalen Blutdruckbereich von den später untersuchten CRUSH-Tieren unterscheiden.
Vergleicht man die Inulin-Konzentrationen der Nieren mit und ohne Ureterligatur, so läßt sich der Umfang der Harnbildung abschätzen, weil bei einer gestauten Normalniere eine Inulinanreicherung im Nierengewebe eintritt. Aus der fehlenden Differenz zwischen der ungestauten und gestauten Niere können wir schließen, daß bei den Tieren mit einfacher Entblutungshypotonie eine Anurie bis ca. 5o mm Hg vorliegt, beim CRUSH mit Entblutungshypotonie jedoch bis 7o mm Hg. Oberhalb dieser Blutdruckwerte kommt die Diurese zunehmend in Gang. Die Verschiebung des Inulin-Konzentrationsanstieges um ca. 2o mm Hg in den höheren Blutdruckbereich ist statistisch gesichert.

Die Inulin-Konzentrationen sind beim Inulin-Versuch 5 Tage nach CRUSH in den ungestauten und gestauten Nieren gegenüber den Kontrollen und gegenüber den sofort nach CRUSH untersuchten Tieren signifikant vermindert. Lediglich im Bereich des Marks wird eine Signifikanz bei ungestauter Niere vermißt.

Die beiden wichtigsten Befunde bei CRUSH sind somit 1. die Verschiebung des Anstiegs der Inulinkonzentrationen in Rinde und Mark gegenüber der einfachen Entblutungshypotonie um ca. 2o mm Hg in den höheren Blutdruckbereich und 2. die Verminderung der Inulinkonzentrationen im normalen Blutdruckbereich bei CRUSH nach einigen Tagen gegenüber den Kontrollen und gegenüber den Fällen mit CRUSH, die sofort untersucht wurden.

Inulinkonzentration (mg/g Feuchtsubstanz) in Rinde und Mark bei CRUSH mit normalen Blutdruckwerten

ungestaute Nieren	n	Inulin Rinde	Inulin Mark
1. Kontrollen	13	o,93 ± o,67	2,o5 ± 1,68
2. Infusion sofort nach CRUSH	9	2,16 ± 1,4	3,48 ± 2,55
3. Infusion 5 Tage nach CRUSH	25	o,65 ± o,14	1,54 ± 1,2
P 3 gegen 1		< o,o2	-
P 3 gegen 2		< o,oo1	-
gestaute Nieren			
1. Kontrollen	13	7,44 ± 3,54	18,46 ± 7,83
2. Infusion sofort nach CRUSH	9	9,61 ± 2,1	13,28 ± 5,o
3. Infusion 5 Tage nach CRUSH	25	4,54 ± 2,66	8,15 ± 4,5
P 3 gegen 1		< o,o1	< o,oo1
P 3 gegen 2		< o,oo1	< o,o1

Tab. 2. (s. Text)

Der Anstieg der Inulinkonzentrationen in den unteren Blutdruckbereichen kommt durch die ansteigende glomeruläre Filtration bei völliger Resorption des Filtrates zustande. Mit weitersteigendem Blutdruck nehmen die Inulin-Konzentrationen schließlich wieder ab, wenn der Harnfluß einsetzt.

Aus der Verschiebung der Inulin-Konzentrationen schließen wir, daß es beim CRUSH zu einer Verminderung der Filtration kommt, wie wir dies kürzlich für die Hämatinvergiftung gemeinsam mit STEINHAUSEN mit der Inulin-Methode und mit der Lissamingrünfärbung bei Direktbeobachtung zeigen konnten. Dabei sind die Änderungen der Diurese bei der CRUSH-Ratte geringer als bei der Hämatinvergiftung oder unter vergleichbaren Bedingungen beim Menschen. Die Verminderung der Inulin-Konzentrationen bei den nach 5 Tagen untersuchten Tieren gegenüber den sofort untersuchten Ratten führen wir auf eine tubuläre Schädigung zurück, die neben der zuvor festgestellten Filtrationsminderung besteht - und gegenüber der ersten Gruppe unmittelbar nach dem CRUSH - zugenommen hat. Als mögliche CRUSH-Wirkung kann eine Veränderung der Glomerulummembran in Betracht gezogen werden oder eine Erhöhung des Strömungswiderstandes im vas afferens. Da bisher keine Beweise für Veränderungen der Glomerulummembran bei der Schockniere vorliegen (BOHLE-ROLLHÄUSER), kommen präglomeruläre Gefäßkontraktionen in Frage, die je nach Noxe mehr oder weniger stark ausgeprägt sind. Möglicherweise werden sie nach THURAU durch Störung des tubulären Natrium-Transportes mit Rückwirkung auf die Weite des vas afferens ausgelöst. Dies wäre im Verhältnis zu der starken Noxe ein trotzdem erhaltener wertvoller Funktionsvorgang. Oder es kommt zu einer mehr oder weniger starren pathologischen Verengung des vas afferens - mit Aufhebung der Autoregulation -, die über den gesamten Blutdruckbereich wirksam ist.

Literatur

BOHLE, A.: Persönliche Mitteilung

GESSLER, U., ANDERS, D. und HÜLLMANN, M.: Experimentelle Untersuchungen zur Entstehung der akuten Anurie beim hämorrhagischen Kollaps. Klin. Wschr. 43, 14, 765-77o (1965)

GESSLER, U., LORETH, A., SCHRÖDER, K. und STEINHAUSEN, M.: Experimentelle Untersuchungen über die glomeruläre Filtration anurischer Ratten nach Hämatinvergiftung. Klin. Wschr. 1965 (im Druck)

KOSLOWSKI, L.: Angiographische Untersuchungen der Nierendurchblutung nach Traumen bei der Ratte. Beitr. path. Anat. 122, 3, 443-451 (196o)

LITTLE, J.M.: A modified diphenylamine procedure for the determination of inulin. J. biol. Chem. 18o, 747 (1949)

ROLLHÄUSER, H. und VOGELL, W.: Die tubuläre Phenolrotausscheidung und die Feinstrukturveränderungen der Glomerula bei der Rattenniere im traumatischen Schock. Z. Zellforsch. 52, 549-566 (196o)

THURAU, K. und SCHNERMANN, J.: Die Natriumkonzentration an den Macula densa-Zellen als regulierender Faktor für das Glomerulumfiltrat (Mikropunktionsversuche). Klin. Wschr. 43, 8, 41o-413 (1965)

WALTHER, D.: Das Substrat der Anurie und Polyurie beim akuten Nierenversagen der Ratten. III. Symposion der Gesellschaft für Nephrologie, Berlin, 1964

Diskussion:

WOLLHEIM: Wie haben Sie die Kreislaufsymptome Ihrer Tiere beurteilt? Soweit ich gesehen habe, hatten Sie nach dem CRUSH einen normalen Blutdruck, der mit einem Schock in der ersten Phase einhergehen kann. Ich nehme wohl an, Sie haben einen Schock produziert. Haben Sie das Blutvolumen untersucht, oder haben Sie sonst einen Anhaltspunkt dafür, was am Kreislauf Ihrer Tiere passiert ist?

SCHRÖDER: Das haben wir nicht gemacht. Wir wollten nur sehen, wie sich die Situation bei diesen CRUSH-Tieren bei herabgesetztem Blutdruck verhielt.

GESSLER: Die Experimente an Ratten lassen nur eine begrenzte Zahl an Untersuchungen zu. Wir benötigten das zur Verfügung stehende Blut vollständig zur Analyse der Größen, über die hier vorgetragen wurde. Aber schon an der Tatsache, daß 22 von 76 Tieren bereits in oder unmittelbar nach dem CRUSH vermutlich im Schockzustand gestorben sind, läßt sich erkennen, daß Kreislaufveränderungen eingetreten sein müssen.

DUTZ: Bei den meisten Tieren trat doch nach dem CRUSH eine Polyurie ein.

GESSLER: Ja, das ist schon ein indirekter Beweis; bei einer geringen Anzahl kam es aber auch zur Oligurie.

Intratubuläre Druckmessungen während der tubulären Insuffizienz

SCHOEPPE, W. und WALTHER, D.

Unterbricht man im Experiment an der Ratte die Nierendurchblutung durch Abklemmen der Nierengefäße über eine Stunde, so entsteht nach einem Tag Manifestationszeit eine Polyurie, die etwa 5 Tage andauert. Nach 3 bis 4 Tagen erreicht sie ihren Höhepunkt.
Betrachtet man die Nierenoberfläche eines solchen temporär ischämisch geschädigten Tieres mit dem Auflichtmikroskop, so findet man sowohl proximale als auch distale erweiterte Tubuli. Wird die Durchblutung dieser Niere erneut unterbrochen, dann bleiben die Lichtungen der erweiterten Harnkanälchen offen, sie verengern sich im Gegensatz zu einer erstmals einwirkenden Ischämie entweder gar nicht mehr oder erst nach einer sehr viel längeren Zeit.
Das Fehlen dieses sogenannten supravitalen Tubuluskollapses und die Erweiterung der proximalen Tubuli kennzeichnen den Ablauf der postischämischen, tubulären Schädigung in ihrer polyurischen Phase. Sie wird als tubuläre Insuffizienz bezeichnet. WALTHER hat diese Verhältnisse sowohl an der Crushniere als auch an der postischämischen Niere ausführlich untersucht und hier vor einem Jahr darüber berichtet.

Aus dem Zusammentreffen der drei Phänomene - Polyurie, Erweiterung der Tubuli und Fehlen des supravitalen Tubuluskollapses - wurde abgeleitet, daß der intratubuläre Druck erhöht sein müsse. Dies ist zu erwarten, da die physiologische, senkrecht zum Harnfluß wirksame transtubuläre Flüssigkeitsbewegung die Resorption, die bis zum Ende des proximalen Tubulus drei Viertel des Filtrates beträgt, gehemmt zu sein scheint.

+Mit Unterstützung der Deutschen Forschungsgemeinschaft

Gleichzeitig führt das durch die Polyurie erwiesene in allen Abschnitten des Nephron erhöhte Harnzeitvolumen zu einem Druckanstieg. Durch die Lumenänderung und der damit vermehrten Füllung pro Länge des Tubulus könnte zwar ein Druckanstieg ausgeglichen werden, die Struktur der Niere läßt einen solchen Ausgleich jedoch wahrscheinlich nur in Grenzen zu.
Da der direkte Beweis einer Druckerhöhung während der tubulären Insuffizienz bisher nicht geführt wurde, haben wir das Verhalten des intratubulären Druckes an Ratten nach einstündiger Ischämie untersucht.

Material und Methode:

Die Untersuchungen wurden an 2oo bis 3oo g schweren Albinoratten durchgeführt. Eine Gruppe von Tieren, die als normale Kontrollgruppe diente, war ausser den für die Untersuchung notwendigen Eingriffen keinen Veränderungen ausgesetzt.
Bei einer zweiten Gruppe wurde eine Ischämie beider Nieren durch 6o Minuten langes Abklemmen von Arteria und Vena renalis hervorgerufen. Die einzelnen Tiere wurden dann an verschiedenen Tagen nach der Ischämie bis zum 5. Tag untersucht. Bei einer dritten Gruppe von Tieren war die Ischämiezeit 3o Minuten, diese Tiere wurden einen Tag nach der Ischämie untersucht.

Die proximalen Tubulusdurchmesser wurden an einer jeweils grösseren Zahl von Harnkanälchen an Mikrophotogrammen bestimmt. Der Druck im proximalen Tubulus wurde an der vom Rücken her freigelegten, in einer Plexiglasschale fixierten Niere gemessen. Zur Messung dienten geschliffene Glaskapillaren mit einem Außendurchmesser von etwa 1o μ, die mit 5%iger Lissamingrünlösung gefüllt waren. Nach Punktion einer nach Lissamininjektion identifizierten proximalen Tubulusschlinge wurde, entsprechend dem Verfahren von WIRZ und GOTTSCHALK, der Druck bestimmt, mit dem der Flüssigkeitseinstrom in die Kapillare gerade kompensiert werden konnte. Die Messungen

wurden an derselben Stelle in Abständen von einer halben bis einer Minute wiederholt und die jeweils gemessenen Werte um die Asymmetrie der Kapillare korrigiert. Es waren Messperioden bis 2o Minuten möglich. Bei einigen Tieren wurden die Messungen gleichzeitig an zwei Tubuli vorgenommen.
Die täglichen Harnmengen und das spezifische Gewicht des Harns wurden bei allen Tieren bestimmt.

Ergebnisse:

Der intravital gemessene proximale Tubulusdurchmesser nimmt von 19,3 µ auf fast 3o µ kontinuierlich zu, nach einem Maximum am dritten Tag nach der Ischämie nimmt der Durchmesser wieder ab.
Die Harnmenge steigt von 7,5 ml in 24 Stunden auf fast 16 ml an, auch hierbei nehmen die Veränderungen kontinuierlich zu und wieder ab.
Parallel zu diesen Veränderungen zeigt sich nun auch beim intratubulären Druck im Mittel eine kontinuierliche Zunahme. Der an den unbeeinflussten Tieren gefundene Druck von 15,3 Torr steigt an. Am dritten Tage nach der Ischämie beträgt der Druck 21 Torr. Der intratubuläre Druck verhält sich damit gleichsinnig mit den beiden anderen Parametern Durchmesser und Harnmenge. Die Rückkehr zu den normalen Werten scheint hier allerdings etwas langsamer zu erfolgen.
Es läßt sich also zeigen, daß Polyurie und Tubuluserweiterung nach einer temporären Ischämie von 6o Minuten mit einer Erhöhung des intratubulären Druckes einhergehen.

Versucht man den intratubulären Druck fortlaufend an der gleichen Stelle des Nephron zu messen, was bisher aus methodischen Gründen nur halbkontinuierlich möglich ist, so zeigt sich, daß der Druck nicht ständig gleich hoch ist. Er schwankt um einen mittleren Wert, der von Nephron zu Nephron Unterschiede aufweisen kann. Dies ist auf der ersten Abbildung dargestellt.

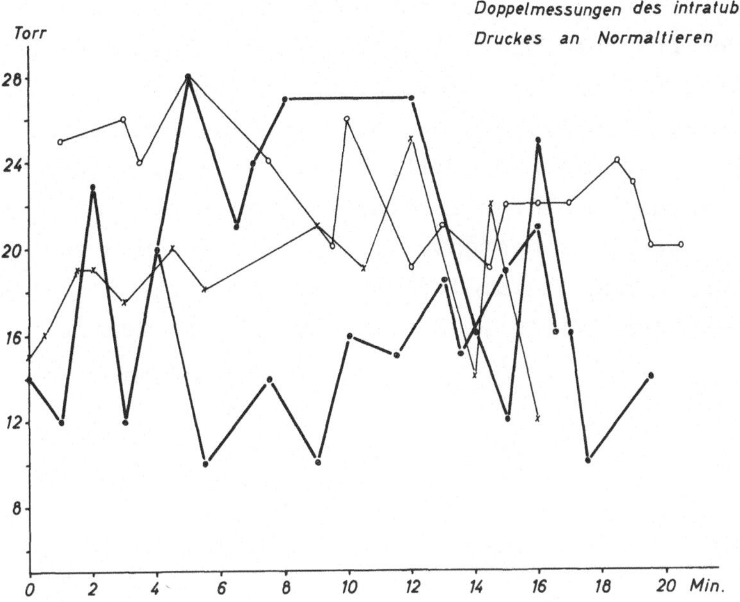

Abb. 1.

Der intratubuläre Druck in Torr (Ordinate) ist gegen die Verweildauer der Messkapillare (Abszisse) im Tubulus aufgetragen. Die vier Kurven zeigen die in vier verschiedenen Tubuli im Laufe der Messperioden von 16 bis 2o Minuten gefundenen Druckwerte. Jeweils zwei dieser Messreihen - sie sind durch die unterschiedliche Strichdicke gekennzeichnet - wurden gleichzeitig vorgenommen; sie zeigen also den zur gleichen Zeit an zwei verschiedenen Stellen einer Niere herrschenden Druck. In allen vier Messperioden zeigen sich die erwähnten Schwankungen des intratubulären Druckes. Die Veränderungen verlaufen in den gleichzeitig gemessenen Reihen nicht gleichsinnig.

Führt man diese Untersuchungen an Tieren aus, die über mehrere Wochen mit NaCl belastet wurden - einer Maßnahme, die geeignet ist, den Aktivitätsgrad des juxtaglomerulären Apparates herabzusetzen - so treten die Schwankungen in wesentlich geringerem Ausmaß auf. Ein ähnliches Verhalten findet sich bei einseitig nephrektomierten Tieren oder unter Einwirkung von Furosemid.

Wir haben aus diesen Beobachtungen den Schluß gezogen,

daß die kurzfristigen Veränderungen der Höhe des intratubulären Druckes Folge einer unterschiedlichen Filtrationsrate sind, die um einen mittleren Wert schwankt, wobei Druckanstieg als Folge eines zunehmenden, Druckabfall als Folge eines abnehmenden Filtratvolumens zu interpretieren wären. Daß die Möglichkeit einer Variabilität der Filtration des Einzelnephrons besteht, ergibt sich aus dem von THURAU erhobenen Befund eines Sistierens der Filtration bei erhöhter Natrium-Konzentration im Bereich der Macula densa.

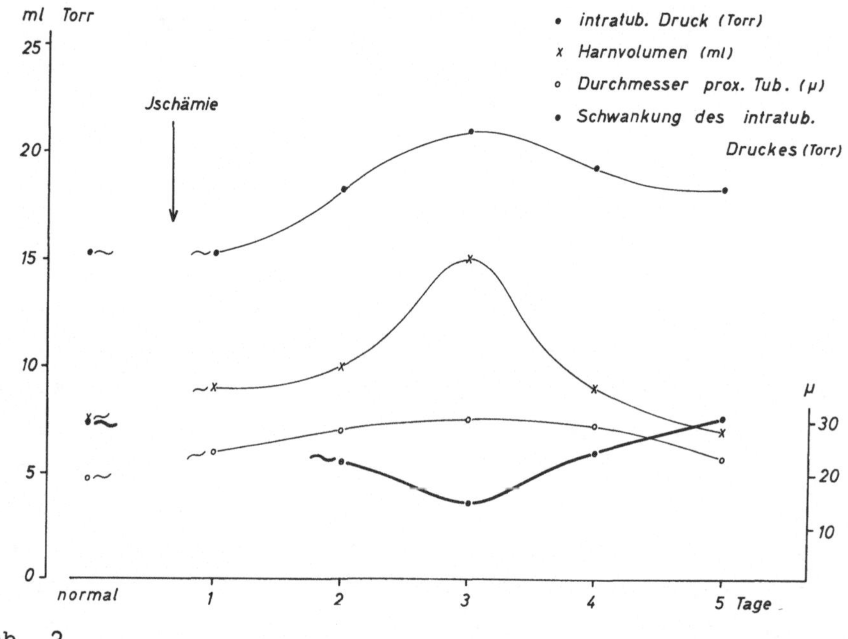

Abb. 2.

Untersucht man die Schwankung des intratubulären Druckes nach Ischämie, so finden sich auch hier Veränderungen. Die zweite Abbildung zeigt noch einmal die bereits besprochenen Veränderungen der Harnmengen, der Durchmesser der proximalen Tubuli und der Mittelwerte des intratubulären Druckes. Eine vierte Kurve ist jetzt hinzugefügt, die an den einzelnen Tagen vor und nach der Ischämie gefundene Mittelwerte verbindet. Es handelt sich dabei um die Mittelwerte der in den einzelnen Messreihen über längere Zeit an den jeweiligen Tagen beobachteten grössten Schwankungsbreite. Diese Maximalschwankung einer Messperiode beträgt im Normalfall 7,5 Torr im Mittel. Das Ausmaß der Schwankung nimmt nach der Ischämie ab. Gegensinnig zu den anderen Grössen wird am dritten Tag ein niederer Wert von 3,6 Torr erreicht; die Schwankungen werden also ähnlich den Veränderungen nach Nephrektomie und NaCl-Beladung kleiner. Später kommt es dann wieder zu einer Zunahme.

Interpretiert man den Wechsel des intratubulären Druckes in ein und demselben Nephron als indirekten Ausdruck sich verändernder Filtrationsraten, so ist es naheliegend, die Ursache dieser Änderung an der Beeinflussbarkeit und damit wechselnden Weite des Vas afferens zu suchen. Diese Annahme wird durch den Befund gestützt, daß nach einer Inaktivierung des juxtaglomerulären Apparates nach NaCl-Belastung und Nephrektomie und der damit verbundenen verminderten Beeinflussbarkeit des afferenten Gefäßes, Druckschwankungen im proximalen Tubulus ebenfalls nicht mehr beobachtet werden. An der postischämischen Niere ist das Stadium der maximalen polyurischen Funktionsänderung von einem ähnlichen Phänomen begleitet. Dies bedeutet eine zu diesem Zeitpunkt verminderte, wenn nicht aufgehobene Regulierbarkeit der corticalen glomerulären Durchblutung durch Weitenänderung des Vas afferens.

Zusammenfassung. Nach einer längeren Ischämie der Nieren kommt es zu einer reellen Tubuluserweiterung von 50%. Diese geht mit einer intratubulären Druckerhöhung einher. Die Nivellierung normalerweise zu beobachtender Druckschwankungen nach Ischämie deutet auf eine verminderte Regulierbarkeit. der Filtration hin.

Diskussion:

THURAU: Ich möchte hervorheben, daß die Inaktivierung des juxtaglomerulären Apparates nach Nephrektomie und nach Kochsalzbelastung einen ganz anderen Vorgang darstellt, als die von Ihnen erwähnte sog. Inaktivierung nach der Ischämie. Nach Nephrektomie und nach Salzbelastung haben wir eine große Reninverarmung. Nach der Ischämie hingegen liegt eine maximale Konstriktion der Niere vor; diese Nieren sind eigentlich überreguliert im negativen Sinne, daß sie in diesem konstringierten Zustand eine schlechte Variabilität oder ein verkleinertes afferentes Spiel machen. Dies ist dann auf einem ganz anderen Niveau als nach der Nephrektomie. Die postischämischen Nieren haben wohl große Tubuli, sie haben eine große Rückresorption, aber sie haben kleine Filtrate. In diesem Fall geht der intratubuläre Druck nicht mit dem Filtrat parallel.

HEINZEL: Kann man mit diesen sehr dünnen Kapillaren den Druck tatsächlich messen? Geht nicht der Kapillarwiderstand mit in die Messung ein?

SCHOEPPE: Nein, das wird korrigiert. Die Asymmetrie dieser Kapillaren muß vor und nach dem Versuch bestimmt werden.

HEINZEL: ZAHN hat doch ein trägheitsloses System entwickelt, das aber sehr aufwendig ist.

SCHOEPPE: Das ist schwer anzuwenden, uns ist es bisher nicht gelungen.

STEINHAUSEN: Bleiben die Druckschwankungen auch unter Mannitol bestehen?

SCHOEPPE: An normalen Tieren steigen die Amplituden unter 15%iger Mannitol-Gabe von 7,5 mm Hg auf 12 mm Hg an.

STEINHAUSEN: Haben Sie die Drucke auch mit 2 Kapillaren gleichzeitig gemessen?

SCHOEPPE: Ja, wir haben gleichzeitige Messungen in verschiedenen Tubuli einer Niere vorgenommen. Es ist aus Untersuchungen von WIRZ bekannt, daß diese Schwankungen in der ganzen Niere gleich sind.

Die Veränderungen der glomerulären und tubulären Funktionen bei der Cystinose

BRODEHL, J., GELLISSEN, K. und HAGGE, W. +

Die Zystinose oder Zystinspeicherkrankheit ist eine angeborene Stoffwechselerkrankung, bei der der genetisch bedingte Enzymdefekt noch nicht eindeutig geklärt werden konnte (4, 8, 12, 13, 19, 22). Dieser Enzymdefekt oder die Anhäufung toxischer Stoffwechselprodukte führt zu einer schweren und irreversiblen Schädigung der Nieren, deren Ausmaß das Schicksal der Zystinose-Patienten weitgehend bestimmt. Klinisch entwickelt sich durch diese Schädigung das De TONI-DEBRÉ-FANCONI-Syndrom, d.h. ein Phosphat-Diabetes, eine renale Glukosurie und Hyperaminoazidurie, dem sich später Zeichen einer zunehmenden glomerulären Insuffizienz mit Hypo- und Isosthenurie und Azotämie hinzugesellen.

Über die Pathophysiologie der Nierenschädigung liegen bisher nur wenige Untersuchungen vor (1, 3, 6, 11, 12, 2o). Wir haben daher bei drei Kindern mit Zystinose eine Reihe von Clearance-Untersuchungen durchgeführt, um Aufschlüsse über die Entwicklung der renalen Läsionen zu erhalten. Wir berichten hier über die Veränderungen der glomerulären Filtration und der PAH-Clearance, während in einer weiteren Mitteilung die Veränderungen der Aminosäuren-Clearances demonstriert werden (9).

Die drei Kinder (Abb. 1++) konnten in verschiedenen Stadien der Erkrankung untersucht werden (vgl. 5). Das erste Kind war ein Säugling (D.B.) im Alter von 4 1/2 Monaten, dessen drei ältere Geschwister an der Zystinose verstorben waren (vgl. 18). Das Kind selbst starb 1 1/2 Monate später in

---

+ Mit Unterstützung der Deutschen Forschungsgemeinschaft

++ Abb. siehe Bildanhang

einer sog. Stoffwechselkrise. Das zweite Kind (D.S.) kam im Alter von 1 Jahr und 4 Monaten erstmalig zur Clearance-Untersuchung und konnte in der Folgezeit noch mehrfach kontrolliert werden. Dieser Junge wurde mit einem anabolen Steroid behandelt, worüber WEBER u. HAGGE, 1963 berichtet haben. Er ist noch am Leben und ist jetzt 4 1/2 Jahre alt. Das dritte Kind (D.K.) kam mit 6 1/2 Jahren zur Untersuchung und konnte noch ein Jahr lang beobachtet werden, bevor es im Alter von 7 1/2 Jahren an Niereninsuffizienz verstarb.

Methodik

Die Clearance-Untersuchungen wurden alle morgens im Nüchternzustand vorgenommen und nach der Standardmethode bei konstantem Inulin- und PAH-Spiegel durchgeführt. Sämtliche Bestimmungen wurden in Mikroverfahren vorgenommen. Die Ergebnisse sind in Tabelle 1 aufgezeichnet, wobei alle Werte auf die Körperoberfläche von 1,73 m^2 bezogen sind.

Ergebnisse

Beim ersten Kind, dem 4 1/2 Monate alten Säugling (D.B.), ergab die Inulin-Clearance eine vollständig normale Glomerulumfiltratmenge. Die PAH-Clearance war mit 354 ml/min leicht erniedrigt, denn der Normalwert von 3 - 6 Monaten alten Kindern liegt nach eigenen Untersuchungen bei 460 ml/min. Die Filtratfraktion war mit 30% leicht erhöht, der altersentsprechende Durchschnitt liegt bei 23,8%.

Das zweite Kind (D.S.) war bei der ersten Untersuchung 1 Jahr und 4 Monate alt und zeigte bereits eine erhebliche Einschränkung der Nierenfunktion. Die Inulin-Clearance war zunächst auf die Hälfte der Norm reduziert und verringerte sich im Laufe der nächsten fünf Vierteljahre weiter bis auf 24 ml/min. Auf dieser Höhe ist sie seit gut einem Jahr konstant geblieben. Im Juli 1963 war es zu einer akuten Verschlechterung mit Appetitlosigkeit und Erbrechen gekommen, was zu einer starken Exsiccose geführt hatte. Dabei hatte sich die Inulin-Clearance auf 11,8 ml/min verringert.

Clearance-Untersuchungen bei Zystinosen (alle Werte in ml/min/1,73 m^2)

	D.B.geb.14.7.62		D.S.geb.17.4.61				D.K. geb. 3o.6.56		
	Nov.62	Dez.62	Aug.62	Mai63	Juli63	Dez.63	Jan.63	Okt.63	Jan.64
C_{In}	118	121	5o	43	11,8	24,1	1o,5	7,8	3,5
C_{PAH}	354	-	7o	38	8,3	-	7,8	-	-
FF	3o%	-	71%	114%	142%	-	147%	-	-
C_{PO_4}	23,5	36,1	32	18,5	7,2	1o,3	5,8	4,8	2,18
$\%T_{PO_4}$	8o,5%	7o,5%	38%	57%	54%	58%	44%	39%	36%

Tab. 1. Die Ergebnisse der Clearance-Untersuchungen (Inulin- und PAH-Clearance, Filtratfraktion, endogene PO_4-Clearance und prozentuale tubuläre PO_4-Rückresorption) bei 3 Kindern mit Zystinose.

Noch stärkere Veränderungen zeigten die PAH-Clearances. Bei der ersten Untersuchung war die C_{PAH} auf 7o ml/min reduziert, so daß sich die Filtratfraktion auf 71% erhöhte. Bei zwei weiteren Kontrollen im Mai 63 und Juli 63 war die PAH-Clearance extrem eingeschränkt. Sie lag jeweils unter dem Wert der gleichzeitig bestimmten Inulin-Clearance. Dadurch stieg die theoretisch berechnete Filtratfraktion über 1oo% an.

Der dritte Junge (D.K.) war bei der ersten Clearance-Untersuchung 6 1/2 Jahre alt und hatte eine noch stärkere Nierenschädigung. Die Inulin-Clearance betrug zunächst 1o,5 ml/min und sank bis auf 3,5 ml/min ab. 4 Wochen nach der letzten Clearance-Untersuchung verstarb der Junge an seiner chronischen Niereninsuffizienz. Die PAH-Clearance wurde bei ihm nur ein einziges Mal bestimmt und betrug dabei 7,8 ml/min, d.h., sie lag wieder unter dem Wert der gleichzeitig bestimmten Inulin-Clearance, so daß die berechnete Filtratfraktion 147% betrug. Auf die Veränderungen der Phosphat-Clearances kann hier nicht eingegangen werden.

Diskussion

Gleichartige pathologische Clearance-Befunde haben wir bisher bei keiner anderen Nierenerkrankung feststellen können. In der Tabelle 2 sind die Befunde von 8 Kindern mit verschiedenen Nierenerkrankungen zusammengestellt, die alle eine erhebliche bis starke Schädigung der Nierenfunktion aufwiesen. Keines dieser Kinder zeigte eine auch nur annähernd so starke relative Erniedrigung der PAH-Clearance mit einer entsprechend hohen Filtratfraktion wie die der Zystinose-Patienten. Am stärksten war sie noch bei einem Jungen (A.Z.) mit einer akuten Anurie erhöht, bei dem die Clearance-Untersuchung fünf Tage nach Beginn der polyurischen Phase durchgeführt wurde. Bei späteren Kontrollen sank die Filtratfraktion bei diesem Jungen auf 23% ab.

Clearance-Werte bei Kindern mit Niereninsuffizienz (in ml/min/1,73m^2)

	Alter	Diagnose	C_{In}	C_{PAH}	FF	C_{PO_4}	$\%T_{PO_4}$
W.K.	11. J.	Chron. Glom.-neph.	18,5	14o	13,2%	2,36	87,2%
J.Sch.	15 J.	"	27,o	181	14,9%	8,47	68,6%
W.Schi.	11 1/2 J.	Chron. Pyeloneph.	6,5	24,6	26,4%	-	-
A.G.	1 J 4 Mon.	Subak. Glom.-neph. m.nephrot. Syndr.	8,3	27,6	3o,o%	5,7	3o,8%
W.Schn.	3 Mon.	Nieren-dysplasie	58,o	2o5	28,3%	15,6	72,7%
St.G.	3 1/2 Mon.	"	17,o	49	35,o%	8,5	49,5%
A.Z.	1o J.	akute Anurie	11,o	2o,8	51,o%	5,78	47,5%
R.K.	2 1/4 J.	LOWE-Syndrom	5o,o	283	17,7%	-	-

Tab. 2. Clearance-Befunde bei 8 Kindern mit Nierenerkrankungen verschiedener Genese (vgl. Tabelle 1).

Auch in der Literatur finden sich nur vereinzelt Angaben über ähnlich starke Reduktionen der PAH-Clearance im Verhältnis zur Inulin-Clearance. So berichtete REUBI (14) über einen Fall von Kaliumferrizyanid-Vergiftung mit einer Filtratfraktion von 70% und von einem anderen Fall mit akutem Nierenversagen (15), bei dem eine Filtratfraktion von 80% gemessen wurde. Diese Veränderungen traten aber nur vorübergehend auf und bildeten sich wieder rasch zurück.

Bei Zystinosen sind nur ganz vereinzelt Clearance-Untersuchungen durchgeführt worden. BICKEL (3) berichtete 1955 über einen Säugling, der eine Inulin-Clearance von 80 ml/min und eine PAH-Clearance von 133 ml/min aufwies, so daß sich die Filtratfraktion auf 60,2% berechnen ließ. WORTHEN u. GOOD gaben bei einem Kleinkind eine Filtratfraktion von 40% an und FELLER u. Mitarb. beschrieben einen Zystinose-Patienten mit normaler Inulin-Clearance, bei dem die PAH-Clearance hochgradig reduziert war.

Die letztgenannten Autoren konnten auch die arteriovenöse Differenz von PAH messen und stellten eine hochgradige Reduktion der renalen PAH-Extraktion fest. Dieser Befund ist sehr wichtig, weil er beweist, daß die PAH-Clearance bei der Zystinose nicht mehr als ein Maß des effektiven renalen Plasmastromes aufzufassen ist, sondern nur noch als das einer tubulären Sekretions-Leistung. Das gleiche gilt für die Filtratfraktion, die in fortgeschrittenen Fällen der Zystinose nur noch einen Quotienten zwischen glomerulärer und tubulärer Leistung darstellt.

Da die Para-amino-hippursäure normalerweise im Bereich des proximalen Tubulus sezerniert wird, spricht die hochgradige Reduktion der PAH-Clearance bei der Zystinose für eine starke Beeinträchtigung der Funktion dieses Tubulus-Abschnittes. An der gleichen Stelle des Nephrons werden Glukose, Phosphate und Aminosäuren reabsorbiert. Bei der Zystinose tritt also neben der Hemmung der Rückresorption dieser Stoffe, die zu einem renalen Amino-Gluko-Phosphat-Diabetes führt, auch noch die Hemmung der tubulären PAH-Sekretion. Bei anderen Formen des De TONI-DEBRE-FANCONI-Syndroms, z.B. beim M. WILSON (2, 17), bei der Glykogenose (eigene Beobachtung) oder beim sog. idiopathischen De TONI-DEBRÉ-FANCONI-Syndrom (1o), scheint diese Hemmung der PAH-Sekretion nicht vorzuliegen, was differentialdiagnostisch wichtig werden könnte. Lediglich bei einem Fall von Myelom-Niere mit FANCONI-Syndrom wurde eine gleich starke Reduktion der PAH-Sekretion beschrieben (2).

Zusammenfassung und Schlußfolgerung

Zusammenfassend können wir also feststellen, daß die Standard-Clearance-Untersuchungen mit Inulin und PAH bei Patienten mit Zystinose eine charakteristische Schädigung der Nierenfunktion erkennen lassen. Diese ist umso stärker ausgeprägt, je länger der Krankheitsprozeß dauert. Die Veränderungen bestehen in einer starken Dissoziation der glomerulären und tubulären Funktionen: die PAH-Clearance sinkt hochgradig und frühzeitig ab, während sich die Inulin-Clearance nur langsam erniedrigt. Die Filtratfraktion steigt daher auf extreme hohe Werte über 1oo% an. Diese Veränderungen sind Ausdruck der hochgradigen glomerulo-tubulären Imbalance, die bei der Zystinose besteht, und die das Leben der Patienten ständig bedroht.

Literatur

1. BAAR, H.S. and BICKEL, H.: Acta paediat. 42 Suppl. 9o, 171 (1952)

2. BEARN, A.G., YÜ, T.T. and GUTMAN, A.B.: J. Clin. Invest. 36, 11o7 (1957)

3. BICKEL, H.: Helv. paediat. Acta 1o, 259 (1955)

4. BICKEL, H., SMALLWOOD, W.C., SMELLIE, J.M. and HICKMAN, E.M.: Acta paediat. 42 Supp. 9o, 9 (1952)

5. BRODEHL, J., HAGGE, W. und GELLISSEN, K.: Ann. paediat. (Basel) 2o5, 131 (1965)

6. CLAY, R.D., DARMADY, E.M. and HAWKINS, M.: J. Path. Bact. 65, 551 (1953)

7. FELLERS, F.X., KO, K.W. and NICOLAIDOU, M.: Amer. J. Dis. Child. 1oo, 588 (196o)

8. FREUDENBERG, E.: "Cystinosis" Ergeb. inn. Med. Kinderheilk. N.F. 1o, 481 (1958)

9. HAGGE, W. und BRODEHL, J.: IV. Symposium Gesellschaft f. Nephrologie 23.-25.9.65, Saarbrücken

1o. ILLIG, R. und PRADER, A.: Helv. paediat. Acta 16, 622 (1961)

11. JACKSON, J.D., SMITH, F.G., LITMAN, N.N., YUILE, C.L. and LATTA, H.: Amer. J. Med. 33, 893 (1962)

12. LINNEWEH, F.: "Zystinose" in "Erbliche Stoffwechsel-krankheiten". Urban und Schwarzenberg, München-Berlin, 1962

13. LINNEWEH, F., SCHAUMLÖFFEL, E., GRAUL, E.H., HUNDESHAGEN, H., KIRSTEN, E. u. R. und BARTHELMAI, W.: Klin. Wschr. 42, 999 (1964)

14. REUBI, F.: "Nierenkrankheiten". Med. Verlag Hans Huber, Bern-Stuttgart, 196o

15. REUBI, F.: "Clearance Tests in Clinical Medicine". Charles C. Thomas Pub. Springfield, Illionois, U S A

16. SIROTA, J.H. and HAMERMAN, D.: Amer. J. Med. 16, 138 (1954)

17. WALLIS, L.A. and ENGLE, R.L., jr.: Amer. J. Med. 22, 13 (1957)

18. WEBER, H.: Helv. paediat. Acta 8, 348 (1953)

19. WEBER, H. und HAGGE, W.: Arch. Kinderheilk. 168, 11o (1963)

2o. WILLENBOCKEL, U. und LINNEWEH, F.: Ann. paediat. (Basel) 2o2, 453 (1964)

21. WORTHEN, H.G. and GOOD, R.A.: Amer. J. Dis. Child. 95, 653 (1958)

22. WORTHEN, H.G. and GOOD, R.A.: Amer. J. Dis. Child. 1o2, 494 (1961)

Diskussion:

MERTZ: Filtrationsfraktionswerte über 1oo% sind sicherlich virtuelle Größen und stellen selbst im schlechtesten Fall für die tubuläre Sekretionsleistung keinen Anhalt mehr dar. Wenn die tubuläre Sekretion aufhört, so entspricht die Extraktion von PAH derjenigen des Inulin, d.h., die Inulin-Clearance ist gleich der PAH-Clearance. Wenn Sie solch kleine Differenzen zwischen Inulin- und PAH-Clearance haben, so liegt das wahrscheinlich im Bereich der methodischen Fehlergrenze. Ich glaube daher kaum, daß die Filtrationsfraktion hier als solche noch gelten kann. Wenn tatsächlich noch eine Sekretion stattgefunden hat, so müßte die Filtrationsfraktion auf jeden Fall Werte unter 1oo% aufweisen. Und das würde bedeuten, daß in Ihrem Fall überhaupt keine Sekretion mehr stattgefunden hat.

BOHLE: Ich meine, man könnte die Befunde doch recht gut erklären, wenn man das anatomische Substrat zugrundelegt. Es ist bekannt, daß bei der Zystinose am Tubulus "Schwanenhals"-Schäden auftreten (DARMADY u. Mitarb., FARQUHAR). Durch Mikrodissektion ist gesichert, daß ein großer Teil des proximalen Tubulus überhaupt keine normalen Epithelien hat, sondern Zellen, die wie Endothelien aussehen. Wenn sich der Befund von Herrn BRODEHL als regelmäßig erweisen sollte, könnte ich als Pathologe mir die Minderung der PAH-Clearance durchaus erklären.

PETERS: Nein, PAH kann nicht zurückdiffundieren, wenn keine Konzentrationsgradienten vorhanden sind.

THURAU: Man kann sagen, es wird noch Wasser resorbiert. Man sollte den Begriff der glomerulär-tubulären Balance eigentlich für das Verhältnis Filtrat und Reabsorption, nicht aber für Filtrat und Sekretion verwenden, damit keine Begriffsverwirrung entsteht.

BRODEHL: Das ist selbstverständlich. Ich habe auch keine weiteren Schlußfolgerungen daraus gezogen, daß eventuell eine Rückresorption von PAH stattfindet, Es ist möglich, daß auch die Eiweißbindung des PAH eine Rolle spielt. Ich weiß nicht, welche weiteren Schlüsse zu ziehen sind, ich kann nur sagen, daß in diesen Fällen die PAH-Extraktion extrem gesteigert war.

WATSCHINGER: Vielleicht läßt sich das Problem lösen, wenn Herr BRODEHL die Plasma-Werte der PAH nennt. Es wäre möglich, daß eine sogenannte Selbsterniedrigung der Clearance bei dieser schlechten Funktion vorhanden war. Dadurch würde sich alles erklären lassen.

BRODEHL: Die PAH-Plasma-Konzentration war bei den ersten Untersuchungen selbstverständlich höher, da wir nicht wußten, daß die PAH-Clearance so niedrig war. Sie betrug bei dem einen 7 mg%, bei den anderen zwischen 2 und 4 mg%.

PETERS: Wenn das U/P-Inulin, wie Herr BRODEHL sagt, bei 2 liegt, dann kann man annehmen, daß durch die Einengung des Filtratvolumens nicht nur die filtrierte PAH-Menge, sondern möglicherweise auch das im mittleren Drittel des proximalen Tubulus sezernierte PAH konzentriert wird. Dadurch entsteht für PAH ein Konzentrationsgradient, entlang dem es diffundieren kann. Daraus kann eine sehr niedrige PAH-Clearance resultieren. Es muß also nicht unbedingt ein Messfehler sein, wie Herr MERTZ annimmt.

Probleme der Langzeitdialyse bei fortgeschrittener chronischer Niereninsuffizienz

SCHELER, Fr., QUELLHORST, E., HÖFFLER, D., WIGGER, W. und WILLMS, B.

Es ist das Verdienst von SCRIBNER und seiner Arbeitsgruppe, gezeigt zu haben, daß eine intermittierende Langzeitdialyse auch bei chronischen Nierenerkrankungen im Endstadium prinzipiell möglich ist. Neben sehr hoffnungsvollen Berichten gibt es aber auch aus den USA sehr skeptische Mitteilungen über den Wert einer intermittierenden Dauerdialyse. In Deutschland stand man bis vor kurzem der intermittierenden Langzeitdialyse zurückhaltend bis ablehnend gegenüber, weshalb unsere Erfahrungen im Vergleich zu den Arbeitsgruppen in den USA und England sehr spärlich sind. U. E. können folgende Fragen im Augenblick noch nicht verbindlich beantwortet werden:

1. Gibt es tatsächlich auch für die breite Anwendung Shunt-Verfahren, die eine jahrelange extrakorporale Hämodialyse ermöglichen?
2. Welche Dialysatoren erweisen sich als die geeignetsten für eine Dauerdialyse?
3. Lassen sich durch eine ausreichende Dialysebehandlung Komplikationen, die mit der ausgefallenen Nierenfunktion im Zusammenhang stehen (Anämie, Neuropathie, Arthritis, Hochdruck, Herzinsuffizienz) reduzieren oder gar vermeiden?

Die Mitteilung unserer eigenen bisherigen Erfahrungen kann selbstverständlich die aufgeworfenen Fragen nicht beantworten. Wir sind aber der Meinung, daß nicht nur theoretische Überlegungen, sondern letztlich die klinische Erfahrung eine Entscheidung über den Wert der Langzeitbehandlung gestattet, weshalb die an verschiedenen Stellen gesammelten Erfahrungen ausgetauscht werden sollten; dabei muß Wert darauf gelegt werden, daß nicht nur einzelne günstige Beobachtungen, sondern alle auftretenden Komplikationen erörtert werden.

Wir begannen mit dem Versuch einer Langzeitbehandlung, nachdem wir mehrere hundert Hämodialysen bei Patienten mit akutem Nierenversagen durchgeführt hatten, und nachdem wir bei einer Reihe von Patienten mit fortgeschrittener Niereninsuffizienz durch eine zeitlich befristete Dialyse Besserungen erzielten. Eine systematische Auswahl der Patienten erfolgte zwar nicht, doch achteten wir auf Alter und Schwere eines evtl. bestehenden Hochdrucks. Wir berichten über insgesamt 8 Patienten, von denen 6 leben.

Um die Wirkung einer Dauerdialysebehandlung beurteilen und mit den Ergebnissen anderer Untersucher vergleichen zu können, wurden die während der Dialyse eintretenden Änderungen möglichst genau erfaßt. Für die Behandlung der intermittierenden Dialysebehandlung verwendeten wir bisher ausschließlich die Travenol-Niere. In einer Serie von 14 Routinedialysen bestimmten wir vor und nach der 4 1/2 Std dauernden Dialyse folgende Werte: Harnstoff-N, Plasma-Kreatinin, anorgan. Phosphat, Standardbikarbonat, arterielles pH, arterielles pCO_2, die Plasma-Elektrolyte Na, K, Cl, Ca, die Glucose im Blut, außerdem Laktat, Pyruvat, Laktat-DH.

Es ergibt sich, daß bei unseren Patienten der Harnstoff-N zwischen 48 - 13o mg% zu Beginn und zwischen 35 - 65 mg% am Ende der Dialyse schwankte; beim Kreatinin liegen die entsprechenden Werte zwischen 9 - 2o mg% und 4 - 1o mg%, beim anorganischen Phosphat zwischen 3.8 - 7.2 mval/l und 2.6 - 5.4 mval/l.

Die Extremwerte der Elektrolyte im Plasma betrugen beim Kalium maximal 7 mval/l, beim Chlorid maximal 115 mval/l und beim Calcium als Minimum 7.5 mg%. Diese Störungen wurden während der Dialyse immer vollständig ausgeglichen. Das Standardbikarbonat betrug vor der Dialyse 12 - 18 mval/l und stieg auf 16 - 24 mval/l am Ende der Dialyse an. Das arterielle pH stieg von 7.22 - 7.33 auf 7.38 - 7.5o. Demgegenüber blieb pCO_2 vor und nach der Dialyse erstaunlicherweise mit 2o - 34 mm Hg bzw. 22 - 35 mm Hg auf gleicher Höhe. Trotz des Anstieges des extrazellulären pH in den alkalischen Bereich bestand die als Folge der metabolischen Acidose aufgetretene Hyperventilation mit sekundärer Erniedrigung des pCO_2 fort. Die Blutzuckerwerte lagen bei den nicht nüchternen Patienten im Bereich von 6o - 18o mg% vor der Dialyse, sie blieben am Ende der Dialyse trotz des Glucosezusatzes von 3oo mg% zur Spüllösung im gleichen Bereich. Laktat und Pyruvat waren vor und nach der Dialyse im Normbereich. Lediglich bei der Laktat-DH fiel am Ende der Dialyse eine Tendenz zu erhöhten Werten auf, wobei allerdings die obere Grenze des Normbereichs nur einmal geringfügig überschritten wurde. Immerhin ist dies Verhalten ein Hinweis, daß mit einer gewissen Hämolyse bei der Travenol-Niere (Blutpumpe?) gerechnet werden muß.

Eine Beeinflussung des Blutdrucks war erst bei einer während der Dialyse erfolgten Gewichtsabnahme von mindestens 4 % des Körpergewichtes festzustellen.

Im allgemeinen konnten wir mit der intermittierenden Hämodialyse die Patienten in einem zufriedenstellenden Allgemeinzustand halten. In einem normalen Arbeitsprozeß steht allerdings kein Patient. Die Frauen versehen aber teilweise ihren Haushalt und überwachen ihre Kinder. Z. T. kommen die Patienten im eigenen PKW zur Dialyse. Bei den meisten bestand zu Beginn der Dialyse ein schwerer urämischer Zustand, der zunächst durch Peritonealdialysen überbrückt wurde.

Besondere Schwierigkeiten bereiteten uns: Shunt-Komplikationen und neurologische Komplikationen.

Wir verwendeten insgesamt 9 Original-Scribnershunts und 8 selbst entwickelte Shunts, über die wir an anderer Stelle ausführlich berichten. Das wiederholte Anlegen eines Shunts war bei 3 Patienten notwendig. "Clotting" und Infektionen sind die bisher nicht zu vermeidende Komplikationen.

Bei fast allen Patienten bestand zumindest vorübergehend Hautjucken. Eine Abhängigkeit von der Dialysehäufigkeit läßt sich beobachten. Parästhesien werden vorübergehend von 5 Patienten angegeben. Schwere Hinterstrangsymptome mit peripheren Lähmungen beobachteten wir bei 1 Patienten. Die neurologischen Komplikationen könnten Ausdruck eines ungenügenden Dialyseeffektes sein; tatsächlich meinten wir eine Besserung von Parästhesien in Abhängigkeit von der Dialysedauer beobachten zu können.

Bei unseren Befunden fällt auf, daß durch die Verwendung der Travenol-Niere die metabolische Acidose sich immer wieder schnell entwickelt, daß insbesondere eine Beeinflussung der intrazellulären Acidose praktisch nicht erreicht wird, wie man aus der unveränderten Atemstimulation schließen könnte. Am wenigsten bedeutsam scheint uns der Einfluß des Harnstoff-N auf die neurologischen Symptome zu sein, da es mit der Travenol-Niere leicht gelingt, die Harnstoff-N-Werte in einem Bereich unterhalb von 1oo mg% zu halten, der offenbar bei vielen Patienten mit chronischer Niereninsuffizienz über viele Jahre hindurch gut toleriert wird.

Die bisher erzielte Lebensverlängerung bei Patienten mit Niereninsuffizienz im Endstadium ermutigt dazu, dieses Behandlungsverfahren weiter zu verbessern.

Die intermittierende Dauerdialysebehandlung chronisch Nierenkranker

Erfahrungsbericht über 22 Monate (1.11.1963 - 1.9.1965)

GURLAND, H.J., EDEL, H.H. und RENNER, E.

Seit der ersten Veröffentlichung von SCRIBNER u. Mitarb. (11), die eine Möglichkeit aufzeigt, chronisch Nierenkranke durch intermittierende Dauerdialysebehandlung über längere Zeit am Leben zu erhalten, sind 5 1/2 Jahre vergangen. Inzwischen haben zahlreiche Dialyse-Zentren in Amerika und einige in Europa mit dieser neuen Behandlungsform Erfahrungen sammeln können. Die darüber vorliegenden Publikationen lassen sich in der Beurteilung des Erfolges in zwei Gruppen einteilen: Die eine, die vorwiegend über Anfangserfahrungen berichtet, sieht die mit der Methode verbundenen Komplikationen pessimistischer (1, 2, 5, 9, 12); die andere - an ihrer Spitze die beiden Arbeitsgruppen in Seattle - bringt wesentlich günstigere Gesamtergebnisse (3, 4, 6, 7, 1o). In dieser Gruppe wird die Methode als eine das Versuchsstadium durchlaufene, klinisch erprobte Behandlungsform bewertet (1o).

Diesen unterschiedlichen Resultaten entsprechen die Beobachtungen FUNCK-BRENTANO's (3) an einem verhältnismäßig großen Krankengut, nämlich 29 Patienten, bei denen ausschließlich im Hinblick auf eine Transplantation in Zeiträumen von o,5 bis 1o Monaten eine Dauerdialysebehandlung durchgeführt wurde. Bei 13 dieser Kranken konnte vor allem in den ersten 4 Behandlungsmonaten eine entscheidende Besserung der zuvor bestehenden Symptome beobachtet werden, während bei den anderen 16 Patienten - trotz ausreichender Dialysen - besonders neurologische und cardiovaskuläre Beschwerden den Verlauf komplizierten. Wie auch zahlreiche andere Autoren, kommt FUNCK-BRENTANO an Hand dieser Beobachtung zu dem Schluß, daß die von SCRIBNER bei Behandlungsbeginn geforderten strengen medizinischen Auswahlkriterien die beste Voraussetzung für den Erfolg einer auf lange Sicht geplanten Dialysetherapie darstellen. Ein unkritisch ausgewähltes Patientengut dagegen führt zwangsläufig zu unbefriedigenden Ergebnissen; dies gilt insbesondere für Patienten mit kardiovaskulären Komplikationen.

Von den 4 eigenen Fällen würde lediglich unsere erste Patientin, der nun schon seit November 1963 durch Dauerdialysen ein Weiterleben ermöglicht wird, den in Seattle geforderten Voraussetzungen entsprochen haben. Der zweite Patient wurde nach 6 Dialysen an der Medizinischen Poliklinik der Universität Freiburg (Direktor: Prof. Dr. med. H. SARRE) in unser chronisches Programm übernommen, und bei zwei weiteren Kranken unserer Klinik wurde, obgleich sie nur bedingt die geforderten Kriterien erfüllten, vor 6 und 4 Monaten mit der Behandlung begonnen.

Alle 4 Patienten haben einen Bypass nach SCRIBNER in der von QUINTON u. Mitarb. (8) angegebenen Modifikation am linken Unterarm. Die Dialysen führten wir mit der Zwillingsspulenniere nach KOLFF-WATSCHINGER (Travenol) durch, wobei wir pro Patient und Behandlung jeweils nur die halbe Spule verwandten (Dialysierfläche o,95 m^2; Auffüllvolumen 5oo ml). Dadurch konnten wir bei ausreichenden Hämoglobin= und Hämatokritwerten bei jeder zweiten Dialyse auf eine Fremdblutzufuhr verzichten. Spüllösungswechsel= und Zusammensetzung wurden in üblicher Weise den gegebenen Verhältnissen angepaßt. Anschluß der Patienten an die künstliche Niere sowie Überwachung und Beendigung der Dialysen wird bei uns von speziell ausgebildeten Krankenschwestern übernommen. Für den Fall einer Komplikation ist für die Dauer der Behandlung ein mit der Hämodialyse vertrauter Arzt im Hause abrufbereit.

Pat. Nr.	Geschl.	Alter	Dia-lysen	Behand-lungs-mon.	Diagnose	Körper-gewicht kg	Dialysedauer in h/Woche		Ausscheidungs-menge in ml/24h	
							Beginn	1.9.65	Beginn	1.9.65
1.	♀	28	115	22	chron.Pyelo-nephritis	52,o	5	9	15oo	9oo
2.	♂	56	47	1o	Zystenniere	85,o	6	12	12oo	8oo
3.	♀	29	27	6	chron.Pyelo-nephritis bei Dysplasie	6o,o	9	9	4oo	2oo
4.	♀	32	25	4	chron.Glomeru-lonephritis	48,o	9	9	1ooo	4oo
Zusammen			214	42						

Tab. 1.

In den vergangenen 22 Monaten, die bei unseren 4 Patienten 42 Behandlungsmonate ergeben, wurden insgesamt 214 intermittierende Dialysen durchgeführt (Tab. 1). Dabei waren Frequenz und Dauer der Dialysen in Abhängigkeit von Körpergewicht und Diurese von Fall zu Fall verschieden. Bei Patientin Nr. 1 war im ersten Behandlungsjahr nur eine 5-stündige Dialyse pro Woche erforderlich. Doch nahm bei all unseren Patienten die Ausscheidungsmenge seit Behandlungsbeginn um teilweise mehr als 5o% ab. Diese Abnahme der Diurese beruht im wesentlichen auf einer Progredienz des renalen Grundleidens. Hierbei handelt es sich um eine Beobachtung, die mit den Erfahrungen anderer Zentren übereinstimmt. Wir dialysieren jetzt jeden Patienten 3 mal in 2 Wochen jeweils 6 bzw. 8 Stunde. Dabei gelingt es, die Werte für Rest-N und Kreatinin um rund 45% zu senken.

Pat. Nr. Geschl.	Alter	Dialysen	Behandlungsmon.	Shunt-Komplikationen Insgesamt	Thrombosierung	Infektion	Blutung
1.♀	28	115	22	4	4	o	o
2.♂	56	47	1o	1	1	o	o
3.♀	29	27	6	2	1	1	o
4.♀	32	25	4	2	o	1	1
Zusammen		214	42	9	6	2	1

Tab. 2.

Komplikationen von seiten der Shunts traten bei unseren 4 Patienten insgesamt 9 mal auf (Tab. 2). Im einzelnen wird die Reihenfolge entsprechend der Häufigkeit: Thrombosierung - Infektion - Blutung auch von anderen Autoren bestätigt (3, 4). Bei 6 Thrombosierungen konnte 4 mal durch Streptokinase und je 1 mal durch Urokinase bzw. mechanische Maßnahmen eine ausreichende Rekanalisierung erreicht werden.

Bei partiellem venösen Verschluß oder einem Ventilthrombus im arteriellen Schenkel waren Gefäßdarstellungen zur Lokalisation und Beurteilung nützlich. Bei 2 angiographierten Patienten befand sich der stenosierende Thrombus im Bereich der im Gefäß liegenden Teflon-Spitze. In einem solchen Fall ist zumindest im arteriellen Schenkel eine weitgehend lokale Anwendung von Streptokinase durchführbar, wobei hier auch die Möglichkeit einer wiederholten Anwendung dieses Antigens ohne die sonst vorhandenen Risiken gegeben wäre. Eine Infektion im Shunt-Bereich trat bei 2 Patientinnen auf und konnte durch Ruhigstellung des Handgelenks und Antibiotikagaben beherrscht werden. In einem Fall erforderte eine Blutung nach 4 Monaten die operative Revision der Ligaturen an der Arterie.

Bei einem Vergleich der von einigen bekannten Dialysezentren (Tab. 3) angegebenen Daten über das Vorkommen von Thrombosierung, Infektion und Blutung, erwiesen sich diese - bezogen auf die Behandlungsmonate - als etwa gleich häufig. Entsprechend ist die gesamte Komplikationsrate der einzelnen Zentren annähernd gleich groß. Unterschiedlichere Ergebnisse zeigen sich dagegen für die Zahl der Shunt-Erneuerungen. Bei all unseren Patienten ist noch der erste Shunt funktionstüchtig. Das längste komplikationsfreie Intervall eines unserer Patienten betrug 12,5 Monate.

Während in früheren Veröffentlichungen vorwiegend die mit der Erhaltung des Bypass verbundenen Schwierigkeiten als limitierender Faktor der Dauerdialysetherapie angesehen werden, kommt in neueren Arbeiten (7) den klinischen Komplikationen und deren Therapie grössere Beachtung zu. Bei unseren Patienten zeigten sich bisher weder Symptome einer Polyneuropathie noch pathologische Veränderungen im Bereich des Knochen= und Gelenkapparates, wie sie bei Dauerdialysepatienten beschrieben werden (7). Entsprechend sind die Nervenleitgeschwindigkeiten bei 2 Patienten normal und bei den beiden anderen grenzwertig bzw. geringgradig pathologisch verkürzt.

	Pat. Zahl	Behdl. Monate (BM)	Shunt-Komplikationen								Shunt-Erneuerung	
			ins-gesamt	Frequenz in BM	Thrombosierung	Frequenz in BM	Infektion	Frequenz in BM	Blutung	Frequenz in BM	ins-gesamt	Frequenz in BM
MURRAY, J.S. u.Mitarb. Seattle Apr. 1964	11	184	45	4,1	18	1o,2	27	6,8	o	o	13	14,2
GOMBOS, E.A. u.Mitarb. Washington Sept. 1964	4	38	6	6,3	5	7,6	1	38,o	o	o	4	9,5
SCHUPAK, E. u. Mitarb. Boston März 1965	5	33	8	4,1	5	6,6	1	33,o	2	16,5	2	16,5
FUNCK-BRENTANO, J.L. u. Mitarb. Paris Mai 1965	26	6o	23	2,6	1o	6,o	9	6,7	4	15,o	15	4,o
Eigene Fälle	4	42	9	4,7	6	7,o	2	21,o	1	42,o	o	o

Tab

Die Werte der alkalischen Phosphatase liegen bei allen Patienten im Normbereich. Bei 2 zuletzt ins Programm genommenen Patientinnen besteht seit Jahren ein Hypertonus. Obwohl es in beiden Fällen gelingt, durch Antihypertonika, Natriumrestriktion und Ultrafiltration den diastolischen Druck um 100 mm Hg zu halten, hat bei einer Patientin während 6 Behandlungsmonaten die zu Beginn nur geringgradige Herzinsuffizienz bedeutend zugenommen. Eine Entlassung aus stationärer Behandlung war bisher nur für wenige Tage möglich und scheint auch auf lange Sicht nicht in Betracht zu kommen. Die anderen 3 Patienten sind als arbeitsfähig zu bezeichnen, wenn auch 2 von ihnen gelegentlich über Müdigkeit, Kopfschmerzen und Übelkeit klagen.

Zusammenfassung

Die addierte Behandlungszeit von 4 eigenen Dauerdialyse-Patienten ergibt 3 1/2 Jahre und gestattet den Vergleich mit Erfahrungsberichten aus dem amerikanischen Schrifttum. Dabei zeigt sich, daß die Rate der von verschiedenen Autoren angegebenen Shunt-Komplikationen annähernd gleich groß ist, was besonders für die Thrombosierung zutrifft. Von 4 eigenen Patienten sind 3 in der Lage zu arbeiten und weitgehend normales Leben zu führen. Damit zeigen die vorliegenden Ergebnisse, daß der erhebliche finanzielle und personelle Aufwand dieser Behandlungsmethode, die ständige Einsatzbereitschaft, Mühe und Geduld von seiten des Pflegepersonals und der Patienten verlangt, durch eine weitgehende Rehabilitation sicher gerechtfertigt ist. Zur Erreichung dieses Zieles scheint aber eine kritische Patientenauswahl nach medizinischen Gesichtspunkten unerlässlich.

Literatur

1. BROWN, H.W., MAHER, J.F., LAPIERRE, L., BLEDSOE, F., SCHREINER, G.E.: Clinical Problems related to the prolonged artificial maintenance of life by hemodialysis in chronic renal failure. Trans. Amer. Soc. Artif. Int. Organs 8, 281 (1962)

2. BUNN, H.F., STENZEL, K.H., RUBIN, A.L., LUBASH, G.D.: Limited success of intermittent dialysis in chronic renal disease. J. Amer. med. Ass. 188, 785 (1964)

3. FUNCK-BRENTANO, J.L., CHAUMONT, P., PERRIN, D., ZINGRAFF, J., VANTELON, J.: Traitement de l'urémie chronique par hémodialyses répétées. Ed. Méd. Flammarion, Paris (1965)

4. GOMBOS, E.A., LEE, T.H., HARTON, M.R., CUMMINGS, J.W.: One year's experience with an intermittent dialysis program. Ann. Int. Med. 61, 462 (1964)

5. KRETCHMAR, L.H., GREENE, W.M., WATERHOUSE, C.W., PARRY, W.L.: Repeated hemodialysis in chronic uremia. J. Amer. med. Ass. 184, 1o3o (1963)

6. MURRAY, J.S., PENDRAS, J.P., LINDHOLM, D.D., ERICKSON, R.V.: Twentyfive month's experience in the treatment of chronic uremia at an outpatient community hemodialysis center. Trans. Amer. Soc. Artif. Int. Organs 1o, 191 (1964)

7. PENDRAS, J.P., ERICKSON, R.V.: Clinical experience with sixteen patients on chronic hemodialysis. Trans. Amer. Soc. Artif. Int. Organs 11, 238 (1965)

8. QUINTON, W.E., DILLARD, D.H., COLE, J.J., SCRIBNER, B.H.: Eight month's experience with silastic-teflon bypass cannulas. Trans. Amer. Soc. Artif. Int. Organs 8, 236 (1962)

9. RAE, A.I., POMEROY, J., ROSEN, S.M., SILVA, H., SHALDON, S.: Early attempts at rehabilitation of terminal uraemic patients by periodic haemodialysis. Brit. J. Urol. 37, 325 (1965)

1o. SCHUPAK, E., MERRILL, J.P.: Experience with long-term intermittent hemodialysis. Ann. Int. Med. 62, 5o9 (1965)

11. SCRIBNER, B.H., BURI, R., CANER, J.E.Z., HEGSTROM, R., BURNELL, J.M.: The treatment of chronic uremia by means of intermittent hemodialysis: a preliminary report. Trans. Amer. Soc. Artif. Int. Organs 6, 114 (196o)

12. WELZANT, W.R., MERRILL, J.P., CRANE, C., RABELO, A.: Use of the teflon arterio-venous bypass. Trans. Amer. Soc. Artif. Int. Organs 7, 125 (1961)

Diskussion:

POLIWODA: Wie häufig haben Sie die Streptokinase-Applikation wiederholt? Warum sind Sie überzeugt, daß dies nicht schadet? Streptokinase stellt doch ein Antigen dar.

GURLAND: Wir haben Streptokinase generalisiert pro Patient jeweils nur einmal gegeben. Eine wiederholte Gabe erfolgte nur dann, wenn wir sicher sein konnten, daß sie nur lokal appliziert wurde. Dabei wurde zur Beseitigung eines Ventilthrombus die Flüssigkeitsmenge, die der arterielle Schenkel aufnehmen kann, errechnet. Der Schenkel wurde aufgefüllt, 2 Std. abgeklemmt, beim Öffnen der Klemme kam es zum Abfluß, einschließlich des Thrombus.

POLIWODA: Sie sind also auch der Meinung, daß man nicht unbedenklich Streptokinase mehrfach geben kann.

GURLAND: Durchaus. Aber ich bin der Überzeugung, daß die lokale Applikation einen Sonderfall bildet. Bei der Vene ist es etwas anderes; denn dabei lastet der arterielle Druck auf dem Gefäß von der anderen Seite, so daß die Möglichkeit besteht, daß durch das Konzentrationsgefälle eine Diffusion zustande kommt.

LACHNIT: Wie halten Sie es in Ihrem Falle von lokaler Streptokinaseanwendung bei traumatischer arterieller Armthrombose? Behandeln Sie hier nur kurzfristig mit dem Ferment allein, oder schließen Sie eine zeitlich begrenzte Antikoagulantiengabe an? Da die lokal begrenzte Wandschädigung in einem solchen Falle nach wenigen Wochen völlig abgeheilt sein dürfte, würde hier eine relativ kurzfristige Antikoagulantienprophylaxe genügen.

GURLAND: Wir haben nach diesem speziellen Fall, den ich im Röntgenbild zeigen konnte, eine Dicumarol-Therapie eingeleitet, weil wir den Eindruck hatten, daß der arterielle Ausfluß im Laufe der nächsten Tage kleiner wurde. Wir setzten die Antikoagulantienbehandlung vorläufig noch fort.

COTTIER: Es wurde gesagt, daß eine langdauernde, vor allem eine maligne Hypertonie eine Kontraindikation für die Langzeitbehandlung mit der intermittierenden Dialyse darstelle. Ich hatte kürzlich Gelegenheit, bei SKELTON Fälle zu sehen, bei denen eine ehemals maligne Hypertonie vollständig verschwand. Allerdings sind die Maßnahmen bei SKELTON viel strikter als wir sie durchführen; er verabreicht diesen Patienten nur 3/4 l Flüssigkeit/Tag und verordnet absoluten Salzentzug. Ich nehme aus diesem Grunde an, daß auch die maligne Hypertonie keine Kontraindikation für die Langzeitbehandlung mit der intermittierenden Dialyse darstellt.

Zwischenfrage: Hat dieser Patient gar keine Medikamente bekommen?

COTTIER: Vorher ja, aber nach Beginn der Langzeitdialyse wurde die antihypertensive Behandlung abgesetzt. Flüssigkeits- und Salzbeschränkung waren neben der Dialyse die einzigen Maßnahmen.

KLÜTSCH zu GURLAND: 1. Hat der 4. Ihrer Patienten eine Perikarditis gehabt? 2. Ist das evtl. Auftreten einer Perikarditis nach Ihren Erfahrungen vom Rest-N-Anstieg oder von der Dauer der Dialyse abhängig?

GURLAND: Wir haben bisher bei unseren 4.Patienten keine Perikarditis beobachtet. Aber nach unseren Erfahrungen mit anderen Dialysepatienten möchte ich meinen, daß kein unmittelbarer Zusammenhang zwischen der Höhe der Azotämie und dem Entstehen einer Perikarditis zu finden ist.

HEIDLAND: Wir haben kürzlich eine Patientin dialysiert mit einer akuten, urämisch verlaufenden Glomerulonephritis in der Hoffnung, daß sich die Diurese wieder einstellen würde. Die Patientin war ein halbes Jahr komplett urämisch. Wir waren aber gezwungen, 56 Dialysen durchzuführen, um die Patientin frei von urämischen Symptomen zu halten, um keine Perikarditis zu riskieren.

KOCH: Ich möchte über eine Verlaufsbeobachtung zum Thema Blutdrucksenkung bei chronischer Dialyse berichten: Ein 35-jähriger Patient, der uns lange bekannt war, klagte bei einer Harnstoffkonzentration von 36 mMol/l über starken praekordialen Schmerz. Röntgenologische und auskultatorische Hinweise für eine Perikarditis waren zunächst nicht vorhanden. Durch Dialysebehandlung konnte die Harnstoffkonzentration auf 4-5 mMol/l gesenkt werden. Wir konnten aber die Progredienz der Perikarditis mit einem massiven, zunächst rein serösen Erguss nicht verhindern. Es stellte sich eine allgemeine Exsudat- und Transsudatneigung mit Aszites und Pleuraergüssen ein. Wir haben daraufhin durch Ultrafiltration das Körpergewicht um 1o kg gesenkt. Daraufhin gingen sämtliche Ergüsse zurück. Auch der Perikarderguss war röntgenologisch nicht mehr nachweisbar. Der Blutdruck, der bis dahin um 2oo mm Hg systolisch lag, sank auf Werte um 14o mm Hg ab, das Befinden des Patienten besserte sich, Der Blutdruck sank aber dann weiter ab, es entwickelte sich eine komplette Anurie. Nach 3-4 Wochen betrugen die systolischen Blutdruckwerte nur noch 6o mm Hg, ein diastolischer Wert war nicht mehr messbar. Als Ursache stellte sich eine ganz rapide Perikardkonstriktion heraus, die durch eine in tabula nachweisbare, 1-2 cm dicke, fibrinöse Schwarte bedingt war. Die Serum-Harnstoffkonzentration betrug kurz vor dem Tod 4-5 mMol/l Man muß also beim Vorhandensein einer Perikarditis vorsichtig sein, daß eine sich entwickelnde Pericardkonstriktion nicht übersehen wird.

WEISSEL: Es erscheint mir unverantwortlich, Patienten, die wegen Urämie in Dauerdialyse sind, das Lenken eines Kraftfahrzeuges zu gestatten, bzw. sie dazu zu ermutigen. Im Falle eines Unfalles wird der behandelnde Arzt wegen Unterlassung der Sorgfaltspflicht oder gar wegen Gefährdung der Allgemeinheit unangenehmste gerichtliche Folgen zu gegenwärtigen haben.

GURLAND: Prinzipiell stimme ich dem zu. Daß es im Grunde gefährlich ist, weiß ich, aber eine gewisse Mitarbeit und eine gewisse Zuverlässigkeit der Dialyse-Patienten ist ohnehin Voraussetzung.

Zwischenbemerkung: Bei der Vielzahl der Bluttransfusionen, die die Dialyse-Therapie erfordert, ist es ja leicht möglich, daß ein homologer Serum-Ikterus entstehen könnte. Wir haben einen Patienten, den wir jetzt seit 9 Monaten dialysieren, und der im 5. Monat eine bioptisch gesicherte anikterische Hepatitis mit SGOT-Erhöhungen bis 2oo geboten hat. Diese Frage ist auch wegen einer möglichen Infektionsgefährdung des Personals von Bedeutung.

SCHELER: Wir wissen aus Untersuchungen von CREUTZFELD, daß nach Transfusionen in etwa 2o% Hepatitiden oder anikterische Hepatitiden auftreten. Glücklicherweise ist es aber so, daß bei Patienten, die gehäuft Transfusionen bekommen, das Risiko kleiner zu sein scheint.

WATSCHINGER: Auch ich kann sagen, daß es bei der Vielzahl der Dialysen eigentlich relativ wenig zu einer Hepatitis kommt.

KLÜTSCH: Ich möchte das Auditorium fragen, ob jemand noch andere Möglichkeiten einer Shunt-Anbringung kennt?

GURLAND: Es gibt noch die Möglichkeit, einen Shunt an der Wade anzubringen. Dort sind die Gefäße wesentlich grösser, man hat wahrscheinlich auch einen höheren Blutdurchfluß,und die Lebensdauer dieses Shunts soll dort am günstigsten sein.

COTTIER: Es galt bis heute als sacrosankt, die Shunt-Träger nicht zu antikoagulieren. Sicherlich ist im Anfangsstadium der Urämie eine Antikoagulation wegen der hämorrhagischen Diathese unzweckmäßig, aber es ist denkbar, daß nach erfolgreicher, längerer Behandlung eine Antikoagulation nötig wäre. Es ist weiter denkbar, daß die Überlebenszeit der Shunts damit wesentlich gesteigert werden könnte. Wie stehen Sie zu dieser Frage?

GURLAND: Wir haben 2 unserer Patienten unter einer Dauerbehandlung mit Sintrom stehen. Seit der ersten Koagulation, nachdem wir den Eindruck hatten, daß auf einem noch restlich verbliebenen Thrombus sich ein neuer aufbaut. Die Antikoagulantientherapie wird bei einer Patientin bereits über 1 Jahr, bei einem zweiten Patienten seit einigen Monaten ohne irgendwelche Komplikationen bei einem Prothrombinindex von 3o% durchgeführt.

HEIDLAND: Wir haben bei einer Patientin bei einem Prothrombinwert von 30% doch Blutungen im Shunt-Gebiet erlebt und glauben, daß die Prothrombinzeit bei diesen Dauerpatienten über 30%, nach Möglichkeit bei 40 - 50% liegen sollte.

POLIWODA: Die Thromben, die sich im Shunt bilden, sind ja vorwiegend thrombozytäre Abscheidungsthromben, die von Marcumar nicht beeinflußt werden.

Verwendung von Mannit bei akuten und chronischen Nierenschäden

FIGDOR, P.P.

Trotz einer Reihe von Berichten bezüglich eines günstigen Effekts von Mannit auf die Nierenfunktion und einer damit möglichen Verhinderung eines akuten Nierenschadens zeigt sich bei Durchsicht des Schrifttums diesbezüglich keineswegs eine einheitliche Auffassung. Einige Autoren lehnen die Mannittherapie gänzlich ab.

An der Urologischen Universitätsklinik in Wien haben wir einige sehr gute Resultate feststellen können, die uns veranlassen, die Mannittherapie für wertvoll zu halten. Es ist Tatsache, daß es - so leicht dies im Tierexperiment gelingt - am Kranken schwierig ist, die Wirksamkeit der Mannittherapie zu testen (NESBIT, 1962, POWERS, 1964, MOORE, 1964). Wir möchten uns deshalb in diesem Referat lediglich auf Kasuistik beschränken.

Vorerst zu den a k u t e n Nierenschäden.
Es gelingt manchmal mit der Mannitbehandlung, akute Nierenschäden zu verhindern oder zumindest ihren Verlauf günstiger zu gestalten. Dies auch dann, wenn bereits - wie dies öfters in der Klinik der Fall sein wird - eine Zeitspanne von mehreren Stunden zwischen dem Zeitpunkt der Nierennoxe und dem Beginn der Mannittherapie verstrichen ist, obwohl ja im Tierexperiment Mannit eine Stunde nach Setzen des Nieren-Traumas kaum mehr wirksam ist.

<u>Fall 1:</u> Z.F. Verkehrsunfall, offene Frakturen, schwerer Schockzustand (erst nach mehreren Stunden werden ausgeglichene Kreislaufverhältnisse erreicht), Verdacht auf Fettembolie. In den ersten 12 Stunden (Tag 0) 1o ml Harn. In den nächsten 24 Stunden (Tag 1) trotz ausgeglichener Volumsverhältnisse und Blutdruck von 14o/8o nur 5o ml Harn. Am 2. Tag erfolgt ein Mannittest (2 mal 5o ml 25%iges Mannit i.v.); es kommt zu keiner Zunahme der Diurese.

Trotzdem wird am nächsten Tag neuerlich Mannit verabreicht; diesmal in 24 Stunden 7oo ml Harn. Jetzt Beginn einer etwas energischeren Mannitbehandlung; am Tag 4 bereits 2.2oo ml Harn. Rasche Besserung der Nierenfunktion. Am 8. Tag Beginn einer neuerlichen Mannitbehandlung, da es infolge hohen Fiebers zu einer deutlichen Abnahme der Harnmenge und damit wieder zum Ansteigen der Serumkreatininkonzentration gekommen ist. Wieder rasche Zunahme der Harnmenge und Besserung der Nierenfunktion; danach ungestörter weiterer Verlauf.

Auffallend war in diesem Fall die für einen akuten tubulären Schaden relativ hohe Harnkreatininkonzentration und die niedrigen Natrium- und die hohen Kaliumwerte im Harn; es kam zu einem raschen Anstieg der Urea-N-Konzentration im Harn. Sicher lag aber ein schweres akutes Nierenversagen vor: Bereits am dritten Tag ein RN von 16o mg% und ein Serumkreatinin von 17,5 mg%. Auch die relativ langsame Erholung der Nierenfunktion (Kreatinin-Clearance von 3o ml/min erst nach 14 Tagen) spricht für einen schweren Nierenschaden.

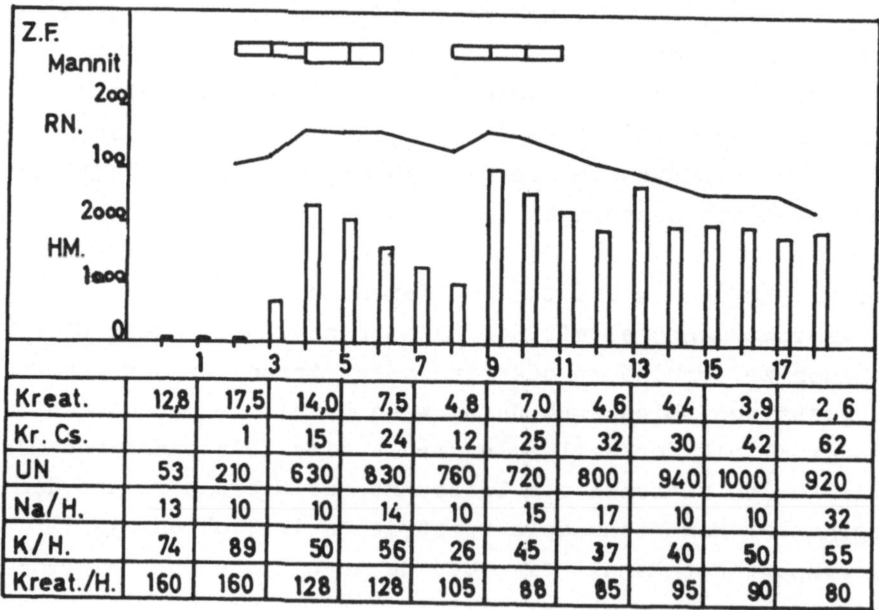

Kreat.	12,8	17,5	14,0	7,5	4,8	7,0	4,6	4,4	3,9	2,6
Kr. Cs.		1	15	24	12	25	32	30	42	62
UN	53	210	630	830	760	720	800	940	1000	920
Na/H.	13	10	10	14	10	15	17	10	10	32
K/H.	74	89	50	56	26	45	37	40	50	55
Kreat./H.	160	160	128	128	105	88	85	95	90	80

Abb. 1. (siehe Text)

Tatsache ist, daß mit der Mannittherapie doch noch eine Diurese und deutliche Besserung der Nierenfunktion zu erzielen war und zwar soweit, daß trotz hohem Katabolismus und dem vorübergehend noch zusätzlichen Vorherrschen von septischen Temperaturen, der Patient keiner Dialysebehandlung bedurfte.

Trotz eigentlich negativem Ergebnis der Mannittestung (am ersten Tag - Tag 2 - keine Diurese und bei der neuerlichen Mannittestung nur langsames Ingangkommen der Diurese) doch noch ein günstiges Resultat. Wir führen deshalb - entgegen den Anweisungen von BARRY (1962) - meist am nächsten Tag nochmals einen Mannittest durch oder versuchen für 1 bis 2 Tage eine vorsichtige Mannittherapie.

Fall 2: J.L., ausgiebige Darmresektion wegen eines Doppelkarzinoms im Dickdarm. Postoperative Oligurie. Vorsichtige Mannittherapie. Langsame Zunahme der Diurese und Abfall von RN und Serumkreatinin trotz bestehender Peritonitis, der der Patient später erliegt.

Es lag ein schwerer akuter Nierenschaden vor (RN von 180 mg%, Serumkreatinin von 14,5 mg%. Nur langsame Zunahme der Diurese; also Fehlen des prompten Ansteigens der Harnmenge auf ein osmotisches Diuretikum). Auch in diesem Fall (deshalb wurden die beiden Fälle hier ausgewählt), die für einen vollentwickelten akuten organischen Nierenschaden eher uncharakteristisch niedrigen Kochsalzwerte im Harn: Natrium 10 bis 12 mÄq/l, Chloride 7 bis 10 mÄq/l; die Harnkaliumkonzentration betrug 20 bis 24 mÄq/l, Urea-N 360 bis 590 mg%, Harnkreatinin 95 mg%. Es sind also die niedrigen Kochsalzwerte nicht etwa Ausdruck einer Harnverdünnung.

Es zeigt dieser Fall, daß mit einem osmotischen Diuretikum, selbst wenn eine Diurese und eine Besserung der Nierenfunktion nur langsam erreicht wird (also keine ideale Mannitwirkung!) sich die Behandlung doch leichter gestaltet. Zunahme der Diurese und Besserung der Nierenfunktion wird bei dem schweren Nierenschaden trotz Vorliegen eines starken antidiuretischen Reizes (Zustand nach grösserem, operativem Eingriff und Vorliegen einer Peritonitis) erzielt.

Weiteres zeigen die Fälle 1 und 2 - wie wir es gelegentlich auch bei anderen Fällen beobachten konnten - daß selbst bei Harnwerten, die vielleicht an ein mehr funktionelles Nierenversagen denken ließen, das Vorliegen eines schweren akuten Nierenversagens nicht immer mit Sicherheit ausgeschlossen werden kann. Deshalb ziehen wir es vor, bei einer schweren, aber typischen extrarenalen Urämie die Verabreichung von Wasser und Elektrolyten mit einer Mannittherapie zu verbinden. Mit dem raschen Erreichen einer ausgiebigen Diurese wird ein schwerer Nierenschaden jetzt leicht auszuschließen sein, und es kann - ohne die Gefahr einer Flüssigkeitsüberlastung - eine energische Infusionsbehandlung begonnen werden. Hierzu

Fall 3: W.A. Leberruptur, stumpfes Bauchtrauma; am zweiten Tag Auftreten einer Dünndarmfistel. Oligurie. Am späten Nachmittag des 8. Tages in sehr schlechtem Zustand auf die Urologische Universitätsklinik transferiert. RN 258 mg%, Serumkreatinin über 1o mg%, schlechte Kreislaufverhältnisse. Harnmengen in den letzten Tagen nicht über 2oo ml/24^{h}.

Es liegt eine schwere Exsikkose vor und sicherlich bereits auch eine Nierenschädigung (ein Serumkreatinin von über 1o mg% ist doch für eine extrarenale Urämie sehr hoch). Deshalb - schwere Elektrolytstörung zusammen mit einem Nierenschaden - wird eine Dialyse für nötig erachtet, die aber aus technischen Gründen - die künstliche Niere stand bei zwei Patienten gerade in Verwendung - auf den nächsten Morgen verschoben werden muß. Infusionsbehandlung, zusätzlich Mannit. Über die Nacht werden 1 1/2 Liter Harn ausgeschieden; der RN fiel auf 2oo mg%, das Serumkreatinin auf 8 mg%. Da die Nieren auf die Behandlung mit einer guten Diurese reagierten, also sicherlich kein schwerer Nierenschaden vorlag, konnte jetzt mit einer energischen Infusionsbehandlung begonnen werden; Infusionsmengen von 7 - 5 - 5 Liter täglich. Rasche Besserung; bereits am dritten Tag normale Elektrolytverhältnisse.

Wieder zu den akuten Nierenschäden: Die Fälle 4 - 6 zeigen den typischen Manniteffekt; mit der Mannittherapie wird rasch eine ausgiebige Diurese und eine deutliche Wendung im Verlauf der Nierenerkrankung erreicht. Bei allen drei Fällen wäre nur hervorzuheben, daß mit der Mannitbehandlung erst relativ spät begonnen werden konnte. Fall 4 (Transfusionszwischenfall (1965/a)) erst am 5. Tag, Fall 5 (Exstirpation eines Nebennierenadenoms bei einem Patienten mit chronischem Nierenschaden) am 4. Tag, Fall 6 (77-jährige Patientin, Anurie nach Cholezystektomie) Mannitbehandlung erst am 5. Tag. Trotz so s p ä t e m Behandlungsbeginn (bei Oligurie und für einen schweren Nierenschaden charakteristischen Laborbefunden) konnte mit Mannit rasch eine ausreichende Diurese und deutliche Besserung der Nierenfunktion erreicht werden. Ein solches Ergebnis unter diesen Bedingungen ist an sich eher selten. Aber es zeigt, daß auch in solchen Fällen eine Mannittherapie versucht werden sollte.

Es ist natürlich günstig, wenn möglichst früh mit der Mannitbehandlung begonnen werden kann. Interessant ist vielleicht der

Fall 7: P.O. Melanom an der unteren Extremität. Perfusionsbehandlung mit Zytostatika. Deutliche Hämolyse. Bereits Stunden nach dem Zwischenfall wurde mit einer Mannittherapie begonnen; ausgezeichneter diuretischer Effekt. Dennoch deutlicher Nierenschaden. Es war also mit der Mannittherapie das Fortschreiten zum organischen Nierenschaden nicht zu verhindern, aber es blieb die Diurese erhalten, ein Phänomen, welches seit Einführung der Mannittherapie anscheinend häufiger zur Beobachtung kommt. Diese Fälle eines akuten Nierenversagens sind gewöhnlich leichter zu behandeln. Es war deshalb in dem Fall enttäuschend, daß trotzdem zweimal, und zwar am 7. und 1o. Tag, dialysiert werden musste. Auch kam es nach der zweiten Dialyse nicht zur Besserung des Allgemeinbefindens des Patienten (der Patient verfiel eher). Der Grund dafür war verständlich. Es zeigten sich ausgedehnte Hautnekrosen an der perfundierten Extremität und die hohe Oberschenkelamputation, welche bereits wenige Stunden nach der Dialyse durchgeführt wurde, ließ umfangreiche Muskelnekrosen erkennen. Nach der Amputation trat rasch eine Besserung auf und zwar interessanterweise nicht nur des Allgemeinbefindens sondern auch der Nierenfunktion. Es unterstreicht dieser Fall die Forderung von TESCHAN (1955), bei Vorliegen eines akuten Nierenschadens unbedingt nekrotisches Gewebe zu entfernen. Es zeigt gerade dieser Fall (mit erhaltener Diurese!), welchen deutlichen Einfluß Toxine aus dem nekrotischen Gewebe auf die Nierenfunktion haben. Trotz Mannittherapie (bei gutem Ansprechen auf diese Behandlung) kam es mit Fortschreiten der Nekrosen zum Rückgang der Diurese und der Clearance; nach der Amputation rasche Besserung der Nierenfunktion und es ließen sich mit kleineren Mannitgaben wesentlich grössere Harnmengen erzielen.

Bei den wenigen hier vorgestellten Fällen (alle zeigten bereits beträchtliche Einschränkung der Nierenfunktion) erwirkte doch bei allen Mannit eine Änderung im Verlauf des akuten Nierenschadens.

Die Mannittherapie ist nicht nur - vom theoretischen Stanpunkt - bemerkenswert, sie scheint uns auch vom Klinischen her gesehen sehr wertvoll. Man sollte deshalb bei jedem Verdacht eines akuten Nierenschadens eine Mannitbehandlung versuchen.

Nach unserer Erfahrung sollte man sich nicht mit der ein- bis zweimaligen Mannitgabe als Test begnügen. Bei negativem Resultat wiederholen wir den Mannittest zumindest noch am nächsten Tag, bevor endgültig von einer Mannittherapie Abstand genommen wird.

Wie bereits an anderer Stelle (1965/b) besprochen, halten wir die Mannittherapie besonders für die postoperative Behandlung chronisch Nierenkranker geeignet, oder besser, wann immer es beim <u>chronischen</u> Nierenschaden durch extrarenale Einflüsse zur deutlichen Verminderung der Nierenfunktion kommt.

Beim Nierengesunden - mit entsprechend großer funktioneller Reserve - kommt es infolge extrarenaler Störungen zu einer gewissen Einschränkung der Nierenfunktion; extrarenale Urämie. Beim chronischen Nierenschaden fehlen solche Reserven. Die Niere antwortet jetzt auf die extrarenale Störung (Exsikkose, Volumsmangel, Kreislaufversagen, ausgedehnte Infektion, Operationstrauma, usw.) mit einem globalen Nierenversagen (1960). Wenn nun die Mannittherapie in der Lage ist, die Verminderung der Nierenleistung, bedingt durch extrarenale Faktoren, aufzuheben, so wird daher gerade beim chronischeh Nierenschaden die Mannittherapie besonders wertvoll sein müssen; nach unserer Erfahrung hat die Mannittherapie die diesbezüglich gestellten Erwartungen erfüllt.

<u>Fall 8:</u> H.E. Einzelniere (Kreatinin-Clearance 30 ml/min), Nierenfistel wegen Harnleiterstenose; bereits neunmal deswegen operiert. Bei der letzten Operation wird eine Uretero-Ileo-Zystostomie durchgeführt. Es kommt zur Peritonitis, an der die Patientin schließlich stirbt.

Mit der Mannittherapie wird trotz des großen Eingriffs und der sich entwickelnden Peritonitis die postoperative Oligurie verhindert und damit eine einigermaßen brauchbare Nierenfunktion erhalten. Der Versuch, die Mannitdosis von 1oo auf 5o Gramm zu senken (Tag 5 und 6), führt sofort zu einer deutlichen Abnahme der Diurese und der Clearance; beträchtlicher Anstieg des Serumkreatinins. Mit der neuerlichen Erhöhung der Mannitmenge steigen Harnmenge und Clearance sofort wieder an; rascher Abfall des Serumkreatinins. Auch den zweiten Eingriff (Relaparatomie) zwei Tage vor dem Exitus) übersteht die Schwerkranke - was die Nierenfunktion anlangt - relativ gut.

Es zeigt sich, wie wichtig es ist, gerade beim chronischen Nierenschaden eine ausreichende Diurese aufrecht zu erhalten, was bei starkem antidiuretischem Reiz (Operation, Peritonitis) ohne Mannit nur schwer möglich ist. Ohne Mannittherapie wäre es - unserer Erfahrung nach - nicht möglich gewesen, die Patientin 14 Tage am Leben zu erhalten; eine Hämodialyse wäre bei dem schlechten Allgemeinzustand technisch nur schwer durchführbar gewesen.

Fall 9: G.R. Ausgußsteine beiderseits. Zweidrittelresektion der rechten Niere. Grösserer operativer Eingriff. Auch hier konnte mit der Mannitbehandlung die Diurese erhalten bleiben. Aber deutlicher Kreatininanstieg und stark eingeschränkte Nierenfunktion; Kreatinin-Clearance 5 bis 6 ml/min. Es kommt jetzt zu einer Reihe von Komplikationen (Abschnitt zwischen den Pfeilen): Septische Temperaturen, Parotitis, schwere Durchfälle, und damit zur Verminderung der Harnmenge und zur weiteren Verschlechterung der Nierenfunktion. Mit grösseren Mannitdosen wieder Ansteigen der Diurese und Besserung der Nierenfunktion (Abb. 2).

Es konnte also mit der Mannitbehandlung selbst bei so niedrigen Clearancewerten diese so schwierige Situation bewältigt werden. Es zeigt also auch dieser Fall, wie wichtig es ist, bei so geringer Nierenleistung eine ausreichende Diurese zu erhalten.

Was mit der Mannittherapie erreicht werden kann, ist natürlich nur eine Besserung der Nierenfunktion, soweit dies auf extrarenaler Ursache beruht; aber dies ist gerade beim chronischen Nierenschaden sehr wichtig.

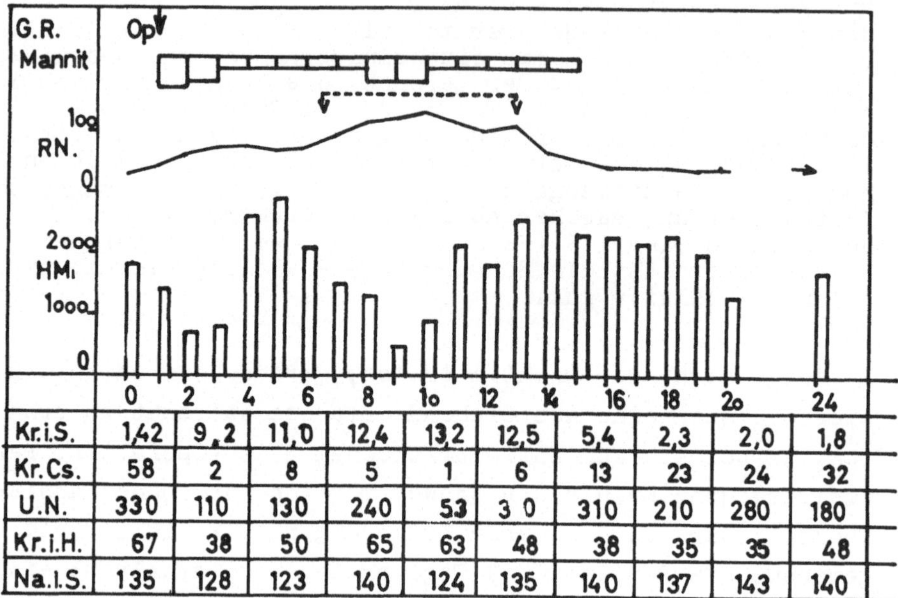

Kr.i.S.	1,42	9,2	11,0	12,4	13,2	12,5	5,4	2,3	2,0	1,8
Kr.Cs.	58	2	8	5	1	6	13	23	24	32
U.N.	330	110	130	240	53	3 0	310	210	280	180
Kr.i.H.	67	38	50	65	63	48	38	35	35	48
Na.i.S.	135	128	123	140	124	135	140	137	143	140

Abb. 2. (siehe Text)

Eine Besserung in der chronisch geschädigten Niere an sich wird natürlich nicht erreicht. Als Beispiel

Fall 1o: (Z.Urol. 1965, Band 58, Seite 81, Abb. 2). Mit Hilfe einer Infusionsbehandlung mit Mannit (das Ziel: die Nierenfunktion vielleicht doch noch vor der Operation zu bessern) erreichte man selbst bei dem schweren Nierenschaden (chron. Pyelonephritis, Nephrolithiasis, Nebenschilddrüsenadenom, Kreatinin-Clearance 1o ml/min) ein Ansteigen der Diurese, aber keine Besserung der Clearancewerte. Es gelang aber, die Oligurie nach der Operation (die ja nach Exstirpation eines Nebenschilddrüsenadenoms gewöhnlich sehr ausgeprägt ist) rasch zu durchbrechen, und so kam es zu keiner wesentlichen, weiteren Einschränkung der Nierenfunktion.

Wir führen jetzt bei deutlich verminderter Clearance keine Eingriffe mehr ohne M a n n i t s c h u t z durch, gerade in der Urologie, wo es sich um Operationen am Harntrakt oder an den Nieren selbst handelt.

Wir operieren jetzt auch bei Clearancewerten, bei denen wir früher eine Operation kaum gewagt hätten. Als Beispiel der

Fall 11: G.G. Beiderseitige Nephrolithiasis, schwerer chronischer Nierenschaden (Kreatininclearance von 5ml/min). Rechte Niere praktisch funktionslos. Links Pyelotomie; ausserdem sind mehrere Nephrotomien und damit das Anlegen einer Nierenstielklemme nötig. Nachblutung. Mit der Hilfe der Mannittherapie trotzdem keine Verminderung der Clearance und Diurese; kein Ansteigen des Serumkreatinins.

Trotzdem bleibt natürlich der operative Eingriff bei so schlechter Nierenfunktion riskant. Damit wiederholen wir nur, was bereits an anderer Stelle (1965/b, d) dargestellt wurde.

Literatur

BARRY, K.G., MALLOY, J.P.: J. Amer. Med. Ass. (1962), 179: 51o "Oliguric renal failure"

BARRY, K.G., MAZZE, R.I., MALLOY, J.P.: Mannitol Symposium 1962, Walter Reed Army Medical Center, pag. 16 "Therapy of acute renal failure in man"

BARRY, K.G., CROSBY, W.H.: Transfusion (1963), 3:34 "The prevention and treatment of renal failure following transfusion reactions"

BOURNE, C.W., CERNY, J.C.: Univ. Michigan Med. Center Journal (1964), 3o:1o9 " The role of mannitol in acute trauma"

DEROT, M., CHARLIER, P., MANGE, F., LEGRAIN, M.: J. Urol. Néphr. (1963), 69:633 "Traitement des oligo-anuries post abortum par une charge osmotique au mannitol"

FIGDOR, P.P.; Z. Urol. (196o), 53:543 "Rückstauung und Nierenfunktion"

FIGDOR, P.P.: Wien. klin. Wschr. (1965/a), 77:32o "Zur Verwendung von Mannit bei Transfusionszwischenfällen"

FIGDOR, P.P.: Z. Urol. (1965/b), 58:81 "Infusionstherapie mit Mannit; die Verwendung von Mannit in der Urologie"

FIGDOR, P.P.: Der Anaesthesist (1965/c), 14:7 "Bemerkungen zur Mannittherapie"

FIGDOR, P.P.: In Druck (1965/d) " Zur Indikation der Haemodialyse in der Urologie"

MOORE, F.D.: Anesthesia and Analgesia (1964), 43:256 "Tris buffer, Mannitol and low viscous Dextran. Three new solutions for old problems"

NESBIT, R.M., CERNY, J.C., HEETDERKS, D.R., KENDALL, A.R.: J. Urol. (Balt.) (1962), 88:331 "Acute renal failure: A rationale of treatment and prevention"

PARRY, W.L., SCHAEFER, J.A., MUELLER, C.B.: J. Urol. (Balt.) (1963), 89:1 "Experimental studies of acute renal failure. I. The protective effect of mannitol"

POWERS, S.R., BOBA, A., HOSTNIK, W., STEIN, A.: Surgery (1964), 55:15 "Prevention of postoperative acute renal failure with mannitol in 1oo cases"

SEITZMAN, D.M., MAZZE, R.I., SCHWARTZ, F.D., BARRY, K.G.: J.Urol. (Balt.) (1963), 9o:139 "Mannitol Diuresis: A Method of renal protection during surgery"

TESCHAN, P.E., POST, R.S., SMITH, L.H., ABERNATHY, R.S., DAVIS, J.H., GRAY, D.M., HOWARD, J.M., JOHNSON, K.E., KLOPP, E., MUNDY, R.L., O'MEARA,M.P., RUSH, B.F.: Amer. J. Med. (1955), 18:172 "Posttraumatic renal insufficieny in military casualties. I. Clinical characteristics"

TESCHAN, P.E.: J. Trauma (1963), 3:181 "Management of patients with posttraumatic renal insufficiency"

Legende zu den Abbildungen:

RN = Reststickstoff im Serum in mg%, HM = 24-Stundenharnmenge in ml, Kreat. = Serumkreatinin in mg%, Kr.Cs. = 24-Stundenkreatininclearance in ml/min, UN = Urea-Stickstoff im Harn in mg%, Kreat./H = Harnkreatinin in mg%, Elektrolyte im Serum oder Harn in mAeq/l bzw. mAeq/24 Stunden.

Diskussion:

SCHÜTTERLE: Warum ziehen Sie Mannit dem Sorbit vor? Sorbit geht doch im Gegensatz zu Mannit in den Stoffwechsel ein, wenn es nicht renal ausgeschieden werden kann. Ausserdem sind nach hochdosierter Mannit-Therapie tubuläre Veränderungen bekannt.

FIGDOR: Mannit gilt als das derzeit wirksamste osmotische Diuretikum, weil es einen kleinen Verteilungsraum hat, nicht tubulär rückresorbiert wird und wohl zum Teil auch deshalb, weil es nicht abgebaut wird, also nicht im Stoffwechsel verschwinden kann. Es gibt Veränderungen im Sinne einer "osmotischen Nephrose"; diese Veränderungen sind rasch reversibel und, wie man annimmt, funktionell ohne Bedeutung.

RENNER: Es ist im Einzelfall natürlich sehr schwierig zu sagen, ob die Mannit-Therapie die Diurese forciert hat oder nicht, da der Kontrollversuch fehlt. Ein abschließendes Urteil wird man erst abgeben können, wenn große Kollektive anurischer Patienten vorliegen.

HEIDLAND: Haben Sie nach Mannit-Gabe das Blut-pH kontrolliert? Unsere Arbeitsgruppe fand bei rascher Applikation von Mannit im hämorrhagischen Schock des Hundes einen starken Abfall des Blut-pH von 7,3o auf 7,1o.

FIGDOR: pH-Bestimmungen haben wir nicht laufend gemacht. Es ist natürlich sehr schwer, die Ergebnisse zu vergleichen. Man hat versucht, einen Fall zu behandeln, den anderen nicht. Aber wir haben ausgerechnet, wenn man mit kleinen Mannit-Dosen operative Eingriffe durchführen würde, so liegt doch der Anfall an akuten Nierenversagen bei ungefähr 1%.

SCHIRMEISTER: In einem Teil Ihrer Fälle kommt die Diurese nach 3-4-tägiger Anurie in Gang. Ausserdem bestehen starke Unterschiede in der Konzentration harnpflichtiger Substanzen im Serum bei den einzelnen Patienten. Man kann Ihre Befunde auch anders deuten. In der Hälfte der von Ihnen dargestellten Verlaufsbeobachtungen, bei denen es am 4. oder 5. Tag unter Mannit zur Diurese kam, kann man vermuten, daß die Diurese auch spontan eingesetzt hätte.

FIGDOR: Es scheint uns nicht wahrscheinlich, daß bei einem Fall zum Beispiel wie der nach dem schweren Unfall, mit hohem Serum-Kreatinin und Rest-N-Werten um 2oo mg%, mit praktischer Anurie bei ausgeglichenen Elektrolyt- und Volumenverhältnissen, am 3. Tag spontan eine ausreichende Diurese, nur zufällig zusammen mit einer Mannit-Therapie einsetzen sollte. Ähnliche Beobachtungen wurden vor uns von BARRY, NESBIT, POWERS u.a. gemacht. Auch wir können dieses Phänomen nicht erklären, es sei denn, es hätte BARRY recht, daß, entgegen den Beobachtungen bei Tierversuchen, in der Klinik sich die Entwicklung vom funktionellen zum organischen Nierenschaden nur langsam vollzöge.
Zu Herrn FRITZ: Vielleicht hat es sich bei unseren Fällen um Patienten nahe dem Punkt Y im bekannten Schema von BARRY gehandelt, also um deutliche, aber noch nicht voll entwickelte organische akute Nierenschäden. Gerade dies müsste ja zu einem Versuch mit der Mannit-Therapie verpflichten. Deshalb wurden diese Fälle ausgewählt um zu zeigen, daß eben manchmal auch zu einem relativ späten Zeitpunkt Mannit noch wirksam ist. Kollektive aufzustellen ist schwierig. POWERS hat 1964 errechnet, daß, bei einem Auftreten eines akuten Nierenschadens nach Operationen von in 1 von 1ooo Fällen, mindestens 3oooo Patienten behandelt werden müssten.

WATSCHINGER: Vielleicht warten wir so lange, bis wir Vergleichsgruppen haben.

KLÜTSCH: Wir haben uns in der Klinik auch wiederholt vom diuretischen Effekt des Mannits bei Oligo-Anurie überzeugen können. Allerdings kann Mannit bei bestehendem Hypertonus auch einmal zu einer akuten Blutdruckkrise führen.

FIGDOR: Wir behandeln chronische Nierenschäden sehr vorsichtig und nur dann, wenn die Möglichkeit einer Dialysebehandlung gegeben ist. Wenn Mannit nicht ausgeschieden würde, können Eklampsie und Anurie sicher verschlechtert werden. Wir sind aber der Meinung, daß wir bei chronischen Nierenschäden, bei denen es etwa in Folge einer Operation zu einem deutlichen Nierenversagen gekommen war, durch die Mannit-Therapie eine Reihe von Patienten die Dialyse ersparen konnten.

WEISSEL: Unlängst ist eine kontrollierte Studie über die Anwendung von Mannitol zur Prophylaxe des akuten Nierenversagens bei chirurgischer Behandlung von Aortenaneurysmen erschienen (LUCK, R.J. and IRVINE, W.T., Lancet, 1965 II, 409). Diese Autoren sahen in der prae- und intraoperativ mit Mannitol behandelten Patientengruppe eine mäßige, aber statistisch signifikante Besserung der postoperativen Nierenfunktion, beurteilt nach Harnmenge, Harnstoffausscheidung und Kreatinin-Clearance.

STREICHER: Wir kommen der Frage der Wertigkeit der Mannit-Behandlung bei der akuten Niereninsuffizienz näher, wenn uns Herr FIGDOR sagt, bei wieviel Fällen die Mannit-Behandlung nicht geholfen hat.

FIGDOR: Die Mannit-Therapie kann die Dialyseverfahren nicht ersetzen. Es gelingt manchmal, den Verlauf eines akuten Nierenversagens deutlich zu ändern, so daß u.U. eine Behandlung mit der künstlichen Niere überflüssig wird.

MERTZ: Trotz des Für und Wider der Mannit-Therapie bleibt doch die empirische Feststellung, daß die Mannit-Gabe in der Frühphase einer Oligo-Anurie sicherlich erfolgreicher ist als in der Spätphase. Zum Verständnis, warum in der Spätphase eine Mannit-Therapie sogar kontraindiziert ist, läßt sich wohl der von THURAU beschriebene Rückkoppelungsmechanismus anführen. In diesem Zustand ist die Natrium-Konzentration am Macula-densa-Segment in der Weise verändert, daß die Vasokonstriktion weiter zunimmt. Unter diesem Gesichtspunkt sind auch die erfolgreichen Berichte von BARRY u.M. zu verstehen.

FRITZ: Nach Untersuchungen von BARRY sowie von MAHER u. LILIENFELD kann man als Mannit-Effekt nur eine Reaktion ansehen, die sofort eintritt, nicht aber, wenn erst nach 2-3 Tagen eine allmählich zunehmende Diurese zustande kommt. Dies ist dann wohl mit grösster Wahrscheinlichkeit kein Mannit-Effekt. MAHER (pers.Mitt.) hat 7 Fälle einer durch

Mannit ausgelösten Anurie beobachtet. Sicher ist diese Osmonephrose reversibel, aber wenn bei völlig fehlender Ausscheidung Mannit weiter gegeben wird, muß man mit solchen Komplikationen rechnen. BARRY hat mit Recht empfohlen, die Mannitwirkung zunächst zu testen und bei fehlender Reaktion die Mannit-Therapie zu verlassen.

SCHIRMEISTER: Alle Überlegungen müssen vom Wirkungsort des Mannit, nämlich vom proximalen Tubulus ausgehen. Um wirken zu können, muß eine gewisse Mannitmenge durch glomeruläre Filtration dorthin gelangen. Wenn Mannit in der akuten Phase zum Zeitpunkt der beginnenden Oligurie gegeben wird, dann ist das Glomerulumfiltrat noch groß genug, daß noch genügend Mannit an den proximalen Tubulus kommt, um die Diurese in Gang zu halten. Diuretische Therapieerfolge in dieser Phase kann man ohne weiteres dem Mannit zuschreiben. Wenn aber Mannit erst am 3. oder 4. Tag einer Anurie diuretisch wirkt, dann heißt das, daß das Glomerulumfiltrat ohnehin wieder grösser geworden ist, so daß Mannit filtriert werden konnte und deshalb wirksam wurde.

STEINHAUSEN: Wir kennen aus dem Experiment auch Übergangszustände, in denen sehr wenig filtriert, aber nahezu das gesamte Filtrat reabsorbiert wird, so daß eine Anurie resultiert. Wenn man in einem solchen Zustand Mannitol gibt, kann es durchaus zur Diurese kommen.

SCHELER: Wir konnten zusammen mit DEETJEN (Verh. 3. Symp. Ges.f. Nephr.) in der Erholungsphase nach akutem Nierenversagen feststellen, daß bei Filtrationsraten von 1o ml/min unter Mannitol wohl ein Anstieg des Urinvolumens, aber eine Zunahme der Harnstoffausscheidung zustande kommt. Unterhalb eines Glomerulumfiltrates von 1o ml/min war überhaupt kein Mannit-Effekt mehr zu erreichen. Eine GFR von 8-1o ml/min ist demnach die Voraussetzung für das Eintreten einer Diurese nach Mannit.

HEIDLAND: Mannit kann im akuten anurischen Zustand auch bei Fehlen glomerulärer Funktionen wirken, wenn es zu einer Zunahme des Herzminutenvolumens führt.

Die renale Clearance der Aminosäuren bei der Cystinose

HAGGE, W. und BRODEHL, J.+

Bei der Cystinose führt die angeborene Stoffwechselstörung zu einer schweren und irreversiblen Schädigung des Nierenparenchyms. Die Schädigung betrifft primär die Nierentubuli (1, 3, 5, 6, 13, 14, 15) und bewirkt u.a. eine Verminderung der tubulären Aminosäuren (=AS) - Rückresorption, wodurch eine Hyperaminoacidurie entsteht.

Normalerweise werden 98 - 1oo% der glomerulär filtrierten AS im proximalen Tubulus rückresorbiert. Nur Glycin (95 - 98%)und Histidin (9o-95%) weisen eine etwas geringere Rückresorptionsrate auf (7, 12), während für Taurin unterschiedliche Werte zwischen 88 und 99% angegeben werden (vgl. 1o). Säuglinge und vor allem Frühgeborene scheiden relativ vermehrt AS aus (8).

Wir haben bei drei Kindern mit Cystinose die renalen Veränderungen im AS-Transport untersucht, um Einblicke in den Verlauf der Erkrankung zu gewinnen. Die Kinder, über deren Inulin- und PAH-Clearances auf diesem Symposium bereits kurz berichtet wurde (4), waren bei der Untersuchung 4 1/2 Monate (D.B.), 4 Jahre (D.S.) bzw. 7 1/2 Jahre alt. Sie standen also in verschiedenen Stadien der Erkrankung (vgl. 5): der Säugling D.B. hatte eine normale Inulin-Clearance von 121,5 ml/min/1,73 m^2, die beiden anderen Kinder zeigten mäßig starke bis hochgradige Einschränkung der glomerulären Filtration (D.S.: C_{In} = 28,7 ml/min/1,73 m^2; D.K.: C_{In} = 3,o ml/min/1,73 m^2). Bei den Kindern wurden die Clearances von 19 einzelnen AS (Taurin = Tau, Asparaginsäure = Asp, Threonin = Thr, Asparagin = $AspNH_2$ (Thr und $AspNH_2$ konnten leider nicht getrennt werden), Serin = Ser, Glutaminsäure = Glu, Prolin = Pro, Glycin = Gly, Alanin = Ala, Valin = Val,

+ Mit Unterstützung der Deutschen Forschungsgemeinschaft

Cystin = Cys, Methionin = Met, Isoleucin = Ileu, Leucin = Leu, Tyrosin = Tyr, Phenylalanin = Phe, Ornithin = Orn, Lysin = Lys, Histidin = His, Arginin = Arg) untersucht, wobei gleichzeitig die Inulin-Clearance zur Berechnung der glomerulär filtrierten Menge mitbestimmt wurde. Die Bestimmung der AS im Serum und im Harn erfolgte mit dem Aminosäuren-Auto-Analyser der Fa. TECHNICON (zur Methodik vgl. 11). Die Clearance-Untersuchungen wurden morgens im Nüchternzustand nach den Standardmethoden vorgenommen. Es werden hier die Werte der AS-Ausscheidung (µg/min/1,73 m^2) und der AS-Clearances (ml/min/1,73 m^2) sowie die der prozentualen tubulären AS-Rückresorption ($\%T_{AS}$ = 1oo $(1- \frac{C_{AS}}{C_{In}})$ mitgeteilt, eine detaillierte Veröffentlichung erfolgt an anderer Stelle (11).

Ergebnisse

Die Ergebnisse sind in den Abbildungen 1 u.2 dargestellt. Die Werte der Cystinose-Kinder sind den jeweiligen Normalwerten gegenübergestellt, wobei die Normalwerte von drei nieren- und stoffwechselgesunden Kindern im Alter von 5 - 11 Jahren mit der gleichen Methodik gewonnen wurden. Die schwarzen Säulen stellen die Maximalwerte der normalen Kinder dar, die weißen Säulen repräsentieren die Werte des Säuglings D.B., die schräg schraffierten Säulen die des 4-jährigen D.S. und die punktierten Säulen die des 7 1/2 Jahre alten Jungen D.K.

Die Hyperaminoacidurie war bei dem jüngsten Patienten D.B. mit der normalen Inulin-Clearance am stärksten ausgeprägt (Abb. 1). Die Summe der 19 mit dem Harn ausgeschiedenen AS betrug 5255 µg/min/1,73 m^2. Beim 2. Jungen D.S. lag die AS-Ausscheidung deutlich niedriger (Summe der 19 AS = 2949 µg/min/1,73 m^2) und beim 3. Kind mit der hochgradigen glomerulären Insuffizienz lag sie mit 459 µg/min/1,73 m^2 bereits im Normbereich.

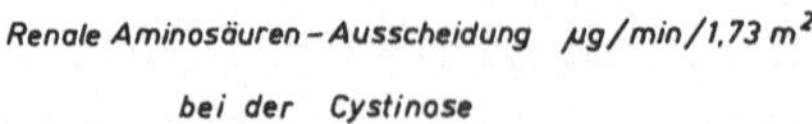

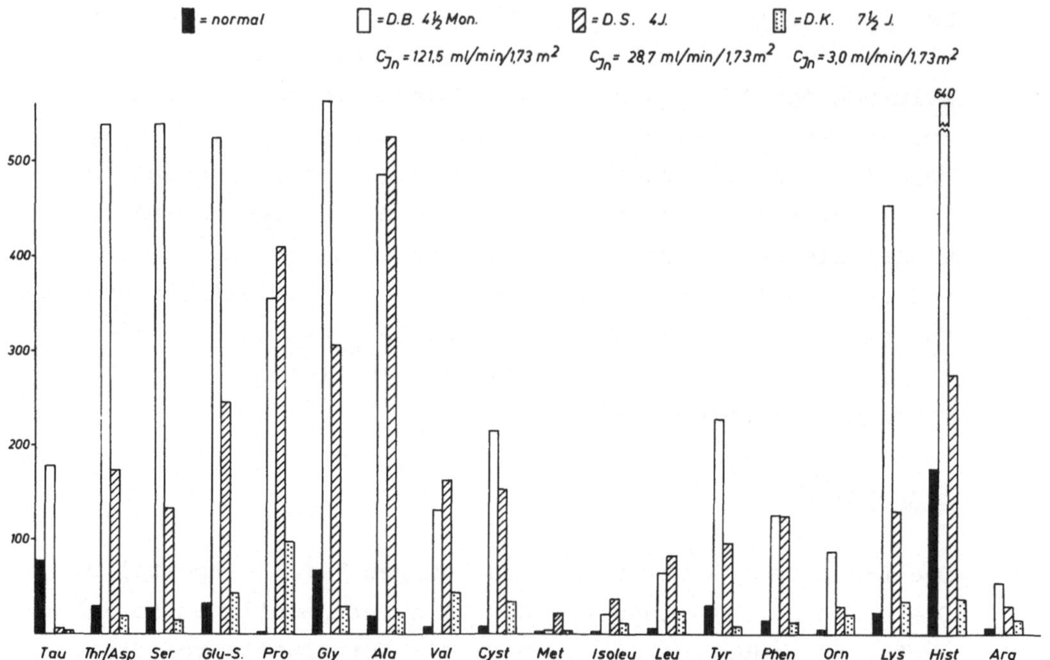

Abb. 1. Die renale Aminosäuren-Ausscheidung bei 3 Kindern mit Cystinose im Vergleich zur normalen Aminosäuren-Ausscheidung (siehe Text).

Die Werte der AS-Clearances sind in der Abb. 2a aufgetragen. Es ergibt sich das gleiche Verhalten wie bei den AS-Ausscheidungen: beim Säugling D.B. waren die AS-Cearances am stärksten erhöht (1,8 - 45,4 ml/min/1,73 m^2) und bei den beiden anderen Kindern verringerten sich die Clearance-Werte. Beim 3. Kind lagen die AS-Clearances zwischen o,43 und 2,25 ml/min/1,73 m^2, während die normalen Werte zwischen o,oo und 1o,9 ml/min/1,73 m^2 liegen.

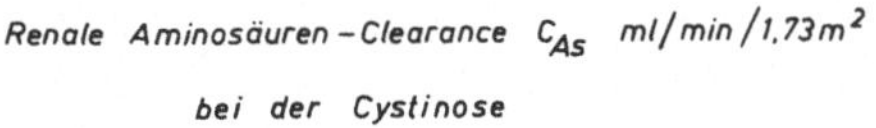

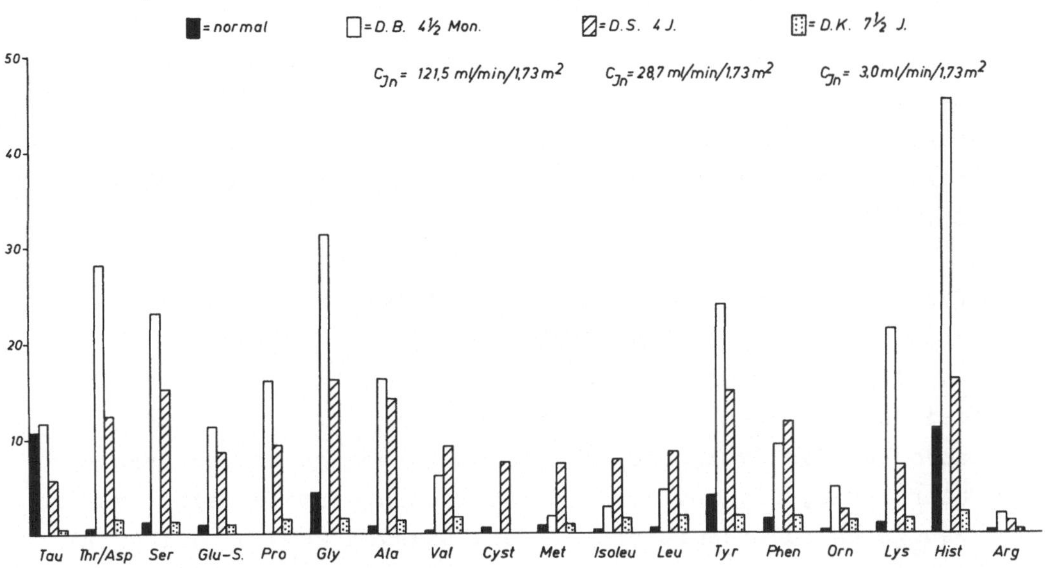

Die prozentuale tubuläre Aminosäuren-Rückresorption (% T_{AS})
bei der Cystinose

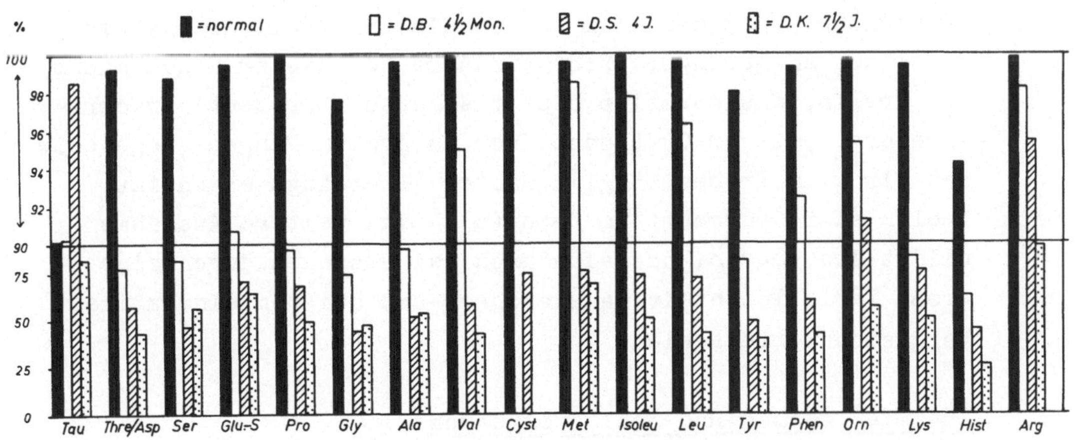

Abb. 2 a). Die renalen Aminosäuren-Clearances bei drei Kindern mit Cystinose im Vergleich zur normalen Aminosäuren-Clearance.

Abb. 2 b). Die prozentuale tubuläre Aminosäuren-Rückresorption bei drei Kindern mit Cystinose im Vergleich zur normalen % T_{AS} (vgl. Text).

Die Werte der prozentualen tubulären AS-Rückresorption sind in der Abb. 2 b) dargestellt, wobei der Maßstab zwischen 9o und 1oo% im Verhältnis 1o : 1 vergrößert aufgetragen ist. Die prozentuale tubuläre AS-Rückresorption spiegelt den Grad der tubulären Schädigung am besten wider: sie war beim Säugling D.B. bereits erheblich reduziert (62,6 - 98,5%), hatte beim 2. Kind D.S. weiter abgenommen und erreichte beim 3. Kind einen durchschnittlichen Wert um 5o% (25 - 85,7 %).

Die Hyperaminoacidurie war generalisiert und zeigte kein spezielles Muster. Die einzelnen AS waren in d e m Maße an der Hyperaminoacidurie beteiligt, in d e m sie auch bei der normalen Ausscheidung beteiligt sind. Es wurden also bei der Cystinose d i e AS am wenigsten rückresorbiert (His, Gly und Tyr), d i e schon normalerweise am wenigsten rückresorbiert werden. Dagegen werden d i e AS mit der normalerweise am stärksten Rückresorptionsrate (Arg, Orn, Met und Ileu) auch bei der Cystinose noch am besten rückresorbiert. Diese Regel gilt cum grano salis und erscheint am deutlichsten in den initialen Phasen der Erkrankung. Im Endstadium werden die Unterschiede bei den einzelnen AS geringer. Eine Ausnahme von dieser Regel macht das Prolin, das normalerweise fast hundertprozentig rückresorbiert, bei der Cystinose aber in großen Mengen ausgeschieden wird. Im frühen Säuglingsalter allerdings erscheint Prolin stark vermehrt im Harn (8). Eine weitere Ausnahme bildet das Taurin, das sich auch bei Gesunden durch eine große Variationsbreite auszeichnet und bei dem eindeutige Vergleichswerte fehlen.

Zusammenfassung und Schlußfolgerung

Zusammenfassend ergibt sich also, daß die renale AS-Ausscheidung bei der Cystinose von den Veränderungen der glomerulären und der tubulären Funktionen abhängig ist. Die Bestimmung der AS-Ausscheidung allein oder der AS-Clearances ohne gleichzeitige Bestimmung der glomerulären Filtration kann leicht zu falschen Schlußfolgerungen verleiten. Die Hyperaminoacidurie bessert sich im Verlauf des Leidens, die Nierenfunktion jedoch verschlechtert sich fortlaufend. Anfangs stehen die tubulären Funktionsstörungen, nämlich die Reduktion der tubulären AS-Rückresorption, im Vordergrund. Später überwiegt die Verringerung der glomerulären Filtration und führt zu einer scheinbaren Verbesserung der Hyperaminoacidurie, obwohl die tubuläre AS-Rückresorption weiter reduziert wird. Als bestes Maß der tubulären Funktionsstörung ist die prozentuale tubuläre AS-Rückresorption anzusehen.

Unsere Ergebnisse stimmen mit den Beobachtungen anderer Autoren überein (2, 7, 9, 14). Bei der Cystinose scheint ein genereller Defekt im tubulären Transportsystem vorzuliegen, der sich auf alle AS auswirkt, aber ebenso die tubuläre PAH-Sekretion wie die tubuläre PO_4- und Glukose-Rückresorption betrifft. Dieser Enzymdefekt liegt wahrscheinlich bei einer Energie liefernden oder Energie übertragenden Stoffwechselreaktion, die die verschiedenen Transportsysteme der Tubuluszellen ernergetisch versorgt.

Literatur

1. BAAR, H.S. and BICKEL, H.: Acta paediat. 42 Suppl. 9o, 171 (1952)

2. BERGER, H., ANTENER, I., BRECHBÜHLER, T. und STALDER, G.: Ann. paediat. (Basel) 2o2, 465 (1964)

3. BICKEL, H.: Helv. paediat. Acta 1o, 259 (1955)

4. BRODEHL, J., GELLISSEN, K. und HAGGE, W.: IV Symposium d. Gesellsch. f. Nephrologie Saarbrücken 1965

5. BRODEHL, J., HAGGE, W. und GELLISSEN, K.: Ann. paediat. (Basel) 2o5, 131 (1965)

6. CLAY, R.D., DARMADY, E.M. and HAWKINS, M.: J. Path. Bact. 65, 551 (1953)

7. CUSWORTH, D.C. and DENT, C.E.: Biochem. J. 74, 55o (196o)

8. DUSTIN, J.P., MOORE, S. and BIGWOOD, E.J.: Metabolism 4, 75 (1955)

9. EVERED, D.F.: Biochem. J. 62, 416 (1956)

1o. FOWLER, D.I., NORTON, P.M., CHEUNG, M.W. and PRATT, E.L.: Arch. Biochem. 68, 452 (1957)

11. HAGGE, W. und BRODEHL, J.: Ann. paediat. (Basel)

12. HARRIS, H.: Proc. 3 rd. Intern. Congr. Biochem., Brüssel 1955, p. 467

13. JACKSON, J.D., SMITH, F.G., LITMAN, N.N., YUILE, C.L. and LATTA, H.: Amer. J. Med. 33, 893 (1962)

14. LINNEWEH, F.: Cystinose. In: Erbliche Stoffwechselkrankheiten (Urban und Schwarzenberg, München - Berlin, 1962)

15. WORTHEN, H.G. and GOOD, R.A.: Amer. J. Dis. Child. 95, 653 (1958)

Beitrag zur Bestimmung der Grundhäutchenfläche des Glomerulum

HEINZEL, W. und SCHARMANN, I.

Die vergleichende Betrachtung der Funktion eines Organs setzt voraus, daß seine Bauelemente in d e r Dimension gemessen werden, die ihrer Funktion entspricht. Am Glomerulum, das den Primärharn durch Druck- und Ultrafiltration bildet, sind demnach die Dicke und die Flächenausdehnung der filtrierenden Membran interessant. Als filtrierende Membran kommt nach elektronenoptischen Befunden das Grundhäutchen des Glomerulum in Betracht, das die einzige membranartig geschlossene Struktur zwischen der Lichtung der Kapillaren und dem BOWMAN'schen Kapselraum darstellt.

Nachstehend wird die Flächenausdehnung des Grundhäutchens behandelt, die im Gegensatz zur Dicke nicht unmittelbar gemessen werden kann. Um sie zu bestimmen, geht man zweckmäßig von einem Verfahren zum Messen von Grenzflächen aus, das SITTE für Mischkörper angibt und das, auf das Grundhäutchen übertragen, folgenden Arbeits- und Rechengang hat:

Das Gewebe, an dem gemessen werden soll, wird in Plexiglas eingebettet und so geschnitten, daß von einem Glomerulum eine lückenlose Schnittserie entsteht. Die "ultradünnen" Schnitte werden nach MOVAT versilbert und von jedem Schnitt wird eine etwa 2ooo-fach vergrösserte Zeichnung des Grundhäutchens hergestellt. Mit einem Raster, dessen Linienabstand der im gleichen Maßstab vergrößerten Schnittdicke entspricht, werden die Schnittpunkte des Grundhäutchens mit den Rasterlinien gezählt (Abb. 1). Nimmt man an, daß in jedem Schnittpunkt senkrecht zum Raster eine quadratische Fläche (a^2) liegt, die die Schnittdicke (a) zur Seitenlänge hat, so ergibt sich aus der Zahl der Schnittpunkte (P) und der Schnittdicke (a) die Fläche (f)

$$f = P \cdot a^2$$

Die Fläche (f) ist die Projektion des Grundhäutchens in eine Ebene, die nicht berücksichtigt, daß das Grundhäutchen tatsächlich einen kugelähnlichen Körper umgibt, der tief eingefaltet ist. Der gefalteten Kugeloberfläche wird entsprochen, indem man annimmt, daß die Flächen (a^2) verschieden geneigt sind, und daß alle Neigungen gleich häufig vorkommen. Ein regelmäßiger Körper, der diese Eigenschaft besitzt, ist die Halbkugel, deren kreisförmige Grundfläche zugleich die Projektion der halbkugeligen Oberfläche darstellt. Der Halbkugel folgend wird die Fläche (f) in eine Kreisfläche überführt

$$f = P \cdot a^2 = \pi r^2$$

und aus dem Radius (r)

$$r = \sqrt{\frac{P \cdot a^2}{\pi}}$$

die Oberfläche (O) der Halbkugel berechnet

$$O = 2\pi r^2$$

bzw. $$O = 2 P \cdot a^2$$

Mit der Oberfläche (O) ist die gesuchte Grundhäutchenfläche des Glomerulum gefunden.

Die Falten des Grundhäutchens entsprechen den Glomerulumkapillaren und verlaufen, wie eine Rekonstruktion zeigt, andeutungsweise gerichtet zwischen Gefäß- und Harnpol des Glomerulum. Das hat zur Folge, daß sich die Zahl der Schnittpunkte (P) mit der Winkelstellung des Grundhäutchens zum Linienraster ändert. Um zu vermeiden, daß dadurch Meßfehler entstehen, werden die Zeichnungen des Grundhäutchens bewußt in wechselnder Richtung (0° - 45° - 90° - 135°) auf das Raster gebracht. So erhält man aus zu hohen und zu niederen Schnittpunktzahlen (P) einen Mittelwert, der die Vorzugsrichtung des Grundhäutchens ausgleicht.

Der Krümmungsradius der Grundhäutchenfalten entscheidet darüber, wie dick die "ultradünnen" Schnitte des Glomerulum sein dürfen. Wird beispielsweise eine Kugel von gegebenem Radius in verschieden dicke Scheiben zerlegt, so ergeben sich mit entsprechenden Linienrastern Schnittpunktzahlen, aus denen die Kugeloberfläche berechnet werden kann. Dabei zeigt sich, daß die Scheiben nicht dicker als 25% des Kugelradius sein dürfen, wenn die Oberfläche, die aus den Schnittpunkten berechnet ist, von dem aus dem Radius gewonnenen Wert nicht mehr als ± 10% abweichen soll. Da der Krümmungsradius der Grundhäutchenfalten fast durchweg größer als 4 μ ist, genügt es demnach, das zu untersuchende Glomerulum 1 μ dick zu schneiden.

Die gefundene Grundhäutchenfläche darf - funktionell gesehen - als Ausdruck der Filtrationsleistung des Glomerulum gelten. Faßt man das Glomerulum und das Hauptstück des Tubulus mit OLIVER u.a. als eine Funktionseinheit auf, so sollten beide ein gleichbleibendes Größenverhältnis haben. Der Beweis wurde an zwei Fischarten der Gattung Salm erbracht, und zwar an der im Süßwasser lebenden Forelle (Salmo trutta) und am Goldlachs (Argentina silus), der im Meerwasser heimisch ist. Bei jeder der beiden Arten ist das Verhältnis der Grundhäutchenfläche zur Länge des Tubulusabschnitts, der einen hohen Bürstensaum besitzt, innerhalb eines technisch bedingten Fehlers konstant (Abb. 2). Miteinander verglichen sind die Größenverhältnisse jedoch insofern verschieden, als die Forelle ein, auf das Glomerulum bezogen, um 30% kürzeres "Hauptstück" hat als der im Meerwasser lebende Goldlachs.

Der Quotient aus der Grundhäutchenfläche und der Oberfläche derjenigen Kugelschale, die ein gleiches Volumen wie das Grundhäutchen umschließt, kann als Faltungsfaktor bezeichnet werden. Der Faltungsfaktor sagt aus, wievielmal die Oberfläche eines Grundhäutchens größer ist als die einer Kugel, wenn beide Flächen den gleichen Rauminhalt umfassen. Bei den untersuchten Salmen liegt der Faktor zwischen 2,8 und 3,3 und ist für die Forelle und den Goldlachs nahezu identisch.

Literatur

MOVAT, H.Z.: Silver impregnation methods for electron microscopy. Am. J. Clin. Path. 35, 528 (1961)

OLIVER, J.: The antithesis of structure and function in renal activity. Bulletin of the New York Academy of Medicine 37, 81 (1961)

SITTE, H.: Volumen- und Flächenbestimmung nach Schnitt- und Abdruckbildern. Seminar 247o "Grundlagen und Methoden der Elektronenmikroskopie" der Technischen Akademie, Esslingen a.N.

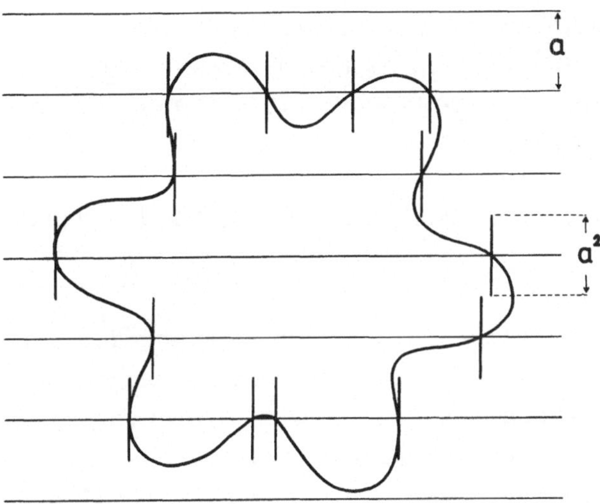

Abb. 1. Schematische Zeichnung des Grundhäutchens eines Glomerulum in einem Linienraster. a Abstand der Rasterlinien. a^2 quadratische Flächen, die senkrecht zum Raster in den Schnittpunkten des Grundhäutchens mit den Rasterlinien liegen.

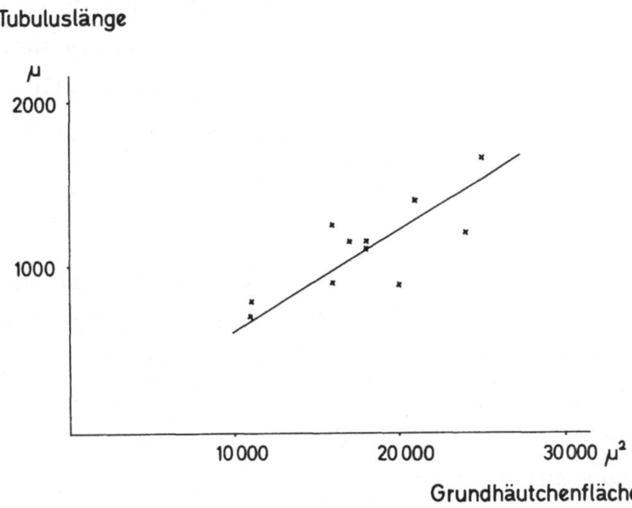

Abb. 2. Beziehung zwischen Tubuluslänge (mit hohem Bürstensaum) und Grundhäutchenfläche des Glomerulum, gemessen an 11 Nephren des Goldlachs (Argentina silus).

Beeinflussung des intra- und extrazellulären Wasser- und Elektrolythaushaltes im akuten Nierenversagen mittels verschiedener therapeutischer Maßnahmen (tierexperimentelle Untersuchungen)

KAEDING, A., KLINKMANN, H., HOLTZ, M. und WAGNER, H.-D.

Als experimenteller Beitrag zur Klärung der günstigsten therapeutischen Beeinflussung von Störungen des Wasser- und Elektrolythaushaltes beim akuten Nierenversagen wurde an 16 Bastardhunden beiderlei Geschlechtes nach Erzeugung eines akuten Nierenversagens durch 2-stündige Unterbrechung der Nierendurchblutung das Verhalten der intra- und extrazellulären Wasser- und Elektrolytwerte untersucht.

Die Untersuchungen erfolgten bei 3 Vergleichsgruppen mit unterschiedlichen therapeutischen Maßnahmen zur Behebung der Transmineralisation.

1. 2-stündige Hämodialyse
2. 6-stündige Infusionstherapie mit Glukose-Insulin-Lösung
3. 6-stündige Infusionstherapie mit Natrium-Bicarbonat-Lösung

Die Bestimmung der Gewebselektrolyte erfolgte nach der von MANERY und HASTINGS angegebenen Chloridraummethode (Näheres siehe Dtsch. Arch. klin. Med. 2o9, 1964, 676-588).

Ergebnisse

Die Kalium-Ionen im Muskel verhalten sich beim experimentellen akuten Nierenversagen im Sinne einer Bilanzstörung, d.h. die Änderung der Zellplasmakonzentration des Elektrolytes verläuft gleichsinnig, wobei ein relativ stärkeres Ansteigen der extrazellulären gegenüber der intrazellulären Komponente in der Phase der Urämiebildung festzustellen ist. Das spricht für einen gewissen Austritt des Kalium aus der Zelle in dieser Phase. Das Verhältnis $K_{iz}:K_{ez}$, der Kaliumquotient, wird kleiner als Ausdruck der zunehmenden metabolischen Azidose.

Einfluß der Hämodialyse:

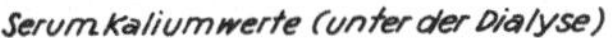

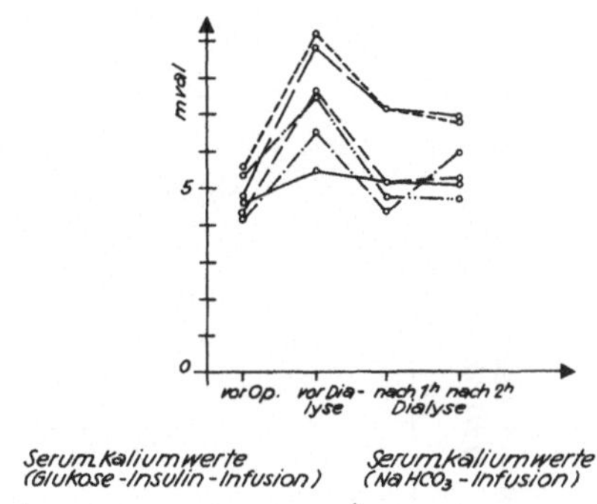

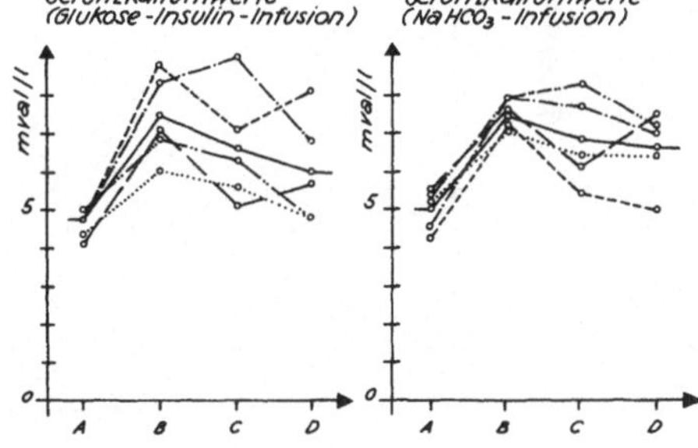

Abb. 1.

Unter einer 2-stündigen Hämodialyse mit dem Dialysator vom Typ MOELLER kommt es zu dem erwarteten Absinken des Serumkalium und des Gewebskalium. Entsprechend dem schnelleren Anstieg des extrazellulären Gewebskalium erfolgt unter der Dialyse ein schnellerer Abfall gegenüber der intrazellulären Komponente.

Es erfolgt hier also eine echte Besserung der Hyperkaliämie durch Eliminierung der K^+-Ionen aus dem Organismus. Als Zeichen für die Besserung der azidotischen Stoffwechsellage kommt es zu einem Anstieg des Kaliumquotienten $K_{iz}:K_{ez}$.

<u>Einfluß der Glukose-Insulin-Infusion:</u>

(5oo ml 1o%ige Glukose + 25 IE Alt-Insulin)

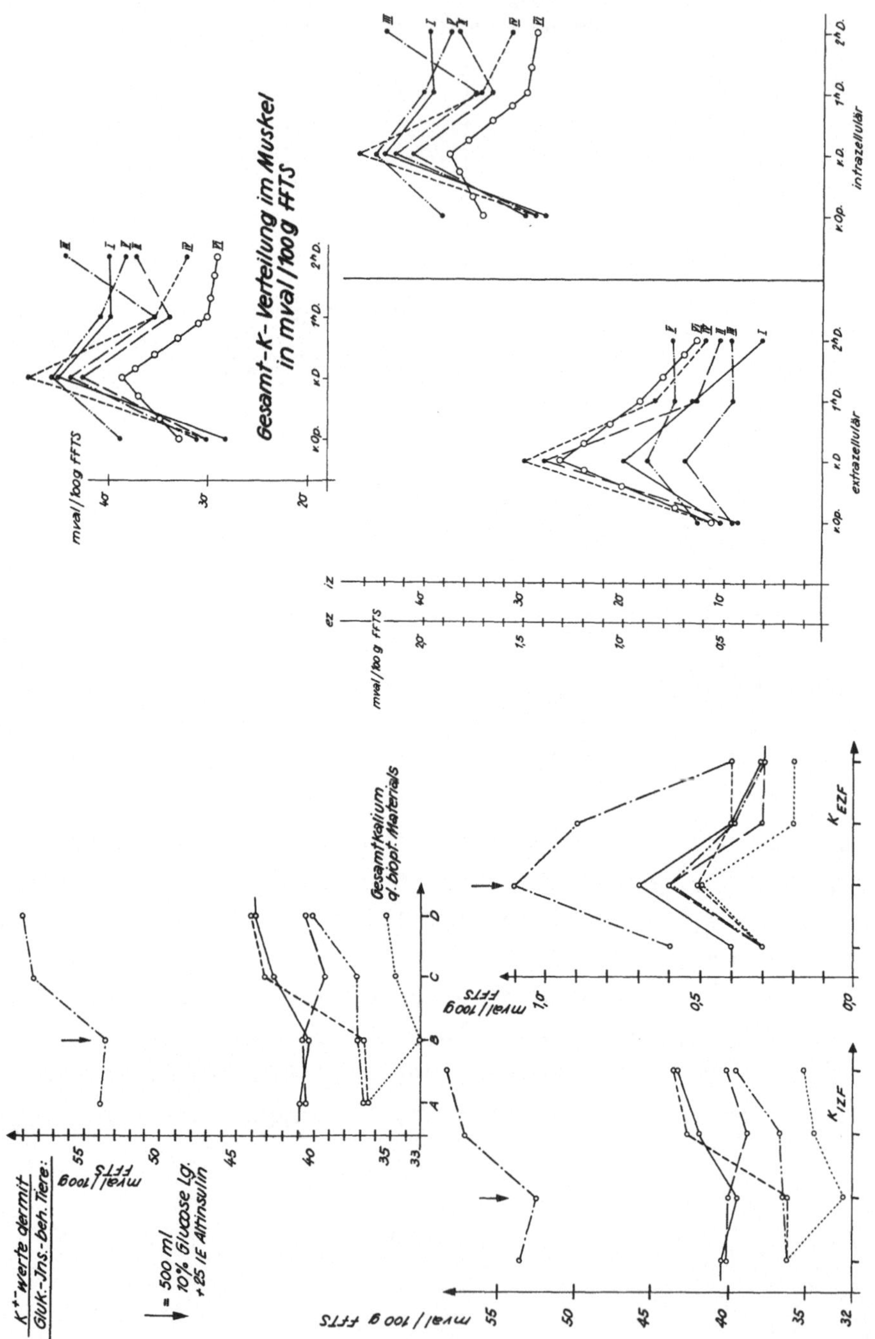

Abb. 2 a) und b).

Unter der Infusionstherapie kommt es zu einem statistisch signifikanten Abfall des Serumkalium bei gleichzeitiger Zunahme des Gewebskalium. Die Aufschlüsselung der einzelnen Komponenten läßt erkennen, daß es zu einer alleinigen intrazellulären Anreicherung der K^+-Ionen kommt, dahingegen zeigt das extrazellulär gelegene Gewebskalium eine deutliche Abnahme. Durch welche Stoffwechselmechanismen das Insulin den Einbau der K^+-Ionen in die Zelle fördert, soll hier nicht diskutiert werden, jedenfalls steht fest, daß durch das Insulin eine Erhöhung der intrazellulären Speicherfähigkeit für K^+-Ionen bis zur Erschöpfung der Speicherfähigkeit der Zelle erreicht wird. Bei der Therapie der Hyperkaliämie mit Glukose-Insulin-Infusionen kommt es also zu keiner echten Eliminierung aus dem Organismus, sondern nur zu einer für den Moment günstigen Verteilungsstörung der K^+-Ionen im Gewebe.

Einfluß der Natrium-Bicarbonat-Infusion:
(5oo ml einer 3%igen Lösung)

Ein direkter Einfluß der Infusion auf die K^+-Ionen ist nicht nachweisbar. Im Rahmen der Gesamtbeeinflussung der azidotischen Stoffwechsellage durch die alkalische Infusion kommt es lediglich zu einer sekundären Änderung der Serum- und Gewebskaliumwerte.

Die von uns immer wieder beobachtete Schwierigkeit der therapeutischen Beeinflussung einer Transmineralisation mit hohen Serum-Kaliumwerten durch die Hämodialyse nach vorheriger längerer konservativer Therapie mit Glukose-Insulin-Infusion findet also in unseren Versuchen eine experimentelle Klärung, da das während der Glukose-Insulin-Infusion intrazellulär gespeicherte K^+ unter der Dialyse in das Serum abströmt und so trotz ausreichender Auswaschung von K^+ aus dem Serum durch die Dialyse doch ein pathologisch hoher Serum-Kaliumspiegel verbleiben kann.

Experimenteller Beitrag zur Frage der Entstehung des intrarenalen Bluthochdruckes

PAQUET, K.J.

Wenn man bislang bei der Entstehung des renalen humoralen Blutdrucks die Mitwirkung extrarenaler, wahrscheinlich hepatogener enzymatischer Faktoren unterstellt hat, so sollen nachfolgend Beobachtungen über einen renalen Bluthochdruck mitgeteilt werden, der ohne die Beteiligung extrarenaler **Komponenten** zustande gekommen ist.

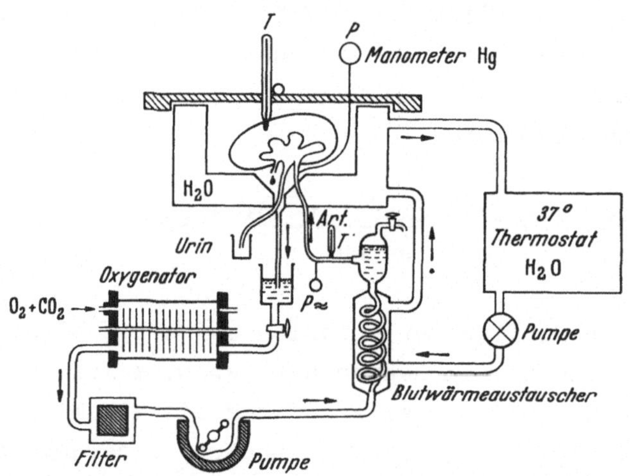

Abb. 1. System zur isolierten Nierenperfusion.

Die Untersuchungen wurden mit Hilfe eines künstlichen Kreislaufsystems (1), das im Prinzip einer Herz-Lungen-Maschine (Abb. 1) entsprach, an isolierten Schweinenieren durchgeführt. Als künstliches Herz diente eine einen pulsatorischen Blutstrom erzeugende Membranpumpe, als künstliche Lunge ein rotierender Scheibenoxygenator mit 3o Platten. Mehrere Filter, eine Blasenfalle, ein Liebigkühler für die Konstanterhaltung der Bluttemperatur, ein "Windkesselgefäß" mit einem bestimmten Luftinhalt und je zwei Druck- und Temperaturanzeiger vervollständigten den Kreislauf. Eine zweite Pumpe durchströmte den Wassermantel des Nierengefäßes aus Plexiglas und den Liebigkühler mit thermostatisierter Flüssigkeit.

Zwanzig Tiere wurden im Schlachthof entblutet und unter Erhaltung der gesamten Nierengefäße nephrektomiert. Nach Durchspülung der Niere mit Nährlösungen wurde das Organ in diesen unterkühlten Flüssigkeiten von 15° C in die Klinik transportiert und im mit autologem heparinisierten Blut gefüllten Kreislaufsystem perfundiert. Die Ischämiedauer betrug 45-7o Minuten. Zur Überwindung einer anfänglichen vasokonstriktorischen Phase diente die Injektion von o,3 g Complamin und o,24 Euphyllin nach Perfusionsbeginn.

Die Perfusionen verliefen unter annähernd physiologischen Bedingungen. Dies zeigte die häufige Kontrolle des Säure-Basen-Haushaltes, der arteriovenösen Differenz des Blutes und der Hämolyse. Die Werte von Blutstatus und Hämatokrit entsprachen vor und während der künstlichen Durchströmung der Norm. Die Nierenfunktion wurde neben der Bestimmung des Harnsediments, des Urinminutenvolumens, des Beginns und der Dauer der Urinsekretion vor allem durch die Messung von Konzentrations- und Verdünnungsvermögen der Niere und der Phenolrotausscheidung durch die Tubuli erfaßt. Soweit diese Werte mit klinischen Richtzahlen verglichen werden können, lagen sie im Bereich der Norm. Die Perfusion konnte für die Dauer von 8-12 Stunden aufrechterhalten werden.

In fünf weiteren Versuchen fanden wir bei der Nephrektomie zwei übereinanderliegende Nierenarterienabgänge aus der Aorta für ein Organ. Die Kanülierung des kleinkalibrigeren Gefäßes unterblieb. Es wurde unterbunden. Die Vasokonstriktion der intrarenal gelegenen Nierengefäße nahm auch nach mehrmaliger Injektion von Gefäßdilatatoren sogleich nach Perfusionsbeginn zu. Innerhalb von 1o-2o Minuten stieg der Blutdruck so hoch an, daß die Nierendurchblutung unter 2o% des Ausgangswertes fiel. Schließlich kam es zum akuten Nierenversagen. - Es blieb jedoch die Frage offen, ob das Organ durch die Ischämie bei deren gleicher Dauer gegenüber den vorausgegangenen Versuchen oder durch die Teildurchblutung mit der Entstehung eines Bluthochdrucks so sehr geschädigt wurde, daß seine Funktion plötzlich versagte.

Weitere Experimente sollten diese zwei Gründe trennen. In fünf Versuchen wurde die Niere für die Dauer von zwei Stunden bei normentsprechenden Funktionen, Leistungen und physiologischen Bedingungen künstlich durchströmt. Nach Ablauf dieses Zeitabschnitts wurde die kleinere Gefäßgabel der vor ihrer Mündung in den Nierenhilus sich teilenden Arterie ligiert. Innerhalb von maximal 2o Minuten setzte nach der Entstehung eines massiven Bluthochdrucks die Nierenfunktion aus. Dies demonstrierte am deutlichsten die plötzliche, nicht beeinflußbare Anurie.

Aus diesen Untersuchungen kann gefolgert werden, daß der Bluthochdruck ohne die Beteiligung extrarenaler Faktoren entstanden ist.

Literatur

1. DERRICK, J.R. and TYRON, K.R.T.: The association of aberant renal arteries and systematic hypertension. Surg. 48, 9o7 (196o)

2. GRAVES, F.T.: The aberrant renal artery. J. Anat. 9o, 533 (1963)

3. MARSHALL, A.G.: Aberrant renal arteries and hypertension, Lancet 1951 II, 7o1

4. MASON, J.T.: Hypertension following ligation of aberrant renal artery. Urologist Letter Club, 1956

5. PAQUET, K.J.: Zur Methodik und Hämodynamik der extrakorporalen Perfusion und zur Leistung der isolierten Niere. Bruns Beitr. klin. Chir., im Druck

6. REID, J. and DERRICK, J.R.: Effect of reduced segmental blood flow on renal parenchymal oxytension. Surg. 58, 39o (1965)

Renale Hypertonie und Angiotensin-Hauttest

PIPPIG, L. und IMHOFF, M.

Renale und essentielle Hypertonie sind in ihrem biochemischen Mechanismus bis heute nicht aufgeklärt. Eine Vielzahl von Hypothesen, abgeleitet voneinander teils diametral entgegenstehenden Befunden, wurden zur Deutung herangezogen. Für den renalen Hochdruck wird vor allem das Renin-Angiotensin-System (RAS) und das Renin-Angiotensin-Aldosteron-System diskutiert. Die Zahl der Untersuchungen, die sich direkt oder indirekt mit diesem System befassen, ist in ständigem Wachsen. Neu entwickelte Methoden zur Bestimmung von Renin Angiotensin und Angiotensinasen (Aminopeptidasen und Endopeptidasen) sowie die Möglichkeit der radioaktiven Markierung von Angiotensin haben zwar Einblicke in das komplexe Geschehen des RAS ermöglicht, dabei aber eine Vielzahl neuer Fragen aufgeworfen.

Die Hoffnung, eine Klärung der Rolle des RAS in der Homöostase des Blutdrucks und im Mechanismus der verschiedenen Hochdruckformen herbeiführen zu können, hat sich bis heute nicht erfüllt. Es gibt lediglich gewisse Hinweise, daß zwischen den einzelnen Hochdruckformen in ihren Zusammenhängen mit dem Renin-Angiotensin-System Differenzen bestehen müssen.

Versuche, mittels Angiotensinapplikation eine Differenzierung der einzelnen Hypertonieformen zu ermöglichen, scheinen für die reno-vaskulären (extrarenalen) Hypertonien mit Hilfe des Angiotensin-Infusions-Tests von Erfolg gekrönt zu sein (1o, 11), falls die mitgeteilten Befunde Nachkontrollen standhalten sollten. Die Differenzen im Verhalten des Hochdrucks dieser Ätiologie gegenüber den sonstigen renalen Hochdruckformen unterstreichen die Notwendigkeit, bei Überlegungen zum Pathomechanismus der renalen Hypertoniker zwischen intra- und extrarenal ausgelösten Hochdruckformen zu unterscheiden.

1960 haben JABLONS u. Mitarb. (8) erstmals über Intracutantests mit Angiotensin berichtet. Sie fanden damals bei Hypertonikern gegenüber Normotonikern eine deutlich verlängerte Reaktion in Form von Hautblässe und -induration. JABLONS (7) glaubte mit diesem Test prähypertone Zustände erfassen zu können. Nachkontrollen anderer Autoren ließen jedoch die aus diesen Ergebnissen gezogenen Schlußfolgerungen anzweifeln (1, 4). 1963 haben wir selbst den Angiotensin-Hauttest (AHT) aufgegriffen und vergleichende Untersuchungen bei manifest essentiellen und latent essentiellen Hypertonikern durchgeführt (15). In die Prüfungen wurde auch der Noradrenalin-Hauttest (NHT) einbezogen und dabei festgestellt, daß sich essentielle Hypertoniker in der Zeitdauer der positiven Hautreaktion von den Normalfällen klar abgrenzen lassen, und zwar sowohl für den AHT als auch für den NHT. Die Mittelwerte für beide Tests lagen für das gleiche Kollektiv in etwa gleicher Größenordnung.

Die Frage nach dem Ausfall des AHT bei der renalen Hypertonie wurde bisher von den meisten Untersuchern nur am Rande und an Hand vereinzelter Fälle gestreift. Wir haben deshalb ein entsprechendes Krankengut dem AHT unterworfen und anderen interessierenden Patientengruppen gegenübergestellt. Parallel lief jeweils der NHT mit einer äquipressorischen Dosis Noradrenalin.

Methodik

Streng und intracutan an der Außenseite des Oberarms wurden in 3 cm Abstand 0,1 µg Angiotensin[+] und 0,8 µg Noradrenalin[++] in 0,2 ml physiolog. NaCl-Lösung verdünnt injiziert und danach die Zeitdauer der hervorgerufenen Hautblässe- und Induration bestimmt. Einzelheiten des AHT und des NHT haben wir früher mitgeteilt (5).

[+] Hypertensin Ciba

[++] Nor-Epirenan Byk

Material

Das zu berichtende Material umfaßt insgesamt 135 Personen:

1. 4o Normalfälle (normotone Probanden ohne Erkrankungen von Herz, Kreislauf, Nieren, Leber, Gallengangssystem) mit Blutdruckwerten unter 145 mm Hg systolisch und 95 mm Hg diastolisch,

2. 13 Fälle mit renaler Hypertonie bei chronischer Glomerulonephritis,

3. 6 Fälle mit renaler Hypertonie bei chronischer Pyelonephritis,

4. 8 Fälle mit Normotonie bei chronischer Glomerulonephritis,

5. 9 Fälle mit Normotonie bei chronischer Pyelonephritis,

6. 21 Fälle mit manifester essentieller Hypertonie,

7. 25 Fälle mit latenter essentieller Hypertonie (bei mehrtägiger Vorbeobachtung verschiedentlich hypertone Blutdruckwerte, z.Z. der Untersuchung normoton),

8. 13 Fälle mit erfolgreich behandelter essentieller Hypertonie (mit unterschiedlicher Medikation), z.Z. der Untersuchung seit mehreren Tagen normoton.

Patienten mit Ödemen oder Hautinduration wurden von dem Test ausgeschlossen, ebenso Kranke mit gemischter, nicht genau definierbarer Hochdruckätiologie.

Gruppen	Fall-zahl	Alter Jahre	Dauer AHT min	Dauer NHT min	Blutdruck mm Hg
1. Normalfälle	4o	48	139 (±54,8)	142 (±59,3)	12o/74
2. Renale Hypertonie, chron. Glomerulonephr.	13	42	138 (±52,6)	141 (±56,5)	173/1o2
3. Renale Hypertonie, chron. Pyelonephritis	6	58	113 (±45,1)	113 (±51,1)	177/1o4
2 + 3 = <u>Renale Hypertonie</u>	19	47	13o (±5o,o)	132 (±55,1)	174/1o3
4. Normotonie, chron.Glomerulonephritis	8	38	1o2 (±38,6)	132 (±47,8)	12o/8o
5. Normotonie, chron. Pyelonephritis	9	46	1o2 (±38,4)	127 (±24,6)	119/76
4 + 5 = <u>Normotone Nierenkranke</u>	17	42	1o2 (±37,3)	13o (±36,3)	124/78
6. Essent.Hypertonie,manifest	21	58	199 (±82,o)	195 (±56,o)	174/97
7. Latente essent. Hypertonie	25	52	148 (±63,7)	177 (±6o,6)	135/83
8. Erfolgr.therap. ess. Hyp.	13	54	126 (±5o,7)	154 (±54,1)	138/82

Tab. 1. (Legende siehe nächste Seite)

Tab. 1. Mittelwerte der positiven Hautreaktion für den Angiotensin-Hauttest (AHT) und zum Vergleich für den Noradrenalin-Hauttest (NHT) von 8 Gruppen mit insgesamt 135 Probanden. In Klammern angegeben die jeweiligen Standardabweichungen. Eingerahmt die Werte der nach der Höhe des Blutdrucks zu 2 Kollektiven zusammengefaßten Nierenkranken.

Ergebnisse

Die erhobenen Befunde sind auf 2 Tabellen und 3 Abbildungen ersichtlich. Die Nierenkranken sind dabei einmal nach der Höhe ihres Blutdrucks, zum anderen nach ihrem Grundleiden eingeordnet. Auf 2 Abbildungen und auf Tabelle 1 wurden sie zur Erzielung einer grösseren Fallzahl unabhängig von der Ätiologie ihrer Nierenerkrankung in einer hypertonen und einer normotonen Gruppe zusammengefaßt.

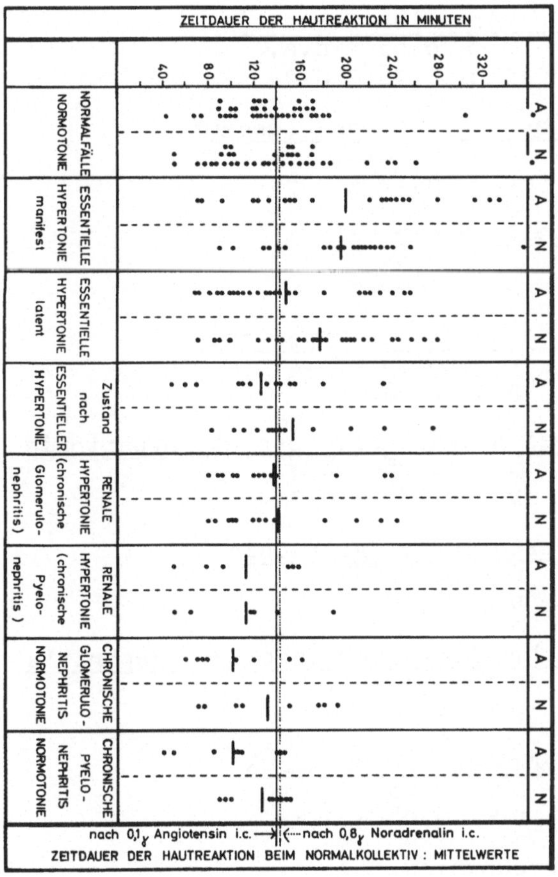

Abb. 1. Zeitdauer des AHT und des NHT für die verschiedenen Gruppen. Mit durchlaufenden Querlinien markiert die Mittelwerte der Normalfälle für den AHT und den NHT. Einzeichnung der Mittelwerte der jeweiligen Gruppen mit kurzen Querstrichen.
A = Angiotensin o,1 µg i.c.
N = Noradrenalin o,8 µg i.c. (äquipressorische Dosis)

Die Zeitdauer der Hautreaktion zeigt in allen Gruppen sowohl für den AHT als auch für den NHT weite individuelle Streuungen. Mittelwert, sowie kürzeste und längste Latenz bis zum Verschwinden der Hautblässe und -induration betrugen: bei den Normalfällen für den AHT 139 min (43'-345'), für den NHT 142 min (5o'-345'), bei den renalen Hypertonien für den AHT 13o min (5o'-24o'), für den NHT 132 min (5o'-245'), bei den normotonen Nierenkranken für den AHT 1o2 min (4o'-162'), für den NHT 13o min (72'-192'), bei den manifesten essentiellen Hypertonikern für den AHT 199 min (72'-333'), für den NHT 195 min (9o'-335'), bei den latenten essentiellen Hypertonikern für den AHT 148 min (7o'-255'), für den NHT 177 min (7o'-28o') und bei den erfolgreich behandelten essentiellen Hypertonikern für den AHT 126 min (47'-233'), für den NHT 154 min (85'-255').

Normalfälle - renale Hypertonien (gesamt)			
Angiotensin	o,1 µg	p >	o,o5 = n.s.
Noradrenalin	o,8 µg	p >	o,o5 = n.s.

Normalfälle - normotone Nierenkranke (gesamt)			
Angiotensin	o,1 µg	p <	o,oo25
Noradrenalin	o,8 µg	p >	o,o5 = n.s.

Normalfälle - essentielle Hypertonie			
Angiotensin	o,1 µg	p <	o,oo25
Noradrenalin	o,8 µg	p <	o,oo25

Normalfälle - latente essentielle Hypertonie			
Angiotensin	o,1 µg	p >	o,25 = n.s.
Noradrenalin	o,8 µg	p <	o,o25

Normalfälle - erfolgreich behandelte essent. Hypertonie			
Angiotensin	o,1 µg	p >	o,25 = n.s.
Noradrenalin	o,8 µg	p >	o,25 = n.s.

Renale Hypertonie - essentielle Hypertonie			
Angiotensin	o,1 µg	p <	o,oo25
Noradrenalin	o,8 µg	p <	o,ooo5

Hypertone Glomerulonephritis - hypertone Pyelonephritis			
Angiotensin	o,1 µg	p >	o,1 = n.s.
Noradrenalin	o,8 µg	p >	o,1 = n.s.

Renale Hypertonie - normotone Nierenkranke			
Angiotensin	o,1 µg	p <	o,o5
Noradrenalin	o,8 µg	p >	o,o5 = n.s.

Tab. 2. Signifikanzberechnungen.

Deutlicher als durch die oben stehenden Zahlen läßt sich die weite Streuung der Einzelwerte anhand der Abbildung 1 demonstrieren. Kaum einer der Probanden weist für den AHT und den NHT eine übereinstimmende Zeitdauer auf. Die Mittelwerte der 4 wichtigsten Kollektive sind auf Abbildung 2 ersichtlich.

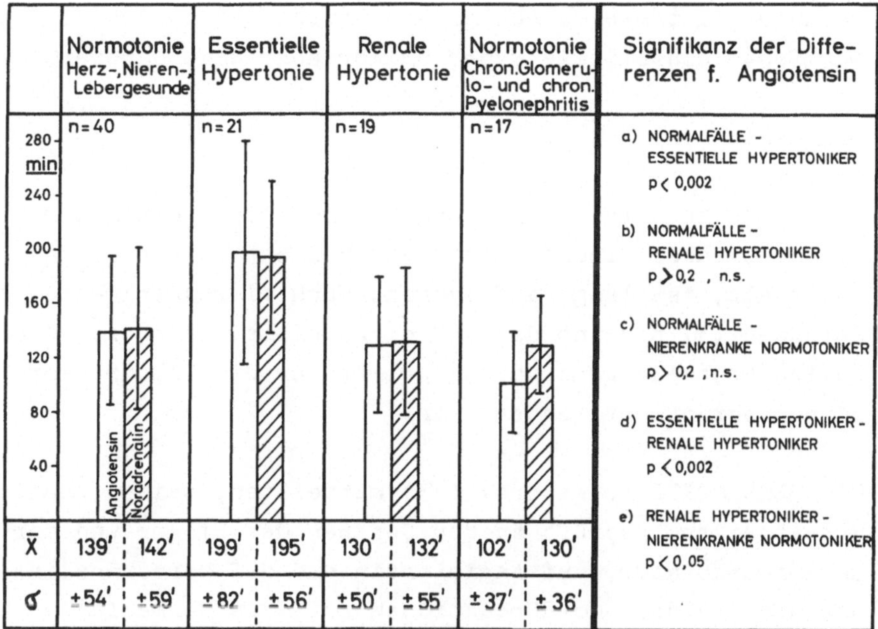

Abb. 2. Graphische und zahlenmäßige Darstellung der Mittelwerte des Testausfalls (Zeitdauer der Hautreaktion in min) für AHT und NHT sowie der Standardabweichungen bei 4 der untersuchten Kollektive. Angaben zur Signifikanz der Differenzen beim AHT.

Die Zeitdauer der Hautreaktion beider pressorischer Substanzen liegt dabei, abgesehen vom Kollektiv der normotonen Nierenkranken, für alle Gruppen in gleicher Grössenordnung. Bei Berücksichtigung auch der anderen Untersuchungsreihen, die auf Tabelle 1 enthalten sind, finden sich aber zwei weitere Gruppen mit unterschiedlichem Testausfall, die latenten essentiellen Hypertoniker und die erfolgreich therapierten essentiellen Hypertoniker. Beide Kollektive zeichnen sich durch eine ca. 3o min längere Hautreaktion auf Noradrenalin aus.

Im Hinblick auf die Zeitdauer der Hautreaktion beim AHT liegen renale Hypertoniker und Normalfälle in etwa gleicher Grössenordnung, normotone Nierenkranke signifikant darunter, erfolgreich therapierte essentielle Hypertoniker gering darunter, latente essentielle Hypertoniker gering darüber, manifeste essentielle Hypertoniker aber weit darüber.

Diskussion

Die einfache Vorstellung, daß der renale Hypertoniker seinen Hochdruck über einen Renin-Überschuß entwickelt und auch unterhält, ist lange aufgegeben. Nach tierexperimentellen Befunden (3) scheint das RAS nicht einmal beim experimentellen Drosselungshochdruck primär für die Blutdruckerhöhung verantwortlich zu sein.

Wie MENDLOWITZ u. Mitarb. (13) mitteilten, weisen renale Hypertoniker, geprüft an den Gefäßen der Finger und der Vorderarmmuskulatur, auf Angiotensin und auf Noradrenalin genau die gleichen Gefäßreaktionen auf wie Normalfälle, während sich essentielle Hochdruckkranke durch erheblich gesteigerte Gefäßkontraktionen auszeichnen. Dieser Befund deckt sich mit eigenen Ergebnissen eines normalen Ausfalls des AHT und NHT bei den renalen Hypertonikern, aber einer verlängerten Hautreaktion in beiden Tests bei den essentiellen Hypertonikern. Dabei muß vermerkt werden, daß der Mittelwert der Dauer einer feststellbaren Hautreaktion im AHT für nierenkranke Normotoniker wesentlich unter dem Mittelwert der Normalfälle liegt.

Trotz Einbeziehung einer Reihe weiterer Kollektive in die durchgeführten Tests lassen die eigenen Daten für den AHT und den NHT hinsichtlich der Genese des renalen Hochdrucks keine Hinweise gewinnen. Für die manifesten essentiellen

Hypertoniker zeigt sich hier erneut das Phänomen, das WOLLHEIM (17) als verstärkte Kontraktionsneigung der Gefäße des essentiellen Hypertonikers bezeichnet. Eine spezifische Wirkung des Angiotensins auf die Gefäße des essentiellen Hochdruckkranken lehnt er ab, was durch die Tatsache unterstrichen wird, daß das eigene Kollektiv der essentiellen Hypertoniker auf das intracutan injizierte Noradrenalin gleichlange Hautreaktionen aufweist. Auf welcher Störung die verlängerte und verstärkte Gefäßreaktion bei dem essentiellen Hochdruck beruht -- einer Störung in der Gefäßwand, im Stoffwechsel der glatten Gefäßmuskulatur, im metabolischen Abbau oder in der Neutralisation durch Bindung --, ist unbekannt.

Vergleiche der eigenen Befunde für die renale Hypertonie stoßen auf Schwierigkeiten, da, wie bereits erwähnt, bisher kaum diesbezügliche Untersuchungen durchgeführt wurden, und ausserdem die Methodik des AHT von den einzelnen Autoren unterschiedlich gehandhabt wird, wodurch natürlich auch die Normalwerte nicht übereinstimmen.

Interessant ist die Beobachtung von KALLIOMÄKI und SAARIMAA, (9) die feststellten, daß bei Hypertonikern die Zeitdauer der Hautreaktion auch dann verlängert bleibt, wenn der Druck im arteriellen System durch Infusion alpha-methyl-dopa akut gesenkt wurde.

Die Frage nach den Faktoren, die die Zeitdauer der Hautreaktion beim AHT bestimmen, soll hier noch kurz angeschnitten werden.

Mit der Möglichkeit der Angiotensinasebestimmung glaubte man den Schlüssel zur Erklärung unterschiedlich langer Hautreaktionen in der Hand zu haben. Leider erwies sich dies als Täuschung, denn KLAUS u. Mitarb. (12) fanden bei Normalen, essentiellen Hypertonikern und Fällen mit chronischer Nephritis Angiotensinasewerte in der gleichen Größenordnung.

Diesen Befund konnte WERNZE aus unserer Klinik für Normalfälle und essentielle Hypertoniker bestätigen (16). Andere, mit einer biologischen (in vitro) Methode gewonnene Daten berichteten HICKLER u. Mitarb. (5), die bei Hochdruckkranken jeder Genese eine erhöhte Angiotensin-Inaktivierung und damit einen vermehrten Angiotensinasegehalt feststellten, ein Ergebnis, dessen Einordnung erhebliche Schwierigkeiten bereitet.

Falls es wirklich Hypertonieformen gibt, die mit einem erhöhten Gehalt an Angiotensinase einhergehen und trotzdem auf zugeführtes Angiotensin verstärkt reagieren, kann daraus nur geschlossen werden, daß entweder die im Körper physiologisch abgegebenen Mengen Angiotensin für eine direkte Vasokonstriktion viel zu gering (14) und dosismäßig viel kleiner sind als die exogen bei Untersuchungen zugeführten, oder daß "im Organismus andere Mechanismen als der enzymatische Abbau für die Inaktivierung der Angiotensine eine übergeordnete Rolle spielen" (IMHOF u. Mitarb., 6). Auch die Neutralisation durch Bindung an Eiweißmoleküle oder organische Substrate in Blut und Gewebe muß in Erwägung gezogen werden.

Die Angaben zum Renin-Gehalt des Blutes bei den verschiedenen Hypertonieformen des Menschen sind noch zu unterschiedlich und für die renalen Hypertonien (die reno-vaskulären, extrarenalen Formen ausgeschlossen) zu spärlich, als daß daraus entsprechende Schlüsse auf die Zeitdauer der Reaktion beim AHT gezogen werden könnten.

Daß der arterielle Angiotensingehalt bei der Mehrzahl der Hypertoniker und bei renalem Hochdruck chronisch Nierenkranker in jedem Falle normal ist, konnten GENEST u. Mitarb. (2) feststellen.

Abschließend läßt sich die Feststellung treffen, daß beim renalen Hypertonus intracutan injiziertes Angiotensin gleichschnell wie bei Normalfällen, aber wesentlich rascher als bei Kranken mit essentieller Hypertonie unwirksam wird. Im Hinblick auf die Frage der Unterschiede im Pathomechanismus der verschiedenen Hypertonieformen ist der erhobene Befund von Bedeutung. Für die Differentialdiagnostik des hypertonen Einzelfalles sind AHT und NHT jedoch nicht geeignet, da die Werte individuell weit streuen.

Literatur

1. CORCORAN, A.C., LOYKE, H. and HIRAKAWA, A.: Dermal responsis to angiotensin. J. Amer. med. Ass. 184, 711 (1963)

2. GENEST, J., BOUCHER, R., de CHAMPLAIN, J., VEYRAT, R., CHRETIEN, M., TRAMBLAY, G., ROY, P. and CARTIER, P.: Studies on the renin-angiotensin system in hypertensive patients. Canad. med. Ass. J. 9o, 263 (1964)

3. GROSS, F., SCHAECHTELIN, G., BRUNNER, H. and PETERS, G.: The role of the renin-angiotensin system in blood pressure regulation and kidney function. Canad. med. Ass. J. 9o, 258 (1964)

4. HAZELRIG, C.G., OSMUNDSON, J. and SCHIRGER, A.: The angiotensin amide skin test. J. Amer. med. Ass. 186, 5o7 (1963)

5. HICKLER, R.B., LAULER, D.P. and THORN, G.W.: Plasma angiotensinase activity in patients with hypertension and edema. J. clin. Invest. 42, 635 (1963)

6. IMHOF, P., BRUNNER, H., QUITT, J., STEINMANN, B. und JACONO, A.: Experimentelle und klinische Untersuchungen mit ß-Angiotensin II (Präparat Ciba 339o2-Ba), einem neuen Angiotensin-II-Analogen mit verstärkter und verlängerter pressorischer Wirkung. Schweiz. med. Wschr. 94, 1199 (1964)

7. JABLONS, B.: Angiotensin skin tests. Circulation 25, 259 (1962)

8. JABLONS, B., MANULAT, P.E., HAHN, E.S., NAKVANICH, P., SALVO, R.C.: Angiotensin skin test in normotensive and hypertensive humans. Circulation 22, 767 (196o)

9. KALLIOMÄKI, J.L. and SAARIMAA, H.A.: Angiotensin skin test in normotensive subjects and the effect of some antihypertensive drugs on the test. Cardiologia 43, 371 (1963)

1o. KAPLAN, N.M. and SILAH, J.G.: The effect of angiotensin II on the blood pressure in humans with hypertensive disease. J. clin. Invest. 43, 659 (1964)

11. KAPLAN, N.M. and SILAH, J.G.: The angiotensin-infusion test. New Engl. J. Med. 271, 536 (1964)

12. KLAUS, D., KAFFARNIK, H. und PFEIL, H.: Untersuchungen über die Serum-Angiotensinase. Klin. Wschr. 41, 38o (1963)

13. MENDLOWITZ, M., WOLF, R.L., GITLOW, S.E. and NAFTCHI, N.E.: Angiotensin II studies in hypertension. Symposium. Circulation 25, 231 (1962)

14. MENDLOWITZ, M., GITLOW, S.E., WOLF, R.L. and NAFTCHI, N.E.: On the integration of factors in essential hypertension. Amer. Heart J. 67, 397 (1964)

15. PIPPIG, L. und NOWICKI, L.: Untersuchungen zum "Angiotensin-Hauttest". Z. Kreisl.-Forsch. 53, 587 (1964)

16. WERNZE, H.: Persönliche Mitteilung unveröffentlichter Daten

17. WOLLHEIM, E.: Die essentielle Hypertonie als nosologische Einheit und ihre Differentialdiagnose. Verh. Dtsch. Ges. Kreisl.-Forsch. 28, 59 (1962)

Zur Lokalisation von Störungen im Zellstoffwechsel durch urämisches Serum

RENNER, D. und HEINTZ, R.

In voraufgegangenen Untersuchungen konnte gezeigt werden (4, 1o), daß bei Inkubation von Nierenrindenschnitten und von Hirnhomogenat in Seren chronisch urämisch Kranker die Utilisation von Pyruvat herabgesetzt und die Glukoneogenese im Nierengewebe vermindert ist. An Nierenmitochondrien war nach Zugabe einer bestimmten Fraktion aus Urämieseren eine Entkopplung der Atmung festzustellen.

Im Folgenden wird über weitere Untersuchungen zur näheren Abgrenzung dieser Störungen des Zellstoffwechsels berichtet.

Methodik

Inkubation von Nierenrindenschnitten und Hirnhomogenat (Ratte) im WARBURG-Gefäß, Benutzung der Eingefäßmethode mit Carbonatgemischen nach WARBURG (13), Gasphase 95% O_2, 5% CO_2, Temperatur 38°C. Anfangskonzentration der jeweilig zugesetzten Substrate (D, L-ß-Hydroxybutyrat, Glukose, Acetacetat) 1o µmol/ml. Gewebemenge 1-2 mg Trockengewicht/ml Medium. Alle Seren waren 1:1 mit Krebs-Ringer-Bicarbonatlösung verdünnt. Inkubationsdauer etwa 1oo min. Bestimmung der Substratkonzentration im Medium zu Versuchsbeginn und zu Versuchsende. Pyruvat wurde bestimmt nach BÜCHER (2) et al., D-(-)-ß-Hydroxybutyrat und Acetoacetat nach KREBS und MELLANBY (7), D-L-ß-Hydroxybutyrat nach LESTER und GREENBERG (8) (wobei der Anteil an L-(+)-ß-Hydroxybutyrat sich aus der Differenz zwischen D,L- und D-(-)-ß-Hydroxybutyrat errechnete), Aminosäuren nach SCHLAYER (11), Lactat nach HOHORST (5) et al., ATP und ADP nach ADAM (1), Glukose mit

+ Mit Unterstützung der Deutschen Forschungsgemeinschaft

Glukoseoxydase. Acetoacetat wurde dargestellt nach der Vorschrift von LJUNGGREN (9), der Gehalt der Stammlösung an Acetoacetat wurde bestimmt nach EDSON (3). Das pH aller Inkubationsmedien lag zwischen 7,35 und 7,44.

Ergebnisse

1. Die Utilisation von L(+)Hydroxybutyrat und Acetacetat durch Nierenrindenschnitte ist in Seren von Patienten mit chronischer Urämie vermindert, die Utilisation von D(-)-ß-Hydroxybutyrat ist nicht sicher von den Kontrollen unterschieden (Tab. 1 und 2).

2. Inkubiert man Hirnhomogenat (Großhirnrinde der Ratte) in Seren von chronisch urämisch Kranken, so findet man einerseits eine verminderte Glukoseutilisation, andererseits aber eine gesteigerte Verwertung von Aminosäuren. Setzt man Glukose in einer hohen Konzentration zu (8o μmol/ml), so geht der erhöhte Aminosäurenabbau zurück, wobei gleichzeitig die vorher verminderte Glukoseverwertung zunimmt (Tab. 3).

3. Der ATP/ADP-Quotient ist in Nierenrindenschnitten nach Inkubation mit Seren chronisch urämisch Kranker gegenüber Kontrollen erniedrigt (Tab. 4).

4. Inkubation von Nierenrindenschnitten mit Guanidin, das bei chronischer Urämie im Serum in Konzentrationen von etwa o,6 mg% = $1o^{-4}$ μmol/ml gefunden wird, bewirkt eine Abnahme der Pyruvatutilisation und eine Hemmung der Glukoseneubildung. Qualitativ gleichen diese Störungen zum Teil denen des Serums chronisch urämisch Kranker (Tab. 5).

	O_2-Verbrauch	D,L-ß-Hydroxybutyratverbrauch	D(-)-ß-Hydroxybutyratverbrauch	L(+)-ß-Hydroxybutyratverbrauch	Acetacetatbildung
Kontrollen n = 1o	187o (65)	654 (42)	165 (38)	5o3	7 (2)
Chron. Urämie	194o (73)	37o (29)	225 (25)	145	4o (4)
Chron. Urämie	2o5o (55)	325 (31)	1oo (19)	225	44 (6)
Chron. Urämie	184o (58)	393 (22)	125 (13)	268	81 (4)

Tab. 1. Utilisation von D-(-)-, L-(+)-ß-Hydroxybutyrat und Bildung von Acetacetat im Serum bei chronischer Urämie. Nierenrindenschnitte (Ratte). Alle Werte in $1o^{-3}$ µmol/mg · h. Parallelansätze mit je drei Einzelbestimmungen. In Klammern die Standardabweichungen. Die Unterschiede für den Verbrauch von D,L-, L-(+)-ß-Hydroxybutyrat und für die Bildung von Acetacetat sind signifikant ($P < o,o1$).

	O_2-Verbrauch	Acetacetat-verbrauch	D(-)-ß-Hydroxy-butyrat-bildung	Acetacetat oxydiert
Kontrollen n = 1o	1835 (52)	441 (21)	89 (14)	352
Chron. Urämie	1884 (61)	3o3 (26)	71 (11)	232
Chron. Urämie	1931 (69)	319 (18)	61 (7)	258
Chron. Urämie	187o (47)	278 (32)	39 (15)	239

Tab. 2. Utilisation von Acetacetat und Bildung von D-(-)-ß-Hydroxybutyrat im Serum bei chronischer Urämie. Dimensionen und Versuchsbedingungen wie in Tab. 1. Die Unterschiede für den Verbrauch von Acetacetat und die Bildung von D-(-)-ß-Hydroxybutyrat sind signifikant ($P < o,o1$).

Besprechung der Ergebnisse

Die Wirkungen der Seren bei chronischer Urämie auf Nierenrindengewebe sind nach den vorstehenden Untersuchungen dreierlei Art: Zum ersten besteht eine Hemmung in der Verwertung bestimmter Substrate (Pyruvat, L(+)-ß-Hydroxybutyrat, Acetacetat); zweitens läßt sich stets eine Verminderung der Glukoseneubildung nachweisen.
Schließlich weist der verringerte ATP/ADP-Quotient darauf hin, daß auch die Bildung energiereichen Phosphats herabgesetzt ist. Diese Herabsetzung des ATP/ADP-Quotienten mit unverändertem Sauerstoffverbrauch deutet auf eine Entkopplung der Atmung hin. Diese Beobachtung stützt unsere früher erhobenen Befunde, wonach eine bestimmte Fraktion aus Seren chronisch urämisch Kranker die oxydative Phosphorylierung von Mitochondrien zu entkoppeln vermag (4, 1o). Da die Utilisation des Pyruvats vermindert ist, werden offenbar - bei gleichbleibendem Sauerstoffverbrauch - von manchen Geweben vermehrt andere Substrate, deren Abbau zunächst nicht über die Bildung von Pyruvat führt, aus dem Serum verbraucht. So ist es wahrscheinlich, daß vermehrt Aminosäuren des Serums der oxydativen Desaminierung unterliegen. Der Nachweis eines gesteigerten Aminosäurenabbaus durch Hirnhomogenat in Urämieserum stützt diese Annahme.
Es liegt nahe, die verminderte Utilisation der drei Substrate Pyruvat, L(+)-ß-Hydroxybutyrat und Acetoacetat auf eine gemeinsame Störung zurückzuführen. Hier ist am ehesten eine verminderte Bildung aktivierter Essigsäure anzunehmen. Letztere stellt den Anfang des gemeinsamen Endabbaues der drei genannten Substrate dar. Die Oxydation der D(-)-ß-Hydroxybuttersäure zu Acetacetat bedarf hingegen nicht des Coenzyms A, des Coenzyms zur Bildung der aktivierten Essigsäure. Der Verbrauch der D(-)-Form der ß-Hydroxybuttersäure ist, wie Tab. 1 zeigt, auch nicht eingeschränkt, eher gesteigert. Aus dem Gesagten erklärt sich auch der Anstau von Acetacetat nach Zugabe von D,L-ß-Hydroxybutyrat.

Die Hemmung der Glucoseneubildung ist auf zwei Wegen erklärbar:
Einmal besteht infolge der Entkopplung der Atmung ein vermindertes Angebot an energiereichem Phosphat, das für die energieverbrauchende Synthese von Glukose aus Pyruvat erforderlich ist. Zum anderen kann man auch eine Hemmung der Pyruvatcarboxylase annehmen. Pyruvatcarboxylase, die kürzlich von UTTER und KEECH (12) isoliert wurde, synthetisiert aus Pyruvat Oxalacetat. Sie benötigt als Cofaktor Acetyl-Coenzym A (12). Wie wir wahrscheinlich machen konnten, ist aber die Synthese von Acetyl-Coenzym A vermindert, so daß also auch auf diesem Wege eine Einschränkung der Glucoseneubildung möglich erscheint. Ob erstere oder letztere Möglichkeit - oder beide zugleich - eine wesentliche Rolle in der Hemmung der Glukosesynthese spielen, wird erst zu entscheiden sein, wenn es gelingt, die eigentlich zelltoxisch wirkenden Substanzen des Serums chronisch urämisch Kranker zu isolieren. Dies gilt auch für die Erklärung der unter unseren Versuchsbedingungen zu beobachtenden Verringerung der Glukoseutilisation in Hirnhomogenat. Andererseits können wir zeigen (Tab. 3), daß es durch hohe Glukosekonzentration im Inkubationsmedium (8o μmol/ml) gelingt, die Glukoseutilisation zwar nicht zu normalisieren, jedoch erheblich zu steigern. Dieser Befund könnte u.a. eine theoretische Begründung für die Infusionsbehandlung chronisch urämisch Kranker mit großen Glukosemengen abgeben.
Die Art der Stoffe, die in Seren chronisch urämisch Kranker ihre zelltoxische Wirkung entfalten, ist noch weitgehend unklar. Sie müssen aber - zumindest teilweise - dialysabel sein; denn die Untersuchung des Serums eines Patienten mit chronischer Urämie ließ nach Hämodialyse eine deutlich verminderte Wirkung auf Glukose- und Aminosäuren-Utilisation in Hirnhomogenat erkennen (Tab. 3).
Häufig wird auf das Guanidin als eine möglicherweise toxische Substanz hingewiesen. Untersucht man den Einfluß des Guanidins auf den Stoffwechsel der Nierenrindenschnitte unter unseren Versuchsbedingungen, so lassen sich in der Tat Effekte nachweisen, die denen des Serums chronisch urämisch

Kranker in einigen Punkten gleichen (Tab. 4).

	Glukose-verbrauch	Aminosäuren-verbrauch	Aminosäuren-neubildung
Kontrollen N = 6	14o	-	8
Chron.Urämie, vor Dialyse	2o	28	-
Chron.Urämie, nach Dialyse	63	1o	-
Chron.Urämie, 8o µmol/ml Glukose	79		6

Tab. 3. Utilisation von Glukose sowie Verbrauch und Neubildung von Aminosäuren im Serum bei chronischer Urämie. Hirnhomogenat (Ratte). Dimensionen und Versuchsbedingungen wie in Tab. 1.

	ATP/ADP
Kontrollen N = 6	3,3 (o,2)
Chron.Urämie	2,o (o,25)
Chron. Urämie	o,7 (o,15)
Chron. Urämie	1,8 (o,3)

Tab.4. (Legende siehe nächste Seite)

Tab. 4. ATP/ADP-Quotient in Nierenrindenschnitten (Ratte) nach Inkubation mit drei verschiedenen Urämieseren und mit Kontrollseren. Zugesetztes Substrat Pyruvat, 1o μmol/ml. Inkubation von etwa 1oo mg Gewebe (Feuchtgewicht) in 6 ml Medium. In Klammern die Standardabweichungen. Die Unterschiede sind signifikant ($P < o,o1$).

Die Utilisation von Pyruvat und die Synthese von Glukose sind vermindert. Macht man eine Bilanz der umgesetzten Pyruvatmenge - (die statthaft ist, da Pyruvat das alleinige im Versuchsansatz vorhandene Substrat ist) - so findet man allerdings, daß die verringerte Pyruvatverwertung Folge der verringerten Glukosesynthese, nicht aber Folge einer verminderten Pyruvatoxydation ist. Im Gegenteil, man sieht in Tabelle 5, wie die Menge oxydierten Pyruvat gegenüber den Kontrollen zunimmt. Diese gesteigerte Pyruvatoxydation mit ebenfalls gesteigertem Sauerstoffverbrauch spricht für eine Entkopplung der Atmung: ein Effekt des Guanidins, der bekannt ist (6).

	O_2-Verbrauch	Pyruvat-Verbrauch	Glukose-Bildung	Lactat-Bildung	Pyruvat-oxydiert
Kontrollen N = 2	14oo	127o	243	2o5	579
1o^{-3} M	163o	1o48	164	25	695
1o^{-3} M	161o	1o25	153	26	693
1o^{-4} M	1514	11o9	2o3	21	682
1o^{-4} M	1535	1141	214	2o	7o3

Tab. 5. Inkubation von Nierenrindenschnitten mit Guanidin. Medium Krebs-Ringer-Bicarbonatlösung. Zugesetztes Substrat Pyruvat, 1o μmol/ml. Guanidinkonzentration 1o^{-3} bzw. 1o^{-4} μmol/ml.

(Es ist anzunehmen, daß eine Reihe weiterer Stoffe am Zustandekommen der urämischen Intoxikation beteiligt sind. Untersuchungen hierüber sind ingang).

Zusammenfassung

Nierenrindenschnitte und Hirnhomogenat (Ratte) wurden in Seren chronisch urämisch Kranker inkubiert. Die erhobenen Befunde deuten auf eine verminderte Synthese von Acetyl-Coenzym A und ATP hin. Die Neubildung von Glukose ist herabgesetzt. Als Ursache für letztere wird die verringerte Bildung von ATP und Acetyl-Coenzym A (Hemmung der Pyruvatcarboxylase) angesehen.
Hirnhomogenat utilisiert unter den gleichen Versuchsbedingungen weniger Glukose, wobei andererseits in großem Maße Aminosäuren abgebaut werden. Unter anderen ist möglicherweise Guanidin eine Substanz, die im Serum chronisch urämisch Kranker für die verringerte Glukoseneubildung und für eine herabgesetzte ATP-Synthese in Nierenschnitten verantwortlich ist.

Literatur

1. ADAM, H.: Methoden der enzymatischen Analyse, Weinheim, 1962

2. BÜCHER, T., LAMPRECHT, W., CZOK, R. und LATZKO, E.: Methoden der enzymatischen Analyse, Weinheim, 1962

3. EDSON, N.L.: Biochem. J. 29, 2082-2090, 1935

4. HEINTZ, R. und RENNER, D.: Klin. Wschr., im Druck

5. HOHORST, H.J.: Methoden der enzymatischen Analyse, Weinheim, 1962

6. HOLLUNGER, G.: Acta Pharmacol.Toxicol.II, Suppl. 1, 1955

7. KREBS, H.A., MELLANBY, J. und WILLIAMSON, D.H.: Biochem. J. 82, 90-96, 1962

8. LESTER, D. und GREENBERG, L.A.: J. Biol. Chem. 174, 903-906, 1948

9. LJUNGGREN, G.: Biochem. Z. 145, 422-428, 1924

10. RENNER, D. und HEINTZ, R.: 3. Symposion Dtsch.Ges.f. Nephrologie, Berlin, 1964

11. SCHLAYER, G.: Biochem. Z. 297, 395-397, 1938

12. UTTER, M.F. und KEECH, D.B.: J. Biol. Chem. 238, 2603-2614, 1963

13. WARBURG, O. und KRIPPAHL, G.: Z. Naturforsch. 15b, 364-367, 1960

Diagnostische und therapeutische Erfahrungen bei 18 operierten Fällen von renal-vaskulärer Hypertonie

SCHEITLIN, W., SCHWARZ, H. und SENNING, Å.

Während der letzten drei Jahre wurden von 24 Hypertonikern mit Nierenarterienstenose 18 einer entsprechenden operativen Behandlung zugeführt. Zur Zeit des Nachweises dieser Hochdruckgenese befanden sich je 7 Patienten im 3. und 5. Dezennium, je 4 Patienten im 4. und 6. Dezennium. Soweit die Dauer der Hypertonie beurteilt werden konnte, betraf diese bei 7 Patienten 12 Monate oder weniger, bei den übrigen Patienten bis zu 17 Jahren. 11 Patienten gehörten dem männlichen Geschlecht, 13 Patienten dem weiblichen Geschlecht an. Arteriographisch war die Stenose bei 9 Patienten rechts, bei 8 Patienten links und bei 6 Patienten beidseits in der Nierenhauptarterie lokalisiert. Ein weiterer Patient zeigte 2 Aneurysmata im Bereiche der beiden Hauptäste der rechten Nierenarterie. Ein diastolisches Geräusch im Oberbauch konnte bei zwei Drittel der Patienten auskultiert werden, bei denen dieses Symptom gesucht wurde. Zwei Drittel der Kranken wiesen Fundusveränderungen Grad I und II auf, ein Drittel Grad III und IV. Der diastolische Blutdruck wurde bei ambulanten Messungen bei 7 Patienten zwischen 1o5 und 12o und bei 17 Patienten über 12o mm Hg registriert. Unter Hospitalisation kam es bei zahlreichen Patienten zu einem wesentlichen Abfall des Blutdruckes.

Die i.v. Pyelographie ergab bei zwei Drittel der Fälle z.T. mehrere Anhaltspunkte für eine Nierenischämie (9 x positives wash-out-Phänomen, 1o x Seitendifferenz der Nierenlänge von 1 cm oder mehr, 2 x pyelographisch stumme Niere).

Der Angiotensin-Test nach KAPLAN zeigte bei den 5 untersuchten Patienten keinen signifikanten Anstieg des diastolischen Blutdruckes bei Infusion von 6 m-gamma Hypertensin pro min und kg Körpergewicht. Die Isotopennephrographie wurde bei 9 Patienten durchgeführt und ergab bei 8 Fällen

Verdacht auf eine Asymmetrie der Durchblutung.
Separatharnuntersuchungen nach HOWARD (Modifikation nach RAPOPORT) wurden bei 22 der 24 Patienten durchgeführt, wobei der Versuch bei einem Patienten nicht verwertbar war. Bei 18 der 21 verwertbaren Untersuchungen wies die tubular rejection fraction ratio nach RAPOPORT auf eine signifikante Seitendifferenz der Natrium- und Kreatinin-Ausscheidung (TRFR unter o,5 oder über 2,o). Bei 4 der 6 Patienten mit beidseitiger Nierenarterienstenose wurden Separatharnuntersuchungen durchgeführt und ergaben durchwegs eine signifikante Seitendifferenz (2,o6; 3,1o; o,o7 und o,2o).
Bei 18 der 24 Patienten wurde die Stenose durch Arterienplastik (in 17 Fällen durch Venen patch graft, in 1 Fall Dacron graft) unter Erhaltung des Organs korrigiert. Die Nachkontrollen der Patienten erstrecken sich bis zu 3 Jahren. Eine wesentliche Drucksenkung wurde bei 12 der 18 operierten Fälle erreicht. Der Blutdruck wurde bei 6 Patienten normalisiert (diastolischer Blutdruck unter 85 mm Hg), bei 3 deutlich gesenkt (diastolischer Blutdruck 85-1oo mm Hg, Abfall 3o mm Hg oder mehr), bei 3 Patienten mäßig gesenkt (diastolischer Blutdruck über 1oo mm Hg, Abfall 2o-25 mm Hg). Bei 4 Patienten wurde der diastolische Blutdruck nicht wesentlich beeinflußt (Abfall o - 15 mm Hg) und 2 Patienten kamen unmittelbar postoperativ ad exitum. Bei Patienten mit ausgeprägten ischämischen Funktionsveränderungen war die Drucksenkung durchwegs befriedigend. Kein Fall mit positivem RAPOPORT-Index fiel in die Gruppe der erfolglos Operierten.
Die Beobachtungen bei den 24 Fällen mit renal vaskulärer Hypertonie weisen darauf hin, daß die Auslese der spezifisch abzuklärenden Hypertoniker nicht auf Grund der häufig erwähnten Charakteristika für diese Krankheit (kurze Anamnese, maligne Hypertonie, Alter unter 3o oder über 5o, stabile Hypertonie) erfolgen darf. Als Screening-Test muss bei Hypertonikern mit ambulant gemessenen Blutdruckwerten von diastolisch über 1oo mm Hg eine i.v. Pyelographie, wenn möglich mit Hydrierung, durchgeführt werden. Bei entsprechender Erfahrung sind die Isotopenrenographie und der Angiotensin-

Infusions-Test nach KAPLAN wertvolle Methoden zur Auslese der weiter abzuklärenden Patienten. Anamnestische Hinweise wie kurze Anamnese, das Vorliegen eines systolischen Geräusches im Oberbauch und besonders hohe diastolische Werte können, wenn sie vorhanden sind, den Verdacht für eine renalvaskuläre Genese der Hypertonie erwecken. Die Separatharnuntersuchungen sind nicht nur von diagnostischer Bedeutung, sondern ihr pathologisches Ergebnis scheint Voraussetzung zu sein für den Erfolg einer operativen Therapie. Eine Senkung des Blutdruckes wurde bei mehreren Fällen trotz jahrelanger Dauer des Hochdruckes und trotz schwerer Arteriolosklerose der nicht ischämischen Niere beobachtet.

Analyse tubulärer Partialfunktionen der menschlichen Niere mit der Stop-flow-Technik

SCHMIDT, A.-W., JAHNECKE, J., SÖKELAND, J. und KRÜCK, F.

Eine Methode, mit der Funktionsstudien an der Niere des Menschen möglich sind, muß drei Anforderungen genügen:

1. Es muss gewährleistet sein, daß nicht durch die Methode selbst die Niere geschädigt werden kann.
2. Die Untersuchungsmethode muß nach Zeitdauer und subjektiver Beeinträchtigung für den Patienten zumutbar sein.
3. Die Methode muß so durchgearbeitet sein, daß reproduzierbare Ergebnisse in einem möglichst hohen Prozentsatz der Untersuchungen gewonnen werden können.

Unter diesen Gesichtspunkten gingen wir in einer aus Nephrologen und Urologen bestehenden Arbeitsgruppe der Frage nach, ob sich die von MALVIN, SULLIVAN und WILDE (Physiologist 1:58, 1957) beschriebene Stop-flow-Technik zur Lokalisation transtubulärer Transportvorgänge so modifizieren läßt, daß man sie auch am Menschen anwenden kann. Über Methodik und erste Erfahrungen soll hier berichtet werden.

Die Untersuchung erfolgt unter Clearance-Bedingungen (Inulin und PAH). Zunächst wird der leicht sedierte Patient auf einem urologischen Spezialuntersuchungstisch mit Röntgeneinrichtung in Steinschnittlage aufgelegt und in Schleimhautanaesthesie zystoskopiert. Dann wird in den Harnleiter einer Seite ein Spezialkatheter bis zu einer Höhe von 25-27 cm hochgeführt, der die für die Methode erforderliche vollständige Okklusion des Hohlsystems bewirkt. Subtile Beherrschung der endoskopischen Technik und sorgfältige Beachtung steriler Kautelen sind dafür zu fordern. Die Katheterlage wird durch Röntgendurchleuchtung auf dem Fernsehschirm kontrolliert.

Die von uns verwendeten Garceau-Spezialkatheter von einer Stärke zwischen 8 und 1o Char. sind so konstruiert, daß der

Durchmesser von der Spitze zum Ende hin konisch gleichmäßig zunimmt. Wird ein solcher Katheter in den Harnleiter eingeführt, so legt sich dieser auf eine lange Distanz dicht an den Katheter an, der Ureter wird gleichsam auf den konischen Katheter aufgestreift. Die so erzielte Abdichtung des Nierenbeckens ist vollständig und der Totraum im Bereich des oberen Harnleiters wird klein gehalten. Diese Form der Abdichtung hat gegenüber einer Abdichtung durch Spezial-Ballonkatheter den Vorteil, daß auf die Harnleiterwand kein umschriebener Dehnungsreiz wie durch einen Ballon ausgeübt wird und somit der Harnleiter nicht zur Hyperperistaltik oder gar Kolik angeregt wird.

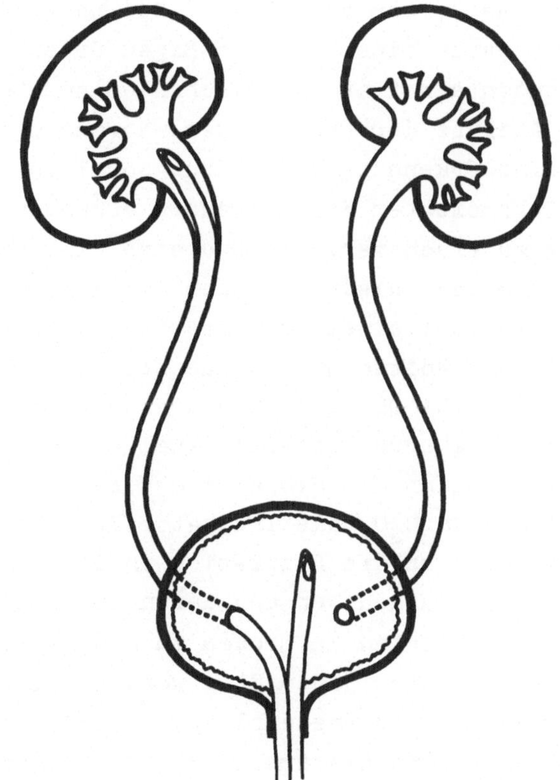

Abb. 1.

Nach Entfernung des Zystoskops wird zur Durchführung der Clearanceuntersuchung der kontralateralen Seite noch zusätzlich ein Ballonkatheter in die Blase eingelegt (Abb. 1). Anschließend kann der Patient in bequeme Rückenlage umgelagert werden. Durch Mannit-Infusion (1,o - 2,o g/min als

2o% Lösung) wird nun eine osmotische Diurese mit Harnvolumina von 8-1o ml/min pro Einzelniere eingeleitet. Der Harnleiterkatheter wird an einen Dreiwegehahn angeschlossen, dessen einer Schenkel in den Zulauf eines Fraktionssammlers mündet. Der andere Schenkel führt zu einem mechanisch-elektrischen Druckwandler, der den im Nierenbecken herrschenden Druck auf hydrostatischem Wege kontinuierlich misst. Die Messwerte werden dann mit einem Linienschreiber fortlaufend registriert.

Zu Beginn der Ureterblockade wird der Dreiwegehahn in eine Stellung gebracht, die den Harnabfluß sperrt und den Druckmesskanal an das System anschließt. Bei ausreichender Diurese (s.ob.) kommt es zu einem gleichmäßigen Druckanstieg, der nach 2-4 Minuten ein Plateau zwischen 6o und 8o mm Hg erreicht. Die Analyse der Druckkurven während der Schreibung ermöglicht eine Erkennung von Störungsquellen im System. So ist ein inkompletter Stop daran zu erkennen, daß der Druckanstieg zu flach verläuft und eine Plateaubildung bereits bei einem sehr niedrigen Nierenbeckendruck zustande kommt. Läßt sich bei einem hypoplastischen Ureter der Katheter nicht mit der Spitze bis in das Nierenbecken hochführen, da schon vorher eine Obturation zustande kommt, so pfropfen sich auf die Druckkurve Peristaltikwellen des Ureters auf. 6 Minuten nach Beginn des Stops wird Venenblut entnommen, in der 7. Minute $Na_2S_2O_3$ als Indikator für die beginnende postokklusive glomeruläre Filtration injiziert. Nach 8 Minuten wird der Stop aufgehoben und der unter Druck abfließende Urin für 2,5 - 3 Minuten in Proben zu o,5 ml fraktioniert gesammelt. Vor und nach jedem Stop werden seitengetrennte Clearances, während der Ureterblockade zusätzlich eine Clearance auf der kontralateralen Seite durchgeführt.

M. L.
36 J. ♀
0,6
8'
Natrium
0,4
$\frac{U_{Na^+}}{U_{IN}}$
0,2
0,026
Kalium
0,020
$\frac{U_{K^+}}{U_{IN}}$
0,014
0,4
100
$Na_2S_2O_3$ %
50
0,3
PAH
$\frac{U_{PAH}}{U_{IN}}$
0
0
10
20
30
Urinvolumen ml

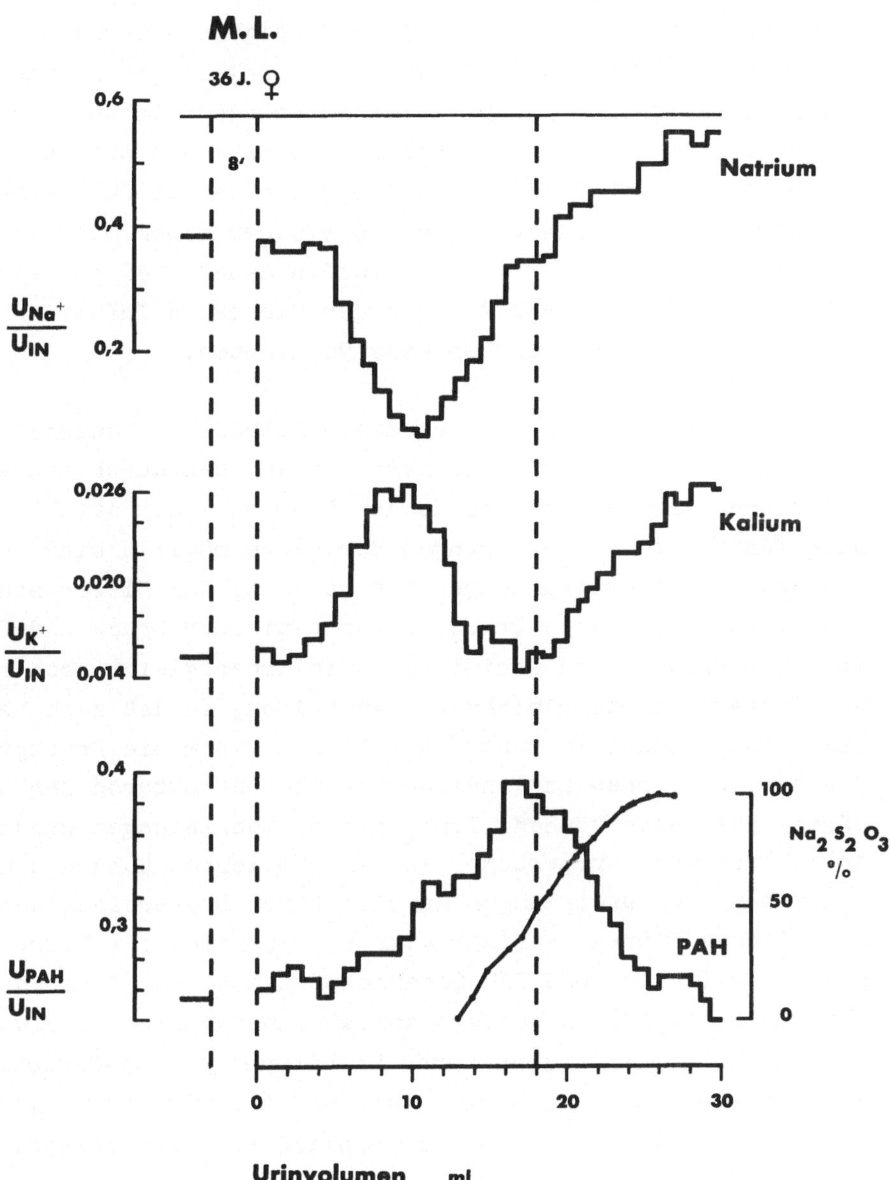

Abb. 2.

Bisher wurden insgesamt 36 Stop-flow-Untersuchungen an 21 Patienten durchgeführt. Abbildung 2 zeigt ein typisches normales Stop-flow-Tubulogramm eines 5o-jährigen nierengesunden Patienten. Bei 2 Patienten traten leichte Harnleiterkoliken auf, in zwei Fällen konnte - bedingt durch anatomische Gegebenheiten - keine vollständige Okklusion des Harnleiters erzielt werden. Die Dauer einer Stop-flow-Untersuchung mit zwei Ureterblockaden dauert bei gut eingearbeitetem Personal vom Anlegen der Clearance-Infusion bis zur Entfernung der Katheter etwa 9o Minuten.

Bevor versucht werden konnte, diese Methode am Menschen anzuwenden, mußte zunächst gesichert werden, daß durch den kurzfristigen Harnstau in osmotischer Diurese weder strukturelle noch funktionelle Schädigungen der Niere möglich sind. Aus Mikropunktionsuntersuchungen ist bekannt, daß Nierenbeckendruck, intratubulärer Druck, interstitieller Druck und Druck in den peritubulären Kapillaren, die immer gleich hoch sind, bei Ureterblockade gleichmäßig ansteigen, so daß auch bei maximalen Drucken im intracaniculären System nie Druckgradienten, bei denen Läsionen der renalen Strukturen denkbar wären, auftreten können. Trotz dieser Überlegungen wurden in zahlreichen Vorversuchen an narkotisierten Hunden und Schweinen die Auswirkungen kurzfristiger Ureterblockaden in osmotischer Diurese auf Struktur und Funktion der Niere studiert. Inulin- und PAH-Clearance, osmotische Clearance, Clearance des freien Wassers sowie transtubuläre Natriumtransporte wurden selbst durch halbstündige Stop-Perioden nicht beeinflusst, auch wenn man den Stop mit kurzen Intervallen mehrmals hintereinander applizierte. Pyelographisch waren weder während des Stop noch danach an den Nieren pathologische Veränderungen nachzuweisen. Die histologische Untersuchung der Nieren + ergab ausser den für die osmotische

---

+ Für die Durchführung der histologischen Untersuchungen sind wir Herrn Prof. Dr.A.BOHLE u. Herrn Dr.D.MEYER (Pathologisches Institut der Universität Tübingen) zu großem Dank verpflichtet.

Nephrose typischen Veränderungen keine Abweichungen von der Norm. Die erste Serie von Stop-flow-Untersuchungen an Menschen wurde ausschließlich an Nieren vorgenommen, die aus urologischer Indikation zur Nephrektomie vorgesehen waren. Auch an diesen Nieren ergab die histologische Untersuchung keinerlei druckbedingte Läsionen.

Morphologische und chemische Eigenschaften isolierter Basalmembranen

v. BRUCHHAUSEN, F. und MERKER, H.J.

Aus der Nierenrindenkernfraktion der Ratte lassen sich Basalmembranen glomerulärer und tubulärer Herkunft anreichern. Dies gelingt mit Hilfe der Schichten-Gradientenzentrifugation in Saccharose (bis 1,8 M), wie wir kürzlich mitteilen konnten (v. BRUCHHAUSEN und MERKER, 1965/a). Die sich ausbildende unterste Schicht kann durch Dekantieren gewonnen und durch Waschen, Beschallen und Behandeln mit dem Turrax, mit Deoxycholat und Deoxyribonuclease I (aus Pankreas) zunehmend gereinigt werden.

Die im Phasenkontrastmikroskop als traubenartig, tubulär oder plattenartig erscheinenden Basalmembranen imponieren unter dem Elektronenmikroskop als charakteristische dunkle Bänder. Bei höherer Auflösung erscheint die Binnenstruktur als fädiges Filzwerk, das aus ca. 3o Å dicken, unregelmäßig verlaufenden Filamenten aufgebaut ist, die in einer elektronendurchläßigeren Matrix eingebettet sind (Abb. 1[+]). Mit Hilfe einer neu entwickelten Modifikation der Perjodsäure-Schiff-Technik (PAS-Technik) für elektronenoptische Belange kommen weitere perjodspaltbare Substanzen in Form feiner Granula zur Darstellung (Abb. 2[+])

In den Basalmembranenfraktionen läßt sich aus den Hydroxyprolinwerten (3,84%) ein Kollagengehalt von 29% der Trockensubstanz berechnen. In Analogie zu anderen morphologischen Untersuchungen über den Aufbau des Kollagens kann angenommen werden, daß es sich bei den beschriebenen Filamenten um Kollagenfäden handelt, die aus nur wenigen Tropokollagenmolekülen zusammengesetzt sind. Innerhalb der Matrix dürfte ein lockeres Proteingerüst, das sich aus der Differenz (6,4%) des Stickstoffgehaltes (von 11,6%) zur berechneten Menge

Kollagenstickstoffs (5,2%) erschließen läßt, sowie das perjodatempfindliche granuläre Material anzuordnen sein. Über dessen Natur ergaben sich noch keine sicheren Anhaltspunkte. Uronsäurehaltige Mucopolysaccharide sind in größerer Menge jedoch nicht zu erfassen. Möglicherweise tragen Lipide (16,9%) bzw. Phosphatide (5,9%) (v. BRUCHHAUSEN und MERKER, 1965/b) zu dieser Erscheinung bei, sowie zuckerhaltige Substanzen,die sich im chromatographischen Lauf wie Glycolipide vom Ceramidhexosidtyp verhalten (vergl. auch das Cytolipid K von RAPPORT, GRAF und SCHNEIDER, 1963), und die auch für die antigenen und haptentragenden Eigenschaften der renalen Basalmembranen verantwortlich sein könnten.

Literatur

v. BRUCHHAUSEN, F. und MERKER, H.J.: Naunyn-Schmied. Arch. exp. Path. Pharmakol. 251, 1 (1965/a)

v. BRUCHHAUSEN, F. und MERKER, H.J.: Naunyn-Schmied. Arch. exp. Path. Pharmakol. 251, 168 (1965/b)

RAPPORT, M.M., GRAF, L. und SCHNEIDER, H.: Fed. Proc. 22, 498 (1963)

+ Abbildungen 1 und 2 siehe Bildanhang.

Äthacrynsäure in der Ödemtherapie

KOCZOREK, Kh. R., HOFMANN, H. und EISENBURG, J.

Es wurden 36 Patienten mit pathologischen Wasseransammlungen (Ödeme und/oder Aszites) kardialer (28 Pat.), hepatischer (6 Pat.) und renaler (2 Pat.) Genese mit Äthacrynsäure, einem neuartigen Sali-Diuretikum, kurz- und/oder langfristig behandelt. Die Substanz wurde oral oder intravenös entweder allein oder kombiniert mit a) Aldactone - A, b) Triamteren, c) Aldadiene-K und d) einem kaliumretinierenden Versuchspräparat eingesetzt.

Die oralen und intravenösen Tagesdosen lagen meist zwischen 5o und 15o mg. Nur in Einzelsituationen wurde die orale Dosis auf 25o mg/Tag erhöht. Die Dauer der längsten ununterbrochenen Anwendung von Äthacrynsäure (1oo mg/Tag) betrug (bei einer 47-jährigen Patientin mit einer ausgeprägten relativen Trikuspidalinsuffizienz bei operierter Mitralstenose) 178 Tage, wobei zur Vermeidung möglicher Kaliumverluste zum Teil Aldactone-A zusätzlich gegeben wurde. Anschließend wurde die Kombinationsbehandlung intermittierend weitergeführt, so daß die gesamte Beobachtungszeit, in der Äthacrynsäure appliziert wurde, sich immerhin auf 5oo Tage erstreckt, da diese Patientin in einer voraufgegangenen Behandlungsperiode bereits 79 Tage lang täglich mit 5o mg Äthacrynsäure allein (bei Kaliumsubstitution) behandelt worden war.

Bei 35 derart behandelten Patienten wurde eine weitgehende, oft sogar exzessive Ausschwemmung der Ödeme und/oder des Aszites erreicht, u.a. auch bei Ödemkranken mit sogen. Therapierefraktärität gegen Diuretika. Bei mehreren Gelegenheiten war die orale oder intravenöse Gabe von Äthacrynsäure wirksamer als Furosemid, und zwar sowohl bei alleiniger Anwendung als auch in Kombination mit Spirolaktonen und Triamteren. Die Diurese setzte meist innerhalb von zwei

Stunden ein, wobei die Steigerungen der Harnmengen und der Elektrolytausscheidungen parallel liefen. Die kombinierte Anwendung der Äthacrynsäure mit einem antikaliurischen Diuretikum vom Spirolakton- oder Triamteren-Typ war der bloßen Äthacrynsäure-Applikation überlegen und ist zu bevorzugen, weil auf diese Weise die möglichen Nebenwirkungen dieser neuen, potenten Substanz im Hydromineralhaushalt (=hypokaliämische, hypochlorämische Alkalose bei grösseren Dosen) auch bei langfristigem Einsatz vermieden werden können; bei additivem erwünschten Effekt auf die Salurese. Hepato- oder hämatotoxische Symptome wurden im eindeutigen Zusammenhang mit der Äthacrynsäure-Therapie nicht beobachtet. Lediglich die häufig angegebene, kürzere oder längere Zeit anhaltende, Schmerzhaftigkeit (brennender Schmerz im Venenverlauf) der intravenösen Äthacrynsäure-Injektion bedarf der sorgfältigen Beachtung.

Schlußbemerkung

WATSCHINGER: Wir sind somit am Ende unserer wissenschaftlichen Tagung und als letztem Vorsitzenden ist es mir eine angenehme Pflicht, unserem scheidenden Präsidenten, Herrn Professor WOLFF und seinen Mitarbeitern in Ihrem Namen für die ausgezeichnete Organisation dieses Symposions herzlich zu danken.

Bildanhang

Abbildungen zu
A. Bohle und H. Sitte: Der juxtaglomeruläre Apparat der Niere

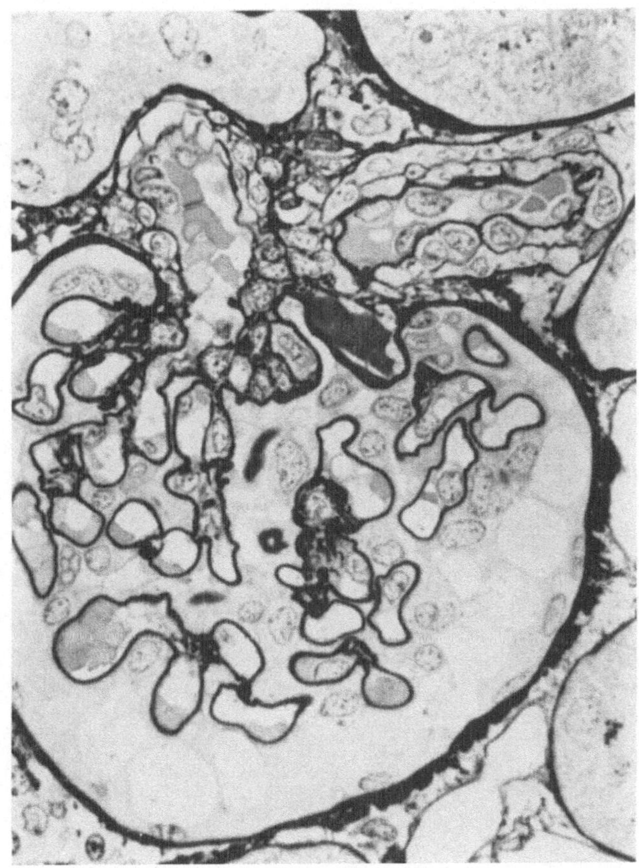

Abb. 1. Glomerulum mit Vas afferens (rechts) und Vas efferens (links) einer menschlichen Niere (männl., 13 J.). Einzelne epitheloide Zellen in der Wand beider Hilusgefäße. Zwischen den Gefäßen einzelne Goormaghtighsche Zellen. Versilberung nach MOVAT. Mikrofotogramm Vergr. 720fach

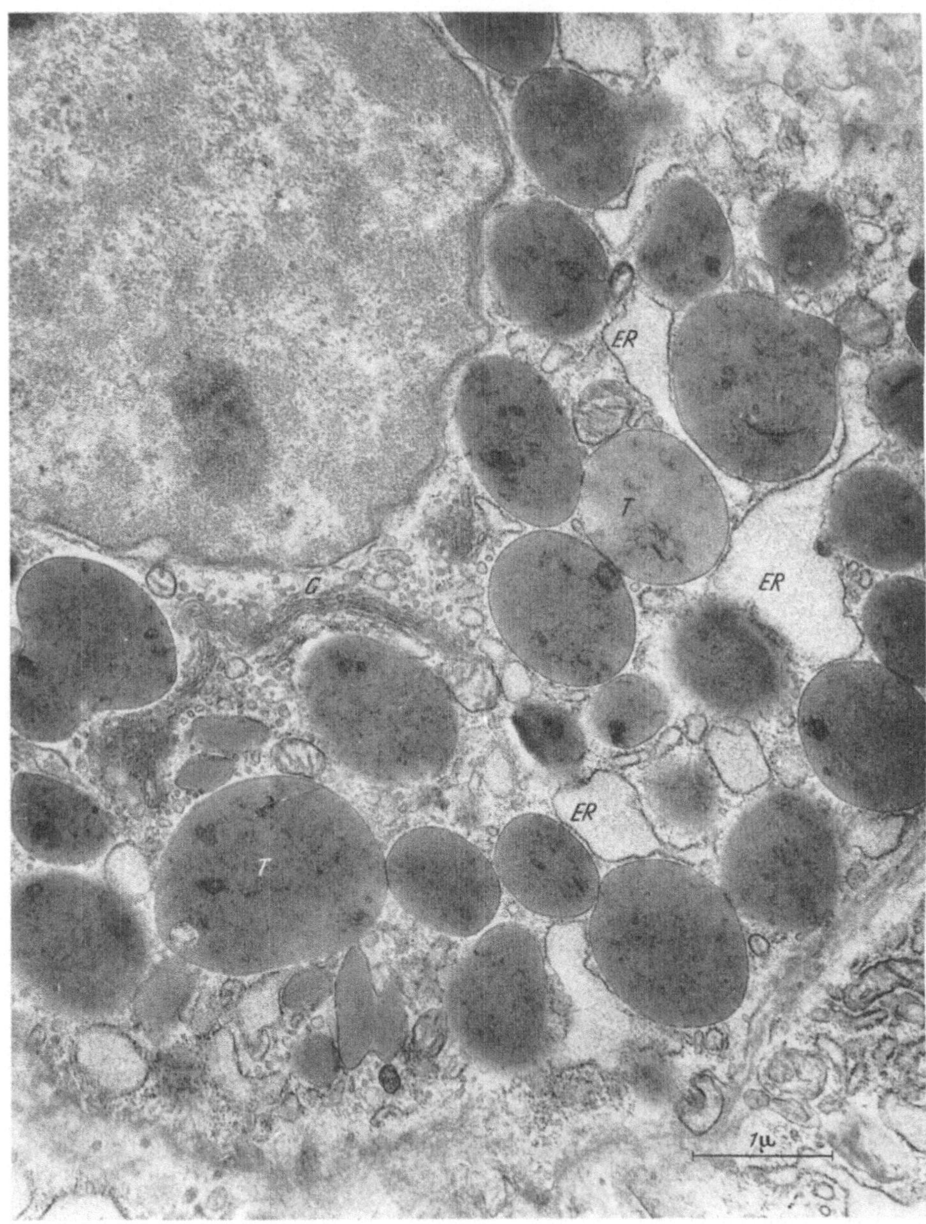

Abb. 2. Ausschnitt aus einer epitheloiden Zelle der Maus mit tropfigen Cytoplasmaeinschlüssen (T), gut entwickeltem endoplasmatischem Reticulum (ER) und Golgiapparat (G)

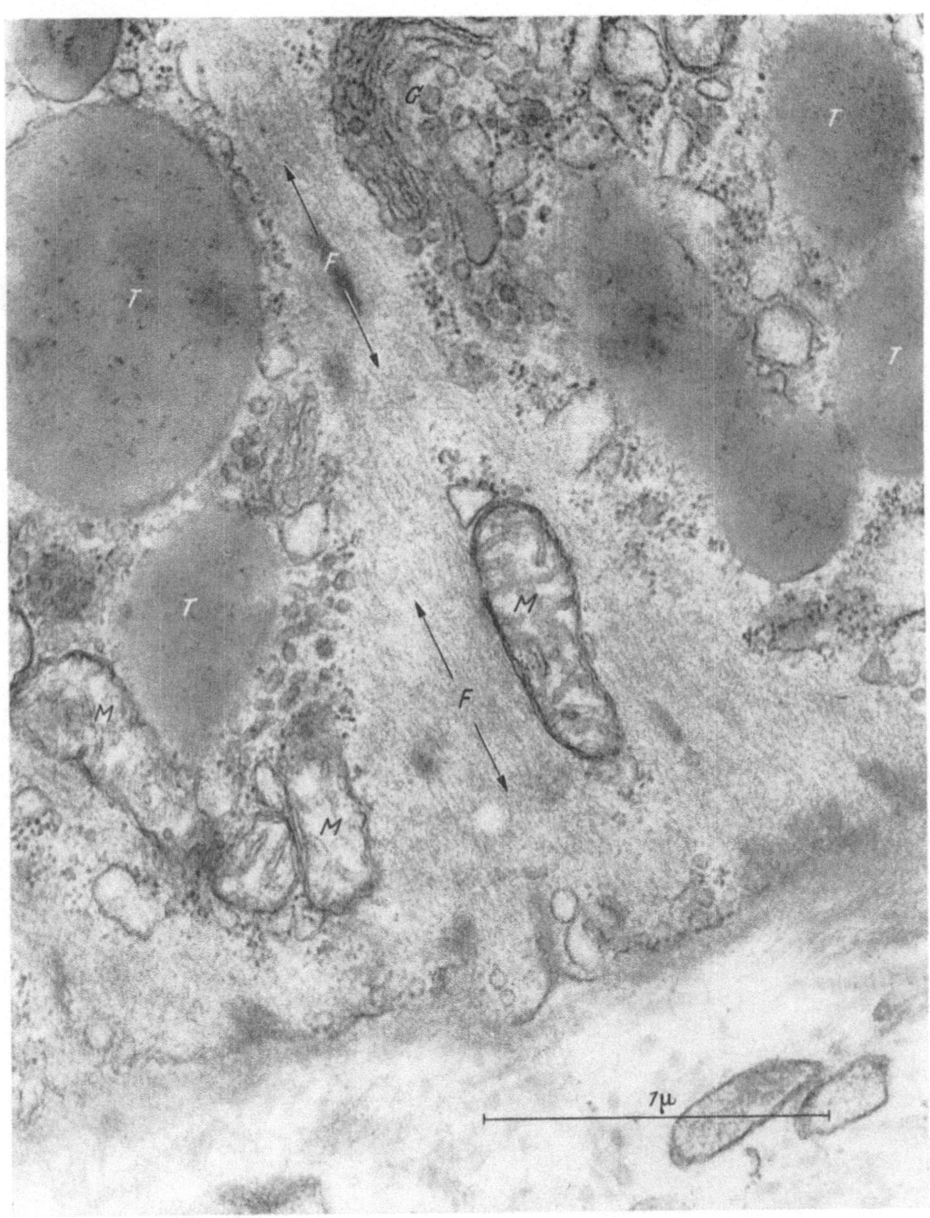

Abb. 3. Ausschnitt aus einer epitheloiden Zelle (Mäuseniere) mit tropfigen Cytoplasmaeinschlüssen (*T*). Obere Bildhälfte Mitte: Golgiapparat (*G*). Neben Mitochondrien (*M*) enthält die Zelle zahlreiche Myofilamente (*F*), welche deutlich ihre Genese belegen

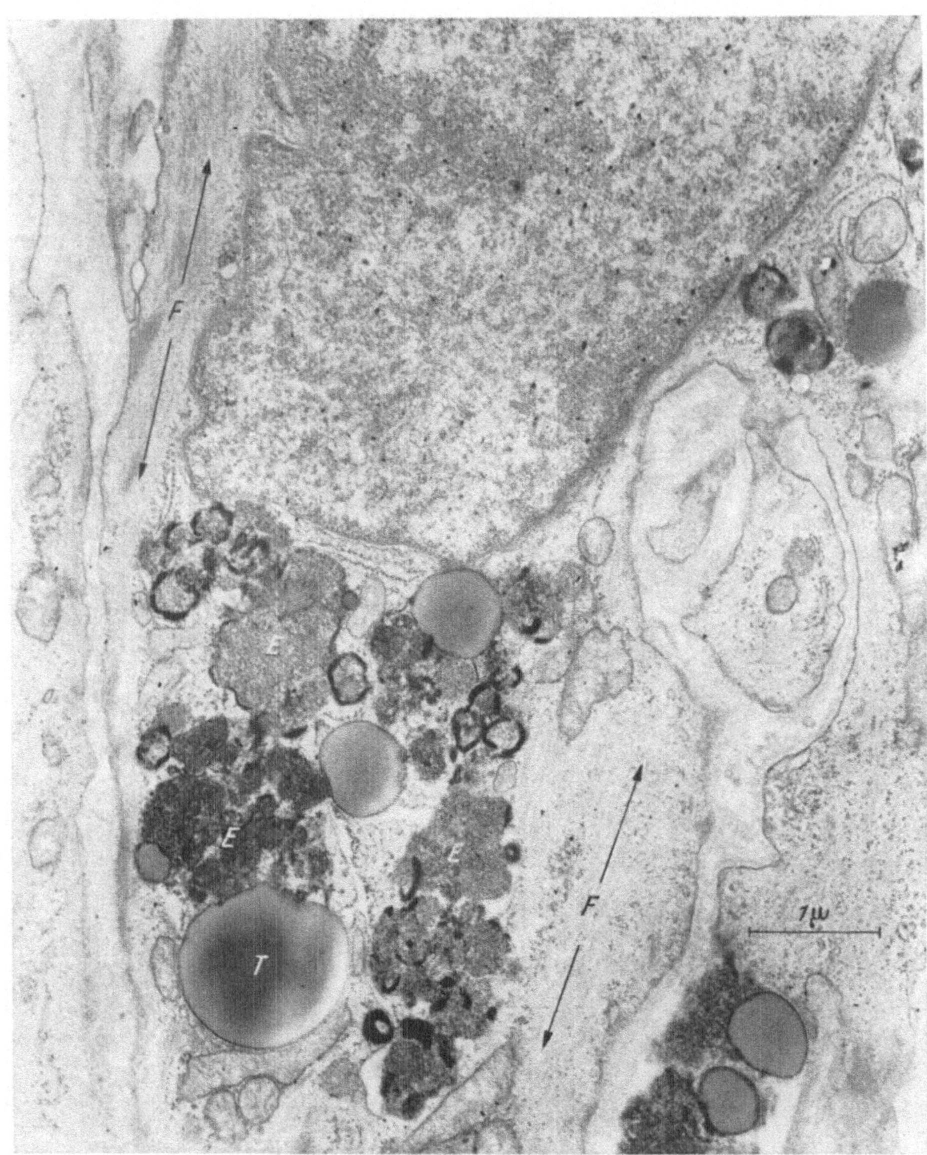

Abb. 4. Ausschnitt aus einer epitheloiden Zelle (menschliche Niere 6027/447, weibl.). Grob- und feingranuläre, schollige sowie tropfige Cytoplasmaeinschlüsse, vorwiegend in den apikalen, kernnahen Cytoplasmazonen. Das Aussehen der Einschlüsse (*E*) und Tropfen (*T*) entspricht dem Lipofuscin. Die Zelle enthält zahlreiche Myofilamente (*F*). Das endoplasmatische Reticulum ist nur schwach ausgebildet

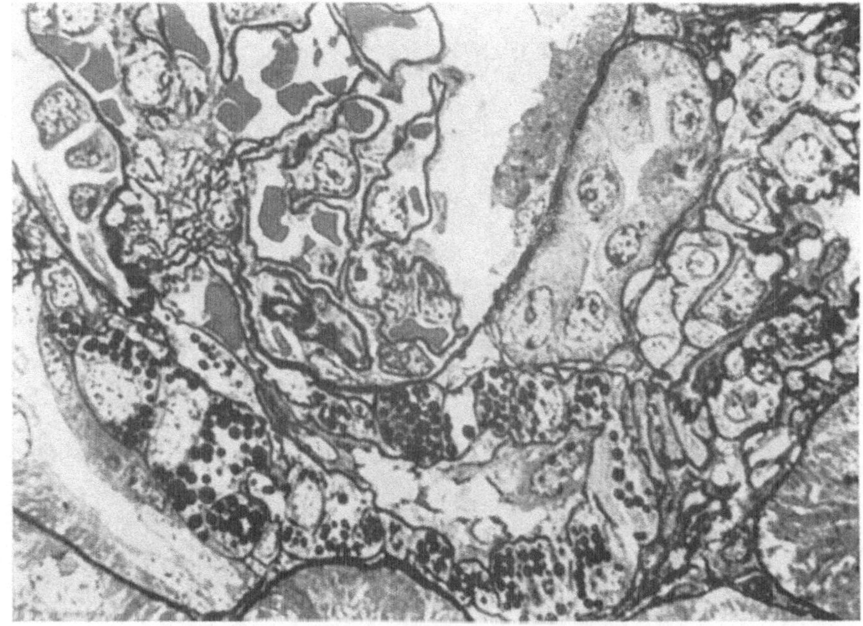

Abb. 5. Mäuseniere. Vas afferens mit hypertrophierten und hyperplastischen epitheloiden Zellen nach Esidrix-Behandlung. Versilberung nach MOVAT. Mikrofotogramm: Vergr. 1350fach

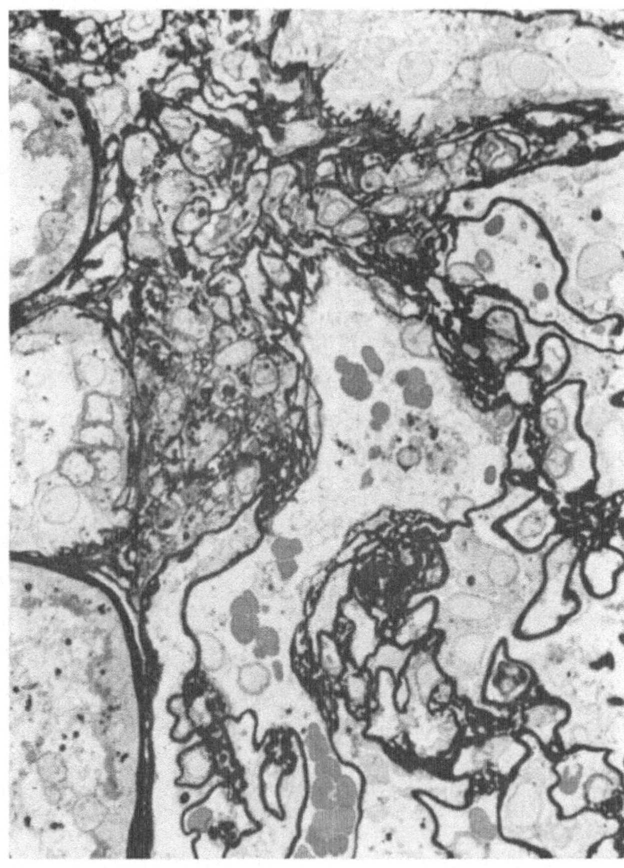

Abb. 6. K 2357/65, weibl., 40 J. Vas afferens mit hypertrophierten und hyperplastischen epitheloiden Zellen bei Drosselhochdruck (Stenose der rechten Arteria renalis). Im Cytoplasma der epitheloiden Zellen granuläre Einschlüsse. Bild Mitte links sowie oben rechts: Macula densa mit Protuberanzen von basalmembranartigem Material in Richtung der Epithelien der Macula densa (rechts oben). Versilberung nach MOVAT. Mikrofotogramm Vergr. 720fach

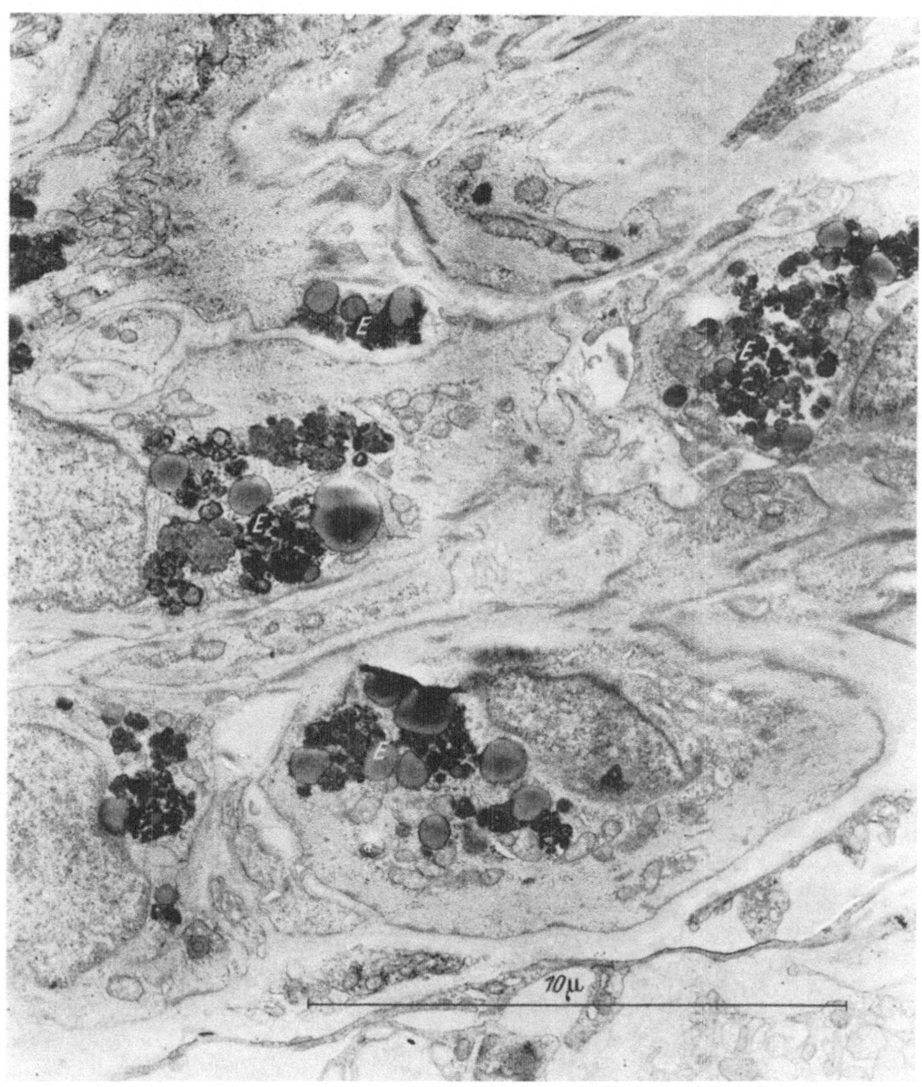

Abb. 7. Epitheloide Zellen (menschliche Niere, 6027/447, weibl.) des Vas afferens. Im Cytoplasma der epitheloiden Zellen granuläre und tropfige Cytoplasmaeinschlüsse (*E*; wie in Abb. 4). Der Muskelcharakter der Zellen ist deutlich zu erkennen

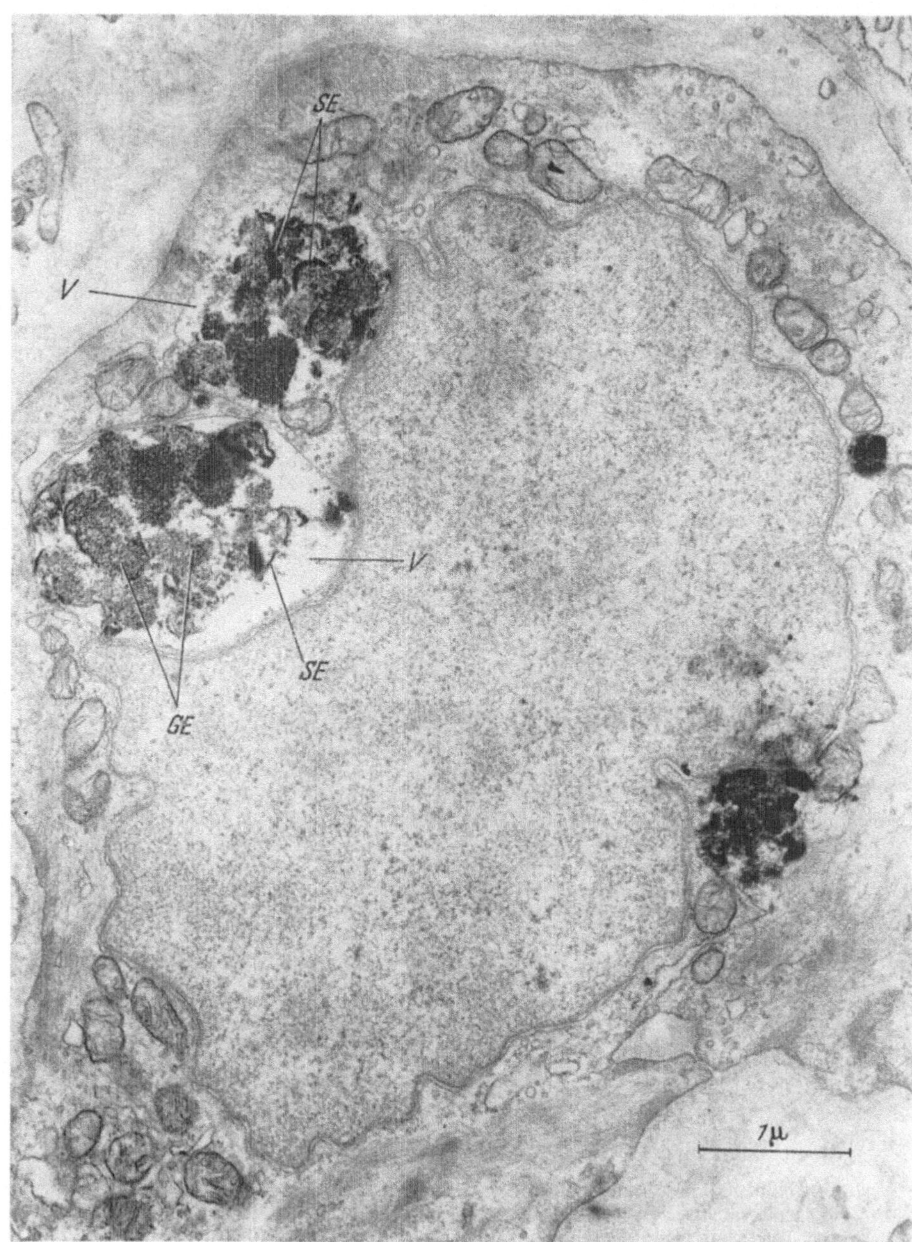

Abb. 8. K 2357/65, 40 J. weibl. Epitheloide Zelle (menschliche Niere) des Vas afferens bei einseitigem Drosselhochdruck (Stenose der rechten Arteria renalis). Granuläre (*GE*) und schollige (*SE*) Cytoplasmaeinschlüsse, z. T. in Vacuolen (*V*) gelegen. Die scholligen Einschlüsse (*SE*) erweisen sich bei stärkeren Vergrößerungen als Myelinfiguren (Abb. 11)

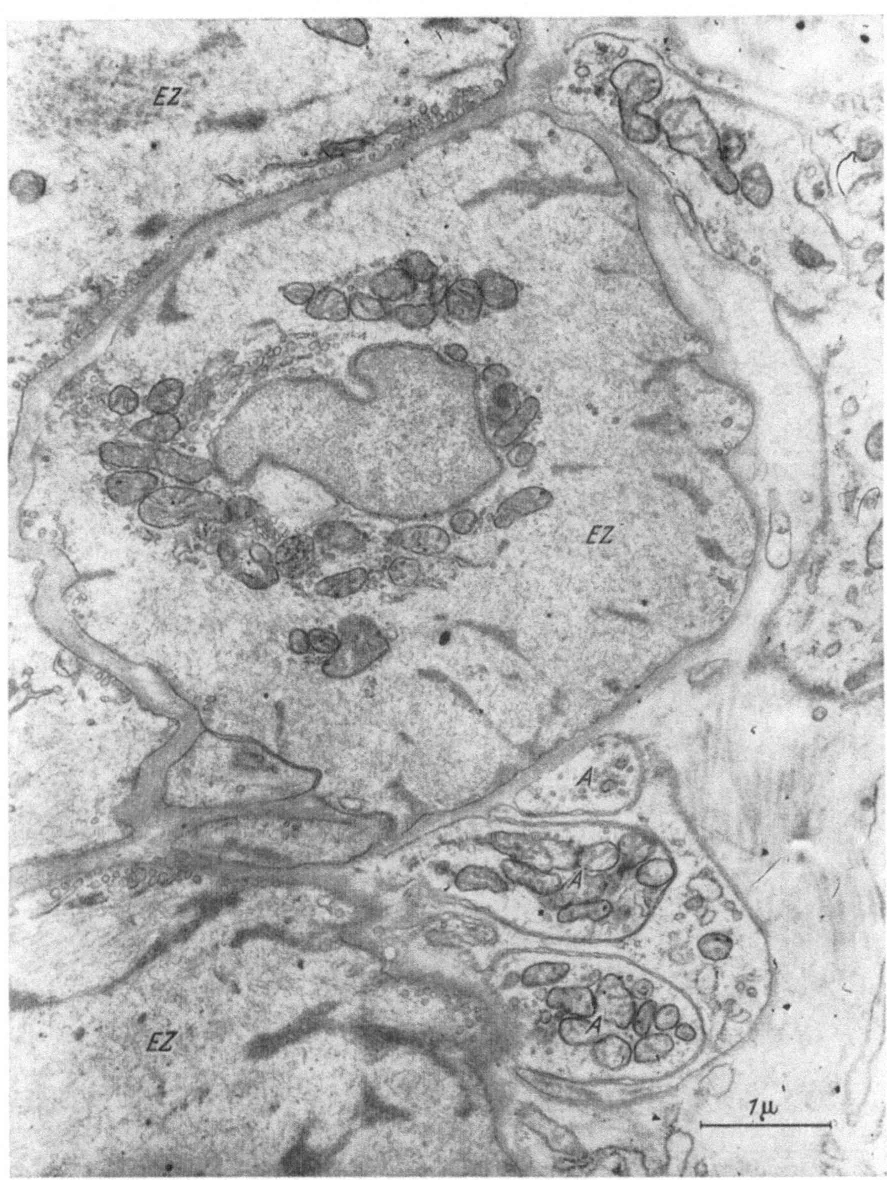

Abb. 9. Degranulierte epitheloide Zellen (*EZ*; Mäuseniere) nach Cortironbehandlung bei NaCl-reicher Ernährung. Völliger Schwund des endoplasmatischen Reticulums. Rechts unten Axone (*A*) eines marklosen Nerven mit Mitochondrien und Vesikeln

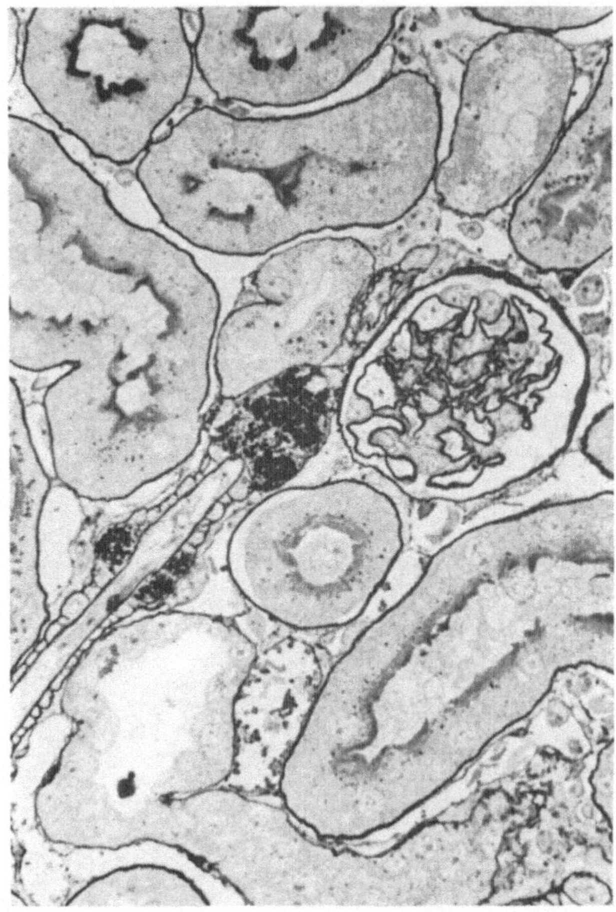

Abb. 10. Ausschnitt aus einer Mäuseniere. Vas afferens mit hypergranulierten epitheloiden Zellen (nach Esidrix-Behandlung) im Bereich der Macula densa und in glomerulumfernen Bezirken, die keinen Kontakt zur Macula densa aufweisen. Versilberung nach MOVAT. Mikrofotogramm Vergr. 560:1

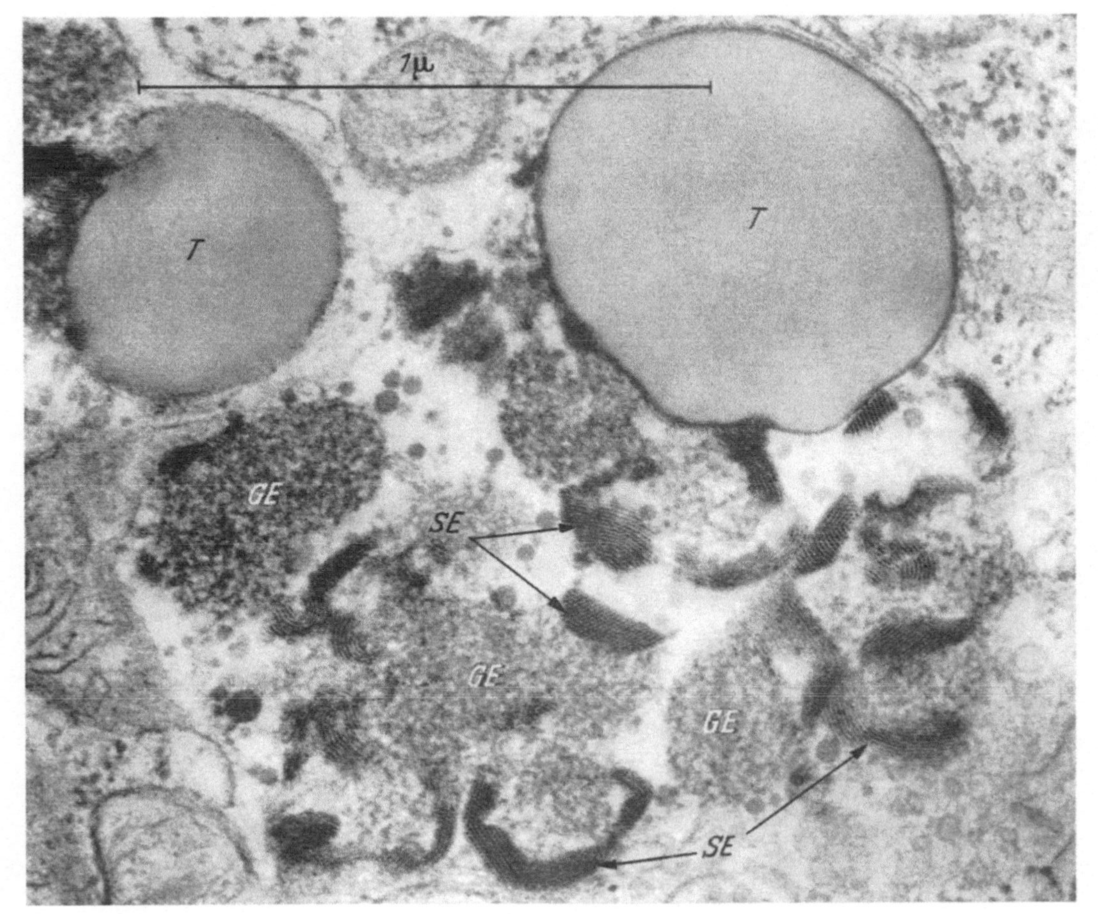

Abb. 11. Tropfen (*T*) sowie granuläre (*GE*) und schollige (*SE*) Einschlüsse in einer epitheloiden Zelle der menschlichen Niere. Die scholligen Einschlüsse (*SE*) zeigen deutlich Myelinstruktur

Abbildungen zu
G. M. C. Masson: Renin-induced hypertension

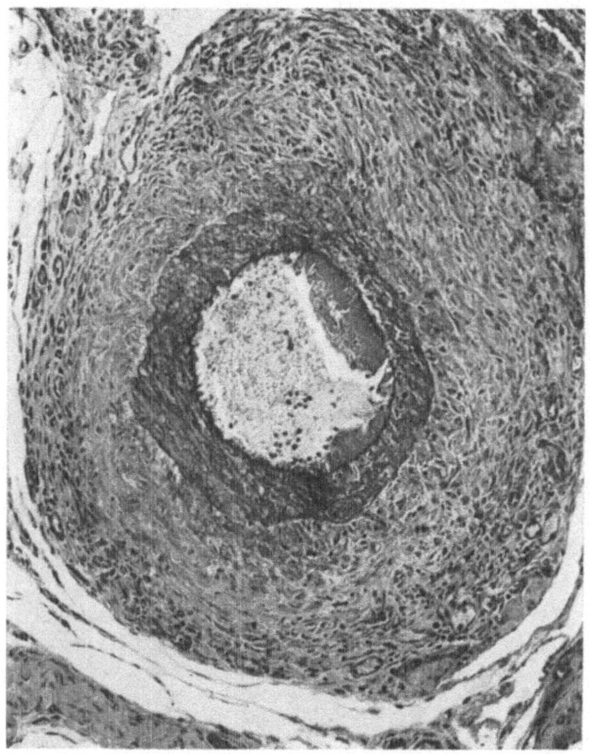

Fig. 3. Lesions of arteritis in a small hepatic artery from a rat which received semi-purified hog renin in a gel. ×160

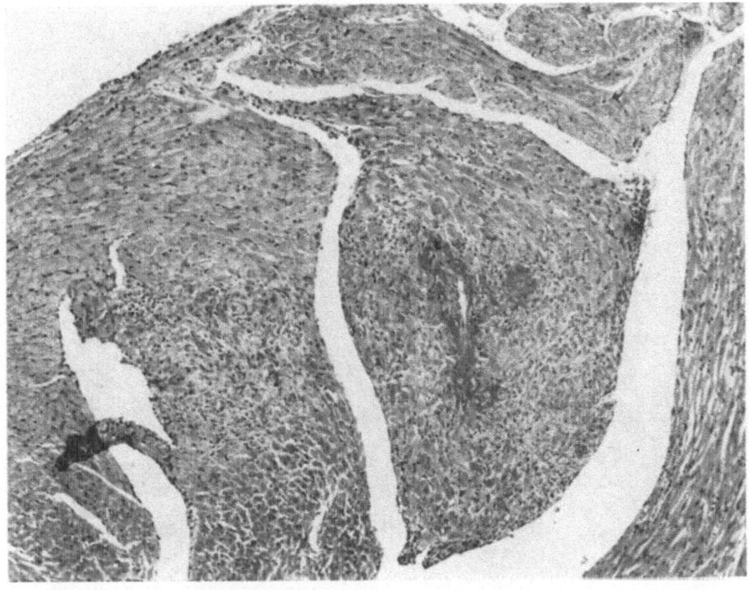

Fig. 4. Heart from a rat which received pellets of hog renin showing fibrinoid necrosis in a small arteriole and myocarditis. ×80

Abbildung zu

F. Reubi, A. Cerutti, A. Bohle und R. Veyrat: Kaliumverlierende Tubulopathie oder Bartter-Syndrom?

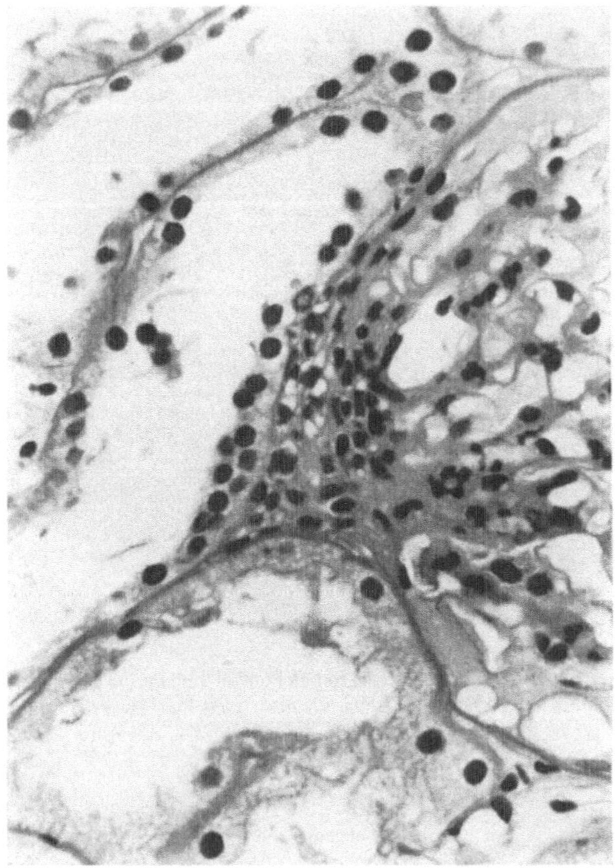

Abb. 2. Gefäßpol eines Glomerulum im Fall H. H. Die epitheloiden Zellen des juxtaglomerulären Apparates sind nicht vermehrt und enthalten keine Granula

Abbildungen zu
W. Kriz: Der architektonische Aufbau des Nierenmarkes der Ratte

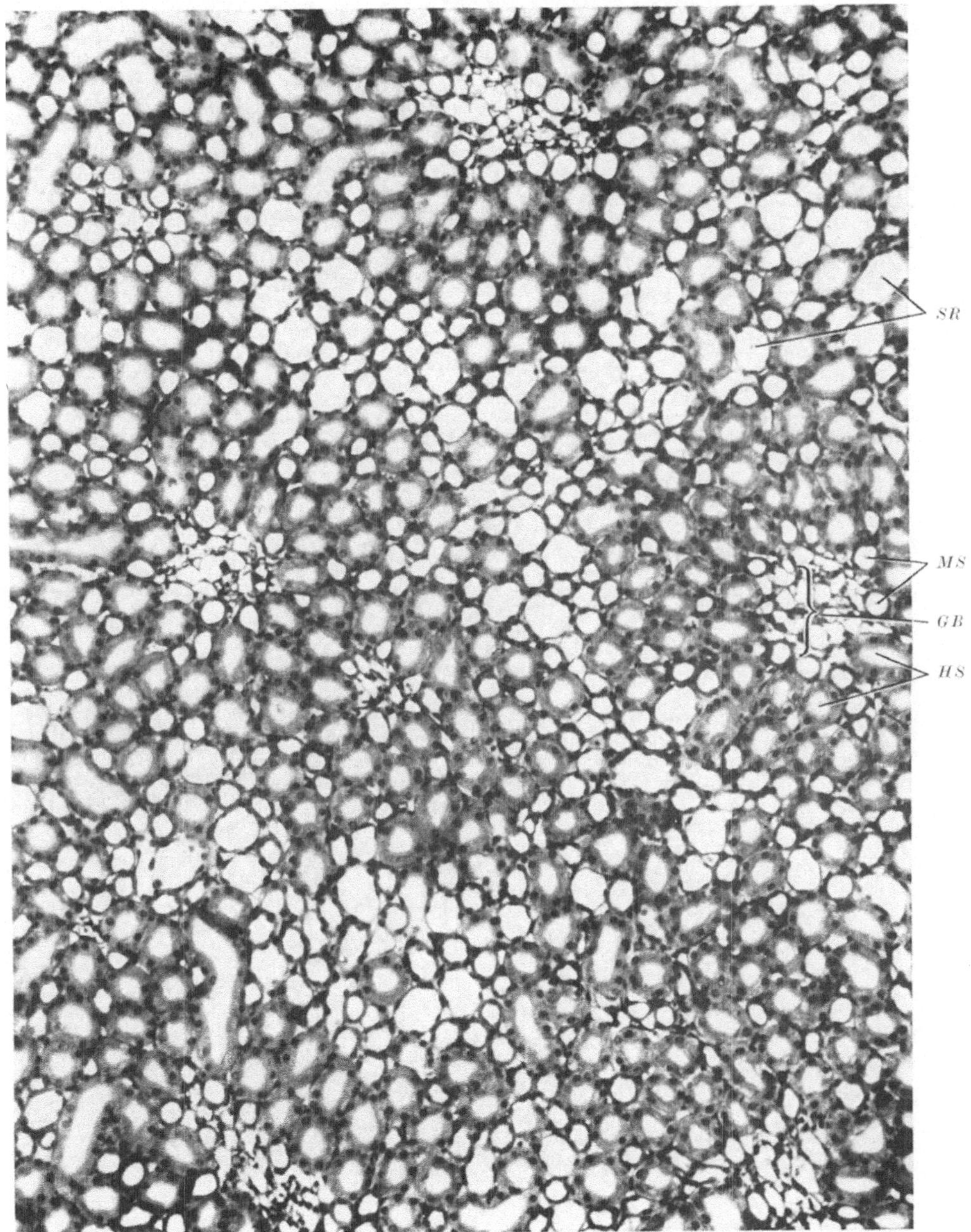

Abb. 1. Rattenniere. Osmotische Diurese. Fixierung: Bouin. Färbung: Azan. Querschnitt durch den Außenstreifen. In unmittelbarer Nachbarschaft der Gefäßbündel liegen Hauptstücke und Mittelstücke, die Sammelrohre finden sich stets weiter entfernt davon. *GB* Gefäßbündel, *HS* Hauptstück, *MS* Mittelstück, *SR* Sammelrohr. Vergr.: ca. 150 ×

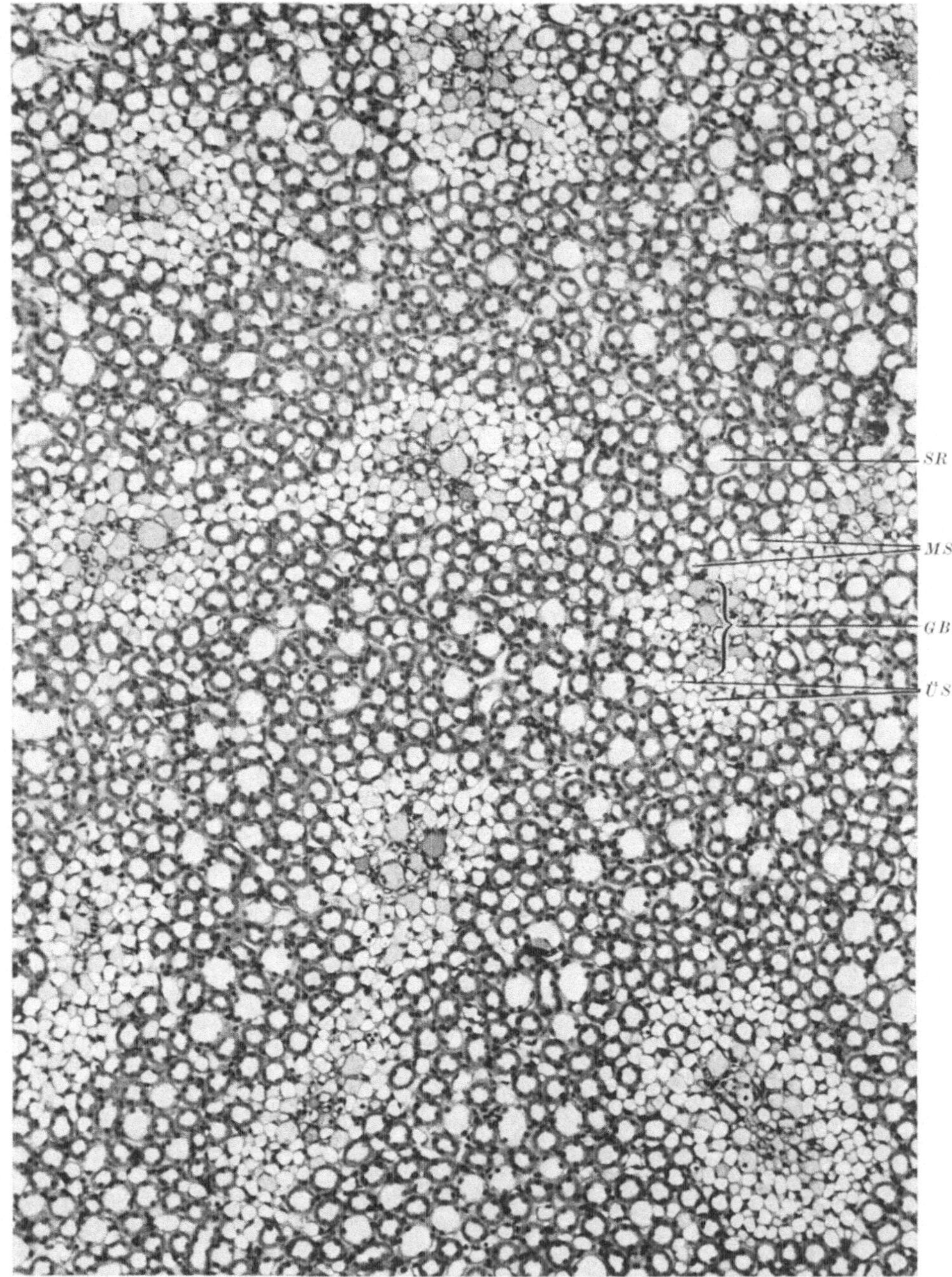

Abb. 2. Rattenniere. Ureterligatur während osmotischer Diurese. Fixierung: Bouin. Färbung: Hämatoxylin-Eosin. Querschnitt durch den Innenstreifen. Die sehr regelmäßige konzentrische Anordnung der Tubuli um die Gefäßbündel ist deutlich zu sehen. *GB* Gefäßbündel, *MS* Mittelstück, *ÜS* Überleitungsstück, *SR* Sammelrohr. Vergr.: ca. 100 ×

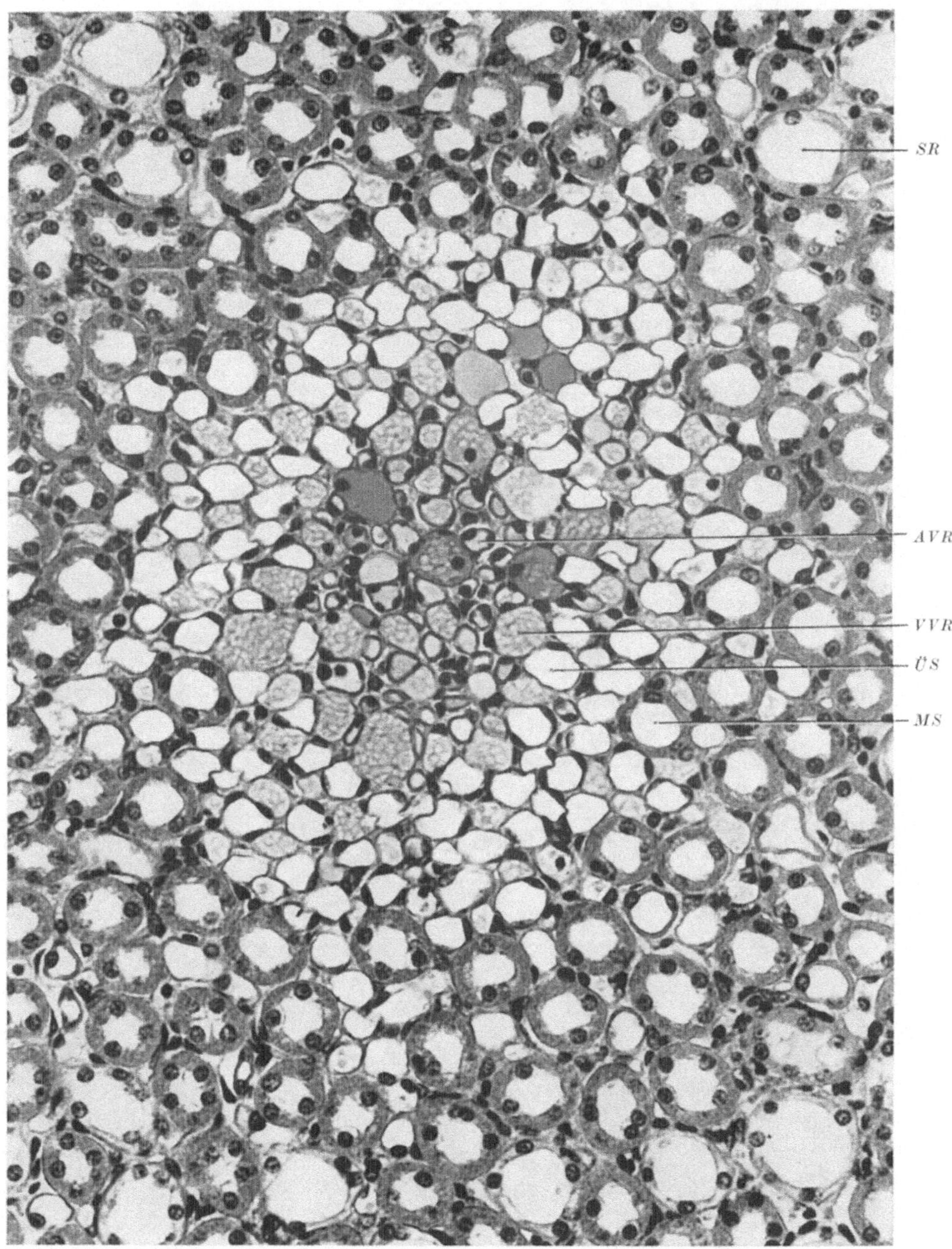

Abb. 3. Gleiche Niere wie in Abb. 2. Querschnitt durch den Innenstreifen. Innerhalb der architektonischen Einheit des Rattennierenmarkes findet man vorwiegend im Zentrum der Gefäßbündel die arteriellen Vasa recta (*AVR*), vorwiegend in der Peripherie die venösen Vasa recta (*VVR*), hier untermischt mit den Überleitungsstücken (*ÜS*). Darauf folgen die Mittelstücke (*MS*), zum Schluß die Sammelrohre (*SR*). Vergr.: ca. 380×

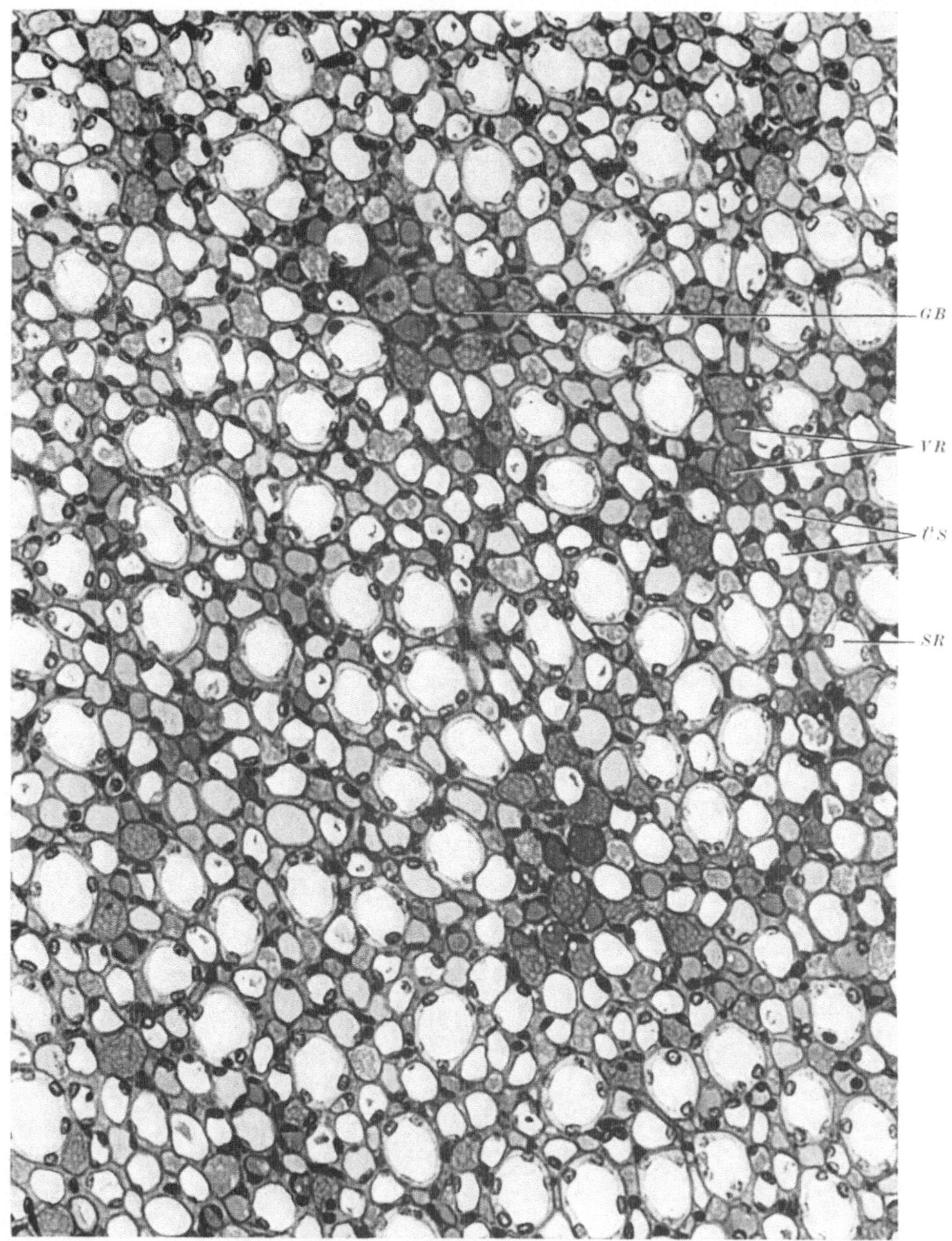

Abb. 4. Rattenniere. Ligatur der Vena renalis während osmotischer Diurese. Fixierung: Bouin. Färbung: Azan. Querschnitt durch die Innenzone im oberen Drittel. Auf diesem Bild sind noch zwei Gefäßbündel (*GB*) zu sehen; ansonsten umstehen die Sammelrohre (*SR*) jeweils Bezirke, in denen Überleitungsstücke (*ÜS*) und Vasa recta (*VR*) zusammengelagert sind. Vergr.: ca. 320×

Abbildungen zu

D. Meyer, H. Reich und F. Walvig: Vergleichende Untersuchungen zur Struktur des Gefäßpols der Nierenkörperchen bei Süß- und Seewasserfischen

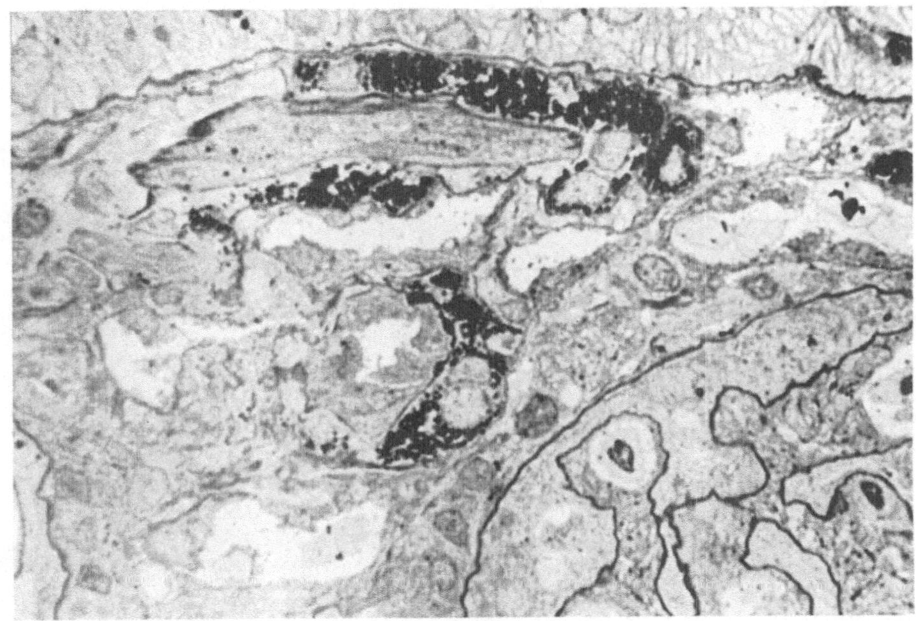

Abb. 1. Goldlachs (Argentina silus Ascanius). Stark granulierte epitheloide Zellen am Gefäßpol eines Nierenkörperchens bei einem zur Familie der Salmoniden gehörenden marinen Teleostier. Vergr. 1400:1. Araldit-Einbettung, Schnittdicke ca. $^1/_2 \mu$, Versilberung nach MOVAT

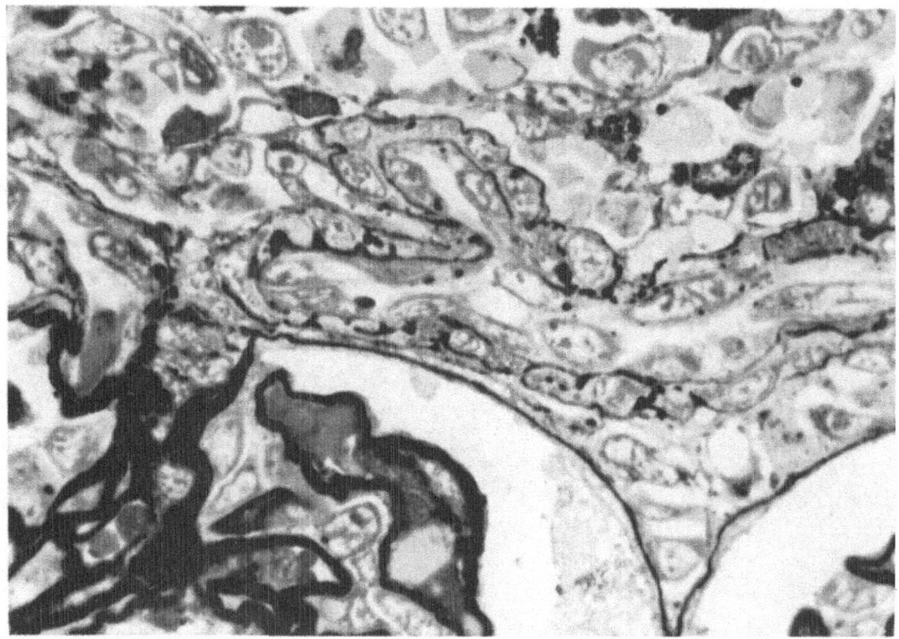

Abb. 2. Bachforelle (Salmo trutta L. forma fario). Granulafreies Vas afferens bei einem im Süßwasser heimischen Salmoniden. Plexiglas-Einbettung, Schnittdicke ca. $^1/_2 \mu$, Versilberung nach MOVAT. Vergr. 1400:1

Abbildung zu

D. Gekle, F. v. Bruchhausen und G. Fuchs: Untersuchungen über die Verteilungsräume isolierter Basalmembranen der Nierenrinde von gesunden und nephrotischen Ratten

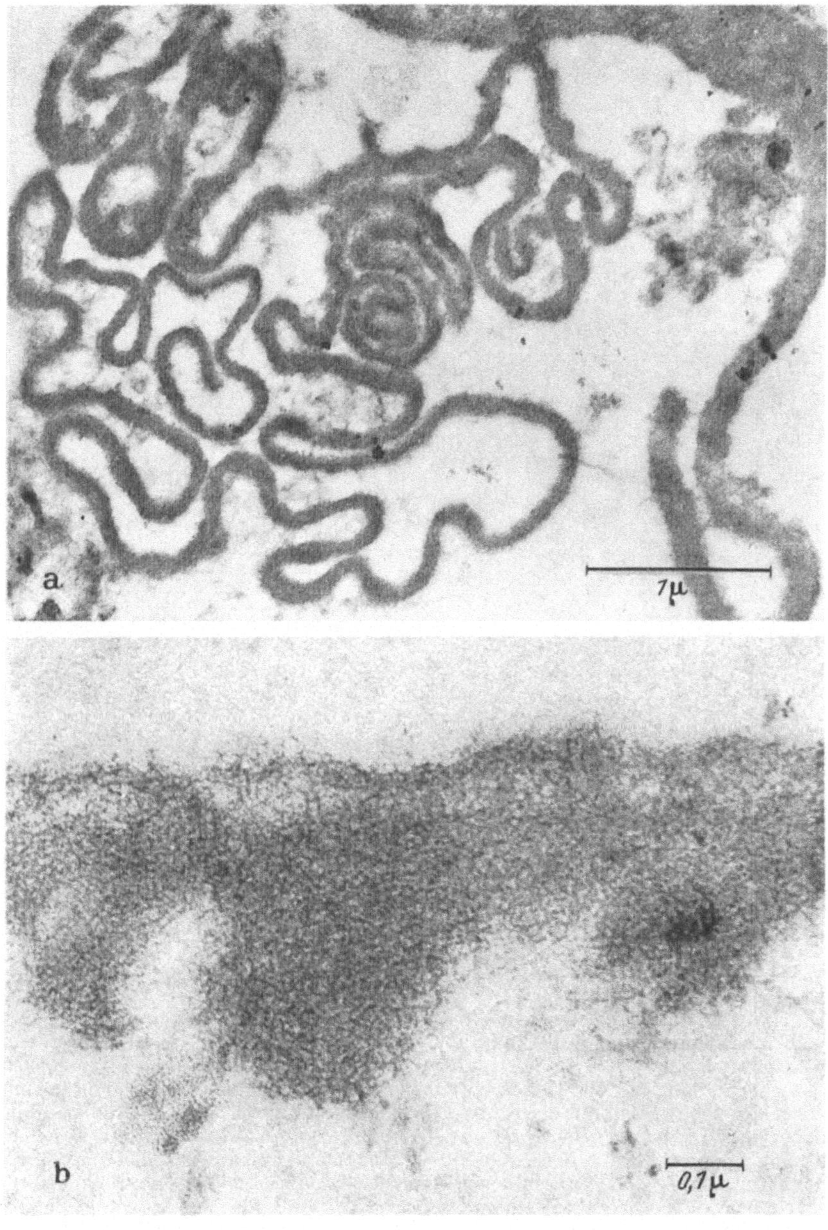

Abb. 1. a Isolierte Basalmembranen aus einem Glomerulum der Rattenniere bei mittlerer Vergrößerung 1:40000. b Isolierte peritubuläre Basalmembran mit gezähnelter Kontur. 1:110000

Abbildungen zu

G. Schütterle, H. Fritsch, D. Meyer, H. Eich und H.-J. Krecke: Zur Wirkung von Heparin, Streptokinase und Prednisolon auf die Masugi-Nephritis des Kaninchens

Abb. 1a—f. Kaninchennieren nach experimenteller Masugi-Nephritis und anschließender medikamentöser Behandlung. a Unbehandelte Kontrolle, 10 Tage nach Nephrotoxinininjektion, ausgeprägte Hyalinosen und Verödungen der Glomerula. b Gruppe IIIb: Streptokinasebehandlung mit 40000 E/kg zweimal täglich; deutliche Schlingenhyalinosen und Synechien, Ektasie der Tubuli. c Gruppe IVa: Behandlung mit 400 E/kg Heparin 2mal täglich; keine Veränderung der Glomerula und Tubuli. d Gruppe IVb: Kombinierte Behandlung mit 400 E/kg Heparin 2mal täglich und 40000 E/kg Streptokinase; Hyalinosen und Synechien der Glomerulumschlingen, Verklebungen von Glomerulumschlingen und Bowmanscher Kapsel. e Gruppe Va: Kombinierte Behandlung mit Cortison, 400 E/kg Liquemin 2mal und 40000 E/kg Streptokinase; keine wesentlichen Veränderungen der Glomerula und Tubuli. f Gruppe Vb: Die mit Prednisolon und Heparin vorgesehene Behandlung konnte infolge eines verstopften Ohrenvenenkatheters nicht durchgeführt werden: Ausgeprägte Glomerulumverödungen, Eiweißexsudationen in die Bowmansche Kapsel, tubuläre Eiweißausfällungen. Färbung: Haemalaun-Eosin.

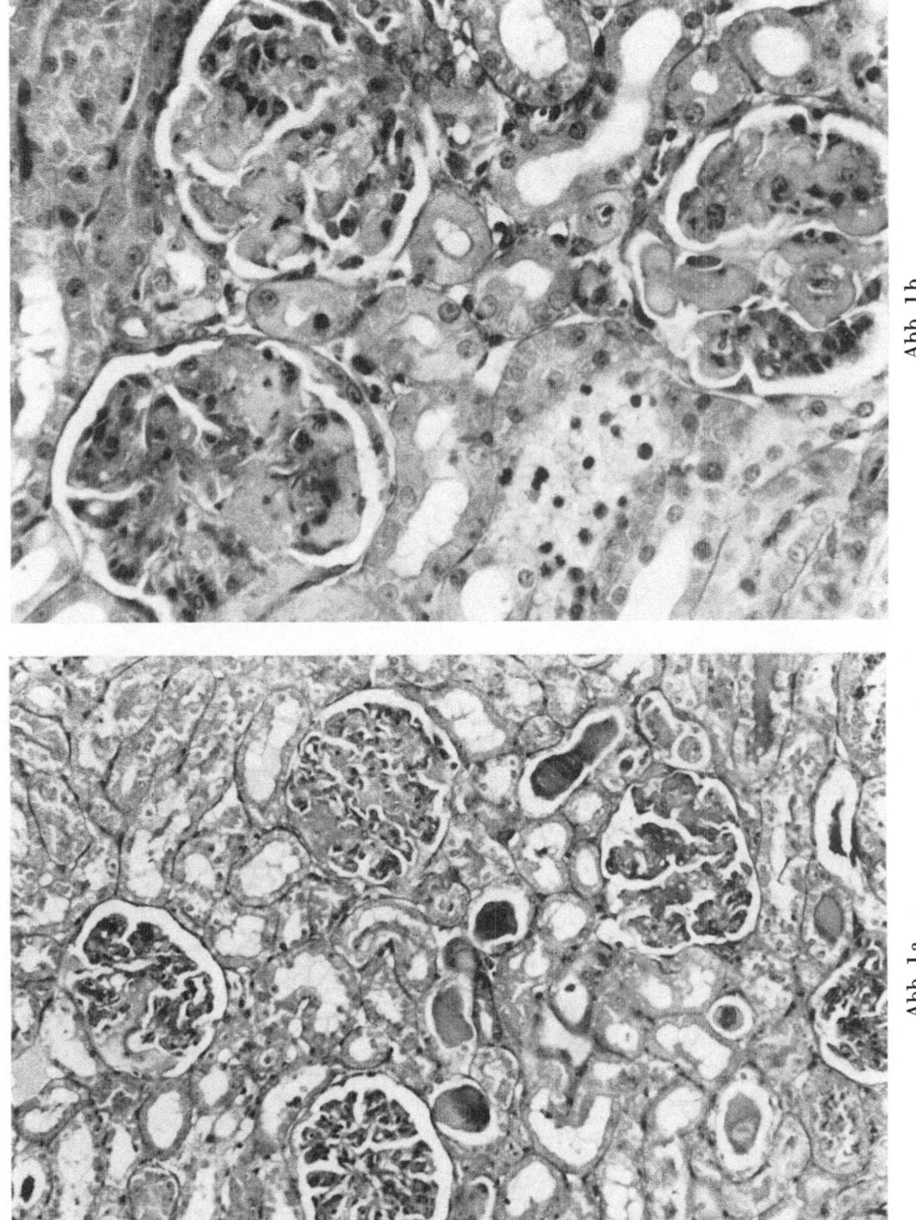

Abb. 1b

Abb. 1a

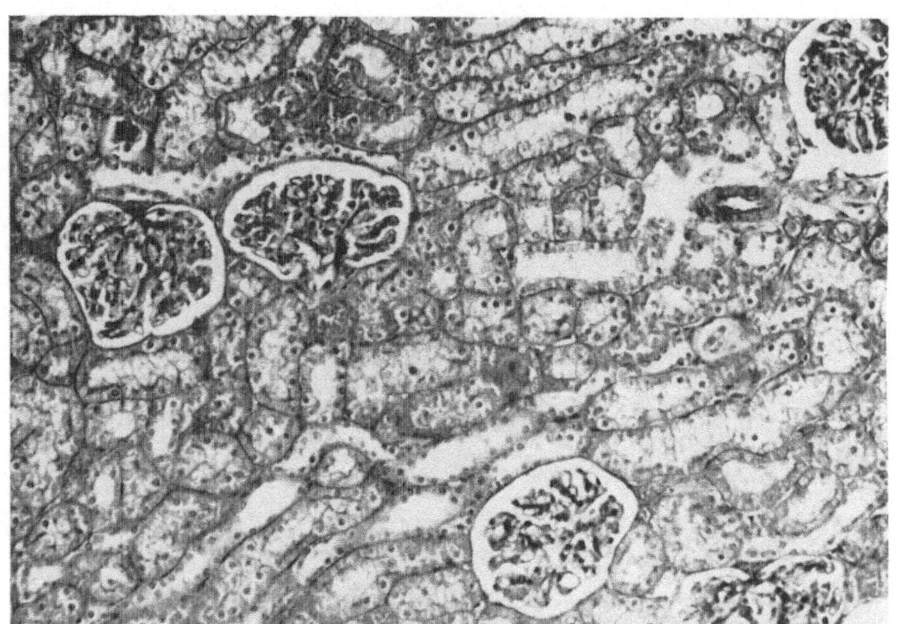

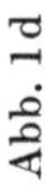

Abb. 1d

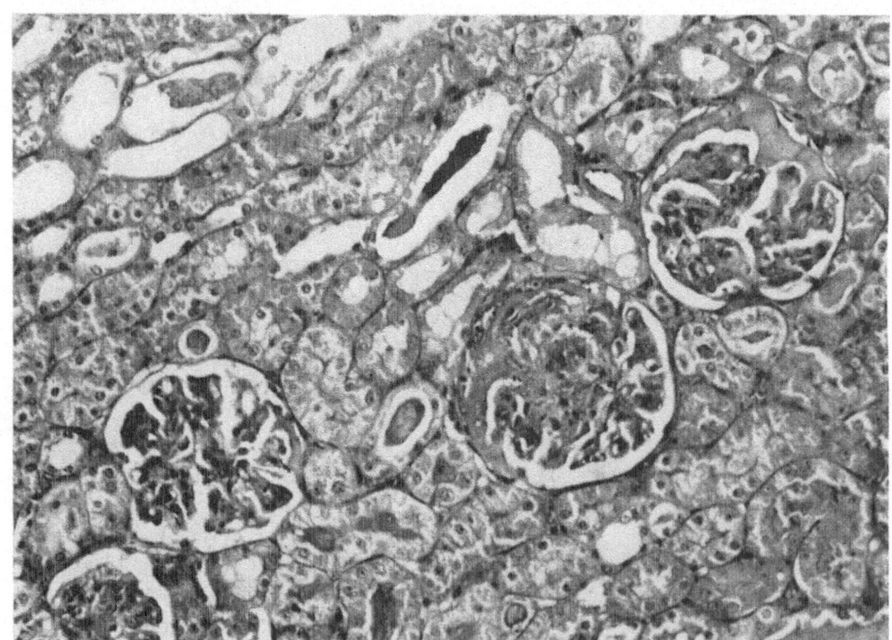

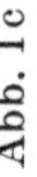

Abb. 1c

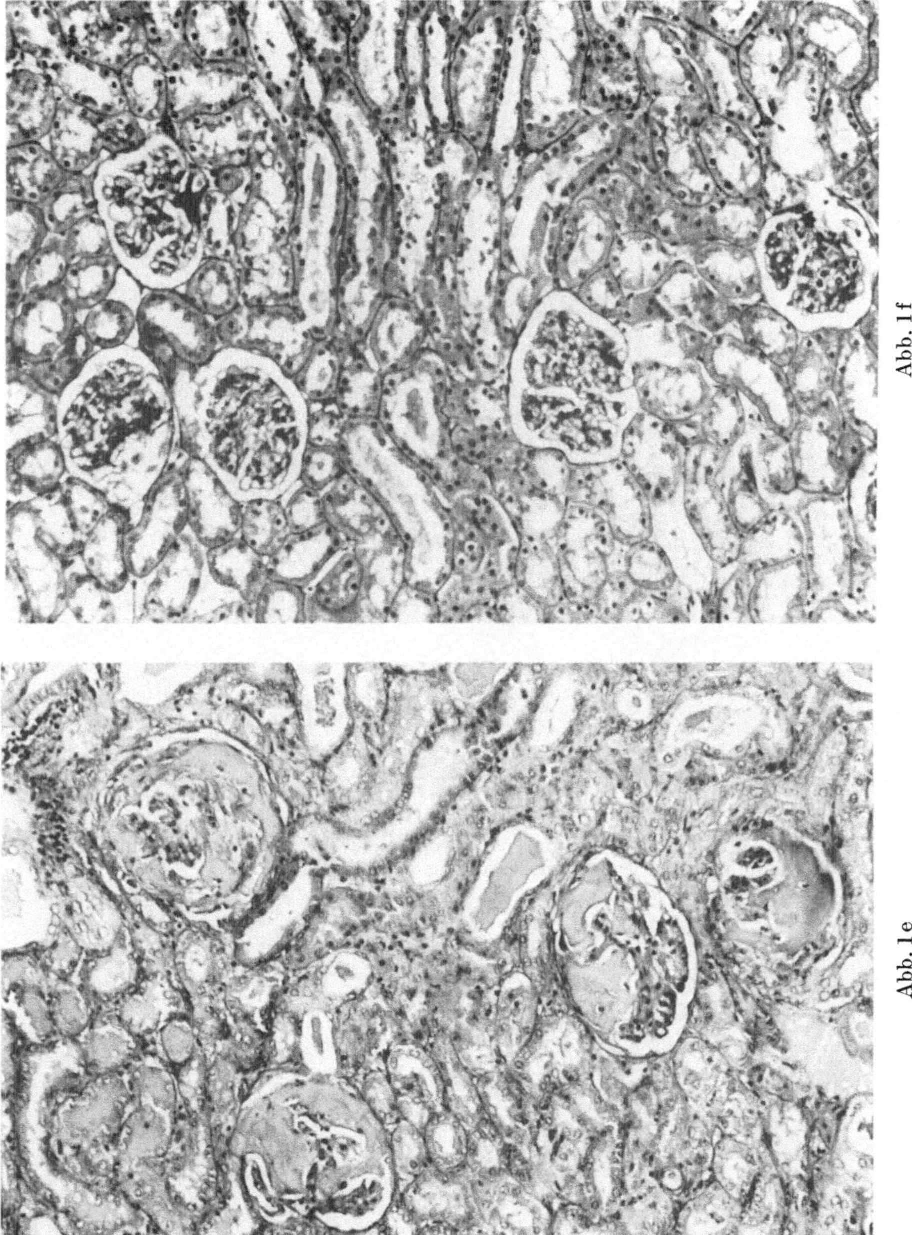

Abb. 1 f

Abb. 1 e

Abbildung zu
H. C. Burck: Zur Morphogenese des akuten Nierenversagens

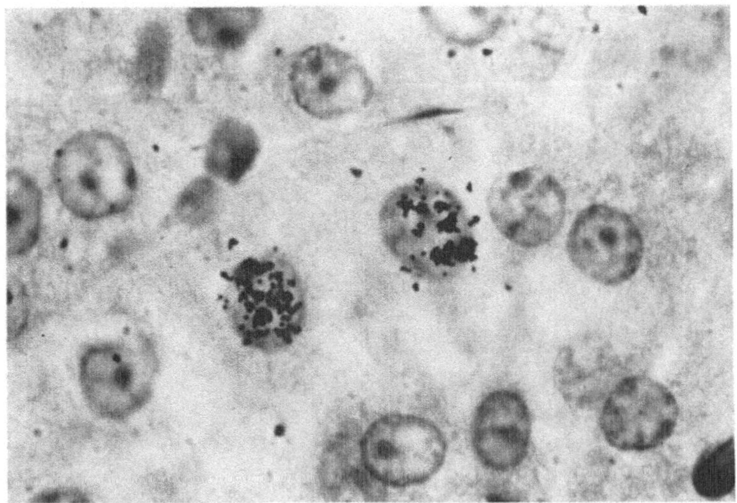

Zu Abb. 1. Histoautoradiogramm nach kontralateraler Nephrektomie und Injektion von H^3-Thymidin. Die Markierung beschränkt sich auf die Kerne

Abbildung zu
K. Hübner: Autoradiographische Untersuchungen über das kompensatorische und regeneratorische Nierenwachstum

Abb. 1a—d. Vergleich zwischen Kontrollnieren und den Veränderungen 6 Std nach hämorrhagischem Schock. a Kontrolle (H 18, 85fach), b Kontrolle (H 18, 300fach), c Versuchstier (H 37, 85fach), d Versuchstier (H 37, 300fach). Die Kontrollnieren mit engen Tubuluslichtungen im Gegensatz zu weiten Lichtungen und flachem Epithel 6 Std nach dem Schock als typischer Autopsiebefund nach Oligo-Anurie

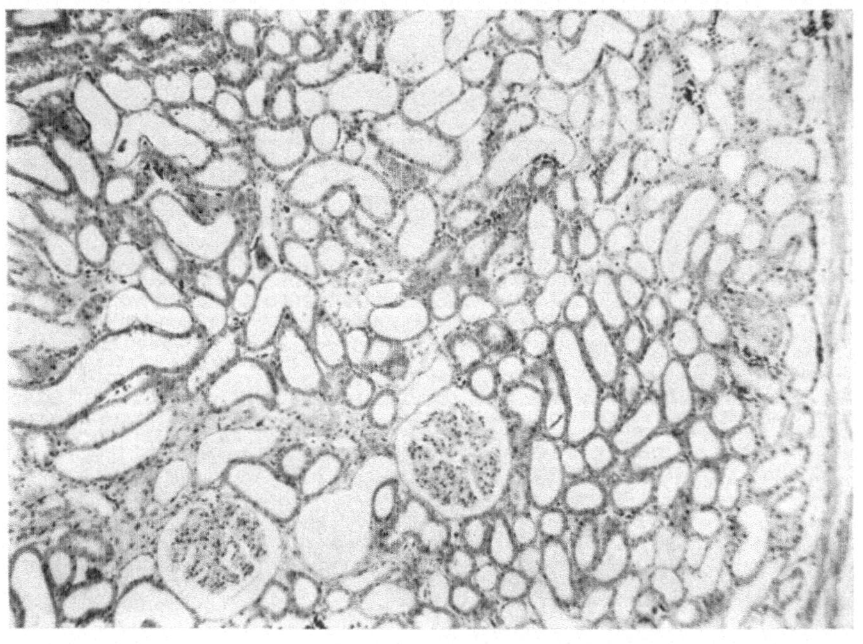

Abb. 1c

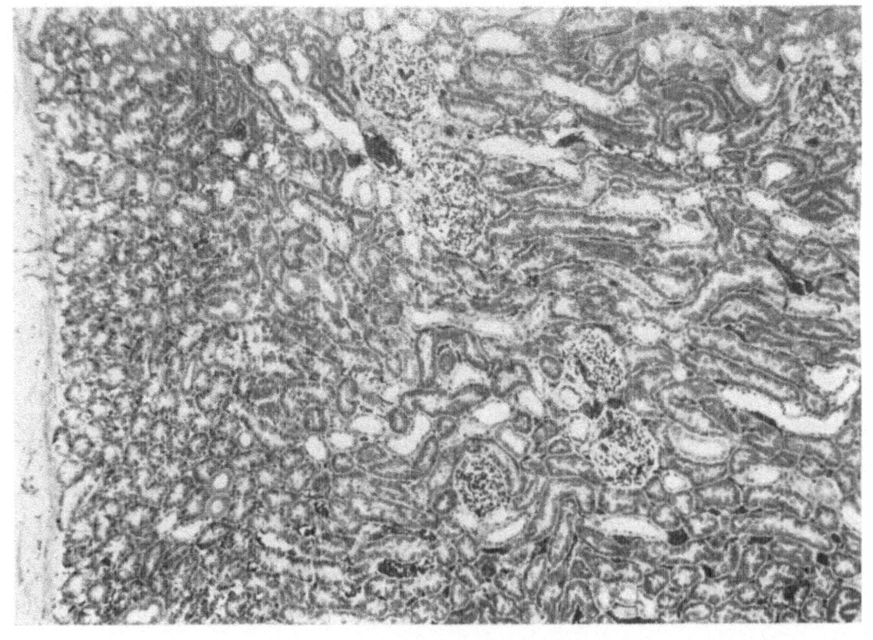

Abb. 1a

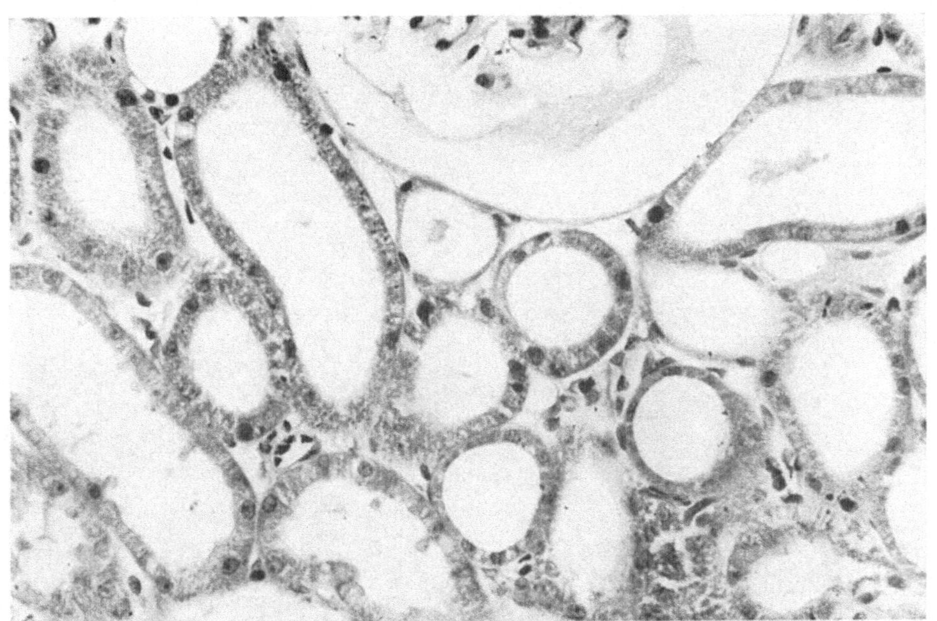

Abb. 1d

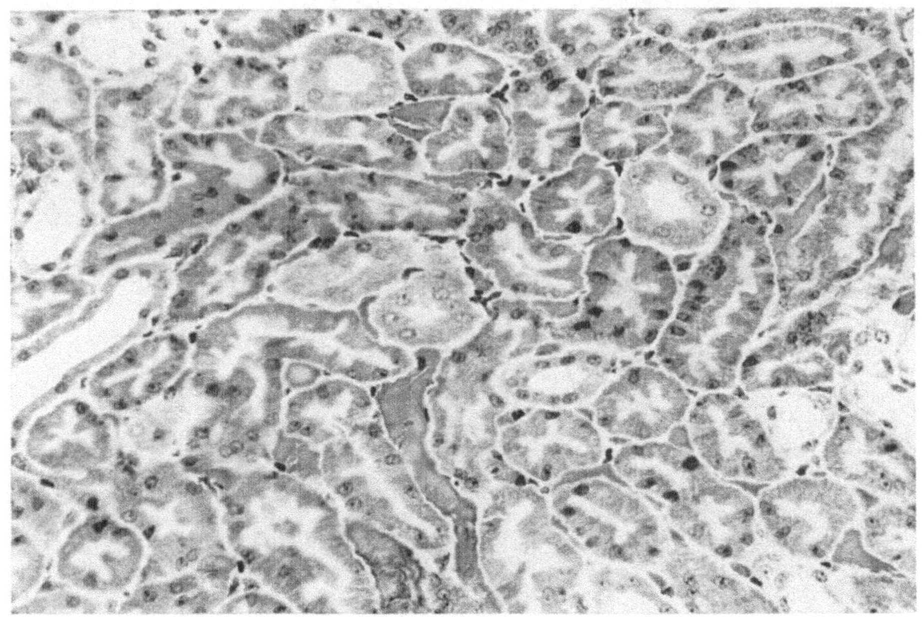

Abb. 1b

Abbildung zu

J. Brodehl, K. Gellissen und W. Hagge: Die Veränderungen der glomerulären und tubulären Funktionen bei der Cystinose

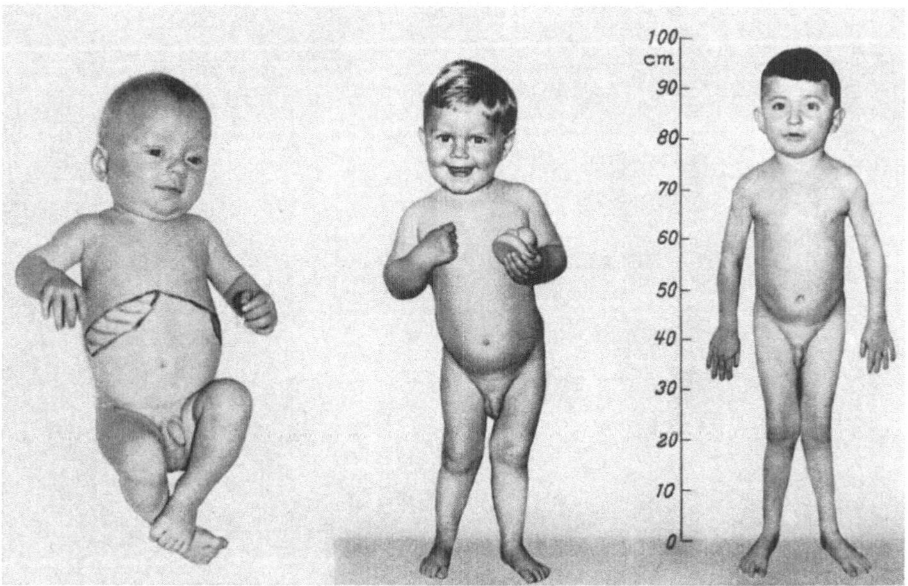

Abb. 1. Drei Kinder mit Cystinose in verschiedenen Altersstufen (links: D. B. $4^1/_2$ Monate mitte: D. S. 2 Jahre; rechts: D. K. $6^1/_2$ Jahre alt)

Abbildungen zu

F. v. Bruchhausen und H.-J. Merker: Morphologische und chemische Eigenschaften isolierter Basalmembranen

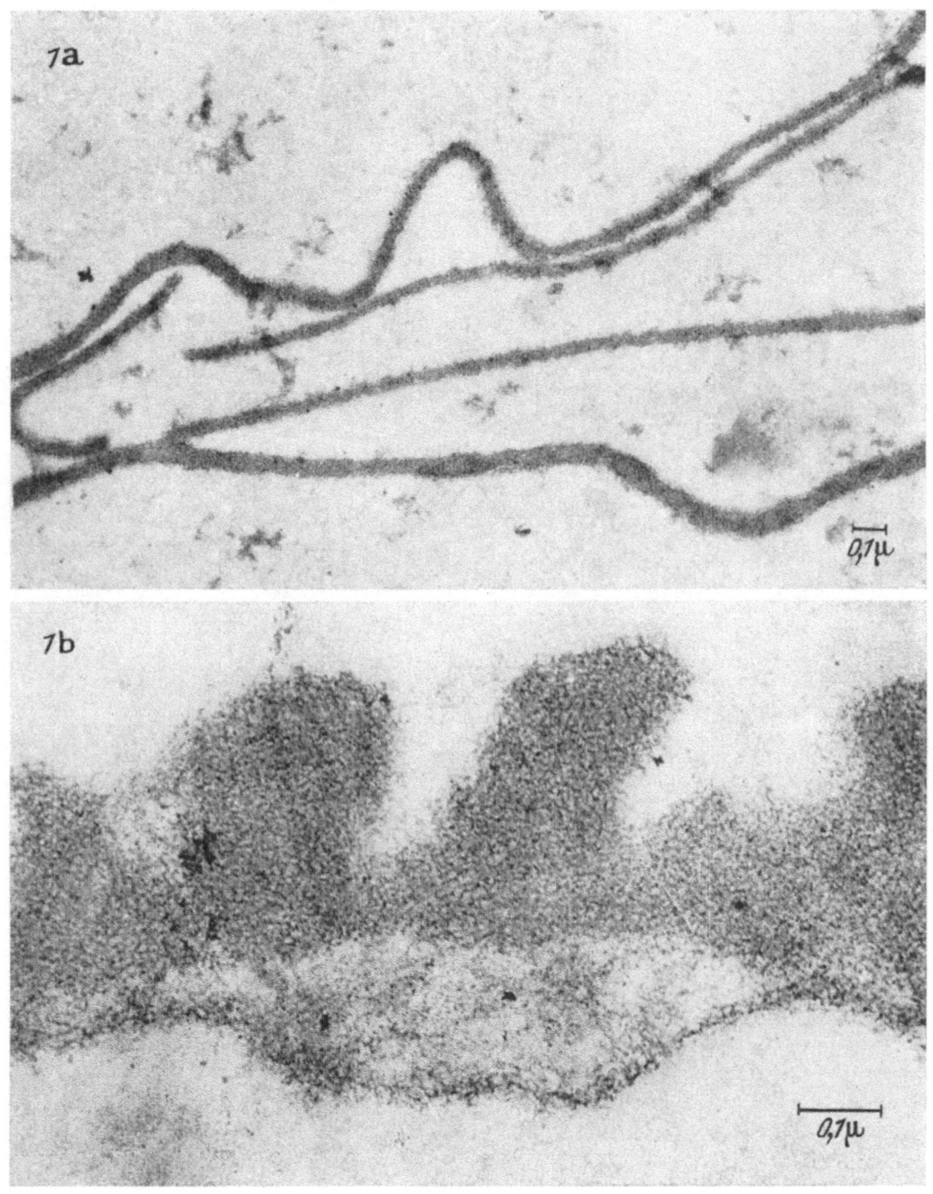

Abb. 1

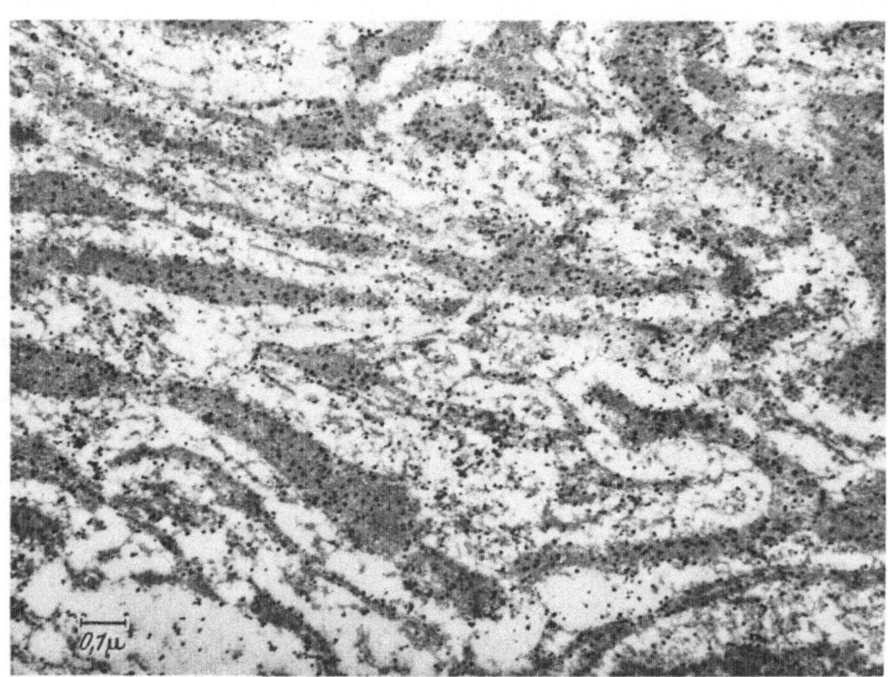

Abb. 2

Referate und Diskussionen des IV. Symposion der Gesellschaft für Nephrologie
am 23.—25. September 1965
in Saarbrücken und Homburg/Saar

Druck: Textteil Julius Beltz, Weinheim/Bergstr.
Bildanhang Universitätsdruckerei H. Stürtz AG, Würzburg